건강기초의학대람 I

- 식습관 대사 및 식재료들의 기능성 -

의학박사 **천병수** 저

도서출판 유한문화사

머리말

기초과학과 기초의학이 무너지면 모든 과학의 본질은 사상누각과 같이 될 것이다. 오늘날 과학기술은 인류의 연구 결과에 의해 이미 큰 체계가 성립되어 있다. 그러나 과학의 발전은 무(無)에서 유(有)를 창조한 것이 아니라 그 대부분은 가까이 있는 자연의 창조물(생물)에서 찾으려 하였다.

20세기 과학기술은 대량 생산 대량 소비를 목표로 발전해온 결과, 지구환경이나 인류 자신에 큰 부하를 주었다. 21세기 과학기술은 환경과 사람에 부드럽고 에너지 절약과 자원 절약을 약속하는 일이 현대사회에서 절실히 요구되고 있다.

현대 사회에 있어서 인간에게 가장 중요한 것은 어떠한 기초의학 전반에 걸쳐 또는 식물에서, 육류에서의 영양가에 의한 인체의 밸런스에 이상적일까라는 말은 쉬우면서도 어려운 문제이기도 하다. 저자는 이러한 관점에서 종래의 저서들이 호구지책으로 광란하게 열거 형식으로 설명되어진 틀에서 탈피하고자 저자가 대학과 대학원에서의 강의 내용 등과 30여 권의 저술을 총 망라하여 간단명료하고 알기 쉽게 포인트를 중심으로 교재를 만들고자 몇 십 년의 자료를 수집하여 저서를 집필하게 되었다.

인체 각 기관들의 생명체에 대한 생리반응과 화학적 변화 등과 결핍에 의한 질병, 과다 섭취에 의한 고장 등을 의학적으로 이해하고 건강하게 살아갈 수 있는 법을 소개한다. 영양소가 인체에 흡수되면 어떠한 메커니즘에 의해 작용하는가에 대해 세밀하게 설명하여 식품영양학, 식품공학, 생화학, 생리학 등 기초의학 일반에 이르기까지의 내용을 총 망라하였다.

전공 학생은 물론 자연과학 전공자, 영양사, 식품학, 의학전공자 등에까지 관심이 있는 일반인은 물론 예비 기초의학 과정을 쉽게 이해할 수 있으며, 자연과학을 익숙하게 접할 수 있는 모든 사람들을 대상으로 필히 알아두어야 할 내용들을 순도 높게 패턴별로 형식을 타파한 모름지기 기초의학의 마지막 보로인 기초의학대전을 집대성하고 정리하여 알기 쉽게 저술하였다.

특히 본서는 저자가 20여 년 간 대학 필드에서 기초의학 교수로서 느낀 폭넓은 기초의학 전반을 꾸준히 연구하면서 100여 개 부문(총 5편)으로 나눠 10여 년 간 꾸준히 집대성한 백과사전과 같은 의미있는 서적으로서, 분야별 5편(5권)의 의학백과 사전으로 21세기 패러다임을 바꿔 놓을 획기적인 저서가 되기를 기대한다. 또한 이 저서를 통해 많은 일반인은 물론 전공자들의 필독서로 쓰여졌으면 하는 바램이다. 끝으로 이 책의 제작에 있어 물심양면으로 아낌없는 성원을 해주신 유한문화사 사장님과 직원 여러분께 깊은 감사를 표합니다.

2025년 4월

저자 천병수 박사

차 례

— 자연과 생활건강 편 —

제 1 장 생활과 건강 / 23

제 2 장 비만과 건강 / 43

제 3 장 식사요법과 건강 / 47

제 4 장 성인병과 건강(질환별) / 55

제 5 장 한방가공과 건강식품 / 67

제 6 장 변이형 물질(세균) 및 유전변이에 의한 처치기법 / 79

제 7 장 천연소재 재료 및 기능과 효과 / 99

제 8 장 바다의 산물 해조류 건강 / 179

제 9 장 우리나라 주요 식자재의 영양과 건강 / 191

제 10 장 현대화로 인한 불치병 / 225

제 11 장 각 식재료의 특수 성분과 특이성 / 239

제 12 장 차세대 의료시스템 도입과 생활 식습관에 대한 건강법 / 247

— 생화학적 인체 생리 편 —

제 1 장 인체 생명공학과 보건 건강 / 269

제 2 장 기생충과 건강 / 289

제 3 장 면역체계와 건강 / 323

제 4 장 조직학과 건강 / 335

제 5 장 효소와 건강 / 373

제6장 암과 건강 / 411

제7장 피부 건강법 / 427

제 8 장 인체 기관별 건강법 / 555

— 대체의학과 철학적 자연치유 건강 편 —

제 1 장 기공과 건강 / 593

제 2 장 웃음치료 건강법 / 605

제 3 장 요가 건강법 / 619

제 4 장 명상과 건강 / 627

제 5 장 인체 대체의학 / 635

제 6 장 산소 건강법 / 665

제 7 장 피톤치드 건강(향기요법) / 675

제 8 장 침뜸 건강법 / 697

제 9 장 운동 건강법 / 713

제 10 장 자연 대체요법 / 733

제 11 장 산약초 효소 만들기 / 749

자연과 생활건강 편

제 1 장

생활과 건강

[생활속의 습관병]

식습관, 운동습관, 금연 등의 생활습관이 그의 발증, 진행에 관여하는 증후군을 성인병이란 명칭으로 암, 뇌졸중, 심장병, 당뇨병, 고지혈증, 비만, 고혈압, 통풍 등을 말한다. 그리고 질환의 발증에는 유전적 요인과 환경적 인자가 관여하고 있으며, 질환에 따라서 각 개인의 식습관, 식성, 운동치료를 이용하고 있으며, 또 약물요법 등을 병용하고 있다.

1. 현대인의 적 – 암

1.1 암이란 무엇인가?

암이란 세포조직의 과잉 성장으로 인해 발생하는 일종의 악성 종양을 말한다. 즉 정상적인 속도와 크기로 분열 성장해야 하는 세포가 통제 인체시계에 구애받지 못하고 무분별하게 계속 분열하여 성장이 제멋대로 일어나 정상세포나 조직 등이 암으로 진행된다. 암의 특성은 처음 발생한 부위에 국한되지 않고 전신의 혈관과 림프관 등의 혈액 경로를 통해 다른 신체 부위로 이전되어 정착 증식하는 전이의 독특한 특성을 지닌다.

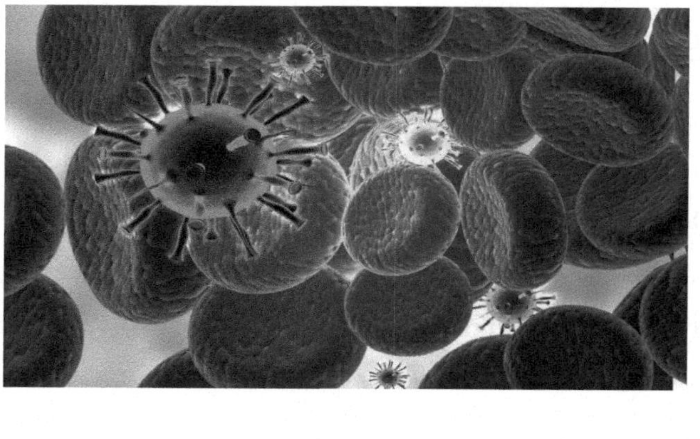

1.2 암의 발병기전

(1) 정상 세포의 변화

정상 세포가 유전자 변이, 또 불규칙한 생활 식습관, 스트레스, 과로 등에 의해 암 세포로 변형되는 것을 말한다. 암 발생의 위험요인은 대표적으로 흡연, 발암성 식품 및 화학물질, 발암성 병원체 등에 의해 정상 세포가 변이를 일으킨다. 또한 세포핵의 구성 요소인 DNA가 구조 변화를 일으켜 암세포를 생성한다.

(2) 면역계의 이상

인체는 신체 내에서 생성되는 종양세포 1,000만 개까지를 파괴할 수 있는 능력을 가지고 있다. 보통 임상적으로 암이 발견되면 암 세포의 분열과 무분별한 증식으로 최소한 10억 개 이상의 종양세포로 진전되어 이미 면역기능을 상실하고 만다.

1.3 암의 원인

주요 원인으로는 흡연, 음주, 발암물질들에 대한 노출, 환경오염, 전리 방사선 노출, 자외선, 각종 약물, 바이러스 등 식이 및 영양상태도 관여한다. 주로 대장암, 유방암의 경우는 환경적 요인에 유래하나, 생활습관의 변화, 환경적 요인들의 제거 등 패턴의 개선을 통해서도 암 발생의 방지 또는 증식억제가 가능하다.

1.4 암의 예방

세계보건기구에 의하면 암 발생 인구 중 1/3은 1차 예방이 가능하고, 조기 진단만 되면 완치 가능하여 나머지 1/3도 적정한 치료에 의해 완치된다고 한다. 우리나라는 건강보험공단의 주기적 건강검진으로 조기에 진단되며, 퇴치율 또한 세계적 수준에 이르고 있다.

《암 예방 권고사항》

① 균형 있는 영양소를 섭취한다.
② 황록색 채소를 주로 한 과일, 곡물 등 섬유질을 많이 섭취한다.
③ 우유와 된장 등을 간헐적으로 섭취한다.
④ 비타민 A, C, E를 적당량 섭취한다.
⑤ 체중 조절을 위해 과식하지 않고 지방분을 적게 섭취한다.
⑥ 너무 짜고, 매운 그리고 뜨거운 음식은 피한다.

⑦ 불에 태우거나 훈제한 생선, 고기는 피한다.
⑧ 곰팡이가 생긴 부패한 음식은 피한다.
⑨ 술은 과음하거나 자주 마시지 않는다.
⑩ 담배는 금연한다.
⑪ 태양광선, 특히 자외선 과다 노출을 피한다.
⑫ 땀이 날 적당한 운동은 하지만 과로는 피한다.
⑬ 스트레스를 피하고 기쁜 마음으로 생활한다.
⑭ 목욕이나 샤워를 자주 하여 몸을 청결히 한다.
⑮ 저자가 MD앤더슨 암 연구센터의 소견에 의하면, 긍정적인 사고 1%의 가능성도 본인의 의지의 굳건함으로 암과 함께 생활화 할 수 있으면 생존율을 높일 수 있다는 소견을 덧붙인다. 불안함과 초조함, 절망감을 희망과 새로운 삶으로 동반한다.

1.5 암환자 식이요법

① 소금의 양을 조절한다.
② 식용유를 식물성으로 바꾼다.
③ 식수는 정수된 물이나 약수가 좋다.
④ 인스턴트식품을 제한한다.
⑤ 1차 농산물, 특히 무농약, 유기농산물을 이용한다.
⑥ 육식을 금한다(육식 또한 수시로 섭취).
⑦ 비타민 C의 섭취를 1일 2,000 mg 이상 섭취한다.
⑧ 가능한 화학약(각종 항생제, 진통제, 소염제)의 복용을 금한다.
⑨ 커피(유기농 커피) 관장을 권한다.
⑩ 환경을 깨끗하게 하고, 맑은 공기를 마실 수 있는 환경을 조성한다.
⑪ 마음을 편안히 하고, 사랑하는 마음을 키운다.
⑫ 계속 누워만 있지 말고 조금씩이나마 움직인다.
⑬ 암 발병 이전의 몸무게를 유지하기 위해 고단백질의 섭취를 권장한다.

2. 당뇨병과 21세기 질환

2.1 정 의

과잉의 포도당은 간장, 근육조직에서 글리코겐으로 축적되기도 하며, 중성지방으로서 지방조직에 저장되어 비만의 원인이 되기도 한다. 우리의 주식인 흰 쌀밥은 설탕과 같으므로 혈당치를 높이는 주범이 된다. 통상인의 혈당치는 60～160 mg/dl의 얇은 범위에 보존된다. 인체는 혈당치를 높이는 호르몬은 존재하지만, 혈당치를 떨어뜨리는 호르몬은 인간의 인체에서는 오로지 인슐린만이 작용한다. 인슐린 분비의 비정상치는 당뇨의 근원이 된다.

혈당 조절계는 정상으로 작동하면 혈당치는 일정 범위 내에서 보존되어 무엇인가 문제를 일으키지 않지만, 정상으로 작동하지 않을 경우에는 혈당치에 이상이 생긴다. 이 중에서도 발생되기 쉬운 것이 인슐린 분비의 작용 이상으로 인한 고혈당을 유발하는 것이 즉 당뇨병인 것이다.

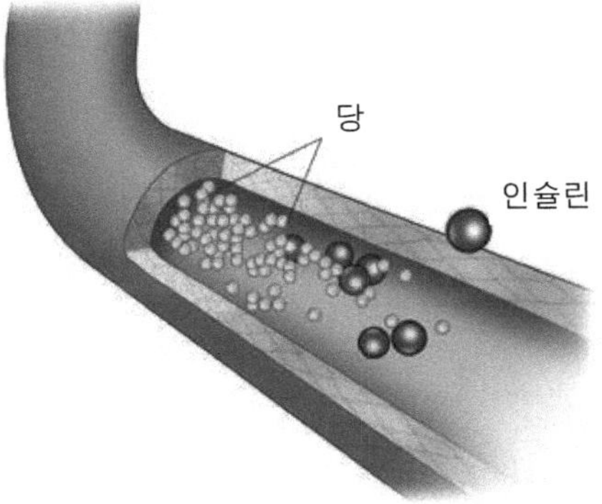

2.2 당뇨병의 식사요법

당뇨병은 오늘날 완벽히 완치될 수는 없지만 상기한 자연치료법과 식사요법을 통해 적절하게 유지, 조절이 가능하며, 회복될 수 있으므로 평생을 통해 지속적으로 관리만 잘 하면 생명에 삶을 변형시키지 못할 것이다. 본인의 의지로 컨트롤이 가능한 질환이다.

1) 총열량의 결정

환자 개개인의 필요한 총열량 산출을 위해 표준 체중을 산출해야 한다. 표준 체중은 우리나라 6차 개정 영양 권장표의 신장에 따른 정상 체중표를 참고하거나, 브로카(Broca) 공식으로 계산한다. 여러 가지 산출방법 중 어떤 방법을 선택하여도 좋다.

일반적으로 표준 체중에 비하여 현재 체중이 100% 초과자는 과체중(overweight), 120% 초과자를 비만(obesity)이라고 한다. BMI로는 20～25일 때 정상 범위이나 당뇨병일 경우는 22를 기준으로 한다. 표준 체중이 계산되면 하루에 필요한 열량을 계산한다. 환자가 체중 초과자인 경우 가사 일을 할 때는 체중 kg당 20～22 kcal를 사용한다. 당뇨병 환자의 현재 체중은 식사조절이 참고가 되기 때문에 매일 아침 잠자리에서 일어난(공복) 후 배뇨하고 측정하는 것이 좋다.

2) 총열량의 배분

총열량이 결정되면 3대 영양소의 섭취량을 구한다. 3대 영양소의 배분 비율은 탄수화물 : 단백질 : 지방을 60% : 20% : 20%로 하는 것이 원칙이다. 어린이의 경우 50% : 20% : 30%의 배분이 적당하다. 당뇨병 환자에게 과중한 탄수화물을 공급하지 않도록 유의한다.

열량이 계산되면 환자의 상태, 인슐린 사용여부에 따라 열량을 배분한다. 인슐린이 필요하나 안정된 환자는 총 필요 열량 1,200 kcal로 계산하면 하루에 4번 식사를 하되 아침, 점심, 저녁에 343 kcal을 섭취하고, 밤참으로 171 kcal을 섭취한다. 이때 3대 영양소로 계산하면 탄수화물 섭취량은 총열량의 60%로 하며, 즉 탄수화물 1g이 4kcal의 열량으로 전환된다.

탄수화물 : 1,200 × 60/100 ÷ 4 = 180g (720 kcal)
단백질 : 1,200 × 20/100 ÷ 4 = 60g (240 kcal)
지 방 : 1,200 × 20/100 ÷ 9 = 26.7g (240 kcal)

3) 무기질과 비타민

여러 가지 합병증을 예방하기 위하여 비타민과 무기질이 부족되지 않게 섭취해야 한다. 특히 비타민 B 복합제를 충분히 취하게 하며, 당뇨병 진행에 따라 부종이 나타나면 나트륨을 1일에 3,000 mg 이하로 제한한다. 당뇨병식의 경우 부식을 많이 먹게 되므로 음식을 짜게 만들면 그만큼 소금의 섭취량이 많아진다. 따라서 음식은 싱겁게 간을 하고, 고혈압을 예방하도록 하며, 알코올은 원칙적으로 섭취를 제한한다.

4) 섬유소

식이 섬유소는 당뇨병 환자의 예방, 치료 및 혈당 조절에 좋은 효과를 나타낸다.

2.3 당뇨병과 비만

비만은 과잉의 체지방이 인슐린 수용체(receptor) 수를 절반 정도로 감소시키거나 둔화되어 인슐린을 민감하게 받아들이지 못하게 하고, 또한 세포내 당의 이동을 저하시켜 인슐린의 분비를 저하시키고, 고인슐린혈증(hyperinsulinemia)을 일으킨다. 중년 이후에 생기는 성인형 당뇨병의 경우 80～90%가 체중과다를 보였다. 비대한 사람이 체중을 줄이면 당뇨병의 증세가 완화되듯이 비만은 당뇨병의 주요 원인이 된다.

2.4 당뇨병과 운동효과

① 인슐린의 감수성을 높인다.
② 대사(당, 지질대사가 개선)를 활발하게 한다.
③ 심장 기능을 높이고, 혈액 순환을 높인다.
④ 뇌 신경기능을 활성화한다.
⑤ 근육을 단련하고 기초대사를 높인다.
⑥ 스트레스를 경감시키고, 규칙적인 생활에 의한 패턴을 만든다.

2.5 담배와 건강

① 심장에 대한 영향 : 영양과 산소 부족으로 심근경색이나 협심증에 걸리기 쉽다.
② 지주막하출혈 : 뇌출혈, 뇌경색, 지주막하출혈
③ 폐에 대한 영향 : 타르기관지 점막에 영향
④ 위궤양, 십이지장궤양의 위험성이 2배나 더 발생한다.
⑤ 불임증의 원인이 되기도 한다.

《담배의 피해》

(1) 니코틴

아드레날린의 분비를 촉진시키고, 교환 신경을 자극하여 혈압을 상승시키며, 동맥경화와 당뇨병성 신증 망막증 등의 합병증의 진행을 촉진시킨다.

(2) 타르

타르에는 약 30여 종류의 발암성 물질이 포함되어 있다. 암의 2단계 설에 의하면, 타르는 체내의 암세포 발병이 쉽고, 더욱이 일단 생긴 암세포마저도 증식을 촉진시킨다.

(3) 일산화탄소

일산화탄소는 뇌에 기억력 상실을 촉진시킨다. 또 담배를 피운 여성은 피부가 거칠어진다. 이것은 니코틴이 혈관을 수축시켜 혈액 공급량을 감소시키며, 일산화탄소가 피부의 산소를 빼앗아가게 된다.

2.6 비만과 질병

비만은 관상동맥 질환을 발생시키기 쉬운 요인의 하나로 알려져 있다. 오늘날 상체 비만이 높은 인슐린 혈중에 개입하여 고중성지방혈증, 고혈압과 밀접한 관계가 있다. 1989년 미국의 내과의사 Kaplan은 내당능장애, 고중성지방혈증, 고혈압, 상체비만의 4가지의 관동맥 질환 발생에 관해서 리스크업을 합병하여 이 병태를 Deadly quartet 라고 병명했다.

2.7 노 화

(1) 노화를 피하기 위해서 피해야 할 식품

튀김류, 탄고기, 단 음식, 디저트, 젓갈류, 술과 커피, 패스트푸드, 혈당지표가 높은 음식 등을 삼가한다.

(2) 노화방지에 효과적인 혈당지표가 낮은 식품

녹색야채 < 땅콩 < 콩 < 다크초콜릿(코코아 70%) < 체리 < 포도 < 자두 < 복숭아 < 탈지우유 < 딸기 < 호밀 < 오렌지 < 사과 < 오트밀 < 곡물 < 파스타 < 현미 순으로 구성된 식품 순열화를 통한 식습관을 지향한다.

3. 식습관과 질환

최근 생활습관 병이란 명칭을 도입하여 식습관, 운동습관, 금연 등의 생활습관이 그의 발증, 진행에 관여하는 증후군이라고 정의하고 있다. 지금까지 사용되어온 성인병이란 명칭은 암, 뇌졸중, 심장병 등의 40～60세 정도의 한참 일하는 사람에게 많으며, 3대 성인병에 당뇨병, 고지혈증, 비만, 고혈압, 통풍 등을 성인병이랑 명칭과 개념적으로 똑같이 동일하지는 않지만, 이런 것의 질환이 식습관과 깊게 관여하고, 이것들의 질환의 발증에는 유전적 요인과 환경적 인자가 포함 관여하고 있다.

3.1 당뇨병과 혈당치와의 관계

식물 중의 당질은 단당까지 소화 분해되어 십이지장에서 포도당, 과당, 소르비톨, 유당 등이 흡수되어 문맥을 지나 간장에 송부되어 혈액 중에 공급되어진다. 이때 포도당 이외의 당은 간장에서 포도당으로 변환된 후 혈액 중에 송부된다. 혈액 중의 포도당은 다시 간장에 돌아오기도 하며 뇌, 근육, 지방조직에 흡수되어 에너지원으로 쓰인다. 과다의 포도당은 간장, 근육조직에서 글리코겐으로 축적되기도 하며, 중성지방으로서 조직에 저장되기도 한다.

3.2 혈당치를 결정하는 메커니즘과 조절 시스템

혈당치는 혈액에 들어가는 포도당과 나오는 포도당의 발란스에 의해 결정된다. 그렇지만 식사를 한 후 당질을 흡수하면 혈액 중에 들어가는 포도당이 증가하여 혈당치가 상승하게 되는 것이 예상되어지지만 혈당치의 상승을 제어하는 시스템이 존재한다. 또한 역으로, 공부 등에 의해 당의 공급이 부족하게 되고, 운동에 의해 당의 소비가 항진하게 될 경우도 혈당치를 상승시키는 시스템에 의해 혈당치의 저하가 경감되게 된다.

이 중에서도 발생되기 쉬운 것이 인슐린의 작용 부족에 의한 고혈당, 즉 당뇨병인 것이다. 혈액 중의 포도당은 체내에 배분되어 여기에서 분해되어 인간이 살기 위해서 에너지로 된다(포도당의 배분 → 간장에 65%, 뇌 25%, 근육에 10%, 지방조직에 5%).

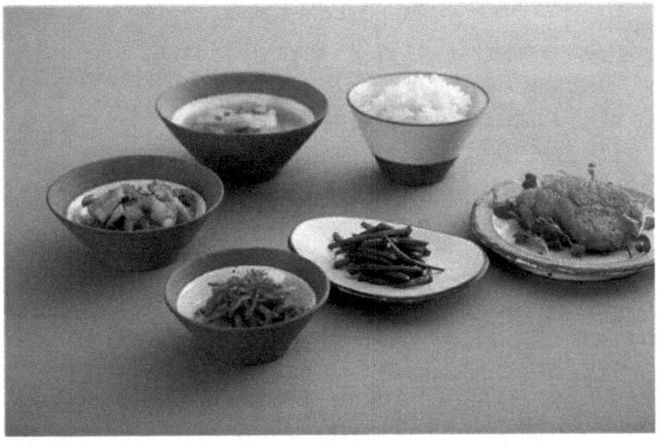

(1) 혈액에 포도당을 공급하는 인자

① 장에서 소화 흡수되어진 당류
② 간장의 글리코겐의 분해
③ 말초조직으로부터의 아미노산, 유산, 지방산 글리세롤을 원소로 한 간장에서 새롭게 만들어진 당

(2) 혈액으로부터 포도당을 제거하는 인자

① 말초조직에서 포도당이 분해되어 산화됨에 따라 탄산가스와 물이 생성된다.
② 지방조직에서의 중성지방의 합성

③ 간장과 근육에서의 글리코겐의 생성 등과의 항진
④ 신장에서의 포도당의 배설

3.3 인슐린 작용 부족과 당뇨병적 대사

인슐린 분비 장해 또는 인슐린 저항성에 의한 인슐린 작용 부족이 되면 당대사에서 보여지지 않는 지질대사, 단백질 대사에도 이상이 생긴다. 이것을 당뇨병 대사라 한다. 인슐린 작용 부족이 일어나면 간장과 근육, 지방조직에서의 포도당 이용이 저하된다. 그 결과 생기는 에너지 부족을 방지하기 위해서 체내에서는 2가지의 현상이 일어난다.

지방조직에서의 중성지방의 분해에 의한 혈중 유리지방산의 상승과 근육조직에서의 단백질의 분해에 의한 아미노산의 혈중 방출이 있다. 혈중 유리지방산과 아미노산은 간에 흡수되어 당 신생이 항진되고, 간에서의 포도당 방출이 증가하며, 고혈당이 더욱 악화된다. 또한 유리지방산을 원료로 간에서 케톤체가 생산되어 고케톤혈증을 일으킨다. 또한 당 신생 때에 불필요한 아미노산 분자로부터 요소가 형성된다.

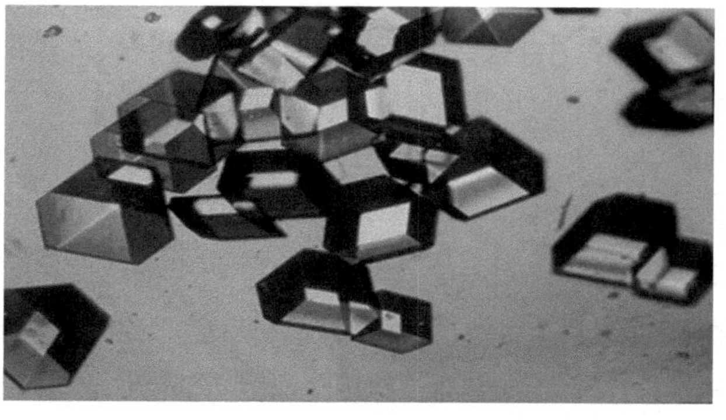

1) 포도당 독성

고혈당이 인슐린 분비와 인슐린 작용을 제어하는 일을 포도당 독성(glucose toxicity)이라 한다. 혈당치가 상승하면 포도당 독성에 의한 인슐린 분비는 저하되고, 인슐린 저항성은 증강되며, 고혈당이 더 악화되게 되는 악순환이 생긴다. 그러나 그 악순환은 치료에 의해 포도당 독성을 제거하여 소실된다. 포도당 자극에 대하여 인슐린 분비의 저하는 혈당치가 155 mg/dℓ를 넘게 되면 일어난다.

그러나 그 상태에서는 포도당 이외의 아미노산, 경구 혈당 저하약, 카테콜 아민과 글루카곤 등의 호르몬의 자극에 대해서는 인슐린 분비는 유지된다. 또한 혈당치가

200 mg/dℓ를 넘게 되면 포도당 이외의 자극에 대해서도 췌장 β 세포는 반응하지 않는다. 그러므로 당뇨병 치료에 있어서는 췌장 β 세포가 파괴되지 않는 상태에서 될 수 있으며, 초기 당뇨에서는 포도당 독성에 의한 악순환을 끊는 일이 중요한 일이다.

2) 리포톡시티

고혈당 자체가 인슐린 분비 장해와 인슐린 저항성을 일으키는 경우는 포도당 독성에 의한 것, 지방에 관해서도 Randle의 포도당 지방산 사이클에서처럼 근육의 당과 지방의 이용이 상호간에 방어 조절이 가능하다. 그러나 최근 포도당 독성의 제창자이기도한 Unger에 의한 리포톡시티란 개념이 도입되어 지방의 인슐린 분비와 작용에 의해서도 일어날 가능성을 지표하고 있다.

지금까지의 역학적 연구에서는 고지방, 저당질 식이 2형 당뇨병을 증가시킨다는 사실이 명확하게 되었다. 그러나 최근의 임상학 연구에 의하면 식물성 지방의 증가가 당뇨병의 빈도를 감소시키기도 하고, 불포화 지방산 섭취의 감소가 당뇨병을 유발시킨다고 알려지고 있다.

3) 지질과 인슐린 저항성

고지방의 섭취가 쥐에서 인슐린 저항성을 불러일으킨다는 보고가 있다. 포화지방산(식용유지), 일가불포화 지방산(올레인산, 올리브유), n-6개 불포화 지방산(리놀산, 사후리유)는 간장과 근육의 인슐린 저항성을 가지고 있다.

세포막의 다가불포화 지방산의 증가는 세포막의 유동성, 인슐린 리셉터 수, 인슐린 작용을 증가시키고, 역으로 포화지방산의 증가는 이것을 감소시킨다고 보고되었다. 그리고 그 세포막의 지방산 조성은 유전적으로 나타난 것이 아니라 식사중의 지방산 조성에 의해 좌우된다는 사실을 알게 되었다. 또한 근육의 중성 지방량의 증가는 인슐린의 작용을 억제한다.

4) 지질과 인슐린 분비

지방의 증가는 단시간에는 인슐린 분비는 증가하지만, 자극시간의 증가에 의해 인슐린 분비 증가 효과는 감소하고, 지방관여 시간이 연속으로 수일에 달하면 역으로 인슐린 분비가 억제된다는 것도 보고되고 있다.

Unger는 리포톡시티(Lipotoxicity, 지방독성)란 개념에서 췌장 랑게르한스섬 β 세포의 중성지방 축적의 증가와 함께 인슐린 분비는 감소하고, 혈당치는 상승하며, 또한 그 혈당치의 상승과 혈중 유리지방산치의 상승에 관여하고 있다는 것이다. 따라서 공복 시 혈당치가 상승할 것으로 생각되어 그 예방책으로 저녁식사는 동물성 지방을 피하고 적정한 운동이 필요하다.

(1) 유전인자로서 유전자 이상을 일으키는 요인

① 췌장 β 세포 기능에 관련된 유전자 이상
② 인슐린 작용의 전달기강에 관련된 유전자 이상

(2) 이외의 질환 조건과 함께한 것

① 췌장 외분비 질환
② 내분비 질환
③ 간질환
④ 약체와 화학물질에 의한 것
⑤ 감염증
⑥ 면역기강에 의한 약한 병태
⑦ 그 외의 유전적 증후군에서 당뇨병과 함께 합병증을 일으키는 질환군

3.4 당뇨병과 비만과의 관계

당뇨병 환자에 있어서 비만자의 인슐린 반응은 과민반응을 일으켰다. 여기에서 비만과 동시에 인슐린 저항성이 클로즈업 되는 것을 알 수 있다. 사람에서는 지방세포의 크기와 혈중 인슐린 농도 사이에는 평형관계가 있다는 것이 확인되었다. 지방세포는 비만과 똑같이 혈중 인슐린 농도는 상승한다.

비만자에서는 혈중 지질 중에서도 특히 그 유리지방산이 높은 수치를 나타낸다. 반드시 체중 감량만이 비만자의 인슐린 저항성의 원인자는 아니다. 비만자에서는 칼로리의 과다 섭취도 인슐린 저항성을 악화시킨다. 식사요법을 통하여 섭취 칼로리를 감소시킴으로써 고인슐린혈증도 개선되게 된다.

3.5 당뇨병의 발증

특정의 HLA(조직 적합성 항원)를 가지고 있는 것이 자기면역 그리고 바이러스 감염에 관여하여 랑게르한스섬 β 세포의 파괴가 일어나 인슐린 분비의 저하에 의해 발증한다.

1) HLA와의 상관

HLA는 사람의 백혈구 표면에 존재하고 있는 조직 적합성 항원을 말하며, 사람 백

혈구 항체(Human Leukocyte Antigen)의 명칭을 말한다. HLA는 당초 장기이식을 성공시키기 위한 조직적 합성에 관한 연구를 통해 알려져 현재는 사람의 생명 유지뿐만 아니라 면역반응 유전자 영역까지 알 수 있는 마크로서 질환의 진단, 치료, 예방대책, 또한 우성 유전자학에의 응용 등 임상의학의 다른 부분에 이르기까지 넓게 도입되고 있다.

2) 바이러스 감염

당뇨병의 원인으로 바이러스 감염을 들 수 있다. 그러나 그것이 확실한 사실로 인정되게 된 것은 뇌염, 심근염 바이러스에 의한 마우스에의 인슐린 발현으로 당뇨병의 발증을 알 수 있었다. 일상 임상에서 나타난 유행성 임파선염과 여름감기 바이러스 중에서 랑게르한스섬에 인슐린 반응을 일으키고 급성 당뇨병을 발증하게 된다는 가능성에 대해서 나타내는 부분이라고 생각할 수 있다.

3.6 당뇨병의 검사와 진단

1) 뇨당 양성으로부터 당뇨병 진단까지

당뇨병이 발견되게 되는 동기는 뇨당이 양성으로 나타난다. 당뇨병에 특이하게 나타나는 자각증상은 고혈당에서 유래된 것이다. 만일 자각증상 없더라도 다른 방법으로라도 초기발현, 초기진단이 요망된다. 그리고 뇨당 검사를 통하여 식후 뇨당 검사가 필요하다. 건강진단과 생명보험 가입 시 때때로 행한 스크린 검사에서 뇨당 양성이 나타날 경우, 경구 포도당 부하시험을 실시하게 된다. 그 검사를 토대로 초기 당뇨병 진단이 가능하게 된다.

2) 뇨당 검사만으로는 당뇨병은 진단할 수 없다

통상은 환자의 당 배출 수치가 160 mg/dℓ를 넘으면 뇨당이 검출되게 되지만, 경미한 당뇨병에서는 식후에 혈당치가 상승하여 뇨당이 검출된다. 공복 시에는 160 mg/dℓ 이하가 정상이며, 뇨당이 음성으로 나타난 경우는 적다. 또한 신장질환 합병증 환자와 고령자는 당 배출 수치가 상승하여 혈당치가 160 mg/dℓ를 넘어도 뇨당이 검출되지 않는 경우도 있다. 또한 태어날 때부터 당 배출 수치가 적거나(협의의 신성 당뇨) 혈당치가 낮아도 뇨당이 검출될 수도 있다.

후천적으로 당 배출 수치가 일시적으로 저하하는 경우는 임신, 부신피질 스테로이드약, 스트레스 등으로 나타날 수도 있다. 따라서 뇨당 검사만으로는 당뇨병의 진단을 정확히 알 수 없기 때문에 정확한 진단에는 혈당검사가 중요하다.

표 1-1. 당뇨병 발증에 관련한 바이러스

사 람	• 유행성 이하선염 바이러스 • 고꾸사끼 바이러스(B_1, B_3, B_4, B_5) • 풍진 바이러스 • 사이도메카로 바이러스
동 물	• 뇌염, 심근염 바이러스 • 고끄사끼 바이러스(B_4) • 구제역 바이러스 • 베네즈엘라 말뇌염 바이러스 • 사이도메카로 바이러스

3) 당뇨병의 진단

당뇨병의 진단은 혈당치의 측정에 의해 결정된다. 공복 시 혈당치가 126 mg/dℓ 이상, 음식물 섭취 후 2시간 지난 수치가 200 mg/dℓ 이상, 수시 혈당치가 200 mg/dℓ 이상으로 각기 다른 날에 검사해도 2회 이상 측정되면 당뇨병으로 진단된다. 그러나 구갈, 다욕, 다뇨, 체중 감량 등 당뇨병의 전형적인 증상을 보일 경우, 당화혈색소 수치가 6.5% 이상일 경우, 또는 확실한 당뇨병성 망막증을 나타낼 경우는 1회의 검사로서도 당뇨병으로 진단된다.

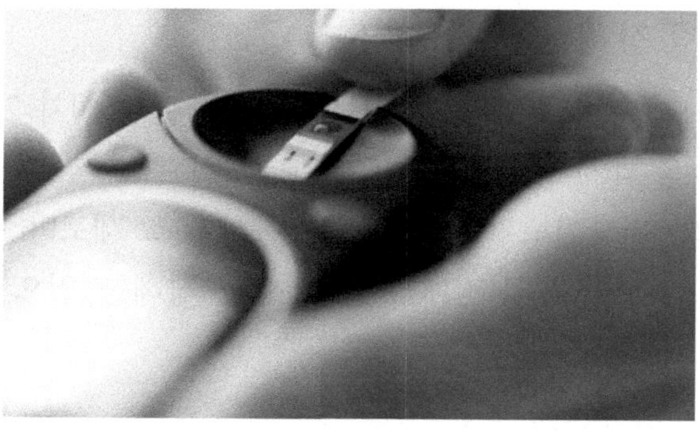

공복 혈당치가 110 mg/dℓ 미만, 식사 후 2시간 경과 수치가 140 mg/dℓ 미만은 정상형이지만, 1시간 경과 후에도 180 mg/dℓ 이상일 경우는 당뇨병으로 발전할 가능성이 높기 때문에 경계형 당뇨라 말할 수 있다. 당뇨병 환자의 조직에서는 골격근, 지방조직, 간장, 심근 등에 이상이 올 수 있다.

표 1-2. 공복 시 혈당치 75g 당부가 시험(OGTT) 2시간치의 판정 기준
(정맥 혈당치 mg/dℓ, 말초 내 mmol/l)(당화혈색소)

<table>
<tr><th></th><th>정상 범위</th><th>당뇨병 영역</th></tr>
<tr><td>공복시기</td><td><110 (6.1)</td><td>≧126 (7.0)</td></tr>
<tr><td>75g OGTT 2시간치</td><td><140 (7.8)</td><td>≧200 (11.1)</td></tr>
<tr><td rowspan="2">75g OGTT의 판정</td><td>양쪽을 넘지 않는 것은 정상치</td><td>어떤 것이든 넘는 것은 당뇨병형</td></tr>
<tr><td colspan="2">정상형이나 당뇨병형에 속하지 않는 것은 경계형이라 한다.</td></tr>
</table>

수시 혈당치 ≧200 mg/dℓ(≧11.1 mmol/l)의 경우도 당뇨병이라 함.

조직 중 인슐린 의존도는 골격근, 지방조직, 간 등에 치명적이고, 심근에 특히 타격이 크다. 그렇지만 뇌세포에서의 포도당의 필요성은 건강한 사람과 당뇨병 환자 간에 차가 없으므로 정상적인 사람과 똑같은 포도당을 유지하지 않으면 안 된다. 특히 당뇨병성 뇌종이 없는 것으로 포도당은 뇌에서는 필요 불가결한 성분이다. 그 외 인슐린 비의존성 조직에서도 건강한 사람과 비교하면 당뇨병 환자에서는 포도당의 세포 내로의 흡수가 많아진다는 것을 알 수 있다.

3.7 당뇨병의 3대 합병증의 병태와 특징

1) 당뇨병성 신경 장해

당뇨병성 신경장해의 증상으로는 대사성 인자와 혈관성 인자 2가지로 나타낸다. 대사성 인자로는 폴리올 대사 경로로 초기 진단에 중요한 이정표가 된다. 폴리올 대사 이상자는 신경세포의 비오이노씨톨 함량을 저하시키고, 세포막 장해를 일으킨다. 또한 NO산생 장해를 일으키고, 신경내막 내의 순환 장해를 일으킨다.

《당뇨병성 신경장해의 특징》

① 손보다 다리의 신경이 다치기 쉽다(찌릿찌릿한 감 등).
② 편방만이 아니라 조우 양방 전부 일어나기 쉽다.
③ 자율신경계가 소실되기도 한다(임포텐스, 땀 증발 이상, 배뇨 곤란, 변비, 설사, 기립성 저혈압 등).
④ 당뇨병 인지가 늦어지고, 그 당뇨병에 대처하지 않을 경우 증상이 나타난다.

2) 당뇨병성 망막증

당뇨병성 망막증은 고혈당과 함께 대사 이상으로 망막의 혈관 내피세포, 망막색소상피세포, 혈관 벽의 주파세포의 장해에 의한 혈관 폐쇄에 의해 생긴다. 고혈당으로 인한 망막의 대사 장해는 폴리올 대사 경로의 활성화에 의한 신경장해에서 서술한 여러 종의 인자가 복잡하게 얽혀져서 생긴다고 말할 수 있다.

당뇨병성 망막증 초기에는 망막 혈관의 확장과 혈류량이 증가하고, 혈관 투과성을 촉진한다. 그리고 기저막이 두껍게 되고, 기저막 외축의 벽세포가 손상을 입어 죽게 되면 모세혈관 구멍이 생긴다. 여기에 계속해서 출혈, 망막유종, 변성 백구가 보이게 된다(단순성망막증). 망막혈관 폐쇄가 진행되면 망막허혈이 생기고 견성백구, 망막혈관의 변성이 생기며, 망막유종으로 진전되면 전증식성 망막증이란 병변이 생긴다. 또한 병태가 심각해지면 신생 혈관이 보이게 되어 증식성 망막증으로 진전되어 시력장해를 가져온다.

당뇨병으로 인한 눈 합병증은 그 외 수정체에 솔비톨이 축적되어 생긴 백내장, 출혈성 녹내장 등이 있다. 또 굴절이상의 진행에 의한 근시, 원시, 환시가 되기도 한다. 혈당이 상승하게 되면 근시가 진행되고, 혈당이 내려가면 원시가 나타나는 경향이 있다.

3) 당뇨병성 신장이상 증세

당뇨병성 신장은 사구체의 병변에 의해 생긴다. 사구체 혈관 내압의 상승에 의한 알부민 투과율의 증가로 병태의 진행과 함께 단백뇨, 혈압 상승이 일어나고, 사구체 투과율이 저하되면 신부전에 이르게 된다.

3.8 당뇨병과 동맥경화

당뇨병 환자는 동맥경화가 보통 사람보다도 10년 빨리 진행되고, 심근경색의 발증률도 3~4배 높은 것으로 알려지고 있다. 그리고 최근 심근경색에 의한 사망률이 보통 사람보다 2배로 발병률이 높게 된다는 보고도 있다.

1) 고혈당

고혈당 상태가 지속되면 포도당은 단백질과 비효율적으로 결합한다. 그 반응을 글리케이션이라 불린다. 이 글리케이션은 당뇨병성 세소혈관 장해에 관여하고 있다는 보고로 동맥경화를 촉진시킬 가능성도 있다고 말할 수 있다.

표 1-3. 당뇨병에 있어서의 동맥경화의 위험인자

• 고혈당	• 고지혈증
• 인슐린	• 고혈압
• 성장호르몬	• 혈소판 기능 이상
• 비 만	

2) 고 중성 지방혈증

당뇨병 환자의 20~70%에서 고지혈증 합병증이 보고되고 있으며, 그것은 고 콜레스테롤 혈증을 유발할 수 있다. 고 콜레스테롤 혈증 뿐만 아니라 고지혈증을 유발하기도 한다. 그렇지만 하나의 부류인 고 중성 지방혈증에 관해서는 비만, 당뇨병, 고뇨산혈증 등 동맥경화와 관계가 깊은 질환이라는 합병증이 인정되었음에도 확실한 치료는 불가한 상태이다. 중성지방은 50세 이상의 폐경 후 여성에서 동맥경화 요인으로 나타나고, 위험인자라는 것은 명확하다.

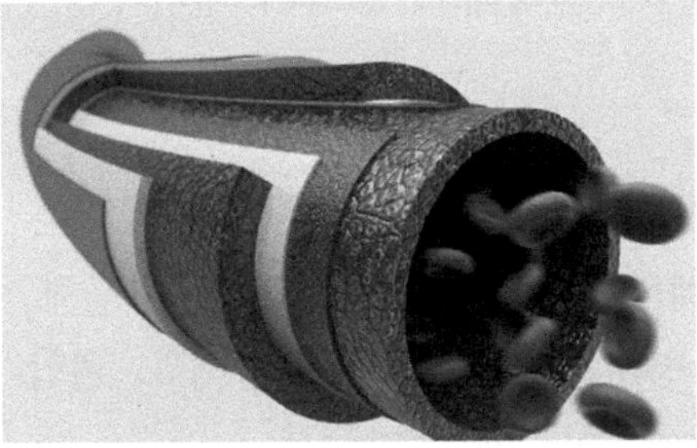

3) 고 인슐린 혈증과 인슐린 저항성

고 인슐린 혈증과 인슐린 저항성 중에서 어떤 것이 동맥경화에 관여하고 있는가는 지금까지 확실하지 않다. 고 인슐린 혈증이 허혈성 심장질환의 예측 인자인 것은 명확하지만, 그 후 부정적인 결과 보고 또한 계속해서 발표되고 있어 명확한 답변이 불가하다.

인슐린이 동맥경화에 직접 관여한다는 가정 하에 인슐린의 혈관 평골근 세포증식 작용, 혈관 벽에의 콜레스테롤 축적 촉진작용, 혈관 내피세포에 있어서의 용혈계에 억제작용 등은 인슐린에 의한 병변이 일어난다는 것을 알 수 있다. 고혈압, 금연, LDL콜레스테롤, HDL콜레스테롤, 내장 비만, 비만 등은 인슐린 저항성에 의해 동맥경화의 위험인자라는 것은 명백한 사실로 드러나고 있다.

4) 식후 고혈증과 대 혈관 장해

Lowe 등의 보고에서는 공복 시 혈당치가 140 mg/dℓ 이하에서도 식후 고혈당을 나타내는 환자에서 콜레스테롤, 금연, 고혈압 등만 컨트롤 되어도 건강한 사람과 비교하여 심근경색의 위험률이 1.5배 높아짐을 보고하고 있다. 이러한 결과는 대혈관 동맥경화의 예방과 진행의 조치로 이후 공복 혈당치의 컨트롤만으로 식후 고혈당을 얼마나 개선시킬 수 있을지 주의를 기울일 필요가 있다.

3.9 저혈당과 질환

1) 저혈당의 병태 생리

뇌에서는 포도당을 유일한 에너지원으로 하고 있다. 섭취되어진 포도당의 60%는 간장에 저장되고, 글리코겐 또는 중성 지방으로서 체내에 축적된다. 15%는 인슐린의 종착역인 조직과 근육, 지방조직에 축적된다. 나머지 25% 대부분은 뇌에서 소비된다. 간장, 근육, 지방조직 등 체내에 다량 축적되며, 중성 지방의 분해에 의해 생긴 유리지방산은 에너지원으로 이용할 수도 있지만 뇌에서는 사용할 수가 없다. 혈당치를 일정 범위 내에서 유지하게 하는 것은 뇌에서의 에너지 확보란 의미에서 필요한 것이다.

금식 등 저혈당 상태에서는 뇌는 포도당 공급을 확보하기 위해 근육과 지방조직에서의 포도당 이용을 줄이고, 유리된 지방산을 에너지원으로서 이용된다. 또 포도당의 보급을 위해 간에서의 글리코겐 분해, 당신생이 증가시켜 사용하기도 한다. 간에서의 당생성의 원료로는 근육조직 등에서 생산되어진 피루브산염, 유산염이 40～60%, 근육조직의 단백질의 분해에 의해 생긴 알라닌이 20～40%, 다른 것의 아미노산이 20%, 지방조직의 중성지방의 분해에 의해 생긴 글리세롤이 5～10%가 당생성을 담당한다.

그러나 금식상태가 수일 이상 계속되면 간에서의 당신생은 점차 저하되고 지방산을 원료로 한 간에서의 케톤체 생산이 점차 증가하게 된다. 저혈당 상태에서는 인슐린 분비가 자동 억제되어 아드레날린, 글루카곤, 성장호르몬, 글루코코치노이드의 분비를 촉진하여 에너지원으로 쓸 수 있도록 환경을 조성한다.

2) 저혈당의 정의

Whipple의 3증상(저혈당 증상의 존재, 혈당치의 저하, 혈당치의 상승에 의한 증상의 소실)에서 저혈당의 증상을 알 수 있다. 저혈당의 정의로는 50 mg/dℓ의 수치가 이용되지만, 이러한 저혈당 방지를 위해서는 환자의 70 mg/dℓ 이하를 저혈당으로 보고 충분한 탄수화물의 섭취를 통해 혈당치를 높여야 한다.

3) 저혈당의 증상

저혈당의 증상은 ① 반사적으로 분비되어진 아드레날린, 교환신경의 흥분에 의한 증상, ② 뇌의 포도당 결핍에 의한 증상으로 2개 부분으로 나누어 생각할 수가 있다. 저혈당에 의한 교환신경이 흥분하여 부신수질이 자극되어 아드레날린이 분비되면 불안, 발간, 진전, 빈맥 등의 저혈당 증상이 생긴다.

동시에 뇌의 포도당 결핍에 의해 처음에는 신경의 흥분상태, 즉 정신적 혼란 장해 등에 의해 결국 경련을 일으킨다. 때로는 그 후 신경의 억제 상태가 계속되어 쇼크 상태를 일으켜 그대로 방치하면 죽게 된다. 경도의 저혈당에서는 아드레날린, 교환신경의 흥분에 의한 증상이 발생하는데, 이러한 증상은 뇌의 포도당 결핍에 의한 증상으로 이해하면 된다.

4) 무자각 저혈당

인위적 인슐린을 사용하는 당뇨병 환자는 병력이 긴 경우, 저혈당이 반복되는 경우는 가끔 무자각 저혈당이 보이며, 혈당 관리의 지속을 곤란하게 한다. 무자각 저혈당의 빈도는 23~27% 정도로 보고되고 있다.

저혈당은 먼저 뇌의 시발하부 복대족(VMH)의 뉴런에서 감지되지만, 특히 자율신경계를 자극하면 항인슐린 호르몬이 분비되는 것이 보통이지만 저혈당 환자는 그 뉴런과 시스템계의 장해에 의해 무자각 저혈당을 일으킨다고 생각된다. 또한 저혈당 시는 코티졸의 분비 저하, 아드레날린 분비의 감소와 교감신경자극 증상의 감소를 일으킨다.

5) 저혈당의 위험인자

① 중태인 저혈당 발작의 주의, ② 장기적인 당뇨병력, ③ 치료에 의한 급격한 헤모글로빈 저하, ④ 자가 인슐린 투여량의 증가, ⑤ 무자각 저혈당의 발작, ⑥ 잔존 B 세포 기능의 저하 등을 들 수가 있다. 또한 자율신경 장해는 저혈당 위험인자가 된다. 저혈당 발작은 무자각 저혈당이 원인이다. 몇 회의 저혈당 발작은 아드레날린과 pancreatic polypeptide 등의 인슐린 길항 호르몬의 반응 장해를 악화시켜 무자각 저혈당을 일으킨다.

야간 저혈당 발작은 빈도가 높고, 때때로 무자각에서(야간 저혈당의 49~67%) 1시간 이상 지속되기(50~60%) 쉽다. 깊은 잠은 인슐린 길항 호르몬(특히 아드레날린)의 저혈당에 대해 반응성을 높이고, 건강한 사람과 당뇨병 환자에서도 모두 중요한 요소이다. 알코올은 당신생 등의 증상을 높이고 동시에 환자의 증상 자각도 저하시킨다. 또 알코올은 간의 당신생을 억제하기 때문에 저혈당을 일으키기 쉽다. 따라서 깊은 수면과 알코올 섭취가 당신생에 상관관계가 있다는 것을 숙지해야 된다.

6) 저혈당의 관리와 예후

저혈당 상태가 의심되면 먼저 혈당치를 측정하고, 저혈당이 확인되면 장관에서 빨리 흡수되어 혈중에 직접 투여 가능한 방법으로 포도당과 사탕과 같은 속효성의 당질 투여를 행한다. 저혈당의 치료에는 초콜릿과 캔디는 부적당하다. 초콜릿과 캔디에 포함되어 있는 지방분은 당질의 흡수를 늦게 한다.

일반적으로 등산 등 심한 운동 후 초콜릿을 가지고 다니며 먹는 방법은 좋지 않다. 통상은 당질 20g 전후(각설탕 4개 정도)를 경구 섭취시킨다. 이것으로부터 혈당치는 70mg/dℓ 전후 상승한다. 만일 의식장해가 있을 경우는 10～25g의 포도당을 1～3분간 정맥 주사한다.

저혈당의 응급처치를 행한 후 15분 후에 다시 혈당 측정을 한다. 또 저혈당 상태일 경우는 다시 20g 전후의 당질 투여를 행한다. 또 의식 장해를 일으킬 경우는 필요에 의해 글루카곤을 피하 또는 근육에 주사한다. 저혈당이 되기 쉬울 경우는 신뢰하는 가족이나 직장 동료에 글루카곤의 주사 방법을 훈련시켜 투여 받는다. 글루카곤은 저혈당시의 구급처치로서 우리나라에서는 건강보험으로 인정되고, 의사의 처방에 의해 저혈당 환자에게 제공된다.

저혈당일 경우, 통상 1mg(1국제단위, 1바이얄)을 1mℓ의 주사액에 녹여 근육 내(또는 정맥내)에 주사한다. 투여 15분 후에는 혈당치는 150 mg/dℓ 전후 상승하고, 1시간 후에는 혈당치의 피크를 가져온다. 포도당과 사탕의 투여에 의해 증상은 빨리 회복증상을 보이지만, 방치하면 뇌의 불가역적인 장해에 의해 식물인간이 되기도 한다. 고혈당도 위험하지만 어떻게 생각하면 저혈당 환자가 생명에 더 위험할 수 있다는 자각심을 가져야 될 것이다.

제 2 장

비만과 건강

1. 비만증

비만증은 체내에 과다한 지방이 축적되어 있는 상태를 말한다. 통상은 체중 증가와 지방의 증가 사이에는 비례관계로 체중 측정을 하여 비만도를 측정한다. 비만도는 체중 kg / 신장 m^2으로 산출한다. 그러나 똑같은 체중이 증가하고 있어도 운동을 계속하여 골격근이 증가하고, 체격이 단단해지기도 한다. 이것은 비만이 아니다.

최근에는 체중에 대한 체지방의 배분을 의미하는 체지방률을 인피던스법에 의해 가볍게 측정할 수 있는 체지방계가 보급되고 있다. 체지방률은 청장년에서 15~18%, 여성에서 20~25%이면 정상으로 판정된다. 남성에서는 25% 이상, 여성에서는 30% 이상이면 비만으로 판정되어 다이어트의 대상이 된다. 또한 똑같은 체지방의 증가가 인정되었어도 내장 지방과 피하지방의 어떤 부분이 증가하느냐에 따라 의미 부여가 틀리다.

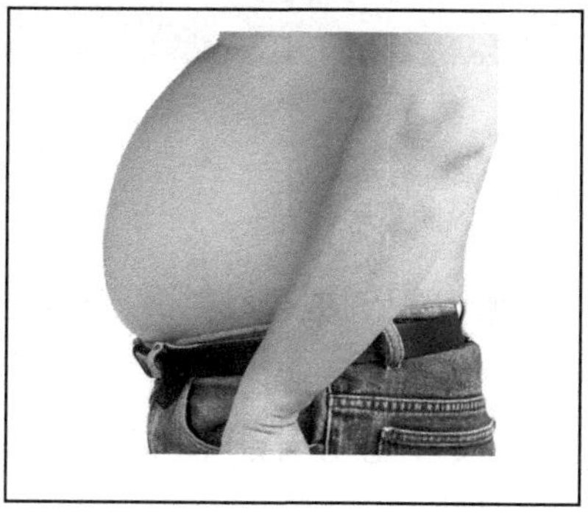

또한 내장 지방 축적의 경우가 피하지방의 축적보다도 당뇨병, 고혈압, 심근경색, 고지혈증과의 관계가 깊고, 치료의 대상이 된다. 예를 들어 정상 체중에서도 내장 지방이 피하지방보다 높을 경우에는 생활습관 병의 위험이 크다. 다이어트의 대상으로는 체중, 비만도, 지방의 분포 등을 종합적으로 판단하여 결정하지 않으면 안 된다.

2. 콜레스테롤의 역할

2.1 혈중 콜레스테롤 수치는 낮거나 높아도 좋지 않다

콜레스테롤이라 하면 동맥경화를 연관되어 상기시킨다. 콜레스테롤이란 인체에서 나쁜 것으로 인식되는 이미지가 강하다. 그러나 정말로 콜레스테롤이 인체에서 나쁜 것이라면 혈중 콜레스테롤 수치는 낮으면 낮을수록 좋아야만 될 것이다.

그렇지만 미국에서 10수년에 걸친 장기간 동안 35세~57세의 남성 35만 명을 대상으로 행해진 대규모 역학조사 결과에서 혈중 콜레스테롤의 상승과 함께 허혈성 심질환의 발생 빈도는 증가하였다. 반면에 혈중 콜레스테롤치의 저하와 함께 뇌출혈의 빈도가 증가하는 것이 증명되어 혈중 콜레스테롤은 꼭 낮으면 낮을수록 좋지만은 않다는 것이다. 현재 좋다고 생각되는 혈중 콜레스테롤 수치는 180~200 ㎎/dℓ 전후인 것으로 생각된다.

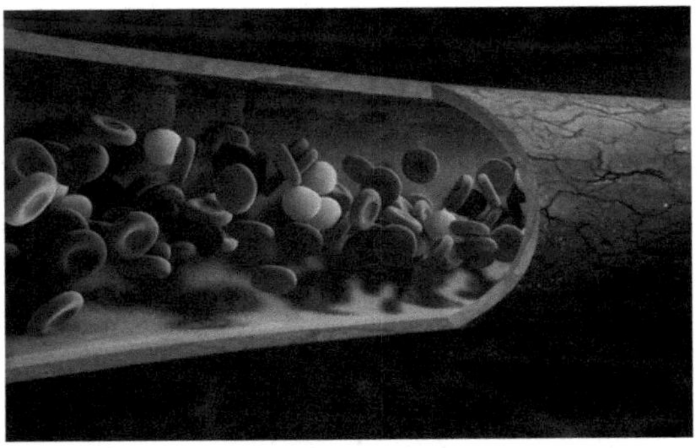

2.2 콜레스테롤의 역할

혈중 콜레스테롤 수치가 낮아도 질병 빈도가 증가한다는 것은 지금까지 나쁘다는 이미지가 강한 콜레스테롤이 실제로는 신체에 의해 불가결한 성분이기도 하고, 여러 가지 종류의 역할을 담당한다는 것이 증명되었다. 콜레스테롤의 역할로서는 세포막의 구성 성분인 것으로 알려지고 있다.

세포막은 건물로 말하면 지주와 같은 것으로 콜레스테롤은 그 지주의 중요한 구성 성분인 것이 사실이다. 그리고 체내에서 콜레스테롤이 가장 많이 포함되어 있는 것이 뇌신경조직이다. 콜레스테롤에는 그 신경계의 정보망을 보호하는 역할을 담당한다. 또한 콜레스테롤은 스테로이드 호르몬의 원료이기도 하다. 스트레스 상황에서는 부신피질로부터 코티졸이 분비된다.

또 혈압조절을 위해 알도스테롤이 분비되어 신장의 나트륨과 물이 재흡수 되는 것을 조절한다. 남성 호르몬, 여성 호르몬 등의 성호르몬도 콜레스테롤로부터 만들어진다. 장에 있어서는 지질 성분의 분해가 완만히 행해지기 위해서는 필요한 담즙산도 콜레스테롤로부터 합성된다. 즉, 콜레스테롤은 신체를 유지하는 데 있어서 불가결한 성분이기도 하고, 과다 섭취하지 않도록 적당량의 섭취가 필요하다고 생각한다.

2.3 폐경 후의 여성에 증가하는 고 콜레스테롤혈증

혈중 콜레스테롤 수치는 연령에 따라 차가 보인다. 20대에서 40대의 전반까지는 남성이 여성보다 혈중 콜레스테롤 수치는 조금 높다. 이 시기에는 콜레스테롤이 여성 호르몬의 합성에 다량 사용되기 때문에 여성에서는 남성과 비교하여 낮은 수치를 나타낸다. 그러나 갱년기를 맞이할 시기에는 여성 호르몬의 생산이 저하하여 혈중 콜레스테롤 수치의 격차는 감소하게 된다. 그리고 갱년기 이후는 여성이 남성보다 혈중 콜레스테롤 수치는 높은 수치를 나타내게 된다.

남성에서는 여성 호르몬 합성을 위해 콜레스테롤이 다량 소비되게 되는 일이 없기 때문에 허혈성 심장질환의 빈도는 남성이 여성보다 높다. 허혈성 심장질환의 빈도는 남성에서는 나이가 더할수록 서서히 증가하게 되지만, 여성에서는 40대 후반에서 급격히 증가하게 된다. 여성은 폐경 후에는 심각한 질환으로 발전될 수 있다.

2.4 중성지방도 동맥경화의 위험인자이다

고지혈증의 하나인 기둥은 높은 콜레스테롤 혈장이다. 다른 한 개의 기둥인 높은 토리글리세리드 혈증에 관해서는 비만, 당뇨병, 고뇨산 혈증, 동맥경화 등 높은 빈도의 합병증이 일어나는데도 불구하고 확실한 증거 자료는 미미한 상태이다.

2.5 리포단백질의 종류, 움직임, 대사

지질은 혈중에서는 리포 단백질 형태로 존재한다.

2.6 지질 콘트롤 목표

혈청지질의 콘트롤 목표는 통상은 총 콜레스테롤 220 mg/dℓ 미만, 중성지방 150 mg/dℓ 미만, HDL콜레스테롤 40 mg/dℓ 이상, LDL콜레스테롤 150 mg/dℓ 미만이다. 당뇨병 환자에서는 동맥경화의 리스크가 높기 때문에 총 콜레스테롤 200 mg/dℓ미만, 중성지방 120 mg/dℓ 미만, HDL콜레스테롤 40 mg/dℓ이상, LDL콜레스테롤 120 mg/dℓ 미만이다.

3. 귓바퀴 주름으로 아는 동맥경화

실제로 동맥경화가 진행되어도 심근경색과 뇌혈전 등과 같은 질환이 나타나지 않으면 자각증상이 나타나도 동맥경화의 합병증에 대해 알지 못하는 경우가 많다. 건강진단에서 심전도와 근전도검사의 이상에서 처음으로 그 존재를 알게 되는 경우가 적지 않다. 인체의 외견으로부터 그 위험을 알려줄 수 있는 방법이 있으면 유용할 것이다.

귓볼 주름의 변화가 동맥경화와 깊은 관련이 있다. 귓볼의 주름이 있는 것에서는 동맥경화와의 관계가 깊고, 허혈성 심장질환의 빈도가 높은 비율을 차지한다고 한다. 귓볼 주름 부분의 조직을 현미경으로 관찰해 보면 피부의 탄력선이 파괴되어 피부의 전체적인 수축상이 인정된다. 동맥경화의 진행과 함께 귓볼의 모세혈관의 혈액 양이 감소하여 그 결과 탄성력의 파괴와 피부의 수축이 생겨 귓볼의 주름이 생성된다.

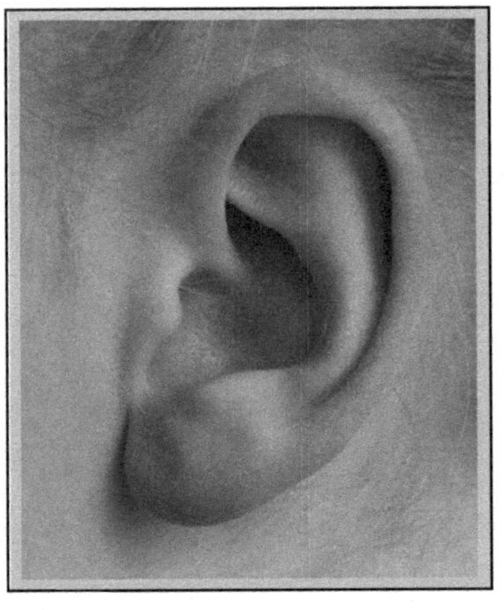

제 3 장

식사요법과 건강

1. 식사요법은 왜 어려운가?

먹는 것은 흥미가 있지만 운동은 좋아하지 않는다. 일반적으로 당뇨병 환자는 먹는 것은 관심이 높지만 운동은 좋아하지 않는다는 사람이 많다. 일반적으로 당뇨병, 비만, 고지혈증의 식사, 운동요법은 가장 어려운 식사제한과 적극적인 운동을 요구하지만 잘 이루어지지 못한다. 당뇨병, 비만, 고지혈증에 걸리는 것을 변변치 않게 생각하여 어느 정도 일정 기간만 참고 견디면 좋아지리라는 생각에 방치하면 큰 질환으로 발전하게 된다. 식사는 맛으로 느끼고, 운동을 보는 것으로 생각하지 않고 운동을 통해 움직이는 기쁨으로 일상생활을 즐길 필요가 있는 것이다.

2. 잘 먹는 방법

현재 우리나라에서 BMI 25 이상의 비만자(연령 15세 이상)는 남성 1,300만 명, 여성 1,000만 명으로 추정된다. 젊은 세대에서 지방 섭취량이 늘어나고, 포식을 즐기는 폭식족이 늘어나고 있다. 식욕은 뇌의 시상하부에서 조절된다. 야생동물은 몸에 에너지가 부족하면 배가 고프고, 에너지가 충분하면 배가 부르다는 것을 느끼는 것과 같이 식욕중추가 명령을 내린다. 당질을 많이 섭취하면 뇌의 시상하부에서 세로토닌이 분비되지만, 이 세로토닌은 스트레스를 가볍게 해주는 움직임이 있다. 알코올도 마찬가지로 스트레스 완화 도구이기도 하다.

3. 당뇨병의 식사요법

3.1 췌장 β 세포에의 효과

췌장 β 세포에의 효과에 대해서는 인슐린 과다 분비 또는 합성자극의 경감을 들 수가 있다. 당뇨병 환자에서는 인슐린 분비가 저하되기 때문에 식사량을 최소한으로 감하고, 체내의 인슐린 수요를 적게 하여 췌장β세포에 부담을 주지 않아야 된다. 그렇기 때문에 췌장β세포는 다른 내분비세포와 같이 자극에 대해 한계성 없이 어느 정도 컨트롤이 가능하다. 즉, 췌장β세포의 피로성 위축이란 인슐린 합성을 자극하는 유일한 물질인 당질을 제한할 수 있는 식사습관이 중요할 것이다.

3.2 말초조직에 대한 효과

당뇨병 환자는 근육조직, 지방조직 등의 말초조직에 인슐린 감수성이 저하된다. 그 원인으로는 인슐린 작용 부족에 의해 고혈당의 유지, 혈중 유리지방산의 상승, 말초조직의 인슐린 리셉터 수 감소와 기능저하, 말초조직의 당대사 효소활성의 저하 등이 관여하고 있다. 비만은 말초조직의 인슐린 저항성을 증대시키지만, 2형 당뇨병 환자에서는 때때로 비만을 유발시키기도 한다. 즉 당뇨병 환자는 식사요법을 통해 에너지 제한을 행할 경우 똑같은 이치로 비만은 개선될 것이다.

3.3 당뇨병식은 어렵지 않다

당뇨병 환자에게 식품 교환표를 이용하여 식사요법을 지도하게 되면 식사요법을 어렵게 생각하여 자기는 할 수 없다고 포기하기 쉽다. 당뇨병의 식사요법은 그렇게 어렵지만은 않다. 확실히 당뇨병 치료의 기본은 식사요법과 운동요법이 잘 맞게 되면 당뇨병과 식사요법이란 치료에 중요한 역할을 차지한다. 당뇨병식은 일반적으로 치료식이라고 말한 것은 제한식을 하기 때문이다.

예를 들어 고혈압증의 감염식, 비만증의 저칼로리식, 신부전에서의 단백 제한식 등이지만, 반면으로는 당뇨병식은 건강식과 보건식이라고도 말할 수 있다. 실제 장수식이라고 말한 식사요법에서는 당뇨병 환자에게도 유용한 것이 많이 포함되어 있다. 당뇨병식이란 칼로리의 적은 식사란 의미가 있지만, 당뇨병 환자에게 많은 비만의 합병과 함께 하는 일이 동반하기 때문에 당뇨병식이란 비만에 대한 칼로리 제한식과 비슷한 원리이다. 당뇨병식의 영양 조성은 단백질 15%, 지질 25%, 당질 60% 전후로 구성되어 있다.

1) 총 칼로리 과다섭취의 방지

제2차 세계대전으로 인한 식량 사정의 악화와 함께 당뇨병의 빈도는 경감했다. 그리고 전쟁 이후 영양 섭취량의 증가와 함께 다시 그 빈도는 높은 수치를 나타냈다. 이것은 우리나라뿐만이 아니라 세계적인 추세였다. 총 칼로리의 증가는 확실하게 당뇨병의 발증에 중요한 역할을 하게 되었다. 즉 총 칼로리의 증가는 췌장β세포의 인슐린 분비 기능에 의해 부담이 증가하게 되었다. 그러나 총 칼로리의 증가에 대응하여 인슐린 분비가 왕성하게 분비되면 지방합성이 높아져 비만을 야기시키기도 한다.

2) 식사 내용의 적절화 - 영향의 밸런스와 질

식사 내용의 적절화는 영양소의 밸런스와 질적인 면으로 생각하지 않으면 안 된다. 생활 활동 강도가 심한 18～49세 남성의 1일 총 칼로리는 2,600 kcal 전후라고 한다. 그리고 단백질의 섭취량은 70g, 영양소의 배분에 관해서는 그 단백질 70g을 기반으로 지방섭취량은 총 칼로리의 20～25%가 된다.

단백질, 지방, 당질의 3대 영양소의 칼로리 비는 1 : 2 : 5가 이상적 비율이라고 한다. 총 칼로리의 과잉 섭취는 영양소의 밸런스로 영양소의 질이 문제가 된다. 동량의 당질이라 하더라도 흡수가 잘 되는 설탕의 형태로 주게 되면 소화 흡수가 늦은 전분의 경우보다도 혈당의 상승은 빠르지만 혈중 지질, 특히 중성 지방이 증가하기 때문에 영양소의 질적 양이 문제인 것이다.

3.4 식사요법 지도의 실제

실제로 식사요법에서는 영양사의 지도에 잘 따르는 것이 좋다. 당뇨병의 식사요법에서 의사가 처음 당뇨환자에게는 1일 필요로 한 에너지의 양을 제시한다. 다음부터는 그것에 견주어 영양사는 영양표를 배분한다. 영양사는 이것을 받아서 환자의 지금까지의 식생활을 식사조사표에 의해 상세하게 검토하여 환자 개인의 식사 내용을 토대로 작성하여 지도한다.

4. 에너지 계산법

4.1 먼저 표준 체중을 구한다

표준 체중(kg) = 신장 m^2 × 22(일본 비만학회 방식)

4.2 다음으로 표준 체중으로부터의 지시 에너지를 구한다

지시 에너지 = 일량(kcal) × 표준 체중(kg)

체중 1kg 상당의 일량(kcal)

- 경노동 → 25～30
- 중노동 → 30～35
- 힘든 노동 → 35～40

4.3 1일 총 에너지 양을 결정하는 방법

1일 총 에너지 양은 필요로 하는 최소한으로 배분하는 것이 당뇨병 치료에 중요한 요소가 된다. 1일 총 에너지를 결정하기 위해 고려해야 할 점은 환자의 연령, 성별, 신장, 체중, 비만에 맞는 일량, 운동량 또는 합병증의 유무 등이 있다. 그리고 구체적으로는 표준 체중으로부터 1일 총 칼로리가 계산된다.

4.4 영양소의 배분

1일의 총 칼로리가 결정되면 다음으로 각 영양소의 배분과 배합, 비타민, 미네랄의 적정한 보급을 생각한다.

4.5 고지혈증의 식사요법

콜레스테롤(혈청 총 콜레스테롤과 LDL콜레스테롤)이 높다고 하면 먼저 식사요법을 시작하게 된다. 따라서 구체적으로 어떻게 취급하면 좋을까? 혈청 콜레스테롤 수치를 낮추기 위해서는 3가지의 방법을 실행할 필요가 있다. 그 방법으로는 ① 콜레스테롤을 만들지 않는다. ② 콜레스테롤을 축적하지 않는다. ③ 콜레스테롤을 넣지 않는다는 3개의 방법이 있다.

혈액 중의 콜레스테롤의 약 20%는 식물유래 물질들과 80%는 간에서 만들어진 콜레스테롤이다. 그 주요 원료는 포화지방산이다. 지방육에는 포화지방산이 많이 포함되어 있기 때문에 지방육을 많이 섭취하면 간에서의 콜레스테롤 생산이 증가하여 혈청 콜레스테롤 수치가 증가한다. 그렇기 때문에 칼로리가 많은 지방육을 피하게 되면 어느 정도 혈청 콜레스테롤 수치의 저하를 기대할 수가 있다.

4.6 기호품에 대한 주의

1) 사탕, 알코올

저자 등은 당뇨병 전문 외래에서 식사와 알코올 조사를 한 결과 당뇨병 식사요법을 지키지 못하는 주원인으로 남성은 음주, 여성은 단 음식 과다 섭취에 있다고 단정했다.

(1) 알코올의 당대사에 끼친 영향

알코올음료의 혈당의 영향을 보면 위스키는 다른 영양소를 포함하고 있지 않기 때문에 혈당은 조금 내려가는 움직임은 있지만 정종, 맥주 등은 당질을 포함하고 있기 때문에 그 단위 정도의 양에도 혈당 수치는 상승하게 된다. 그리고 인슐린도 분비된다. 즉 증류주보다 곡류를 사용한 알코올이 혈당에는 좋지 않다고 말할 수 있다.

(2) 음주와 설탕 섭취의 실제

알코올이 가진 에너지는 1g상당 7 kcal이지만, 체내에서는 100% 이용되어지지 않는다. 알코올의 과다 섭취는 체중 증가를 불러일으킬 가능성은 있지만, 알코올 섭취량과 체중의 변동성 사이에는 상관성을 찾을 수가 없었다. 위스키, 브랜디, 보드카, 진 등은 당질이나 단백질 아무 것도 포함하고 있지 않다. 그렇기 때문에 이들 알코올을 등가 변환이란 형태에서 사용할 경우는 식사의 일부를 감소시키면 결국 에너지 양은 같다. 하지만 이와 같은 일을 장기적으로 계속하면 당연히 영양 부족을 초래하기도 한다.

2) 설탕의 이점과 결점

조미료는 설탕 6g 이내로 되어 있지만 그 외 식품, 특히 가공식품에 씌어지고 있는 것을 합하면 20g 정도는 어떻게든 섭취하게 된다. 여기에서 1일 30g 정도까지의 설탕 사용은 허용될 수밖에 없다.

이 점	결 점
고 에너지 흡수 좋다. 맛을 좋게 한다. 싼 가격이다.	비만을 조장한다. 혈당을 급하게 높인다. 다시 섭취과다. 충치를 늘린다.

- 1인 당의 연간 사용량은 약 18 kg
- 1일 당의 평균 사용량은 약 50 g

3) 감미가 있는 저 칼로리의 올리고당

올리고당은 설탕과 비교해서 저 칼로리로 상품으로 감미를 가지고 있으면서 여러 종의 부가가치를 가지고 있는 대용 감미료로서 더욱더 그 유용성이 기대되고 있다. 올리고당은 난 소화성이기 때문에 소장에서 분해되지 않고 대장에 도달한다. 여기에서 장내세균에 의해 자화를 받아 단쇄지방산을 생성하기 때문에 1g당 2 kcal의 열량이 되지만, 이것은 설탕과 비교하여 약 절반으로, 감미료로서 쓸 경우 비만 예방에는 효과적이다.

또 올리고당은 통상 사용량의 범위 내에서는 혈당 상승을 가져오지 않는다. 그 결과 췌장으로부터의 인슐린 분비도 거의 일어나지 않는다. 이러한 올리고당의 작용은 당뇨병의 전단계로 알져진 내당장애로 보여진 고 인슐린 혈증에 인슐린의 과다 생산을 억제하고, 인슐린 혈증으로 일어나는 동맥경화의 사전 예방에도 도움이 된다. 올리고당 섭취 이점은 장내세균에서도 비피더스균의 증식을 가져온다는 큰 이점이 있다. 비피더스균 우위의 장내세균은 올리고당을 자화하고 탄소가스와 수소가스 또는 단쇄지방산을 생산한다.

생산되어진 단쇄지방산은 ① 대장의 운동 촉진과 흡수 촉진, ② 췌장에서의 내분비 촉진, ③ 소화관 점막 혈류의 증가, ④ 소화관 상피세포 증식의 촉진, ⑤ 고콜레스테롤 혈증의 개선 등에 힘이 된다. 이런 결과로부터 올리고당의 적당량 섭취는 장내세균의 개선과 통상 이상(변비)를 고쳐준다.

4) 금 연

최근에는 어디에 가도 '금연'이란 문자가 눈에 자주 뜨이게 되었다. 실제로 담배를 피고 있는 사람은 10년 전의 7할 정도까지 감소하고 있다. 통계학적으로 보아도 담배를 1갑 피우면 수명이 5분 단축한다고 말하고 있다. 담배는 자신도 모르게 자살로 인도하는 물품인지도 모른다. 담배에 포함되어 있는 니코틴, 타르, 그리고 필 때 생산되는 일산화탄소가 종종 장기의 장해를 일으키기 때문이다.

(1) 니코친

니코친은 아드레날린의 분비를 촉진시키고, 교환신경을 자극하여 혈압을 상승시키며, 동맥경화와 당뇨병성 신증 망막증 등의 합병증의 진행을 촉진시킨다.

(2) 타 르

타르에는 약 30여 종류의 발암성 물질이 포함되어 있다. 암의 2단계 설에 의하면 타르는 체내의 암세포를 발생시키기 쉽고, 더욱이 일단 생긴 암세포의 증식을 촉진시킨다고 알려져 있다.

(3) 일산화탄소

일산화탄소는 뇌에 기억력 상실을 촉진시킨다. 또 담배를 피운 여성은 피부가 거칠어진다고 한다. 이것은 니코친이 피부의 영향혈관을 수축시켜 혈액 공급량을 감소시키고, 또한 일산화탄소가 피부의 산소를 빼앗아가기 때문이다.

4.7 운동치료

1) 운동의 에너지 대사에 끼치는 영향

통상 골격근은 에너지원으로서 주로 지방산을 이용하고 있다. 운동 초기(5~10분 이내)에는 먼저 운동근의 글리코겐이 이용되고, 다음은 간의 글리코겐의 분해와 당 신생에 의해 혈중에 포도당이 공급되어 그 포도당이 주 에너지원이 된다. 운동을 장시간 하게 되면 지방조직에 축적되어진 중성지방의 분해에 의해 공급되어진 혈청 유리지방산이 에너지원의 중심이 된다. 또 혈청 유리지방산을 원료로 하는 간에서 케톤체가 생산되어 에너지원의 일부가 된다.

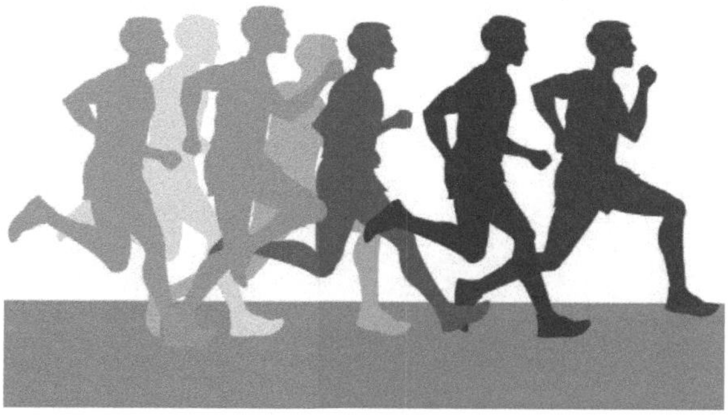

2) 운동의 생리효과

① 인슐린의 감수성을 높인다.
② 대사(당, 지질대사가 개선)를 활발하게 한다.
③ 심장기능을 높이고, 혈액순환을 높인다.
④ 뇌 신경기능을 활성화 한다.
⑤ 근육을 단련하고 기초대사를 높인다.
⑥ 스트레스를 경감시키고, 규칙적인 생활에 의한 패턴을 만든다.

운동 시에는 각종 호르몬의 분비도 변화된다. 운동에 의한 인슐린 감수성이 항진되고, 인슐린 분비는 저하된다. 또 글리코겐, 카테골아민의 분비는 촉진되어 간의 글리코겐 분해, 당 신생이 증가하고, 혈중에 포도당을 공급한다. 또 카테골아민은 지방분해를 촉진하고, 혈청 유리지방산의 증가를 가져온다. 이것을 원료로 간의 당 신생, 케톤체 생산이 증가한다. 이것으로부터 건강한 사람의 혈당치 저하를 방어한다.

컨트롤이 양호한 당뇨병 환자가 운동 시에는 이것들의 호르몬 분비가 원만히 일어나고, 포도당의 수요와 공급의 밸런스가 유지되며, 혈당치는 저하되고, 고혈당을 개선한다. 반면, 콘트롤이 불량한 당뇨병 환자인 1형 당뇨병 환자에서는 운동 시에는 인슐린 양의 부족을 일으키고, 카테골아민과 글루카곤의 분비 항진이 보이며, 혈당치의 상승과 혈중 케톤체의 증가를 가지고 온다.

운동에 의한 말초조직의 인슐린 감수성의 증가는 골격근, 간의 포도당 섭취를 촉진시키고, 간의 글리코겐 분해, 당 신생의 억제에 의해 간으로부터 포도당의 방출을 감소시키며, 혈당치의 저하를 가지고 온다. 또 연골근에 있어서 지방산의 산화를 촉진하고, 체지방의 감소를 가져온다. 그리고 혈청 중성지방 수치와 LDL-콜레스테롤 수치를 저하시켜 HDL-콜레스테롤 수치를 상승시키고, 체지방의 감소를 가져온다. 즉 당뇨병 환자는 규칙적인 운동과 당뇨식습관 개선이 최고 효과적인 예방책이 될 것이다.

제 4 장

성인병과 건강(질환별)

1. 고지혈증(예방적 차원)

앞장에서 고지혈증의 의학적 소견에 대해서는 서술한 바 있다. 고지혈증은 체내에서 지질대사 이상으로 혈중 지질이 비정상적으로 증가된 상태이다. 과다한 지방은 혈관벽에 달라붙어 혈관을 좁게 만들며, 너무 많은 콜레스테롤은 혈관에 죽처럼 달라붙어 혈관을 막기도 하고, 혈전 때문에 심근경색이나 뇌경색 등 치명적인 질환의 주범이 된다. 당장은 우리 몸에 콜레스테롤이 많다고 해서 어떤 증세가 없더라도 동맥경화증이나 심근경색 등 치명적인 병으로 진행되기 때문에 치료를 해야 한다.

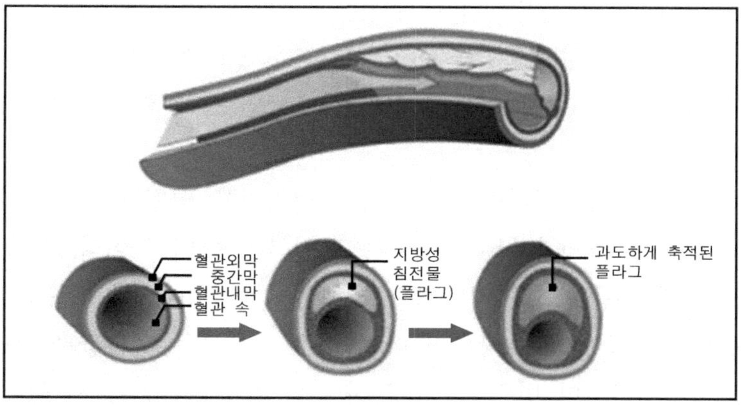

1.1 고지혈증의 원인

(1) 식생활 변화: 인스턴트식품, 고지방, 고칼로리 식단
(2) 운동부족, 음주로 인한 비만
(3) 약 물: 경구용 피임제
(4) 질 병: 간기능 장애, 갑상선 기능저하, 당뇨병
(5) 유전적 원인

1.2 고지혈증의 진단

(1) 비만형은 고지방 음식이나 인스턴트 음식을 좋아한다.
(2) 쉽게 피로를 느끼고 두통, 어지러움, 어깨 결림, 손발저림, 눈의 피로가 온다.
(3) 뾰루지, 종기가 생기고 지성피부, 땀 냄새가 심하다.
(4) 숨이 잘 차거나 가슴이 답답하다.

혈중 콜레스테롤	200 이하	정 상
	200～239	경 계
	240 이상	고지혈증
LDL 콜레스테롤	130 미만	정 상
	130～159	경 계
	160 이상	위험성

1.3 고지혈증의 치료

검사수치에 따라서 또 관상동맥질환의 유무, 남성, 당뇨병, 고혈압, 흡연 등 위험인자에 따라 치료목표가 달라지게 된다. 우선은 식이요법과 운동요법이 기본이지만 3～6개월 정도 식이요법과 운동요법을 하고서도 치료목표에 도달하지 못하면 약물요법을 하게 된다. 또한 일정 수준 이상의 수치가 나오면 지체 없이 약물요법으로 조절하게 된다.

약물에는 콜레스테롤을 떨어뜨리는 약과 중성지방을 떨어뜨리는 약 2종류가 있다. 콜레스테롤의 합성을 억제한다든지 배설을 촉진하는 등의 약이다. 약을 복용하는 동안에도 식이요법과 운동요법을 지속적으로 해야 한다. 또한 이 계통의 약들은 간 장애나 근육통, 발기부전 등의 부작용이 나타날 수 있으므로 복용량과 방법을 정확하게 지켜야 하며, 일정기간마다 병원을 재방문하여 필요시에는 공복 시 혈액 채취를 통해 검사를 해야 한다.

2. 고혈압(예방)

고혈압은 생활습관 병의 주범 중 하나이다. 생활습관 병에 걸렸다 하더라도 걱정만 가득 끌어안고 생활할 필요는 없다. 잘만 관리하면 건강한 사람 못지않게 즐거운 삶을 영위할 수 있다.

2.1 혈압이란

인체의 각 부분에 혈액을 보내기 위해서는 심장이 일정한 압력으로 수축하고 확장해야 한다. 심장이 혈액을 내보내기 위하여 수축할 때의 압력을 수축기 혈압, 심장이 피를 받아들이기 위해 확장할 때의 압력을 이완기 혈압 또는 확장기 혈압이라 한다.

2.2 고혈압의 증상

증상이 있을 수도 없을 수도 있다. 대부분의 환자에게는 고혈압에 의한 합병증이 일단 발생한 후에 증상이 발생한다.

(1) 머리가 아프고 골치가 아프다.
(2) 어지럽고 귀에서 소리가 난다.
(3) 코피가 난다.
(4) 팔다리가 저린다.
(5) 숨이 가쁘고 가슴이 두근거린다.
(6) 잠이 오지 않는다.
(7) 성격이 불안하여 성을 잘 낸다.
(8) 쉽게 피로해진다.

2.3 고혈압의 치료

고혈압의 치료는 크게 비약물 요법과 약물요법으로 구분하며, 비약물 치료는 약물요법과 병행하여 평생 계속해야 한다. 비약물 요법은 생활요법이라고도 하는데, 여기에는 체중조절, 염분섭취 제한, 운동, 음주 제한, 금연, 스트레스의 완화, 콜레스테롤의 조절 등이 있다. 생활요법으로 혈압 조절이 만족스럽지 못할 때는 약물로라도 혈압을 낮추어야 한다.

고혈압 치료 약제로는 이뇨제, 교감신경 억제제, 칼슘 길항제, 혈관 확장제 및 안지오텐신 전환효소 억제제 등 여러 가지가 있으나 각각 환자의 상태에 따라 처방이 다르므로 의사의 지시에 따라 복용해야 하고, 약국에서 함부로 사먹는 것은 위험한 일이다. 고혈압은 정상 혈압(140 / 90 mmHg) 이하까지 내려야 하며, 먹고 있는 약 이름과 용량, 그리고 부작용을 의사에게 문의하여 알고 있는 것이 중요하다.

2.4 고혈압 환자의 생활수칙

(1) 혈압을 정기적으로 측정해야 한다.

(2) 평온한 마음을 유지하도록 하며, 긴장이나 흥분을 피해야 한다.
(3) 충분한 휴식으로 정신적, 육체적 피로 누적, 급격한 감정적 변화를 피한다. 과로와 흥분은 뇌졸중이나 심장마비 등의 심각한 이상을 초래할 수 있다.
(4) 가급적 표준 체중을 유지해야 한다.
(5) 적절한 운동을 한다. 산책, 뛰기, 줄넘기, 체조, 수영, 자전거 타기, 에어로빅 등과 같은 운동 중 자신에게 적합한 운동을 하루 30분 정도 1주일에 3～5회 한다.
(6) 급격한 환경변화를 피해야 한다. 뜨거운 목욕, 사우나 또는 추운 밤의 외출은 급격한 온도 변화에 의해 위험을 초래할 수 있다.
(7) 변비를 피해야 한다. 변비는 혈압을 악화시키며, 배변 시 주의해야 한다.
(8) 염분섭취를 줄이도록 해야 한다. 염분 섭취량이 많을수록 고혈압이 악화되며, 짠 음식을 피해야 한다.
(9) 식생활에서 동물성 지방질 섭취와 당분 섭취를 최소로 해야 한다.
(10) 과도한 성행위나 심한 음주, 흡연 및 커피 등 자극성 있는 음식은 피해야 한다.

3. 동맥경화증(예방)

동맥경화증은 말 그대로 동맥의 벽이 탄력성을 잃어 굳어지고 또 지방질이 벽에 끼는 현상을 말한다. 이에 따라 동맥 내경이 좁아지면서 이에 관여된 여러 장기로의 혈액 공급이 감소되어 여러 가지 증상이 나타나는 질환이다.

심장으로 가는 혈관이 좁아지면 협심증, 심근경색이 되는 것이고, 뇌로 가는 혈관이 좁아지면 중풍(뇌졸중)이 되고, 신장으로 가는 혈관이 좁아지면 고혈압을 유발할 수 있는 것이다. 또 다리로 가는 혈관이 문제가 되면 다리에 혈관성 질환을 동반할 수 있다.

3.1 동맥경화증의 원인

(1) 고지혈증
(2) 고혈압
(3) 흡 연
(4) 당뇨병
(5) 비 만
(6) 스트레스

3.2 동맥경화증의 진단

동맥경화의 위험인자를 가지고 있는지를 진단 관찰하기 위해 혈액검사를 통해 지방질, 요산치, 당뇨가 없는지를 확인한다. 또 안저검사를 통해 망막의 혈관들을 관찰하는 것으로 직접적으로 혈관을 볼 수 있어 동맥경화의 유무를 찾아낸다.

3.3 동맥경화증의 예방과 치료

생활습관과 신체 변화로 동맥경화가 발생하면 치료하기는 무척 어렵다. 가능한 모든 위험 요인을 제거하고 예방하는 길만이 유일한 치료법이라 할 수 있다.

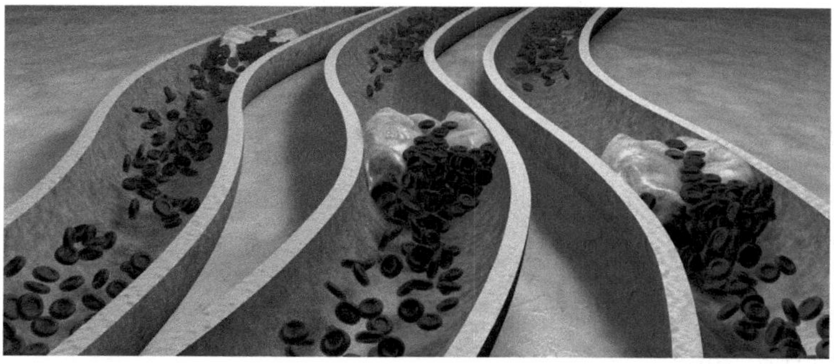

(1) 고혈압이 있는 경우

가능하면 24시간 혈압이 어느 시간에 측정하든 140/90 mmHg 이하로 유지되는 것이 좋다.

(2) 혈중 콜레스테롤이 높은 경우

220 mg/dℓ 이하로 유지하며, 220 mg/dℓ 이상의 혈중 콜레스테롤을 가진 사람은 동물성 지방섭취를 제한하고, 표준 체중을 유지하기 위해 규칙적인 운동 등으로 조절해야 한다. 혈중 콜레스테롤 수치가 300 mg/dℓ를 넘으면 식이요법과 함께 의사와 상의하여 약물치료를 한다.

(3) 흡연의 경우

흡연은 동맥경화의 위험요소이다. 그러나 1년만 끊으면 동맥경화성 질환 발생에 관한 위험도가 담배를 피우지 않은 사람과 같아진다고 하므로 즉시 금연해야 한다. 그러나 극심한 스트레스 환자는 흡연을 통해 해갈될 수 있다면 적당량 흡연을 하는 것이 좋을 수도 있다.

(4) 당뇨병이 있는 경우

식사요법과 약물요법을 병행하여 소변에는 당이 나오지 않도록 조절해야 하며, 식후 2시간 혈당치가 많아도 200 mg/dℓ 이하가 되도록 해야 한다.

4. 비만(질환형)

비만이란 주로 체내의 피하에 지방이 쌓여 있는 상태를 말하는데, 일반적으로 에너지 섭취량이 소비량을 초과하여 남은 열량이 지방으로 과다하게 축적되는 것을 말한다. 그러나 비만은 단순히 몸무게가 많이 나가는 것이 아니다. 올바른 체지방 관리가 중요하다.

4.1 비만의 판단 기준(표준 비만)

1) 표준 체중법

표준 체중 = (신장 - 100) × 0.9

비만도 = (실측 체중 - 표준 체중) / 표준 체중 × 100

① 실제 체중이 표준체중에 비해서 10% 이상은 과체중,

② 20% 이상은 비만

2) 체질량지수법(BMI)

체질량지수법(BMI) = 체중(kg) / 신장(m^2)

① 저체중 < 18.5

② 정상 체중 18.5～22.9

③ 과체중 23.0 이상

④ 위험 체중 23.0～24.9

⑤ 1단계 비만 25.0～29.9

⑥ 2단계 비만 30.0 이하

3) 허리와 엉덩이 둘레비(WHR)

① 여자는 0.90 이상, 남자 1.00 이상 → 복부비만

② 여자 0.75 이하, 남자 0.85 이하 → 하체비만

4) 복부 둘레

① 남자는 90cm(36인치) 이상
② 여자는 80cm(32인치) 이상
③ 복부비만은 질환의 위험률과 사망률이 하체 비만자보다 훨씬 높기 때문에 생활습관병을 예방하기 위해서는 복부비만이 되지 않도록 주의해야 한다.

5) 피부의 두께측정법

삼두박근, 이두박근, 견갑골하부, 복부, 대퇴부(허벅지) 등의 피부 두께를 측정하여 축적된 지방량을 계산한다.

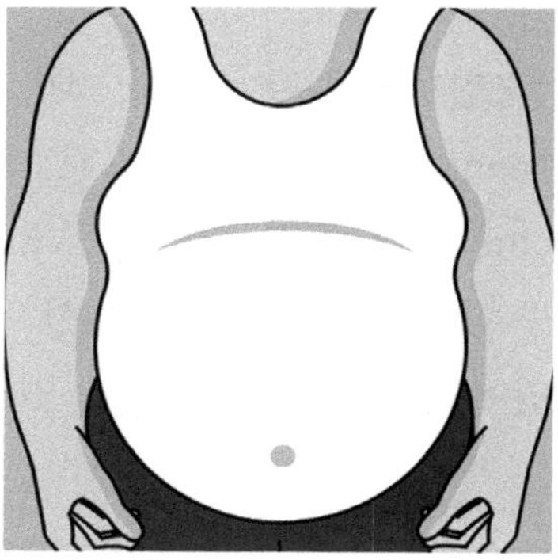

4.2 비만의 합병증

고혈압, 당뇨병, 고지혈증, 동맥경화증, 관절염, 고뇨산혈증, 두통, 지방간 등을 유발한다.

4.3 비만의 치료방법

다이어트란 단순히 살을 빼는 것만을 의미하는 것이 아니라 균형 잡힌 식단 영향을 뜻한다. 다이어트는 어느 한 가지 방법으로는 성공할 수 없으며, 개인에 따라 비만의 원인을 정확히 분석하여 그에 맞게 여러 가지 요법을 종합한 프로그램에 의해 시행되어야 한다.

(1) 식이요법 : 설탕, 지방, 술 등을 절제하여야 하고, 간식으로 과일을 지나치게 먹지 않는다.

(2) 운동요법 : 규칙적인 유산소 운동(2km 도보, 1km 조깅, 300m 수영)을 한다.

(3) 약물요법 : 다른 비만치료로 적절한 체중 감량이 되지 않을 경우에는 엄격한 의학적 검사와 진찰을 통해서 개개인에게 맞도록 안전하게 대처하는 것이 중요하다.

(4) 행동수정요법 : 정규적 식사습관, 천천히 먹는 습관, 규칙적인 운동 등을 병행하여 조절한다.

5. 인슐린 저항성증후군(예방)

대사증후군(Metabolic Syndrome)은 고중성 지방혈증, 고혈압, 당대사 이상, 혈액응고 이상 및 비만과 같은 위험인자가 함께 나타나는 증후군이다. 그 증상 자체는 치명적이진 않지만 당뇨병이나 허혈성 심혈관 질환과 같은 심각한 질병으로 발전할 요인이 있기 때문에 주의해야 한다.

최근 세계보건기구와 미국 국립보건연구원의 심, 폐, 혈액 연구소가 제정한 성인치료프로그램 Ⅲ(Adult Treatment Program Ⅲ : ATP Ⅲ)를 통해 인슐린 저항성증후군(Insulin resistance syndrome)이라 공식 명명되었다. 현재 미국에서만 전 인구의 22%가 대사증후군이란 보고가 있으며, 특히 50세 이상 인구의 44% 정도가 이 증상을 나타내는 것으로 알려져 있어 심각성을 더해주고 있다.

5.1 대사증후군이란

2001년 공표된 미국 NCEP(National Cholesterol Education Program)의 ATP Ⅲ에 따르면, ① 허리둘레가 남자 40인치(102cm), 여자 35인치(88cm) 이상인 복부비만, ② 중성지방(triglycerides) 150 mg/dL 이상, ③ HDL 콜레스테롤이 남자 40 mg/dL, 여자 50 mg/dL 이하, ④ 혈압 130/85mmHg 이상, ⑤ 공복혈당(fasting glucose)이 110 mg/dL 이상 등의 다섯 가지 위험인자 중 한 환자가 세 개 이상을 나타낼 경우 대사증후군으로 판정하게 된다.

동양인의 경우, 허리둘레가 남자 90cm, 여자 80cm 이상일 때 복부비만으로 다소 조정되어 있으며, 이 규정을 적용할 때 한국인은 전 인구의 25% 정도가 대사증후군 증상을 나타낸다는 보고도 있다.

5.2 대사증후군(인슐린 저항성증후군)의 치료

대사증후군은 당뇨병과 심혈관 질환 발생과 밀접한 관련이 있다. 따라서 대사증후군의 치료는 더욱 중요시 되고 있다. 지금까지 약물요법과 관련된 사항은 거의 없고 생활습관을 교정하는 데 초점을 맞추고 있다. 특히 체중 감량과 운동량 증가는 대사증후군 치료에 있어서 필수적인 처방으로, 자신의 체중을 5～10%만이라도 감량할 수 있어도 대사증후군 증상을 현저히 개선할 수 있다고 보고되고 있다.

혈압 치료제와 고지혈증 치료제도 잠재적인 대사증후군 치료제로 임상에서 이용되고 있다. 특히 이 약물들은 허혈성 심장질환과 심장마비를 예방하는 약물로 사용하고 있다. 다만 최근 고지혈증을 치료하는 관점이 LDL 콜레스테롤(악성) 감소 유도보다는 HDL 콜레스테롤(좋은)을 증진하는 데에 맞춰지고 있으므로 HDL 콜레스테롤을 효과적으로 증가시키는 약물들을 사용하는 것이 유리하다. HDL 콜레스테롤을 증진시키는 약물로는 apoA-Ⅰ isoform과 관련 펩타이드, CETP(Cholesterol ester transport protein) inhibitors 등이 있다.

5.3 인슐린 저항성(당뇨병 발생의 원인)

(1) 호르몬 분비 및 기능을 조절하는 내분비기관의 이상
(2) 대사체계의 비정상 및 유전적 요인
(3) 만성염증, 암 외과적 제거 등에 의한 췌장의 구조적, 기능적 이상
(4) 이뇨제, 신경안정제 등의 과다한 복용에 의한 이상
(5) 활동 부족, 과도한 영양섭취 등에 의한 비만
(6) 순환계 및 신장기능의 비정상
(7) 임신 및 기타

6. 당뇨병(예방)

당뇨병은 형태에 따라 여러 가지로 분류할 수 있다.

6.1 인슐린 의존형 당뇨병

인슐린 의존형 당뇨병이란 태어날 때부터 인슐린을 만들어 내는 랑게르한스섬의 기능에 결함이 있어 발생하는 것으로 유전적 원인에 기인한다. 주요 원인은 유전적 원인, 정신적 및 육체적 스트레스, 바이러스, 자가면역 이상 등이며, 특징은 다음과 같다.

(1) 일반적으로 병세의 악화가 빨리 나타나는 급성 질환이다.
(2) 마른 편의 어린이에게 유병률이 높다.
(3) 당뇨병성 혼수를 잘 일으킨다.
(4) 특별한 원인도 없는데 혈당값 또는 뇨당량이 격심하게 동요한다.
(5) 합병증으로 신경질환을 일으키기 쉽다.
(6) 먹는 약을 중심으로 하는 약물요법은 별로 효험이 없다.

(7) 치료로는 인슐린 주사요법이 주효하다.

6.2 인슐린 비의존형 당뇨병

인슐린 비의존형 당뇨병이란 연령의 증가나 신체의 비만증세로 인해 인슐린이 부족하게 되거나, 그 이용능력의 감퇴로 인해 발생된 당뇨병을 말한다. 유전적 소인을 가진 사람이 비만증, 운동부족, 정신적·육체적 스트레스, 임신, 외상 등으로 인해 체내 당 대사를 나쁘게 하는 조건에 처하게 될 때 당뇨병에 걸리게 되는 경우와 유전적 요인이 없어도 나이가 들어감에 따라 신체의 여러 기관들이 노화함으로써 혈당의 조절기능이 떨어져 당뇨병이 발생하는 등 환경적인 요인으로 당뇨병이 발생되는 것을 말한다.

우리나라의 전체 당뇨병 환자 중 90%가 인슐린 비의존형으로 파악되고 있으며, 그 특징은 다음과 같다.

(1) 대개 40세 이후에 발병하며, 만성 병세를 나타낸다.
(2) 비만증이 있는 사람에게 잘 걸린다.
(3) 경구투약 치료법이 효과가 있는 경우가 많다.
(4) 병세가 만성이기 때문에 인슐린 주사는 필요하지 않을 때가 많다.
(5) 케톤산 혈증이 일어나는 일이 거의 없어 인슐린 주사가 필수적인 것은 아니지만 혈당조절을 위해 인슐린 주사를 이용해야 하는 경우도 있다.
(6) 비교적 혈당과 요당의 변동 폭이 크지 않다.
(7) 합병증으로 당뇨병성 망막증을 일으키는 경우가 많다.

또한 임신과 동시에 생긴 당뇨병을 말하며, 임신 전부터 당뇨병이 있는 것과는 구분된다. 임산부의 2~3%가 발병하며, 대부분은 출산 후 정상화되지만 주의 깊은 관리를 해야 한다. 임신 중 혈당조절이 안될 경우 태아에 영향을 줄 수 있으므로 주의가 필요하다.

당뇨병의 가족력이 있거나 거대아, 기형아, 사산아를 출산한 분만력이 있는 경우, 산모가 비만한 경우, 고혈압이 있거나 요당이 나오는 경우는 보통 임신 24주~28주에 반드시 임신성 당뇨병 검사를 받아야 한다. 췌장질환, 내분비질환, 특정한 약물 섭취, 화학물질, 인슐린 혹은 인슐린 수용체 이상, 유전적 증후군에 의해 2차적으로 당뇨병이 유발되는 경우도 있으니 주의해야 한다.

6.3 당뇨병 식사요법

(1) 정상 체중을 유지한다.

① 비만하거나 과체중이면 체중조절을 해야 한다.
② 탄수화물 식사섭취를 줄이고 운동을 규칙적으로 해야 한다.

(2) 지방, 특히 동물성 지방의 섭취를 줄인다.
① 소고기, 돼지고기, 닭고기는 되도록 기름이나 껍질을 제거하고 살코기로 먹는다.
② 참기름, 들기름, 식용유는 하루에 3~4 작은술 이하로 먹는다.
③ 식물성 기름 중 코코넛유(프림, 초콜릿, 비스킷), 팜유(라면) 등은 가급적 피하도록 한다.
④ 우유는 저지방 우유를 마신다.

(3) 콜레스테롤 섭취를 제한한다.
① 달걀노른자는 주 2회 이하로 섭취하고, 흰자는 먹어도 무방하다.
② 콜레스테롤이 많이 들어있는 오징어, 생선 알, 내장 종류 등은 적은 양을 가끔씩 섭취한다.

(4) 섬유소를 충분히 섭취한다.
① 섬유소는 혈액 속의 지방 성분을 낮추어 주는 역할을 한다.
② 콩류, 신선한 야채, 해조류의 섭취를 늘리고, 과일은 적당량 먹도록 한다.

(5) 조리시에 주의한다.
기름에 튀기거나 볶거나 부치는 요리 대신 삶거나 찌거나 하여 섭취한다.

6.4 당뇨병 환자 외식 시 현명한 식사법

(1) 권장 음식
비빔밥, 한정식, 김밥, 초밥, 국수, 생선구이, 매운탕

(2)피할 음식
곰탕, 설렁탕, 도가니탕, 해장국, 선지국, 곱창전골, 부대찌게, 중국음식, 뷔페, 피자, 햄버거, 후라이드 치킨 등

6.5 운동요법

앉아서 일하는 생활양식과 신체활동의 부족은 동맥경화증에 의한 심혈관질환의 위험을 증가시킨다. 반면 규칙적인 유산소 운동은 심혈관질환의 발생과 사망률을 감소시킨다. 따라서 고지혈증을 갖고 있는 사람의 경우, 고지혈증에 의해 발생하는 동맥경화증의 예방과 치료를 위해서는 규칙적인 운동이 필요하다.

규칙적인 운동은 저밀도 지단백 콜레스테롤 수치를 감소시키고, 고밀도 지단백 콜레스테롤은 증가시킨다. 중성지방은 운동에 의해 현저하게 감소된다. 규칙적인 운동은 혈압과 혈당을 낮추며, 체중 감량, 흡연 습관의 감소 등에 효과를 나타낸다.

제 5 장

한방가공과 건강식품

1. 한약재의 건조

건조법으로 수분을 제거하는 방법은 가열과 동시에 감압 또는 동결건조 방법이 있다. 건조가 이상적으로 진행되기 위해 필요한 조건은 수분의 유일한 휘발성분이며, 완전히 제거되어야 할 것과 수분을 제거할 때 화학변화가 생겼다고 하더라도 큰 영향이 없어야 한다. 열분해에 영향이 없을 정도로 가급적 고온에서 건조시킨다.

감압에서 건조하여 내부에 있는 수분을 용이하게 제거하고, 자상산화를 방지하며, 건조될 때 표면에 굳은 막이 생기지 않도록 한다. 동결건조는 시료의 색, 맛, 조직, 형태 등을 보존한다. 수분의 증발 면적을 크게 하기 위해 시료를 세절, 분쇄하고 경우 따라서는 바다모래를 혼합할 수도 있다. 보통 일반건조는 105℃로 건조한다. 이외에 동결건조 진공전조 방법이 있다.

1.1 건조 이론

한약 및 한방식품 중의 수분을 수증기로 증발시키기 위해서는 필요한 증발잠열을 외부로부터 공급해 주어야 하므로 제품을 가열할 필요가 있다. 제품을 가열하는 가온공기를 접촉하게 하는데, 이때 공기 속으로 열이 전달된다. 한약 및 한방식품으로부터 수분을 제거할 때는 열과 물질전달이 동시에 일어난다.

열전달은 한방식품 내에서 일어나며, 한방식품의 바깥 표면과 한방식품 내부의 임의의 위치에 존재하는 물 표면의 온도 차이와 상관이 있다. 열전달로는 한방식품의 열전도도에 의해 제한을 받으므로 물질전달은 공기 내 수증기의 분자확산에 비례하며, 물질전달은 분자수준에서 일어난다.

1.2 건조 속도를 지배하는 요소

한약재의 크기, 모양 및 성질, 공기의 속도, 온도와 방향, 공기의 습도, 건조중의 물리·화학적 품질 변화 등이 있다.

(1) 가용성 물질의 이동

건조가 진행됨에 따라 가용성 한약재는 수분과 함께 이동된다.

(2) 수 축

식물성과 동물성 한약재는 동결건조를 제외하고는 어떤 건조방법을 사용하든지 건조하는 동안에 수축되며, 수축 정도는 건조속도에 크게 영향을 받는다.

(3) 표면 경화

한약재 표면에서 증발하는 수분 양이 내부로부터 표면으로 확산되는 수분 양보다 클 경우 한약재의 표면은 건조되고, 단단한 불투과성의 막을 형성하는데, 이를 표면 경화라 한다.

(4) 갈변형상 및 색소의 파괴

한약재의 갈변에 영향을 미치는 인자는 pH, 온도, 수분활성도, 당과 아미노산의 종류 및 함량 등이다.

(5) 단백질 변성 및 아미노산의 파괴

한약재의 수분함량, 온도, 산, 전해질 그리고 pH 등을 들 수 있는데, 한약재의 수분함량이 많으면 비교적 저온에서 변성이 일어나고, 적으면 고온에서 일어난다.

(6) 지방의 산화

산패, 악취의 발생 및 지용성 비타민의 파괴와 밀접한 관련이 있다. 지방산화 속도는 수분활성도가 낮을 때 크며, 수분활성도가 증가함에 따라 감소한다.

(7) 비타민의 파괴

비타민 C 및 티아민의 파괴율이 높으며, 지용성 비타민은 수용성 비타민에 비해 손실이 적다.

2. 한약재의 분쇄

분쇄란 한약재에 힘을 가해서 잘게 부수거나 잘라내어 작은 입자로 만드는 것이다. 분쇄의 의미 속에는 파쇄 미쇄라는 의미가 함축되어 있다. 파쇄란 거친 물질을 3mm 정도의 크기로 부수는 공정을 말하며, 압축의 힘을 이용하는 분쇄의 형태 미쇄는 분쇄 후 얻어진 입자의 크기에 따라 조쇄, 중쇄, 미분쇄로 구분된다. 고체 한약재가 분쇄되면 내부 효소가 방출되고, 공기에 노출되는 표면이 증가되어 미생물의 증식이나 산화작용이 일어난다.

2.1 절 제

약재를 일정한 규격으로 자르는 것으로 편, 사, 단, 괴 등의 모양으로 썰어서 음편을 만든다.

1) 음편의 목적

① 유효성분의 추출이 용이하다.
② 포제를 행하기에 편하다.
③ 제제에 유리하다
④ 처방 시 편리하다
⑤ 감별하기 편하다.

2) 분쇄의 목적

① 한약재로부터 원하는 성분에 추출의 효율성을 높인다.
② 특정 제품의 입자 규격을 맞춘다.
③ 입자의 크기를 줄여서 단위 질량당 표면적을 증대시킨다.
④ 혼합을 쉽게 한다.

2.2 분쇄 이론

고체 한약재는 외부에서 힘, 외부 응력을 가하면 한약재 조직이 변형되고, 외부 힘이 제거되면 한약재 내부에는 원래 상태로 복귀하려는 탄성변형이 일어난다. 원래 상태로 복귀되지 않는데, 이를 탄성한계라 한다. 원래의 상태로 돌아가지 않아 생기는 에너지 손실은 열로서 방출되거나 고체 한약제품이 분쇄되는 데 사용된다. 고체 한약재의 입자 크기가 작아질수록 입자조직 내의 약한 부분이나 균열의 수가 줄어들므로 분쇄시키는 데 더 많은 에너지가 필요하게 된다.

2.3 액체의 증발

증발은 비휘발성 용질과 용매로 된 용액을 가열하여 용매를 증발시켜 원 용액의 농도를 증가시키는 것이다. 건조와의 차이점은 잔류물이 고체가 아니라 점도가 높은 용액이라는 점이다. 증발이 진행됨에 따라 용액의 밀도와 점도가 증가한다. 용액의 비점은 농도가 증가함에 따라 상승하므로 용액이 농축될수록 증발에 더 많은 에너지가 소요된다.

2.4 증발 대상 액체의 특성

(1) 농도가 증가함에 따라 모액의 밀도와 점도는 그 용액이 포화될 때까지 증가한다.
(2) 거품 생성: 유기물질을 함유한 모액의 경우 증발되는 동안 거품이 지나치게 발생하여 비말동반이 크게 일어나면 액체 전체가 증기 출구 속으로 끓어 넘쳐서 손실될 우려가 있다.
(3) 온도 민감성
(4) 침전물 피막
(5) 구조물 재질의 부식

2.5 액체의 점도 측정

점도는 액체의 고유한 특성이며, 액체가 모세관을 흐르는 시간을 측정해서 알 수 있다. 점도는 액체에 용해되어 있는 물질의 분자량이 클수록 커지며, 같은 분자량의 물질이 용해되어 있는 경우 농도가 클수록 점도는 크게 된다. 점도를 표시하는 방법에는 절대점도, 동점도, 비점도, 상대점도 등이 있다.

2.6 액체의 당 농도 측정

액체에 광선이 입사되어 굴절되는 정도를 굴절률이라고 한다. 굴절률은 어느 온도에서 시료유지에 들어가는 광선의 입사각과 굴절각의 비로 나타낸다. 이 굴절률을 측정함으로써 그 물질의 순도나 농도를 알 수가 있다.

2.7 감귤류의 플라보노이드 정량

감귤류 한약재에 많이 함유되어 있는 플라보노이드(flavonoid) 중 hesperidin과 naringin의 flavan을 주로 대상으로 하며, 품질 평가를 하는 경우의 총 플라보노이드 측정법으로 Davis법이 이용되고 있다. Davis법은 플라보노이드를 함유하는 시료에서 알칼리를 작용시키면 hesperidin과 naringin 등의 flavoanone 또는 수용성 flavonol 배당체가 황색을 나타낸다. 이 황색의 흡수극대에 가까운 420nm에서의 흡광도를 측정하여 표준시료를 사용하였을 때의 같은 파장에서의 표준곡선으로부터 시료 중의 함량을 산출한다.

2.8 조지방 정량

지방질은 물에 녹지 않고 에테르 석유, 에테르 크로르포름, 아세톤 등의 유기용매에 녹는 한 그룹의 화합물이다. 한약재의 지방질은 일반적으로 soxhlet 지방추출기 또는 이와 유사한 연속식 지방추출기를 사용하여 ether로 추출하여 정량한다. 그러나 ether에 녹는 것은 지방만이 아니고 색소, 유기산, 지용성 비타민, wax, alkaloid 등도 용출된다. 따라서 이 방법으로 정량되는 것을 조지방 또는 에테르 추출물이라 한다.

2.9 쑥의 일반 용매 추출 및 초임계 추출

초임계 유체추출법은 천연식물로부터 유효성분의 추출로 널리 이용되고 있다. 초임계 유체추출법이 효과적인 이유는 초임계 유체의 점도가 기체와 비슷하게 낮아 추출대상물질의 내부로 쉽게 침투해 유효성분을 빠르게 추출할 수 있으며, 밀도는 액체와 비슷하여 용해력이 크다는 것이다. 초임계 유체의 임계온도와 임계압력이 비교적 낮은 이산화탄소를 사용할 경우 인체에 무해하며, 안정된 구조이기 때문에 인화성이 없어 누출되어도 폭발의 위험성이 없기 때문이다.

3. 한약재 가공실험의 기초 이론

한약재는 생산지에서 채취한 후 1차 가공을 한다. 그 후 다시 이물질을 제거하고 조제와 가공 목적에 맞도록 2차 가공을 해야 한다. 가공은 가열하지 않는 공정과 가열하는 공정으로 구분된다. 전자는 정제하는 공정, 분말을 만드는 공정, 절단하는 공정, 추출하는 공정, 수비하는 공정 등이며, 물리적 작용에 의하여 약재를 순수하게 한다. 후자는 삶거나, 찌거나, 불에 볶거나, 불에 굽거나 달구는 공정들로서 화학적 변화가 일어난다.

가공공정은 보료를 사용하는 경우와 사용하지 않는 경우로 구분할 수 있으며, 보료에는 액체보료와 고체보료가 있다. 보료는 한약재 가공에 이용하는 보조약재로서 약물을 상호 억제하거나 촉진하여 효능을 극대화 하거나 독성을 줄이거나 완화시키고, 약물의 성능을 바꾸거나 또는 치료효과를 증가시키고 제제를 하는 데 유익하게 사용하는 효과가 있다.

3.1 액체 보료

(1) 술 : 술은 혈맥을 통하고, 약의 기운을 잘 행하게 한다. 동시에 좋은 유기용매도 되므로 약물의 여러 가지 성분에 용해되기 쉬우므로 약물을 술에 담근 후에는 유효성분의 용출이 쉽게 되어 치료효과가 증대된다.

(2) 식 초 : 쌀, 보리, 밀, 옥수수 등의 미곡류를 발효시켜 만든다. 황색에서 심황색에 이르는 맑고 투명한 액체이다. 지통, 행수, 해독, 교미교취의 효능이 있다. 좋은 유기용매가 되어 유리 알칼로이드 성분 등의 추출을 용이하게 함으로써 치료효과를 높인다.

(3) 봉 밀 : 꿀에는 약성을 조화하는 작용이 있다. 한약을 포제할 때는 연밀을 희석하여 사용한다. 지동, 해독, 교미교취의 효능이 있어 약물을 서로 잘 화합하게 하므로 약물 치료효과를 증강시킨다.

(4) 생강즙 : 근경을 갈아서 즙을 취하거나 끓여서 만든다. 성분은 휘발성 기름 외에 전분 수지상 물질이다. 생강의 성미에 의해 객담, 해독의 효능이 있다. 한성인 약물의 차가운 성질을 억제하고, 해독치료 효과를 증강시킨다.

(5) 감초즙 : 감초를 2차 전탕하여 찌꺼기를 버리고 남은 황갈색의 액체를 사용한다. 약성이 완화되고, 독성이 감서한다.

(6) 흑두즙 : 흑두즙은 흑대두 물로 2차 전탕하여 남은 혼탁한 액체를 사용하여 활혈 이수 자보간신 양혈거풍 해독한다.

(7) 미감수 : 쌀을 씻을 때 두 번째 헹구어 생기는 회백색의 혼탁한 액체(뜨물)이다. 무독하고 청열, 양혈하고 흡수작용이 있어서 유질이 비교적 많이 함유된 약물에 사용한다. 중화작용을 강하게 한다.

(8) 식염수 : 소금의 결정체에 적당량 물을 가하여 얻는다. 강근골, 연견산결, 청열, 양혈, 해독, 방부, 교미교취의 효능이 있다.

(9) 담 즙 : 소, 돼지 양의 신선한 담즙을 사용하는데 청간명목, 이담통장 해독소종 등에 사용된다.

(10) 기 타 : 식용유, 양지유, 돈지, 참기름, 나복자즙, 소젖, 양젖, 말젖 등이 있으며, 치료의 목적에 맞게 선택한다.

3.2 고체 보료

(1) 쌀 : 전분단백질, 지방, 당과 소량의 비타민 B 등을 함유한다.

(2) 맥 부 : 보리의 외피로 황갈색을 띠고, 전분 단백질, 비타민 등을 함유한다. 기미를 제거하여 보습효과를 강화한다.

(3) 붕 사 : 붕사광석을 제련하여 만든 불규칙한 결정체이며, 해독, 검담살충, 수렴 조습, 방부 효능이 있다.

(4) 두 부 : 청열, 해독의 효능과 약물의 독성을 감소시키고, 오물을 제거한다.

(5) 흙 : 포제 할 때 주로 사용하는 흙은 황토 등이다. 황토는 아궁이 속에서 오랫동안 불기운을 받아 누렇게 된 흑갈색의 흙으로 규산염, 칼슘염 등이 다량 함유된 염기성 화합물이다.

(6) 합 분 : 조개껍질을 불에 달구어 분쇄한 회백색의 분말로서 산화칼슘 등을 함유한다. 청열, 이습, 화담, 연견 등의 효능이 있다.

(7) 활선분 : 규산염을 함유한 천연광석으로 세말하여 체로 걸러서 얻는다. 감한하여 이뇨, 청열, 천식에 효능이 있다.

(8) 하 사 : 약간 굵은 하천 모래로서 열을 골고루 박게 해주는 중간체 역할을 한다. 딱딱한 약물을 사초하면 분쇄와 유효성분의 추출이 용이해진다.

4. 용매로 처리하는 방법

약재를 물, 술, 식초 등의 용매로 처리하는 방법은 다양하다. 적시거나 씻어서 습윤시키기도 하고, 담가 두거나 절이기도 하며, 다시 결정을 만들기도 한다.

4.1 약재를 물로 씻는 방법

마른 약재에 수분을 주어 부드럽게 하는 방법을 말한다.

4.2 가열처리 방법

가열하여 가공하는 방법에는 보료를 넣지 않고 그대로 직접 열을 주어 가공하는 방법인 청초법과 여러 가지 보료를 넣고 열을 가하는 방법인 가보료초법이 있다.

청초법 : 보료를 가하지 않는 방법으로서 초황, 초초, 초탄의 3가지 방법이 있다.

〈초법의 목적〉

① 치료효과를 높이기 위함으로 약물을 가열할 때에 약물의 종피나 과피가 파열되어 약효가 전출되기 쉽기 때문이다.

② 약물이 부분적으로 탄화함으로써 지혈작용이 높아진다.

③ 독성을 감소하거나 없앤다.
④ 약물의 성능을 완화하거나 개변한다.
⑤ 제제에 용이하고, 저장에 편리하게 한다. 어떤 종류의 약물은 가열하면 딱딱해지는데 분쇄와 제제에 편리하고, 수분의 함량이 줄어들어 오랫동안 저장할 수 있다.

〈주의사항〉

① 약물을 초할 때에는 반드시 약물의 크기를 고르게 하여 초하여야 균일한 정도로 익힐 수 있다. 『인술편람』에는 "약을 초할 때에는 대, 중, 소의 삼등의 부류로 나누어 삼차 초함으로써 생숙의 염려를 덜어야 한다."라고 되어 있다.
② 초황, 초초, 초탄할 때에는 비록 균일한 화력을 선택한다고 해도 온도가 도중에 높아지는 것을 막아서 초황의 약물이 초화하는 것을 피하고, 초초의 약물이 탄화하는 것을 피하며, 초탄의 약물이 회화하는 것을 피해야 한다.

1) 초황(초폭)

약물을 용기 내에 넣고 중화시킴으로써 표면이 황색이 될 때까지 가열하는데, 원래의 색보다 더 진해지고, 포나 돌기가 생기며, 종피가 파열되어 고유의 특성 물질을 추출하는 방법을 초황이라고 한다. 초황의 주요 목적은 치료효과를 증강하고, 약성을 완화하며, 독성을 없애고, 약물의 저장에 편리하게 하는 데 있다.

<예> 우방자, 견우자, 백개자, 라복자, 정련자, 자소자, 과루인, 동과자, 결명자, 창이자, 만형자, 연자육, 마인, 산조인, 의이인, 백과, 호로파, 감인, 질려, 괴화

2) 초 초

약물을 용기에 넣고 가열했다 식히는 것을 반복하여 약물의 표면이 초황 혹은 초갈색이 되게 하는 방법이다. 초향 기미를 모두 갖추고 있으므로 초초라고 한다. 초초의 주요 목적은 치료효과를 높인다.

<예> 산사, 천련자, 치자, 빈랑

3) 초 탄

약물을 용기에 넣고 뒤섞으며 가열하여 표면이 초흑색이나 초갈색이 되도록 초하는 방법이다. 초탄의 주요 목적은 약물의 지혈작용을 높인다. 초탄 할 때는 적당한 화력을 유지한다. 초탄 하는 과정 중에는 약물을 일정한 정도로 초하여 온도가 높으면 불꽃이 일기 쉬우므로 적당한 양의 물을 분사하여 타는 것을 막고, 꺼낸 후 식혀서 물질의 성질을 갖도록 한다.

<예> 대계, 소계, 백모근, 목단피, 측백엽, 천초, 관중, 괴각, 건강, 오매, 지유, 포황, 권백, 형개

4) 초제법

① 화 제: 약용식물을 직접적으로 불이나 열을 이용하여서 가공하는 방법
② 수 제: 물을 이용하여 약재를 가공하는 방법
③ 수화공제: 불과 물을 동시에 이용하여서 약재를 가공하는 방법

5) 초 법

① 보료를 넣지 않고 약재를 볶는 방법: 초황, 초폭, 초탄
② 고체 보료를 약재와 함께 넣고 볶는 방법
㉠ 부 초: 센 불로 황색 될 때까지
㉡ 마 초: 용기 먼저 가열
㉢ 사 초 : 모래를 넣음

(1) 합분초: 곱게 빻은 대합조개의 가루를 용기에 넣은 후 중간불로 가열을 하여 표면이 매끄럽게 되면 약재를 넣고 섞으며, 약재의 내부가 질겨지면 대합조개 가루를 제거하고 식히면 된다.

(액체 보료를 약재와 함께 넣고 볶는 방법)
㉠ 주자법: 술을 넣음
㉡ 초자법: 식초를 넣음
㉢ 영자법: 소금을 넣음
㉣ 강자법: 생강즙 넣음

(2) 밀자법: 가열한 꿀을 희석시켜 약재를 담근 후 완전히 흡수되면 용기에 약재를 넣고 약한 불로 볶아서 건조시키는 방법이다.

(3) 지약법: 약재를 물이나 액체에 오래 담가두는 방법으로, 반드시 잘게 썰어서 명주천 자루에 담아서 공기가 통하지 않게 밀폐시켜서 담구어야 한다. 일반적으로 봄에는 5일, 여름 3일, 가을 7일, 겨울 10일간 담그면 농도와 강도에 따라 걸러낸다.

(4) 발효법 : 일정한 온도와 습도조건에서 미생물의 작용에 의해서 약재를 발효시키는 방법으로 온도는 30~47℃, 상대습도는 70~80%를 유지해야 한다.

4.3 약용식물 건조방법

약용식물은 되도록이면 짧은 시간 안에 건조해야 한다.

① 가능한 넓게 펼쳐놓고 자주 뒤집어준다.

② 빨리 건조시키기 위해서는 온도를 높이거나 통풍이 잘 되는 곳에 둔다.

4.4 약용식물과 온도

① 정유가 들어 있는 약용식물 : 30~40℃

② 배당체와 알칼로이드 : 50~60℃

③ 비타민 성분 : 70~80℃

4.5 수분함량

수피를 이용하는 약용식물은 11~12% 정도의 수분이 있을 때까지 건조시킨다.

① 꽃 : 13~14%

② 잎 : 12~13%

③ 전 초 : 13~14% 이하의 정도로 건조

④ 과 실 : 대체로 10~25% 정도로 건조

⑤ 뿌 리 : 수분이 11~15% 정도 함유

4.6 건조방법

(1) 양건법 : 햇빛과 공기를 이용하여 건조하는 방법으로, 본래의 색을 유지하도록 정제유를 함유하지 않은 약용식물들에 사용한다.

① 경제적이고 가장 많이 사용한다.

② 녹색을 띠는 약용식물들은 사용불가(정유의 휘발성 문제)

③ 탄닌, 알칼로이드가 들어 있는 뿌리를 사용하는 약용식물에 적당하다.

(2) 음건법 : 통풍이 잘 되는 장소에서 수분을 자연스럽게 증발시키는 방법

① 정유가 함유되어 있는 방향성 약용식물과 전초류 약용식물, 꽃이나 잎을 이용하는 약용식물에 사용한다(라밴더, 나한과, 유채, 달개 등).

② 배당체가 들어 있는 약용식물에 사용한다(형개, 홍화, 곽향, 계피 등).

(3) 화건법 : 열 건조방법으로 인위적으로 약용식물에 열을 가하여 건조한다.

① 인위적으로는 불과 증기, 전열, 적외선, 마이크로웨이브 등이 이용된다.

② 장과류의 약용식물은 햇볕에서 어느 정도 말린 후 수분이 빠지면 건조실이나 온돌 등에 올려 건조를 시킨다.

5. 세정의 방법

5.1 이물질을 제거하는 방법

(1) 도 선 : 약용식물에 포함된 이물질 및 곰팡이 등을 제거하는 것으로, 약용식물을 깨끗이 하거나 가공처리가 쉽도록 하는 방법이다. 도선의 방법은 손으로 하거나 체로 거른다. 유향, 몰약, 오령지 및 기타 약용식물들은 보통 목층, 흙 등의 이물질이 많기 때문에 반드시 도선을 하여야 한다.

(2) 사 선 : 약용식물에 포함된 이물질을 여러 가지 크기의 체나 그물로써 약용식물 중의 사석이나 작은 물질 등을 제거하는 방법이다. 크기가 다른 약용식물들을 체로 걸러서 수치와 가공과정을 편리하고 쉽도록 한다.

(3) 풍 선 : 약용식물과 이물질의 무게가 서로 다른 것을 이용하여 바람의 힘으로 이물질을 제거하는 방법이다.

① 키, 풍차, 선풍에 통과시켜 이물질과 약용부위를 분리함으로써 세정하는 데 목적이 있다. (청상자, 차전자, 부평)

(4) 세 표 : 약용식물을 씻거나 빨아서 이물질을 제거하는 방법이다. 사선, 풍선의 방법으로 제거가 용이하지 않을 경우 잘 씻어서 약용식물을 깨끗하게 한다.

5.2 비약용 부위의 분리와 제거방법

(1) 거경과 거근

① 거 경 : 뿌리를 이용하는 약용식물은 비약용부위로 되는 줄기를 제거한다.

② 거 근 : 줄기를 사용하는 약용식물에서 비약용부위인 뿌리를 제거하는 방법이다. 같은 약용식물에서 뿌리와 줄기를 함께 약으로 사용하면 두 가지의 약성으로 작용이 다르게 나타나므로 분리하고 구별하여 사용해야 한다.

(2) 거지경 : 과실이나 꽃, 잎을 사용하는 약용식물의 비약용부위인 가지와 줄기를 제거하여 깨끗하게 하고, 용량을 정확하게 하는 방법이다.

(3) 거피각 : 약용식물 중에서 비약용부위에 속하는 표피, 과실의 껍질 또는 씨앗의 껍질에 유효성분의 함량이 미달되거나 과실의 껍질과 종자가 작용이 서로 다른 것이므로 이를 제거하거나 분리하여 약용식물을 순수하게 한다.

① 수피류 : 육계, 후박, 두충, 황백 등

② 뿌리 및 뿌리줄기류 : 길경, 지모, 명당삼, 북사삼, 백작약 등

③ 과실 종자류 : 사군자, 초과, 익지인, 비자, 석련자, 백과, 도인, 행인 등

(4) 거 모 : 약용식물의 표면이나 내부에는 잔털이 있어서 유해작용을 가져올 수 있으므로 제거해야 하며, 약용식물의 종류에 따라 다르다.

① 쇄거모 : 비파엽, 석위 등의 약용식물은 잎의 후면에 잔털이 많이 있어서 역대 문헌에는 반드시 쇄거를 하도록 기재되어 있다.

② 탕거모 : 골쇄보, 구척, 녹용 등은 표면에 황종색의 잔털이 있어서 탕초하고 꺼내어 식힌 다음 다시 두드려서 깨끗하게 한다.

(5) 거 로 : 노두, 즉 뿌리, 줄기, 가지나 잎의 시작 부위나 남은 부분을 제거하는 것을 말한다. 거로하는 약물은 인삼, 현삼, 방풍, 초오 등이 있다.

(6) 거 심 : 심은 일반적으로 뿌리류 약용식물의 목질부나 종자의 배아를 말하는데, 목단피, 지골피, 오가피 등은 이미 산지에서 심을 제거한다. 맥문동은 같은 류라도 심을 제거하지 않는다(파극천은 반드시 제거).

(7) 거 핵 : 과실을 이용하는 약용식물 중에서 과육부분은 약용부위로 사용하고, 속의 씨앗은 사용하지 않으므로 제거한다. 산사는 과육의 치료효과를 높이기 위해 과핵을 제거한다.

제 6 장

변이형 물질(세균) 및 유전변이에 의한 처치기법

1. 생물 분석

1.1 식품의 세균수

식품 중의 세균수는 보통 한천평판법에 의한 방법을 사용한다. 시료 중의 1개의 세균은 직접 육안으로 볼 수 없으나 배지에 섞어 놓으면 증식하여 1개의 점(콜로니)으로 눈에 보이게 된다. 미생물의 증식, 영양조건은 다양하지만 이 방법에서 죽은 균은 증식이 안 되고 살아있는 균만 콜로니로 알 수 있다.

식품 중의 세균수는 식품의 제조, 유통과정에 있어서 품질관리와 위생대책상 중요한 지표로 종래에는 식품제조 라인의 일상적 검사항목에 사용하였다. 냉동식품의 동결 전·후의 품질을 평가하는 데도 기준이 되고 있다. 냉동생선은 5×10^6/g 이하, 생식용 냉동어패류는 1×10^5/g 이하, 축육, 어육 생선식품은 $10^7\sim10^8$/g에 달하면 부패로 인정된다. 세균수 측정은 시간이 걸리기 때문에 일상적인 HACCP(햇썹) 시스템 감시항목에는 부적당하다고 간주하여 물리적, 화학적, 관능적 방법이 동시에 이용되고 있다.

1.2 일반 세균수 측정

식품위생법을 토대로 식품, 첨가물 등의 규격기준과 유제품의 성분 규격에 따라 세균수 측정조건이 정해져 있다.

1) 한천평판법에 의한 일반 세균수 측정법

(1) 배지(정제수 1 ℓ 당)

효모액 5 g, 펩톤 5 g, 글루코오스 1 g, 한천 15 g, pH7.1 ± 0.1℃, 121℃에서 15분간 고압 멸균한다.

(2) 희석수(정제수 1 ℓ 당)

① 펩톤과 생리식염수: 펩톤 1 g, NaCl 8.5 g, 121℃에서 15분 간 고압 멸균한다.

② 인산완충액 생리식염수: KH_2PO_4 34 g을 정제수 500 ml에 용해한 후, 1 N NaOH 용액 약 175 ml를 가하여 pH 7.2로 하고, 정제수에서 1000 ml로 만든다. 완충액 1.25 ml를 생리식염수 1000 ml에 가하고, 121℃에서 15분간 고압 멸균한다.

③ 생리식염수: NaCl 8.5 g, 121℃에서 15분간 고압 멸균한다.

2) 한천배지 혼화법

표 6-1. 식품위생법을 기준으로 생균수 측정을 위한 시료량, 희석수 종류와 그 액량, 배양온도와 시간

식품명	시료량	희석수		배양온도	배양시간
		종 류	양		
우유 또한 유제품	원액10 g	멸균 생리식염수	전량 100 ml	32～35℃	48±3시간
아이스크림류	10 g	멸균 생리식염수	90 ml	32～35℃	48±3시간
분말청량음료	10 g	멸균 인산완충희석수	전량 100 ml	35±1℃	24±2시간
빙 설	축해수	규정 없음	–	35±1℃	24±2시간
빙 과	10 ml	멸균 생리식염수	90 ml	35±1℃	48±3시간
냉동 삶은 문어	25 g	멸균 인산완충희석수	225 ml	35±1℃	24±2시간
생식용 냉동선어패류	25 g	멸균 인산완충희석수	225 ml	35±1℃	24±2시간
냉동식품	25 g	멸균 인산완충희석수	225 ml	35±1℃	24±2시간
생식용 굴	200 g 이상	멸균 인산완충희석수	시료와 동량	35±1℃	24±2시간
식육제품[a)]	25 g	멸균 펩톤가생리식염수	225 ml	35±1℃	24±2시간
미네랄워터류[b)]	100 ml	규정 없음	–	35±1℃	24±2시간
용기포장캔 가압가열 살균식품[c)]	25 g	멸균 인산완충희석수	225 ml	35±1℃	48±3시간
사탕, 전분, 향신료[d)]	5 g	멸균 펩톤가생리식염수	전량 100 ml	35±1℃	48±3시간

a) 유통, 판매되는 가열제품 또한 특정 가열제품의 지도 기준
b) 멤브란필터법
c) 무균시험: 티오글리콜산염 배지 사용
d) 식육제품, 포장육제

3) 대장균군 검사법

액체배지에 의한 최적 대장균수(MPN)를 구하는 방법과 평판배지법이 있다. MPN

법으로는 lactose broth, LB와 brilliant green lactose broth(BGLB)를 이용하는 방법이 행해지고, 식품위생법에서는 MPN법이, 수질환경법에서는 LB에 의한 MPN법이 사용된다.

표 6-2. 각 계층 5개씩 3단 희석에 의한 시료 100 mL 상당의 MPN의 95% 신뢰한계

양성관수			MPN	95% 신뢰한계		양성관수			MPN	95% 신뢰한계	
10 ml	1 ml	0.1 ml		하한	상한	10 ml	1 ml	0.1 ml		하한	상한
0	0	0	<2	<1	7	4	1	1	21	7	41
0	0	1	2	<1	7	4	1	2	26	10	66
0	1	0	2	<1	7	4	1	3	31	10	66
0	1	1	4	1	10	4	2	0	22	7	48
0	2	0	4	1	10	4	2	1	26	10	66
0	2	1	6	2	14	4	2	2	32	10	66
0	3	0	6	2	14	4	2	3	38	13	100
1	0	0	2	<1	10	4	3	0	27	10	66
1	0	1	4	<1	10	4	3	1	33	10	66
1	0	2	6	2	14	4	3	2	39	13	100
1	1	0	4	<1	11	4	4	0	34	13	100
1	1	1	6	2	14	4	4	1	40	13	100
1	1	2	8	3	22	4	4	2	47	14	110
1	2	0	6	2	14	4	5	0	41	13	100
1	2	1	8	3	22	4	5	1	48	14	110
1	3	0	8	3	22	5	0	0	23	7	66
1	3	1	10	3	22	5	0	1	31	10	66
1	4	0	11	3	22	5	0	2	43	3	100
2	0	0	5	1	14	5	0	3	58	21	150
2	0	1	7	1	15	5	1	0	33	10	100
2	0	2	9	3	22	5	1	1	46	14	110
2	1	0	7	2	17	5	1	2	63	21	150
2	1	1	9	3	22	5	1	3	84	34	110
2	1	2	12	4	25	5	2	0	49	15	150
2	2	0	9	3	22	5	2	1	70	22	170
2	2	1	12	4	25	5	2	2	94	34	220
2	2	2	14	6	34	5	2	3	120	30	240
2	3	0	12	4	25	5	2	4	150	60	350
2	3	1	14	6	34	5	3	0	79	23	220
2	4	0	15	6	34	5	3	1	110	30	240

표 6-3. 각 계층 5개씩 3단 희석에 의한 시료 100 mL 상당의 MPN의 95% 신뢰한계

양성관수			MPN	95% 신뢰한계		양성관수			MPN	95% 신뢰한계	
10 ml	1 ml	0.1 ml		하한	상한	10 ml	1 ml	0.1 ml		하한	상한
3	0	0	8	2	22	5	3	2	140	50	350
3	0	1	11	4	22	5	3	3	170	70	390
3	0	2	13	6	34	5	3	4	210	70	390
3	1	0	11	4	25	5	4	0	130	30	350
3	1	1	14	6	34	5	4	1	170	60	390
3	1	2	17	6	34	5	4	2	220	70	440
3	2	0	14	6	34	5	4	3	280	100	700
3	2	1	17	7	39	5	4	4	350	100	700
3	2	2	20	7	39	5	4	5	430	150	1,100
3	3	0	17	7	39	5	5	0	240	70	700
3	3	1	21	7	39	5	5	1	350	100	1,100
3	3	2	24	10	66	5	5	2	540	150	1,700
3	4	0	21	7	40	5	5	3	920	230	2,500
3	4	1	24	10	66	5	5	4	1,600	400	4,600
3	5	0	25	10	66	5	5	5	>1,600		
4	0	0	13	4	34						
4	0	1	17	6	34						
4	0	2	21	7	39						
4	0	3	25	10	66						
4	1	0	17	6	39						

2. 변이형 물질

공업과 교통의 발달로 대기오염, 수질오염, 산성비, 지구 온난화 등 환경이 악화되어 지구보존의 문제가 시급한 실정이다. 암 형성 악화 등에 이르기까지 환경의 악화는 DNA 염기서열 등의 돌연변이를 일으키기도 한다. 생활환경 중에 존재하는 변이형 물질에 의한 발암 가능성과 상관관계를 이루고 있는 실정이다. 여기에서는 식품 중의 변이성 검출, 시험법의 구체적 조작법, 검출원리 등의 문제점을 서술한다.

2.1 변이형과 식품 중에서 보여지는 주요한 변이형 물질

1) 변이형과 변이형 물질

변이형 물질이 화학물질 등의 세포 DNA에 작용하여 염기서열에 변형이 일어난다.

2) 간접 변이형과 직접 변이형

변이형 화합물에는 그 자신이 변이성이 있는 것과 그 화합물 자신의 변이성이 아니라 체내의 약제 대사효소 등에 의해 대사되어 변이형 발현을 가진 물질이 있다. 이것은 많은 사람이 유전적으로나 생존에 중요한 영향을 끼친다. 또한 복어독과 청산가리 같은 급성 독성을 나타낸 독물들의 한계 독성치가 각기 틀려 얼마 정도 농도에서 안전할 것인가 등의 최대 무용량을 결정하는 데에는 물질의 특성에 따라 결정된다.

2.2 식품 중에서 보여진 주요한 변이형 물질

식품은 다종다양한 성분을 포함하고 있어 식품 중 변이성은 발암성 물질 생성기간에 일정한 관계가 있다. ① 식품성분의 하나로 원료와 부원료로 처음부터 포함된 것, ② 식품의 보장, 가공과 조리 등의 과정에서 많은 성분을 포함, 식품에 여러 반응이 일어나고 2차적으로 생성되는 것, ③ 제품의 저장/유통 중의 오염 등은 변질에서 유래된 것이라고 생각된다.

①의 예로는 식품첨가물로 가장 잘 알려진 것은 보존료가 있다. 다용도로 쓰인 2-(2-프릴)-3-(5-니트로-2-프릴)아크릴아미드(AF-2)가 있다.

①과 ② 양방의 예로는 식육가공품의 혐기성 세균증식 방지 또한 발색의 목적에서 첨가된 아소산염, 식품의 상재 성분인 아민류, 산성조건에서 반응하여 생성한 많은 종의 N-니트로소 화합물 등이 있다.

표 6-4. 주요한 변이성 물질

약 호	화학명	내 원
Trp-P-1	3-아미노-1, 4-디메틸-5H-피리드인돌	구운 천일건조 조기, 구운 소고기
Trp-P-2	3-아미노, 4-디메틸-5H-피리드인돌	구운 조기
IQ	2-아미노, 3-메틸이미다조키노린	구운 조기 구운 소고기
MeA α C	2-아미노, 3-메틸-9H-피린[2, 3-b]인돌	구운 고기 구운 닭
DMNA	디메틸니트로소아민	축육 가공제품
AFB1	아후라톡신 B1	낙화생의 곰팡이
BaP	벤조[a]피렌	훈제품, 참치
AF-2	2-(2-프릴)-3-(5-니트로-2-프릴)아크릴아미드	식품보존료

②의 예는 식품 중의 단백질과 지방이 많아서 생긴 것이다. 헤테로사이클릭아민계 변이성 물질이 있다.

③의 예는 낙화생의 곰팡이로부터 검출되어 강력한 발암성도 확인된 아후라톡신류가 있다.

식품의 가공, 저장의 과정에서 2차적으로 생성되는 1군의 N-니크로소 화합물과 헤테르사이클릭아민계 변이성 물질은 그 활성의 강도와 화합물의 종류에 따라 주목해야 한다.

2.3 현재 사용되는 변이성 시험

1) 변이성 시험법의 분류

생물 재료에 의해 미생물, 배양세포, 곤충, 포유동물을 이용한 방법 등이 있다. 미생물을 이용한 변이성 시험법에는 바이러스와 대장균을 이용하는 방법이 있다.

2) 에임소법의 개요

이 시험법은 사람에게는 거의 변이성이 없는 calmonella typhimurium을 이용한다. 유리 히스티딘(His)의 합성효소에 관한 DNA에 염기 대치환형(TA/00균주)과 음식(TA 98균주)에 돌연변이가 생긴 변이주로 His의 자력합성이 가능하다. 영양(His) 요구성의 변이균주를 사용한다.

이 균주는 변이성 물질과 만나면 돌연변이를 일으켜 영양요구성을 잃어 His 비요구성에 복귀하므로 His를 뺀 배지상에서도 증식하여 변이콜로니를 생성할 수 있도록 한 것이다. 변이성의 강약은 그 세대에 출현한 콜로니 수를 측정함으로써 판정할 수 있다.

2.4 기대되는 변이성 시험법

항생물질의 8-아자그아닌(8-AG) 저항성 검출에 우수한 salmonella typhimurium TA1535에 변원성 물질 검출감도를 높이는 목적에서 TA2000의 플라스미드 PKM 101을 도입한 TM677을 이용한다.

① 공정법에서 최소 2균주는 사용해야 한다. FM법에서는 염기 대치형과 음식 양변이를 단일주에서 검출할 수 있다.

② His 등의 식품 상재성분이 공존해도 변이율은 거의 영향을 받지 않고 His와의 분리를 위해서 시료 전처리가 불필요하다.

[변이성 시험용 시약처리]

(1) 에임스 시험용 시약류

SALT(g/l)			
$MgSO_4 \cdot 7H_2O$	Cltric acid $\cdot H_2O$	K_2HPO_4	$NaNH_4HPO_4 \cdot 4H_2O$
2	20	100	35

S9 mix(10 ml 분)	
S9(ml)	Cofactor(ml)
1	9

0.2 M 나트륨－인산완충액 PBS(pH7.4)	
$Na_2HPO_4 \cdot 12H_2O$ (71.6 g/l)	$NaH_2PO_4 \cdot 2H_2O$ (31.2 g/l)
810 ml	190 ml
※ 0.1 MPBS : 0.2 MPBS를 물에서 2배로 희석한다.	

소프트아가/ l		
NaCl(g)	Agar(g)	0.5mMD－Biotin－L－Histidine(ml)
5	6	100

최소 글루코오스 한천평판배지(l)		
SALT(ml)	Glucose(g)	Agar(g)
100	20	15

0.5mM Biotin－Histidine(mg/l)	
D－Biotin	L－Histidine
122	77.5

뉴토리엔토브로스
Oxoid No. 2
20

(2) 전진돌연변이 시험용 시약류

SALT 또한 0.1 M 나트륨인산완충액 PBS(pH 7.4)은 에임스 시험의 경우와 동일

최소 글루코오스 한천평판배지(l)				
SALT(ml)	20% Citric acid $\cdot H_2O$(ml)	0.5 mM d · Biotin(ml)	Glucose(g)	Agar(g)
100	8	10	20	6

소프트아가(l)		
NaCl(g)	Agar(g)	2% 8 Azaguanine/DMSO (ml)
6	6	20

ME 배지(l)			
SALT (ml)	0.5 mMd Biotin (ml)	20% Glucose(ml)	H_2O (ml)
100	100	100	700

생균수의 측정용 소프트아가(l)	
NaCl(g)	Agar(g)
6	6

S9 mix(10 ml 분)		
S9(ml)	Cofactor(ml)	ME(ml)
1	8	1

3. Na 채널 센서

복어독, 테트로도톡신(TTX), 마비성 패독, 삭시톡신(STX), 고뇨톡신(GTX)은 식중독의 주요 원인물질이다. 1958년에는 176명이 TTX에 감염되어 사망한 사고도 있었다. 최근에는 굴 등으로부터 STX와 GTX가 검출되어 유출입 규제가 실행되었다. 어패류 검출측정에는 마우스법, HPLC법, 면역반응법, 신경아세포법 등을 사용한다. 마우스법은 독력은 측정할 수 있지만 TTX, STX, GTX 등 독 특이성을 분리는 할 수 없다.

보통 샘플 1 ml를 체중이 20 g의 마우스 복강 내에 주사하여 30분에 사망할 경우를 1 MU로 정하고 있다. 1 MU는 TTX 0.2 μg에 상당하는데, 독량이 적은 시료인 경우는 시료를 농축해야 한다. HPLC법은 표준물질에 대비해서 TTX, STX, GTX 등을 판별한다. 필요한 시료의 양은 마우스법의 1/5로도 측정 가능하지만 시료의 정제가 충분하지 않으면 비슷한 피크의 출현가능성이 있다.

마우스 신경아세포법을 이용하는 원리는 TTX가 Na^+ 채널에 특이적으로 작용하는 성질을 이용하는 것이다. 이 세포는 우아바인 존재에서 베타리진의 작용에 의해 Na^+의 유입을 촉진시키는 결과 죽게 된다. TTX는 그 작용에 저해적으로 움직이기 때문에 그 농도에 비례하여 생존세포가 증가한다. 따라서 미토콘드리아 내 탄산수소 효소 활성을 지표로 세포의 생사의 판별을 행함으로써 TTX양을 구할 수가 있다. 이 방법의 검출한계는 pg 레벨로 다른 방법에 비해 감도는 좋지만 세포의 배양과 생사의 판별 등 번잡한 조작을 하게 된다. 1검체를 측정할 때 마우스 한 마리를 필요로 하고, 이것은 마우스법의 1/5 정도이다.

여기에서 서술하고 소개하고자 하는 복어독 Na^+ 센서의 원리는 TTX, STX, GTX 등이 Na^+ 채널 저해도를 전기신호로 바꿔 기록할 수 있으며 연속계측이 가능하다. 검출한계는 fg(10～15) 레벨이고, Na^+ 채널 저해물은 전부 검출한다는 결정이 있지만 사용하는 사람에 따라 검출 차이점이 있다. 이것은 바이오센서의 일종으로 검출부의 생체조직을 사용한 것이므로 조직센서라고도 한다. 1검체 분석시간은 약 5분, 시료조제도 포함해서 15분 정도이다.

〈센서의 원리〉

복어독의 테토로도톡신(TTX)과 마비성 패독의 하나인 샤시톡신(STX)은 Na^+ 채널을 차단시키는 비펩티드성의 신경독이다. 개구리 방광막에는 Na^+ 출입을 제어할 수 있는 Na^+ 채널이 있어 TTX, STX 등은 이것을 저해한다고 알려져 있다.

- 비닐봉지 중에 동결한 복어를 넣어 그 위에 냉수로 해동한다.

⬇

- 해부용구를 가지고 꼬리부의 껍질근육 · 양란 · 정란 또한 간장을 개체 또는 부위별로 채취한다.

⬇

- 껍질……가위로 가늘게 자르고, 잘게 부순다.
  껍질 이외… 가는 기계로 부순다.

⬇

- 잘 부순 것 5 g을 원심관에 넣어 잘 저으면서 0.1% 초산용액 10 ml를 첨가한다.

⬇

- 알루미늄관에 원심관에 뚜껑을 덮고 끓는 물에 중탕으로 10분간 가열한다.

⬇

- 냉각 후, 원심분리(5000 rpm, 10분)를 하고 투과액을 25 ml용 플라스크에 옮기고 30% NaCl 용액 5ml를 가한다.

⬇

- 원심관 중에 잔사를 0.1% 질산용액 9ml로 씻은 후 재원심분리를 하고, 추출액과 선액을 섞는다.

⬇

- 바이엘병 또는 폴리병에 옮기고 밀봉하고, 동결보존한다(장기보존은 −20℃ 이하)

⬇

- 적출액 1m l는 원장기 조직의 0.2 g에 상당한다.

⬇

추출 종료

<보충>

- 검체는 소량에서 5g이 달하지 않을 경우는 상기의 방법에 준하여 추출액의 양을 감해서 행한다.
- 저독력의 시료측정을 위해서 씻은 액의 양을 감하기도 하고, 추출액을 농축하는 일은 정도의 저하를 초래하므로 좋지 않다.
- 검출선은 0.8% NaCl 함유 0.05% 질산용액에 일정량의 TTX를 용해한 것을 이용한다.
- 물, 패류의 추출은 0.1N HCl 용액을 가지고 복어의 조정과 같은 방법으로 조제하지만 시료는 염기성이므로 pH를 조제하고 사용한다.

이 시스템은 개구리 방광막과 Na^+ 전극, 프로셀 내의 이동상(0.8몰 NaCl)이 일정량 흐르고 있다. Na^+ 이온은 개구리 방광막의 Na^+ 채널을 자유롭게 출입할 수 있으므로 Na^+ 전극은 일정한 전위를 가지고 있다. STX 등의 Na^+ 채널을 막아버리는 물질에 의해 채널이 막혀버린다. 그러므로 Na^+ 전극에 도달할 수 있는 Na^+ 이온량은 감소되고, 이것으로 전극의 출력전위도 감소한다. TTX는 물론 PSP독, GTX, STX 등의 Na^+ 채널에 특이하게 작용한 독들의 측정이 가능하다. 현재 세계적으로 최고 초감도 센서로 Na^+ 채널을 생화학적으로 이용하는 물리적 작용을 해명할 수 있는 유일한 센서이기도 하다.

4. 생명공학을 지탱하는 전자공학

바이오센서는 생체물질(분자식별소자)과 전자디바이스(신호변환소자)의 조합에 의해 이루어진다. 이 장에서는 바이오센서를 넓게 해석하여 전자공학기술(일렉트로닉스)의 바이오테크놀로지의 이용에 대해서 소개한다.

4.1 전기에 의한 세포융합과 유전자 도입

유전자 자체는 생명의 설계도이기도 하다. 이것만으로는 그림에 그린 떡 꼴이 된다. 세포를 살린 채 유전자를 도입하여 그 유전자를 기능화 시키기 위하여 종류가 다른 2개의 세포를 하나로 하는 세포융합이나 세포별 유전자를 도입하는 기술은 현대 바이오테크놀로지의 중요한 기초 기술이다. 여기에 전자공학기술이 이용되고 있다.

세포융합 또는 유전자 도입법은 폴리에틸렌 글리코오스 등의 약품처리, 바이러스벡터에 의한 방법, 마이크로다이섹션 등이 있지만 전자기술에 의한 방법은 기기가 비싸면서도 간편하며, 무독성으로 재현성이 좋으므로 많이 보급되고 있다.

4.2 전기에 의한 세포융합

세포융합을 행하기 위해서는 우선 세포끼리 접합해야 한다. 세포는 1 μm 정도의 크기이기 때문에 수작업은 힘들다. 이 세포조작도 전기에 의해서 한다. 2개 이상의 세포가 가깝게 존재하면 그들은 서로 접착한다. 균일한 전기장이라도 2개 이상의 세포가 가깝게 존재한다면 세포 자신에 의하여 약간의 비틀림에 의하여 상호 유전자가 영동되어 접착된다. 그 결과 세포가 몇 알씩 연결된 상태가 된다.

세포끼리 접착한 후 몇 kV/cm, 50 μs 정도의 펄스전압을 첨가하면 세포의 접촉점에서 세포막의 1차 파괴가 일어나 이것이 복원될 때 세포 간에 융합이 일어난다. 이 펄스에 의하여 세포막이 일시적으로 파괴되어 복원을 일으키는 현상을 막의 가역파괴라고 한다. 이것이 전기펄스에 의한 세포융합이다.

4.3 전기에 의한 유전자 도입

고립된 세포에 펄스전압을 부가하여 그것에 의하여 생긴 소공을 복원할 때 주위의 액체가 소량 소요되는 것은 이미 알려진 사실이다. 따라서 세포에 도입하고 싶은 유전자의 현탁액을 공존시켜 전기펄스를 부가하여 세포 내에 유전자를 도입할 수도 있다. 이 방법을 일렉트로폴리레이션(전기천공)법이라고 한다.

전압 제어회로는 펄스형상을 제어하여 트랜스에 의하여 고전압을 발생시킨다. 전기펄스파형은 지수 감쇠파와 방형파가 이용된다. 전자는 초기전압 V_O와 감쇠시정수 τ가, 후자는 펄스전압 V_p와 폭 T가 제어파라미터로 사용된다. 감쇠펄스는 제어회로에 둘러싸여 있지만 현탁액의 종류, 용량, 온도, 세포밀도, DNA 농도 등에 의하여 변동하므로 감쇠파의 제어회로보다도 현탁액 상태에 따라 펄스파형이 영향을 받지 않는다는 장점이 있다. 정량적으로 전기량을 유기적으로 공급할 수 있어 재현성이 좋은 방법이라고 할 수 있다.

4.4 체세포 크롬생물

식물의 형질전환, 포유동물 등은 배양세포의 적용이 가능하다. 특히 이 기술에는 체세포 크롬생물을 사용한다. 크롬생물과 똑같은 유전자를 갖는 생물로 터칭되는 예로서는 알기 쉽게 일란성 쌍생아가 있다. 쌍생아(쌍둥이)의 경우 수정란 상태에서 같은 유전자를 가져 생물고체로 성장한다. 그러나 이미 성장한 어른의 크롬을 만들기에는 자신의 유전자를 수정란에 도입하여 성장시켜야 된다.

최초 크롬생물은 영국의 J. B. Garden에 의하여 1960년에 보고된 아프리카 발톱개구리이다. 미수정란에 자외선을 쏘여 핵을 파괴한다. 그리고 다른 올챙이의 장세포의 핵을 피펫으로 빼낸 다음 미수정란에 주입한다. 이 미수정란은 약 2.5%의 낮은 성공률이지만 생물고체로 성장했다. 그러나 다른 개체의 세포를 핵에 이식하면 성장하지 않는다. 최초 포유동물의 체세포 크롬생물은 1997년에 로스린연구소의 I. Wilmut 등에 의하여 실행된 양(돌리)이다. 6세의 어미 양의 유선세포를 빼내고 낮은 농도의 혈청으로 처리함으로써 세포의 활동을 정지한다.

한편, 다른 양의 난자(미수정란)를 빼내고 난자의 밖에 있는 투명체에 마이크로피펫을 꽂아 극체와 염색체를 제거한 후 다음에 투명체의 열린 구멍에서 어미 양의 유선세포를 한 개 도입시킨다. 이 상태에서는 난자와 유선세포는 서로 접하고 있을 뿐이지만, 여기에 전기펄스를 가하면 세포융합이 일어나 유선세포의 핵이 난자로 이동하여 세포분열이 시작된다. 이 난자를 대리모의 자궁에 넣어 발생시키면 150일 후에

6세 어미 양과 똑같은 유전자를 갖는 돌리가 탄생하였다. 이 실험을 계기로 여러 가지 포유동물의 체세포 크롬을 이용하여 실험이 진행되고 있다. 여기에서 중요한 과정이 핵이식의 세포분열에는 전자공학기술이 이용되고 있다는 것이다.

4.5 부분적인 유전자변형 작물

유전자변형 작물은 유전자변형 기술을 이용하여 인위적으로 조작, 개량된 작물을 말한다. 유전자변형 작물의 이용에는 세계적인 식량문제 해결을 위한 목적이 있다. 세계 인구는 약 70억 명이지만, 인구가 계속 늘어나 2050년에는 90억 명의 인구가 된다고 한다. 한편, 곡물의 총 생산량은 1년에 약 20억 톤이지만, 1980년부터는 증가하지 않았다. 그러나 곡물의 생산량을 올리기 위해서는 곡물의 뻥튀기 생산 기술이 절실한 상황이다.

한 사람이 1년에 필요한 곡물은 250kg이므로 이대로 가면 지구가 먹일 수 있는 인구는 80억 명뿐일 것이다. 따라서 수십 년 후에는 식량부족 현상을 예상할 수 있다. 또한 식량의 증가 생산을 위해서는 한랭지나 사막과 같은 어려운 환경에서 성장할 수 있는 기술과 작물, 해충이나 잡초에 의한 피해를 최소한 억제할 수 있는 기술이 필요하다. 따라서 유전자변형 기술은 효율적인 새로운 품종개발 기술로 탄생하였다. 그 한 예가 슈퍼 옥수수의 발견이다.

유전자변형 작물의 예로서 제초제 내성유전자를 도입한 대두(콩)의 예를 들어보자. 글리코사이트라고 불리는 일반적인 제초제는 식물의 아미노산 합성에 관련되는 효소(5-에놀피루빌시키미산-3-인산합성효소 : EPSPS)의 움직임을 저해한다. 그 결과 식물에 필요한 아미노산(방향족 아미노산)의 결핍에 의해 죽게 된다. 이 글리코사이드 내성 유전자를 대두에 넣어 제초제를 대량으로 살포하여도 죽지 않은 대두를 만들 수 있었다. 종래 대두재배는 연 2회 제초제를 살포했지만 유전자변형 대두에서는 고농도의 제초제를 연 1회 살포하면 된다. 이 방법에 의하여 작물의 생산비용을 낮출 수 있었다. 또한 사람은 원래 방향족 아미노산(필수 아미노산)을 체내에서 생산할 수 없기 때문에 유전자변형 작물도 인체에는 안전하다고 볼 수 있다.

또 하나는 해충에 내성을 갖는 유전자변형 옥수수이다. 아와노메이가라고 하는 나방은 옥수수의 해충으로 알려져 있다. 지금까지 살충제를 살포하여 구제했지만 아와노메이가의 유충은 옥수수의 틈 사이에 들어가 숨으면 살충제로도 구제가 쉽지 않다. 그래서 토양에 사는 미생물 *Bacillus thuringensis*(Bt)이 만드는 살충성 단백질의 유전자를 옥수수에 도입하여 Bt 옥수수가 탄생하였다. 이 Bt 옥수수는 잎, 줄기 및 뿌리 등 식물체의 모든 세포에서 살충성분을 내기 때문에 아와노메이가의 유충이 사이에 들어 있어도 구제할 수 있다. 또한 살충성 단백질은 인체에는 무해하며, 체내로 들어

가도 신속하게 분해되어 안전성도 확인되고 있다.

그렇다면 유전자변형 작물은 어떻게 만드는가? 당초 널리 사용되었던 수법은 식물 병원세균 아그로박테리움(Agrobacterium tumefaciens)을 벡터로 하여 이용하는 방법이었다. 그러나 대부분의 단자엽식물, 예를 들어 벼, 옥수수, 밀과 같은 곡물은 아그로박테리움의 숙주식물이 아니기 때문에 이 방법은 사용하지 못한다. 그것을 대치하는 방법으로서 식물의 세포벽을 셀룰라아제로 제거하여 플로토플로스트로 하여 DNA에 도입한다. 플로토플로스트는 동물세포와 같으므로 일렉트로포리레이션법에 의하여 세포막에 구멍을 뚫어 DNA를 세포 내로 도입할 수 있다. 그러나 단리한 플로토플로스트에서 식물체로 재생하는 것은 일반적으로 쉽지 않고, 곡물에 도입은 특히 어렵다.

따라서 세포벽을 갖는 건전한 식물체에 DNA를 직접 도입하는 방법을 생각할 필요가 있었다. 매우 단순한 방법은 세포벽에 직접 바늘을 찔러 주입하는 마이크로인젝션법이다. 그러나 이것도 몇 가지 이유로 별로 유효하지 않았다. 주입용 예리한 바늘은 부러지기 쉽고, 막히기 쉽기 때문이다. 1회의 조작으로 주입이 가능하다는 것은 1개의 세포 밖에 안 되며, 매우 시간이 걸리고 숙련된 기술도 요구되므로 상업적으로는 그 가치성이 없었다.

한 번 DNA가 세포 내로 도입되어도 게놈으로 그것이 도입된다는 확실한 보장은 없다. 새로운 유전자를 확실하게 염색체로 도입하기 위해서는 적어도 1만 개의 세포에 DNA을 주입할 필요가 있다. 따라서 유전자의 도입효과를 높이기 위해서는 유전물질을 한 번에 많은 세포에 도입시키는 새로운 파티클법이 요구되며, 1987년 코넬대학의 J. C. Sanford에 의하여 개발되었다.

이 방법은 DNA로 씌운 직경 1～2μm의 금속구를 충분히 가속시켜 세포벽을 통과, DNA를 세포 내로 주입하는 방법이다. 이때 세포벽과 세포막의 파손부분은 즉시 복원된다. 금속구는 세포질에 남지만 충분히 작은 텅스텐입자를 탄환에 담아 탄환도 함께 화약으로 가속하여 식물세포나 잎에 쏜다. 탄도에는 탄환을 멈춰 속에 입자만을 쏘는 플레이트를 설치한다. 배기구는 화약의 폭발에 의한 폭풍을 해소시킨다. 현재로서는 장치 개량화가 되어 많은 식물의 형질변형에 이용되고 있다. 또한 장치의 조작이 간단한 점에서 보급 원인으로 되고 있다.

4.6 생체 전기현상의 계측

사람의 체내 정보전달은 전기신호에 의하여 이루어지고 있다. 이것을 맡고 있는 것이 신경세포이며, 전기신호는 이 신경세포를 거치게 된다. 그러면 신경세포는 어떻게 하여 전기신호를 만드는가? 그것은 이온의 농도분포에 의하여 만들어진다. 즉 세포

표 6-5. 세포 내외의 이온농도

이 온	세포 내(mmol/l)	세포 외(mmol/l)
K^+	160	4.5
Na^+	7	144
Cl^-	7	114
HCO_3^-	10	28

내부에서는 K^+의 농도가 높고, 외부에서는 Na^+의 농도가 높다. 이것은 세포막 내에 매몰되어 있는 이온펌프가 ATP라는 에너지를 사용하여 농도에 따라 능동운송을 하고 있기 때문이다.

살아있는 세포에서는 막의 바깥쪽에 대해서 안쪽이 마이너스로 되어 있다. 이것을 정지막전위라 하며, 보통 50～100 mV 정도이다. 그렇다면 어떻게 하여 신경세포에 전기가 전달되는가는 보통 상태(흥분하지 않은)에서는 막의 안쪽 전위가 상승한다. 이것을 탈분극이라고 한다. 전위는 점점 높아지며 약 +40 mV로 되어 전위가 막 안쪽과 바깥쪽으로 역전한다. 이것이 신경의 흥분작용이다. 정지상태와 흥분상태의 전위차는 100 mV 이상 된다. 신경세포 막에 발생한 전위역전은 언제까지나 계속되지 않는다.

시간이 지나면서 막에 열려 있던 구멍은 닫히게 되고, 막 안쪽은 원래 마이너스로 되돌아간다. 이것이 탈분극이다. 전기가 전달되기 위해서는 전기가 흘렀던 부분의 바로 옆에 구멍을 뚫는다. 그리고 열린 구멍이 닫힘으로써 막 안쪽은 원래 마이너스로

표 6-6. 생체 전기신호의 크기와 주파수 범위 및 도출전극과 측정부위

생체 전기량	전위의 크기(mV)	주파수 범위(Hz)	도출전극	유도부위
심전도	0.5～4	0.01～250	표면전극	사지 · 흉부
뇌 파	0.001～0.1	DC～150	표면전극	두피상
표면근전도	–	DC～10,000	표면전극	온육상
안구전도	0.005～0.2	DC～50	표면전극	내부 양안각부
망막전도	～0.6	DC～50	표면전극	안 구
근활동전위	0.01～10	5～5,000	피하전극	근육 내
피질, 심부뇌파	0.1～5	DC～150	미소전극	뇌 내
신경세포막전위	10～100	DC～10,000	미소전극	세포 내

되돌아간다. 흥분이 일어나 바로 옆에 구멍이 열려 전기가 흐르는 사이클을 되풀이하여 전기가 신경세포에 전달된다. 이 흥분상태에 의하여 생기는 전위는 일정하다.

신경세포와 신경세포 사이에 시냅스라는 틈(공간)이 있다. 그러나 전기신호는 이 틈 사이를 통과하지 못한다. 그래서 시냅스까지 전달된 전기신호는 화학물질로 모습을 바꾼다. 즉 신경전달물질이라고 불리는 화학물질이 시냅스에서 방출된 한쪽 세포의 표면에 있는 리셉터에 결합하여 다시 전기신호로 변환되어 전달된다. 이 신호는 역방향에는 전달되지 않으며, 잡음에 강한 통신시스템이라고 할 수 있다. 살아있다는 것은 항상 생체가 전기를 발생하고 있다는 것이다.

4.7 뇌 파

뇌는 신경세포의 집단이며 100억 개 이상의 신경세포가 시냅스 결합에 의하여 복잡한 네트워크를 구축하고 있다. 뇌가 활동한다는 것은 이 신경세포가 흥분을 일으킨다는 것이며, 이때 관여하는 대부분 신경세포의 하나하나가 활동전위를 나타내고 있다. 이 활동전위가 합쳐진 전기신호(두 개의)를 피부표면에서 전극으로 기록된 것이 뇌파이다.

뇌파계의 구성요소는 전압을 증폭시키는 증폭회로, 외부에서의 잡음혼입을 배제하는 목적으로 주파수 성분을 주출하는 필터, 기록한 뇌파를 출력하는 출력부분이다. 신호변환 방식은 디지털이다. 즉 연속된 전압신호를 시간적으로 수직신호로 변환하여 기록하고 있다. 일반적으로는 증폭과 필터처리는 아날로그로 하며, A-D 변환하여 디스플레이 표시나 메모리로 기록한다. 뇌파는 사람의 활동상태(시고, 안정, 수면 등)에 의하여 각기 주파수가 다르며, 주파수대에 따라 분류된다.

안정을 취하여 눈을 감은 상태에서는 α파, 일어나고 활동 중에는 β파, 또한 수면 시에는 θ파, 더욱 깊이 잠들었을 때는 δ파가 정상 성인의 수면파로서 관측된다. 정상 뇌파에서 크게 차이가 있는 뇌파가 병적 뇌파로서 뇌 장해 등의 진단으로 이용할 수 있지만, 뇌파의 메커니즘에 대해서는 아직 미지의 영역이 많아 절대적인 것은 아니다.

표 6-7. 뇌파의 분류

종 류	주파수 범위(Hz)	종 류	주파수 범위(Hz)
δ파	0.5～4	β파	14～30
θ파	4～8	γ파	30～
α파	8～14		

4.8 심전도

심장세포는 고유심근과 특수심근의 두 가지로 나눌 수 있다. 고유심근은 흥분하면 수축하며, 이때 심방실은 수축하여 혈액을 방출한다. 심방과 심실을 형성하고 있는 고유심근이 흥분하면 각 고유심근은 하나의 세포처럼 동시에 흥분, 수축한다. 심전도는 심장의 활동에 의하여 발생하는 전위를 사지체간에 전극을 대어서 관측한다.

4.9 근전도

근육세포가 흥분하면 그 막 전위는 일괄적으로 변화한다. 이 활동전위를 세포 외에서 측정한 것이 근전도이다. 근전도는 근세포에 전극을 꽂거나 근육 피부상에 붙인 전극을 증폭기나 필터에 접속하여 계측한다. 계측이 쉬운 이유는 표면 근전도이다.

이 표면 근전도에 관해 많은 연구를 한 결과 정적인 운동 시에서는 근전도 해석에서 얻어지는 종종 평가지표가 어떤 생리학적 요인에 의하여 달라진다는 사실을 알게 되었다. 그러나 동적인 운동에서는 아직 충분한 생리학적인 요인과의 관련성이 해명되지 않고 있다. 이것을 이용하여 의수, 의족의 제어에도 이용되고 있다.

4.10 패치크램프법

뇌파나 심전도 등은 생체 외에서 측정하는 데 비하여 신경세포에 직접 전극을 꽂아 세포의 활동을 측정하는 패치크램프법은 세포 내외의 전위차나 이온채널의 검출 방법으로서 1976년 E. Neher와 B. Sakmann에 의하여 개발되었으며, 그 공적에 의하여 1991년 노벨 의학생리학상을 수상하게 되었다.

우선 앞 끝부분에 1 μm 각의 미세한 유리관을 제작한다. 그 다음에 이 유리관으로 세포막을 흡입하여 세포막 내외의 전위차나 유리관에 둘러싼 부분의 세포막(패치라고 부른다)에 존재하는 이온채널의 개폐를 관측한다. 이 방법의 특징은 유리관 속을 음압으로 설정하면 패치가 반구상태로 유리관으로 흡입되어 유리관과 세포막 사이의 '실'이 좋아져 전류누출이 크게 감소할 수 있다. 이 조건하에서 누출에 대한 저항은 10 GΩ 이상으로 되어 잡음이 크게 감소하고, 전극전압을 자유롭게 설정할 수 있으며, 기계적인 면에서도 좋아지고 보급할 수 있게 되었다. 이 방법은 세포 내의 변화에 따른 채널활성의 변화를 보는 데 적합하다.

Cell-attached 패치를 빼내고 세포에서 분리하면 inside-out 패치로 되어 세포 내를 향하고 있었던 쪽을 자유롭게 관류할 수 있는 채널활성에 필요한 세포인자를 잃게 되어 불활성화 될 경우도 있다. Cell-attached 패치에서 더욱 음압을 가하여 패치를 파괴시키면 whole-cell 크램프로 된다. 단일 채널의 활성은 볼 수는 없지만 이것에 의하여 지금까지 유리모세관을 꽂을 수 없어서 세포 내 유도된 어려웠던 작은 세포도 쉽게 관찰할 수 있다. Whole-cell 크램프의 상태에서 유리관 전극을 빼면 유리관에 부착한 세포막의 outside-out 패치를 얻을 수 있다.

세포 외에 면하고 있는 쪽이 밖으로 노출되어 있어서 세포 외에서 효과를 보이는 '리간드'를 주는 데 적합하게 된다. 패치크램프법에 의하여 1분자의 채널단백질이 열린 상태와 닫힌 상태 사이를 왕복하는 모습을 실시간으로 관측할 수 있게 되었으며, 어떤 이온에 대한 투과성이라는 하나의 파라미터로 나타난 것이 채널의 질(개당 크기)과 양(열리고 있는 수)으로 분해할 수 있다.

5. 유전자와 DNA칩 응용 건강법

조사하고 싶은 시료세포(예를 들어, 암세포)에서 추출한 mRNA도 마찬가지로 다른 Cy5(적색소)를 도입한 cDNA로 한다. 이들을 혼합하여 DNA칩상에서 hybridization을 시행한다. 혹시 비교세포와 시료세포에 존재(발현)하는 mRNA의 양이 같다면 반씩 두 가닥 사슬 형성이 이루어지고, Cy3와 Cy5를 1 : 1로 혼합한 색의 형광(여기서는 노란색)이 관측된다.

시료세포가 비교세포에 비해서 많은 경우, 혹은 적은 경우에는 그것에 의한 Cy3와 Cy5의 혼합비율로 형광이 관측된다. 이것에 의하여 시료세포 중에 어떠한 유전자가 비교세포와 다른 발현을 하는가를 알아볼 수 있다. 따라서 DNA칩을 이용함으로써 다수의 유전자를 동시에 조사할 수 있게 된다. 마이크로어레이의 형광패턴을 읽는 스캐너와 해석 소프트너이다.

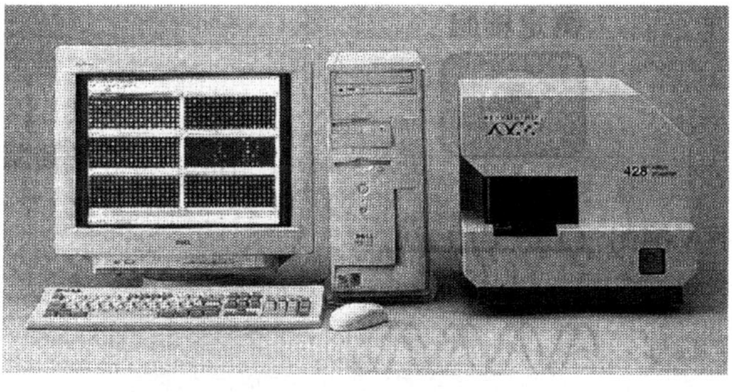

그림 6-1. 스캐너와 화상 (Affymetrix사)

5.1 SNP 검출

SNP 검출에는 형광색소 표시에 의한 방법 외에 형광표시 없는 hybridization을 전기화학적으로 검출하는 방법이 있다. 이것은 전극어레이상에 DNA 프로브가 고정화된다. 검체 DNA를 hybridization한 후에 두 가닥 사슬 DNA에만 결합하는 전극활물질(인터카레이터)을 반응시킨다. 검출의 경우 미스매치에 의한 hybridization 형성을 할 경우가 있다. 그러나 인터카레이터는 미스매치 부분에는 결합하지 않는다. 그 후 전극에 전압을 가하면 완전히 두 가닥 사슬을 형성하고 있는 전극에 많이 전류가 흘러 미스매치가 있거나 hybridization이 일어나지 않았다면 전류값이 적거나 또는 거의 흐르지 않았다고 볼 수 있다. 이것을 복수의 전극어레이에 대해서 전류값의 패턴에 의하여 SNP를 판정한다.

또 하나의 방법은 전압제어에 의하여 hybridization을 제어하는 방법이다. DNA가 부전하를 가지므로 전극을 정전 위에 설정하면 전극으로의 전기영동에 의하여 DNA 시료를 DNA 프로브 전극으로 농축하는 것으로서 hybridization을 신속화 할 수 있다.

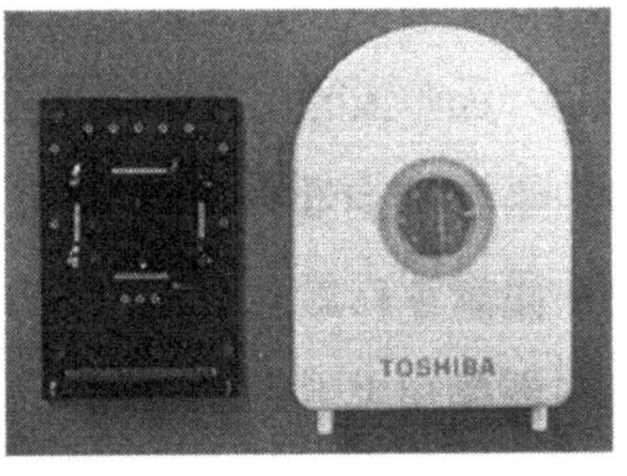

그림 6-2. 전기화학 검출방식의 DNA칩 (토우시바제)
(전극어레이를 이용하는 전기화학 검출방식의 DNA칩)

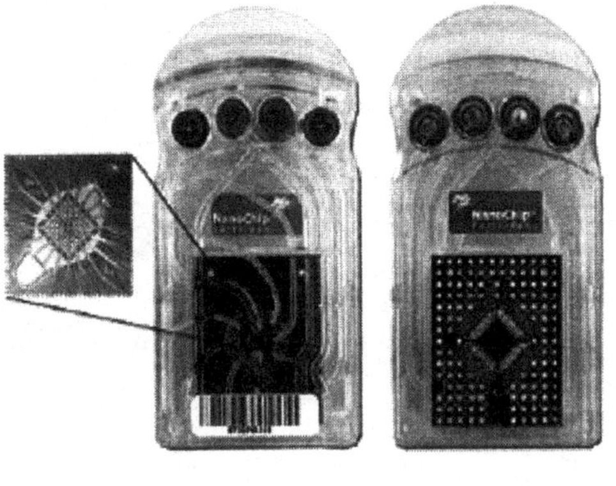

그림 6-3. 전기화학 DNA칩 (Nanogen사)

또한 역전압을 가하면 전극상의 DNA 프로브와 hybridization한 DNA 시료의 해리의 촉진도 가능하게 된다. 이때 완전 매치와 미스매치의 hybridization에서는 결합력에 차이가 있어 미스매치 쪽이 빨리 해리된다. 이 차이를 이용하여 SNP 검출을 한다. 이 방법은 Nanogen사에 의하여 개발 상품화 되고 있다.

5.2 DNA칩의 응용

DNA칩의 응용에는 게놈(창약)이 있다. 약효나 부작용은 개인에 따라 큰 차이가 있다. 이것은 유전자의 1염기다형에 유래하여 생물 고체에서 보면 약에 대한 수용체를 가지거나 가지지 않는 데 있다. 특히 항암제와 같이 고가이면서 부작용이 큰 약을 처방할 경우에는 투여 전에 유전자 진단이 중요하다.

장래에 DNA칩을 이용하게 된다면 유전자 질환의 정보도 얻을 수 있다. 예를 들면 당뇨병의 유전자를 가지고 있다는 것을 알 수 있다면 칼로리의 식이조절을 하고, 운동을 통해 사전 질환 방지에 도움이 될 것이다. 또한 폐암의 유전자를 가지는 것을 알게 되면 담배를 피우지도 않을 것이다. 그러나 좋은 면만이 있는 것은 아니다. 유전자 정보는 개인의 프라이버시이며, 그 정보에서 일어나는 보험이나 고용차별도 문제가 생길 수 있다. 그러나 DNA칩은 의료 이외에도 유전자를 조작한 작물이나 식육, 어패류의 원산지 검사 등의 농림수산 분야에서도 이용되고 있다.

제 7 장

천연소재 재료 및 기능과 효과

1. 대나무와 성인병 예방

(1) 심혈관계의 이상이 있거나 각종 난치병 환자들은 대나무밥을 지어먹거나 죽력(대나무기름)을 꾸준히 먹어주면 좋다.

(2) 대나무 속에는 천연 유황이 들어 있어 일반인도 대나무밥을 해먹으면 불로장생한다고 한다. 상처가 곪지 않고 빨리 나으며, 성인병을 예방할 수 있다.

(3) 죽력은 대나무를 전통적인 방법으로 간접 열을 쏘여 기름을 받은 것으로 중풍, 고혈압을 비롯한 각종 심혈관계 질환의 예방 및 치료에 탁월한 효과를 보인다.

(4) 대나무가 고혈압, 뇌졸중 등 성인병에 효과가 있다.

(5) 농약이나 제초제 등을 전혀 사용하지 않는 댓잎 차는 피를 맑게 해주고, 숙취해소에도 효과가 있다

(6) 댓잎은 식이성 섬유질이 다량 함유된 저칼로리 식품으로 혈압강하, 뇌졸중 경감효과, 숙취해소와 이뇨작용, 심장질환과 당뇨 등 성인병 예방효과가 있는 것으로 알려지고 있다.

1.1 대나무의 분포

대나무는 따뜻한 지방에서 잘 자라고, 한국을 비롯하여 중국, 일본 등 동남아시아 여러 나라에 분포하고 있으며 기타 남미 호주, 남아프리카, 북미 유럽에도 일부 분포하고 있다. 특히 우리나라에서는 전남 지역에 주로 많이 분포되어 있다. 대나무는 성장이 빠르고 식재 후 4~5년이면 수확을 할 수 있다.

대나무는 일반적으로 생장기간이 매우 짧아서 수 십일이면 모두 자라있고, 그 후로는 굵어지지 않고 단단해진다. 뿌리는 지하경을 따라 순이 돋아나고, 왕대는 5월 중순에서 6월 중순, 솜대는 4월 하순에서 5월 상순, 맹종 죽은 4월 상순에서 5월 상순

사이에 죽순이 돋아난다. 왕대는 20~40일, 솜대는 25~45일, 맹종 죽은 30~50일 만에 다 자란다.

땅속줄기를 분지하여 자라고 퍼진다. 분지에는 단축분지와 가축분지가 있다. 단축분지는 주축이 신장하고, 그 끝의 눈은 월동 후 다시 신장을 계속하여 매년 그것을 반복한다. 이것에 대해 가축분지에서는 주축의 끝이 1년으로 멈추고, 다음 해에 그 끝 근처의 겨드랑이에 나는 눈이 자라 새로운 땅속줄기가 되며, 매년 이것을 반복한다. 새로운 땅속줄기에는 각각의 마디마다 1개씩 곁눈이 달린다. 곁눈이 붙는 위치는 새로운 땅속줄기가 나올 때마다 좌우 및 상하 방향을 교대로 반복한다. 곁눈은 다음 해에 전부가 줄기 또는 땅속줄기가 되는 것이 아니고 극히 소수의 것이 신장하며, 다른 것은 휴면눈이 된다. 땅속줄기의 수명은 긴 것도 10년 정도이다.

늦은 봄에서 초여름에 나오는 죽순은 향기가 좋아 밥, 단자, 죽으로 이용되어 왔으며, 약용으로도 사용한다. 대나무는 매화, 난초, 국화와 함께 사군자로 일컬어져 왔고, 특히 사철 푸르고 곧게 자라는 성질로 인하여 지조와 절개의 상징으로 인식되어 윤선도의 『오우가(五友歌)』에 나오는 대나무에 관한 구절은 이러한 대의 성격을 문학적으로 형상화한 대표작이라 할 수 있다. 한편 『삼국유사』에는 「미추왕과 죽엽군(竹葉軍)」, 「만파식적(萬波息笛)」 등 대나무에 관한 설화가 실려 전하며, 대와 관련된 민요로는 「대타령」, 「오죽대」 등이 있다.

죽순은 주로 식용으로, 대나무는 죽 세공품, 건축용재, 농 용재, 수산용재 및 펄프용재 등 그 용도가 다양하며 농촌과 산촌 소득 운으로 각광을 받았지만, 최근에는 산업화로 대체 용품의 등장으로 급격한 수요의 감소와 중국산 죽 생산품의 대량 유입 등으로 대나무의 용도가 점점 줄어드는 실정이다. 이러한 대책으로 대나무의 활용을 위해서라도 새로운 용도 개발이 절실히 요구되고 있는 실정이다. 대나무의 활용을 위해서는 주 생산물인 죽재뿐만 아니라 다방면에 이용 가치와 부가가치성을 높일 수 있어야 한다.

최근에는 대나무 숯의 새로운 특성이 많이 밝혀지면서 기존의 연료이용 외에 거주환경 개량, 농지 개량, 호수 정화, 전자파 차단, 원적외선 방사, 침구류의 이용 등 탄소재로의 새로운 용도가 개발되면서 이용도가 증가되었다. 이로 인해 숯 생산 시에 부생되는 죽초약의 생산량도 증가되고, 농업자재, 훈재, 건강산업 등에도 널리 쓰이고 있다. 대나무는 매년 벌채를 해도 생장이 빠르기 때문에 재생산도 가능하고, 환경친화성 소재로 숯 또는 죽초액의 제조에도 그 가능은 매우 클 것이다.

1) 세계적 분포

주로 열대, 아열대, 온대에 분포하며, 남반구와 북반구에 모두 분포한다. 남미의 브라질, 베네수엘라, 기니, 뉴질랜드 등에 분포하나 북반구산과 다르다. 북반구는 아시아 계절풍지대에 100여 종 이상 분포한다. 평지에서부터 히말라야 3,000m 이상, 남미 안데스산맥의 5,000m까지 자란다.

2) 우리나라의 분포

우리나라는 대의 종류에 따라 다소 다르다.

(1) 죽순대: 거제도에 많고, 전라북도 익산이 북방한계선이다.

(2) 왕대와 솜대의 북방한계: 동해와 서해의 북쪽에 분포하고, 동해안이 서해보다 더 북쪽으로 위치하여 강원도 고성군 현내면이 북방한계선이다. 당진, 천안, 옥천, 김천, 대구, 영천, 강릉을 잇는 선이 그어지는데 1월 평균 기온 -2℃인 등온선과 일치하며, 한계선에 가까울수록 키가 낮고, 줄기가 가늘어지며, 숲의 넓이가 좁아진다.

(3) 오 죽: 강릉 오죽헌에 분포

(4) 동해, 삼척, 울진, 포항, 울산으로 내려갈수록 더욱 좋은 대숲이 분포한다.

(5) 대종천(토함산 발원하여 동해로 흐름)~형산강(울산만으로 흐름)의 강변에는 대나무 숲이 아름답다.

(6) 서해안: 당진, 서산, 태안, 광천, 대천, 서천~군산에 분포

(7) 내 륙: 천안, 공주, 대천, 담양에 분포

(8) 남 부: 담양~나주(영산강 줄기), 구례~곡성~광양~하동(섬진강 줄기), 산청~진주(남강 줄기)에 좋은 대나무 숲 분포

(9) 제주도 대나무 숲: 지반이 현무암층이고, 강풍으로 좋은 숲이 없다.

(10) 조릿대, 갓대, 신이대: 추운 곳에도 분포한다. 신이대는 함북 명천과 동해안, 울릉도에도 분포한다.

1.2 대나무의 유용가치

대나무는 죽제품의 형태로 실생활에 의해서만 근접해 왔지만, 부산물로서 대나무 껍질, 대나무 가지, 잎, 순, 기름, 죽력수, 수액, 죽초액, 죽염, 죽황, 등 무한한 용도로 쓰이고 있다. 특히 동의보감에 의하면 죽력(대나무 기증)은 뇌졸중과 심신안정에 탁월한 효과가 있다고 기록되어 있고, 민간요법에서 대나무 수용액은 중풍, 기침, 파상풍에 효과가 있으며, 대나무 껍질은 구토를 막는 데 효험이 있다고 전래되고 있다.

식품으로서 대나무 수액은 음료로도 가치가 높고, 마음을 안정시켜 주며, 몸속의

각종 노폐물을 씻어 내리는 효과가 있다고 알려져 있다. 최근에는 대나무를 태워 채취한 죽초액이 미용, 건강식품 등 다양한 산업에서 항산화 효능이 있고, 세포 및 동물실험에서도 암세포를 억제한다는 보고가 있다. 특히 죽 재는 채취가 가능하기에 유입성이 강하고, 가공 조정이 용이하며, 탄화도 용이하다. 특히 대나무 숯, 죽초액은 목초액, 부탄과 달리 농업, 멸균작용이 특이하여 숯의 범위를 초월한 정수, 공기정화 이외에 침구류 등에 까지 이용이 가능하고, 농지의 토양 개량, 병충해 방지에 까지 그 효능이 오늘날 인정되고 있다.

대나무는 히로시마 원폭, 베트남 전쟁에서도 살아남은 유일한 생물로 지구상에서 가장 강인한 생명력을 지닌 식물이다. 보통 하루 1미터까지 자란다는 놀라운 생명력을 가진 식물로서, 성 죽이 되더라도 키는 크지만 옆으로 퍼지지 않는 어떤 유전자를 가진다면 다이어트 유전자를 가지고 또 성장호르몬 유전자를 특출하여 모든 생명력에 이용 가능하리라 생각된다.

숯은 연료, 유해 전자파 차단, 음이온을 발생시켜 공기를 정화, 원적외선을 발산하여 신진대사 촉진, 미세물질 공간이 발달하여 유해물질을 흡착 제거하여 토양 개량은 물론 물의 정화와 환경 정화에까지 널리 이용될 것이다. 대나무를 이용한 역사는 대단히 오래 되어 활, 화살, 창 및 산울타리가 대나무로 만들어졌을 뿐만 아니라 퉁소, 대금, 피리 등의 악기도 대나무로 만들어졌다. 늦은 봄부터 초여름에 나오는 죽순은 향기가 좋아 밥, 단자, 죽으로 이용되어 왔으며, 약용으로도 사용한다.

1.3 대나무로 만든 악기

1) 단 소

짧을 단(短), 퉁소 소(簫), 글자의 뜻은 이렇다. 우리가 서양악기인(세로로 부는 악기) 리코더를 생각하게 하는 단소는 그 소리가 맑고 청아하여 남녀・노소 누구나 즐길 수 있는 우리의 고유 악기(관악기)이다. 문헌상 기록도 조선후기 순조 때 중국(청)으로부터 유입되었다고 전하고 있으나 고대 국가시대부터 연주되었던 삼죽(三竹)으로 그 연원을 거슬러 올라가는 것이 더 자연스러울 것 같다. 이러한 단소는 그 연주하는 음악에 따라 ① 계면조 단소, ② 평조단소, ③ 산조단소로 분류한다.

2) 소 금

삼국시대부터 연주되어 온 삼죽(대금, 중금, 소금)의 하나로, 삼국사기에 보면 298곡의 연주곡이 있었고, 고려사, 악학궤범에 그 기록이 전하고 있다. 높은 음역의 화려하고 맑은 음색을 지닌 관악기로 수제천(壽齊天) 여민락(與民樂) 유초신지곡(柳初

新之曲)에서 빼놓을 수 없는 중요한 악기인데, 최근에 창작음악 연주에서 악기로서 중요도가 더하고 있는 추세이다.

1.4 대나무의 종류별 특성

탄력이 풍부하고 단단하고 잘 구부러지지 않으며 쪼갤 수도 있어 가공도 쉽다. 예로부터 우리 조상들은 대나무의 특성을 살려 건축재, 가구, 조리구, 악기, 다도용구, 완구 등 다양한 이용법이 고안되고 생활에 큰 역할을 하고 있다. 대나무는 번식력이 강하여 거칠게 생명력을 유지한다. 이러한 이상번식에 대나무는 꽃을 피우지 않고 뿌리로 번식되지만 대나무에 꽃이 피면 불길하고 그 해는 흉년이 든다는 설도 있다. 그러나 대나무의 꽃이 피어 열매는 전분, 단백질, 지방 등의 성분이 풍부하여 영양가가 높아 들쥐들이 먹이로 이용해 왔기에 흉년을 예보했는지 모른다.

생장방법도 나무와 달리 줄기의 끝부분만이 아니라 마디와 마디 사이에서도 새로운 세포가 만들어져 개개 마디세포가 일제히 생장한다. 마디 수만큼 동시에 생장하기 때문에 빠르게 생장한다고 생각한다. 생장에는 지베렐린, 카이에틴, 티로신 등의 식물 호르몬이 관련되어 있고, 아미노산의 일종인 티로신은 생장촉진 외에 줄기를 단단하게 하는 성분인 리그닌을 만드는 역할을 한다. 잎, 줄기에 함유된 규산은 잎의 광합성을 돕고, 줄기의 생장과 강도를 유지하는 데 쓰인다.

1) 대나무 종류

(1) 오 죽

흑죽이라고도 하며, 높이 3～5m, 직경 3～10cm 정도이다. 처음은 녹색이나 노화하면 흑색 또는 흑갈색이 된다. 오죽은 우산, 부채자루, 책상, 큰발, 담뱃대, 초롱의 실잡이에 사용한다.

(2) 반 죽

꽃은 원추화서이고, 작은 화수는 촘촘히 났으며 6～7월에 핀다. 오죽에 비해 줄기가 흑색 반점을 갖으며, 높이는 10m 정도이다. 부채, 붓대의 제작에 사용된다.

(3) 해장죽

줄기는 6m이고, 잎은 좁은 피침형이며, 잎 밑이 좁고 끝이 점차로 뾰족하며, 가는 가시모양의 거치가 있으며, 잎맥은 창살모양이다. 울타리, 부채, 죽순으로 활용한다.

(4) 파리대죽

마디가 몹시 우들우들하고, 키가 크다.

(5) 포대죽

높이 5m～12m, 직경 5cm～9cm 마디가 긴 편이어서 낚시대, 우산대 및 살에 이용된다.

(6) 담 죽

높이 6m～10m, 직경 10cm 이상으로 인성이 우수하고 강성이 풍부하며, 재질은 치밀하여 세활하가 좋다. 높이가 낮고 마디 사이가 짧아서 가늘게 쪼개어 쓰는 데 적합하여 액자, 바구니, 발, 젓가락, 낚시대, 자 등 용도가 넓게 쓰인다.

(7) 진 죽

높이 2～5m, 직경 0.5cm～1.5cm 정도로 매끄럽고 고르며, 마디가 길고 단단하다. 점성과 인성이 좋아 화살, 필통, 낚시대, 담뱃대에 쓰인다.

(8) 함 죽

높이 3～6m, 직경 1～4cm 정도로 매끄럽고 고르며, 황록색의 줄이 있고 강인하다. 육질이 두껍고, 마디 사이가 긴 것은 50cm에 달하며, 낚시대, 바구니에 쓰인다.

(9) 참 대

재질은 맹종죽보다 강하며, 통대는 쪼개어서 여러 가지 용도로 쓰인다.

(10) 고려조릿대

신우대라고도 하며, 높이가 25～82cm이고, 잎은 도란상의 긴 타원형이다. 잎 밑이 둥글거나 또는 뭉툭하며, 끝이 길고 날카롭다. 뒷면에는 털이 빽빽이 나고 가장자리에 가시모양의 털이 있다.

(11) 산 죽

산에서 자란 것은 산죽이라 하며, 신위대라고도 한다. 왕대 등과 섞어서 광주리, 조리를 만든다.

(12) 이 대

잎은 좁은 피침형이며, 잎 밑이 급히 뾰족하고 끝이 꼬리모양으로 점점 뾰족하다. 가는 거침 모양의 가시가 있고, 맥은 창살모양이다. 산죽, 오구대, 신위대라고도 한다.

(13) 갓 대

죽세공 조리를 만들 때 주로 사용되며, 잎은 피침형이고 잎 밑이 급하게 뾰족하다. 표면에 광택이 나고, 뒷면은 백색을 띤다.

(14) 조릿대

작은 화수는 북총상화서이고 2～5송이가 달렸으며, 줄기가 곧고 높이는 1～2m 정도이다. 영과는 식용, 잎은 약용, 관상용, 조리 등 다양한 용도로 사용된다.

(15) 제주조릿대

섬대에 비해 간초의 기부는 마디와 더불어 비대하며 구상을 이루고, 줄기는 분리하지 않으며, 줄기가 10～80cm이고 잎이 좁고 긴 타원형이며, 잎 밑이 급히 뾰족하고 끝은 길고 뾰족하여 관상용으로 주로 이용된다.

(16) 기주조릿대

높이 20～60cm이고 잎은 좁은 피침형이며, 잎 밑이 급하게 뾰족하고 끝이 가늘고 길고 뾰족하다. 표면이 광택이 나고 뒷면이 엷은 백색을 띠며 화수는 총상이고, 작은 화수는 3～9송이가 달렸으며, 과실은 없고 잎은 약용으로 사용된다.

2) 우리나라에서 장려되고 있는 3종과 오죽

(1) 왕대(고죽)

① 뿌리가 땅속을 길게 뻗으며 대나무가 드물게 서고, 각 마디에 두 개의 가지가 붙은 것은 보통이다.
② 죽순이 나는 시기는 해에 따라 상당한 차가 있지만 보통 5월 중순에서 6월 중순까지이다.
③ 댓잎 상단에 착생하는 수는 길고 가지와 직각을 이룬다.
④ 소설은 톱니모양이며 길다.
⑤ 죽순 껍질에는 흑갈색의 반점이 있고, 수가 없이 평골하다.
⑥ 죽순은 쓴맛이 있다.
⑦ 가지는 솜대, 맹종죽보다 드물게 붙고 잎이 크다.
⑧ 죽간의 마디에는 고리가 2줄 있으며, 보편적으로 윗마디가 아랫마디보다 밖으로 많이 불거진다.
⑨ 줄기는 청록색이며 평골하다.
⑩ 줄기와 가지가 이루는 각도는 직각에 가깝다.
⑪ 꽃은 수술이 3개 있으며 꽃 밖에까지 길게 나온다.
⑫ 암술은 한 개이나 주두는 3개이며, 우장을 이루고 있다.
⑬ 화서는 복합수장화서이다.

(2) 솜대(담죽)

① 솜대는 왕대보다 밀생하고, 왕대와 같이 각 마디에 두 개의 가지가 붙는다.
② 죽순이 나는 시기는 왕대보다 약 20일 빠른 4월 하순부터 5월 하순까지이다.
③ 엽초 상단에 착생하는 수는 왕대보다 짧고, 가지와 예각을 이룬다.
④ 소설은 원형이며, 왕대보다 낮다.
⑤ 죽순의 껍질은 엷은 적각이고, 세로로 반맥이 뚜렷하며 표면에 털이 많다.
⑥ 죽순은 단맛이 있다.
⑦ 가지가 왕대보다 밀생하고, 잎의 크기는 왕대보다 훨씬 작다.
⑧ 줄기의 마디에는 고리가 2줄 있으며, 윗마디가 같은 정도로 불거지고, 일반적으로 왕대보다 마디가 짧다.
⑨ 줄기는 담녹색이며, 표면에 흰색가루(백색분미)가 부착되어 있어 왕대와 쉽게 구별된다.
⑩ 줄기와 가지가 이루는 각도는 예각을 이룬다.
⑪ 꽃은 왕대의 꽃과 거의 같으나, 다른 점은 수술의 길이와 암술의 길이가 같은 것이다.
⑫ 화서는 왕대와 같이 복합수장화서이다.

(3) 맹종죽(죽순대)

① 죽순이 나는 시기는 왕대, 솜대보다 훨씬 빠른 4월 상순에서 5월 하순까지이다.
② 엽초의 상단에 착색하는 수는 짧고 적으며, 얼마 안 있어 떨어져 버린다.
③ 소설은 길게 발달하여 산 모양을 이룬다.
④ 죽순의 껍질에는 흑갈색 반점이 있고, 거친 털이 있는 것이 왕대나 솜대와 다른 점이다.
⑤ 죽순은 단맛이 있으며, 식용으로 많이 이용된다.
⑥ 가지가 밀생하고, 잎의 크기는 솜대와 비슷하나 가지에 착생하는 잎의 수가 솜대보다 많다.
⑦ 줄기의 마디가 일륜장이기 때문에 왕대나 솜대와의 구별이 쉽다.
⑧ 줄기는 청록색이며, 줄기 표면에 흰색가루가 부착되어 있다.
⑨ 줄기와 가지가 이루는 각도는 예각이다.
⑩ 마디의 길이는 왕대나 솜대보다 더 짧으며, 지표면에 가까울수록 더 밀착하여 있고, 상부로 올라 갈수록 굵기의 차가 현저하다.
⑪ 꽃은 왕대와 같다. 우리나라 남부, 특히 거제도에 많다.

(4) 오 죽

① 높이 약 7m이며, 줄기의 색은 처음에는 녹색이나 가을 무렵부터 멜라닌색소가 증가하여 검정으로 변한다.
② 색의 농담(濃淡)이나 변하는 방식은 입지(立地)에 따라 다르다.
③ 양지바른 건조지에서는 선명한 검정을 띤다.
④ 줄기가 잘 휘어지므로 낚싯대로 쓰이고, 또 공예품의 소재로 쓰인다. 줄기의 색이 검기 때문에 사람의 눈을 많이 끌어 정원에 심거나 분재로 애용한다. 솜대의 종류로, 같은 종과의 변이로 생각된다. 중국이 원산지이며, 강릉의 오죽헌을 비롯하여 소쇄원 등지에도 있다.

3) 대나무의 신화 및 상징

삼국유사에 「이서국(伊西國)이 금성에 침입하였을 때 신라군이 당해내지 못했는데, 이때 귀에 댓잎을 꽂은 군사들이 나타나서 신라군을 도와주었다. 적이 물러간 후 그들이 간 곳을 몰랐는데 미추왕릉 앞에 댓잎이 쌓여 있었다. 그래서 미추왕릉을 죽현릉(竹現陵)이라고 하였다. 고대 소도(蘇塗)의 어원적 변형으로 보는 솟대와 별신대는 신간(神竿)으로서 흔히 대로 만드는데, 신과의 교감(交感)을 바라는 심리적 반영의 한 형태이다.」

「만파식적(萬波息笛)이라는 피리를 통해 남녀음양의 이치를 상징하면서 안식과 평화를 상징하였으며, 이것은 통일신라시대를 지탱한 국민적 합심과 평화를 상징한 것이다. 대는 사군자(四君子)의 하나로 지조와 절개를 상징한다. '대쪽 같은 사람'으로 불의나 부정과 타협하지 않는 군자의 행실에 비유된다.」

1.5 죽세공품

1) 죽세공의 역사

인간은 도구를 만드는 동물이라고 할 만큼 인류 초기에 발생한 생활도구들이 시대적 생활양식의 변화와 함께 발달해 왔다. 이러한 과정 속에서 인간은 항상 자기생활을 풍부히 하도록 노력하는 가운데 주변의 자연물들이 생활도구로 등장하게 되었다. 그리고 이러한 자연 재료들은 기후, 제도, 민족성, 과학, 종교 등의 사회요인에 따라 성장을 거듭해 오고 있으며, 석기시대에서 농경생활로 변하면서 짚이나 나무 또는 대나무 등 이에 적합한 농기구가 출현되는 원시 미술이 형성되어 다양한 기술의 진전과 조형미술을 높이면서 오랜 세월 동안 이어져 왔다.

한국의 전통공예는 각 분야에 따라 많은 종류가 있으나, 인류 역사와 함께 수천 년 동안 이어오면서 시대의 상황에 따라 변화되고 발전을 거듭해 왔다. 따라서 이러한 공예문화는 지역적 특성과 주변의 환경적 요인에 영향을 받으면서 다양하게 변천되고, 생업과 함께 전통으로 이어져 현대에 이르게 된 것이다.

2) 죽세공품의 종류

대나무류의 아름다움은 줄기를 비롯 모든 부분의 표면에 존재한다고 할 수 있다. 자연의 표피는 광택이 풍부하고 아름답기 때문에 이를 이용한 공예적 작업이 옛날부터 있어 왔다. 담양지역에서는 죽세품의 진흥을 위해서 전통공예품으로서의 명맥을 잇고자 인간문화재를 지정하여 지원하고 있으며, 죽제품 경진대회도 매년 개최하여 신제품의 개발에 심혈을 기울이고 있다. 또한 죽물박물관에서는 고죽제품 98종 162점과 현대 제품으로 국내제품 72종 127점, 외국제품 325종 961점 등 총 495종 1,250점을 전시하여 담양의 죽제품의 홍보에 주력하고 있으나, 근본적으로 정부의 기술개발 투자가 미약하고 해외정보 수집력이 부족하여 사양산업으로 전락하고 있는 죽제산업의 부흥에는 미치지 못하고 있는 실정이다.

여름에는 걸대 바구니에 밥을 펴 놓고 걸어 놓으면 통풍이 잘 되어 파리 붙는 것을 방지하고, 냉장고와 같은 시원한 밥도 보존이 가능했다. 밥이 쉬어도 바구니에서 쉬면 적당히 발효되어 그걸 푹푹 삶아 단술로 만들어 먹었고, 또한 음식물들의 물 빠짐에도 쓰이고, 광주리로도 쓰여 왔다. 이 모든 것이 조상의 얼인 죽세품인 것이다.

(1) 참 빗

① 참 빗

손자의 고혈을 빨아대던 '이'를 격퇴하며 적개심에 불탔던 할머니의 모습이 아침이면 온데간데없었다. 그녀는 30대의 청상으로, 세상의 온갖 풍파를 거쳐 오면서도 고고하고도 단아한 자태를 잃지 않았다. 그녀는 경대 앞에서 얼레빗으로 긴 머리를 얼추 빗어내린 다음, 참빗으로 천천히 머릿결을 쓸어내렸다. 그리고는 쪽진 머리에 은비녀를 꽂고 동백기름을 발랐다. 그녀가 머리를 다듬는 일은 구도자의 행위처럼 보였다.

② 좀 더 멋을 부린 참빗

평생 머리를 빗으며 그녀는 지아비 없는 설움과 정절과 욕망 사이에서 갈등했을 것이다. 그리고 폐경이 되어버린 이후에도 확인되는 여성성 앞에서 절망을 거듭했을 것이다. 그러나 그 모든 것들은 결국 혹독한 자기검열의 과정과 시간의 퇴적 속에 화석화되어 버렸을 터, 그저 할머니의 모습은 정성들여 머리를 빗는 정갈함으로만 남아 있을 뿐이다.

③ 참빗의 역사

생활필수품으로써 오랜 역사를 가진 빗은 먼 옛날 '낙랑'이나 삼국시대의 유적에서도 발견되는데 재료 또한 다양하여 나무, 은, 자라등껍질 등이 쓰였다. 옛부터 죽세공품의 산지로 유명한 전남 담양에서는 300여 년 전부터 참빗이 생산됐는데, 일제하에서는 300여 호가 넘는 집이 이 일에 종사했다. 6대째 같은 자리에서 참빗만을 만들어 오고 있는 고행주(담양읍 향교리, 70세)씨는 이 땅의 몇 안 되는 '참빗장'이다.

(2) 피죽 채상

다산의 글에서 비단 채자를 사용한 것은 색색의 무늬가 흡사 비단의 그것에 비견된다는 점에서 붙인 곱살한 호칭일 것이다. 통대를 쭉쭉 쪼개어 바구니, 상자, 용수 등을 만드는 것이 기초적인 편죽법인데, 그런 기물은 튼튼하고 통풍이 잘 되는 대신 거기에 미세한 것이나 비단 등을 담는 데는 부적당하다. 그런 고급스런 용도를 위해서는 삿자리와 같은 편죽법이 알맞다. 채상이란 이런 후자의 편죽법에 의하여 제작된 것일 뿐 아니라 그 대올 자체를 염색해 사용함으로써 갖가지 무늬를 놓게 되고, 또 안쪽에 색지를 바르는 치레가 상당한 물건이다.

(3) 낙 죽

담양에서는 대로 만드는 공예품이 많았기 때문에 공예품의 표면을 장식하는 낙죽 예술이 발달하였다. 낙죽이란 인두로 그림을 그리는 것을 말하는데, 조선시대에 사대부들의 지팡이에 그려진 낙죽 그림들은 섬세하기가 털끝같이 가늘고, 정교하기가 신출귀몰할 만큼 신묘하였음을 지금 남아있는 유품으로 알 수 있다. 낙죽이란 불로 지져서 모양을 내는 낙화의 일종이다.

끝을 날카롭게 한 인두를 불에 달구어서 지폭, 죽목판 등에 글씨 또는 그림을 검누르게 지져내는 것을 낙필 또는 낙화라고 이른다. 낙화란 인두를 불에 달구어 그림이나 글씨를 쓰는 것으로, 글씨를 되새기는 것을 낙필이라 하고, 그림을 그리는 것을 낙화라 하며, 대에다 그리는 것을 낙죽이라 한다. 낙화는 인두 끝으로 산수화나 사군자를 그리듯이 자유로운 표현을 하여 회화적인 예술성을 나타내는 것으로 그 작품이 근대에도 간혹 전하고 있다.

(4) 조 각

사군자(매, 난, 국, 죽), 십장생용 무늬 등을 주 소재로 하여 벽걸이용 매듭필통, 전통 등에 사용해온 기법이다. 통대나 혹은 반으로 자른 대나무에 양각이나 음각을 판 다음 그 곳에 색칠을 하거나 인두로 지져서 무늬가 나타나게 하는 것이다. 대나무 표면의 광택과 조각낸 곳의 무광이 어우러져 낙죽과는 다른 방법으로, 표면에 직접 양각이나 음각을 할 때에 훨씬 입체적으로 보이는 특징이 있다.

(5) 생활용품

생활용품은 그 지방에서 많이 나는 재료를 사용하는 것이 당연한 일일 것이다. 따라서 다양한 제품들이 대나무로 제작되었고, 실제 생활에서 많이 사용되어 왔다. 담양 장날에 보면 소쿠리, 바구니, 상자, 키를 비롯하여 발과 참빗, 합죽선 등 전통적인 공예품은 물론 개발된 각종 제품까지 매우 다양하다. 한때는 군립의 죽공예연수원까지 설립할 정도였으므로 현대적으로 디자인한 계량 수공품이 적지 않음은 당연한 일이다. 대나무와 장, 복조리 등 이외에도 가방, 재떨이, 꽃병 등도 제작되어졌다.

(6) 대나무 모자-방갓

승려나 방랑객 또는 부녀자의 내외용으로 쓰던 삿갓은 농어촌에서 햇빛이나 비를 가리기 위해 사용되었다. 삿갓은 가늘게 쪼갠 대오리로 삿을 일정한 너비로 다듬어서 뾰족하게 꼭지를 얽어맨다. 이것을 늘여서 자배기 모양으로 벌어지게 엮은 다음 얼굴을 가릴 만한 정도에서 가장자리를 육각으로 가지런히 베어낸 뒤 안으로 접어 넣고는 꼭지 밑으로 머리에 얹히는 둥근 테두리인 미사리를 받쳐 완성한다.

삿갓보다 정교하게 만든 모자로는 방갓이 있다. 방갓은 가늘고 얇게 쪼갠 대오리를 삿갓모양으로 결어 거죽으로 하고 왕골 속을 엮어서 안을 받치며, 가장자리를 사회판형으로 만들어 완성한다. 옛날에는 방갓으로 신분을 나타냈는데, 고려 말에는 중앙의 벼슬아치는 검정색 방갓을, 지방 관청에 딸린 하급 관리는 흰색 방갓을 썼다.

(7) 대나무 악기-죽부

우리나라 국악기 가운데 대나무로 만든 악기를 죽부라고 하는데 대금, 중금, 소금, 단소, 통소 등이 여기에 속한다. 대로에 구멍을 뚫고 옆으로 불거나 길이로 불어서 소리가 나는 악기를 피리라고 하는데, 대나무로 손쉽게 만들 수 있어서 대피리를 만드는 기술이 발달하였다. 일찍이 삼한시대에 이미 피리가 만들어져 방울, 북, 거문고와 함께 종교 의식에서 합주하기도 하였다. 신라 때부터 해묵은 노란 대로 만들었는데, 대금은 중금보다 굵고 길며, 소금은 중금보다 가늘고 짧은데다 각각 소리가 달라서 신라악을 연주하는 데 썼다.

(8) 죽부인

삼복더위의 무더운 여름밤은 잠을 이루기가 쉽지 않다. 이런 여름날 밤을 위해 특별히 만들어진 것이 바로 죽부인(竹夫人)이다. 밤을 함께 보내는 존재이니 아내로서의 부인은 부인이되 대나무로 만든 것이라 죽부인이다.

(9) 관혼상제와 대나무

관례, 혼례, 상례 및 제례에도 대나무가 쓰였다.

① 관 례: 조정 출입을 할 때 쓰는 관모나 여느 사람이 쓰는 갓의 테두리는 대오리를 휘어서 만들었고, 관모가 머리에서 떨어지지 않도록 붙들어 매는 비녀인 죽계도 대로 만들었다.

② 혼 례: 청혼한 뒤 신랑의 사주를 적어 신부집에 보내는 사주단자는 구겨지지 않도록 두 가닥으로 쪼갠 청죽을 대고 청홍 참실로 맨 다음 흔들리지 않게 상자 밑에 놓는다. 혼인날에는 신부집에서 싱싱한 댓잎이 달린 짧은 대나무에 창호지를 붙이고 그 지역의 수호신 이름을 쓴 깃대를 신행 짐에 꽂아서 신랑집 대문까지 호송하였다. 그리고 초례상에는 한 쌍의 원앙과 함께 선녹색의 댓잎이 달린 대나무를 꽂아 사시사철 변하지 않는 사랑을 맹세했다.

③ 상 례: 장례 시 짚는 지팡이로 아버지 상에는 대나무를, 어머니 상에는 오동나무를 짚었다. 상여 뒤를 따르는 만장은 대나무 장대에 늘였다. 옛날 왕이나 왕비의 국상에는 상여 앞에 죽산마를 끌게 하였다. 죽산마는 두꺼운 널로 만든 길다란 우물 정자의 틀에 두 바퀴를 달고 틀 위에 굵은 대로 만든 말을 얹은 것으로 여기에 종이를 발라 잿빛 칠을 한 다음 말총으로 갈기와 꼬리를 붙이고, 눈알을 박아 움직이도록 만들어 여사꾼들이 끌게 하였다. 이러한 죽산마는 네 필을 만들어 두필은 흰빛으로, 나머지 두 필은 붉은 빛으로 칠했는데 이를 죽사마라 일컬었고, 네 필의 말에 각각 안장을 얹은 것을 죽안마라 하여 국장의 위엄을 갖추도록 하였다.

(10) 키

곡물 등을 까불러서 쭉정이나 검부러기 등 불순물을 분리시키는 기구이다. 지역에 따라 꿩치(강원도 도계)껼, 꿩칭이(경상남도 영산)껼, 꿩챙이(전라남도 구례, 보성)껼, 등으로 불린다. 앞은 넓고 편평하며 뒤는 좁고 우긋하다. 재료로는 대나무, 소나무뿌리, 고리버들나무, 청올치끈 등이 쓰인다. 대가 나지 않는 중부 이북지방에서는 고리버들을 청올치끈 같은 것으로 걸어 조그맣게 만들고, 남부지방에서는 대오리로 죽석을 엮는 것처럼 만든다.

(11) 채 반

껍질을 벗긴 싸릿개비로 울이나 춤이 없이 둥글넓적하게 결어 만든 그릇이다. 대나무가 흔한 고장에서는 대나무 껍질로도 채반을 결었으나, 원래는 싸리채로 결었다 하여 붙여진 이름이다.

(12) 연

대(竹)나 나무의 뼈대에 종이, 천(布), 비닐 등을 붙여서 바람의 힘을 이용하여 공중에 띄우는 놀이기구이다. 연이 공중 높이 올라가는 것은 바람의 흐름에 의하여 생기는 양력(揚力, 연을 위로 밀어 올리는 힘)과 항력(抗力, 연을 미는 힘)에 의한 것이다. 연의 기원은 오랜 옛날로서, 처음에는 종교적인 점(占)이나 군사적인 목적 등에 사용되었다. 아시아, 유럽, 남태평양 지역 등지에서 널리 볼 수 있다. 우리나라에서는 주로 대를 이용하여 뼈대를 만든다.

(13) 활

국궁에 사용되는 활시위를 만드는 데 대를 이용한다.

3) 죽세공품의 특성

대나무는 생장이 매우 빠르고 생산성이 좋으며, 용도가 다양하고 수확기간이 짧다. 매년 재생산이 가능할 뿐만 아니라 연중 수확할 수 있는 재생 가능한 자원이다. 식재 후 4～5년이면 수확을 할 수 있고, 죽순은 식용으로, 대나무는 죽세공품, 건축용재, 농수산용재 및 펄프용재 등 그 용도가 다양하며, 적은 면적도 경영 단위가 되어 농촌 소득원으로 각광을 받았다.

겨울에도 푸른 잎을 지니고 있는 대나무는 그 곧은 모양새와 속을 비우고 사철 푸른빛을 잃지 않는 특성으로 인해 예로부터 선비들에게 절개와 강직함의 상징으로 사랑을 받아 왔으며, 마음을 비우고 천지의 도를 행할 군자가 본받아야 할 품성을 지녔다고 해서 사군자의 하나로 칭송받아왔다. 그래서 "대쪽 같다."라는 말은 부정과 불의에 타협하지 않고 지조를 굳게 지킨다는 것을 뜻한다.

4) 죽세공과 명소 담양

담양 지역의 죽림은 삼국시대 이전부터 자연 발생되어 온 것으로, 그 동안 연대를 달리하면서 그 규모나 품질 면에서 많은 발전과 증가 추세를 보여 왔다. 대나무가 강원 일부와 경상남북도, 전라북도 일부를 비롯하여 주로 남부지방, 특히 담양 지역에 집중되어 있는 것을 보면 대가 자랄 수 있는 천혜의 자연조건을 갖고 있음을 알 수 있다.

1.6 대나무 숯

대나무 숯은 대나무의 기본권 구조를 가지고, 체적은 약 3분의 1로 수축하지만 구멍의 횡단면은 미세한 파이프를 다발로 묶은 것과 같은 구조가 된다. 대나무 숯 1g당

$300m^2$ 이상에 달한다. 작은 바나나 한 개분의 통 숯(원통모양, 약 34g)의 표면적은 월드컵 경기장을 완전히 덮을 수 있을 정도이기에 대나무 숯의 탁월한 흡착력은 그 내부 표면력이 넓이에 의한다.

1) 대나무 숯의 효능

(1) 숯의 정의

숯이란 "신선한 힘"이라는 의미를 가진 순수한 우리말이다.

(2) 역사적 근거

문헌에 의하면 구석기 시대부터 '목탄'이 출현하였으며, 우리의 조상들도 2000년 전부터 일상생활의 여러 곳에서 사용하였던 예는 손꼽을 수 없을 정도로 많아 곡식을 저장하는 광이나 석빙고, 무덤, 절터, 우물, 집터 등 그 중 팔만대장경 보존 상태나 1972년 중국 '마왕퇴고분'에서 발견된 시체 보관 상태는 신비로움 그 자체이요 우리 인간에게는 최고의 자연부산물이다.

(3) 최근 과학적인 근거

각종 미네랄이 함유되어 있으며 방사선, 유해 전자파를 차단한다는 일본 교토대학의 연구결과가 있으며, 앞으로도 의·과학적으로 많은 연구를 기대하는 보물이다.

(4) 숯의 효과

일본 원폭투하, 월남전 고엽제 살포 시에도 독야 청정 유일하게 살아남은 대나무 그 자체가 인간들을 놀라게 하였다. 100℃ 이상 고온에서 처리된 대나무 숯은 허준의 『동의보감』에서 보면 죽력(대나무 기름)은 뇌졸중과 심신안정에 탁월하다고 기록되어 있다. 또한 민간요법에서도 대나무 수액은 중풍, 기침, 파상풍에 뛰어난 효과가 있다고 널리 알려져 있다. 특히, 대나무 숯은 일반 숯보다 미세한 구멍이 많아 숯 표면의 면적이 넓기 때문에 흡수와 흡취 효과가 탁월하다고 한다.

(5) 용 도

오늘날에는 방독면, 항공기, 선박, 자동차의 소재로도 쓰이며, 미용과 의학적으로 널리 쓰이는 숯 중의 숯인 대나무 숯이 일상생활에서 보편화 되어 가는 추세이다. 그런 만큼 일반 숯보다 가격 또한 고가이다.

2) 대나무 숯의 기능

(1) 원적외선 방출

대나무 숯은 원적외선을 방출하여 혈액순환을 도와주고, 신체를 따뜻하고 편안하게 해준다.

(2) 음이온 방사

숲속의 공기처럼 상쾌하고 신선하여 심신안정 및 숙면을 취할 수 있고, 새집의 신건축재 등으로부터 발산되어 나오는 포루말린 등의 유해물질을 정화시켜 준다.

(3) 전자파 차단

통전성이 뛰어나 컴퓨터, TV 등 가전제품으로부터 발생하는 전자파를 차단시켜 주며, 가전제품의 성능도 좋아진다.

(4) 냄새흡착 및 공기정화

대나무 숯에 존재하는 다양한 크기의 수많은 기공이 실내에 존재하는 세균, 곰팡이 등 유해물질 및 담배냄새, 악취 등 각종 냄새를 흡착하여 쾌적한 환경을 만들어 준다.

(5) 수분흡착 및 습도조절

다공질의 탄소 덩어리인 숯은 습기를 흡착하고 방출하는 성질이 있어 적정 수분을 유지해 준다. 건조한 스폰지가 물을 깨끗이 흡착하듯이 주위의 습도를 줄여주고, 또 너무 건조하면 수분을 방출하여 습도조절을 자연스럽게 하여 준다.

(6) 보양제로서의 기능

대나무 숯과 닭고기를 조화롭게 가미한다면 건강, 보양을 보조할 수 있는 더할 수 없는 식품이 될 수 있다. 대나무 숯의 가장 큰 효과는 원적외선에 의한 것이며, 원적외선의 발생원으로 살균 소독과 탈취효과로 냄새는 물론 겉과 속이 동시에 익으므로 과다한 수분증발이 없어서 고기의 맛이 그대로 유지된다.

(7) 대나무 숯과 닭고기의 조화

① 대나무 숯이라면 일반적인 가스나 전기구이 기기의 단점을 보완할 수 있다. 높은 열(300℃) 때문에 굽는 용기부터 고령토를 이용한 전통 옹기기법을 적용해야 한다.

② 다공성에서 발생하는 음이온과 산소공급 작용으로 닭고기의 육질을 연하게 한다. 풍부한 미네랄 작용에 의해 고기수분을 적당하게 유지시켜 주며, 양질의 영양분을 보존한다.

③ 탈취, 제습, 여과작용은 숯의 다공질과 미생물로 인해 가능하다. 각종 유해성 발암물질을 분해한다.

④ 숯의 탄소 성분과 음이온으로 산화의 원인인 전자의 이탈을 방지하고, 환원작용을 도와준다.

3) 숯의 신비성 문헌

(1) 팔만대장경

합천 해인사의 팔만대장경이 현재까지도 경판이 부식하지 않고 잘 보존될 수 있었던 것은 습도조절과 통풍이 잘 되도록 장경각이 설계되어 있기 때문임은 누구나 아는 사실이다. 그러면 왜 장경각은 습도와 통풍에 강할 수밖에 없는가? 그 비결은 숯과 소금에 있다. 터를 파고 숯과 소금을 켜를 이루도록 쌓았기 때문이다. 숯과 소금이 습도조절의 절대적 역할을 하였던 것이다.

(2) 마왕퇴고분

중국 장사시 근교의 마왕퇴고분에서는 죽은 지 4일 정도 상태의 유체가 발견되었는데 사인이 협심증임을 알아낼 수 있을 정도로 유체 보존이 잘 되어 있었으며, 위 속에 남아있던 참외 씨를 파종하였더니 발아하였다고 한다. 놀라운 보존상태의 수수께끼를 풀 수 있는 하나의 단서는 고분 주위에 묻혀있는 5톤의 숯이었던 것이다.

4) 숯가루의 특수성

① 숯가루는 무취·무미·무해하고 가격이 저렴한 등의 특성을 갖고 있다.

② 숯은 특별한 약 성분이라기보다 뛰어난 흡착성을 활용하는 것이다.

③ 숯가루의 미세한 다공질이 장내의 부패한 단백질이나 지방분의 찌꺼기, 부패가스 등을 흡착시킨다.

④ 과일이나 야채에 잔류되어 있는 농약성분이나 중금속 등을 흡착시킨다. 가공식품의 색소, 식품첨가물, 인공조미료 등의 유해성분을 흡착, 제거한다.

⑤ 외상은 염증부위에서 세균과 분비물, 고름, 진물을 흡착한다. 약과 같이 복용하면 약 성분은 모두 흡수해 버린다. 알코올, 파라치온, 페놀, 니코틴, 모르핀 등 80여 가지의 화학약품이 흡착 가능하다는 실험결과가 증명되었다.

⑥ 숯가루 복용 후 1분 이내에 독성성분, 불순물을 흡착하는 특징이 있다.

5) 대나무 숯과 인체의 효능

① 고혈압과 콜레스테롤 조절작용이 있으며, 공기정화와 이산화탄소 농도를 줄여준다. 밀폐된 침실에 대나무 숯을 평당 1kg을 놓으면 이산화탄소의 농도가 현저히 줄어 산림욕 효과를 낸다. 방안에 놓으면 정신적 안정을 취할 수 있다.

② 신진대사 촉진과 피부보호 작용이 있어 목욕할 때 대나무 숯을 욕탕에 넣어두면 신진대사가 원활해지고, 피부가 매끈해진다.

③ 전자파를 차단하여 숙면을 돕는다. 대나무 숯에는 혈류를 원활하게 해주는 작용이 있다. 또한 베개에 숯을 넣어 두면 원적외선과 음이온 효과, 숯의 온열효과, 제습효과를 인하여 숙면을 취할 수 있다.

1.7 숯 굽기 방법

(1) 간이 제탄법

숯가마를 사용하지 않고 굽는 방법으로, 정원이나 빈터에서 드럼통이나 이동식 소형로를 사용하여 굽는다.

(2) 덮어주기

지면에 구멍을 파고 그 속에서 탄재를 태우고 흙을 덮어 쩌서 구워내는 방법

(3) 축요 제탄법

탄화 온도가 400～600℃로 비교적 낮은 흑탄 가마에서 굽는 법과 가마 내 온도가 1000℃ 이상으로 상승하는 백탄 가마에서 굽는 방법도 있다.

(4) 흑탄 가마

가마 흙, 돌, 등을 사용하여 가마를 만든다.

(5) 백탄 가마

돌 가마라고도 하고, 돌과 점토를 사용하여 가마 벽이나 천장을 만든다.

일반적으로 대나무 숯으로 적당한 것은 탄재용으로는 40년 이상의 대나무가 좋다. 대나무의 생장은 5년에 멈춘다는 전설도 있다. 건아는 1m로 재단하고, 가마의 크기에 맞게 절단하여 결속시킨다. 천연 건조 시에는 충해에 특히 주의해야 한다.

1) 폐드럼통을 활용한 편리한 숯가마

대나무를 대기 중에서 가열하면 대나무 중의 수분이 먼저 제거되고, 그 후 연소에 의해 대나무 중의 탄소, 산소, 수소 등이 공기 중의 산소와 화합하여 이산화탄소와 물로 변화되어 날아가고 극미량의 회분만 남게 된다. 그러나 가스 배출구가 있는 용기 내에서 공기의 공급을 적절히 차단하고 가열하면 대나무는 연소되지 않고 훈소되면서 대나무를 구성하고 있는 셀룰로오스, 헤미셀룰로오스, 리그닌 등이 가열・분해된다. 이것을 구성하고 있는 탄소, 수소, 산소 등은 상호 친화력에 의하여 결합해서 각종 탄수화물을 형성하고 다시 축합 또는 복분해를 일으켜 복잡한 화합물로 변화되어 휘산되고, 최후에는 대나무 숯만 남게 된다. 이때 휘산되는 연기를 냉각・응축하면 죽초액이 얻어진다.

(1) 드럼통 가마 본체 준비

직경 57cm, 깊이 88cm, 용량 200ℓ의 빈 드럼통을 가마 본체로 준비한다. 드럼통

의 덮개 부분을 커터로 둥글게 절단하여 벗겨 낸다. 절단된 둥근 덮개의 큰 구멍이 있는 부분 쪽 가장자리 2～3cm 위에 18ℓ들이 석유통이 들어갈 정도의 크기로 사방 25cm의 창을 절개한다. 드럼통의 절단이나 용접 가공은 초보자에게는 무리이므로 인근 철공소 등에 의뢰한다.

(2) 아궁이를 부착한다

아궁이가 되는 석유통은 바닥 덮개를 제거하고 절개해 둔 드럼통 덮개에 2～3cm 가량 집어넣는다. 석유통 아궁이를 개량하여 드럼통 덮개 부분에 별도의 입구를 부착하면 편리하다. 즉, 공기량을 조절하는 가로 10cm, 세로 8cm의 나사식 회전손잡이가 달린 공기 조절구, 댓가지, 댓잎 등 불쏘시개를 넣는 가로 25cm, 세로 28cm, 깊이 30cm의 점화실이 붙은 별도의 치구를 만들어 덮개에 용접해 두면 여러모로 매우 편리하다.

(3) 굴뚝을 부착한다

드럼통 본체의 바닥, 즉 반대쪽의 덮개에 직경 11cm의 구멍을 뚫고 굴뚝과 죽초액 채취 장치를 붙인다. 석유통이나 굴뚝의 부착부는 흙속에 파묻혀 밀폐되므로 따로 용접할 필요는 없다. 굴뚝은 3구형으로 직경 10cm, 길이 1m의 시판품을 이용하여 붙이면 로스톨(가로 34cm, 세로 80cm의 눈이 촘촘한 철망)은 사용하지 않아도 된다. 2구형의 굽은 굴뚝을 사용하면 탄화 중에 굴뚝에 부착된 죽초액이 통 내로 역류하여 통 바닥에 고이므로 로스톨이 필요하게 된다. 3구형 굴뚝을 사용하면 액은 흘러 떨어져 밖으로 배출되므로 배출구에 용기를 놓아두면 하향식으로 죽초액을 효율 좋게 채취할 수 있다.

(4) 본체를 고정한다

흙을 파내고서 드럼통을 설치한다. 말뚝을 박아 가로대를 조립하고 드럼통의 측면에 흙을 넣고서 통 전체를 고정한다. 드럼통 가마를 완전히 고정시킬 경우에는 콘크리트 벽돌과 블록을 사용하여 시멘트로 고정시키면 튼튼한 드럼통 숯가마를 만들 수 있다.

(5) 탄재를 채운다

탄재는 통의 깊이에 맞추어 약 80cm로 재단하고 틈새가 없도록 채워 넣는다. 두께가 얇은 것을 아래쪽에, 두꺼운 것을 위쪽에 채운다. 40cm로 재단하여 앞뒤로 2단 적재하면 뒤틀림이 적고, 숯이 잘 구워지고 끄집어낼 때 부스러지지 않는다. 한 번에 70～80kg의 탄재가 소요되며, 직경이 가는 것은 그대로 사용하고, 대경죽인 경우에는 할죽기로 쪼개어 사용한다. 대 마디를 제거하면 많은 양을 채울 수 있으며, 표피가 있는 부분을 위로 가게 배열하면 죽초액이 숯에 달라붙지 않는다.

(6) 입구 덮개를 부착한다

탄재를 채우고 나면 덮개를 드럼통 본체에 부착시키고, 아궁이와 덮개의 접속부는 진흙으로 완전히 밀폐한다. 드럼통 본체의 위에도 흙을 덮어 보온하며, 겨울철에는 잘 건조된 흙을 사용한다.

(7) 아궁이를 고정한다

쇠파이프와 블록, 흙 등을 사용하여 아궁이를 고정한다. 아궁이 쪽으로 공기가 많이 들어가므로 이 부분이 재가 되는 경우가 많은데, 이를 방지하기 위해서는 탄재 앞부분 3분의 2 정도 높이까지 장벽을 설치하면 좋다.

(8) 아궁이에 불을 지핀다

아궁이에 불쏘시개를 넣어 점화하고, 1～2시간 불지피기를 하면 마침내 착화한다. 이때 부채나 송풍기를 사용하면 시간을 줄일 수 있으며 편리하다. 일단 착화하면 아궁이를 좁혀 통풍을 줄이고, 연통도 반쯤 닫고서 탄화를 진행시킨다.

(9) 아궁이를 막는다

연기가 청백색 혹은 청색으로 변하는 시점을 기준으로 정련을 실시한다. 정련 조작은 탄화 말기에 숯가마의 연기가 청백색 혹은 청색으로 변할 때부터 가마 입구의 통풍구 및 연도구를 점차 확대하여 통풍량을 증대시켜 가연가스 및 탄재의 일부를 연소하여 숯가마의 온도를 상승시켜 탄내의 휘발분을 적게 하고, 탄질을 경화시키는 조작을 말한다. 연기의 색이 파랗게 되고 굴뚝 입구로부터 약 20cm 상부까지 열기가 올라오고 연기가 없어지면 아궁이와 굴뚝을 완전히 밀폐한다. 이것으로 탄화는 끝이 난다. 드럼통 속을 빨리 식히기 위하여 덮었던 흙을 제거하기도 하지만 철판의 보호를 위해서는 흙을 그대로 덮어둔 상태로 천천히 식히는 것이 좋다.

(10) 숯을 끄집어낸다

가마가 완전히 식었다고 판단되면 입구를 열어 대나무 숯을 끄집어내는 출탄작업을 실시한다.

위의 탄화공정을 요약하면,
적재 → 점화(송풍) → 착화 → 탄화 → 정련→ 밀폐 → 냉각 → 출탄의 8단계이다.

2) 드럼통에서 구운 대나무 숯의 성질

대나무 숯의 품질은 정련도에 의해 평가된다. 정련은 탄화기의 최종 열처리로서 탄화 온도는 최고에 도달한다. 탄화 온도는 탄소 구조와 연관이 있으며, 고온일수록 자유전자는 증가하고, 휘발분은 감소되며, 전기전도성은 증가한다.

대나무 숯은 일반 목탄에 비해 회분을 약 2배 이상 많이 함유하고 있다. 칼슘·칼륨·나트륨·마그네슘·실리카 등으로 구성되어 있으며, 특히 흡착제로 이용되는 규산 성분을 많이 함유하고 있어 탈취제로서의 이용이 기대된다. 또한, 물속에 대나무 숯을 넣어 두면 이들 이온이 녹아 알칼리수로 변하게 한다.

1.8 대나무 숯의 이용

(1) 토양개량 효과

다공질의 숯은 미세한 구멍이 있어 모두가 바깥으로 통해 있어 물, 공기가 통과하기 쉬워 토양에 숯가루를 넣으면 통기성이 좋아지고, 투수성이나 보수성이 좋아지며, 암모니아 가스로 발산되는 질소분을 고정하는 작용도 있다. 대나무 숯은 사상균, 방선균, 박테리아 등 유용한 미생물 번식이 용이하고, 흙 속의 유기물을 분해시켜 영양분 증식효과가 있어 작물 토양환경을 조성한다.

(2) 미생물발효 유도

종래의 퇴비에 대나무 숯, 죽초액을 혼합시켜(2 : 1) 발효시키면 자연발효가 되어 유기물의 당분, 전분질이 박테리아의 먹이가 되어 분해를 시작한다. 퇴비의 온도 상승을 조절하고, 뒤집기를 안 하여도 유기물의 분해가 촉진되어 숙성시간이 단축된다.

(3) 연작의 피해를 막는다

대나무 숯에는 2～5%의 미네랄 성분(회분)이 함유되어 작물에 있어서의 미네랄 보급원이 된다. 하우스 지배에서의 연작재배 시 철, 망간 등의 미량 성분이 부족한 것을 숯가루로 보충 할 수 있다.

(4) 토양 회복 효과

대나무 숯을 사용함으로써 농약, 화학비료의 과다 사용으로 지력이 쇠퇴한 토양을 회복시키고, 토양의 투수성·보수성이 좋아지며 성분이 균형 맞게 보급된다. 알칼리성인 숯은 토양의 수소이온 농도를 높여 산성화된 토양을 중성화하는 작용을 한다. 또한 토양에 생식하는 유용한 미생물의 번식을 돕고 동시에 작물의 뿌리를 튼튼하게 하여 생장을 촉진시킨다.

(5) 냉해 방지

숯은 수답의 보온재로 이용하여 냉해를 극복한 예가 있다. 1m^{2}당 200g의 가루 숯을 논에 넣으면 논의 표면 온도가 약 7℃ 높아진다. 검은색을 띤 숯은 태양광을 흡수하므로 보온효과가 크다.

(6) 야채, 과일의 신선도 유지

수확 후 야채나 과일은 에틸렌 가스를 발생하는 성질이 있다. 이 가스는 숙성, 낙엽, 개화, 호흡작용을 촉진시키기 위한 호르몬으로 야채나 과일의 숙성, 노화를 촉진시키는 원인이 된다. 흡착성이 좋은 숯을 사용하여 에틸렌 가스를 제거하므로 탁월한 신선도를 유지할 수 있다.

(7) 습기 제거

숯을 집안에 놓아두면 곰팡이와 습기를 흡착시켜 흰개미 발생 등을 예방할 수 있다. 따라서 방안에 숯을 배치해 두면 위생에 도움이 된다.

(8) 산성비 피해방지 효과

대나무 숯은 알칼리성이므로 이것을 흙속에 넣어두면 pH의 중화작용이 있어 통기성, 보수성을 좋게 해주어 산성비 대책에 유용하다.

1.9 흑탄과 백탄의 성질

1) 흑 탄

숯을 탄질에 따라 구별하면 백탄과 흑탄의 두 종류가 있다. 숯 굽는 방식에는 큰 차이가 없지만 불을 끄는 방법에 따라 그 탄질이 전혀 달라진다. 숯을 구울 때는 우선 가마 안에 원목을 넣고 입구의 연료목에 불을 붙이고 이것을 태워서 가열한다. 처음에는 수증기를 포함한 축축한 연기가 나고, 연기의 온도가 약 80℃ 정도가 되면 탄내 나는 자극성의 하얀 연기가 나온다. 더 온도가 상승하여 140℃ 정도가 되면 백색의 묽은 황갈색 연기가 섞인다. 이것은 탄재의 원목이 열분해를 시작한 것을 나타내는데, 뒤에는 연료를 사용하지 않아도 탄재 그 자체의 분해열만으로 스스로 탄화가 이루어진다. 이것이 자발탄화 현상이라는 숯 굽는 원리이다.

흑탄은 탄재를 가마 속에서 탄화한 후 가마를 밀폐한 채로 소화, 냉각한다. 냉각에 충분히 시간을 두면 양질의 숯이 된다. 백탄에 비해 탄화 온도가 평균 300～400℃ 낮아 휘발분이 남아 연질이며, 연료로 사용하면 착화되기 쉽다. 연소 가스에 일산화탄소가 많아 유황 산화물들의 분출물이 적어 금속 정련이나 단야용에 사용된다.

2) 백 탄

400℃ 정도에서 탄화된 대나무 숯은 약한 산성을 나타내지만 900～1000℃의 고온에서 탄화된 숯은 알칼리성이 된다. 흑탄보다 탄소분이 많고 산소, 수소 함유율이

낮다. 원적외선 방사 능력이 크고, 저온에서 연소시간도 길다. 물, 공기 등의 오염을 제거하고 마이너스 이온을 만든다. 또한 전지저항이 적어 전자파 차단에도 쓰인다.

탄화가 끝나는 단계에서 가마 입구를 열어 공기를 넣고 가마 안의 가스를 연소시켜 온도를 약 1천도 정도까지 올리고 새빨간 숯을 끄집어내 소분(消紛, 재와 흙)을 섞고, 수분을 포함시킨 분상의 소화제를 사용하여 불을 끄는 방법을 백탄이라 한다. 백탄은 표면에 하얀 재가 붙어서 그 이름이 된 것인데 탄질이 단단하다. 백탄은 철과 같이 단단하여 두드리면 금속과 같은 소리가 나는 것도 있다. 연료로 사용하면 화력이 강하고, 화력 유지가 좋은 것이 특징이다.

3) 활성탄

탄화된 숯의 가장 큰 특성인 흡착력을 활성화시키기 위해 검탄을 600～900℃의 수증기를 가하여 숯을 화학적·물리적으로 열처리하여 재가공한 제품이다.

(1) 방부효과가 있다. 숯의 주성분인 탄소는 전자의 이탈을 막아 물질의 부패와 산화를 방지하는 효과가 있다.

(2) 오염된 공기나 물을 정화하는 놀라운 정화효과가 있다. 무수한 구멍들로 이루어졌으며, 월등한 흡착력으로 오염원을 제거한다.

(3) 습도조절 효과가 있다. 제조과정이 고온에서 만들어지므로 수분을 거의 함유하고 있지 않다. 그러나 액체 상태의 물질을 흡수하는 미세한 구멍이 무수하게 만들어져 뛰어난 제습효과를 보인다. 그리고 외부의 공기가 건조할 경우에는 이렇게 흡수한 수분을 일정하게 방출하면서 뛰어난 습도조절 효과를 나타낸다.

(4) 흡취효과가 있다. 다공질로 된 숯의 구조적인 특성에서 유래한다. 강력한 흡착력으로 부패균 발생 억제, 악취제거 효과가 있다.

(5) 다양한 미네랄을 함유하고 있다. 칼슘, 칼륨, 마그네슘, 철, 망간 등 40여 종으로 다양하다. 백탄의 경우 친수성을 띠게 된다. 즉 물에 잘 녹게 되며, 이를 흡수할 경우 정상적인 생명활동을 돕고, 노호를 방지하는 효과를 갖는다.

(6) 질병의 치료효과가 있다. 숯은 옛날부터 약용으로 설사, 소화불량, 이질에 먹거나 상처 난 부위에 숯가루를 발랐다.

(7) 전자파를 차단하고, 원적외선에 의한 온열효과가 있다.

4) 좋은 숯 구별법

(1) 공기 정화용 및 전자파 제거용은 1000℃～1300℃에서 구운 참나무 숯(백탄)

이 좋으며, 숯의 질이 단단하고 단면에 광택이 나는 것이 좋다.

(2) 침구용은 1000℃ 정도에서 구운 대나무 숯(백탄)이 참나무 숯(백탄)보다 우수하며, 숯의 질이 단단하고 단면에 광택이 나는 것이 좋다.

(3) 식용 및 의약용은 오염되지 않은 지역에서 자란 소나무 숯이 많이 사용되나, 우리나라에서 자라지 않는 유칼립투스 나무가 더 많이 사용되고 있다.

pH가 높을수록(백탄) 흡착효과가 좋으며, 적정 pH는 Cu : 7.0, Zn : 10.0, Cd : 11.0이다. 반응시간에 대한 흡착 영향 Cu와 Cd 이온은 반응시간 초기에 흡착력이 지배해 15분경 흡착현상이 거의 완결되고, 시간이 경과할수록 환원능력이 지배한다. Zn 이온은 15분경에 환원량이 최고점에 이르고, 시간이 경과할수록 흡착현상이 증가된다.

활성탄 농도 변화에 의한 흡착 제거율 일정 농도의 용액에 대하여 활성탄을 증가하여 투입하여도 흡착효과가 비례적으로 나타나지 않고, 용액의 용도가 희박할 때는 흡착이 서서히 일어난다. 따라서 일정 농도의 용액에 어떤 적정량의 활성탄을 사용하는 것이 효과적이며, 어떤 적정량의 활성탄을 사용할 때 활성탄 표면적이 클수록 효과적임을 알 수 있다. 반응 온도에 따른 흡착 영향 Cu 이온은 활성탄 입도가 작고, 10℃ 이하와 40℃ 이상에서 흡착효과가 좋다. Cd 이온은 활성탄 입도가 작고, 10℃ 이하에서 흡착효과가 좋고, 반응온도가 높을수록 환원현상이 생긴다.

2. 죽초액이란?

대나무를 밀폐된 공간(숯가마)에서 가열하면 대나무는 열분해하여 연기와 대나무 숯이 남는다. 이것이 대나무의 탄화현상이다. 이때 발생하는 연기(가스와 여러 가지 성분을 함유한 수증기)를 냉각시키면 흑갈색의 액체를 얻는다. 이 액체를 방치해 두면 표면에 노란색이 도는 기름이 뜨고, 중간 부분은 투명한 황갈색의 액체가 형성되며 바닥에는 검은 기름의 액체가 얻어진다. 죽초액은 80~90%가 물이고, 나머지 성분 중 초산이 3~7%, 나머지 2백여 종류 이상의 화학성분으로 구성되어 있다.

죽초액을 특징짓는 성분은 산류로 유기물의 50% 전후를 정하고 있다. 산은 대부분이 초산이고, 그밖에 프로피온산, 부칠산 등의 산이 아주 적은 양 함유되어 있다. 알코올 종류로는 메탄올이 대표적이지만 말토올, 시크로텐 등도 함유되어 있다. 80~90%의 수분을 제외한 주요 성분은 초산・프로피온산・개미산 등의 유기산류, 메탄올・프로판올・에탄올・구아야콜・크레졸 등의 페놀류, 길초산・에스테르 등의 중성물질, 그 외 카그보일 화합물, 염기성분으로 구성되어 있다.

죽초액의 성분 중 살충·살균작용이 있는 것, 흙속의 유용 미생물 증식을 돕는 것, 식물의 뿌리줄기 생장 촉진, 야채나 과실의 모양이나 풍미를 좋게 하는 식물호르몬 작용, 토양의 소득이나 병충해의 방제에 유효한 성분이 함유되어 있다. 특히 페놀에는 구아야콜, 크레오스트 등의 약효 성분과 벤조피렌, 디벤즈안트라센, 메틸코란트렌 등의 발암성 물질과 크레졸, 포름알데히드, 개미산, 메탄올 등의 유해물질도 함유되어 있다.

2.1 죽초액의 채취법과 정제방법

냉각통이 길수록 채취량은 많아진다. 채취방법은 탄화 할 때 나오는 연기를 냉각통을 사용하여 냉각하고 액상으로 모은다. 냉각 통은 통상 직경 10~20cm, 길이 10cm 정도의 속 마디를 제거한 죽순대 또는 토관 내산성이 뛰어난 스테인리스제의 파이프를 사용한다. 죽초액의 품질은 대나무 숯과 마찬가지로 채취 시의 탄화 온도가 결정한다.

시판 죽초액은 백색 연기로부터 채취된 것에 한정하고 매는 3.0 전후가 적합하다. 죽초액 중에는 끈적끈적한 타르상의 성분이 침전한다. 침전 타르라고도 불리우며, 유해물질이 함유되어 있다. 순도가 좋은 죽초액을 만들기 위해서 죽초액의 증류 정제법이 중요한 결정 요인이다.

(1) 정치법

죽초액을 내산성의 폴리용기(농업용) 또는 법람제 용기에서 정치 저장한다. 폴리용기는 가공 시 가소제로 쓰인 환경호르몬의 일종인 프탈산 화합물이 죽초액 속에 용출될 염려가 있으므로 방지할 수 있는 것을 사용한다. 정치기간은 최저 3개월, 6개월, 1년간 그대로 두어 충분히 분리시킨다. 상층부 경 타르 분(10~15%), 하층부의 타르분(20~30%)을 남기고 중간층 투명액 죽초액만 채취한다(반복 정제 필요).

(2) 여과법

조 죽초액을 여과지나 필터를 사용해 여과시켜 침전물이나 미립자상의 오염물을 제거하는 방법이다. 여과법에는 활성탄, 숯가루, 실리카겔, 규조토 등을 여과기에 채우고 그 위로부터 조 죽초액을 흘려 여과하는 방법도 있다.

(3) 증류법

비점 차에 따라 혼합물 중의 성분을 분리 정제하는 증류법이다.

(4) 활성탄법

조 죽초액에 분말상의 백탄을 중량비로 약 10~30%를 혼입하고 잘 교반한 다음

이틀 정도 두어 숯을 타르 분 등의 불순물을 흡착하여 투명감 있는 상등액(죽초액)을 얻는 방법이다.

2.2 죽초액의 품질 구분

(1) 용해 타르 함유율

① 용해 타르 함유율은 3% 이하로 죽초액을 증발접시에 넣고 버너에 불을 붙여 가열하면 흑색의 잔사가 얻어지는데, 이 잔사 중량의 죽초액에 대한 비율(퍼센트)이 용해 타르 함유율이다.

② 비중은 표준 비중계, 중보메 비중계를 이용해 액온 15℃에서 측정한다. 표준치 1.010～1.050 정도이다. 수치가 클 경우 재 정제가 필요하다.

③ 색은 담황색 또는 밝은 다색, 다갈색을 띠고 있다. 암흑색은 질이 좋지 못하다.

④ 잔열 잔사는 증발접시에 가열하면 흑색 잔사가 남는 것을 말한다. 죽초액에 대한 잔열 잔사의 중량 비율(퍼센트)은 통상 0.2% 이하가 좋은 품질의 기준이다.

⑤ 투명도는 육안으로 미세입자 오탁이 없고 투명감이 있어야 된다.

(2) 산성의 pH 기준

① 수소이온 농도 지수로 죽초액은 pH값이 3.0～3.1이 기준이다.

② 죽초액 특유의 훈취가 나는 것이 좋은 품질이다.

③ 직사광선 피하고 냉암소에 보관한다. 철제 용기는 피한다.

2.3 죽초액의 효과

1) 기본적 사용

(1) 토양 개량

죽초액이 작물의 뿌리 생장을 도와주고, 흙속의 환경을 정비하여 유용한 미생물의 활동을 용이하게 해주고 살균, 살충력이 있어 흙속의 미생물 증식과 작물의 발근 생장을 촉진시킨다.

(2) 퇴비를 기름지게

퇴비에 50～300배 정도 희석한 죽초액이 섞이면 죽초액이 미생물의 먹이가 되어 증식을 활발하게 해주고, 발근도 촉진시킨다. 암모니아 가스 발산을 막고 악취를 중화 분해하는 작용이 있다.

(3) 생장촉진 이용

희석된 죽초액은 작물의 발아와 생장을 촉진시키는 호르몬과 같은 역할을 한다

(200～500배 희석).

2) 작물의 생장 촉진

(1) 벼, 콩, 옥수수

볍씨 파종상의 육조용에 숯가루를 약 1000배 정도 희석시켜 뿌리면 뿌리 뻗음, 활착, 생장이 좋아진다(벼 물에 10g당 원액 5～6ℓ를 50/120～600배로 희석하여 물 공급을 한다). 콩은 개화 전까지 액 500배씩, 착과한 후 300배씩 살포하면 과실이 좋아진다. 옥수수는 300배씩 살포하면 수량과 품질이 향상된다.

(2) 엽채소류

시금치에 엷은 농도의 죽초액을 살포하면 품질과 감미가 좋아진다.

(3) 과수류

과실만 크게 할 수 있도록 잎의 생장은 억제시키고 당도를 높인다.

(4) 무농약

농약 대신 죽초약을 사용하면 초산 등의 유기산류에 의해 살균 향균작용이 있으며, 토양 소득이나 해충 구제와 화색 곰팡이병, 입괴병, 문우병, 배트병 등의 구제에도 효과가 있다.

(5) 골프장 방제

잔디의 병균인 리족토니아균이나 피시움균의 생육을 억제하고, 잔디를 병균으로부터 지켜주는 트리표테르마균을 증식한다.

(6) 해충 야생 조수 기피

독특한 냄새 때문에 불을 연상케 하여 피하도록 유도한다.

3) 축산에서의 활용

(1) 축사의 소취

탁월한 흡착성으로 소취효과가 크고, 악취를 제거한다.

(2) 계 란

닭 등의 사료에 죽초액 1.0～1.5% 정도 투여함으로써 껍질의 강도 개선과 비타민 양의 증가, 콜레스테롤 함유 감소로 품질이 개선된다.

4) 생활상에서 활용

(1) 피부보호

주성분인 초산, 알코올, 에스테르, 알데히드, 케톤 등이 존재한다. 이 중 초산은 각질 제거에, 알코올은 소독효과와 살균 소독작용, 알데히드 성분은 보습효과가 뛰어나다. 아토피성 피부약으로 중요하게 쓰이고 있다.

(2) 무좀예방

피부사상균이 피부에 기생되어 생기는 백성균 등에 강산성인 죽초액은 강하게 작용한다.

(3) 음 료

미네랄이 풍부하여 필수 미량원소를 균형 있게 섭취하는 음료로 생산이 가능하다.

2.4 죽력(Bambusae Caulis in Liguamen)

'죽력(竹瀝)'이란 대나무를 쪼개어 항아리에 넣고 황토와 왕겨를 이용해 간접 열을 쏘여 약 성분이 긴 형태로 흘러내린 액체인데, 전통적인 방법으로 특수하게 추출하여 대나무 기름이라고도 한다. 제대로 만들어진 죽력은 특유의 향긋한 냄새 및 새콤한 맛과 약간의 탄내를 풍긴다. 황색, 적갈색으로 맑고 투명하여야 하며 산도 pH 2.7~3.3, 비중 1.02~10.4, 당도 7~13 정도이다.

산성 물질이면서 인체 내에서 알칼리성으로 변환되어 활용되는 선조들의 탁월한 지혜가 담겨 예로부터 내려오는 명약이기도 하다. 죽력은 솜대를 고온으로 가열하여 채취되는 즙액으로 기미가 감, 한, 무독, 활담, 청열, 자음, 식풍, 활혈 등의 심혈관계 질환이나 기관지, 천식, 중풍, 혈압강하, 해열작용, 화상치료, 살균제 등으로 사용되어 왔고, 단독 복용은 피하고 생강즙 혹은 복령과 함께 복용하도록 되어 있으며, 단독 복용 시에는 소량씩 복용하도록 명시되어 있다.

죽력을 이용한 효능 연구로는 허혈성 심장병에서 심박동수, 좌심실압, 심근의 이완력 및 수축력, 관상동맥의 관류량 등을 향상시켰으며 허혈 유발 시 상승된다고 알려진 lactic dehydrogenase와 creatine phosphokinase 등 효소활성이 유의성 있게 억제되었다는 보고도 있다. 고혈압 치료, 알코올로 유발된 간 기능 장대에 대한 회복작용도 보고된 바 있다. 특히 당뇨치료 보조용 기능성 음료를 개발하기 위한 실험에서도 죽력은 신장과 간장에 영향을 주지 않으면서 혈당 강하를 나타낸다는 보고도 있다. 현재 시중에서는 죽력 관련 제품은 출시되지 않고 기능성 연구자료 또한 마비된 상태이다.

산업화, 서구화 되고 있는 생활환경 속에서 성인병으로 인지되고 있는 비만, 고지혈증, 동맥경화증, 뇌혈관질환, 심장병과 같은 심혈관계 질환과 암 등은 사망 원인의 큰 비중을 차지하고 있다. 죽력은 이러한 질환을 치유할 수 있는 비장의 무기일 것으로 추측하여 합성에 의한 기능성 식품으로 응용해야 될 가치성이 있는 것으로 알고 있다. 저자들은 이미 여러 식물에서의 암 억제 효과를 인정하고 실생활에 응용하고 사용하고 있다. 또한 성인병의 주원인 만병의 근원인 비만을 해결할 수 있는 비결에 대해서도 저서에서 논한 적이 있다. 이 대나무의 신비에서 얻어진 죽력은 기능성 음료는 물론 피부보호 능력이 뛰어나 아토피성 질환, 여드름 등에까지 널리 쓰일 수 있는 시대를 열 수 있도록 학자들의 끊임없는 노력과 연구 성과가 있었으면 하는 바램이다.

저자 또한 이러한 연구에 몰두하여 이 저서를 써내며 가슴 뿌듯한 느낌이 든다. 연구 논문에 의하면 피부질환의 하나인 중년의 여드름 병인에 관여하는 주요 요인으로 피지의 과다 형성, 비정상적 모낭 각화증, propionibacterium acnes의 증식 및 염증 등이 있고, 그 외 호르몬이나 면역학적 요소의 관여를 말한다. 특히 모낭 내에 정체된 피지는 모낭을 막아 공기의 순환을 차단하게 되어 모낭 내부에 상주하는 혐기 성 세균이 잘 자라게 되어 생긴 것으로 말하고 있다.

1) 고대 문헌에 기록된 죽력

『동의학사전(東醫學辭典)』에 의하면, 죽력(竹瀝)은 중풍, 반신불수에 긴요하게 쓰이며, 담을 멎게 하고, 뇌졸중으로 인한 언어 장애와 팔다리가 아픈 것을 치료하는데 활용한다. 눈을 밝게 하고, 인체의 모든 감각기관과 배설기능을 원활히 하고, 열을 내리고 담을 삭이는데, 담열로 인한 기침, 중풍으로 담이 성할 때, 경풍, 간질, 파상풍 등에 쓰인다. 그냥 마시거나 졸여서 엿을 만들어서도 먹고, 알약을 만들어서도 먹을 수 있다.

『편주의학입문(編註醫學入門)』에 의하면, 주단계(朱丹溪)가 말하기를 "독이 없고 본성이 완화하여 능히 음허대열을 제거하고, 본성이 크게 차서 소갈, 구갈, 자한, 다뇨, 흉증번열, 광민, 경계(놀라면 가슴이 두근거리는 병증) 및 구창, 목창, 두통, 두풍, 중풍실음, 풍비와 일체의 담화로 인하여 기혈이 허하게 되어 소식하는 자에 마땅히 써야 할 것이다." 또 이르기를 "담이 사지에 있는 경우 이것이 아니면 개통시키지 못한다."고 하였다.

사망독(부자독)을 풀어주고, 단석(광물성 약물)의 독이 발동하는 것을 그치게 한다. 갈증과 땀을 그치게 하며, 심번(心煩)을 제거한다. 구창과 눈의 통증을 치료하며, 태산(胎產)에 발하는 제 병증을 구치(救治)하고, 중풍의 담옹과 실음불어를 치료하여 준다.

2) 여드름 원인 균의 성장 억제

여드름 원인 균인 *M. furfur* KCCM 12679, *S. epidermidis* ATCC 1228, *P. acnes* KCTC 2358 실험에서 죽력 70㎕에서 강력한 효과가 있는 것으로 보아 피부염증 유발균의 재해 효과가 확인되었다.

	Clear zone diamefer(mm)		
Strains	30㎕	50㎕	70㎕
P. acnes	22.0 ± 0.5	29.0 ± 0.5	35.0 ± 0.5
M. furfur	14.0 ± 0.0	20.0 ± 0.5	24.0 ± 0.5
S. epidermidis	18.0 ± 0.0	19.0 ± 0.5	24.0 ± 0.5

2.5 죽력고

죽력고(竹瀝膏)란 술 종류의 하나이다. 푸른 대나무를 구워 대의 진액을 섞어서 빚은 소주에다 생지황(生地黃), 꿀, 계심(桂心), 석창포(石菖蒲) 등을 가미한 것이다. 원래 어린이가 갑자기 경기로 말을 못할 때 구급약으로 쓰던 약재이며, 대나무 산지인 전라도에서 만들어진 것이 유명하다. 죽력고(竹瀝膏)는 청죽(靑竹)을 불에 구울 때 대나무에서 스며나오는 즙인 죽력(竹瀝)으로 만들었다고 해서 붙여진 이름이다.

고(膏)는 고혈(膏血)이라는 말로도 알 수 있듯이 '기름'이라는 뜻이다. 그리고 살찐 고기를 고(膏)라고도 하는데, 좋은 음식을 가리키는 고량(膏粱)의 고(膏)가 그러하다. 염통 아래의 명치 부분을 膏라고도 하며, 고칠 수 없는 중한 병을 가리키는 고황(膏肓)의 膏가 그러하다. 이밖에 膏는 지금도 쓰이고 있는 고약(膏藥)의 膏처럼 기름을 고아 만든 약을 가리키기도 한다.

1) 죽력고의 역사

'죽력고'는 18세기 유중림의 『증보산림경제』와 19세기 서유구의 『임원십육지』에 나오는 전통주로서 당시 술 이름에 '고(膏)'와 '로(露)'를 붙였으며, 이는 고급을 뜻했다. '대(竹)기름'이라고도 하는 '죽력'은 대나무 토막을 항아리에 넣고 불을 지펴 흘러내리게 하는 액체로, 한방에서는 중풍과 해열, 숙취, 천식, 거담, 정혈, 갈증 해소 등에 쓴다고 알려졌다. 죽력고는 쌀과 누룩으로 빚은 약주를 밑술로 누룩을 넣어 다시 발효시킨 덧술을 만들고 '죽력'에 솔잎, 생강 등을 넣고 소주를 내리는 방법으로 증류시켜 만드는 알코올 농도 22도와 32도의 증류주이다.

2) 죽력고의 효험

취한 기분보다 훨씬 이른 시간에 술이 깨고, 두통과 메스꺼움 등 숙취현상이 없는 것이 특징이다. 어린이가 갑자기 경기로 말을 못할 때 구급약으로 쓰던 약재이며, 놀란 것에 안정을 주고, 혈압을 안정시켜 주어 성질을 다스릴 줄 아는 술이면서 어린이에게도 유효한 약으로 쓰여 왔다.

2.6 죽 순

죽순은 대나무의 땅속줄기로부터 가지가 갈라져 나온 어리고 연한 싹으로, 마디 사이가 아주 짧아서 각 마디에 1매씩 좌우로 번갈아 달려 있는 대나무의 껍질은 2줄로 단단히 감겨 있다. 선단부 조직은 수조직(髓組織)과 횡격벽(橫隔壁) 조직이 교대로 빽빽하게 겹쳐 있으나 마디 사이의 생장이 너무 빠르기 때문에 수조직의 분열증식이 이를 따라 갈 수 없어 틈이 생기게 된다. 틈이 차츰 커져서 공동(空洞)이 되고, 수조직은 말라죽어 내벽에 종이모양으로 달라붙으므로 이를 죽지(竹紙)라고 한다.

죽순은 대나무의 지하경에 돋아나는 어리고 연한 싹으로, 고유의 아작 거리는 질감과 향취가 죽순의 맛을 나타내는 운치 깃든 무공해 자연식품이다. 대밭에서 단단한 지표를 뚫고 나와 1일 최고 150cm까지 성장할 수 있는 죽순은 우리의 생활에 활력을 주는 건강식품으로 평가받고 있다.

1) 죽순의 효능

청열(정신을 맑게 함) 작용 및 숙취 해소에 뛰어나고, 청혈(피를 맑게 함) 작용이 있으며, 스트레스 해소는 물론 이뇨작용과 불면증 해소에 효험이 있다. 탄수화물이 풍부하고 지방, 단백질, 비타민 B, C도 함유하고 있어 인체 균형 유지에도 특효적이다.

2) 죽순요리에서의 유의사항

죽순은 채취한 즉시 삶아야 질감과 맛이 더 좋다. 죽순을 삶을 때는 껍질을 벗기지 않고 통째로 삶는다. 물을 붓고 쌀뜨물 또는 쌀겨를 넣어 열을 가하면 죽순의 떫은 맛을 제거시킬 수 있다. 또한 삶은 죽순은 물속에 오래 담가 두면 죽순의 좋은 맛이 없어지므로 흐르는 물에 얼른 씻어내는 것이 좋다.

3) 여러 가지 죽순요리

(1) 죽순 표고볶음

재료는 죽순 2개, 마른 표고 4개, 다홍고추, 풋고추 각 1개, 진간장, 다진 파, 다진 마늘 약간을 준비하고 죽순은 손질 후 5cm 길이로 자르고, 표고를 불린 다음 고추와 함께 채썰기 하고, 모든 재료를 두터운 후라이팬에 양념한 죽순을 볶는다.

(2) 죽순 회

재료는 죽순 2개, 파, 마늘, 초고추장을 준비하고, 죽순을 잘 손질하여 먹기에 편하도록 자른 다음 양념과 함께 섞어 맛이 들게 한 후 먹는다.

(3) 죽순 채볶음

재료는 죽순 2개, 풋고추 1개, 소금, 다진 파, 다진 마늘 약간, 통깨, 식물성 기름을 사용하여 죽순 손질 후 쌀뜨물에 삶아 떫은맛을 제거한 후 풋고추를 죽순의 길이만큼 채썰기 하여 후라이팬에 기름을 두르고 죽순채, 풋고추채를 넣고 볶다가 다진 파, 마늘 소금으로 간하고 통깨를 뿌린다.

(4) 죽순볶음

재료는 죽순 2개, 풋고추 1개, 진간장, 다진 파, 다진 마늘, 통깨, 식물성 기름 약간을 준비하고 죽순 손질 후 길이 방향으로 굵직하게 채썰기 하여 후라이팬에 기름을 두르고 뜨거워지면 죽순, 풋고추를 볶다가 양념을 넣고 진간장으로 간하고 통깨를 뿌린다.

(5) 죽순장아찌

재료는 죽순 10개, 간장 4컵을 준비하고 잘 손질된 죽순을 찬물에 헹궈 물기를 뺀 다음 항아리에 차곡차곡 채우고, 간장을 한 번 끓여 식힌 다음 죽순이 거의 잠길 정도로 항아리에 붓는다. 1주일 후에 다시 간장을 끓여 식힌 후 붓고 1개월간 삭힌다. 먹을 때는 원하는 모양대로 둥글게 또는 채썰기 하여 양념을 한 후 상에 낸다.

2.7 대나무수액

1) 채취법

(1) 먼저, 대나무의 절단 및 수액채취를 위해 비닐 끈 혹은 고무줄, 한쪽 끝을 묶은 비닐봉지(폭 20cm, 길이 50cm 정도) 및 톱을 준비한다.

(2) 대나무 뿌리부에서 첫째마디 혹은 둘째마디(10～20cm 높이)의 마디 바로 윗부위를 톱으로 절단하고, 절단된 아랫부분의 둘레를 깨끗한 헝겊으로 닦아낸다.

(3) 절단된 마디 부위에 미리 한쪽 끝을 묶어 둔 통비닐을 씌워 비닐 끈이나 고무줄로 잘 감는다.

(4) 비닐을 씌운 후 하루 정도 경과하면 수액이 채취되는데, 보통 하루가 경과하면 더 이상 수액이 나오지 않으므로 이때 비닐을 제거하고 비닐에 담긴 수액을 미리 준비한 플라스틱 통에 모은 다음 냉동실에 보관한다.

(5) 대나무수액은 채취 첫날에 총 채취량의 90% 이상이 채취되나 간혹 2～3일 경과 후에도 수액이 나오는 경우가 있는데, 이때는 다시 아래마디 부위를 잘라 내고 수액을 채취한다.

2) 종류별 대나무수액 채취량

(1) 채취가능 시기는 5～6월경에만 채취가 가능하다.

(2) 맹종죽은 5월에 채취가 가능하고, 왕대와 솜대는 6월에 채취 가능하다.

(3) 죽순의 발순 시기에 수액의 이동이 주로 이루어진다.

(4) 일일 채취량은 맹종죽이 가장 많은 것으로 수액 채취에 적합하다.

(5) 개체 간 총 채취량에 상당한 차이를 나타내는데, 그 원인은 편근의 활력 차이에 기인한 것으로 추정된다.

3) 연령별 · 부위별 채취량

죽연령별 수액 채취량은 1년생과 4년생에 비하여 2년생 및 3년생 대나무의 채취량이 많았다. 채취기간이 20일간이나 계속되는 경우도 있다. 대나무의 직경이 굵을수록 채취량은 증가한다. 절단부위가 높아지면 채취량이 감소되는 경향이 있으므로 첫째마디를 절단하여 채취하는 것이 가장 좋을 것이다.

4) 대나무수액 성분 분석

죽종별 대나무수액은 pH는 4.5～4.6의 약산성을 나타냈다. 당도는 0.5～0.8° Brix였으며, 고로쇠나무 수액(1.8° Brix)에 비해 다소 낮았다. 조단백은 맹종죽과 왕대에서 각각 0.08%와 0.7% 함유되어 있으며, 솜대에서는 이보다 많은 0.18% 함유되어 있었다. 한편, 동일 죽종에 있어서도 이들 값에 다소 차이를 나타내는 경우가 있는데, 이와 같은 현상은 생육조건에 의한 영향도 있겠지만 수액의 채취시기 및 채취량과 밀접한 관계가 있을 것이다.

(1) 무기질 분석

수액에 함유되어 있는 무기물 함량을 조사한 결과 5종의 무기물이 검출되었으며, 비교적 많이 함유된 무기성분은 칼륨과 칼슘이었고, 다음으로 마그네슘, 나트륨의 순이었다. 철분은 0.5mg/ℓ 이하로 소량 검출되었다.

(2) 칼슘 분석

칼슘은 32죽종의 대나무수액에서 높게 정량 되었으며, 특히 솜대에서 422.1mg/ℓ로 가장 높게 나타났다. 이것은 왕대 수액과는 큰 차이는 없으나 맹종죽 수액보다 1.7배나 높은 함량이었다. 이는 수액에 칼슘이 풍부하여 뼈에 이로운 나무라 하여 골리수라 불리는 고로쇠나무 수액의 칼슘 함량 175mg/ℓ과 비교해 볼 때 무려 2.4배나 많은 양이었다.

(3) 칼륨의 양

칼륨도 칼슘과 마찬가지로 고로쇠나무 수액 16mg/ℓ에 비하여 대나무수액에서 월등히 높았으며, 맹종죽 수액은 2.504mg/ℓ로 솜대 수액보다 약 3.2배, 왕대 수액보다 약 2.8배나 높은 함량이었다.

(4) 마그네슘 함량

마그네슘은 칼슘과 칼륨의 함량과 비교해 볼 때 적은 양이 존재하고 있으나 고로쇠나무 수액 3.3mg/ℓ에 비해 약 50배나 매우 높게 정량되었는데, 맹종죽 수액의 2.3배, 왕대 수액의 1.4배였다.

(5) 당 분석

대나무수액 내에 함유된 당 성분을 분석한 결과 글루코오스, 프락토오스, 수크로오스는 상당량 검출되었다. 말토오스는 모든 시료에서 전혀 검출되지 않았으나 각종 구성 당이 고르게 분포하고 있었다. 고로쇠나무, 당단풍나무 등에 거의 없거나 극미량 함유된 것으로 보고된 글루코오스와 프락토오스가 대나무수액에는 함유되어 있다. 일반적으로 수액에서 단맛을 느끼게 하는 성분이 수크로오스인데, 대나무 수액에는 1.6～2.9g/ℓ 함유되어 고로쇠나무 수액 10～20g/ℓ 비해 적게 함유되어 있었다.

(6) 아미노산 분석

대나무수액 중의 유리아미노산의 조성은 총 18종의 유리아미노산이 검출·동정되었다. 대나무수액에는 인간이 필히 섭취해야만 하는 필수아미노산 10개 중 9개의 아미노산이 함유되어 있었다. 각 죽종별 수액 내에 함유된 아미노산 총량은 맹종죽 수액 13.7mg%, 왕대 수액 7.6mg%, 솜대 수액은 29.7mg%로 솜대 수액이 다른 수액에 비해 상당량 많이 함유되어 있었다. 한편, 맹종죽 수액에는 세아린, 왕대 수액에는 스레오닌, 글루타민산 및 아스파틴산이 다량 함유되어 있었다.

5) 저장성 조사

대나무수액에는 당 및 아미노산 성분이 다소 함유되어 있기 때문에 쉽게 변질된다. 특히 대나무수액은 5월에서 6월에 걸쳐 채취하므로 이른 봄철에 채취하는 고로쇠나무 수액에 비해 부패되기 쉽다. 대나무 수액의 산도 변화는 4℃, 10℃ 실온의 각 온도별에서 큰 변화를 나타내지 않았다.

6) 당도 변화

당도 변화는 산도 변화와 유사한 경향을 나타내고 있으나 실온저장에서 3개월이 경과한 시점부터 당도가 다소 저하하는 경향을 나타내고 있다. 즉 대나무수액은 가열하여 진공포장하면 10℃ 이하에서는 1년 정도는 안전한 것으로 판단되었다. 수액을 가열·살균하는 것만으로도 1년 정도 장기저장이 가능하지만 실온저장에서 성분이 변화되므로 음료화 과정 중 세균을 여과하는 공정을 거쳐야 할 것이다. 한편, 고로쇠나무 수액은 건강음료, 천연음료, 스포츠음료로 생산 판매되고 있어 대나무수액의 천연음료화도 유망할 것으로 생각한다.

7) 원료 공급 가능성

원료 공급 가능성에 대해서는 먼저 죽림 면적과 적절한 벌채량을 검토해야 할 것이다. 우리나라의 죽림 면적은 약 5.360ha로, 그 중 왕대가 2.996ha, 솜대가 2.294ha, 맹종죽이 70ha를 차지하고 있다. 그리고 매년 발생하는 신죽 본수와 죽재의 수요관계 등에 따라 벌채량이 다소 증감하나, 일반적으로 연간 벌채량은 서있는 대나무 본수의 10~20% 내외로 하는 것이 일반적이다.

8) 대나무 신용도 개발에 관심을

대나무수액은 대나무를 벌죽할 때 그 부산물로서 채취하는 것이므로 특별한 생산비가 필요치 않고 수액을 채취할 수 있는 간단한 재료와 약간의 인건비만 소요되므로 기존 음료제조 시설을 이용한다면 산업화가 유망시 되고 있다. 이를 위해서는 늦가을과 겨울철에 주로 이루어지는 현행의 벌죽시기를 초여름철로 변경하여야 한다.

9) 대나무수액의 효능과 기대

대나무수액은 예로부터 이뇨, 심신안정 등의 효능으로 음용되어 인체에 아무런 해가 없음이 증명되고 있으며, 또한 본 실험을 통해 과학적으로도 영양학적 가치가 인정되고 있어 천연음료로의 개발이 유망시 되고 있다. 대나무수액은 민간요법에서 기미, 주근깨, 검버섯 제거에 탁월한 효능이 알려져 있으며, 노화된 피부보호 및 청결한 피부유지를 위한 고급 화장수로서의 개발이 크게 기대된다.

2.8 죽초액의 CYP3A와 P-glycoprotein 발현에 미치는 영향
(파크리 탁셀의 혈중 농도에 미치는 죽초액의 효과)

천연물 성분들은 우리 몸에 존재하는 대사효소 및 약물 수송체의 발현에 영향을 미친다. 다양한 천연물질(flavonoid, isoflauone, lignane계)은 인체의 신호전달 체계에 영향을 미치고, 유전자 발현과정의 핵심 진로가 될 수 있다. 대나무에서 추출한 죽초액을 고 농축하여 그 영향에 대해 연구했다. 죽초액이 파크리 탁셀의 혈중 농도에 미치는 영향 및 대사효소, 특히 CYP3A 및 GST와 대표적 ABC transporter로서 P-glycoprotein의 발현에 미치는 영향에 대한 결과를 보고하였다.

죽초액에 의한 암세포 사멸 효능의 증폭

(1) P-glycoprotein 등의 약물 배출 단백질 작용의 약화

(2) CYP3A(taxol 1차 대사효소)와 Gluthione S-Transferase(암세포 표지 단백으로 항암제 효능 약화에 관여) 등의 대사효소 발현의 변화를 파크리 탁셀과 죽초액을 병행 투여하여 발현 변화를 정량하였다.

〈연구 결과〉

(1) 죽초액 투여가 간 및 신장에서의 CYP3A L1 및 CYP3A 4의 발현에 미치는 영향: 죽초액의 투여로 감소하는 것을 확인할 수 있었다. 죽초액의 투여가 Gtochrome p450 3A familly의 발현에 영향을 주어 파크리 탁셀의 대사과정을 억제하여 혈중 농도 증가의 원인이 되었다.

(2) 죽초액의 투여가 간 및 신장에서의 Glutathione S-Transferase A1/2 및 A3/5의 발현에 미치는 영향 : 화학적 보호물질은 Glutathione S-Transferases(GST)와 guinone reductase 같은 대사효소를 유도시킨다. 즉 화학적 결합 발암물질은 활성이 약한 형태로 대사시키는 효소를 유도한다. 죽초액의 만성 투여는 간 및 신장에서 GSTA균의 발현을 증가시키고, 암 발생의 억제 기능성이 시사되었다.

(3) 죽초액의 투여가 간암 세포주의 세포증식 능에 미치는 효과 및 파크리 탁셀 병용 투여 시 세포증식에 미치는 효과: 죽초액(10$\mu\ell$)이 간암 세포에서 뚜렷한 사멸효과를 나타내었다.

2.9 죽초액과 죽력의 주요 연구방법

(1) 여과법을 이용한 죽초액의 정제

Whatman No.1 filter paper(No1～4번 사용), Membrane filter paper(0.45μm) 이

용하여 여과 정제한다. 죽초액 50mℓ를 여과지 별로 여과하여 사용한다.

(2) 흡착법을 이용한 죽초액의 정제

흡착제로 활성탄(대정, 한국), Celite(대정, 한국), Amberlite(Signa, USA)를 사용한 흡착법을 실시한다. 죽초액 100mℓ에 흡착제를 각각 5g과 10g을 넣은 후 24시간 실온에 방치 후 membrane filter(0.45㎛)에 여과한 후 실험 재료로 쓴다.

(3) 증류법을 이용한 죽초액의 정제

상압 증류법은 250mℓ의 죽초액을 온도 조절이 가능한 가열장치를 이용하여 증류한다. 상압 가열 시 80℃까지 증류된 액은 제거하고, 80～105℃ 사이의 온도에서 2시간 증류한다. 감압 증류는 감압 증류장치(Heidolph W2011, Germany)를 이용하여 70cmHg, 50℃에서 20분간 증류한다.

(4) 정제 죽초액과 죽력의 물리적 특성 분석

색도는 색차계(CM-3500d, minolta Co, Ltd, Japan)를 사용하여 L(명도), a(적색도), b(황색도) 값을 측정하고, 5회 측정값을 평균값과 표준 편차로 나눈다.

(5) 죽력의 화학적 특성 분석

pH meter를 이용하고, 죽초액과 죽력의 총 유기산 함량은 초산에 의한 것으로 간주해 계산한다. 죽초액과 죽력 1mℓ를 100배로 희석하여 페놀프탈레인 지시약 1～2방울을 떨어뜨리고 0.1N NaoH 용액으로 적정하여 중화점을 구하여 함량을 측정한다.

〈계산식〉

(1) 총 유기산 함량(%): 1N NaOH 용액으로 적당량(mℓ)×0.1N NaOH 용액의 Factor×0.006000×100 시료량(ml)으로 나눈 값

(2) 용해 타르 함유량: 죽초액과 죽력을 50mℓ 증발접시에 넣고 105℃의 dry oven에서 가열하고 건조시켜 얻은 검정 찌꺼기를 분석 천평으로 투정하고, 죽력에 의한 중량 백분율로 계산한다.

(3) 작열 잔사: 500mℓ 증발접시에 넣고 가시버너로 직접 가열하고 얻어진 적갈색～촉갈색의 잔사를 저울로 측정하고, 중력에 대한 중량 퍼센트로 계산한다.

(4) 총 페놀성 함량 측정: Folin-Denis Methode를 이용해 측정한다. 죽초액과 죽력을 100배 희석하여 Test tube에 0.5mℓ 넣고 10% Folin 시약을 2～5mℓ 가한 후 혼합하고, 7.5% NazCO3를 2mℓ 첨가하여 혼합한 후 실온에 30분간 방치 후 UV-VIS Spectrophoto meter CUV-1201, shimaolzu(O. Ltd, Japan)을 이용하여 750nm에서 흡광도를 측정한다. 결과는 검축선을 이용하여 산출한다.

2.10 죽초액과 죽력의 유해물질 분석

(1) 시안 화합물 함량

100배로 희석하여 test tube에 5mℓ 넣고 초산(1+8) 1mℓ와 인산염 완충용액 1mℓ, 클로다미-T 용액 0.002mℓ와 피리딘-피라졸론 용액 siml를 첨가하고, 실온에 30분간 방치 후 UV-VIS Spectrophotometer로 측정하여 620nm에서 흡광도를 측정한다. 측정결과는 검출선을 이용해 산출한다. 검출선 방정식은 Y=1.6867×-0.0038이고, 상관계수는 0.9999이다.

(2) 알데하이드 함량 분석

죽초액과 죽력을 밀폐용기에 넣고, 이때 생성된 가스 시료를 용기 상단에서 취하여 GC CDS 6200(DOMAN INC, Korea)를 이용해 분석한다. 이때 칼럼은 HP+50, 30N*0.53mm 10, 0.5$\mu\ell$ 필름의 Capillary Column을 사용하고, Petector는 HI를 사용한다. Carrier 가스로 헬륨을 0.72/min 통과시킨다. 오븐 온도 프로그래밍은 50℃(hold min)-3℃/min-220℃(hold 5min)이고, injector와 Detector의 온도는 각 200℃와 220℃로 한다. 크로마토그램에 대한 성분의 정량 표준품에 의거해 정량한다.

(3) 벤조피렌 함량 측정

액체 크로마토그래프에서 조직 샘플을 주입하고, 식에 따라 벤조피렌의 양을 구한다. 그 양은 0.002ppm 이하이어야 한다.

벤조피렌의 양(ppm) = 표준 용액의 농도($\mu\ell$/mℓ)×Au 희석배수에서 As × Wu로 나눈 값

Au : 시험 용액의 피크 면적, As : 표준 용액의 피크 면적

Wu : 검체의 채취량(g)

2.11 생화학적 실험

(1) 전기영동 및 면역화학적 단백질 양의 정량

조직을 멸균 phosphate-buffered Saline으로 두 번 세척 후 조직 분쇄기로 분쇄 후 원심분리 하여 세포질과 마이크로솜을 분리한다. Sodium-dodecylsulfate(SDS)-polyacrylamide gel electrophoresis와 immunoblot analysis를 수행한다. 각 단백질은 10%의 electrophoresis로 분리하여 nitro cellulose papper에 전이하고, Skim milk로 blocking시킨 후 nitrocellulose paper는 anti-p-glycoprotein과 antibody와 반응시킨 후 선택적인 2차 항체와 반응시켜 ECL chemiluminescence system으로 발생한다.

(2) 암세포 사멸실험

암세포 사멸 정도는 MTT assay로 수행한다. 96well plate에서 80%의 confluence로 성장한 암 세포주에 죽초액, 죽력을 10㎕ 전처리한다(배지와 총 부피는 150㎕). 농도별로 pachtexal을 처리한 후 24시간 및 48시간 동안 배양한 후 2microgram/㎖ 농도로 MITT 시약을 처리하고, 4시간 동안 추가 배양한다. 배지를 aspirator로 제거한 후 DMSO를 처치하여 세포를 용해 후 540NM에서 흡광도를 측정한다. 생질 세포의 경우 mitochondria의 작용으로 푸른색의 formazan salt가 생성되고, 이 흡광도를 측정한다.

(3) 표피 멜라닌 세포를 지표로 한 미백효과 검색

① 실험 동본 : 8~9주령의 체중 25~30g의 성숙된 C57BL/6 웅성 마우스를 사용한다.

② 자외선 조사 : 자외선 B의 광운으로 Sankyo denki UV-B lamp GL20SE를 이용하여 제작한 UV-B 조사기를 사용한다. 대조군을 제외한 실험군 마우스 양쪽 귀 등 쪽 면에 매일 오전 자외선 B를 80mJ/cm^2(0.5mW/sec)씩 7일 동안 조사한다.

③ 시료 제조 및 투여 : 예비검사 결과를 근거로 하여 죽력을 대략적인 최대 허용용량의 50% 및 10%에 해당되는 용량(체중 kg당 1.2mg 및 0.24mg)을 1회 주사 용량으로 설정하였다. 시료의 투여는 자외선 조사 완료 후 30분 24시간 및 48시간에 3회 복강에 주사한다.

④ 부검 및 현미경 검사 : 시료 투여 후 3주에 마우스의 양쪽 귀를 생검하여 배부와 등부로 피부를 분리한 후 배부의 진피 쪽이 테이프의 접착 면이 향하도록 투명 테이프에 표피를 부착시킨다. 37℃ buffered EDTA 용액에서 2시간 동안 담구어 두었다가 꺼내어 포셉으로 진피부분을 조심스럽게 제거하여 표피를 분리해 낸다. 조직을 생리식염수로 세척한 다음 4℃ cocodylate buffered formaldehyde solution에 20분 동안 고정시킨다. 0.1% levodihydroxyphenylalanine(L-DOPA) 용액에 37℃에서 1시간 그리고 용액을 바꾸어 2시간을 배양한 후 glycerol로 봉입하여 광학현미경으로 검정한다. 현미경 100배 시야에서 눈금이 있는 것으로 시야를 측정하고 mm^{2}당 세포 수로 환산한다.

(4) 혈압실험

마취한 토끼의 우측 대퇴 동맥에 heparin 처리한 생리 식염추가 채워진 polyuinyl tubing(내경제)를 삽입하고 이를 pressure transducer(statham p23xl, ohmeda lnc,

USA)에 연결하여 recorder(Grass Model79 polygraph) 상에 평균 혈압의 변동을 기록하였다. 죽력은 편측이 정맥을 통해 1회에 0.5mℓ/kg 비율이 되도록 생리 식염추를 추가 주사한다. 혈압의 표기는 평균 혈압(확장기 혈압 + 1/2 맥압)으로 하고, 죽력의 혈압강하 효과는 죽력에 의해 변동된 혈압 치를 죽력 주사 징권의 혈압에 대한 백분율로 확산한다.

(5) 죽력의 항산화 활성 측정(Ran cimat 사용)

죽력 30, 50, 70$\mu\ell$를 취하고 유지(Soybean oil)에 첨가 후 Racimat 676(Metrohm, Swiss)로 유도시간을 측정하고, 각 분획 추출물의 항산화 활성을 비교한다. Antioxidant index(AI)는 각 분획을 첨가한 실험구의 유도시간을 대조구로 나누어 구했다. Rancinat 측정조건은 시료 3.0g을 반응 용기에 취하고, 증류수 70ml을 측정 용기에 넣은 후 110℃에서 air flow rate 20L/hr에서 산화 안전성을 비교한다.

(6) 간장 지질 농도 측정

간장 중 지질은 Folch법에 준하여 간 조직에 0.9% Nacl을 가한 후 homogenizer로 균일화 한 다음 일정량을 취하며, CHCl-MeOH(2 : 1, v/v)을 가한 후 여과한다. 여액에 CaCl를 가하고 혼합한 다음 2000rpm에서 10분간 윤심 분리하여 상정액을 제거 후 N2 gas로 건조시켰다. 건조된 시료를 CHCl 3에 용해하고 triton x-100으로 처리한 후 혈청과 동일한 방법으로 total cholesterol과 triglyceride 함량을 측정한다.

(7) 여드름 균주에 대한 성장 억제

죽력의 *Propionibacterium acnes, Staphy lococcus epidermidis, Malasseizia furfur* 균주에 대한 항균작용 및 생균수를 측정하여 여드름 원인 균에 대한 성장 억제작용을 검토한다.

(8) 향균 활성 검색

여드름 원인 균주에 대한 향균 활성 검색은 paper discmethod를 사용한다. Paper disc(18mm, Whatman)에 죽력을 용량별(30, 50, 70mℓ)로 흡수시킨 후 각 균주(약 3.43×10^{23} fu/ml)를 배지 표면 위에 가볍게 올려놓고 *P. acnes*는 37℃에서 5일간 형기 배양한다. *M. furfur*와 *S. epidermidis*는 37℃에서 48시간 배양 후 생육 저해환의 직경을 측정한다(세균수 측정 등).

3. 열대성 식물 노니와 건강

3.1 노니 엑기스에 관한 연구

역사적으로 Morinda Citriforia는 소화기, 호흡기관은 물론 신경계통, 면역계통에 이르기까지 이러한 병후군의 증상이 치유된다고 전래적으로 알려져 왔으며, 또한 실질적으로 많은 연구를 거듭하고 있는 실정이다.

전통적인 치료제로서 노니는 잎, 뿌리, 줄기, 씨, 꽃, 열매 등 모든 부분에 이르기까지 약품으로 사용되어 왔다. 잎은 소염제로, 뿌리의 추출물은 혈당 억제제로, 씨는 변비에, 줄기는 지혈제로, 특히 열매는 만병통치약으로 불리워질 정도로 탁월한 성분의 약효로 인정받고 있는 실정이다.

현재는 열매즙을 주스로 개발하여 현대인의 성인병 스트레스 해소는 물론 건강 영양 보조식품으로 각광을 받고 있는 실정이다. 고대 노니의 쓰임새에 대해서는 기근 때의 영양 또한 비타민 등의 미세 영양분을 무기물 상태로 섭취하였고, 노니의 열매는 섬유질 성분이 풍부하여 변비에 효과가 있는 약제로 쓰여졌다고 한다. 그러나 신성한 약효를 가지고 있으면서도 가공기술의 부족으로 인해 노니의 불쾌한 냄새 때문에 역겨운 시물로 인정되어 버림을 받은 적도 있었다.

그러나 노니의 약효에 대해서 연구가 되면서 인간들은 신의 식물로 음식, 약초, 항생제, 면역 강화제로 사용되어 왔으며, 질병 치유제로 사용되기에 이르게 되었다. 현재 우리나라에서 기력 보강제로 쓰이는 인삼의 약효처럼 특유한 성분을 가진 노니는 번식력과 유효 가치성 면에서도 인삼 이상의 약효 성분에 의해 현대인의 스트레스 음료로서 첨단기술의 가공기술에 의하여 약효가 풍부한 주스 상태로 일석이조의 효과를 거둘 수 있으리라 추측한다.

본 연구 결과에 의하면, 실질 마우스 임상실험 결과 종양 억제효과가 나타났으며, 세포의 활성화를 추진할 수 있는 재생 능력의 실험 결과와 인간의 노화방지와 항암 효과에 의한 척도를 확인하기 위해 항산화 작용에 의한 세포의 변화에 대한 연구 결과를 보고하였다.

3.2 재료 및 세포 배양방법

현재 시중에서 판매되고 있는 100% 노니 주스제품을 농도별로 희석하여 MTT assay법, 마우스 항암억제 효과, 세포 레벨에서의 세포 재생실험, 작용 등을 측정하였다. 세포 배양은 DMEM 배지에 kidney MDCK, DUI45, C2C9 세포를 100mm dish에 배양한 후 세포가 80% 정도 성장했을 때 PBS로 씻어내고, trypsin으로 세포를 부유시킨 후 3000rpm, 5min 원심 분리하여 침전시킨 후 세포만을 다시 24well dish에 오토크레이브 처리된 둥그런 cover grass를 깔고 DMEM 배지를 넣은 후 MDCK 세포를 적당량 seeding 한 후 다시 배양하였다.

3.3 결과 및 고찰

1) 노니의 항산화 실험

DU145 prostate cancer cell에 노니를 10ul pretreatment 30분 한 후에 각각에 H_2O_2 1mM을 처리하여 관찰한 결과 H_2O_2에 노니 를 혼합해서 24시간 후 측정한 값에서 H_2O_2만 처리한 세포보다 세포사에 이르는 속도가 늦은 것으로 보아 노니의 성분 중 그 기전은 알 수가 없으나 세포를 항산화 과정에서 어떤 돕는 물질이 있는 것으로 추측된다. 또한 이러한 사실로 미루어 볼 때 항산화 작용에 의한 노화, 항암 억제와의 연관성도 배제하지 못한다고 사료된다.

2) 세포의 재생 실험

세포의 재생 실험을 위해서 신장 정상세포인 MDCK 세뇨관 세포를 이용하여 노니를 1uM, 1시간 pretretment 한 후 각각 H_2O_2 처리한 후 24시간 후에 측정하였는데, 세포사에 이르는 세포가 노니에 의해 재생되는 과정을 나타내었다. 이 결과로 흔히 노니가 제로닌 성분에 의해 세포 재생능력이 있는 것으로 알려져 있다는 사실을 증명할 수 있는 좋은 결과라고 사료된다.

일반적으로 T세포는 항원을 직접 공격하여 세포면역을 활성화시키고 증진시킨다는 연구보고들이 있다. 본 연구 결과에서 노니의 종양 성장억제 작용에 대한 결과에서처럼 노니는 종양를 억제하고, 항암효과가 있는 것으로 사료된다. 또한 노니에는 xeronine라고 하는 성분이 있는 것으로 많은 보고가 있는데, 특히 이 성분은 일종의 인삼의 사포닌 성분과 유사한 것으로 전혀 힘없는 단백질 분자와 부합해서 단백질 작용을 활성화시키고, 정상적인 세포는 더 효과적인 일을 하게 활성화시키고, 파손된 세포는 재생능력을 부여한다는 연구 보고가 있었다. 활성산소에 의해 정상 세포가 세포사를 일으키는 세포에서 노니에 의해 세포의 손상을 막는 것으로 나타났다.

이러한 결과에 의해 이미 *in vitro* 실험에 의한 암 억제 효과실험에서 보고된 바 있는 노니 성분 중 damnacanthal이란 성분이 암세포 번식을 억제하고, 손상된 세포는 정상적이고 건강한 기능으로 세포를 회복시켜 주는 기능이 있다고 보고된 사실과 같이 암 억제효과는 물론 세포의 재생에 이르기까지 노니가 효험을 나타낸 것으로 사료된바 추후 그 기전에 대해 깊은 연구의 필요성이 있음을 의미한다. 또한 암 세포에서의 MTT assay에 의한 cell inhibition은 농도별로 상관적 억제, 마우스 실험에 의한 암 종괴의 현저한 변화 등이 노니 연구에 크나큰 활성화를 일으키리라 여겨진다.

3.4 노니 엑기스의 추출공법

(1) Maceration 공법

저온숙성 공법으로 수천 년 전부터 폴리네시아 사람들의 전통 생약자에 의해 전례 내려오는 공법이다. 잘 익은 노니 열매를 짜서 18~21일 동안 숙성하여 60℃ 이하의 저온살균 1회를 실시하는 방법으로서 유익한 영양소를 유지하면서 불쾌한 냄새와 맛을 제거하는 정통 저온숙성 공법이다.

(2) Fermentation 공법

발효공법으로 대량 생산을 위한 작업이다. 노니 열매를 그대로 또는 분쇄하여 탱크에 넣어 화학반응(알코올 반응)으로 술 되기 직전에 꺼내 만드는 공법이다. 살균을 하지 않고 보관이 용이하므로 많은 회사들이 선택하는 방법이다(물, 첨가물 사용하여 제품 생산).

(3) 압착분쇄 추출공법

노니 열매를 압착분쇄 믹서기에 갈아 노니 주스와 노니 펄프를 사용하는 방법으로서, 저온살균을 1회 정도 실시한다(물, 첨가물 사용하여 제품 생산).

(4) 저온 냉동분말 추출공법

노니 열매를 급속 저온냉동 건조하여 분말(powder) 형태로 제조하는 방법이다(물, 첨가물 사용하여 제품 생산).

① 당뇨나 고혈압의 경우 초기에 혈당치나 혈압이 일시적으로 상승하나 당뇨나 고혈압이 악화되는 것이 아니므로 안심해도 된다. 그러나 불안하면 음용량을 1/3로 줄여 시작한 후 서서히 늘여 가는 것이 좋다.

② 암환자의 경우 제로닌의 소모가 크므로 초기에 집중적으로 음용하는 것이 좋다.

- 처음 4일간: 매시간 마다 2온스씩(하루 1병)
- 다음 4일간: 매시간 마다 1온스씩(하루 1/2병)
- 이후 1달간: 2시간마다 1온스씩(하루 1/4병)

  물 한 컵과 함께 음용한다.

(5) 환자 치유를 위한 음용량

① 건강한 사람: 아침, 저녁 1회에 2온스(소주잔 1잔)

② 당뇨, 고혈압, 관절염, 골다공증, 성기능 장애, 소화기능 장애 등: 아침, 저녁 1회에 4온스(소주잔 2잔)

③ 암, 중풍, 간경화 등: 1회에 유리컵 2컵(약 8온스)

※ 개인 증상에 따라 복용량을 조절한다. 노니로 인한 부작용 현상은 없다는 것으로 보고되고 있다. 미국 영양의학계의 권위자인 솔로몬 박사의 연구논문에 의하면 15,000여 명의 환자가 노니를 복용한 후 부작용 여부를 관찰하였으나 전혀 이상이 없는 것으로 나타났다. 또한 임산부나 수유모에게도 아무런 부작용이 없는 것으로 나타났다.

노니 과즙을 복용했을 때 나타나는 명현반응들

증 상	명현반응
산성 체질	졸림(낮), 목구멍과 혀의 건조, 소변과 방귀의 증가
고혈압	머리가 무겁고 어지러운 현상이 1～2주 지속
빈 혈	경미한 코피가 나올 수 있다(특히 여성).
위궤양	궤양부위가 아프거나 또는 답답함
장·위 질환	병의 상태에 따라 설사나 구토
간질환	구토, 어지럼, 피부 가려움증, 발진, 갈증, 졸림, 황달
간경화	대변 시 혈사(血絲), 혈괴(血塊)
당뇨병	일시적으로 당분배출의 증가, 손발에 물집현상
여드름	초기에는 조금 증가하나 곧바로 소멸
치 질	대변 시 일시적으로 출혈이나 혈사
만성기관지	건조, 구토, 어지럼, 출담(出痰)의 어려움
폐질환	기침할 때 담의 증가 및 유황색 담
축농증	콧물이 증가하여 짙은 색깔을 띰
피부과민	초기에는 가려움이 증가하나 며칠 후 경감
풍습통	환부에 산통(酸痛)이 있다가 며칠 후 소멸
통풍, 월내풍	전신의 무력감이나 산통이 있을 수 있지만 며칠 후 소멸
심장병	호흡이 짧고 불순, 정서불안
신장기능 저하	신장부위의 통증, 소변량 증가, 소변과 안색의 변화
기혈의 막힘	옛 상처 재발, 산소결핍의 체질은 가슴이 답답함
뇌신경쇠약	며칠 밤 계속적인 불면
두 풍	수일 동안의 두통
부인병	밑이 가렵고, 분비물 증가, 출혈, 일시적 월경불순

3.5 노니 섭취 후 명현반응과 대처법

노니를 음용한 사람들 중에 기존 질병이 있는 환자에게 위 표와 같은 증상이 일시적으로 일어날 수 있다. 그러나 위험하거나 다른 부작용을 염려할 필요가 없다. 음용량을 줄여서 적응토록 한다. 다만 질병과 노니의 기능이 싸우는 기간이라고 믿고 적응기를 순조롭게 지나므로 좋은 효과를 얻을 것이라고 생각한다.

4. 다슬기와 건강

다슬기는 우리나라 냇물에 흔한 연체동물로서 심산유곡의 깨끗한 냇물에서부터 강, 호수, 민물과 바닷물이 섞이는 강 하구에 이르기까지 흐르는 물이 있는 곳에는 어디든지 서식한다. 이름도 많아서 고둥, 민물고둥, 골뱅이, 고디, 소라, 달팽이 등으로 부르고 있는데, 다슬기로 부르는 것이 옳다. 고둥은 연체동물 가운데서 나선모양의 껍데기를 가진 360여 종의 동물을 통틀어서 부르는 이름이고, 소라는 바다에 사는 고둥류 전부를 가리키는 말이다. 달팽이는 육지에 사는 연체동물을 말하는 것이고 골뱅이, 고디 등 고둥의 사투리이다.

최근 다슬기가 주목을 받기 시작하고 있는데, 이는 민속 의학자 인산 김일훈(1909~1992) 선생의 저서 『신약(神藥)』이 출간되면서 부터이다. 『동의보감』에 의하면 다슬기는 고단백식품이라고 한다. 다슬기는 구수하고 단백하여 쌉싸름한 감칠맛이 독특하다. 채취시기는 봄, 여름, 가을로 성질은 약간 차고 단맛이 난다. 껍질은 황갈색이다. 껍질의 표면에는 껍질을 세로로 가르는 가늘고 얕은 굴곡이 많이 있다.

또는 봄과 가을과 겨울의 성장속도 차이 때문에 생기는 일종의 굴곡인 성장 맥이 거칠게 나 있는 것도 있는데, 다슬기는 자라는 지역의 환경에 따라 모양과 형태 변화가 심하다. 나선형으로 층을 이루지만, 원래 5~6개의 층이던 것이 부식되어 3~4개의 층만 남기 때문에 원추형의 껍질이 뾰족하지 않고 뭉툭한 모양이다. 서식환경, 생태 및 특징은 강의 바위틈, 특히 물살이 세고, 물이 깊은 강에서 볼 수 있다. 따로 떨어져 살지 않고 떼를 지어 산다. 암수 딴 몸이지만 겉으로 봐서는 암컷과 수컷을 구분하기가 힘들다. 일반적으로 큰 개체가 암컷일 확률이 높다. 암컷은 알을 낳은 후 알이 부화될 때까지 몸에 지니고 다닌다.

간질환 보조식품 다슬기는 우리나라에 아홉 종류가 있는데, 어느 것이나 다 똑같이 약을 쓸 수 있는 것은 아니고 가장 깨끗한 물에서 자라는 구슬알 다슬기이다. 일명 참다슬기라고도 하는데, 이것이 바로 약용으로 사용할 수 있는 것이다. 요즘 시장에 나오는 것은 대개 상당히 오염된 물에서도 살 수 있는 다슬기로 식용이나 약용으로 쓰지 않는 것이 좋다.

다슬기를 끓이면 파란물이 우러나는데, 이는 다슬기를 비롯한 조개류의 조직이 사람이나 포유동물과는 달리 푸른 색소가 많이 들어있기 때문이다. 이 푸른 색소가 사람의 간질환을 치료하는 데 매우 좋은 효과가 있다. 다슬기는 민간요법에서는 간염이나 간경화를 고치는 약을 흔히 사용했는데, 다슬기 300g~500g 정도를 날마다 국을 끓여 먹으면 간염이나 간경화로 복수가 찼을 때 상당히 좋은 효과가 있다.

4.1 다슬기가 간을 좋게 하는 원리

(1) 성질은 차고, 맛은 달며, 독이 없다(性寒 味甘 無毒). 간열(肝熱)과 눈의 충혈, 통증을 다스리고 신장에 작용하며, 대소변을 잘 나가게 한다. 위통과 소화불량을 치료하고, 열독과 갈증을 푼다.『동의보감』

(2) 해독제(解毒劑)이며, 지리산 같은 큰 산, 깊은 산의 것이 신비하다. 엄마가 임신할 때 공간 공기 중의 녹색소(綠色素)를 흡수하여 애기 간을 만드는데, 고동의 파란색 물이 녹색소를 다량으로 함유하고 있다. 속 알맹이는 신장에 좋은 약이 된다. 신장은 한의학적으로 수(水)에 해당되는데, 상생(相生)의 원리로 수생목(水生木)하니까 목(木)장부인 간(肝)의 약이 되는 것이다.『신약본초』

(3) 눈을 밝게 하고 소변을 잘 나가게 하며, 갈증을 멈춘다. 술 먹은 사람이 먹으면 간을 해치지 않는다. 해열・해독제이며 황달, 수종(水腫)을 다스린다. 위가 나빠 토하는 것을 치료하고 탈항・치루에 좋다. 성병 후유증으로 신장, 방광 허약자에게 좋은 식품이다. 당뇨병으로 백내장이 생긴 사람에게 좋으며, 껍데기는 위장이 아픈 사람, 코 안이 허는 사람, 불에 덴데 좋다.『본초』

4.2 다슬기 먹는 방법

기름을 내어서 먹는 방법과 달여서 먹는 방법 두 가지가 있다. 기름을 내어서 먹는 방법은 깨끗하게 씻은 다슬기를 물기가 없게 한 다음 작은 항아리에 담아 그 입구를 광목으로 잘 막은 후 항아리에 새끼를 감고 황토를 잘 바른다. 조금 더 큰 항아리를 준비하여 땅속에 묻고 다슬기를 담은 항아리를 입구를 잘 맞춘 다음 거꾸로 엎어 놓는다. 그 위에 왕겨를 붓고 불을 때는데, 약 15일쯤 시간이 경과되면 다슬기 기름이 완성된다. 이 기름을 끓여놓고 수시로 복용하면 된다.

이때 주의할 사항은 다슬기를 물에 넣어보아 수면에 뜨는 죽은 것은 모두 골라내어 버려야 하며, 항아리에 절대로 금이 가서는 안 된다. 옹기에 금이 가거나 죽은 다슬기를 쓰면 다슬기 기름에 심한 악취가 나서 먹지 못한다. 또 한 가지 방법은 가마솥에 다슬기를 넣고 생강, 마늘, 대추 등을 적량 첨가하여 물을 붓고 달인다. 보통 48시간을 달여서 찌꺼기는 건져내어 버리고 물을 적당하게 졸여서 수시로 복용하면 된다.

4.3 다슬기를 간경화나 간암에 쓰려면

다슬기 5되(10kg)에 약을 넣어서 달여 먹으면 되는데, 이때 쓰여지는 약은 한의사의 처방을 받아야 한다. 약 달이는 방법은 먼저 다슬기를 24시간 잘 달인 후 처방받은 약재를 첨가하여 은은한 불에 24시간 잘 달인 후 처방받은 약재를 첨가하여 24시간 또 달인 후 찌꺼기는 건져내어 버리고 약물을 적당히 졸인 후 수시로 복용하면 된다. 일반적으로 간 기능이 조금 허약해서 보조식품으로 먹을 경우에는 다슬기에 갈근, 헛개, 인진, 마늘, 생강 등을 넣고 달여서 복용하면 좋다.

다슬기가 사람의 인체에도 많은 도움이 된다는 것을 알게 되어 건강식품으로 알려진 것은 『신약본초』라는 책이 출간된(1986년) 이후이다. 저자 인산 김일훈(민간학자) 선생은 다슬기에 있는 푸른 색소가 사람의 간 색소와 같은 뿌리를 지녔으며, 간담계의 제질환에 신비한 약이 되는 것이라고 설파하였다. 동양철학에서는 인체와 우주 만물을 구성하는 기본 품질과 그 상호작용을 오행이라는 술어로 표현하였다. 금·목·수·화·토 다섯 가지로 우주만물을 구분할 때 푸른색은 나무 빛깔이고, 사람에게는 목장부인 간담에 해당된다. 육안으로 볼 때도 간의 빛깔은 푸르고, 쓸개즙 역시 푸른 빛임을 알 수 있다.

신약의 저술가 민간의학자 인산 김일훈 선생은 『신약본초』라는 저서(어록)에서 다슬기에 들어있는 푸른 색소가 사람의 간 색소와 닮았기 때문에 간질환에 훌륭한 약이 된다고 하였다. 인산의학에서 간병의 약으로 쓴 솔, 다슬기, 약쑥, 느릅나무, 노나무, 벌나무 모두 푸른색을 띤 청색소를 다량 함유한 물질이다. 간과 담을 구성하는 세포 자체가 청색소라서 사람의 몸 안에 청색소가 부족하면 인체는 간과 담에 치명적인 타격을 받게 된다는 것이다. 그 청색소의 부족을 보충해 주는 탁월한 약물질의 하나가 다슬기이니, 여기서 『신약본초』의 내용 한 부분을 옮기면 다음과 같다.

「민물 고둥이라고 다슬기가 있다. 달이게 되면 파란 물이 나오며, 사람의 간을 이루고 있는 세포조직이 청색인데, 간은 그 청색소의 힘을 빌어 정화작업을 하게 되고, 만약 간의 조직체인 청색소가 고갈되면 간암이나 간경화가 생기게 되며, 이 간의 조직 원료가 되는 청색소를 공급해 주는 것이 바로 민물고둥(다슬기)이다.」

다슬기는 민간요법에서도 간염이나 간경화를 고치는 약으로 흔히 썼다. 다슬기

300g～500g 정도를 날마다 끓여 그 물을 먹으면 간염이나 간경화로 복수가 찰 때 상당히 효과가 있다고 한다. 남한강 상류에서 자라는 다슬기는 이 청색소가 다른 지역 다슬기보다 많아 이것을 애용하면 건강에 좋을 것이다. 『동의보감』을 비롯한 한방에서 다슬기의 효능은 "성질은 서늘하고 맛은 달며, 독은 없다. 간의 열과 눈의 충혈, 통증을 다스리고, 신장에 작용하며, 대소변을 잘 나가게 한다. 위통과 소화불량을 치료하고, 열독과 갈증을 푼다."고 하였으며, 다슬기의 달인 살과 물은 신장을 돕고, 껍질은 간담에 좋은 약이 되는 것이다.

4.4 간의 기능

간은 체중의 약 3%를 차지한다. 인체에서 최대의 장기로서 물질의 저장에 적합하고, 영양소가 장관에서 흡수되어 문맥이라는 특수한 통로를 거쳐 직접 간으로 들어가며, 물질의 처리와 저장에 중요한 역할을 하고 있다. 실제로 간은 당·단백질·지방 등의 물질대사의 중심이 되고 있으며, 이밖에도 몇 가지 기능을 가지고 있다. 또 그것들이 상호 관련되어 매우 복잡하게 되어 있으므로 그 기능들을 올바로 파악하기가 쉽지 않다. 이러한 복잡한 기능은 간세포 속에 존재하는 많은 효소의 촉매작용에 의한다.

간이 정상적인 작용을 하기 위해서는 간 내의 혈액순환이 정상적으로 이루어져 간세포에 충분한 산소와 영양이 공급되어야 한다. 따라서 단백질이 결핍되거나 기아가 계속되면 간 단백질이 줄어들어 효소의 효능은 저하되고, 간의 기능도 저하하게 된다. 산소 및 영양소의 공급은 간의 구조 및 기능적인 단위로 보이는 간소엽의 혈류로 운반된다. 간의 혈관계로서의 특징적인 문맥은 성질상으로 정맥계에 속하나 간에서는 대단히 중요하다.

간으로의 혈액공급은 간동맥과 문맥에 의하지만, 그 양은 정상인의 경우는 1분에 약 150mℓ이며, 이 중 20～30%가 간동맥으로부터 공급될 뿐이고, 나머지는 모두 문맥으로부터이다. 장에서 흡수된 영양소가 문맥에 의하여 운반됨은 물론이나 문맥혈의 산소 함유량이 매우 높아 간이 필요로 하는 산소의 대부분도 문맥에 의하여 공급된다. 간의 기능은 아래와 같다.

(1) 분비배출 기능

쓸개즙을 만들어 그것을 담모세관·세담관을 거쳐 간 밖으로 배출한다. 쓸개즙 성분으로는 빌리루빈·콜레스테롤·담즙(쓸개즙)산 등을 비롯하여 나트륨·염소·칼슘 그밖에 미네랄(무기질), 내인성 에스트로겐이나 안드로겐 등이 있다. 또 외인성 약제나 색소 등도 쓸개즙 중에 배출된다.

(2) 생합성 기능

글리코겐·단백질·지질·핵산·비타민류 등의 생합성 및 그 분해도 한다. 또 이에 이용되지 않았던 에너지로 체온의 생성도 한다.

(3) 해독기능

여러 물질을 처리하여 신장으로부터 배출되기 쉬운 형태로 바꾼다. 그 처리방법으로는 글루크론산을 만들어서 이것과 포합하거나 메틸화·산화·환원 등이 있다. 장으로 흡수된 암모니아를 요소로 바꾼다. 기타 간 내의 세망내피계 세포는 이물질을 포착하여 분해한다.

(4) 조혈 및 혈액응고에 관한 기능

태생기에서의 조혈에 관계가 있고, 적혈구의 파괴에도 관여한다. 또 피브리노겐·프로트롬빈·헤파린 등을 만들며, 혈액응고에 관여하는 기능도 있다.

4.5 간 기능 저하로 나타나는 증상

(1) 황 달 : 혈액 속의 빌리루빈이 이상적으로 증가하여 피부나 점액에 침착되어 노랗게 염색된 상태.

① 폐색성 황달

② 간세포성 황달 및 간세담관성 황달

③ 용혈성 황달

(2) 전신증상 : 전신 피로감이 쉽게 오고 무력감이 생기며, 구역질이 나거나 소화불량으로 입맛이 없어지고, 오른쪽 윗배에 뻐근한 통증이 생긴다.

(3) 복 수 : 간 병증 때 올 수 있으며, 뱃속에 물이 차서 붓고 부종도 동반한다.

5. 애기똥풀과 건강

애기똥풀(Chelidonii Herba)은 쌍떡잎식물 양귀비목 양귀비과의 두해살이풀로 까치다리라고도 한다. 주로 마을 근처의 길가나 풀밭에서 자란다. 뿌리는 곧고 땅속 깊이 들어가며 귤색이다. 줄기는 가지가 많이 갈라지고 속이 비어 있으며, 높이가 30~80cm이고 분처럼 흰색을 띠며, 상처를 내면 귤색의 젖 같은 액즙이 나온다.

잎은 마주나고 1~2회 깃꼴로 갈라지며, 길이가 7~15cm이고 끝이 둔하며, 가장자리에 둔한 톱니와 함께 깊이 패어 들어간 모양이 있다. 잎 뒷면은 흰색이고, 표면은 녹색이다. 꽃은 5~8월에 황색으로 피고, 줄기 윗부분의 잎겨드랑이에서 나온 가지 끝에 산형꽃차례를 이루며 몇 개가 달린다. 꽃의 지름은 2cm이고, 꽃받침조각은 2개이며, 길이 6～8mm의 타원 모양이고, 일찍 떨어진다. 꽃잎은 4개이고, 길이 12mm의 긴 달걀 모양이며, 수술은 많고, 암술은 1개이며, 암술머리는 약간 굵고 끝이 2개로 얕게 갈라진다. 열매는 삭과이고 좁은 원기둥 모양이며, 길이가 3～4cm이다.

약초 분류에서는 식물체 전체를 백굴채(白屈菜)라고 부르며, 위장염과 위궤양 등으로 인한 복부 통증에 진통제로도 쓰이며, 이질, 황달형간염, 피부궤양, 결핵, 옴, 버짐 등에도 사용한다. 주 분포지는 한국 전국, 일본, 중국 동북부, 사할린, 몽골, 시베리아, 캄차카반도 등지에 널리 분포한다. 우리나라 각 지역 습지 부근에 나는 월년초로 키는 50cm 가량 되며, 전체에 길고 연한 털이 드문드문 있다. 줄기는 연하고 곧게 서있으며, 줄기를 꺾으면 등황색의 유액을 함유하고 있다.

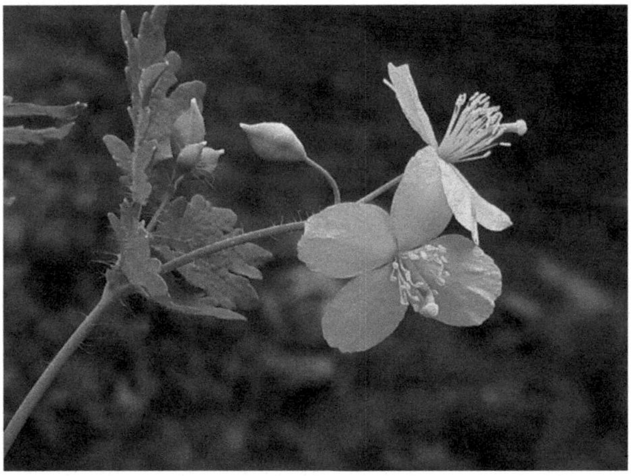

잎은 호생, 잎자루가 있고, 끝은 깃모양, 갈래는 난상 긴 타원형으로 다시 갈라지고, 가장자리에 둔한 톱니 모양을 하고, 윗면은 녹색을 띠며, 아랫면은 연둣빛으로 꽃은 노란색으로 옆에서 나오고, 염색체 수는 2n=10으로 유독식물로 분류되며, 개화기는 6～8월, 결실기는 9월로 전초는 약용으로 쓰이고, 어린잎은 식용으로도 사용된다.

5.1 원산지 유럽과 아열대 지방에서의 애기똥풀

유럽에서는 애기똥풀의 학명인 첼리도니움(Chelidonium)은 '제비'를 뜻하는 그리스어 첼리돈(Chelidon)에서 유래한다. 전해오는 말에 따르면, 어떤 제비 한 마리가 새끼들의 눈을 뜨게 하기 위해서 애기똥풀을 집으로 물어왔다고 한다. 이러한 설을 믿어서 인지는 몰라도 애기똥풀의 즙이 눈동자 주위에 있는 미세 먼지를 제거하여 시력을 좋게 한다고 믿기도 하였다.

다른 설에 의하면, 애기똥풀이 봄에 제비가 오면 꽃을 피기 시작하고, 가을에 제비가 떠나면 꽃이 지는 데서 유래한다고도 한다. 15세기에는 애기똥풀을 이용하여 만든 주스가 피를 맑게 한다고 생각하기도 하였다. 네덜란드의 유명한 식물학자였던 클루시우스(Clusius)는 애기똥풀의 즙을 바로 생긴 상처에 바르면 상처가 빨리 낫고, 눈에 넣으면 눈의 지방을 없애 준다고 주장하였다. 한편, 옛 연금술사들은 애기똥풀이 짙은 노랑색 꽃을 가지고 있기 때문에 황달을 억제하는 데 뛰어나다.

5.2 애기똥풀의 주요 성분(알카로이드, 플라빈)

애기똥풀은 부드러운 진정 및 진통작용과 담즙분비 촉진 및 경련 완화작용이 있으며, 담도영역과 위와 장의 경련 증세에 약효가 있다. 부작용으로는 정해진 양을 이용하면 아무런 부작용이 없지만, 독성이 강한 식물이기도 하므로 단독으로 그리고 차로 이용하는 것은 적절하지 않다. 또한 애기똥풀의 전초를 잘 씻어 뿌리까지를 응달에 말린 후 쌀뜨물에 담그고 3번 쪄서 독성을 제거한 후 약재로 사용할 경우 모든 암에 특히 특효가 있는 것으로 저자가 개발하고, 미국 FDA의 승인을 받은 암약으로의 BORN AGAIN3000은 특출한 암에 효과가 있는 것으로 알려져 있다.

백굴채(白屈菜)라는 생약명으로 부르기도 한 꽃과 줄기와 잎 뿌리까지 모두 함께 쓴다. 진통, 진해, 이뇨에 효능이 있어 기침, 백일해, 기관지염, 위장통증, 간염, 황달 등에 처방한다고 하며, 해독작용이 있어서 옴이나 종기, 옻에 오르거나 뱀과 벌레에 물렸을 때 생풀을 찧어 즙을 내어서 바르기도 한다. 또한 항암 항산화 및 멸균에도 효험이 있으며, 무좀에 걸렸을 때에는 이 풀을 짓이겨 간지러운 곳에 바르면 효과가 있다.

5.3 옻오르는 해독 및 기침 위암 피부암에 명약

백굴채(白屈菜)는 꽃피고 있을 때 채취하여 그늘에서 말려 잘게 썬다. 진통, 진해, 이뇨, 해독의 효능이 있다. 기침, 백일해, 기관지염, 위장통증, 간염, 황달, 위궤양을 낫게 하며 옴, 종기, 뱀이나 벌레에 물린 데 생풀을 짓찧어 즙을 내어 바른다.

어린 순을 나물로 먹기도 하지만 독이 있어서 과용하지 말아야 한다. 통증을 완화하고 가래를 삭이며, 소변을 잘나오게 하며 독을 푼다. 급만성위장염, 위 십이지장궤양, 담낭염으로 인한 복부동통, 이질, 황달간염, 피부궤양, 결핵, 옴, 버짐, 풍습성사지마비동통을 낫게 한다. 항종양, 억균작용, 백일해에 효과가 있다. 만성기관지염에 감초와 함께 넣고 복용하면 빠른 효과를 볼 수 있다. 사마귀에 신선한 즙액을 붙여서 치료한다.

통증과 기침을 멈추고, 소변이 잘 나오게 하며 해독한다. 약리실험에서 달임약과 즙액이 살균작용, 이담작용, 항암활성을 나타낸다는 것이 밝혀졌다. 위통, 황달, 부종, 옴, 헌데, 사교창 등에 쓴다. 위암, 피부암 등에도 쓴다. 하루 2～6그램을 달여 먹는다. 외용약으로 쓸 때는 생것을 짓찧어 붙인다.

애기똥풀은 독성이 강하여 저자가 이미 예시한 바와 같이 올바른 법제법에 의한다면 부작용으로 경련, 점막의 염증, 요혈, 변혈, 눈동자의 수축, 마비, 혼수상태, 호흡마비 등을 예방할 수 있다. 만일 중독 시는 위를 씻어내고 설사약을 먹어서 빨리 독성분이 몸 밖으로 빠져나가도록 해야 한다. 애기똥풀은 이밖에 은행열매로 인한 피부염이나 다른 풀로 인한 피부염에도 좋은 효험이 있다.

5.4 애기똥풀의 성분

전초의 주성분은 알칼로이드 1～2%(켈리도닌, 켈레리트린, 메톡시겔, 옥시켈리도닌, 산구이나린, 옥시 산구이나린, 베르베린, 켈리다민, 콥티신 등) 비타민 C 17mg%, 카로티노이드 15mg, *p*-쿠마르산, 카페인산, 쓴맛물질, 유기산(켈리도닌산, 사과산, 레몬산, 호박산), 쿠에르째틴, 켐페롤 등 플라보노이드와 트리펜사포닌 등이 있다.

뿌리에도 비슷한 함량에(약간 높은) 같은 가지수의 알칼로이드가 있다. 주성분은 켈리도닌(0.5%)이다. 신구이나린과 켈레트린은 총 알칼로이드의 20～40%이다. 생즙에는 수지와 40%의 기름이 있다.

5.5 애기똥풀의 약리효과

켈리도닌은 중추신경계통을 진정시키고, 다량에서 마비시키는 작용을 한다. 호모켈리도닌은 국소마비 작용을 하는 강한 경련독이다. 산구이나린이라는 성분은 강한 살균작용이 있어 무좀이나 백선균을 죽인다. 전초나 뿌리의 즙과 물 추출액은 살균작용, 리담작용이 있고, 항암활성이 있다.

5.6 저자의 항암작용에 응용 결과

질염환자와 자궁경부암환자에게 산구이나린으로 1%의 연고와 1%의 용액, 그리고 질좌약을 만들어 2～3주 사용하여 완전히 나은 실례가 있다. 또 산구이나린으로 진균류에 의한 질염환자 2/3가 완치되었으며, 자궁경부미란은 80%가 완치되었으며, 1%의 산구이나린 제재로 131명의 피부혼합칸디다증에 적용한 결과 모든 예에서 표면칸디다증이 없어졌으며, 알레르기 반응도 없었다.

5.7 약초로서의 사용법

젖풀 즙액은 굳은살, 습진, 피부결핵, 매독성염증, 피부질병에 바르고, 즙액에 글리세린을 섞어 사마귀, 변지질, 목안점악의 유두종, 피부암에 바른다. 사마귀에 젖풀의 노란 즙액을 바르면 사마귀의 크기가 조금씩 작아진다. 애기똥풀의 주성분인 켈리도닌을 추출하여 염산염, 탄닌산염 등으로 만들어 위와 장의 아픔, 활평근 경련에 진통제로도 쓸 수 있다.

산구이나린과 켈레리트린의 혼합물을 추출하여 살균약으로써 질염, 자궁경부암, 소아포균증(머리백선), 진균류에 의한 귀앓이에 사용하면 2~3주에 깨끗이 완치된다. 산구이나린 유산염은 신경과에서 항콜린에스트라제로 쓴다. 이러한 실험에 의하여 애기똥풀 전초 뿌리 등을 올바르게 법제하여 사용하면 지금까지 애기똥풀에 함유한 모등 성분을 섭취할 수 있어 질환에 특효 재료로 훌륭한 약재로서 가능하다.

5.8 위 암

위암은 위 분문부 혹은 유문부에 발생할 경우는 처음부터 연하곤란이나 음식물이 잘 내려가지 않는 등의 통과장애를 느끼게 되고, 궤양성으로 혈관을 침범한 경우에는 속이 쓰리거나 출혈이 나타나게 된다. 위암이 진행되는 경우 일반적으로 나타나는 체중감소나 전신쇄약, 복부종유촉진 등의 증상이 나타나기도 한다. 결론적으로 백굴채는 이러한 위암에도 특효가 있는 것으로 저자는 실험으로 확인하였다.

5.9 모든 암에 공통적으로 적용할 수 있는 약재

백굴채(애기똥풀)를 그늘에 말린 후 물에 달여 하루 2~3번에 나누어 끼니 뒤에 먹어도 좋다(올바른 법제). 애기똥풀 성분의 하나인 헬리도인을 비롯한 알칼로이드 성분이 있어 항암작용이 있다.

5.10 저자가 백굴채와 동시 복용 항암효과 극대화 방법

(1) 살구씨 : 살구씨에 들어 있는 비타민 B17이 암세포가 자라는 것을 억제도 하고 파괴도 한다.

(2) 감자생즙 : 생감자를 눈과 푸른 부분만 제거하고 껍질째 강판에 갈아서 즙을 짜서 아침저녁으로 백굴채 즙과 함께 복용한다.

(3) 느릅나무껍질(유근피)

(4) 마름열매 : 마름의 열매를 물로 절반이 될 때까지 달여서 하루에 몇 차례씩 차 대신에 마신다.

(5) 해바라기 대궁의 속심 : 해바라기의 대궁을 베어다가 겉껍질을 벗겨 버리고 속심만을 물로 달여 차처럼 마시면 위암의 회복에 특효가 있다.

(6) 두릅나무뿌리 껍질, 등나무 혹 : 등나무의 혹과 드릅나무뿌리 껍질을 그늘에서 말려 잘게 부숴 함께 섞어서 적당한 양을 달여서 먹으면 더욱 효과적이다.

(7) 백화사설초, 백모근, 율무씨 : 백화사설초 90g, 백모근 90g, 율무씨 37.5g, 흑설탕 120g을 섞어 물로 푹 달여 먹는다.

(8) 왕지네 : 말린 것을 대가리와 발을 떼버리고 가루내어 하루 2～3번 식후에 먹는다. 여기에 히스타민양 성분과 용혈성 단백질이 들어 있는데, 이것이 종양세포의 발육을 억제한다.

(9) 율무쌀 : 30g을 물에 달여 위암 초기에 하루 3번에 나누어 먹는다. 코익세놀리드라는 특수 성분이 들어 있어 항암작용을 한다.

(10) 다래나무뿌리 : 물에 달여 하루 2～3번에 나누어 식전에 먹는다. 암세포 성장을 억제하며, 위암으로 인한 배 아픔, 구토증상 등을 낫게 한다. 위장계통의 암뿐만 아니라 유방암 때에도 효과가 있다.

(11) 청미래덩굴 뿌리

(12) 비파잎, 소금주머니 : 위암과 위궤양 등에 잘 듣는다.

(13) 뱀딸기 : 잎에는 항암작용, 면역기능을 높이는 성분들이 들어 있어 위암, 자궁경부암, 코인두암 등 여러 가지 종양치료에 쓰인다.

(14) 금잔화 : 꽃의 알콜우림액이나 생즙에는 살균작용과 항암작용을 나타내는 성분들이 들어 있다. 식도암에도 써서 효과를 본 사례가 있다.

(15) 까마중(용규) : 만성 저산성 위염과 위암에 쓴다. 여름에서 가을에 걸쳐 풀 전체를 캐서 말린 것을 용규(龍葵)라 하여 감기, 만성기관지염, 신장염, 고혈압, 황달, 종기, 암 등에 사용한다.

6. 본초학(민들레) ⇒ 저자가 추천

1) 동의학 사전(민들레)

포공영은 지장, 국화과에 속하는 다년생 풀인 민들레의 전초를 말린 약재이다. 맛은 쓰고 달며, 성질은 차며 비경, 위경에 작용한다. 열을 내리고 해독하며 몰린 기를 흩어지게 한다. 약리실험에서 소염작용, 건위작용, 이담작용, 이뇨작용, 면역부활작용, 억균작용 등이 밝혀졌으며 유선염, 연주창, 악창, 옹종 등에 쓴다. 편도염, 간염, 담낭염, 위염, 급성기관지염 등에도 쓸 수 있다.

2) 허준의 『동의보감』

포공영은 성질은 평하고 맛은 달며 독이 없다. 부인의 유옹과 유종을 낫게 한다. 열독을 풀고, 악창을 삭히며 멍울을 헤치고, 식독을 풀며, 체기를 없애는 데 아주 좋은 효과를 나타낸다.

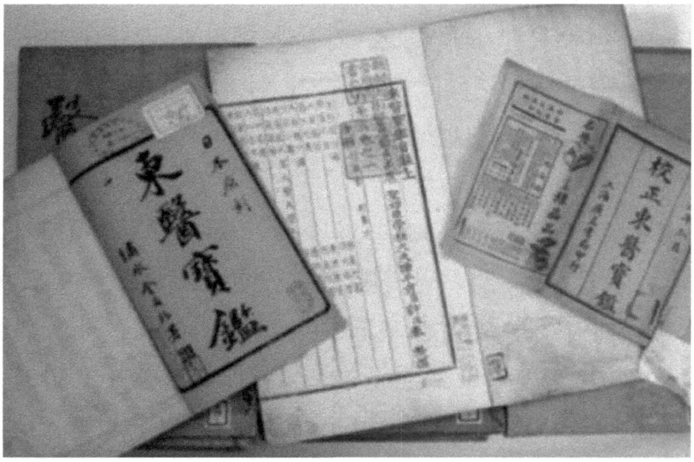

3) 본초도감(포공영)

기원은 국화과(Compositae) 식물인 포공영(*Taraxacum mongolium* Hand.-Mazz)의 뿌리가 있는 전초이며, 형태는 다년생 초본으로 높이는 10~25cm이며, 전주에는 백색의 즙이 있다. 성분은 taraxasterol, choline, inulin, pectin이 들어 있다. 기운과 맛은 쓰고 달며, 차다. 효능은 청열해독, 이뇨산결의 작용을 한다. 주된 치료는 급성 유선염, 임파선염, 위염, 악창종독, 급성결막염, 감모발열, 요로감염을 치료한다.

4) 북한(포공영)

흰민들레(*T. coreanum* Nakai), 산민들레(*T. manshuricum* Nakai) 등도 함께 쓴다. 성분으로는 뿌리에 쓴맛 물질인 락투스피크린(락투신과 *P*-옥시메닐초산으로 분해된다), 타락사신, Υ-아미린, 타락세롤 C30 H50 O, 카페산, β-시토스테롤, 스티그마스테롤, *P*-쿠마르산, 세로틴산, 탄닌질, 콜린이 있다. 꽃이삭에는 트리테르펜 알코올인 아르니디올 C30 H50 O2(녹는점 257℃), 파리디올 C30 H50 02(녹는점 236℃), 젖관에는 스테롤 화합물인 타락사스테롤 C40 H56 O3이다.

전초에는 플라보노이드인 코스모시인, 루테올린-7-글루코시드, 잎에 6~10mg%의 카로틴, 6~62mg%의 아스코르브산, 비타민 B_1, B_2, D가 있다. 효능으로 전초는 이담작용이 있다. 또한 위액의 분비를 빠르게 한다. 오줌내기 작용도 있어 문맥성 물고임에 치료효과가 있다. 응용으로 간담도질병 치료약, 건위소화약, 밥맛을 돋우는 약으로, 특히 회복기 환자들의 영양식사에 널리 쓰인다.

달임약 또는 조후 엑기스로 쓴다. 동의치료에서 건위약, 오줌내기약, 정혈야긍로 소화불량, 위염, 위아픔, 젖앓이, 변이 굳고 오줌을 누지 못하는 데, 감기, 인후염, 눈병 등 곪는 데 쓴다. 민간에서는 가래약으로 기침과 폐결핵, 오줌내기약으로 신석증, 염증약으로 대장염, 웨궤양 등에 쓴다. 또한 아기 엄마들이 젖이 적을 때 잎을 나물처럼 무쳐서 자주 먹는다. 커피를 대신하여 뿌리를 덖어서 차처럼 달여 마시기도 한다(달임약 10 : 200).

특히 봄철에 막 돋아난 민들레의 여린 잎을 잘 씻은 뒤 프라이팬에 참기름을 두르고 살짝 볶아 간을 약간 하여 먹으면 웬만한 빈혈은 해소할 수 있으며, 강력한 정력제의 구실을 하여 스태미너를 보강할 수도 있다. 꽃이 피기 전에 채취한 민들레는 통째로 말린 다음 약재로 쓰는데 이것을 포공영, 금장초, 지장이라 하여 위장을 튼튼하게 하고, 피를 맑게 하는 약재로 쓰고 있다. 민들레에 들어 있는 리놀산이 정혈작용을 돕기 때문이다.

민들레에 들어있는 콜린은 간장에 지방이 쌓이지 않도록 막아 주고, 담즙 분비를 촉진하여 간경화와 여러 간질환을 막아 주는 작용을 한다. 약용식물 사전에도 「민들레는 위장을 튼튼하게 하고, 소변을 원활하게 하며 소화불량, 변비, 간장병, 황달, 천식, 자궁병, 식중독 등에 좋다」고 기록되어 있다.

5) 방약합편(민들레) ⇒ 황도연

민들레는 맛이 쓴데, 음식중독을 풀어주고, 부은 것과 굳은 멍울을 잘 풀리게 한다.

6) 한국본초도감(민들레) ⇒ 안덕균

(1) 효 능: 청열해독, 이습통림

① 열로 인한 종창, 유방염, 인후염이나 신체 내부의 옹종(맹장염, 폐농양, 복막염)에 유효하다.

② 간화로 인하여 눈이 충혈되고 붓고 아픈 증상에 국화, 꿀풀을 배합해서 쓰거나 단미로 달여서 환부를 세척한다.

③ 급성간염이나 황달에 유효하다.

④ 열로 인해 소변을 못 보고 통증을 호소하는 증상에 활용된다.

⑤ 성분은 타락사스테롤(taraxasterol), 콜린(choline), 이눌린(inulin), 펙틴(pectin) 등과 타락솔(taraxol), 타락세롤(taraxerol), 베타-아미린(β-amyrin)이 확인되었다.

(2) 약리효과

① 황색포도상구균, 용혈성 연쇄상구균, 폐렴쌍구균, 뇌막염쌍구균, 디프테리아균, 이질균 등에 억균작용이 있다.

② 림프세포의 모세포를 증강시키므로 신체의 면역기능을 강화시킨다.

③ 담즙 분비작용 및 간 기능 보호작용과 이뇨작용이 나타난다.

(3) 임상보고

① 소화불량과 습관성 변비에 유효하다.

② 급성 유선염에 화농이 안 되었을 때 신통력이 있고,

③ 급성 요도염에 소염, 이뇨작용이 있다.

④ 급성 편도선염에 매일 120~180그램을 물을 넣고 달여서 복용하였으며,

⑤ 급성 인후염에는 달인 물을 목 안에 분무하였다.

⑥ 급성 황달형 간염에 일정한 효력을 나타내고,

⑦ 각막이 혼탁하여 물체를 잘 못 보는 증상에도 쓰인다.

⑧ 화상에는 생것을 짓찧어 붙인다.

⑨ 볼거리염에도 생것을 짓찧어 달걀, 설탕을 가미해서 환부에 붙였다.

⑩ 피부에 생긴 사마귀에도 생것을 붙이자 효력이 있었다.

6.1 놀라운 잡초 민들레

절대로 없앨 수 없는 잡초이며, 비타민 A와 칼륨이 풍부하게 함유된 민들레는 브로콜리나 시금치보다도 영양가가 더 많다. 건조시켜 볶은 뿌리는 커피 같은 음료를 만드는 데 사용할 수 있다. 그리고 꽃은 와인을 만드는 데 사용할 수 있다. 유사 이래로 민들레는 간을 튼튼하고 깨끗하게 해 주는 강장제로서 피를 맑게 해 주고, 생성시켜 주는 약제이며, 순한 이뇨제로 사용되어 왔다.

민들레가 '중국 의학의 6대 약초 중 하나'라고 알려 준다. 민들레는 위와 장을 튼튼하게 하는 작용을 하므로 신경성 구토, 소화불량, 식욕부진, 설사, 변비 등에 약으로 쓴다. 익히지 않고 생즙을 내서 마시거나 가루를 빻아 먹어도 좋고, 끓인 다음 즙을 마셔도 된다.

민들레는 식용이 되며 독이 없다. 맛은 달고 쓰며, 성질은 평하거나 약간 차며 독이 없다. 간경, 비경, 위경, 신경에 들어간다. 열을 내리고 해독하며 이뇨하고, 울결을 풀어주는 효능이 있다. 급성 유선염, 림프절염, 나력, 청독창종, 급성 결막염, 감기 발열, 머리를 검게 함, 급성 편도선염, 급성 기관지염, 위염, 간염, 담낭염,요로 감염 등을 치료한다.

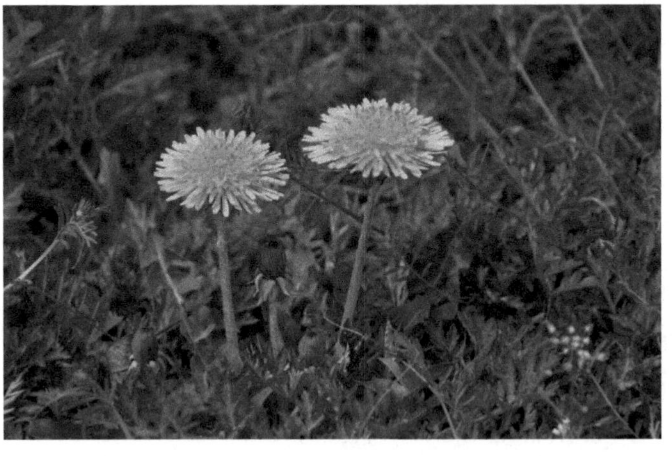

6.2 민들레 치료법(무궁무진 만병통치 본초)

1) 만성위염

민들레 20그램, 막걸리 한 순가락을 함께 두 번 달여서 그 탕액을 혼합하여 아침, 점식, 저녁 식후에 복용한다.『중약대사전』

2) 위궤양, 십이지장궤양

민들레 뿌리를 가루로 만들어서 하루에 3번, 한 번에 5푼씩 식후에 복용한다.『중약대사전』

3) 선천성 혈관종

신선한 민들레 잎, 줄기의 흰 즙을 짜서 혈관종 표면에 하루에 5~10회 바른다.『중약대사전』

4) 급성 유옹

깨끗하게 씻어서 짓찧어 부순 민들레, 인동덩굴을 함께 달인 짙은 액에 술을 조금 넣어 복용한 후 자고 나면 효과가 있다.『본초연의보유』

5) 만성간염, 지방간 등의 간질환

민들레를 뿌리까지 캐서 그늘에서 말린 것 30~40그램에 물 1되(1.8리터)를 넣고 물이 반으로 줄어들 때까지 달여서 하루 3~4번에 나누어 마신다. 황달이나 간경화증 환자가 치유된 예가 더러 있다.

6) 변비, 만성장염

4~5월에 민들레 뿌리를 캐서 말렸다가 가루내어 한 번에 10~15그램씩 하루 세 번 밥 먹기 전에 먹는다. 같은 양의 꿀과 섞어서 알약을 만들어 먹어도 좋고, 더운물에 타서 먹어도 된다.

7) 천식, 기침

민들레를 생즙을 내어 한 번에 한 잔씩 하루 세 번 마신다.

8) 산모의 젖이 잘 안 나올 때

민들레 뿌리를 물로 진하게 달여서 마시거나 생잎을 나물처럼 무쳐 자주 먹는다.

9) 신경통

민들레의 꽃, 잎, 줄기, 뿌리를 달여서 차처럼 수시로 마신다.

10) 배뇨통, 소변불통

민들레의 생즙을 내어 먹거나 물로 달여서 마신다.

11) 흰머리, 뼈와 근육 강화

민들레를 오랫동안 상복한다.『본초강목』

12) 독충에 물렸거나 뱀에 물린 상처

민들레를 생즙을 내서 바른다.『본초강목 습유』

13) 산후에 젖을 먹이지 않아 유즙이 축적되어 생긴 부스럼

민들레 생것을 짓찧어 붙인다. 하루에 3～4차례 갈아 붙인다.『매사집험방』

14) 급성 결막염

민들레, 금은화 등을 취하여 각각 따로 달여서 두 가지 점안액을 만든다. 이것을 한 번에 2～3 방울씩 하루에 3～4차례 점안한다.『전전선편, 오관』

15) 담낭염

민들레 40그램을 물로 달여서 복용한다.『남경지구상용중초약』

16) 만성위염, 위궤양

민들레 뿌리와 오이풀 뿌리 각각 같은 양을 갈아서 가루내어 한 번에 8그램씩 하루 3번 생강탕으로 복용한다.『남경지구상용중초약』

17) 급성 유선염

부인의 급성 유선염에는 민들레의 뿌리줄기를 가루내어 바셀린에 섞어 고약을 만들거나 신선한 포기 전체를 짓찧어서 환부에 바른다.

18) 중이염

신선한 민들레를 짓찧어 짜낸 즙을 귀 속에 떨구어 넣는다.

19) 화 상

신선한 민들레를 짓찧어 짜낸 즙을 환부에 바른다.

20) 유행성 이하선염

민들레 20～30그램을 짓찧어서 달걀 흰자위 한 개를 넣고 섞은 후 설탕을 적당히 넣어 함께 짓찧어 풀처럼 만들어서 환부에 바른다.

21) 위무력, 소화불량, 만성 위염, 위장통

갈아서 곱게 가루낸 민들레 40그램, 곱게 가루낸 귤껍질 20그램, 사인(축사씨) 12그램을 만들어 함께 갈아서 한 번에 2~3푼씩 하루 여러 번 식후에 끓인 물로 복용한다.『현대실용중약』

22) 민들레 뿌리 커피

민들레 뿌리를 채취하여 잘 게 썰어서 살짝 볶아서 물 2리터에 뿌리 20그램을 넣어 차처럼 달여 마신다.

23) 급성 임파절염, 귀밑선염, 젖앓이, 화농성 염증

포공영고는 민들레 200그램을 깨끗이 씻어 짓찧은 데다 보드랍게 간 석웅황 10그램, 용뇌 0.2그램을 고루 섞어 고약을 만들어 거충약으로 쓴다. 염증을 가라앉히는 작용이 있다. 민들레에는 부은 것을 가라앉히는 데 독을 빼는 석웅황과 부은 것을 내리며, 아픔을 멈추는 용뇌가 배합되어 이 작용이 더 세진다.『북한동의처방대전』

24) 몸푼 뒤 젖멍울이 지고, 열이 나면서 젖이 잘 나오지 않을 때

포공영탕은 민들레 7.5그램, 마 3.8그램, 모란껍질 2.8그램, 당귀 5.6그램, 향부자 2.8그램을 물에 달여 아침, 저녁 식전에 하루 2첩을 먹는다. 기혈과 혈맥을 고르게 하여 젖을 잘 나오게 하며 당귀, 향부자, 마는 기와 혈을 보하고 고르게 하며, 모란껍질은 열을 내리고 경맥을 통하게 하며, 민들레는 열 내림작용, 해독작용, 염증을 없애는 작용과 젖을 잘 나오게 한다.『북한동의처방대전』

25) 민들레술(포공영주)

꽃과 뿌리 모두 술로 담글 수 있다. 생으로 또는 건조이든 관계없이 30도 이상 되는 소주나 배갈에 담근다. 설탕은 3분의 2 정도로 넣고 후에 숙성된 다음 더 넣어서 마셔도 좋다. 담근 지 20일 후면 마실 수 있으나 한 달 이상 우러나온 것이 더 좋다. 건위, 정장, 이뇨, 해열, 천식, 거담 등의 효력이 있는 것으로 알려졌다.

26) 유방의 종기

포공영은 젖의 종기를 치료하는 성약이다. 젖앓이를 하는 사람이 있으면 본방에 따라 포공영 2푼, 인동초 1푼에 술을 한 잔 붓고 물로 끓여 복용하면 효험을 볼 수 있었다.

6.3 민들레 약효

민들레의 성분은 전초에 플라보노이드인 코스모시인, 루테올린, 글루코시드, 타락사스테롤, 콜린, 이눌린 및 펙틴 등이 들어 있다. 뿌리에는 타라솔, 타라세롤, 타라세스테롤, 아미린, 스티크마스테롤, 시토스테롤, 콜린, 유기산, 과당, 자당, 글루코세, 글루코사이드, 수지, 고무 등이 들어 있다.

잎에는 루테인, 카로틴, 아스코르브산, 비오라산딘, 프라스토쿠이오네, 비타민 B_1, B_2, C, D 등이 들어 있다. 꽃에는 아르니디올, 프라보산딘 및 루테인 등이 들어 있다. 화분에는 시토스테롤, 스티크마스트, 엽산 및 비타민 C 등이 들어 있다. 녹색을 띤 꽃받침에는 프라스토쿠이노네가 들어 있고, 꽃자루에는 시토스테롤과 아미린 등이 들어 있다. 그밖에 코우메스테롤, 비타민 B_2, 카로테네 등도 들어 있다.

민들레는 생명력이 대단히 강한 식물중 하나이다. 민들레는 겨울에 잎과 줄기는 죽지만 이듬해 다시 살아나는 강한 생명력을 지니고 있는 것이 마치 밟아도 다시 꿋꿋하게 일어나는 백성과 같다고 하여 민초로 비유되기도 한다.

7. 인삼과 건강

다른 식물에서 볼 수 없는 인삼사포닌과 폴리아세틸렌, 고미신, 산성 펩티드가 들어 있으며, 사포닌 성분이 인삼이나 산삼의 약효를 나타내는 주요 성분으로 진세노사이드라는 배당체가 주성분이다. 현대 과학적인 방법으로 국내외에서 인삼의 성분을 연구 분석한 결과 지금까지 판명된 것은 다음과 같다.

(1) 배당체 : 인삼에는 주요 성분으로 알려진 배당체가 있으며, 이들 혼합물을 산(酸)으로 가수분해하면 유리당으로서 포도당, 람노오스, 수크로오스, 프룩토오스 등과 아글리콘이 생성되며, 인삼사포닌의 배당체로서는 파낙사디올과 파낙사트리올, β-시스토스테롤 및 올레아놀산의 성분이 나온다.

(2) 파나센(panacen) : 인삼 고유의 향기성분으로 끓는점이 낮은 부분(60～110℃)에서 분리되는 것으로 세스퀴테르펜노이드계의 화합물이다.

(3) 폴리아세틸렌계 화합물 : 일본에서는 인삼에서 폴리아세틸렌계 화합물을 분리하여 파낙시놀이라 명명하고 그 화학구조식을 밝힌 바 있으며, 미국에서는 인삼이 어떤 종의 항세포 배양물에 대하여 세포독성을 발휘함을 발견하였으며, 그밖에 β-시스토스테롤, 스티구마스테롤 등이 함유되어 있다.

(4) 함질소 성분 : 인삼 중의 염기성 물질(알칼로이드)에 대한 연구는 오래 전부터 있었고, 이 물질은 Hela-cell(유암세포)이나 KS-cell의 생육이 억제되며, 그밖에 펩티드는 인슐린과 같은 작용을 하여 당뇨병에 유효하다.

(5) 플라보노이드(flavonoid) : 인삼의 줄기와 잎에는 캠페롤, 트리폴림 및 파나세노이드 등이 함유되어 있다.

(6) 비타민 : 인삼 중 비타민류로는 B복합체와 니코틴산, 판토텐산, 폴산 및 비오틴 등이 함유되어 있다.

(7) 미량원소(점액질) : 인삼에는 미량원소로서 망간, 구리, 바나듐, 코발트, 비소, 게르마늄, 인, 알루미늄 및 니켈 등이 있으며, 게르마늄 세포독성을 통하여 노화된 세포가 신생세포로 바뀌는 것을 촉진함으로써 가장 효과가 있다. 또한 항암적인 작용도 있다.

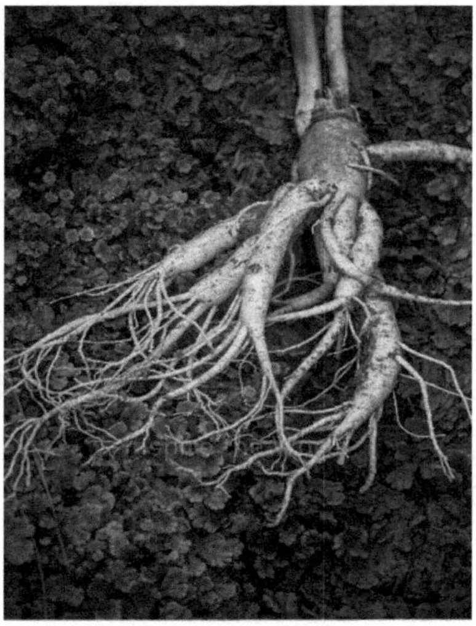

(8) 효 소 : 인삼에는 아밀라아제와 페놀라아제가 있다.

(9) 기 타 : 홍삼에는 항산화작용을 하는 말톨이 함유되어 있고, 21종의 아미노산과 24종의 지방산이 함유되어 있다.

8. 고로쇠와 홍삼 건강법

8.1 고로쇠의 특징

(1) 토질 배수가 좋고, 일교차가 타 지역보다 우수한 곳이어야 한다.

(2) 해발 500～1,000m 고지대에서 자생하는 단풍나무과 식물이다.
(3) 채취가 끝난 후에는 채취 자국에 포르말린, 디메칠 등으로 철저히 소독 관리한다(산림청이 채취권 통제).
(4) 마그네슘, 칼슘, 미네랄, 아미노산, 철분, 망간, 비타민 C, 당도가 풍부하고, 알칼리성으로 인체의 중성화로 몸의 발란스를 유지한다.
(5) 칼슘 8.11mg/%, 마그네슘 0.97mg/% 함유되어 있으며, 지리산 고로쇠의 엑기스 성분은 당도 1.69%, 아미노산 11.92mg/%이고, 인삼의 주성분인 사포닌이 다량 함유되어 있으며, 독특한 향기가 특징이다.

8.2 약 효능 및 효과

(1) 숙취제거
(2) 내장기관의 노폐물 제거 및 신진대사 촉진
(3) 비뇨, 변비, 류마티스, 관절염, 위장염, 신경통, 피부미용에 효험
(4) 신장병, 이뇨작용, 고혈압, 당뇨, 혈압조절, 성인병 예방
(5) 산후통에 효험, 뼈 강화(마그네슘, 칼슘 풍부)

8.3 먹는 방법

(1) 따뜻한 방에서 한증을 하면서 가급적 많은 양을 수시로 섭취한다.
(2) 오징어, 명태, 땅콩 등과 곁들어 마시면 양분 흡수가 빠르다.
(3) 토종닭, 밥, 명태국 등을 고로쇠 약수로 짓는다.
(4) 수액은 냉장 보관하여 차대신 약수로 자주 마신다.

8.4 보관방법

(1) 수액은 생수병이나 유리병에 넣어 차갑고 서늘한 곳에 냉장 보관하고, 직사광선 피한다.
(2) 몇일 후 뿌연 부유물이 생겨도 식물섬유의 부유물인 당분 침전물이므로 안심하여도 된다.

8.5 성분 및 각 효능

(1) 고로쇠 : 미네랄 성분이 풍부하다.

(2) 홍삼액 : 사포닌 함유, 배당체(glycosides), 인삼향 성분(panacen), 폴리아세틸

렌, 함질소 성분, 플라보노이드, 비타민 B, 미량원소, 효소, 항산화물질, 유기산, 아미노산 등 함유, 어댑토겐(adaptogen 적응소) 적응력, 스트레스 생체방어 능력, 중추신경 진정작용(흥분), 순환계(고혈압, 동맥경화), 조혈작용(혈당치 저하), 간 보호, 생식효과, 항종양효과(암), 피부보호, 방사선 방어 등

(3) 키토산 : 황산화 키토산 유도체, sulfate기, carboxyl기, T림파구활성화(에이즈 면역능), 콜레스테롤 흡착(성인병 예방), 암세포 증식 억제, 염화물 흡착(혈압조절), 세포 활성화, 중금속, 오염물질 배출, 피부노화, 면역증강 등

(4) 홍화씨 : 칼슘, 백금성분 함유, 백금성분이 칼슘을 붙이는 접착제 역할, 골다공증 예방, 항암효과(백금부착), 다량의 섬유질 함유(변비 예방), 성장장애 해소(탄산음료로 칼슘성분 빼앗김), 철분, 구리함유(빈혈), 항암작용(토코페롤, 비타민 E) 등

(5) 오가피 : 글로로겐산, 지가페오일키나산(탄닌), 과산화지질, GOT, GPT 상승억제(간 기능 개선), 엘레우테로사이드 E(정력 보강, 기억력 회복), 이소프락시딘(진정작용), 암노화 방지(과산화 지질억제), 면역기능(엔돌피 증가) 등

(6) 당 귀 : 두통, 부인통증 회복, 위통, 빈혈, 시력장해 개선 등

(7) 천 궁 : 두통, 빈혈, 부인병, 진통, 강장 등

(8) 백 출 : 수분대사, 발열, 동통, 위장염, 부종, 이뇨, 혈압 강화제 등

(9) 인진축 : 항암, 위장염 등

(10) 갈 근 : 섬유질, 녹말, 해열 완화, 심부전, 설사, 감기약, 고혈압, 두통 등

(11) 감 초 : 단맛, 감미료 등

(12) 흑 태 : 사포닌 함유 항암, 노화(머리) 등

(13) 대 추 : 이뇨, 완화제 등에 효능이 있다.

9. 티벳버섯

(1) 녹 차 : 탄닌(항균, 항암, 소염, 노화방지), 카페인(혈관 확장제), 카테닌(산호, 방어능), 디오필린(흉선소작용, T임파세포 성숙), 비타민 P, 아미노산(노화, 노인 필수량), 동, 불소, 철, 망간, 아연, 칼슘, 카페인과 탄닌 동시 작용(콜레스테롤 증가 방지, 성인병 예방)

(2) 봉교(propolis) : 꿀벌이 식물의 진액을 수집하여 타액 등으로 가공한 후 대시로 씹은 끈근적한 물질. 플라보노이드, 계피산, 팔-쿠마르산, 페놀카르복시산, 파코틴(정혈작용), 염증에 효과, 밀납(25～30% 감초 대신 당분 함유), 성인병 예방, 항균, 항염증, 면역부활, 세포막 강화, 백혈구 증가, 혈관강화, 여드름 등

(3) 티벳버섯 발효 유산균 : 강력한 항암효과, 위장강화, 변비방지, 식욕촉진, 인체의 중성화 등

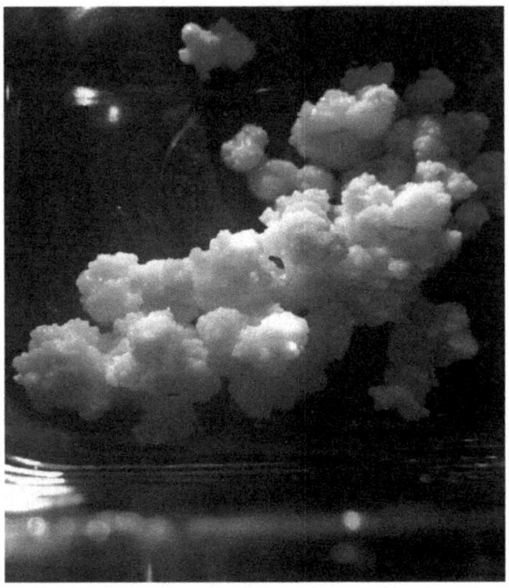

[성분 배율 조정]

(1) 감초 대신 봉교로 당분 단맛을 유지하고 강력한 항암효과의 지지를 이미지 업 시킨다(3%).

(2) 녹차를 3% 함유하여 항암효과, 노화방지, 성인병 예방을 이미지 업 시킨다.

(3) 티벳버섯의 함량은 1%로 하고, 고로쇠 수액을 14%로 조절한다.

※ 이 성분 비율표는 연세의대 천병수 교수와 허종호 박사의 한의학 동양의학 음양 약효과 배정과 동의에 의해 결정한다.

※ 티벳버섯의 항암효과 실험은 이미(전 연세의대 천병수 교수) 논문에 발표된 논문 데이터를 응용한다. 다른 것은 이미 책으로 공표된 것을 토대로 정한다.

※ 항암효과 성분은 홍삼, 키토산, 홍화씨, 오가피, 인진쑥, 흑태, 녹차, 봉교, 티벳버섯 발효 유산균 등 9개 성분이다.

※ 강력한 항암성분 함유의 건강보조식품으로 소개한다. 단지 장기 복용을 권고한다.

10. 상황버섯과 건강

10.1 상황버섯의 유래

상황버섯(*Phellinus baumii* (L. ex Fr Quel)은 소나무 비닐버섯과에 속하는 흰색 부후균이며, 주로 뽕나무와 활엽수의 줄기에 자생하고, 보통명은 목질진흙버섯 또는 진흙버섯이라고 한다. 자라는 곳은 해발이 높은 활엽수 지대의 양지에서 자생하고, 땅의 그늘쪽으로 성장되는 특징이 있다. 따라서 죽은 나무의 지상부 줄기에서 발견되고 있으며, 야생되는 상황버섯은 3～4년 동안 다년생으로 생장하는 것이 일반적이다.

이 상황버섯은 맛과 향이 없다. 상황버섯은 중국과 일본에서 많은 연구가 이루어져 그 특징, 약효 분류, 형태 등이 보고되고 있으며, 『중약대사전』에는 나무줄기에 자생하는 버섯이라고 하여 상신, 상이, 상황고라는 별명을 갖고 있다. 일본 학자는 주로 뽕나무 줄기에 자생하며, 표면을 제외하고는 황색을 띠고 있으며 상황이라 칭하며, 특히 버섯을 물에 달였을 경우 색깔은 노랗거나 단황색으로 나타나며, 맛과 향이 없는 것이 특징이다.

상황버섯은 그 자람이 희귀하여 자연산으로 자란 버섯은 이미 구하기가 매우 어려워졌으며, 인공재배법 또한 개발되지 않아 자실체의 항암성분을 의약품으로 개발하기가 불가능하였으나 충북대학교 약학대학, 서울대학교 약학대학 교수팀에 의하여 균사체를 액체배양하고, 그로부터 단백다당체를 분리하여 항암효과의 월등함을 입증하였다. 상황버섯의 항암효과가 거론된 것은 지난 1995년부터이며, 면역증강제로서 효과가 일찍이 드러났지만 다년생 자연산인 상황버섯이 워낙 희귀한데다 인공재배 또한 너무 어려워 소량 생산밖에 되지 않았기 때문에 kg당 4백만 원～5백만 원 이상의 고가에 거래가 이루어졌고, 그것도 포자층이 형성되지 않은 완전한 버섯이라고 말할 수 없는 균사체에 가까운 것이었다.

야생 상황은 3～4년 동안 영년으로 생장되며, 갓의 두께가 두꺼운 것일수록 좋다. 모양은 초기에는 노란 진흙덩이가 뭉친 것 같은 형태로 유지되다가 다 자란 뒤에는 나무 그루터기에 혓바닥을 내밀고 있는 모습이어서 수설이라고도 한다. 혓바닥 같은 형태의 윗부분이 상황의 품종에 따라 약간의 차이는 있지만 진흙과 같은 색깔을 띠기도 하고, 감나무의 표피와 같이 검게 나타나기도 한다.

상황버섯은 오래된 뽕나무 밑둥에서 노르스름한 빛깔을 띤 채 자라는 버섯으로 항암효과에 관심이 모아지고 있으며, 몸에 좋은 버섯이라고 하면 우선 표고, 영지, 송이 같은 버섯을 떠올리는 사람들에겐 낯선 이름일 수도 있다. 1000m 이상 고지대에서 동절기에는 일교차가 심한 자연의 수맥과 모진 한파에서 견디며 자란 다년생으로 명품인 자연 상황은 유명할 뿐만 아니라 각계 임상실험과 인체에 투여한 결과 외부 종양은 30일 이내로 흔적조차 없이 치유가 되었으며, 그 효과는 참으로 감탄을 금할 길이 없다. 자연산 상황의 효능으로는 체내외의 암 또는 종양, 주취, 위장장애에 효과가 있다.

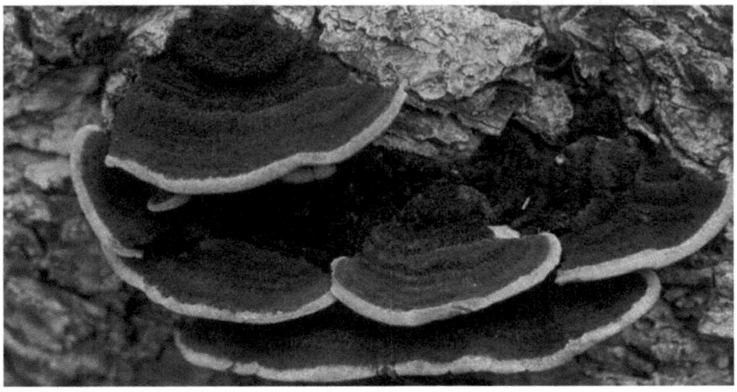

10.2 상황버섯의 항암효과

상황(桑黃)은 담자균류(Basidiomycetes)의 잔나비걸상과(Polyporaceae, 다공균과)에 속하는 곰팡이(Fungi)로서 뽕나무(Morus alba, Moraceae)의 줄기에 기생하며, 약성은 감(甘), 평(平)하며 지혈약으로서 혈붕(血崩), 혈림(血淋), 탈항(脫肛)으로 인한 출혈, 대하, 월경불순 등에 응용되며 민간에서는 늑막염, 폐렴, 감기 등의 열성병에 해열제로 민간약으로서 사용하여 왔다.

최근 담자균류의 버섯종류가 항암제 및 면역증강제로서 각광을 받고 있고, 상황은 다른 여러 버섯과 비교하여 볼 때 항암제로서의 효과가 탁월하다 할 수 있으나 그 연구가 체계화되어 있지 않아 아직 현대 약으로서 여러 제형이 개발되지 않고 있는 실정에 있다. 체계적인 연구가 없음에 착안하여 1차적으로 민간에 사용하는 상황과 기타 민간 항암제인 느릅나무, 꾸지뽕나무 및 시호에 대한 단독 및 조합물에 대하여 항암활성 및 Macrophage 활성에 대한 연구를 실시하여 다음과 같은 결론을 얻었다.

1) NO(nitric oxide)의 측정

마크로파지(macrophage)의 활성이 증가하면 nitric oxide의 생성이 증가하는 것을 이용하여 간접적으로 마크로파지의 활성을 측정하였다. 분리한 마크로파지를 24 well plate에 106세포로 분주한 후 LPS 1 μg/mℓ과 γ-IFN 25units/mℓ를 첨가한 군과 첨가하지 않은 군으로 나누고, 여기에 시료를 처치한 군과 처치하지 않은 군으로 다시 나누어 37℃ CO2 인큐베이터에서 24시간 배양하였다. 생성된 nitric oxide는 Griess 시약으로 측정하였다(Eun et al., 1998).

즉, 배지 100㎕와 Griess reagent(50㎕ of 1% sulanilamide in 5% phosphoric acid + 50㎕ of 0.2% N-naphthylethylenediamine 2HCl) 100㎕를 혼합하여 96 well plate에 넣고 540nm에서 microplate reader로 흡광도를 측정하여 미리 작성한 NaNO2 검량선을 이용하여 NO양을 측정하였다.

〈NO생성에 미치는 영향〉

Raw 264.7 세포는 아무런 자극이 없는 상태에서 5.7 ± 3.8μM의 nitrite를 생성하였다. 그러나 LPS를 추가하지 않은 마크로파지 세포에서 양성 대조약물인 메시마 및 상황 단독투여군의 경우 용량 의존적으로 비슷하게 NO의 생성을 증가시켰다. 또한 병용투여군인 꾸지뽕나무, 느릅나무 및 시호 30μg/㎖군에서 33.9 ± 3.7μM, 34.5 ± 2.8μM, 32.9 ± 1.5μM로 증가하여 상황 단독투여군과 비슷하게 나타났다.

그러나 대조군에 0.5μg/㎖ LPS와 10 unit/㎖ γ-interferon을 투여 시 nitrite 생성은 24.5 ± 2.7μM로 투여하지 않은 군에 비해 4.3배 증가하였으며, 양성대조군인 메시마엑스 및 상황 단독투여군에 있어서 역시 농도 의존적으로 NO가 증가하였으며, 용량 30μg/㎖에서 53.3 ± 7.0μM, 54.6 ± 7.5μM의 nitrite의 생성을 증가시켰다.

한편, 상황 추출물에 꾸지뽕나무, 느릅나무 및 시호를 병행투여한 군에서도 역시 농도 의존적으로 nitrite의 생성을 증가시켰다. 특히 30μg/㎖ 투여군에서 55.1 ± 8.1μM, 55.0 ± 7.8μM, 53.5 ± 7.0μM로 상황 및 양성 콘트롤인 메시마와 비교하였을 때 비슷하게 nitrite가 증가하였다.

2) 세포증식 측정

Raw 264.7 세포를 10% fetal bovine serum을 함유한 DMEM 배양액에서 증식시켰다. 시료를 처치하였을 때 0.5μg/㎖ lipopolysaccharide에 의한 Raw 264.7 세포의 증식이 억제되는지를 관찰하였다. Raw 264.7 세포를 104 cells/㎖로 균질화 한 후 200㎕씩 96-well plate의 각 well에 소분하였다. 여기에 시료를 여러 농도로 각각 처치하여 5% CO2배양기에서 72시간 배양한 후 차가운 50% trichloroacetic acid를 50㎕를 가하고 4℃에서 1시간 동안 방치하여 세포가 plate에 완전히 고정되도록 하였다.

이후 증류수로 4회 세척한 후 1% acetic acid에 0.4%로 녹인 sulforhodamine B (SRB) 용액을 가하여 30분간 염색하고 0.1% acetic acid로 5회 반복 세척하였다. 세

포와 결합된 SRB는 10 mM Tris base(pH 10.5)를 가하여 녹이고 564 nm에서 흡광도를 측정하였다(Skehan et al., 1990). 세포의 생존율은 lipopolysaccharide만을 처치한 대조군에 대한 %로 표기하였다.

〈Raw 264.7 세포 증식에 미치는 영향〉

Raw 264.7를 104 cells/ml로 10% FBS을 함유한 DMEM 배양액에 분산시킨 후 96 well plate에 200μℓ씩 분주하였다. 여기에 시료를 1, 3, 10, 30 μg/ml로 처치한 후 0.5 μg/ml LPS를 처치한 군과 처치하지 않은 군으로 나누어 실험하였다. LPS를 처치하지 않은 실험군에서 양성 대조군인 메시마엑스, 상황 및 꾸지뽕나무, 느릅나무 및 시호 병용의 낮은 농도(1, 3, 10 μg/ml)에서는 Raw 264.7 세포의 증식을 증가시켰으나 상황을 제외한 30 μg/ml에서는 세포의 증식을 억제시키는 것으로 나타났다.

전반적으로 1, 3, 10, 30 μg/ml에서 용량 의존적으로 세포의 증식이 억제되었으며, 상황과 꾸지뽕에서 46.3%, 상황과 느릅나무에서 78%, 상황과 시호에서 91% 감소하여 상황 단독투여보다는 병용투여가 세포의 활성을 억제하는 것으로 나타났다. 한편 마크로파지의 활성을 높이기 위해 LPS를 처치한 실험군은 LPS를 투여하지 않은 대조군에 비하여 세포 증식이 77.5% 증가였다. LPS를 처치한 실험군에서 상황은 농도 의존적으로 Raw 264.7 세포의 증식을 농도 1, 3, 10, 30 μg/ml에서 96, 77, 51 및 39%로 용량 의존적으로 억제하였으며, 또한 양성대조군인 메시마엑스도 농도 1, 3, 10, 30 μg/ml에서 용량 의존적으로 세포의 증식을 억제하였다.

상황과 같이 꾸지뽕나무, 느릅나무 및 시호를 병행 투여한 군에서도 상황만을 단독투여한 군과 같이 용량 의존적으로 세포증식이 억제되었으며, 특히 꾸지뽕나무 및 느릅나무 30 μg/ml 병용투여군에서 27, 24%까지 세포증식이 억제되었다.

10.3 상황버섯의 복용방법

상황버섯은 극히 적은 양으로도 큰 기대를 얻을 수 있는 아주 뛰어난 약용버섯이다. 이 상황버섯을 가장 안전하고 효율적으로 복용하는 방법은 액체화하는 것이다. 그리고 이 버섯은 최근 미국 식품의약품 안전청(FDA)으로부터 식품으로 승인받은 것처럼 독성은 없지만 자연산 상황버섯은 적은 양으로도 명현현상이 강하게 나타남으로 체질에 따라 다르지만 한 번에 너무 많은 양을 복용하는 것은 삼가야 한다.

야생상황 3∼5g이 체중 70kg인 성인 1일 복용량이다. 찬물 300∼500cc에 상황을 넣고 뜸들이는 불로 물의 양이 반으로 줄어들 때까지 놔두었다가 끓으면 불을 끄고 식혀서 하루에 3번 나누어 복용한다. 맛이 없으므로 영지를 3∼5g 섞어서 함께 달이면 좋은 상황차를 만들 수 있다. 단, 한방처방에 의해 소화기암(위암, 식도암, 십이지장암, 결장암, 직장암, 간암) 암수술 환자는 1일 3회 식후에 복용하고, 자궁출혈 및 대하, 월경불순, 장출혈, 오장 및 위장기능 활성화 해독작용은 1일 2회 식전에 복용한다.

11. 천마와 건강

천마(Gastrodia elata Blume)는 뽕나무 버섯균과 공생하는 기생식물인 난초과 천마종에 속하는 여러해살이풀이다. 천마종은 전 세계에 약 25종이 있으며, 우리나라에는 천마, 한라천마, 애기천마가 자라고 있다. 땅속 살진 덩이줄기는 뚜껍고 다육질이며 타원형으로, 길이는 약 10cm이고, 지름은 3~4.5cm이며, 그리 뚜렷하지 않은 환절이 있다. 줄기는 붉은 황적색 및 밤색으로 높이 60~100cm로 곧게 자라며, 엽록소를 함유하지 않는다.

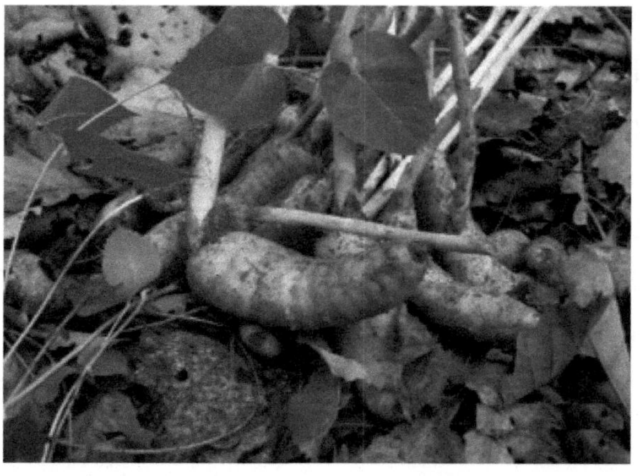

잎은 비늘모양을 이루고 막질이며, 길이는 1~2cm이고, 가능 잎맥이 있으며, 아래부분은 짧은 칼집모양이다. 화서는 수상화서 모양의 총상화서로 길이는 10~30cm이고, 꽃은 황적색이며, 꽃자루는 짧고, 길이는 2~3mm이다. 꽃 떡잎은 막질이고 좁은 피침형이거나 선모양의 긴 타원형이다. 꽃덮이관은 일그러진 단지 모양이고, 입구 부분은 사형(斜形)으로 길이는 7~8mm이고, 기부의 아래쪽은 약간 팽대해 있다. 열편은 작고 삼각형이다.

순판은 꽃덮이관의 3분의 1 높이로 3개의 열편이 있고, 중앙의 열편은 비교적 크고 그 기부는 꽃부리 속에서 짧은 자루모양을 띠고 있다. 씨방은 밑에 있고, 길이는 5~6mm로 매끈하고 광택이 있으며, 몇 개의 모서리가 있다. 삭과는 타원형이거나 타원

모양의 도란형이며, 길이는 15mm이고 짧은 자루가 있다. 종자는 많으며 작고 가루 모양으로 되어 있다. 꽃은 6～7월에 피고 열매는 7～8월에 익는다. 늦가을에 땅 윗 부분이 시들었을 때 땅속 덩이줄기는 가지고 있던 양분을 소비하여 속이 비게 된다. 이때 가늘고 긴 땅속줄기를 뻗어서 뽕나무버섯균으로부터 양분을 얻으며, 여러 해가 지나서 덩이줄기가 살찌면 줄기를 키운다.

옛부터 꽃줄기가 붉고 화살대처럼 닮았다하여 '적전(赤箭)'이라 하였으며, 스스로 움직인다고 하여 자동초(自動草)라고 부르며, 바람이 불어도 움직이지 않는다고 하여 정풍초(定風草)라고도 부른다. 또는 바람이 없어도 저절로 움직일 수 있다고 하여 독요지(獨搖芝)라고 부르며, 귀신을 닮은 풀이라는 뜻에서 신초(神草)라고도 불린다. 천마의 싹이 갑자기 땅에 솟아나기 때문에 어디에서 나올지 몰라 '도둑의 다리'라고 부르기도 한다.

수자해족은 한자로 수자(竪子), 즉 더벅머리 수, 아들자를 사용하여 즉 마치 우둔한 더벅머리 총각의 생식기를 닮았다는 뜻에서 유래되었다고 한다. 천마의 열매는 줄기 속에서 낙하하므로 흔히 통속으로 돌아오는 씨라는 뜻의 환통자(還筒子)라고 불리워 왔다. 이렇게 시대가 바뀌면서 식물을 부르는 이름도 가지각색이다.

천마는 난초과에 딸린 여러해살이풀이다. 키는 30～100cm쯤 외줄기로 곧게 자라고 뿌리는 고구마처럼 덩이졌다. 줄기는 붉은 밤색에 조그마한 잎이 듬성듬성 난다. 5～6월에 싹이 나서 흰빛의 꽃이 피었다가 곧 시든다. 뿌리를 천마라고 하고, 줄기를 적전(赤箭), 또는 정풍초(定風草)라고 부른다. 참나무 뿌리 삭은 데서 다른 버섯과 공생하여 자라는 반기생식물이다. 분포는 습윤한 숲에서 비옥한 토양에까지 자란다. 중국의 서남(西南) 및 길림(吉林), 요녕(遼寧), 하남(河南), 안휘(安徽), 강서(江西), 호북(湖北), 호남(湖南), 섬서(陝西), 감숙(甘肅)에 분포하고 재배도 한다.

11.1 천마의 효능

천마는 뇌질환 계통의 질병에 최고의 신약(神藥)이다. 두통, 중풍, 불면증, 고혈압, 우울증 같은 두뇌의 질환에 불가사의하다 할 만큼 효력을 발휘할 뿐만 아니라 위궤양, 간질, 간경화증, 당뇨병, 식중독, 디스크, 백혈병, 암에 이르기까지 광범위한 질병에 두루두루 뛰어난 효력을 발휘한다. 『동의보감』에는 "허로(虛勞)와 신을 보하고 오장을 튼튼하게 하며, 기력을 돋우고 근육과 뼈를 강하게 하며, 위장을 잘 다스려 설사를 멎게 하고 정신을 편안하게 한다."고 씌여져 있다.

오장의 기능을 충실하게 하기 때문에 마를 먹으면 몸의 근간이 되는 뼈와 근육이 튼튼해지고, 정신과 신경이 안정되고 의지가 강해진다는 것이다. 마의 주요 성분은 전분, 단백질, 사포닌, Mucilang, Arginine, Allantoin, Amylase, Choline 등의 주요 물질이 들어 있으며, 약리작용으로는 자양강장, 지갈, 진핵, 지석 등에 효과가 있다. 요통, 건위, 동상, 화상, 유종, 양모, 갑선선종, 심장염, 유정(遺精), 설사, 유뇨증(遺尿症)에 대단히 유효한 생약이다.

(1) 자양강장

무친이라는 단백질의 흡수를 돕는 점액질이 풍부하고, Arginine 등의 각종 Amino acid와 각종 당질 등 풍부한 영양분이 함유되어 있어 자양작용을 하며, 비특이적 면역능력을 증강시키고 근육을 강화한다.

(2) 소화장애 개선

디아스타제 등의 소화효소가 들어 있는데, 이 효소는 음식을 3∼4배 빨리 소화하게 한다.

(3) 당뇨의 혈당수치 저하작용

호흡기 점막에 자윤(滋潤)을 공급하여 노인성 해수(咳嗽)를 경감시키고, 약한 거담작용이 있으며 경도, 중등도의 갈증이 있는 당뇨병에 혈당 강하작용이 있다.

(4) 동맥경화 예방

녹말과 당분, 단백질이 풍부하며 비타민 B_1, B_2, C 등과 동맥경화 예방을 돕는 사포닌이 다량 함유하고 있다.

(5) 뛰어난 항암, 진통효과

천마는 항암작용이 매우 강하다. 날것을 잘게 썰어 그늘에서 말려 가루 내어 한 번에 한 숟가락을 먹거나 항암작용이 있는 다른 약초와 같이 먹는다. 특히 백혈병, 폐암, 위암, 직장암 환자가 천마가루를 몇 달 복용하고 깨끗하게 나은 사례가 있다. 천마는 진통효과도 뛰어나서 말기 암으로 고통이 극심할 때 통증을 완화하는 데에도 좋다. 한때 천마를 이용하여 종교가 생긴 적도 있다.

중국 청나라 말기에 지금의 만주지방 일대에 '대도회'라는 비밀종교 단체가 있었다. 대도회는 낡고 부패한 정권을 쓰러뜨리고 깨끗하고 질병이 없는 이상사회를 건설한다는 것을 기치로 내세운 비밀결사 단체로 교리의 많은 부분은 노자의 「도덕경」에서 따왔다. 대도회 교주는 신도들이 병이 나면 천마를 달여서 먹게 하였는데, 어떤 병이든지 대개 잘 나았다. 관절염이나 신경통에는 천마와 원지를 같이 달여 먹게 하기도 했다. 대도회 교주가 병을 잘 고친다는 소문이 퍼져 수많은 신도가 몰려들어 한때는 신도수가 2백만 명이 넘었으며 50년 동안 크게 번성했다.

〈천마는 다음의 질병을 치유하거나 호전시킨다〉

고혈압, 저혈압, 중풍, 반신불수, 뇌일혈, 타박상, 뇌출혈, 뇌진탕, 당뇨병, 간경화증, 가스중독, 농약중독, 백혈병, 혈우병, 어지럼증, 두통, 귀울림, 차멀미와 배멀미, 혈액순환이 잘 안 될 때, 크게 잘 놀라는 병, 하반신 마비, 목덜미와 어깨, 잔등이 당기고 뻣뻣한 데, 지방간, 간염, 어깨가 차가운 증상, 팔다리에 열이 날 때, 손발이 뒤틀리는 데, 심장병, 신장병, 어린이 간질, 감기몸살 등이다.

또한 관절통, 좌골신경통, 손발이 삔 데, 위장병, 장출혈, 어혈, 뱃속에 딱딱한 덩어리가 있는 데, 음부 가려움증, 습진, 무좀, 피오줌을 누는 데, 끓는 물이나 불에 덴 데, 쇠독, 갖가지 암, 동상, 다형성 홍반, 마른버짐, 변비, 설사, 곽란, 후두염, 몸이 붓는 데, 오로칠상 등이다. 이밖에도 근육과 뼈를 튼튼하게 하고, 장부를 튼튼하게 하며, 오래 먹으면 기운을 돋우고 체력을 늘리는 등 그 효과를 일일이 말로 다할 수 없다.

11.2 천마 복용법

천마는 날것으로 써야 약효가 제대로 난다. 쪄서 말리면 천마에 들어 있는 갖가지 특이한 효소 성분이 당분으로 바뀌어 약성을 잃어버리게 된다. 날것을 1년쯤 소주에 담가서 약효 성분을 우려내어 복용하거나 날것을 썰어 말려 가루 내어 쓰는 것이 좋다. 그러나 가장 좋은 방법은 생즙을 내어 꿀이나 흑설탕을 넣어 1년 이상 발효시켜 먹는 것이다. 발효시킨 것은 약효도 높을 뿐더러 맛도 좋아 먹기에도 좋다.

천마 발효액은 온갖 종류의 두통, 중풍, 간질, 중독, 어지럼증, 고혈압 등에 뛰어난 효과가 있다. 천마를 잘 활용하면 당뇨병, 간염, 간경화증, 에이즈, 중풍, 갖가지 암, 잘 낫지 않는 피부병 등 온갖 난치병을 고칠 수 있다. 실제로 에이즈 환자가 천마 생즙을 한두 달 복용하여 건강을 되찾은 사례가 여럿 있다.

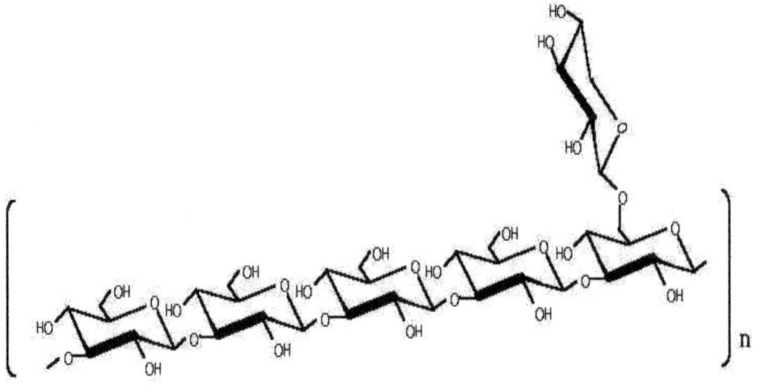

천마로 담근 술도 고혈압, 두통, 어지럼증, 피부병 등에 효험이 뛰어나다. 천마를 35도 이상 되는 소주에 담가 섭씨 40도 이상의 온도에서 1년 이상 숙성시켜 복용한다. 오래된 것일수록 맛이 순하고 약효도 높다. 술에 취한 사람이 이 술을 한 잔 마시면 술이 금방 깨버린다. 천마술은 금방 취하고 금방 깨며 숙취가 없는 것이 특징이다. 오래 복용하면 살결에 윤이 나고 주름살이 생기지 않는다.

그러나 중국에서 수입한 천마는 약효가 신통하지 않다. 맛, 품질, 약효 등 모든 면에서 우리나라에서 난 것보다 형편없이 떨어진다. 특히 우리나라에서도 지역에 따라 효험이 다르나 온도 청정지역과의 관계상 정선군 일대의 천마가 최고의 약 효과가 있다고 볼 수 있다.

12. 상황버섯과 천마의 만남

12.1 상황버섯 속의 베타글루칸 성분이 암을 억제한다

베타글루칸이란 아우레오바시즘(Aureobasidium)이란 미생물이 생산하는 다당류의 일종으로서 자일리톨 등과 같은 기능성 당알코올과 플루란과 같은 가식성 다당류 생산 균주로 널리 알려져 있다. 면역기능 향상효과, 림프구의 활성을 강화시켜 암예방을 하며, 암세포가 이미 발생하고 발병한 후에도 암세포를 공격하므로 생활 활성 작용을 하며, 장내에 유해생물을 억제하고, 유용미생물과 유해미생물의 균형을 조절한다.

베타글루칸의 효과는 다음과 같다.

(1) 면역력 강화효과
(2) 혈압 및 혈당강화제
(3) 피부재생 보호효과
(4) 인체에 유해활성 산소 제거
(5) 콜레스테롤 수치 저하효과
(6) 항암활성 효과
(7) 기억력 회복효과
(8) 항균효과

1) 베타글루칸의 분류

글루칸은 자연상태에서 알파글루칸과 베타글루칸으로 분류된다. 일반적으로 알파글루칸은 식물의 전분 속에 존재하여 베타글루칸은 곡물, 버섯 및 효모의 세포벽 내에 존재하는 것으로 널리 알려져 있다. 특히 베타글루칸은 비특이적 면역반응을 나타내어 소화기관 내에 흡수 시 체내 면역기능을 획기적으로 증진시키는 것으로 보고되고 있으며 유해미생물, 바이러스, 독성물질, 곰팡이 등에 대하여 다양한 자극을 통해 효율적으로 이들을 억제, 제거하는 역할을 한다고 알려져 왔다.

일반적으로 효모, 버섯, 보리, 귀리 등 곡물 유래 베타글루칸은 포도당의 연결구조와 효능 및 물성에 따라서 조금씩 특성의 차이를 보인다. 예를 들어 표고버섯의 자실체로부터 분리된 버섯 유래 베타글루칸은 수용성이며, 생체 내에서 감염방어 등의 면역기능을 나타내는 보체계를 활성시키고 항종양효과를 발휘한다고 알려져 있으며, 곡류인 보리, 귀리 등의 세포벽에 존재하는 베타글루칸은 혈중 콜레스테롤치 저하와 심장 질환을 예방하고, 지방의 축적을 억제하는 등 성인병 예방에 탁월한 효과가 있다.

2) 상황버섯에는 항암효과 성분이 있다

성분으로는 다당류를 비롯 agaricic acid가 약 4% 그리고 laricic acid, 포화지방산(주로 C22, C24), 포화탄화수소(C23, C25), 아미노산(glycine, aspartic acid). triter-penoid, oxalic acid 및 ergosterol 등이, 그밖에 당분해효소가 함유되어 있다. 약성은 감(甘), 평(平)하며 본초학적으로 상황은 구어혈(驅瘀血), 지혈약으로서 혈붕(血崩), 혈림(血淋), 탈항(脫肛)으로 인한 출혈, 대하, 월경불순 등에 응용되며, 민간에서는 늑막염, 폐렴, 감기 등의 열성병에 해열제로서, 또한 일본의 큐슈지방에서는 심장병 및 반신불수 등에 민간약으로서 사용하여 왔다.

최근 담자균류의 버섯종류가 항암제 및 면역증강제로서 각광을 받고 있고, 그 중 구름버섯(Coriolus versicolor)은 효과가 탁월하여 일본에서는 크레스틴, 우리나라에서는 코포랑으로 그 다당류가 항암제로서 개발되어 항암제 시장에서 매출 1위를 기록하고 있다. 한편 일본의 Maeta 등은 여기에 착안하여 각종 담자균류 및 식용버섯에 대한 Sarcoma180을 이용한 항종양 활성실험에서 상황버섯의 물 추출물이 96.7%, 이어서 송이버섯의 물 추출물이 91.8%로 가장 우수한 종양 억제율을 나타내었으며, 약으로 개발된 구름버섯의 경우 77.5%에 불과하였다.

3) 복수암에 대한 항암실험

마우스 복수형 암종인 sarcoma-180 종양세포를 Hank's balanced salt solution (HBSS)로 세척하고, 0.1ml(106cells)를 ICR 마우스 복강 내에 주사하여 1주일 간격으로 계대배양 하였다. 복강에서 채취한 sarcoma-180 세포를 원심분리 한 후 HBSS 용액으로 세척하고 복수암 발생에 사용하였다(Park et al., 1999). 1주일간 안정화시킨 5주령의 ICR 마우스(약 20g)에 sarcoma-180 세포를 107cells를 1ml에 분산시킨 후 0.1ml를 복강 내에 주사하였다. Sarcoma-180 cell를 복강 주사한 후 24시간이 경과된 뒤에 10일간 시료를 여러 농도로 경구투여 하였다. 시료의 항암효과는 대조군과 비교하여 평균 생존일수와 평균 생존일수 연장률을 계산하였으며, 양성 대조군으로서 메시마엑스(주 한국신약)를 사용하였다.

생존일수 연장률(%) = (투여군의 평균 생존일수/대조군의 평균 생존일수) × 100 · Raw 264.7 세포배양 마우스 단핵구 기원인 Raw 264.7을 이용하여 시료가 nitric oxide 생성 및 세포증식에 미치는 영향을 관찰하였다. 10% fetal bovine serum을 함유한 DMEM 배지에서 배양한 Raw 264.7 세포를 106 cells/ml로 분산한 후 96 well plate에 200$\mu\ell$씩 분주하여 2시간 배양하였다.

복수암에 대한 항암효과는 상황 50% 메타놀엑스가 sarcoma-180 복수암에 대한 항암효과를 검사하였으며, 메시마엑스 100 mg/kg을 경구 투여하였을 때 생명 연장률이 대조군에 비해 28%나 증가하였으며, 상황 추출물100 mg/kg에서도 역시 양성 대조군에 비해 생명 연장률이 2% 높았다.

한편, 민간에서 항암치료요법으로 사용하는 상황 및 꾸지뽕나무수피에 대하여 각각 농도 의존적으로 상황과 동일하게 생명 연장률이 증가하였으나 100 mg/kg 투여군에서 상황 단독투여군보다 4% 높게 나타났다. 특히 다른 병용 투여군과 비교하여 볼 때 양성 대조약물에 15%, 상황에 13%, 꾸지 및 느릅나무수피에 9% 이상 생명이 더 연장됨을 알 수 있었다. 천마는 이러한 결과로 보아 항암능력과 면역력 증강제로 작용한다.

12.2 암을 공격하는 IPC (상황+천마+당귀)

상황버섯의 면역증강 및 항암효과와 천마의 다양한 생리활성 작용으로 생체 내 이용률을 최대한으로 높인 것이 IPC(Immuno Polysaccharide Compound)이다. 현대사회에서 약재로부터 성분을 얻는 방법은 열수추출법이 가장 일반화 되어 있다. 그러나 고대 문헌을 통하여 볼 때 열수추출 시 얻어지는 농축액뿐만 아니라 저분자 기능성분이 포함되어 있는 증류액의 효능도 매우 중요하다고 하였다. 그러나 현대사회는 일반적인 열수추출에 의한 농축성분만을 이용하고 있을 뿐 저분자 기능성분들은 모두 증발되어 소실되어 버린다. 하지만 IPC는 고대의 추출법을 현대적 방법으로 재현하여 저온추출법으로 제조되었다. 이를 통하여 약재의 농축성분은 물론 증류성분도 모두 포집할 수 있게 되었다.

「향기요법」은 저분자량을 갖는 기능성분을 이용하여 치료하는 대표적인 방법이라 할 수 있다. 이렇듯 약재의 휘발성이 높은 저분자 기능성분을 이용한 향기요법은 질병의 예방과 치료에 다수 응용되고 있으며, 관심 또한 증대되고 있는 추세이다. 하지만 이러한 향기요법과 화장품을 제외하고는 다량으로 휘발성 저분자 기능성분들을 포집하여 건강기능성 식품이나 의약품으로 이용하는 예는 아직 찾지 못하였다.

따라서 IPC는 상황의 유효성분이 고분자 물질의 파괴를 최소화하고, 저분자 기능성분을 이용할 수 있게 자체에서 개발한 특별한 장치와 공법으로 추출하였으며, 추출물을 증류하는 과정에서 특별히 개발한 저온 증류장치를 이용하여 휘발성 성분도 함께 포집하여 이용할 수 있게 하였다. 이런 과정을 거쳐 얻어진 상황 추출물과 기능성 휘발성분을 함께 섭취함으로써 상황버섯으로 기능성을 더욱 강화시킬 수 있게 하였다.

『황제내경』 제 18 영위생회 편에 이런 이야기가 무려 삼천년 전에 기술되어 있다.

「사람이 음주했을 때 술도 음식물과 함께 위에 들어가는 것인데, 음식물은 아직 소화 흡수되지 않았는데도 술로 인하여 소변만 먼저 빨리 나오는 것은 무슨 까닭인가요? 술은 곡류를 발효시켜서 만든 액체이므로 그 기(氣)의 작용은 예리하고, 성질은 삼투성이 큽니다. 그러므로 음식물 뒤에 들어가더라도 음식물에 앞서서 소변으로 되어 나오는 것입니다.」

즉, 곡물에서 한번 정제된 물질이기 때문에 간에서 대사가 먼저 이루어진다는 뜻이다. 그래서 대부분의 약물이 유당 혹은 전분으로 제형을 삼는 것이라 생각된다. IPC-2는 유당과 전분으로 과립처리를 하여 흡수율을 높여 그 효능을 증대하였다. 저자에 의해 만들어진 IPC는 항암성 물질의 기능성 효과가 실험을 통해 보고되고 있다.

1) NK세포

NK세포(Natural Killer Cell), LAK세포(Lymphokine-Activated Killer Cell) 세포는 비특이적 반응이 전문인 면역세포들로서 바이러스이건 먼지이건 이물(異物)이면 무조건 공격하는 특성이 있는 세포들이다. 그러나 아직 이들 면역세포들이 암세포와 싸우는 방법과 그 실적에 대해서는 명확히 밝혀지지 않았다. 이들 면역세포들이 암세포를 공격해서 암세포를 제거하는 데는 이의를 제기하지 않으나 그 실질적인 효과에 대해서는 불투명하다. 즉 지극히 낮은 율의 암세포만을 제거할 뿐이지 궁극적으로 완전히 소멸할 수 있는 능력은 없다고 말하기도 한다. 어쨌든 이들 세포에 대한 연구가 계속되면 보다 확실한 연구결과가 밝혀질 것으로 본다.

NK세포라 불리는 자연살해세포에 대해서는 지금까지 연구결과 밝혀진 일반적인 방법과는 다른 방법으로 암세포를 선별하여 퍼포린이라는 물질을 이용하여 세포막에 구멍을 뚫어 살상하거나 아포토시스(세포자살)를 유도하는 효소를 분비하여 암세포로 하여금 스스로 자살케 하는 작용을 하는 것으로 밝혀졌다. 이러한 NK세포의 특징이 조혈기(造血器)계의 임파종이나 백혈병 등의 암세포에 비교적 효과적이라고 평가

받고 있으나 폐암, 유방암, 대장암, 자궁경부암 등의 상피성 암에는 별로 효과를 볼 수 없는 것으로 나타났다. IPC는 NK세포를 활성화시켜 피를 맑게 하고, 암 억제능력이 있다.

2) NK세포로 활성화 효과가 있는 IPC

마크로파지(Macrophage-대식세포)와 LAK세포는 T세포가 방출하는 사이토카인(Cytokine) 등을 받지 않으면 활성화하지 못하지만 한번 활성화하면 리소좀, 효소 등의 물질을 분비하여 암세포에 상해를 입힌다. 광범위한 암세포를 상대로 하기 때문에 기대가 되는 세포이지만 아직까지는 많은 연구가 필요한 세포이다. 암세포와 면역세포의 연구는 Natural Killer Cell, Macrophage, Lymphokine-Activated Killer Cell을 중심으로 이루어져야 할 것으로 생각된다. IPC는 NK세포의 활성화에 영향을 끼쳐 항암효과가 뛰어나다.

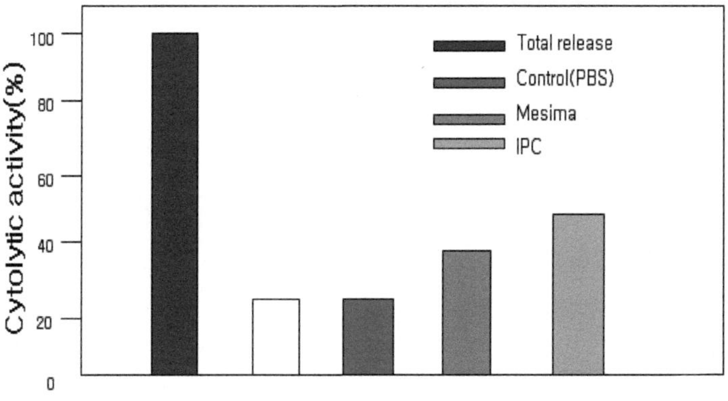

〈NK세포 활성화 효과〉

다양한 약물의 비장 NK세포 매개 용해 활성효과; NK세포 활성 분석 3일 전에 마이스에 PBS, 메시마, 효모추출물 및 IPC를 복강내 주입하였다. 각각의 막대는 세포용해 활성±SE의 활성도를 세 번 측정한 평균치이다. Natural killer(NK)세포는 임파구의 한 부류인 large granula lymphocytes(LGL)로서 암세포 및 바이러스에 감염된 세포에 대하여 방어자 역할을 하는데 중요한 세포로 알려져 있다.

실제로 악성종양에 걸린 환자의 NK세포의 기능, 즉 증식능 및 세포독성 등이 현저히 감소했다. 따라서 최근에 여러 가지 사이토카인을 이용하여 암환자의 NK세포의 활성을 증가시켜 NK세포의 항암작용을 증가시키려는 노력이 진행 중에 있다. 또한 NK세포 활성과 암에 대한 저항성 사이에 밀접한 연관성이 있음을 밝히는 많은 연구가 보고되어져 있다.

따라서 본 연구에서는 이러한 NK세포의 활성을 증가시키는 약물들을 조성하여 제조하고 기존에 항암보조제로 시판 중에 있는 Mesima(Hankook Sin Yak), 효모 추출액(일본산)과 NK세포 활성화 효과를 비교하였고, 실제로 섬유육아종 세포주인 Meth A를 마우스 복강내 주입하여 암을 유발한 후 마우스의 생존율을 측정함으로써 약물의 효과를 증명하였다. 따라서 상황버섯과 천마 추출물 발효엑기스인 IPC는 항암효과가 뛰어나다는 것으로 사료된다.

제 8 장

바다의 산물 해조류 건강

국내 연안에 서식하고 있는 해조류는 오랜 역사 동안 민족의 먹거리로 각광을 받아왔다. 국내 연안에 분포하는 해조류는 약 700여 종으로 알려져 있으며, 이들 중에서 식용으로 이용되는 해조류는 약 80여 종류가 있다고는 하지만 최근 들어 해양환경의 변화와 식생활 개선 등으로 정확한 종류가 불분명한 상태이다. 또한 해조류의 이용이 단순한 식용 이외 약용 및 유용물질 생산으로 바뀌고 있음은 잘 알려져 있다.

1. 녹조식물

1.1 파 래

한국에는 창자파래(*E. intestinalis*), 납작파래(*E. compressa*), 잎파래(*E. linza*), 가시파래(*E. prolifera*), 격자파래(*E. clathrata*) 등이 있다. 그밖에 흔히 파래 종류로 지칭되는 홑파래류(Monostroma)도 포함시켜 지칭하기도 한다.

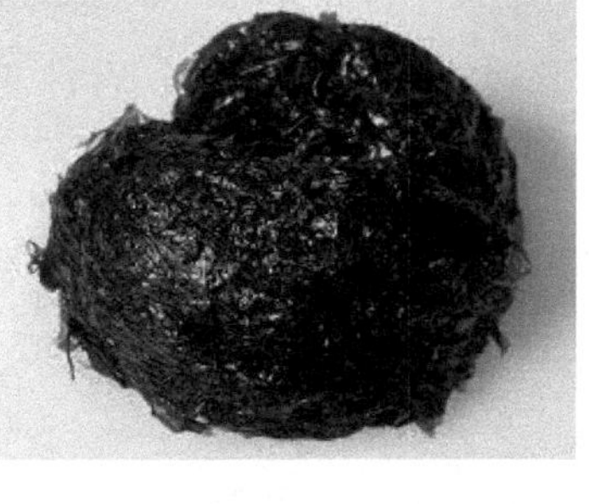

이들은 대부분 원통모양을 한 엽상체가 분지하거나 단조이고, 종류에 따라서는 상부가 엽상으로 퍼진 모습을 하는데, 분류학적으로는 중공인 원통모양을 한 종류를 이 속에 포함시키고 있으며, 종을 동정하기 매우 힘든 종류가 많다. 이들은 바닷가의 조간대 상부, 특히 민물이 흘러들어오는 곳에서 잘 자라며, 조용한 조수웅덩이 따위에서 큰 군락을 이루는 경우가 많다.

종류에 따라서 생육시기가 다르지만 보통 늦가을부터 초여름까지 번무하며, 양식용 김발에도 잘 착생하여 시중에서 팔리는 파래김이 주종을 이룬다. 파래는 향기가 좋고, 맛이 독특하여 한국과 일본 등지에서 즐겨 먹는 해산식물의 한 종류로서 단백질 20～30%, 무기염류 10～15%, 비타민 500～1000 IU를 포함하고 있는데, 특히 알칼리성 원소가 많은 주요 무기질 식품이다.

다만, 단백질에는 메티오닌, 리신 등이 들어 있지 않아 영양가는 낮다. 김 비슷한데 머리털처럼 가늘고 긴 것도 있다. 강구의 단물 섞인 바다에 군생한다. 국에 넣기도 하고 튀각, 풀의 원료로 많이 쓰인다. 단백질의 함량이 많으며, 특히 철분이 많다. 엽록소가 많아 신진대사를 도와주며, 입에서 냄새가 날 때 씹으면 잘 가신다.

1.2 매생이(*Capsosiphon fulvescens*)

창자파래의 어린 것과 비슷하며, 매우 부드럽고 매끄럽다. 김발에 밀생하며, 감미가 있고 부드러워 식용으로 많이 이용된다.

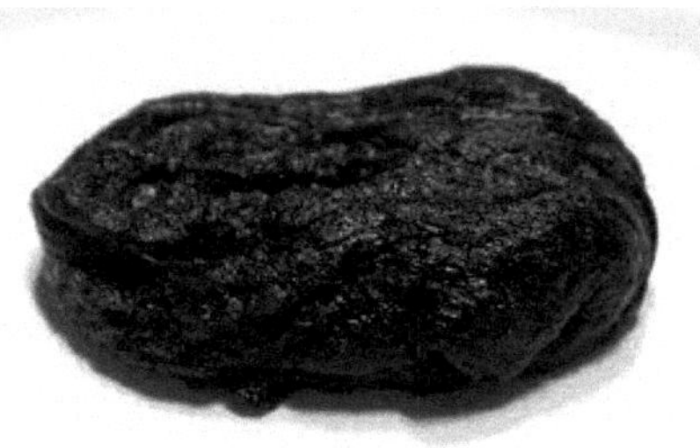

1.3 청각(*Codium fragile*)

식용으로 이용된다. 냄새를 오래 유지하여 김치 담글 때 사용하기도 한다.

2. 갈조식물

2.1 미역류

미역(*Undaria pinnatifida*)은 한국의 대표적인 식용 해조류이며, 고려시대부터 중국에 수출을 했다는 기록이 있을 정도의 오랜 역사를 가지고 있는 해조류이다. 식용으로 애용되고 있으며, 고른 영양소를 지닌 알칼리성 식품으로 널리 알려져 있다. 현대 약리학 연구 발표에 의하면 미역은 요오드, 칼슘, 비타민 B, B_{12}, B_2, C, 아미노산, 칼륨, 코발트, 카로틴, 단백질 등 다양한 영양성분이 함유된 것으로 나타났다. 특히 갑상선 호르몬인 티록신의 주성분인 요오드의 함량이 매우 높은 해조류이다.

티록신은 심장과 혈관의 활동, 체온과 땀의 조절, 신진대사를 증진시키는 작용을 한다. 따라서 현재에는 건강식품으로 널리 알려져 있다. 또한 분유와 맞먹을 정도의

연 어업생산량 통계(해양수산부)

(단위 : MT / 천원)			생산량	생산금액
전체 어업			2,416,733	4,463,629,659
해조류	종 류	생산 구분	생산량	생산금액
	김	패・조류 채취	7	124,343
		기타 어업	6	20,153
		천해양식	166,385	159,036,467
	꼬시래기	기타 어업	7	32,069
	다시마류	패・조류 채취	9	13,939
		천해양식	108,150	19,646,173
	도박류	기타 어업	122	25,720
		패・조류 채취	6	1,690
	말	기타 어업	2	1,901
		천해양식	704	1,807,237
	미 역	잠수기	154	137,213
		패・조류 채취	988	596,318
		기타 어업	3,597	3,403,631
		천해양식	257,766	31,428,005
	우뭇가사리	잠수기	6	5,593
		패・조류 채취	3,065	3,808,949
		기타 어업	8	6,384
	기타 가사리	기타 어업	17	87,467
	청 각	패・조류 채취	2,567	865,591
		기타 어업	502	365,895
		천해양식	1,596	1,348,316
	톳	패・조류 채취	2,018	1,443,691
		기타 어업	1,202	454,812
		천해양식	30,058	11,629,510
	파 래	패・조류 채취	102	107,436
		기타 어업	134	302,199
		천해양식	644	1,020,870
	기타 해조류	패・조류 채취	68	105,231
		기타 어업	215	501,989

칼슘 함량으로 골격과 치아 형성 그리고 산후 자궁수축과 지혈의 역할에 뛰어난 것은 조상들의 지혜 속에도 나타나고 있는 대표적인 효능 중에 일부이다.

현재에 와서는 알칼리성 식품으로도 널리 알려져 있는데, 주식인 쌀 40g의 산도를 중화시키는 데 불과 2.2g의 미역이면 충분하다는 결과도 있다. 이러한 일반적인 식용으로의 사용 이외에도 알긴산(alginic acid)을 추출하여 공업용 풀이나 아이스크림, 면류, 과자, 잼 등의 끈기를 나타나게 하는 성분으로도 사용되고 있다. 미역은 식이섬유가 풍부한(함량 35%) 식품으로 콜레스테롤이 체내에 쌓이는 것을 막아주고, 장의 연동운동을 좋게 하여 변비, 대장암도 예방해 준다.

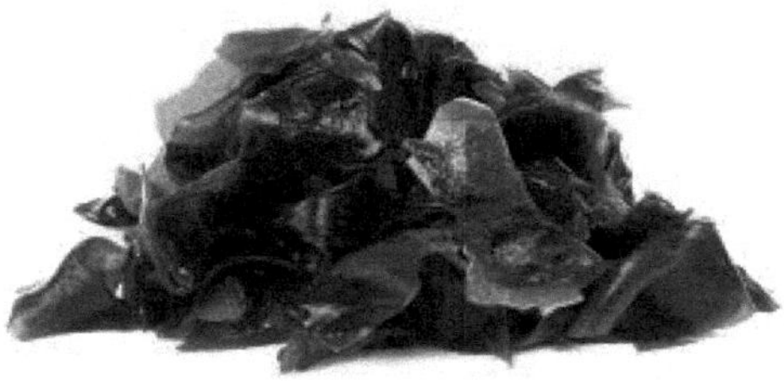

『동의보감』에 따르면 '미역은 성질이 차고 맛이 짜며 독이 없다. 효능은 열이 나면서 답답한 것을 없애고, 기가 뭉친 것을 치료하고, 오줌을 잘 나가게 한다.'라고 기술하고 있다. 또한 임산부의 혈액을 깨끗이 정제 시킨다 하여 한국 여성은 출산 후는 필수 식품으로 사용하고 있다.

2.2 다시마류

현재 국내에서 양식되고 있는 대부분의 다시마(*Laminaria*)는 일본에서 유래한 종류이며, 토종 다시마(*Kjellmaniella*)는 주로 강원도 연안의 비교적 수심이 깊은 곳에서 서식한다. 요즈음은 양식 등이 가능하여 3면의 바다 어디에서도 채취가 가능하다. 다시마의 유용성은 일반 식품으로 보다는 약용으로 알려져 있는데, 『동의보감』에 따

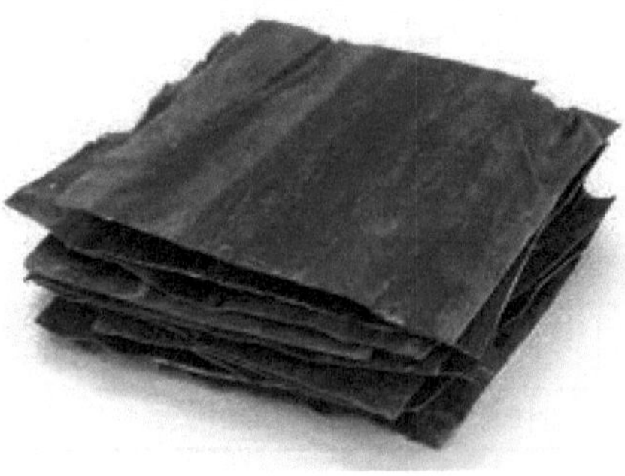

르면, 담을 없애고 소변을 잘 내보내며, 혈액순환을 원활하게 하며, 나력(결핵성 염증), 종기, 종양 등에 좋다고 기록되어 있다. 『본초경소론』에서는 근육 뭉침과 응어리를 풀어주고, 체내에 형성된 열 기운을 다스린다고 기록되어 있다.

현대에 알려진 다시마의 약리적 작용은 미역과 비슷하여 콜레스테롤 수치의 감소와 칼로리가 거의 없어 당뇨를 예방하며, 변비 및 갑상선 질환의 예방 그리고 대장암의 예방, 피부미용 효과가 알려져 있다. 또한 다시마는 멸치와 환상적인 궁합으로 한국적 국시 국물을 내는 데도 중요한 식품이 되고 있다.

2.3 모자반류

갈조식물 모자반과의 바닷말로서 조간대 하부에서 자란다. 흔히 모자반과에 속하는 대형 갈조류를 통칭하는 말로도 쓰인다. 몸은 외견상 뿌리, 줄기, 잎의 구분이 뚜렷하고, 상부의 잎은 피침형이고, 가장자리에 톱니 모양의 돌기가 나며, 온몸에는 줄기로부터 기포가 생긴다. 짙은 황갈색을 하고 있으며, 한국의 전 해안에서 볼 수 있다. 톳(*Hizikia fusiformis*) 식용으로 이용되는 모자반류의 대표적인 종류로 흔히 시장에서 팔고 있다.

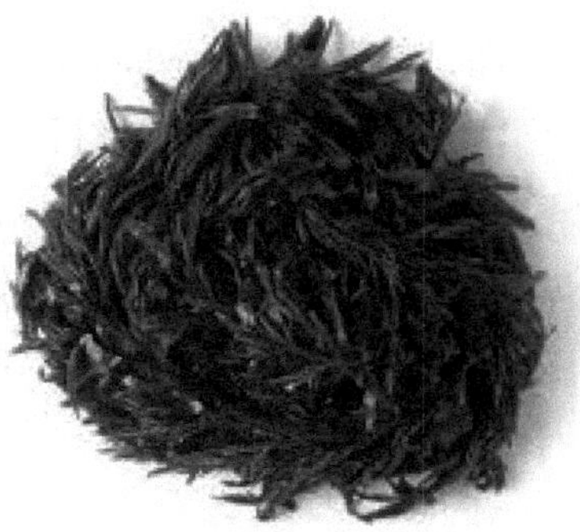

모자반속(*Sargassum*)은 난해성 식물로서 다년생이며, 한국의 연안에서 해중림을 이루는 대표적인 종류이다. 일본이나 동남아시아 일대에는 50여 종이 생육한다. 모자반속이 잘 자라는 곳은 각종 연안동물들이 먹이를 얻거나 산란하기에 적합하여 환경보존과 어업자원 확보를 위해서도 매우 중요한 구실을 한다. 한국에서도 모자반속의 많은 종류가 식용되기도 하며, 알긴산 등 해조공업의 원료로 이용되거나 비료로도 쓰인다.

모자반류의 주성분으로는 칼슘, 인, 당질, 회분, 비타민 등이 많아 건강기호 식품으로 각광받고 있으며, 또한 모자반의 군락지는 어린 고기의 생육장으로 이용되므로 수산업상 매우 중요한 역할을 한다.

2.4 곰 피

곰피 추출물은 입 냄새의 원인 물질로 잘 알려진 황화합물인 메틸머캡탄(Methyl mercaptan. CH_3SH)을 억제하는 효능이 인정되어 구강청결제에 이용되고 있다. 또한 세포독성을 유발하는 산화물질을 제거하는 항산화 작용이 풍부하여 피부 노화를 방지하는 효과와 미백의 효능이 뛰어나 화장품에 널리 이용되고 있다. 국내에서는 다른 해조류들과 같이 일반적인 식용으로 이용되어 왔다.

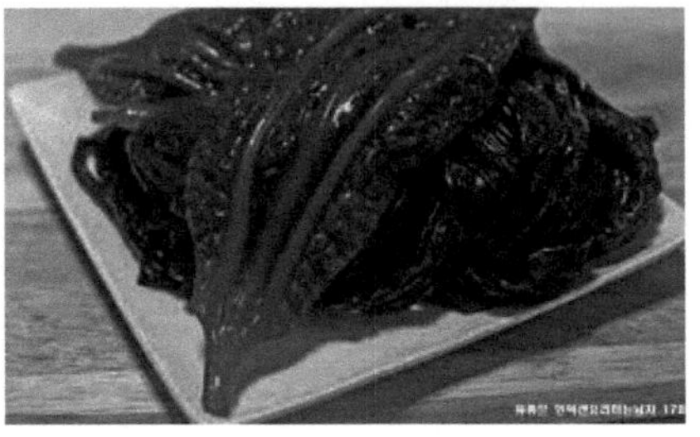

2.5 기타 갈조류

고리매(*Scytosiphon lomentaria*)와 미역쇠(*Petalonia binghamiae*)는 어촌에서 국거리로 많이 쓰이며, 감태(*Ecklonia cava*)는 식용 및 알긴산 공업의 원료로 쓰인다. 쇠미역(*Costaria costata*)과 구멍쇠미역(*Agarum cribrosum*)도 식용과 알긴산 원료로 쓰이고 있다. 모자반류(*Sargassum*)도 식용으로 이용되고 있으며, 특히나 톳(*Hizikia fusiformis*)은 모자반류 중에서도 국내에 잘 알려진 식용 해조류이다.

3. 홍조식물

3.1 김

해태라고도 한다. 바다의 암초에 이끼처럼 붙어서 자란다. 한국의 연안에서는 10월 무렵에 나타나기 시작하여 겨울에서 봄에 걸쳐 번식하고, 그 뒤는 차차 줄어들어 여름에는 보이지 않는다. 한국(제주도, 남해안, 서해안) 일본, 중국 등지에 분포한다.

양식하는 종류는 주로 참김(*Porphyra tenera*)과 방사무늬돌김(*P. yezoensis*)인데, 길쭉한 잎 모양으로서 2종의 구별은 쉽지 않다. 외해를 향하여 파도를 많이 받고 있는 바위에는 돌김이 자란다. 둥근돌김(*P. suborbiculata*)은 동해안, 서해안, 남해안에 널리 분포하는데, 모양은 둥글게 생겼으나 때로 주름이 많이 겹쳐 있어서 모란꽃 모양인 것도 있다. 긴잎돌김(*P. pseudolinearis*)은 동해안, 미역김(*P. seriata*)은 남해안에서 볼 수 있다. 김류는 전 세계에 50여 종 정도가 자라며, 그 중 한국의 남해안 일대에는 10여 종 정도가 분포한다.

동양에서는 자연번식 만으로는 그 수요를 채울 수가 없어 일찍부터 인공양식을 해왔다. 양식을 위해서는 각포자가 나오는 가을에 각포자를 붙일 재료를 바다에 설치하여 채묘하여 가꾼다. 김은 바윗돌, 나뭇가지 등 어디에나 잘 달라붙지만, 주로 대나무쪽을 엮은 대발과 합성섬유로 된 그물을 많이 쓴다. 양식이 적합한 곳은 파도가 고요한 내만으로서 조류의 소통이 잘 되고, 하천수의 영향이 어느 정도 있어서 비중 1.018～1.028인 곳이 좋다. 홍수 때에 민물이 너무 많이 흘러들어서 비중이 1.017 이하가 되면 좋지 않다. 잘 자라려면 수온, 조도 등이 중요하므로 조석에 의한 수위의 변동을 고려하여 발의 설치 수심에 특별히 주의해야 한다. 한국에서는 전라남도와 경상남도 지방의 바닷가 일대에서 양식을 하는데, 특히 전라남도 완도의 김 양식이 유명하다.

주요 성분으로는 탄수화물인 한천이 가장 많이 들어 있으며, 그밖에 헤미셀룰로오스, 소르비톨, 둘시톨 등이 들어 있다. 지방은 거의 없으나 단백질은 30～40% 들어 있다. 특히 트레오닌, 발린, 로이신, 이소로이신, 리신, 메티오닌, 페닐알라닌, 트립토판 등의 필수아미노산이 많이 들어 있다. 다른 해조류와 마찬가지로 나트륨, 칼륨, 칼슘, 인, 철 등의 무기질이 들어 있으며, 카로틴이 많이 들어 있어 비타민 A의 좋은 공급원이 된다. 그밖에 리보플라빈, 니아신, 비타민 C 등도 비교적 많이 들어 있다. 붉은색 색소인 푸코에리트로빈이 있어 특유한 빛깔을 내며, 디메틸술파이드로 독특한 맛과 냄새를 낸다.

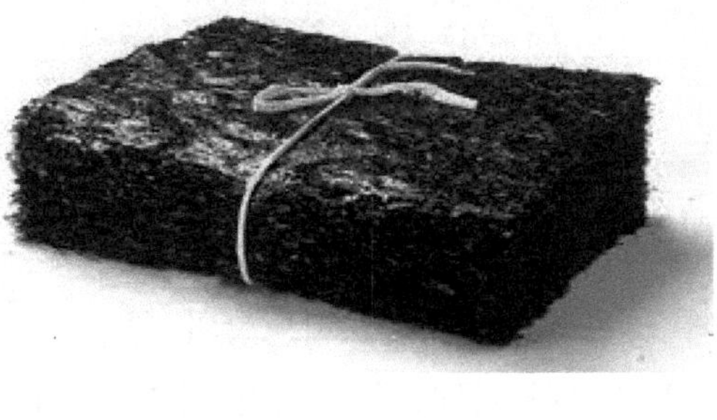

특히 달콤한 맛과 기름진 맛이 나는 아미노산인 글리신과 알라닌이 들어 있어 감칠맛을 낸다. 겨울에 비타민 공급원으로 중요한 구실을 한다. 김 한 장에 달걀 2개분의 비타민 A가 있고, B_1, B_2, C, D 등도 풍부하게 들어 있다. 지질은 적은 편이지만 칼슘, 칼륨, 철, 인 등의 무기질이 풍부한 알칼리성 식품이다. 김에는 식욕을 돋우는 독특한 향기와 맛이 있는데, 그 고소한 향미는 아미노산의 시스틴과 탄수화물인 만닛 등이 있기 때문이다. 비타민 B_2는 일반적으로 동물성 식품에 많고, 식물성 식품에는 적은 편이데, 김에는 생선이나 고기에 들어 있는 양만큼이나 들어 있다. 최근 김에는 동맥경화를 방지하는 성분이 존재한다는 보고가 나온 바 있다.

『동국여지승람』에 김은 전남 광양에서 400여 년 전 토산물로 채취됐던 것으로 기록되어 있다. 200여 년 전 전남 완도에서 「방염」이라는 기구로 양식을 시작한 것이 재배의 시초인데, 지금은 그 방법이 많이 개량되었으며, 완도와 강진만이 그 생산 중심지가 되어 있다. 김은 미역이나 다시마 등과 함께 우리나라에서 가장 많이 채취되고 소비되는 해조류이다. 오늘날 김밥의 한류 식품으로 대두되어 연 1조원 수출상품으로, 한국의 대표적 해조류로 각광을 받고 있다. 또한 한국산 김의 독특한 맛 또한 세계적인 수준이다.

3.2 우뭇가사리류(*Gelidium*)

우뭇가사리에는 여러 종류가 있으나, 그 중에서 대표적인 것은 우뭇가사리(*Gelidium amansii*)이다. 다년생으로 연중 관찰이 되며 봄, 여름에 무성하였다가 가을, 겨울에 쇠퇴한다. 한천(agar)의 주원료이다. 또한 생명과학의 세포 배양에도 한천을 사용하고 있다.

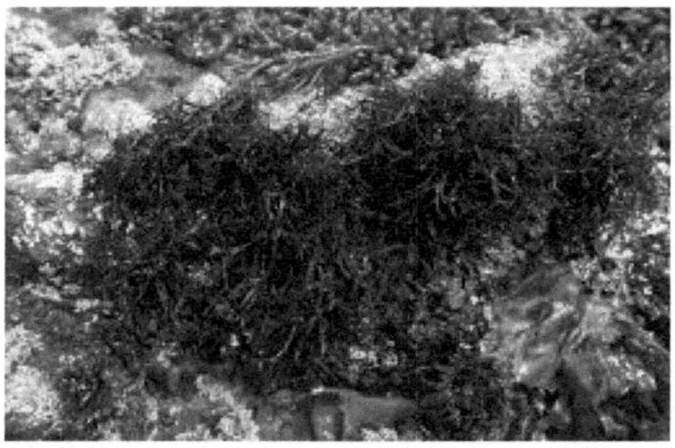

3.3 풀가사리류(*Gloiopeltis*)

풀가사리류는 물에 넣고 끓이면 콜로이드상의 물질이 용출된다. 이것을 예전부터 견직물의 풀로 이용해 왔으나, 근래에는 여러 가지 형태의 식용으로 이용하고 있다. 최근에는 카라기닌의 원료로도 쓰이고 있다.

3.4 꼬시래기류(*Gracilaria*)

국내에서는 예전부터 물에 데쳐서 식용 나물로 이용해 왔으며, 식용 이외에도 화학 한천의 원료로 이용되고 있다.

3.5 진두발(*Chondrus*)

카라기닌 원료로서 중요시되고 있다.

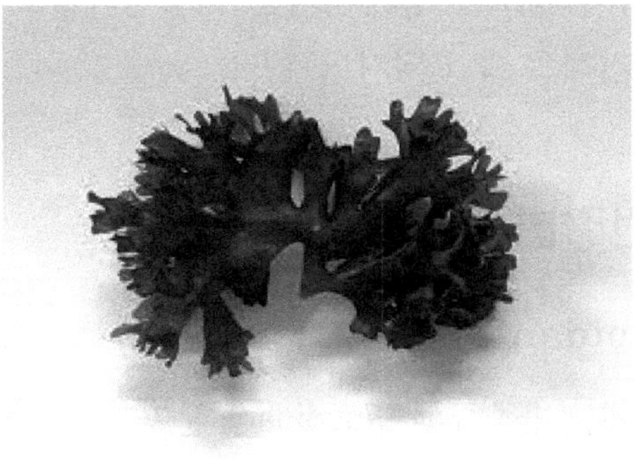

3.6 서실류(*Laurencia*)

지방에 따라서 식용으로 하고 있으며, 근래에는 항암, 항균작용의 생리활성 물질이 추출되어 의약용으로 활용이 기대되고 있다.

4. 해조류 추출 유용물질

4.1 한천(Agar)

점질성 복합다당류 혼합물을 건조시킨 것으로, 찬물에는 녹지 않지만, 더운물에 녹는다. 다당류인 아가로스가 60～80%를 차지하고, 아가로 펙틴이 20～40%를 차지한다. 아가로스는 중성의 다당류로 젤화되는 성질이 강하고, 아가로 펙틴은 산성 다당류로 젤화되는 성질이 약하다.

한천의 효능은 성질이 따뜻하여 몸이 찬 사람이 먹으면 혈액을 정화하고, 호르몬 분비를 정상화시키며, 소화흡수 기능이 지나치게 왕성한 사람들의 비만 방지에 좋다. 최근에는 다이어트 식품인 저칼로리 식품 소재에 많이 이용되고 있다.

4.2 카라기난(Carrageenan)

홍조류에서 추출하는 강력한 점성을 지닌 물질로, 생산 효율이 25～30%나 된다. 케이크, 푸딩, 커스터드, 도넛, 과자 등 각종 빵 제품과 커피크림, 된장 등 여러 가지 식생활에 이용되고 있다. 식품 외에도 의약품, 화장품, 그리고 기타 분야에서 응용이 기대되고 있다.

4.3 알긴산(Alginate)

해초산이라고도 한다. 직물풀, 수성도료 등의 에멀션화제 외에 식품에서는 아이스크림, 잼, 마요네즈 등의 점성도를 증가시키는 식품첨가물로 사용된다. 또한 칼슘 공급원 및 유해물질의 제거제로 보고되기도 했다.

5. 후코이단 면역건강법(다시마)

5.1 후코이단(Fucoidan)

갈조류의 복합다당체에는 2종류의 Fucoidan 분자가 존재하는데, 한 가지는 주로 황산화 Fucose(당의황산화물)로 이루어지는 Fucoidan 즉, F-Fucoidan이고, 다른 한 가지는 Glucuronic acid를 약 20%를 함유하는 Fucoidan을 U-Fucoidan이라고 한다.

Fucoidan의 생물활성에 대해서 연구를 진행하던 중 사람의 암조직에서 채취하여 세포 단독으로 인공적인 실험실 환경에서 몇 대라도 증식 가능하게 된 암세포에 U-Fucoidan의 작용을 확인하기 위하여 활발하게 증식하고 있는 사람의 전골수성백혈병세포, 급성림파구성 백혈병세포, 결장암세포, 결장선암세포에 U-Fucoidan을 첨가하였다.

그 결과 생존 암세포수가 감소하여 0에 가깝게 되는 현상을 발견하게 되어, 암세포 소멸은 생명의 설계도인 DNA가 절단되어 그 근원으로부터 생존불능으로 되는 아포토시스(세포의 자살, apoptosis)에 의해 일어난다는 것이 확인되었다고 한다.

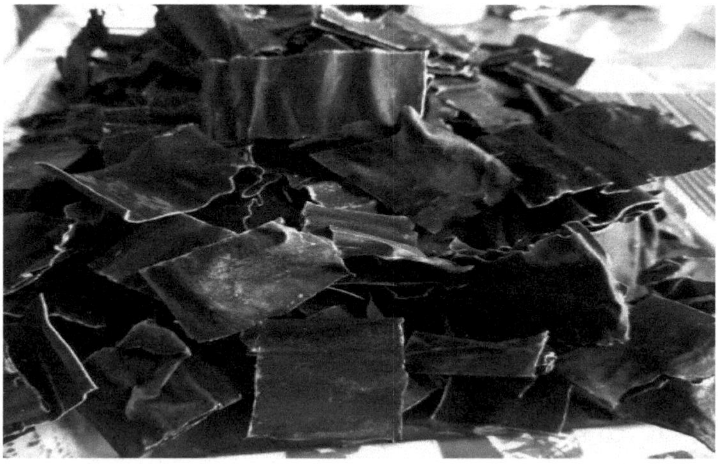

5.2 발암 억제효과

실험용 쥐에 발암제를 투여하여 이것을 두 무리로 나누어, 한쪽에는 U-Fucoidan이 들어간 물을 52주간 계속 마시게 한 결과, U-Fucoidan을 마신 무리는 마시게 하지 않은 대조군에 비해 생존율이 약 30% 상승하였고, 발암률이 약 10% 감소한 결과를 확인하였다.

5.3 암성장 억제효과

사람의 대장암세포를 실험용 쥐에 이식하여 U-Fucoidan을 4주간 경구투여하고 종양성장 억제 효과를 조사한 결과, 종양의 증식이 U-Fucoidan을 투여한 무리에는 약 3분의 1로 억제되었다.

5.4 암세포 사멸효과

사람의 대장암세포를 실험용 쥐에 이식하여 U-Fucoidan을 경구 투여하였더니 3주 후에 80%가 종양의 축소를 보였고, 또한 커다란 암덩어리가 떨어져 없어지고 딱지모양으로 된 실험결과도 확인할 수 있었다고 한다.

5.5 HGF(간세포 증식인자) 생산 유도효과

간장의 일부분을 절제한 실험용 쥐의 복강 내에 F-Fucoidan을 투여하였더니 그 결과 혈중의 HGF(간세포 증식인자) 농도가 상승하는 것이 확인되었고, 생체 내에서도 F-Fucoidan이 HGF생산 유도작용을 가지는 것이 확인되었다. 항스트레스 효과, 항종양 작용 신소재로 각광받는 해조류에서 추출한 후코이단(Fucoidan)은 일반인들에게는 자칫 생소할 수도 있지만, 일본에서 대중적으로 알려져 의약품 및 기능성 식품의 기초 원료 및 첨가제로 이용되고 있다.

후코이단(Fucoidan)은 에스테로화 황산을 주성분으로 한 분자량 20만의 거대한 다당류이다. 다시마와 미역 등 갈조류에 황산화 Fucoidan에서 생기는 F-Fucoidan, glucuronic acid를 함유한 U-Fucoidan의 두 종류 Fucoldan의 존재함이 밝혀졌다. 갈조류에 후코이단이 존재하는 것은 이미 알려진 사실이지만, U-Fucoidan의 생리활성에 대해서 해명된 것은 과학적으로 진일보한 것이다. 순수한 U-Fucoidan을 사용한 실험에서 암세포의 자살 유도활성이 확인되었다. 좀 더 구체적인 활성으로는 사람의 급성전골수성 백혈병세포, 사람위암세포, 결장암세포, 결장선암세포의 증식을 억제하고, 자살을 촉진하며, 정상세포에는 전혀 영향을 미치지 않는 것으로 밝혀졌다.

후코이단이 항스트레스 효과, 클레스테롤 저하작용이나 항종양작용을 가지는 것은 이미 학계에 보고되었으나 후코이단의 순수 표본(Sample)의 확보가 어려워 실질적으로 활발히 이루어지지 못했던 것이다. 그러나 오사카대학과 다카라슈 조사와 공동 연구로 그 구조가 해명되었으며, 국내연구에서도 많은 결과가 축적되어 있다. 세포가 자살하여 소별하는 현상을 아폽토시스(Apoptosis)라고 한다. 괴사하는 Necrosis와는 구별된다. 아폽토시스(Apoptosis)는 세포의 하나의 기능이고, 필요하면 DNA가 세포 자신의 DNA(디옥시리보핵산) 분해효소에 의해 절단되어 세포자살을 유도 생체의 안전을 유지하는 프로그램 같은 것이다.

연구발표에 따르면, 결장암 세포 1만 개를 Petri dish에 다시마로부터 추출한 1리터당 1g 농도의 U-Fucoidan액을 주입한 결과 24시간 후에 암세포는 반으로 줄었고, 72시간 후에는 거의 소멸되었다. 이 과정에서 암세포의 DNA가 분해되고, 세포도 작게 되는 등 아폽토시스(세포자살사) 특유의 현상이 나타났다. 반대로 후코이단액을 첨가하지 않은 배양종의 암세포는 72시간 후에는 약 30만 개로 증식되었다. 결장암 외에 골수성 백혈병세포, 위암세포는 거의 같은 결과가 나왔으며, 정상세포에는 아폽토시스 작용이 없었다.

5.6 후코이단-HGF의 생산을 생체 내에서 현저하게 유도

후코이단은 노화방지에 유효하다고 알려져 있는 간세포 증식인자의 생산을 생체 내에서 현저하게 유도하는 것으로 나타났다. 1992년 유전자 재조합 기술을 이용한 Recombinant HGF가 생산되어 여러 질병에 대해서 임상 연구가 진행되고 있다.

그 결과, 실험용 쥐의 실험모델에서 HGF의 현저한 항간염작용과 치료효과가 밝혀지게 되었다. 만성질환인 간경변, 간부전, 폐유선증 등에서도 현저한 치유 개선작용을 나타낸다고 연구결과가 나타났다. 또한 만성 상해조직에서는 세포의 아폽토시스를 일으키는 인자(TGF-)의 과잉 발현이 일어나고, 조직의 선유화가 일어난다. HCF는 이 TGF-의 발현을 억제하여 조직을 재구축하는 것으로 생각되므로 심근증, 동맥경화 등 난치성 질환의 치료약으로서도 기대되고 있다.

제 9 장

우리나라 주요 식자재의 영양과 건강

1. 쌀

1) 백 미

(1) 쌀의 배아에는 감마 아미노부티릭산(GABA)이 들어 있어 뇌 속에서 중추신경계를 억제하는 화학전달 작용을 한다.
(2) 일반적으로 알고 있는 누가 성분인 감마 오리자놀 물질은 자율신경계와 내분비기관을 부활시켜 노화를 방지하는 작용을 한다.
(3) 쌀에는 비타민 B군이 다량 함유되어 있는데(B_1, B_2, B_3, B_6), 비타민 B_1은 당분을 에너지로 바꾸어 주는 중요한 보조역할을 한다.

2) 현 미

(1) 비타민 E나 오리자놀, tocotrinol, ferulicacid와 같은 강한 항산화제가 다량 함유되어 있다.
(2) 지방이 산화되기 쉬운 불포화지방산으로 대부분 구성되어 인체에서 생체막의 손상이나 지질의 과산화를 억제하고, 노화방지에 중요한 역할을 한다.
(3) 비타민 E : 혈소판 응집을 방지하고, 혈액순환을 촉진시키며, 인체 내에서 생긴 자유라디칼을 제거하여 노화를 억제시키며, 혈중 저밀도 지단백콜레스테롤을 감소시키고, 고밀도 지단백콜레스테롤을 증가시켜서 동맥경화증 예방에도 유효하다.
(4) 현미의 메탄올 추출물 : 돌연변이 억제 효과가 있으며, 미강의 수용성 헤미셀룰로오스는 대장암에 효과가 있다.
(5) 암세포의 증식을 억제하는 물질이 들어 있다.

1.1 성인병과 쌀의 연관성

(1) 밥은 서구의 곡류식인 빵, 감자에 비해 당뇨병 예방에 좋다. 과거에는 당뇨병 환자는 저당질, 고지방식을 권장하였으나 이법은 인체의 내당성을 저하시킬 뿐만 아니라 혈중 지질농도를 증가시키는 것으로 밝혀짐으로써 현재는 다당류와 식이섬유가 많은 식사를 당뇨병의 치료식으로 권장하고 있다. 탄수화물 공급을 위한 식품 중 쌀은 당뇨병 예방을 위한 좋은 식품이다.

(2) 특히 현미는 체내에서 콜레스테롤의 상승을 억제한다. 콜레스테롤은 무조건 나쁘다는 인식이 있으나 실질적으로 호르몬의 구성 성분이 되는 등 우리 체내에서 없어서는 안 될 필수 영양소이다. 그러나 콜레스테롤 함량이 체내에 이상적으로 과다 측적이 되면 동맹경화, 심장병 등의 성인병의 원인이 될 수 있다. 쌀 단백질은 콜레스테롤 함량을 크게 낮추는 효과가 있으며, 특히 쌀겨의 헤미셀룰로오스가 더욱 콜레스테롤 수치를 현저하게 감소시킨다.

(3) 쌀에는 혈압상승을 억제하는 효과가 있다. 백미 또는 미강 단백질의 분해산물 중에서 혈압상승 촉진과 관련되는 효소의 활성을 저해하는 푸딩타이드가 발견되었으며, 쌀 단백질의 가수분해 산물에는 혈압상승을 억제하는 효과가 있다.

(4) 쌀은 항산화 효과를 지니고 있으며, 돌연변이 억제 효과가 있다.

1.2 백미와 현미의 차이

(1) 백미는 탄수화물 79%, 단백질 10%, 지방 7%로 구성되어 있다.

(2) 백미의 탄수화물 79%가 설탕으로, 흰 쌀밥 1공기는 설탕 1공기를 먹는 것과 동일하며, 끈적끈적한 설탕피가 되어 동맥경화, 뇌졸중, 성인병을 유발한다.

(3) 불균형 식생활이 일으키는 질환으로는 중풍, 고혈압, 면역질환, 산독증, 세균성 질환, 혈행성 질환 등이 있다.

(4) 백미와 현미식의 차이로는 백미는 설탕 덩어리로 미생물도 자기 몸을 보호하기 위해 서식을 자제하지만, 현미는 영양분이 풍부하여 박테리아 미생물 서식이 양호하여 부패도 양호하다. 또한 백미는 비만을 야기하지만, 현미는 오히려 다이어트 효과가 크다.

(5) 쌀의 생리학적 영양가는 쌀의 품위 향상과 가공기술, 가공원료의 선택과 관리를 통해 쌀의 식미와 품질, 벼의 선택, 벼의 저장방법 등에 따라 쌀의 맛을 내

는 데 중요한 역할을 한다. 쌀은 일반적으로 전분식품이라고 생각할 수 있지만 79%의 전분질 외에 7%의 단백질을 함유하고 있다. 이 단백질은 소화율이 높고 동물성 단백질과 같이 혈액 중에 콜레스테롤을 증가시킬 우려가 없는 성질을 가지고 있다. 한국인, 일본인은 쌀을 중식으로 단백질의 1/4을 쌀로 섭취한다. 쌀은 지방, 인, 철, 칼륨 등의 무기영양분과 비타민 B_1, B_2, 니아신, 라이신 등을 함유한 영양식품이기도 한다.

(6) 쌀 특히 현미 중에는 비타민 E나 오리자놀, tocotrinol, ferulicacid와 같은 강한 항산화제가 다량 함유되어 있다. 쌀은 지방이 산화되기 쉬운 불포화지방산으로 대부분 구성되어 인체에서 생체막의 손상이나 지질의 과산화를 억제하고, 노화 방지에 중요한 역할을 한다.

(7) 특히 비타민 E는 혈소판 응집을 방지하고, 혈액순환을 촉진시키며, 인체 내에서 생긴 자유라디칼을 제거하여 노화를 억제시키며, 혈중 저밀도 지단백콜레스테롤을 감소시키고, 고밀도 지단백콜레스테롤을 증가시켜서 동맥경화증 예방에도 유효하다.

(8) 현미의 메탄올 추출물이 돌연변이 억제 효과가 있으며, 미강의 수용성 헤미셀룰로오스는 대장암에 효과가 있는 것으로 보고되고 있다. 이 외에 현미는 암세포의 증식을 억제하는 물질이 들어 있다.

2. 보 리

1) 식생활의 불균형

경제가 발전함에 따라 식생활과 생활방식이 서구화되어 칼로리 섭취가 과도해지고 이에 따른 체중 증가, 신체활동 저하, 운동부족 및 스트레스가 원인이 되어 비만, 고혈압, 동맥경화, 심장병 등 순환기계 질병 및 당뇨병 등 각종 성인병 환자의 비율이 높아지고 있다. 이러한 성인병 발병에 가장 큰 영향을 미치는 인자는 소비하는 식품의 구성과 식생활 패턴이다.

종래의 곡류 등 식물성 식품 위주로 식품소비 패턴이 변화하였고, 특히 동물성 패스트푸드의 소비가 늘어남에 따라 우리나라에서도 각종 성인병의 발병률의 급격하게 높아지고 있다. 성인병을 예방하고 나아가서는 식생활을 통한 질병의 치료를 가능케 하는 식품의 기능, 즉 식품의 3차 기능에 대한 관심이 고조되고 있다. 식품을 올바르게 선택하여 소비함으로써 대다수의 식원병 예방이 가능하고, 일부 질병에 대해서는 치료의 방편으로 식품을 활용할 수 있음이 과학적인 실험을 통하여 밝혀지고 있다.

2) 보리의 쓰임과 소비량

곡물로서 쌀 위주의 식생활에서 부족하기 쉬운 미네랄과 비타민이 풍부하여 쌀과의 혼식이 장려되었던 식품이다. 그러나 경제수준의 향상과 함께 보리의 쌀과 다른 취반 특성, 취반 후 조직감, 어두운 색깔 등 낮은 품질과 기호성에 의해 그 소비가 급격히 줄었다. 우리나라 국민 1인당 보리의 연간 소비량을 보면 1970년에는 37.3 kg이었던 것이 1980년에는 13.9 kg으로, 1990년에는 1.6 kg으로 급격히 감소하였으며, 이후 1.5～1.6 kg 수준을 유지하고 있어 주곡으로서의 위치를 상실하였다.

3) 보리의 기능성과 대체 효과

보리는 혈중 콜레스테롤을 저하시켜 고혈압, 동맥경화, 심장병 증의 위험을 낮출 뿐만 아니라 암과 노화를 억제하고, 당뇨병 환자의 식이요법에 적합한 곡물임이 과학적 연구에 의해 지속적으로 밝혀지고 있어 건강기능식품에 가장 근접한 식품이라 할 수 있으며, 보리에 함유되어 있는 기능성 성분은 다양한 건강기능식품의 원료로 활용될 여지가 매우 크다. 국민 건강증진, 특히 성인병 차원에서 보리의 섭취를 늘리는 것은 보건・의료측면에서 매우 바람직한 일이며, 더욱이 보리는 국내 유휴 농경지를 활용한 증산 여력이 충분하고, 국제교역에서도 식품학적 가치에 비해 상대적으로 가격이 저렴한 작물이므로 보리의 소비 증대는 경제・사회학적으로도 의미가 크다.

2.1 보리는 성인병을 이겨낼 수 있는 도구

1) 비만의 기준

인간의 수명은 허리띠의 길이에 반비례한다고 한다. 즉 비만은 만병의 근원이며, 실제로 중년에 정상 체중에서 1kg이 늘면 사망률이 3% 증가한다는 것이 의학계의 정설이다. 체중(kg)을 신장(m)의 제곱으로 나눈 수치를 BMI(Body Mass Index, 체질량지수)라 부르며, 서구인의 경우 BMI가 30 이상이면 비만으로 판정된다.

미국질병센터의 발표에 의하면 최근 10년간 BMI가 30 이상인 비만인구 비율이 지역에 관계없이 크게 늘고 있는 추세이며, 매년 30만 명이 비만관련 질병으로 사망하여 비만관련 심장질환이 사망률 1위를 기록하고 있다. 우리나라 사람을 포함한 아시아 태평양 지역의 경우는 BMI가 23 이상이면 과체중, 25 이상이면 비만, 30이 넘으면 심한 비만으로 판정한다. 1998년도에 실시한 20세 이상 성인을 대상으로 한 국민영양조사 결과에 의하면 우리나라의 경우도 BMI 25 이상의 비만 인구가 23%를 차지하며, BMI 30 이상인 고도비만 인구도 2%를 넘어서고 있다.

2) 비만과 질환의 기준

BMI 25 이상인 비만이 되면 당뇨병, 고혈압, 심장질환의 빈도가 급격히 증가하며, 30 이상이면 평균수명이 급속하게 단축되는 것으로 알려져 있다. BMI가 26 이상일 경우 고혈압, 고지혈증의 발병 위험이 정상 체중자의 3배 이상 높아지며, 통풍, 만성 심장질환, 당뇨병, 골관절염 발병 위험은 2～3배가 높아지며, 뇌졸중, 우울증, 요통의 위험도 상승하는 것으로 알려져 있다.

실제로 우리나라의 경우 비만자의 60% 정도가 고혈압, 당뇨병, 고지혈증, 요통 등으로 시달리는 것으로 나타나고 있다. 이는 정상인의 상기 질환 보유율이 남자의 38%, 여자의 25%인 것에 비하여 뚜렷하게 높은 수치이며, 비만에 의한 사회·경제적 비용은 1조 17억 원에 달하고, 국민 의료비의 5%가 비만관련 질병에 지출되는 것으로 추산되고 있다.

3) 바르지 못한 식생활 지침

미국 농무성에서 제시한 건강한 식생활을 위한 지침인 식품소비 안내 피라미드(Food Guide Pyramid)에 따르면 하루에 곡류 6～11 srevings, 채소류 3～5 srevings, 과일류 2～4 srevings, 설탕과 지방은 될 수 있는 대로 적은 양을 소비할 것을 권장하고 있다. 이와 같이 곡류 식품은 건강화 식생활의 근본이 되는 소재로서 탄수화물과 식이섬유의 주요 공급원이며, 비타민, 미네랄의 보고이다.

특히 도정하지 않고 곡립 전체를 이용하여 가공할 경우 도정하여 가공한 경우에 비하여 단백질, 식이섬유, 비타민, 미네랄들을 다량 함유하여 영양학적으로 유리하다. 현대인의 영양 불균형 및 이로 인한 질병에 대한 대책은 곡류의 소비를 늘리고, 곡물의 이용방안을 바꾸는 것으로부터 시작할 수 있다.

2.2 보리의 작물학적 특성

1) 보리의 기원

보리는 힘과 스태미나를 준다는 이름의 Horearii라고 불리웠으며, 이에 따라 그 학명이 Hordeum vulgare가 되었다. 보리는 기원전 7,000년경 페르시아지방(지금의 이스라엘, 시리아, 요르단, 이란 서부지역)에서 재배가 시작되어 중·신석기시대에 유럽과 아프리카로 전파되었다. 동아시아 지역으로의 전파는 인도의 인더스강 유역을 통해 중국을 거쳐 약 3,000년 전에 우리나라에 들어왔다.

2) 보리의 재배 및 이용 현황

보리는 밀, 벼, 옥수수 다음으로 세계 제4위의 곡물로서 온대 및 아열대 지역에서 재배되고 있으며, 보리 생산 국가는 총 99개국으로 주로 유럽, 아시아, 아프리카 지역에 위치하고 있다. 주요 생산국가로는 러시아, 카자흐스탄, 캐나다로 우리나라의 보리의 자급도는 49.3%이며, 과거 쌀이 부족한 시기에 제2의 주곡으로 1인당 평균 36 kg 이상 소비되던 보리는 1990년 이후에는 1.5~1.7 kg으로 소비량이 크게 낮아졌다.

우리나라에서 1991~1996년 평균 보리쌀 수요는 식량으로 71천 톤, 가공용으로 27천 톤 등 식용으로 98천 톤이 소비되었으며, 283천 톤이 주조용으로 소주나 맥주 제조에 쓰여 왔다.

3) 겉보리와 쌀보리

보리의 품질과 관련된 유전자는 쌀보리 유전자(nn), 찰보리 유전자(wxwx), 고 아밀로오스 유전자(amol), 짧은 까락 유전자(lk-2 lk-2), 고 라이신 유전자(lys 3a) 등이 있다. 보리는 쌀보리 유전자(nn)의 유무에 따라 껍질에 쌓여 있는 즉, 껍질이 종실에 밀착되어 분리되기 어려운 겉보리(coverd barley, hulled barley)와 껍질이 없는 엄밀히 말하면, 성숙 후 껍질이 쉽게 떨어져 나가는 보리(naked barley, hull-less barley)로 나뉜다.

쌀보리는 단일 열성 유전자를 갖으며 다양한 유전형질을 나타내는데, 껍질이 없으므로 정맥공정이 필요하지 않고 겉보리에 비해 바람직한 조리 특성을 지녀 오래 전부터 식용으로 이용되고 있다. 껍질을 포함한 겉보리에는 탄수화물 82%, 단백질 12%, 지방과 회분이 각각 3% 정도 함유되어 있다. 82%를 차지하는 탄수화물 중 60%는 전분 또는 당질로 구성되며, 20%는 식이섬유로 구성되어 있다. 쌀보리에는 전분 60~65%, 단백질, 10~20%, 식이섬유소 12~23%가 함유되어 있다. 쌀보리는 껍질이 없으므로 겉보리에 비하여 낮은 식이섬유 함량을 보이지만, 가식부위를 기준으로 하면 겉보리보다 높은 식이섬유 함량을 나타낸다.

4) 보리의 부분별 기능성

호분층에는 단백질체(protein body)와 종자 발아 시 배유의 분해에 관여하는 효소가 존재한다. 종실의 탄수화물 저장조직인 배유부는 전분립과 단백질체로 채워진 세포로 구성되어 있다. 한편 배아는 배유의 배반(scutellum)에 붙어 있다. 겉보리 단면의 주사전자 현미경사진으로 껍질, 겨층, 배유부, 배아 등을 관찰할 수 있다.

보리의 겨층(bran)은 과피, 종피, 주심(nucellus) 및 호분층으로 구성되어 있다. 겨층의 대부분을 차지하는 호분층은 1~3세 포층으로 구성되며, 효소, 피틴, 지방, 비타민, 단백질이 풍부하고, 항산화 성분의 페놀화합물 함량이 높은 특징이 있다. 보리에는 비타민 B_1, B_2, 나이아신, 엽산, 칼슘, 철분 등이 풍부하므로 각기병, 펠라그라병, 빈혈을 예방할 수도 있고, 식이섬유 함량이 높아 장의 연동운동과 소화를 도와 변비를 해소해 주며, 유익한 장내세균을 증식시켜 피부영양에 관여하는 비타민 B_6, 판토텐산의 합성을 촉진한다.

2.3 보리의 영양성분 및 식품 특성

1) 탄수화물

탄수화물은 보리의 주성분을 이루며, 건물로서 약 80%를 구성한다. 탄수화물은 식물체의 저장물질 및 골격성분으로 중요한 역할을 하며, 섭취 시 대부분 에너지원으로 사용된다.

2) 전 분

전분은 대표적인 식물 당당류로서 보리 종실 무게의 56～66%를 차지하는 주요 에너지 저장성분으로 그 양은 단백질 함량과 역관계로 변화한다. 보리 종실 전분은 배유 내에 2가지 모양의 분자구조로 존재하는데, 메성보리(일반 보리)의 경우 그 조성이 아밀로오스 22～26%와 아밀로펙틴 74～78%로 되어 있다.

3) 아밀로오스(Amylose)

아밀로오스는 α-(1,4)-D-glucose) 결합의 비교적 긴 사슬구조를 하고 있는 분자로서, 대부분의 곡류 전분에서 아밀로펙틴보다 적은 성분으로 존재한다. 아밀로오스는 호화 시 점도를 급격히 증가시키고, 냉각 시 뚜렷한 노화현상(setback)을 보이는 특성이 있다.

4) 아밀로펙틴(Amylopectin)

아밀로펙틴은 대부분 전분의 주성분으로 α-(1,4)-D-glucose 결합의 사슬들이 α-(1,5)-D-glucose 결합을 통하여 분지된 포도당 사슬구조로 되어 있다. 아밀로펙틴의 사슬길이는 아밀로오스에 비하여 짧고, 한 분자 내에 α-(1,6)-D-glucose 결합의 중간사슬을 4～5% 함유하고, 고도로 분자로 된 밀집구조를 갖는다.

5) 전분립

보리의 전분립은 직경 15～25㎛의 타원체 모양을 갖은 큰 전분립과 크기 10㎛ 이하의 부정형의 작은 전분립이 함께 존재한다. 성숙한 종실에서 전분은 배유에 주로 존재하는데, 전분립에는 전분 이외에 0.25～0.56%의 단백질, 0.16～0.17% 지질 및

0.03～0.09%의 유리지방산이 존재한다.

6) 세포벽 물질

보리 종실을 구성하는 세포의 세포벽 구성성분은 세포의 위치에 따라 다르다. 즉 배유부분의 세포벽은 75～80% (1,3)(1,4)-β-D-glucan, 20% arabinoxylan, 2% cellulose, 2% glucomannan 및 1% 이하의 1,3-β-glucan으로 구성되어 β-glucan이 주성분을 이루며, 일부 단백질과 페놀산을 함유하는 복합적 구조를 갖는다.

반면, 호분층의 세포벽은 arabinoxylan 71%, β-glucan 26%로 arabinoxyla이 주성분이며, 껍질부분의 세포벽은 cellulose, sillica 및 lignin 함량이 풍부하고, (1,3)(1,4)-β-D-glucan 함량은 매우 낮다. 한편, 1,3-β-glucan 함량은 호분층 세포벽에서 약 1% 정도 존재하나 배유부 세포벽에서는 거의 존재하지 않는 특징을 보인다. 셀룰로오스와 글루코만난은 세포벽 위치에 관계없이 각각 약 2%의 함량을 보인다.

7) 베타글루칸(β -glucan)

보리는 물에서 교상체(hydrocolloid) 형성 능력을 지닌 베타글루칸이라는 탄수화물을 상당량 함유한다. 베타글루칸 (1,3)(1,4)-β-D-glucan의 구조는 포도당이 β-(1,3) 또는 β-(1,4)결합을 통하여 연결된 직쇄상 분자구조를 갖고 있다. 베타글루칸은 평균 900～1,800 DP를 보이며, 분자량은 15만～30만 정도로 알려져 있다.

베타글루칸은 보리의 배유부 세포벽을 구성하며, 단백질 분해효소나 전분 분해효소로부터 세포내 물질을 보호하는 작용을 한다. 인체에서는 장에서 소화액 이용에 유익한 기능을 하는 식이섬유로 작용하고, 혈당, 혈중 콜레스테롤, 호르몬 반응, 대장암 및 미량 영양성분의 이용 면에서 유익한 기능을 한다.

8) 아라비노자일란(Arabinoxylan)

주로 겨층의 세포벽을 구성하므로 호분층에 특히 풍부하며, 5탄당인 arabinose와 xylose로 구성되어 있기 때문에 종종 펜토산(pentosan)으로 불리운다. 펜토산의 구조를 보여주고 있는 arabinose와 xylose (1,2), (1,3) 혹은 (2,3) 결합을 통하여 연결된 구조를 하고 있다. 펜토산 역시 비소화성으므로 식이섬유에 포함되어 높은 흡수력을 나타내는 특성이 있다. 보리 arabinoxylan의 xylose와 arabinose 비율은 보리의 부위별로 차이가 심한데, 껍질에서는 그 비율이 9 정도이며, 배유와 호분층에서 1～2.3 정도의 비율을 나타낸다.

9) 셀룰로오스(Cellulose)

셀룰로오스 미세섬유는 호분층과 배유 세포벽에 약 2% 정도 존재하며, 베타글루칸과 arabinoxylan matrix 사이에 묻혀 세포벽의 장력에 기여한다.

10) 기타 세포벽 성분

보리의 세포벽에는 glucose와 mannose가 β-(1,4)결합을 통해 직선형의 사슬구조를 하고 있는 glucomannan이 약 2% 정도 존재하며, β-(1,3)결합을 한 것도 약 1% 정도 존재한다. Ferulic acid와 coumaric acid로 대표되는 페놀산(phenolic acid)도 전분질 배유 세포벽 중량의 0.05%를, 호분층 세포벽의 1.2%를 구성하는데 대개 arabinoxyan과 결합된 상태로 존재한다.

11) 단백질

보리 단백질은 보리 원맥 중량의 8～11%를 차지하며, 그 양과 조성은 보리 용도와 품질을 결정하는 중요한 요인이 된다. 보리 단백질의 필수아미노산 비율은 27.8～31.4%를 나타낸다.

12) 지 질

보리의 지질 함량은 3.0～3,3%로 다른 곡류에 비하여 약간 낮게 나타난다. 보리 지방을 구성하는 주요 지방산은 포화지방산인 palmiticacid와 불포화지방산인 oleic, linoleic 및 lonolenic acid이다. 불포화지방산 중에는 linoleic acid의 함량이 가장 높다. 부위별 지질 함량은 곡피를 포함한 외부 겨층에 5.4～7.0%, 내부 겨층에 5.6～8.7%, 정맥에 0.7～1.9% 정도 존재한다. 보리의 지질은 67～78%의 비극성 지질, 8～13%의 당지질, 14～21%의 인지질로 구성되어 있다.

2.4 기능성 물질로서의 보리

1) 식이섬유소

식이섬유(dietary fiber)는 인체 소화기관에서 분비되는 효소를 분해되지 않는 비전분 다당류와 리그닌의 집합체로 정의되며, 주로 곡류, 두류, 과일, 채소류, 해조류 등의 세포벽에 존재한다. 식이섬유를 구성하는 다당류는 셀룰로오스, 헤미셀룰로오스, 펙틴, 식물성 점질류(mucilage)와 검류(gums)가 있다.

2) 불용성 식이섬유

불용성 식이섬유에는 셀룰로오스, 리그닌, 불용성 헤미셀룰로오스가 포함된다. 불용성 식이섬유는 수분을 흡수하여 대변량을 증가시키고, 장에서의 통과시간을 단축시켜 변비, 장염을 예방하여 발암성 물질 등 독성성분을 흡착하여 배설시킴으로써 대장암 발생을 억제한다. 또한 포만감을 주어 체중조절 효과에도 부수적으로 얻어진다.

3) 수용성 식이섬유

수용성 식이섬유에는 펙틴, 검류, 가용성 헤미셀룰로오스, 베타글루칸이 이에 속한다. 위장 내용물의 점도를 증가시키고, 영양분의 흡수를 느리게 하는 작용을 하며, 콜레스테롤 함량을 감소시키는 효과가 있음이 밝혀져 건강기능식품 또는 기능성 성분으로 관심을 끌고 있다.

4) 식이섬유 권장량과 섭취량

미국 농무성과 한국영양학회에서 권장하는 성인의 1일 식이섬유 섭취 권장량은 20~25g이다. 미국 국립암연구소에서는 25~35g을, 미국 당뇨협회에서는 50g을 각각 권장하고 있으며, 이 권장량으로 주로 수용성 식이섬유를 섭취할 것을 장려하고 있다.

우리나라 사람은 채식을 위주로 하기 때문에 충분한 식이섬유를 섭취하는 것으로 생각하기 쉬우나, 현재 우리 국민의 하루 식이섬유 섭취량은 13~16g으로 보고되어 섭취하려면 현재 우리가 먹고 있는 식생활에서 적어도 보리와 쌀을 반씩 혼합한 밥(보리 50g, 쌀 50g, 포함, 약 8g의 식이섬유 함유)을 한 그릇 더 섭취하여야 한다.

형 질	평균 TDF(% dry)	총 식이섬유 함량(%) 범위
겉보리	20.2	19.0~22.4
쌀보리	13.0	11.0~15.7
찰성 겉보리	20.7	20.0~21.0
찰성 쌀보리	15.8	13.0~20.1
고단백 찰성 쌀보리	33.7	
고아밀로스 쌀보리	17.6	

2.5 보리의 생리 기능성

1) 콜레스테롤 저하효과

베타글루칸은 고혈압, 동맥경화, 심장병, 당뇨와 같은 질병의 예방 및 치료에 효과가 있다. 대부분의 곡물에는 베타글루칸이 아주 낮은 함량으로 존재하나 보리와 귀리에는 다량 함유되어 있어 이들 곡물이 콜레스테롤 조절식품으로 각광을 받고 있다.

보리의 베타글루칸 함량은 5~7% 범위의 값을 보인다.

2) 베타글루칸의 기능성

인체 내에서 베타글루칸은 혈중 지질과 콜레스테롤을 낮추고, 혈당반응을 조절하며, 마크로파아지를 자극하여 면역능력을 증진시킴으로써 감염에 대한 저항성을 향상시키는 등 유익한 작용을 한다. 베타글루칸은 물을 흡착하는 성질이 강하여 물과 접촉하면 점성을 높여 장내 통과시간을 지연시키고, 당의 흡수를 지연시킨다.

표 9-1. 보리의 유전형질별 베타글루칸 함량

형 질	베타글루칸(% dry)	범 위	수용성 식이섬유/총 식이섬유
메성 겉보리	4.4	2.0~5.9	0.56
메성 쌀보리	5.1	4.1~6.4	0.61
찰성 겉보리	5.8	4.4~7.3	0.58
찰성 쌀보리	7.0	5.1~11.3	0.67
고단백찰성 쌀보리	16.6	14.7~17.5	0.40
고아밀로스 쌀보리	7.2	6.0~7.9	0.36

베타글루칸의 콜레스테롤 저하 기능은 특유의 점성 때문에 장관에서 지질과 탄수화물의 흡수속도를 늦추고, 지질 및 담즙산을 결합하여 배출시키며, 대장에서 미생물에 의해 발효되어 단쇄지방산을 생성하기 때문으로 알려져 있다. 또한 베타글루칸은 소장에서 전분, 단백질, 지질과 같은 영양성분을 둘러쌈으로써 영양소의 가수분해와 흡수를 막아주는 물리적 방패역할을 하며, 장내에서 콜레스테롤 및 담즙산과 결합하여 이들의 흡수를 저해하고, 배설을 촉진한다. 또한 대장에서는 장내 미생물에 의해 프로피온산과 같은 단쇄지방산으로 분해되는데, 단쇄지방산은 대장암을 예방할 뿐만 아니라 간에서 콜레스테롤 합성을 억제한다.

그밖에 HDL 수용체의 활성 증가, 저하된 인슐린 반응으로 인한 간지질 합성 감소 등의 효과가 있는 것으로 알려져 있다. 또한 베타글루칸은 혈중 포도당 농도를 조절하는 작용을 하며, 소화기관 내에서 독성물질이나 미생물을 흡착하여 체외로 배출하는 유익한 작용을 한다. 간에서 콜레스테롤과 담즙산의 생성과정을 보면, aectyl-CoA가 HMG-CoA synthetase 작용으로 HMG-CoA(hydroxy-B-methylglutaryl conenzyme A)로 전환되고, 다시 HMG-CoA reductase의 작용을 받아 mevalonate로 변환된다. 이는 squalene, 다시 lanosterol이 되며, lanosterol로부터 콜레스테롤이 만들어지고, 콜레스테롤부터 담즙산이 생성된다.

베타글루칸은 장내에서 미생물에 의해 초산, 프로피온산, 부티르산 등 저급지방산으로 발효되는데, 프로핀온산이 간에서 흡수되어 acetyl-CoA를 HMG-CoA로 전환시키는 효소인 HMG-CoA synthetase와 콜레스테롤 합성에 관여하는 HMG-CoA reductase의 활성을 저해함으로써 콜레스테롤 합성을 억제하는 것으로 알려져 있다. 이와 함께 베타글루칸은 마크로파아지 활성을 증가시켜 면역력을 높여 준다.

베타글루칸은 또한 장내에서 비피도박테리아와 젖산균의 증식을 돕고, 대장균과 크로스트리디움 등 유해균의 생장을 억제함으로써 장내균총을 건강하게 유지하는 작용을 하며, 장내에서 비피도박테리아와 같은 유익한 장내세균에 의해 발효되어 부티르산 등 단쇄지방산을 생산함으로써 대장암 발생을 억제하는 효과가 있다.

3) 동물에서의 콜레스테롤 저하효과

보리 또는 밀 60%, 지방 10%로 제조한 사료를 병아리에 투여한 결과 보리는 밀에 비하여 낮은 혈중 LDL 콜레스테롤 함량을 나타내었으며, 쥐를 대상으로 한 실험에서도 보리는 밀에 비해 유의하게 낮은 혈중 총 콜레스테롤 및 LDL 콜레스테롤 함량을 나타냈다.

표 9-2. 사료 중 베타글루칸 함량별 혈중 콜레스테롤 함량 변화

사료 종류	베타글루칸 함량(%) 총 콜레스테롤	혈중 콜레스테롤(mg/dl)	
		LDL	HDL
쌀보리-6.2	143	63	54.3
쌀보리-4.6	180	103	49.4
겉보리-2.2	213	137	46.8
셀룰로우스-0	236	163	40.5

Kalra and Jood(2000)

표 9-3. 보리와 밀이 쥐의 혈장 지질함량에 미치는 영향

구 분	밀	보리
총 콜레스테롤	176	124
HDL	44	39
LDL	121	71

4) 보리의 혈당지수

식품의 소화와 흡수율을 고려하여 탄수화물의 인체 내 생리반응을 나타내는 지표로 혈당지수(glycemic index, GI)를 사용한다. 혈당지수의 기준 식품으로 통상 포도당, 흰빵, 백미를 사용하며, 이들 식품을 섭취했을 때의 혈당반응과 비교하여 해당 식품의 혈당지수를 산출한다.

즉, 이들 기준 식품 50g에 대한 2시간 동안의 혈당반응 곡선의 면적이 차지하는 비율을 혈당지수라 하며, 포도당을 기준으로 한 혈당지수를 GI-gluecose라 하고, 백미를 기준으로 한 혈당지수를 GI-rice라 한다. 보리밥을 투여했을 때 혈당지수가 낮은 이유는 점성이 높은 베타글루칸이 소장에서 당의 흡수를 지연시키기 때문이다.

우리나라 당뇨병 환자가 총 인구의 3～5%인 130만～200만 명에 달할 것으로 추정되고 있는 현실을 감안할 때 이러한 연구 결과는 베타글루칸 함량이 높은 보리가 당뇨병 환자를 위한 당뇨조절 기능을 갖는 식품으로 이용될 여지가 매우 큼을 보여주고 있다.

표 9-4. 포도당을 기준으로 한 식품별 혈당지수 비교

구 분	포도당	백 미	현 미	보 리
혈당지수(%)	100	94	88	66

표 9-5. 당뇨병 환자의 식품별 혈당 증가량

구 분	밀 빵	보리빵(15%)
혈당 증가량(mg-dl)	69.1	55.9
식이섬유(%)	3.3	6.7

2.6 기타 보리의 생리활성물질

1) 토 콜

보리는 자연에 존재하는 8가지 토콜을 모두 함유하고 있는데, 배아에 가장 많고, 배유와 호분층에도 상당량 존재한다. 비타민 E의 역가가 가장 큰 토콜은 α-토코페롤과 β-토코트라이엔올인데, 보리의 토콜에는 α-토코페롤의 비율이 81%나 되어 높은 비타민 E 역가를 나타낸다. 토콜은 체내에서 항산화제로 작용하여 몸에 해로운

활성산소를 제거할 뿐만 아니라 암세포의 성장을 억제하는 효과가 있으며, HMG-CoA reductase의 활성을 저해하여 mevalonate의 생성을 저해함으로써 혈중 콜레스테롤을 낮추는 것으로 알려져 있다.

보리 지질은 다른 유지에 비하여 토코트라이엔올 함량이 높으며, 간의 효소에 작용하여 콜레스테롤 합성을 줄여주는 작용과 함께 LDL 콜레스테롤의 분해를 촉진하는 작용이 있다. 보리기름에는 토코트라이엔올이 558ppm 함유되어 옥수수기름의 23 ppm과 비교하여 20배 이상의 함유량을 나타내고 있다.

2) 피트산(phytic acid)

피트산은 혈중 지질을 낮추고, 암을 예방하며, 영양분의 흡수를 지연시키는 작용이 있다. 철분과 결합하여 대장에서 발암물질 생성을 저해하는 작용도 한다.

3) 비타민과 미네랄

주식으로 쌀만을 계속 섭취하면 비타민 결핍, 특히 비타민 B의 결핍현상으로 식욕감퇴, 허약, 권태, 기억력 감퇴, 우울증상, 각기병, 펠라그라병, 빈혈, 피부염 등이 나타날 수 있다. 보리에는 비타민 B_1(티아민), B_2(리보플라빈), B_3(나이아신), 엽산, 칼슘, 철분 등의 성분이 쌀에 비해 풍부하므로 각기병, 펠라그라병, 빈혈 등을 예방할 수 있으며, 장내에서 유익한 세균에 의한 비타민 B_6와 판토텐산의 합성을 촉진한다.

보리에는 비타민 B_1, B_2, 나이아신, 엽산, 칼슘, 철분 등의 성분이 쌀에 비해 풍부하므로 각기병, 펠라그라병, 빈혈 등을 예방하고, 식이섬유 함량이 높아 장의 연동운동과 소화를 도와 변비를 해소해주며, 유익한 장내세균의 번식을 도와 비타민 B_6, 판토텐산의 합성을 촉진시켜 준다.

보리는 체내에서 지방산, 콜레스테롤 및 중금속, 니트로스아민과 같은 발암물질을 흡착하여 배설시킴으로써 대장암의 발생을 억제하고, 혈당과 뇨당의 급격한 변동을 억제하여 당뇨병 관리에 적합하며 비만을 방지한다. 현대인의 성인병인 비만병을 예방할 수 있는 건강식품으로 다시 한 번 주목받을 것이다.

옛날 우리는 먹을 것이 없어 봄이면 보릿고개를 느끼며, 보리쌀을 싫어하고 하얀 쌀밥만 밥인 줄 알았다. 농사꾼들이 일을 하고 나서 양푼 한 그릇 보리밥에 열무로 비벼 먹던 시절을 생각할 때 쌀을 그리워했던 시절이 생각난다. 이러한 보릿고개가 있었기에 오늘날 우리의 식생활에 우리만이 소화시킬 수 있는 비만예방용 소화면역을 가지고 있는 것이다. 따라서 오늘날 우리 국민은 서구인들보다도 비만에서 해방될 수 있었을 것이다. 우리 국민은 우리의 잡곡만이 몸에 맞는 것이다.

표 9-6. 곡물의 지방산 조성(%)

구 분	팔미트산 (16:0)	스테아린산 (18:0)	올레인산 (18:1)	리놀레산 (18:2)	리놀렌산 (18:3)
보 리	23.0	1.1	16.0	54.0	6.0
현 미	20.4	1.6	41.3	34.5	1.0
백 미	33.8	2.7	43.3	18.0	0.6
밀	24.0	1.3	18.0	55.0	2.3

3. 수 수

위장통에는 수수쌀을 씻은 뜨물을 받아 따끈하게 데워서 마신다. 이 경우 1일 6회 정도를 마시며, 1회의 양은 마실 수 있는 만큼 마셔도 좋다. 위장 쇠약 또는 식은땀이 날 때는 염소의 다리 하나를 사서 뼈와 발톱을 없애고 잘게 썬다. 이것을 삶은 다음에 적당한 양의 수수쌀을 넣고 죽을 쑨다. 여기에 소금으로 양념해서 아침·저녁 1일 2회, 한 그릇씩 복용하면 원기가 왕성해지고 병이 치료된다.

(1) 구토, 위장통, 식은땀, 종창 곪은 데, 전신수종, 골병에 유효하다.

(2) 태아 이상, 난산예상 : 뿌리를 태워 가루를 낸 후 백비탕이나 술에 두 돈씩 매일 세 차례 복용한다.

(3) 위장통 : 수수 씻은 뜨물을 데워 수시로 양껏 마신다.

(4) 종 창 : 검게 볶아 가루 내어 계란흰자 위에 개어 종기나 상처 위에 바른다.

(5) 산후 하혈 : 수수대공 속을 태워 물에 타서 마신다.

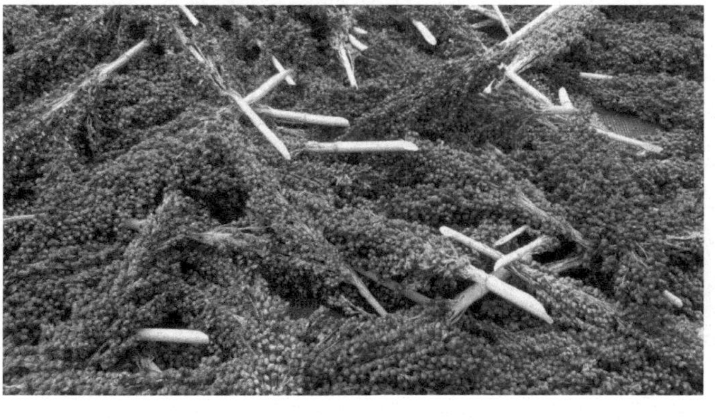

4. 우리밀

밀은 보리와 함께 세계에서 가장 오래된 작물의 하나로서 신석기시대의 유적에서 발견되며, 우리나라에서도 오래된 작물로서 신라, 백제시대의 유적 등에서 발견된다. 따라서 각종 음식의 재료로 이용되어 왔으며, 특히 우리나라에서는 최근 밀가루 제품에 대한 소비자의 기호도가 점차 높아지고 있어 각종 밀가루 가공제품의 수요가 증가하고 있다. 즉 1986년 이후 200만 톤 이상의 외국 밀을 도입하고 있어 우리나라의 식량에서 큰 비중을 차지하고 있는 실정이다.

1) 밀기울

밀기울이 변비를 없앰과 동시에 치질, 게실증 그리고 결장암의 발병 기회를 대폭 줄인다고 한다. 실제로 도시 어린이들 가운데는 변비, 비만, 당뇨병 등의 성인병 증세를 호소하는 어린이가 적지 않은데, 이는 밀기울과 같은 섬유질 섭취량이 적은 식생활과도 관련이 있다.

2) 섬유질

섬유질은 수분을 많이 함유하고 있기 때문에 배변량을 증가시킨다. 이와 함께 변이 대장을 통과하는 시간도 짧아져 발암물질이 대장의 점막에 접촉할 기회가 줄어들 뿐만 아니라 섬유질이 대장내 세균에도 영향을 끼쳐 발암성 물질의 작용을 억제함으로써 대장암을 예방해주는 역할을 한다. 그밖에 섬유질은 형당치의 상승을 억제, 당뇨병의 치료 및 예방에도 효과가 있다.

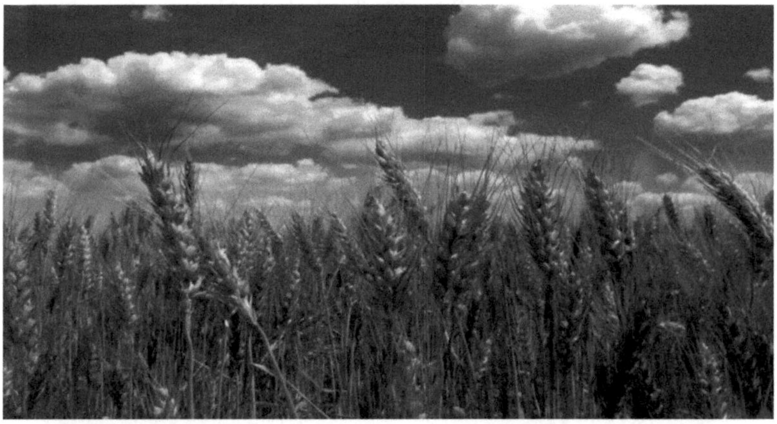

3) 밀의 영양과 기능성 토코페롤

(1) 1936년 미국에서 밀의 배아 속에 들어 있는 성분을 연구한 결과 생식능력과 관계되는 성분을 분리하여 "토코페롤"이라 불렀다. 이 토코페롤은 생식능력과 관계가 있을 뿐만 아니라 사람의 노화를 방지하는 효과가 있다

(2) 비타민 E는 혈액의 응고를 방지하고, 혈전 등이나 암의 원인이 되는 체내의 산화작용을 억제함으로써 성인병을 예방하고, 노화를 방지한다. 이러한 비타민 E는 밀의 배아에 많이 들어 있다. 따라서 우리가 먹고 있는 통 밀쌀은 최상의 자연 건강식품이라고 할 수 있다.

(3) 글루텐 밀가루는 글루텐의 양과 질에 따라 밀가루의 질을 구별하고, 가공용도가 달라진다. 대체로 글루텐을 형성하는 단백질이 많은 강력분은 제빵용으로 이용하고, 중력분은 국수류로, 그리고 박력분은 과자, 케이크, 튀김용으로 많이 이용하고 있다. 우리나라에서 생산되는 밀은 대부분 연질밀이므로 국수용으로 적합하다.

(4) 지질 밀가루는 지질도 쌀에 비해 많아서 100g당 2.9g이 함유되어 있으며 칼슘, 인, 철분도 쌀보다 훨씬 많이 들어 있다. 밀가루의 산도는 무기질의 50% 이상을 차지하고 있는 인산화물에 의한 것인데, 위산과다증이 있는 사람이 밀가루 음식을 먹으면 생목이 오르고, 소화가 잘 되지 않는 이유가 된다.

4) 아미노산

단백질을 구성하고 있는 아미노산은 글루탐산, 프롤린이 많은 편이나 트레오닌, S-함유 아미노산은 적고, 특히 라이신(lysine)이 아미노산으로 영양가치가 좋지 않아 이를 동물성 단백질 등으로 강화시켜 주어야 한다.

5. 옥수수

1) 영양성분의 작용

옥수수의 단백질을 구성하는 아미노산에는 필수아미노산인 트립토판, 라이신이 함유되어 있지 않아 단백질로서는 불완전하므로 영양가는 떨어진다. 지방은 배아부에 30% 정도 있으며, 비타민 E는 피부의 건조와 노화를 막으며, 습진 등에 대한 피부의 저항력을 높이는 작용이 있다.

2) 옥수수의 효과

암을 예방하는 프로테아제 저해물질이 많이 들어 있으며, 옥수수 전분을 섭취한 사람이 충치 발생률이 낮게 나타난다. 옥수수기름은 다가불포화지방산을 많이 함유하고 있으므로 혈중 콜레스테롤치를 낮춘다. 그러나 사람에게 좋은 HDL-콜레스테롤을 떨어뜨릴 수도 있다.

3) 옥수수의 영양과 성분

항산화 성분이 많으면 노화, 암, 심장병 등의 예방에 좋다. 옥수수는 사람과 가축이 함께 즐기는 식품이다. 옥수수를 빻아 만든 미국 남부의 가루빵 '허시 퍼피'가 좋은 예다. 주인이 먹을 때 강아지(puppy)에게 던져주면 조용해진다(hush)고 해서 생긴 말이다. 용도도 다양하여 콘플레이크, 팝콘, 콘칩, 콘샐러드, 녹말, 옥수수기름, 통조림, 술, 옥수수차 등의 원료로 쓰인다.

주성분은 당질(70%)이며, 대부분은 질이 뛰어난 녹말이다. 그러나 단백질(약 12%)의 질은 떨어지는 것으로 평가된다. 반드시 음식을 통해 공급받아야 하는 필수아미노산 두 가지(트립토판, 라이신)가 거의 없기 때문이다. 게다가 비타민 B군의 하나인 나이아신의 함량이 적어 옥수수를 주식으로 하는 나라에선 펠라그라(손발, 목, 얼굴 등의 홍반, 신경장애, 위장장애 발생)라는 질환 발생률이 높다. 따라서 옥수수를 주식으로 하려면 우유, 고기, 달걀 등과 함께 먹어야 한다.

『중약대사전』에 「옥수수는 혈당을 낮춰 당뇨병 환자에게 효과적이며 혈압, 콜레스테롤 등을 떨어뜨려 성인병 예방에 도움이 된다.」고 쓰여 있다. 100g당 열량(가루 기준)은 쌀, 보리와 비슷한 360 kcal 가량으로 높은 편이다. 특히 콘칩, 팝콘의 열량은 각각 539 kcal, 503 kcal나 되어 '다이어트의 적'으로 통한다. 한방에선 옥수수수염을 주로 이용한다. 『방약합편』이란 국내 한의서에 「소변이 찔금거리며 잘 안 나올 때 이뇨제로 옥수수수염이 효과적」이라고 기술되어 있다. 잘 말려 하루 5～10g씩 달여 마신다. 급성위염, 신장염, 임신부 부종(浮腫)에도 좋다는 평가가 있다.

좋은 옥수수는 껍질이 선명한 녹색이고, 알맹이가 촘촘하며 가지런한 게 상품이다. 누르면 약간 물렁하고 수염은 갈색인 것이 좋다. 옥수수의 주성분은 탄수화물인데 대부분이 녹말이며, 포도당이 조금 들어 있다. 단백질은 옥수수 알갱이의 겉껍질 부분에 있는 각질층에 많고, 속에는 적다. 이 단백질을 구성하는 아미노산이 많으나 필수아미노산인 트립토판과 라이신이 거의 들어 있지 않아 영양가가 떨어지며, 비타민 B 복합체의 하나인 나이아신의 함량이 적다.

옥수수를 주식으로 하는 사람들은 얼굴과 손 등에 나타나는 피부염인 펠라그라라는 병에 걸리게 된다. 따라서 다른 단백질을 공급하지 않으면 발육도 제대로 안 되어 성장이 멎게 된다. 씨눈에는 지질이 265 정도 들어 있으며, 그 성분은 올레산 455 정도, 리놀산 455 정도, 팔리틴산이 75 정도로 콩기름과 비슷하다. 신경조직에 필요한 레시틴이 1.5%, 비타민 E(토코페롤)가 100mg이나 들어 있다.

6. 두 부

두부는 콩단백질이 주성분이며 글리신, 알부민을 응고시킨 것으로 고단백질로서 95% 이상의 소화흡수 효과를 나타내고 있다. 특히 필수아미노산이 풍부한 식물성 단백질로 비타민, 미네랄, 칼슘, 칼륨이 풍부한 알칼리성 식품으로서 사포닌, 레시틴 성분을 가지고 있어 콜레스테롤, 비만, 동맥경화, 성인병 예방과 다이어트 식품으로 금상첨화인 건강 다이어트 식품으로 각광을 받아왔으나 소비자의 취향에 맞는 식품으로의 변신이 시급한 실정이다.

종래의 여러 다이어트를 통해서 많은 소비자들이 건강의 훼손은 물론 다이어트에 대한 선택적 영양방법의 스트레스에 시달리고 있는 실정이다. 현대인의 적으로 알려진 비만, 성인병의 예방을 호소하면서도 올바른 지식의 부족으로 일조일단의 다이어트 프로그램 자체로 오히려 정신적 스트레스와 건강의 적으로 사회적인 문제로 까지 대두되고 있는 실정이다.

또한 다이어트 식품이 중국 등 외국산의 무분별한 남용으로 화학적 구성 자체로 부작용을 일으키고 있는 실정이고, 원인 모른 외국산 식품들의 남용은 오히려 잔류 농약문제 등의 알지 못하는 딜레마로 남게 되었다. 이러한 관점에서 옹골 다이어트 두부를 생산하게 되었다. 본 두부의 장점은 에어 클레식 분쇄 방법을 이용한 것으로 종래의 맷돌식 두부 분말보다도 단백질, 탄수화물의 비파괴 보존이 가능하여 보통 시판 두부요리 보다도 영양가 면에서 풍부하며, 저 칼로리로서 일석이조의 효과를 목표로 한 식품이다.

이런 효과뿐만 아니라 일반적으로 두부 다이어트를 생각하면서도 매일 똑같은 두부만을 주식으로 해야 되는 싫증감에 먼저 지치고 말 것이다. 그뿐만 아니라 식품이란 한가지로 인간의 영양을 유지하기는 불가하기에 다른 음식과의 식단을 고려해야 하는 단점이 있다. 식단의 구성은 다이어트를 하기 위해서 무엇을 먹어야 될 것인가 망설이게 되는데, 이러한 단점 등을 보완한 것이 다이어트 두부이다.

두부에 다시마, 뽕잎, 녹차, 현미, 한천 등을 첨가하여 충분한 영양과 다이어트 병용 효과, 스트레스 해소, 콜레스테롤 저하물질, 지방분해효소 물질 등을 간접적으로 첨가한 식품이다. 다이어트에 중요한 식이섬유질의 다량 첨가는 숙변, 쾌변, 지방분해

효과를 높이는 충분한 식품으로 순 우리 농산물을 이용한 국내 최초 다이어트 물질 첨가용 두부이기에 소비자에게 적극 권장할 수 있는 식품으로 자신 있게 소개한다.

7. 콩나물

(1) 콩에 들어있는 식물성 섬유이다.
(2) 변비, 성인병 예방에 도움이 된다.
(3) 통풍 예방에 효과적이다.
(4) 식물성 단백질, 지방의 대사를 촉진하는 비타민 B_1 등은 다이어트에도 도움이 된다.
(5) 콩나물에 함유되어 있는 아미노산의 일종인 아스파라긴산은 알코올 분해에 효과적이다.

1) 콩나물 속의 아스파라긴산 함유량

아스파라긴산은 뿌리에 87%, 실뿌리에 80%, 줄기에 70%, 머리에 55% 존재하며, 콩나물은 아스파라진의 옥고로 알코올 대사를 촉진시킨다.

2) 콩나물의 영양

(1) 콩 채소로써 기호성이 높다.
(2) 단백질 및 비타민류의 공급원이다.
(3) 가격이 저렴하여 대중 식생활의 부식으로 적합하다.
(4) 콩이 싹틀 때, 즉 콩나물로 바뀔 때에 지방이 현저하게 감소한다.
(5) 섬유질은 증가하고, 비타민류는 많은 양이 합성된다.
(6) 암에 효과적인 비타민 C가 다량 합성된다.
(7) 식염농도 35에서 2～3분 내에 가열조리가 가능하다.

3) 콩에는 없지만 콩나물에는 존재하는 성분

비타민 C, 판토텐산, 아스파라긴산이 콩에는 존재하지 않지만 콩나물에는 함유되어 있는 성분으로 스트레스 해소, 피로회복, 간장 보호기능이 있으며, 칼륨과 섬유질이 고혈압과 변비에 좋으며 아스파라긴(asparagine), 아세트알데히드(acetaldehyde)와 신속하게 결합 분해시킨다.

4) 아스파라긴은 어떻게 만들어 지는가?

콩나물이 되는 과정상 암모니아의 자가 해독작용의 일환으로 유리 아미노기가 아스파르트산과 결합하여 아스파라긴이 된다.

5) 콩나물의 약효

알코올성 지방간, 간염, 간경변증에 효과가 있으며, 술에 지친 피로를 해소시킨다.

(1) 알코올대사는 간세포의 탈수효소에 의해 아세트알데히드와 NADH가 과잉 생성되어 에탄올이나 아세트알데히드의 산화가 저하되어 숙취로 인해 간세포가 손상된다. 산화과정의 부활은 간 글리코겐이 한다.

(2) 증상으로는 식욕부진, 구토, 체중감소, 황달 및 발열, 부종, 복수 등이다.

(3) 실크아미노산의 효과(알라닌, 글리신, 세린, 아스파라긴산, 시스틴 등)란 과량의 알코올대사로 간 글리코겐이 부족해지면 알라닌 등이 글리코겐으로 전환되어 산화과정을 활성화시킨다.

(4) 주로 아스파라긴산이 풍부하여 강한 알코올의 대사산화물을 제거하고, 숙취를 해소시킨다.

(5) 섬유소, 비타민 C 등이 많아 장내 숙변 완화 및 간 기능에 유효하다.

(6) 감기, 몸살, 알코올성 질환에 효과적이다.

(7) 뇌세포에 산소공급을 원활히 유지시켜 준다.

6) 아스파라긴산(콩나물)과 건강

사염화탄소의 급성투여는 실험동물에서 간 조직의 괴사를 일으키는 원인으로 널리 알려져 있으며, 동물실험에서는 바이러스성 간염, 급성 간질환의 모의실험에 이르기까지 널리 사용되고 있다. 아스파라진에 의해 간 조직의 복구현황을 실험한 결과 거의 간질환은 없어졌다. 간질환이 된 마우스에 아스파라진을 투여한 후 48시간 이내에 각 마우스에서 혈액을 채취하여 GOT, GPT를 측정함으로써 간 손상 경과를 알 수 있는 것이다. GOT, GPT 효소활성을 측정함과 동시에 극미약 생체발광 측정 결과와의 상관성이 인정되었으며, 간의 능동 변이적 상태인 생체광자를 측정함으로써 간질환 상태의 변화를 측정할 수 있었다.

본 실험은 마우스를 이용한 실험 결과였지만, 인간에게까지도 직접적으로 간 상태 변화의 지표로 사용 가능할 것으로 기대하는 바이다. 실험에는 서울대학교 실험동물 사육장에서 사육된 4주령 웅성 ICR 마우스가 사용되었다. 실험군과 대조군은 마우스 각 6마리씩을 사용하였으며, 실험군은 올리브기름을 용매로 한 사염화탄소가 4 ml/kg의 양으로 5%(v/v) 혼합된 것을 복강에 투여되었으며, 대조군은 같은 양만큼의 올리브 오일만을 복강에 투여하였다. 여기에 아스파라진을 혈액에 투여 후 24시간, 72시간 후 마우스로부터 간을 적출하여 생물광자 측정장치로 빛의 양을 측정하였다. 또한 복부대정맥에서 혈액을 추출하여 3,000 rpm, 10분간 원심분리하여 혈장(plasma)을 얻었다.

GOT와 GPT 활성 측정은 Reitman과 Frankel의 방법을 사용하여 505nm에서 흡광도를 측정하였다. 혈중 알코올 농도는 마우스에 소주를 구강 투입 후 2시간 후 아스파라진 엑기스를 투여 후 시간 별로 알코올 농도의 변화량을 24시간, 72시간 후 알코올 흡입법을 사용하여 알코올 수치를 측정하였으며, 사염화탄소에 의한 간조직의 손상을 측정하였다. 쌀알무늬 형태가 있어 간 조직에 지방간을 일으킨 형태를 알 수 있다. 아스파라진 투여 후에는 간세포의 손상 복귀에 의해 완전한 간 형태를 나타내었다.

즉, 지방간에서는 GOT와 GPT의 양이 높게 측정됨에 따라 CCl4를 주사한 지 24시간 후 GOT와 GPT 효소 활성량이 최대가 되고, 3일 후 정상치로 돌아오게 되는데, 아스파라진을 주사한 후 3일간의 GOT, GPT의 변화를 측정한 결과 그 수치는 현저하게 떨어졌다. 또한 알코올 흡입농도는 25도 소주 구강 투여 후 24시간, 72시간에 걸쳐 측정한 결과 처음 알코올농도 0.35에서 아스파라진 투여 후 시간별로 알코올 흡입 농도는 점차적으로 5배 이상으로 적은 수치를 나타내어 아스파라진에의해 알코올이 분해됨을 알 수 있었다. 이상의 결과에서처럼 사염화탄소에 의한 간조직의 손상을 측정한 결과 뚜렷한 변화를 나타냈다.

7) 술을 이길 수 있는 비결

(1) 술 마시기 전의 식사는 숙취해소를 돕고 알코올 해독이 빨라진다.

(2) 아스파라긴산이 위점막을 보호하고 알코올 분해를 하게 된다.

(3) 지방이 많은 기름진 음식은 알코올 분해를 방해하고, 간에 지방을 축적하여 지방간의 원인이 된다.

(4) 속주는 금물이며, 알코올 혈중농도를 높여 급성 중독을 유발한다. 속도가 빠르면 체내에 흡수되는 알코올의 양이 많아진다.

(5) 술을 마시면서 담배를 피우면 심장, 간, 뇌 등에 타격을 주기도 한다. 탄산거품(음료수) 섞인 술은 흡수가 빨라 혈중 알코올 농도를 높인다.

(6) 1주일에 3회 이상 술을 계속해서 마시면 간에 큰 부담을 준다. 알코올이 완전 분해되는 데 걸리는 시간은 맥주 1병이 3시간, 소주 1병이 15시간 정도 걸린다. 간 기능이 완전히 회복하는 데 걸리는 시간은 약 72시간이 소요된다.

(7) 숙취해소에는 충분한 물과 비타민을 필요로 한다. 수면과 휴식을 충분히 취해야 한다. 사우나, 커피는 절대 금물이다(탈수현상 유발). 해장술은 뇌의 중추신경을 마비시킨다.

8) 알코올과 질병

알코올은 면역반응과 생체의 방어기전에 중요한 백혈구 수를 감소시켜 감염성 질환에 면역력을 떨어뜨린다.

(1) 알코올이 뇌에 미치는 영향으로는 뇌에서 신경전달물질인 노르아드레날린의 분비를 억제하고 우울증을 유발하기도 한다.

(2) 알코올중독은 영혼을 좀 먹는다. 중독자들은 신체적·정신적 피해가 있음에도 부정하며, 중독의 원인을 남에게 돌리려하는 작용이 있다.

(3) 언어 구사능력에 문제를 일으키고, 평형감각과 거리감각을 잃게 된다. 과음이나 장기간의 음주로 뇌세포의 파괴가 촉진되어 뇌의 기억이나 사고능력이 떨어진다. 뇌기능 저하 정도는 알코올의 양에 정비례한다.

(4) 뇌혈관이 확장되어 긴장성 두통 등을 유발한다.

8. 한국인의 쇠고기(콩)

8.1 영양성분의 작용

곡류에 부족되는 라이신, 시스테인, 트립토판 등이 많으며 알기닌, 글루타민산 등의 아미노산을 많이 함유하고 있다. 콩의 지방은 약 50%의 필수지방산인 리놀산과 6%의 리놀레인산이 들어 있어 콜레스테롤의 침착을 막아주므로 동맥경화, 고혈압 예방과 치료에 효과적이다.

무기질 중에는 칼륨, 인, 칼슘이 많고 비타민 B_1, B_2, 니코틴산 등이 곡류보다 많다. 특히 이소플라보노이드(isoflavonoid)는 여성호르몬인 estrogen과 같은 활동을 하여 phytoestrogen(식물성 여성호르몬)이라 하며 유방암, 전립선암의 위험을 낮춰 준다. 고혈압, 콜레스테롤치를 감소시켜 순환기질환에 좋다. 하루 권장량으로는 30~100mg(1회 이상 콩을 이용한 요리나 콩 가공식품을 먹도록 권장)이다.

8.2 대두단백 특정 암 억제 효능

대두단백의 특정 암 억제 효능에 대한 건강강조 표시는 소비자들에게는 믿을 수 있는 정보 습득의 기회가 될 것이며, 식품회사에는 식품에 대한 효능 및 혜택을 소비자들에게 효과적으로 전달하는 홍보와 기업성장의 기회가 될 것이다. 대두단백을 함유한 식품을 섭취했을 때 여성의 유방암 발생 확률은 20% 정도 억제되며, 특히 폐경기 여성을 대상으로 한 조사에서는 35%에 달하는 것으로 나타났다.

남성의 전립선암 발병률은 35% 억제효과가 있는 것으로 조사됐다. UN 소장의 42개국 자료를 이용한 분석에서는 콩이 시리얼, 넛트류 등이 기존 전립선암에 효과가 있는 것으로 알려진 것들 보다 4배 이상 전립선암으로 인한 사망률을 줄여주는 것으로 분석됐다. 또한 대장암 발병률은 30% 억제된다.

8.3 콩(대두)섬유에 대하여

대두섬유(soybean protein fiber)는 콩(大豆)을 주원료로 하고 있다. 기름을 제거한 콩 잔여물로부터 구형 단백질을 추출한 후 기능성 작용제를 첨가하여 단백질의 공간구조를 변화시켜 습식방사(Wet Spinning) 방법으로 만들어진 천연 식물성 섬유이다. 대두섬유는 생산공정이 환경 및 인체에 해를 주지 않는 친환경 천연섬유로서 콩이 가지고 있는 고유한 성분을 함유하고 있는 건강섬유로서 녹색섬유라고도 부르기도 한다.

대두섬유는 천연실크의 부드러운 광택, 면섬유의 수분 전도성과 캐시미어의 보온성을 가지고 있다. 또한 다양한 섬유와 혼방, 합사하고 염색하여 보다 뛰어난 제품을 얻을 수 있는 실용적인 섬유이다. 특히 방적과정 중 항생물질과 소염제 또는 자외선 흡수제를 첨가하여 세균 저항기능과 자외선 차단 기능을 갖는 기능성 섬유를 얻을 수 있다.

8.4 대두섬유의 기능 및 특성

대두섬유의 원료인 콩에는 인체의 노화 원인 중 하나인 산화반응을 막는 토코페롤과 사포닌이 풍부하게 함유하고 있어 피부노화 예방에도 효과를 보이며, 자외선 차단 효과에 의해 자외선으로 인한 피부의 손상과 노화를 예방하는 효과가 있다. 또한 중국 상해시 예방의학연구원의 대두섬유에 대한 검사결과 보고서에 의하면 대장균, 황색포도상구균, 백색염주균에 대한 억제기능이 있는 것으로 밝혀졌으며, 천연원료로 만들어진 대두섬유는 화학섬유와는 달리 피부에 들어붙어 있는 사람이 착용할 경우 알레르기 발생 빈도가 극히 드문 것으로 알려져 있다.

이밖에도 대두섬유는 비중이 1.29 g/cm^{3}으로 동물성 섬유인 캐시미어와 유사한 수준으로 매우 가벼워 착용감이 우수하며, 보온성이 좋은 특징을 가지고 있어 다양한 형태의 제품 개발에 응용이 가능하다.

8.5 콩장류의 영양성

재래된장은 일반적으로 개량된장에 비해 단백질이 적고 수분, 회분, 염분이 많다. 된장의 영양 강화의 일환으로 riboflavin 생성능력이 강한 변이주를 사용하여 된장을 만들었을 때의 성분 변화를 보면 수분 44%, 염분 11.7%, 회분 10～12%, 총산 1.4～1.6% 조단백질 9%, 아미노태질소 0.2%, 조지방 2.8%를 나타내었다. 된장 중의 아미노산 함량을 조사한 다른 보고에 의하면 18종의 아미노산 중에서 유리상태로 존재하는 것은 전체의 1/3이고 glutamic acid, glycine, methonine은 대부분 유리상태로 존재하며, tyrosine은 대부분 결합상태로 존재한다.

된장의 지방산은 불포화지방산이 대부분이며, 포화지방산 및 콜레스테롤 함량이 낮고, 된장 중의 linoleic acid는 콜레스테롤의 체내 축적을 방지하는 역할을 한다. 지질 중 필수지방산인 linoleic acid가 53%, linoleic acid 8%가 들어 있어 피부병 예방 및 혈관질환 예방, 정상 성장 등에 중요한 역할을 한다. 특히 콩이 발효되면서 유리된 linoleic acid가 많아지는데, 이 물질은 암 예방 및 항암효과가 큰 것으로 보고된 바 있다. 된장 중의 비타민 함량을 보면 thiamine 20 ㎍/100g, riboflavin 120 ㎍/100g 함유되어 있고, riboflavin 생성능이 강한 *Aspergillus oryzae* 변이주를 사용하여 제조하는 경우 520 ㎍/100g나 되었다.

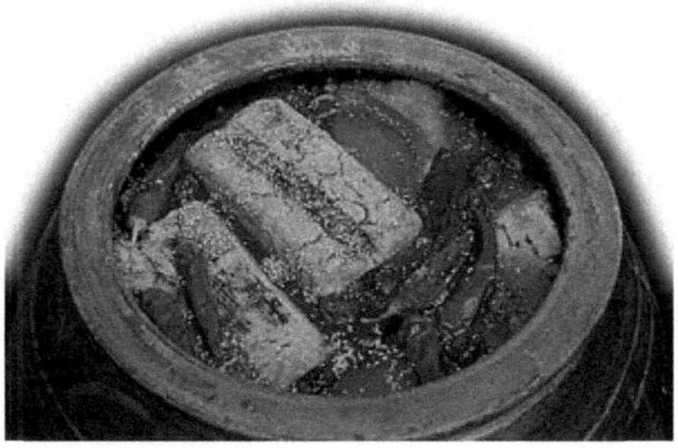

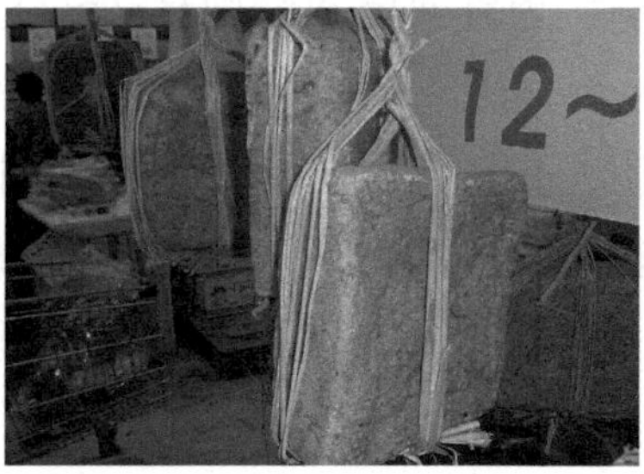

전통된장은 자연발효에 의해 제조되기 때문에 곰팡이 독의 오염, 특히 강력한 발암물질인 aflatoxin 오염에 대한 우려가 있다. 그러나 aflatoxin을 생성하는 균이 발효 중 오염된다 하더라도 콩의 특유한 기질로서의 특성 및 제조방법에 의해 파괴된다. aflatoxin 생성균은 중온균으로 여러 혼합 균주계에서는 경쟁력이 약하며, 콩 단백질의 발효생산물인 암모니아, 아미노산, 갈색 색소, pH의 증가, 햇볕, 숯의 첨가 등에 의해 파괴 제거된다. 된장은 생콩이나 삶은 콩보다 항돌연변이 활성이 크며, 다른 콩

발효제품보다 항돌연변이 활성이 높다.

된장의 메탄올 추출물에서 아플라톡시(AFB1)에 대해 강력한 항돌연변이성를 관찰할 수 있었는데, 된장 추출물이 50% 농도에서 AFB1에 의한 돌연변이 유발성은 완전히 저해되는 반면, 같은 농도에서 생콩과 삶은 콩에서는 각각 64~66%와 39~53%가 저해되었다. 된장 속에 있는 리놀레산(linoleic acid)이 항돌연변이 효과를 나타내는 물질의 하나인 것으로 밝혀졌다.

된장의 암 예방 효과는 된장을 끓인 후에도 있으며, 여러 종류의 발암물질에 대해 항돌연변이 활성이 확인되었다. 또한 된장의 추출물이 특이적으로 면역증강 물질인 B 림프구의 증식을 증가시키고, 대식세포 및 B 림프구의 사이토카인 생성을 증가시킨다는 것을 확인하였으며, 이러한 면역조절제가 삶은 대두에서는 발견되지 않고 된장에서 발견된다는 것은 자연계에 존재하는 다양한 미생물의 발효에 기인된 것으로 사료된다. 이 외에 된장은 지방질 산화반응 과정중 과산화물 생성을 억제하며, 된장의 첨가 함량이 높을수록 항산화작용이 더 큰 결과를 나타냈으며, 혈소판응집 저해활성을 갖는 항혈전 펩타이드가 있는 것도 확인되었다.

청국장은 장류 중에서 숙성기간이 짧은 것이 특징이며, 단백질 발효식품이다. 단백질의 이용률 실험에서 영양가치가 가장 높고 소화가 잘 된다. 기호를 돋우기 위하여 마늘, 고춧가루와 함께 소금을 넣어 저장성을 가지며, 강력한 protease의 작용으로 오래 두면 여러 가지 아미노태질소가 암모니아태질소로 변한다. 가을에서 초봄까지 메주콩을 쑤어 식기 전에 시루에 볏짚을 깔고 그 위에 뜨거운 메주콩을 담은 후 아랫목에 이불을 씌워 40~50%에서 2~3일간 보온하면 숙성 중에 *Bacillus subtilis*의 강력한 protease 생성으로 단백분해가 신속히 일어나서 특유한 향기를 가진 실모양의 끈끈한 점질물이 생성된다. 이것은 강력한 혈전용해효소를 분비하는 것으로 밝혀지면서 여러 연구자들이 관심을 갖게 되었다.

일본에서는 낫또에서 분리한 혈전용해효소(Nattokinase)의 임상시험에서 장청국장은 사람에게 탄수화물 위주의 식생활에서 부족하기 쉬운 단백질을 공급하는 데 큰 공헌을 하며, 각종 효소작용으로 대두 성분이 분해되어 소화력의 우수성이 증명되었다. 발효중에 특히 비타민 B_2의 증가가 현저하여 원료 중의 것에 비해 5~10배로 증가한다. 청국장 중의 고초균은 혈전용해효소의 활성이 있어 혈압상승 방지효과가 있으며, 소화력 향상에 좋고, 암세포주를 이용한 항암시험에서 된장과 비슷한 항암효과가 있는 것으로 알려져 있다.

고추장은 전분이 가수분해 되어 생성된 당분의 단맛, 대두 단백질의 가수분해로 생긴 아미노산의 구수한 맛, 고춧가루의 캡사이신에 의한 매운맛, 소금의 짠맛 그리고

유기산의 향기롭고 새콤한 맛이 잘 조화되어 고추장 특유의 맛을 내게 한다. 고추장은 된장에 사용하는 대두의 일부를 전분질 원료로 바꾸기 때문에 된장과 비교할 때 단백질 함량이 적은 대신 당분이 많은 것이 특징이며, 고유 발효 저장식품으로서 조미, 향신의 목적으로 사용된다.

고추장의 염분은 ascorbic acid의 자동산화 억제 및 증가를 도와주며, 고추와 고추씨의 함유 성분인 capsaicin, capsicidin은 *Bacillus subtilis* 균에 대한 항균작용이 있고, β-carotene, 비타민 C가 다량 함유되어 있어 항돌연변이 및 항암작용이 있다. 고추장은 일반적으로 각 가정에서 만들어지므로 시료에 따라 성분상에 커다란 차이가 나타나는 것으로 생각된다. 공장제품과 가정제품 간에는 성분에 있어서 큰 차이가 없지만, 가정제품은 공장제품보다 메주를 더 사용한 탓인지 고형분 기준으로 볼 때 단백질과 지방질이 조금 더 많고, 당질이 적은 것을 알 수 있다. 단백질 함량은 된장보다 약간 낮은 편이지만 대두 가공식품이므로 단백질 급원식품이라고 할 수 있다.

아미노질소는 고추장 숙성에도 판정에 한 지표가 될 수 있는 구수한 맛 성분이다. 단백질 함량이 높을수록 단백분해력이 강한 *Asp. oryzae*, *Asp. sojae*의 상용과 숙성조건의 조성에 의해 생성량이 높아진다. 숙성 초기에는 90～280mg에서 3개월 후에는 150～463mg로 상승한다. 암모니아질소는 식염농도가 낮을수록, 숙성 중 잡균의 번식이 높을수록 높아진다. 고추장의 총 아미노산 함량은 3.5%～4.1로 glutamic acid를 가장 많이 함유하고 있으며, 이는 감칠맛을 부여한다.

9. 배 추

배추는 100g에서 약 27칼로리의 열량을 내며 단백질, 지방, 당질 등은 보잘 것 없어 보이나 단백질을 구성하는 아미노산은 우수한 편이다. 이러한 배추는 역시 비타민 C와 칼슘이 풍부한 것이 영양상의 특징이라고 볼 수 있다. 칼슘은 뼈대를 만드는 데에만 필요한 것이 아니라 산성을 중화시키는 능력을 가지고 있기 때문에 건강 장수를 돕는 성분으로 알려져 있다.

한방에서는 잠재성 병 때문에 갑자기 내장에 열이 오르는 것을 내화상즙(內火上汁)이라고 하는데, 일종의 비타민 C 결핍증이라고 해석하고 있다. 이러한 때에 배추는 커다란 효과를 준다. 이외에 배추는 창자 안에서의 소화를 도우며, 부드러운 섬유질이 들어 있어 변비에 좋은 식품이기도 하다. 배추생즙은 정신을 맑게 하고, 갈증을 덜어 준다. 또한 주갈(酒渴)을 푸는 데도 좋으며 대, 소장을 이롭게 하므로 변비에도 유효하다.

1) 배추의 식품으로서의 특징

배추는 100g당 14 kcal 밖에 열량을 내지 못하므로 에너지원으로서 가치는 적으나 섬유질이 풍부하고, 비타민 A와 비타민 C가 28mg 들어 있는데, 이들은 특히 녹엽부에 많으므로 푸른 잎을 가능한 한 제거하지 말아야 한다. 또한 칼슘이 70mg, 인이 63mg 들어 있어서 무기질 급원으로도 중요하다.

봄배추나 여름배추는 김치가공용으로는 개량되어야 할 점이 많고, 월동배추는 김치가공 적성이 우수하다. 남해안 지방에서 월동배추로 재배되는 품종으로서는 동풍이 맛이 좋고 저장성이 우수하다. 배추의 주요 성분은 수분 94.7%, 당질 2.6%, 섬유소 0.7%, 단백질 1.3%로서 배추의 조단백질은 그 절반 이상이 비단백질이다. 순단백질은 아미노산 조성으로 보아 우수한 편이나 그 함량이 너무 적다.

배추중의 비타민 C 함량은 64.6mg이며, 동일 개체의 배추에서는 성숙이 완전한 외엽이 맛이 좋은 내엽보다 비타민 C 함량이 많으며, 김치로 담가도 별로 손실되지 않는다. 그러나 데치면 비타민 C의 약 절반이 소실된다. 무기질은 칼슘이 많으며 칼륨, 염소, 나트륨도 들어 있다. 배추에는 1,572ppm의 질산염이 축적되었는데, 줄기가 잎보다 2.5배나 높았다. 배추의 조섬유 함량은 0.5%(건량기준 9.4%)이고, 총 식이섬유 함량은 1.2%(22.0%)였으며, 가용성 식이섬유와 불용성 식이섬유의 비율은 1 : 2이다.

2) 김치 성분

김치는 김치 재료가 가지고 있는 영양소의 공급원이며, 김치의 발효에 관여하는 유산균은 우리 인체에 유익하게 작용하여 김치 유산균 자체가 정장작용을 도와준다고 알려지고 있다. 김치는 다양한 기능성을 가지고 있는데, 크게 나누어 보면 항산화 및 항노화 효과, 항암효과, 동맥경화 억제효과, 항균작용, 항비만 효과 등이 있다.

항산화 및 항노화 효과를 보면 김치에는 지방질의 과산화 방지 및 활성산소종이나 유리라디칼을 제거하는 항산화 물질이 존재하는데, 즉 김치 재료 중 carotenoids, flavonoids, anthocyanins을 포함한 polyphenol류, 비타민 C, 클로로필과 같은 성분들이다. 김치를 용매 추출하여 linoleic acid에 첨가하여 산화반응 시키면서 항산화 효과를 조사한 결과, 반응시간이 경과함에 따라 김치 추출물 첨가구가 김치 추출물을 첨가하지 않은 대조구에 비하여 과산화물 생성저해 효과가 크게 나타났다.

항노화 효과를 보면, 김치의 용매 추출물로 피부의 주요 표피세포인 keratinocyte를 인위적으로 자극을 주었을 때 김치 추출물들의 세포독성 완화 효과를 보였다고 하였으며, 김치를 섭취한 hairless mouse와 김치를 섭취하지 않은 대조구 간의 피부표피 두께에는 차이가 있었다. 즉 김치를 섭취한 쥐의 피부 두께가 두껍고, 피부 각질층이 얇았다고 보고하였다.

이외에 김치를 섭취한 노화촉진 생쥐의 총 활성산소량, 항산화계 효소활성, 각종 장기의 지질 농도 등을 조사한 결과 노화로 인한 lipofuscin 농도가 김치를 섭취한 생쥐가 낮게 나타나 항노화 효과를 기대할 수 있다는 보고도 있다.

김치의 항암효과에 대해서는 최근 연구가 급속히 진행되고 있는데, 김치 추출물이 위암, 간암 세포의 증식을 억제한다는 연구보고와 대장 내 김치 유산균이 발암성 전구물질을 발암성 물질로 전환시키는 β-glucosidase와 β-glucuronidase와 같은 효소를 억제시킨다고 하였다. 또한 콜레스테롤 수치와 관련된 항동맥경화성에 관한 김치의 기능으로 김치를 먹인 쥐와 먹이지 않은 쥐의 혈중 중성지질, 혈중 콜레스테롤 및 인지질 함량을 조사한 결과, 김치를 섭취한 군이 이들의 수치가 현저하게 낮게 나타나서 항동맥경화성이 있는 것으로 나타났다.

마지막으로 항비만 효과는 여성들이 가장 관심을 가지고 있는 효과라고 볼 수 있는데, 김치의 매운맛 성분인 고추의 캡사이신은 여러 생리활성 중 체지방질 분해효소를 촉진한다고 알려져 있다. 김치의 식이섬유는 변비를 개선하면서 비만을 방지한다는 보고도 있다. 이러한 김치 및 김치의 원료에 대한 기능성 확인과 기능성을 가지고 있는 재료로 만든 김치의 기능성에 관한 규명은 현재에도 계속 진행되고 있으며, 김치의 세계화 추세에 따라 더욱더 가속화될 전망이다.

10. 무 우

1) 성분과 약성

무는 즙을 내어 먹으면 지해(址咳), 지혈(地血)과 소독, 해열이 된다. 삶아서 먹으면 담증을 없애 주고, 식적(食積)을 제거하여 준다. 무는 잘 알려진 바와 같이 디아스타제 같은 전분 소화효소를 비롯해서 단백질 분해효소도 가지고 있어서 우리 몸속에서 소화작용을 돕는 좋은 식품이다. 고기나 생선회를 먹을 때 무와 같이 먹거나 무즙을 내서 여기에 찍어 먹으면 좋다.

또한 무즙은 담을 삭여주는 거담작용을 해주기 때문에 감기에 걸렸을 때 엿을 넣고 즙을 내서 먹으면 좋고, 니코틴을 중화하는 해독작용이 있으므로 담배를 피우는 사람은 무를 자주 먹도록 하는 것이 좋다. 이밖에도 노폐물 제거작용과 소염작용, 또 이뇨작용이 있어서 혈압을 내려주며, 담석을 용해하는 효능이 있어 담석증을 예방해 주기도 한다. 오래 전부터 무를 이용해서 깍두기와 동치미를 만들어 먹어 온 우리 선조들의 지혜에 머리를 숙이게 된다.

『본초강목』 등의 기록을 보면 무 생즙은 소화를 촉진시키고, 독을 푸는 효과가 있으며, 오장을 이롭게 하고, 몸을 가볍게 하면서 살결이 고와진다고 했다. 또 무즙은 담을 제거하고, 기침을 그치게 하는가 하면 각혈을 다스리고, 속을 따뜻하게 하며, 빈혈을 보한다고 했다. 생즙을 마시면 설사를 다스린다는 기록도 있다. 무는 날것으로 먹으면 갈증이 멎고, 음식이 잘 소화되며, 기분이 상쾌해진다.

무는 대소변을 잘 나오게 하며, 술의 독을 풀어주고, 밀가루 독을 해독해 주며, 가래를 삭혀준다. 당뇨병과 이질의 치료에도 쓰이고, 코피를 흘리거나 피를 토하는 데도 효과가 있다. 함유되어 있는 영양소는 비타민 C, 철, 식이섬유 등이며, 갈아 먹을 때는 비타민 C가 시간이 지남에 따라 점점 감소한다. 갈고 나서 곧바로 식초를 넣으면 비타민 C도 파괴되지 않고 매운 맛도 부드럽다. 그 외 전분의 소화효소인 아밀라제가 함유되어 있어서 전분식품의 소화를 돕는다. 일본식 떡국에 무를 넣거나 무를 떡에 넣어 먹는 것은 선인의 지혜라고 할 수 있다.

2) 영양성분과 작용

무우는 포도당과 설탕 때문에 단맛이 나고, 매운맛은 유황화합물 때문이다. 무에는 전분분해효소인 아밀라아제(디아스타아제)가 많고 산화효소, 요소를 분해해서 암모니아를 만드는 효소, 체내에서 생기는 해로운 과산화수소를 물과 산소로 분해하는 카탈라아제라는 효소 등 생리적으로 중요한 작용을 하는 요소가 매우 많다. 그 외에 지방분해효소인 에스테라제도 들어 있다.

효과로는 무우 생즙은 여러 소화효소로 인해 소화촉진과 강장에 효과적이고, 해독작용과 거담의 작용도 있으므로 애연가는 종종 무우 생즙을 마시는 것이 좋다. 무우는 많은 수분과 많은 비타민 C가 기침을 멎게 하는 작용을 한다.

무우의 껍질에는 속보다 비타민 C가 배나 들어 있으므로 껍질을 도려내지 말고 깨끗이 씻어 먹는 것이 좋다. 그러므로 겨울철에 먹는 무말랭이는 비타민 C와 식이섬유가 풍부해 변비가 있는 사람에게 꼭 필요한 식품이다.

11. 마 늘

1) 마늘의 성분

(1) 알리신(Allicin)

알리신 1mℓ는 페니실린 15단위의 살균력을 갖고 있다. 또 감기나 인플루엔자의 바이러스균을 죽이거나 그 역할을 약하게 하는 항바이러스 작용을 한다. 특히 결핵균에 대해서는 특효약이었다. 결핵균은 지방성 유막이 있어 결핵균을 죽이는 유효성분이 접근을 못하는데 그러나 알리신 만은 이 유막을 침투하여 균을 죽이기 때문이다. 설사나 세균성 이질을 없애는 이유는 장벽에 침투성이 매우 강하기 때문이다.

또한 알리신은 혈관을 확장시켜 혈액순환을 돕고, 인슐린 분비를 도와 당뇨에 효과가 나타난다. 알리신은 체내의 비타민 B_6과 결합에 췌장의 세포기능을 활성화 한다. 이 뿐만 아니라 세포에 붙어 있는 콜레스테롤을 추출하고, 혈관을 정화하는 등 그 효과가 참으로 다양하다.

(2) 게르마늄(Germanium)

미네랄의 일종인 게르마늄은 암의 예방이나 암세포 증식을 억제하는 항암작용이 주목할 만하다. 마늘의 게르마늄은 알로에나 클로렐라보다 10배나 많아 실제 마늘은 암 종양을 없애는 약이라고 동양 의서에서는 전한다. 또한 혈액을 통해 몸 구석구석 산소를 공급해 주는 역할을 함으로써 피로회복, 스테미너 증강에 매우 유효하다.

(3) 피로회복의 주역 마늘(비타민 B_1)

피로하기 쉽고, 피로가 쉽게 풀리지 않는 증상은 거의 비타민 B_1의 결핍의 원인이 있다. 특히 마늘의 비타민 B_1보다 확실히 체내의 흡수 저장능력이 크다. 에너지의 생산, 피로회복, 스테미너 증강효과 등에 많은 효과를 볼 수 있다.

(4) 섹스 미네랄(아연)

마늘에는 아연이 다른 식품보다 단연 많다. 아연은 남자의 고환에 집중되어 있는 물질로서 서양에서는 섹스 미네랄이라고 불린다. 실제 쥐 실험에서 마늘을 먹인 쥐는 정자수가 증가하는 결과가 나타나고, 여성인 경우에도 일본에서는 마늘을 장기 복용한 결과 폐경 후의 여성이라도 다시 월경이 시작한다는 보고가 흔하다. 전립선염, 방광암의 쥐 실험에서도 좋은 결과가 보고되고 있다.

(5) 셀레늄

암, 심장병을 예방하는 데 기여하는 항산화제로 6종의 항산화 물질이 인체 내 지방을 분해하는 율이 섭취하지 않을 때와 마늘을 섭취했을 때 지방이 분해되면서 발생하는 아세톤이 20배에서 최고 30배까지 늘어나 비만 특효라는 실험결과를 오스트리아 인스브르크대학의 이온물리학 연구소에서 발표되었다.

2) 마늘의 효과

(1) 생마늘 추출물은 활성화된 간세포와 대식세포에서 생성되는 NO를 억제할 수 있는 기능이 있음을 확인하였다. 간에서 생성되는 다량의 NO는 간세포의 사멸

을 유도하여 간 기능을 저해함은 물론 간경화 및 간암의 원인이 된다. 또한 혈간에 침윤된 대식세포가 다량의 NO을 생성하면 혈관 내피세포의 사멸을 유도하여 동맥경화의 원인이 된다. 따라서 과량으로 생성되는 NO을 효과적으로 억제하면 이들 질병의 예방은 물론 치료도 가능하다.

(2) 마늘 추출물은 혈관 내피세포로부터 생성되는 유해산소를 제거하는 반면 NO의 활성을 증가시킨다. 혈관 내피세포는 적은 양이지만 NO를 생성하여 혈관에서의 염증반응을 억제하거나 손상된 혈관의 손상치유를 촉진할 뿐만 아니라 남성의 성기능을 향상하는 것으로 알려져 있다. 그러나 혈관에서는 NO뿐만 아니라 유해산소를 생성하고, 이들 두 분자가 빠르게 반응하면 독성이 강한 peroxynitrite를 생성되어 유해산소의 독성이 증가되고, NO의 생리적 효과를 없앨 수 있다.

마늘 추출물은 혈관 내피세포에서 생성되는 유해산소를 효과적으로 제거하는 항산화 효과를 보였고, NO의 활성을 증가시킬 수 있음을 확인하였다. 이러한 결과는 마늘 추출물이 혈관기능을 활성화하여 동맥경화증 및 관절염과 같은 혈관질환의 예방이나 치료효과를 보인다. 더 나아가서 마늘은 혈관 내피세포에서 생성되는 NO의 활성도를 증가시켜 남성의 성기능을 향상시킬 수 있는 천연 비아그라의 기능을 한다.

3) 마늘 추출물의 항산화 효과

우리 몸에서 생산되는 유해산소는 세포나 장기를 손상시키고, 암과 같은 질병을 일으키는 원인이 되고 있다. 마늘 추출물은 이러한 유해산소를 효과적으로 제거하여 세포의 손상을 억제할 수 있는 효과가 있음을 확인하였다.

이러한 마늘효과는 암의 발생, 노화 및 염증반응을 효과적으로 예방할 수 있는 천연 건강식품임을 입증한다. 그러나 생마늘은 역겨운 냄새가 있어 복용 후 상대방에게 불쾌감을 주고, 독성이 있어 위점막을 손상하여 위장장애를 일으키기도 하고, 과복용 시 간 기능을 저하시킬 수도 있다.

4) 대식세포, 간세포, 평활근세포로부터 NO의 생성을 억제한다

폐혈증과 같은 병리적 환경에서 유도성 NOS로부터 생성되는 과량의 NO는 세포독성을 나타냄이 잘 알려져 있다.

5) 혈관 내피세포로부터 NO의 생성을 증가시킨다

혈관 내피세포로부터 생성되는 적은 양의 NO는 혈관에서의 염증반응을 억제하고,

손상된 혈관을 재생시키며, 혈압을 낮추고, 남성의 성기능을 향상하는 것으로 알려져 있다.

12. 양 파

양파(Onion)는 톡 쏘며 매운맛을 내는 황아알릴이 들어있어 가열하거나 삶고 구우면 프로필엘캅탄으로 바뀌고, 피로인산이 생성되어 매운맛은 없어지며, 단맛이 나게 된다. 프로스타글란딘이라는 혈압강하제가 다량 함유되어 있다. 유황을 포함한 화합물이 혈액 중의 콜레스테롤을 조절 발암억제작용, 고지혈증, 동맥경화, 심근경색, 당뇨병에 효과가 있고 정신을 안정시키며, 수면을 유도하고, 감기나 천식치료에도 사용된다. 일반 성분으로는 대개 수분 90%, 당질 약 8g, 단백질 1.0g 함유되어 있다. 칼륨, 칼슘, 철, 인, 나트륨 등 무기질, 식이섬유, 엽산도 풍부하며, 비타민 C는 10~20mg이나 함유되어 있다.

반면에 나트륨 함량이 낮으며, 지방을 함유하고 있지 않다. 향기성분으로는 매운맛 성분으로 propyl allyldisulfide 및 disulfide 등 열을 가하면 기화되나 일부는 분해되어 설탕의 50배의 단맛을 내는 propylmercaptan을 형성한다. 독특하게 톡 쏘는 냄새를 가지는 이유는 유황성분 때문이다. 양파의 경우에는 이 alliin 대신 구성은 같고 구조만 다른 물질인 trans-(+)-S-(1-propenyl)-L-cysteine sulfoxide가 allinase에 의해 1-propone-sulfenic acid를 생성한 후 최루성이 강한 propanethial S-oxide로 바뀌는 작용을 한다.

양파에 존재하는 중요한 성분 중의 하나가 flavonoid 성분은 종류에 따라 kg당 0.06~1g 수준으로 포함되어 있다. 퀘르세틴(quercetin) 성분은 껍질에 주로 존재하며, 강한 항산화 능력을 가지고 있어 유용한 성분으로 알려지고 있다. 색소 성분인 퀘르세틴은 고혈압 예방에 효과가 있으며, 혈액 속의 불필요한 지방과 콜레스테롤을 녹여 없앤다. 그 결과 동맥경화와 고지혈증은 물론 고혈압을 예방하고 치료한다.

제 10 장

현대화로 인한 불치병

1. 루게릭병

루게릭은 근위축성측색경화증으로 진단받고 2년 후 사망한 미국의 야구선수이다. 뇌간과 척수에 있는 하운동신경원세포와 함께 대뇌피질과 상운동신경계를 침범하여 생기는 퇴행성 질환이다. 점차적으로 팔다리와 얼굴 주위의 근육이 마르고 힘이 없어지며, 또한 근육이 뛰는 증세가 나타나며 동시에 팔다리를 움직일 때 뻣뻣해진다. 그러나 감각신경은 이상이 없어 저리거나 아프거나 하는 감각 증세는 없으며, 의식도 명료하고, 안구운동 장애나 배변 및 배뇨장애도 없는 것이 특징이다.

40세 이전에는 드물고 대부분 40～70세에 연간 인구 10만 명당 0.4～2명 정도로 발병하며, 10만 명당 환자 수는 2～6명이다. 환자 가운데 5～10%는 가족력이 있을 수 있다. 남성 환자 수가 여성 환자보다 약간 많고, 병이 시작된 후 대부분 2～5년 안에 호흡마비로 목숨을 잃는다. 일반적으로 팔다리 근육보다 얼굴 근육에서 발병하는 환자들의 사망률이 높다.

가족력으로 오는 근위축성측색경화증을 제외하고는 아직 원인이 밝혀져 있지 않다. 그러나 바이러스와 알루미늄 및 납 등의 중금속, 자가면역기전, 글루타메이트 같은 흥분성 신경전달물질, 칼슘결합 단백 등과 관계가 있다는 등의 가설은 많다. 치료에 흥분성 신경전달물질인 글루타메이트를 차단하는 약제인 릴루졸 등이 사용되고 있다. 가족력으로 오는 환자 중 20%는 신경세포에 대해 독성을 갖는 자유라디칼의 형성을 막는 효소를 만드는 유전자의 이상에 의해 온다고 알려져 있다.

진단이 의심스러운 경우 근전도 기계로 신경전도검사 및 근전도검사를 실시하는 것이 도움이 되며, 뇌나 척수에 생긴 다른 병과 감별하기 위해 핵자기공명영상과 컴퓨터 단층촬영, 단순두부 및 척추촬영 등 뇌나 척수부분의 영상촬영이 필요하다. 또한 갑상선 기능과 비타민 농도, 중금속 등을 검사하기 위한 혈액검사가 필요하고, 경우에 따라서는 DNA 분석을 하기도 한다.

아직 병의 진행을 막거나 병을 호전시키는 특별한 방법은 없다. 여러 가지 보조기를 사용하여 증세가 심하지 않는 환자의 움직임에 도움을 줄 수 있고, 삼키지 못하는 사람에게는 코를 통하거나 직접 위 속에 관을 넣어 음식을 공급할 수 있다. 호흡에 이상이 생기면 인공호흡기를 달기도 한다. 루게릭병(=Amyotrophic Lateral Sclerosis 근위축성측삭경화증)에 특별히 더 나쁜 음식이 있다는 건 밝혀진 것이 없다. 단지 근육을 형성해 주는 식품들 칼슘과 단백질식품 글루코사민 같은 식품들이 있다.

2. 정신질환

2.1 뇌의 기능

인체의 뇌 무게는 약 1.3 kg(남자 : 1.35 kg, 여자 : 1.25 kg), 그 세포의 수는 약 1,000억 개 정도이다. 세밀한 뇌의 구조는 지극히 복잡하고 그 용어들도 매우 많으나, 크게 네 가지의 기본 구조로 나눌 수 있다.

(1) 뇌간(brain stem)

척수와 직접 연결되어 있고 파충류의 뇌와 닮았으므로 '파충류 뇌'라고도 한다. 뇌간은 생명유지에 가장 기본이 되는 심장운동과 호흡중추가 있는데, 기능적으로 나누어 연수와 뇌교로 구분한다. 연수와 뇌교가 연합하여 심장의 박동과 폐의 자율적 기능을 조절하고, 그 윗부분에 있는 청반핵은 비상 신호들을 전달받아 뇌간으로 명령을 전달한다. 공황장애는 이 신경회로망의 이상과 관련 있다고 추정한다.

(2) 대뇌 변연계(limbic system)

뇌간 위쪽에 작은 복합체로서 뇌하수체와 시상하부가 있는 부분이다. 몸의 화학작용과 감정상태를 제어하는 역할을 하며, 신경흥분과 화학적 신호인 호르몬의 작용을 통해 식욕, 성욕, 수면 등 포유류의 가장 본능적 신호를 전달하여 그 활동을 조절한다. 이곳에서 발생되는 신호들은 대개 발달된 대뇌(cerebrum)에서 이성적으로 제어한다. 식욕, 성욕, 수면 각종 탐욕적 욕구 등의 펄스가 이곳에서 발생하고 있는데, 대뇌가 이것을 이성적으로 제어하지 못하면 아무 곳에서나 자고, 아무나 붙들고 먹고자 할 것이다.

그렇게 되면 우리는 그 사람을 "정신 이상자"라고 부를 것이다. 즉, 본능적 신호를 발생시키는 부분과 그것을 제어하는 신경 회로망이 고장 나는 것이 '정신분열증'의 한 형태가 되는 셈이다. 만약 이러한 생존에 필요한 본능적 펄스가 제대로 발생하지 않거나 대뇌에서 이것을 지나치게 억제한다면, '우울증'과 관련이 있을 것이라 추정한다.

(3) 대뇌(cerebrum)

뇌중에서 가장 큰 부분을 차지하고, 의식적인 사고, 기억, 언어, 시각, 청각, 미각, 후각 등의 감각 등의 아주 정교한 기능을 조절한다. 바깥 부분인 대뇌피질은 각 부위별로 아주 정밀한 운동까지 명령한다. 좌뇌, 우뇌로 나뉘어 있으며, 뇌량이라는 부위로 연결되어 있다. 좌뇌는 직선적, 현실적, 계산적 기능을 담당하고, 우뇌는 공간적, 상상적, 이상적 기능을 담당한다. 이러한 기능이 뇌량을 통해 연결되고 서로 조화를 이루도록 제어되고 있는데, 그 기능이 통제되지 못하는 것도 일종의 '정신분열'의 현상이라고 할 수 있다.

(4) 소뇌(cerebellum)

정밀 운동기능을 조절하는 주요한 중추로서 신체의 평형과 자세, 골격근의 긴장성, 시각, 청각 및 체성 감각을 feed-back으로 통합, 조절하고 무의식 반사의 통로인 추체 외로계 중추이다. 신체의 평형과 자세를 정밀 조정하는 동시에 수의운동을 조정하며, 골격근육의 긴장도를 상황에 따라 조절해 준다. 시각, 청각, 체성 감각의 feed back 조절기능도 같이 한다.

2.2 뇌신경 세포의 독립적 특성

1) 산소 소비량

인체의 세포 수는 약 100조 개 정도에 이른다고 한다. 체중의 약 60분의 1에 해당하는 뇌(약 1.3kg)가 우리가 들이마시는 산소량의 20%를 사용한다. 만약 몸무게가 90kg인 사람이면 1.5kg에 해당하는 아주 조그마한 신체기관이 전체 산소 소비량의 20%를 사용하는 셈이 된다. 이러한 놀라운 사실은 전체 필수 영양소의 20%를 소비한다는 의미와 직결된다. 이것은 평상시에 뇌의 산소 소비수준이다. 따라서 뇌세포가 다른 신체기관에 비해 상대적으로 얼마나 많은 에너지와 산소 및 필수 영양소를 소비시키는지 알 수 있다.

흔히 신경 쓰이는 일, 두뇌노동, 정신적 스트레스는 뇌세포에 매우 많은 산소 소비를 증가시키는 행동이다. 대단히 흥분하거나 극도로 긴장하여 신경을 쓰고 난 뒤 뒷머리가 아프거나 두통이 발생하거나 현기증이 발생하는 이유는 뇌세포가 일시적으로 많은 산소와 영양소를 소비시켰기 때문이다. 우리도 종종 극심하게 화를 내거나, 극도로 흥분하는 일을 한두 시간 하게 되면 몸이 녹초가 되는 경험이 있을 것이다. 그런데 현대의학은 뇌신경 질환인 정신질환을 치료하거나 원인을 규명함에 있어 뇌세포의 산소 소비량과 그에 대응한 필수 영양소의 소비량을 무시하고 있다.

2) 특이성 영양소의 요구

뇌세포는 그 에너지원으로 단 한 가지 영양소만 사용한다. 바로 포도당이다. 뇌세포는 청정에너지인 포도당만을 사용하면서 산소와 물과 필수 영양소를 같이 소비시킨다. 뇌세포가 과잉 소비한 산소와 물은 바로 보충이 될 수 있지만, 필수 영양소들은 즉각 보충되지 않으므로 그 부족분이 누적되어 영양소 감소증(click)에 빠진다. 대부분의 정신질환은 뇌세포에서 포도당과 단백질이 대사되는 데 필요한 보조 필수영양소의 감소증이 원인이다(과학자들은 이를 무시하고 영양소 감소증 때문에 나타날 수밖에 없는 결과를 가지고 그 원인을 대사장애설, 면역설, 알레르기설, 바이러스설 등으로 주장하고 있다).

영양소 감소증은 뇌세포의 정상적 펄스 발생 기능들을 저하시키거나 노폐물 분해 기능을 떨어뜨려 신경회로망의 신호전달 기능들을 저하시킨다. 필수 영양소로는 포도당 대사, 단백질 대사, 지방대사와 관련된 영양소로 구분할 수 있는데, 공통적인 것도 있지만 상당수가 다르므로 정신질환을 예방하거나 치료하려면 포도당과 각 대사에 소비되는 필수 영양소를 집중적으로 투여해야 한다. 치료의 핵심은 바로 이 부분이다.

3) 독립적 운영체제

뇌세포는 신체의 사령부로서의 기능을 유지하기 위해 매우 독립적인 운영체계를 가지는데, 뇌에는 림프관이 없다. 즉, 면역체계가 다르다. 뇌세포에는 외부의 이물질 분자나 이물질이 아니더라도 몸의 다른 부위에서 합성된 같은 종류의 호르몬이나 단백질이 마구 들어오지 못하도록 필터가 만들어져 존재하는데 이것을 뇌-혈관 관문이라고 한다. 이것은 의학의 정설이다. 이는 기존의 의학의 정설이 뇌 신경계의 이상을 치료하는데 있어 이물질 분자를 사용하는 것이 타당하지 않음을 역설적으로 지적해 주고 있다.

뇌세포는 림프관이 없으므로 그것들과 관련한 단백질 합성 원료인 필수 영양소는 필요하지 않을 것이고, 당연히 지방이나 글리코겐 등을 저장하지 않는다. 이런 이유로 뇌세포에서 사용되는 포도당은 인슐린이라는 당뇨 관련 호르몬의 지배하에 있지도 않다. 이러한 뇌 조직 특유의 독립적 운영체제는 뇌세포 특이성 영양소의 범주를 알려줄 뿐만 아니라 독립적인 치료 방침을 시사해 준다. 이러한 추론에 근거한 치료법이 에덴요법이다.

2.3 정신질환과 치료 원리

세포의 영양과 대사라는 과정에서 보면 정신질환과 피부질환의 치료 원리는 같다고 할 수 있다. 어떻게 정신질환을 치료하는 데 피부질환과 같은 원리로 적용할 수 있는가라고 반문할지 모른다. 뇌세포나 피부세포나 '세포'라는 측면은 동일하다. 세포의 구조에 있어서 뇌세포는 많이 세분화되어 있다는 점 외에 산소, 물, 영양소를 이용하여 각 세포가 가진 유전자에 따라 특정한 물질을 만들어내고 분해하는 작용은 같은 원리이다. 또한 세포가 외부의 자극을 받아들여서 반응하거나, 상호간에 신호전달, 세포기능의 발달 또는 저하되는 원리도 같다. 그러므로 기능적 저하로 인한 정신질환도 위장병이나 피부병처럼 이해할 수가 있다.

주위에는 주부습진 환자가 많은데, 도대체 어떤 이물질의 연고가 필요하며, 그 연고가 과연 완벽한 새살을 돋아나게 해줄까? 피부세포의 기능이 저하 또는 항진되거나, 조직이 손상되었을 때 수복에는 결정적으로 그와 관련된 영양소로서 복구가 가능하다는 말이다. 뇌세포도 이와 같이 그 어떤 이물질도 원하지 않는다. 산소와 물과 영양소를 균형 있게 공급하면 세포가 알아서 그 고장을 처리한다. 반복된 근육의 운동으로 근육을 강하고 튼튼하게 만드는 것처럼 심리적 훈련과 영양소의 공급에 의해 뇌세포를 보다 더 튼튼하게 발달시킬 수 있다.

2.4 스트레스와 뇌세포와의 관계

우리 몸의 기능을 조절하는 양대 축은 호르몬과 자율신경인데, 그 기능이 정상적으로 작동되지 못하게 하는 주된 원인이 스트레스이다. 자율신경이 정상적으로 작동하지 않으면 각종 기능적 질병들이 발생한다. 그러므로 "각종 기능적 질병들이나 병명을 확실하게 말할 수 없는 이상증세는 스트레스가 주범이다." 라고 말할 수 있다. 현대는 '스트레스의 사회' 라고 해도 과언이 아니다. 현대인들은 너무나 복잡하게 많은 일을 하면서 부지런히 살아가고 있다.

스트레스란 나를 둘러싼 환경 변화를 말한다. 이것은 다시 정신적 환경과 물질적 환경에 의해 일어난다. 물질적인 환경 변화는 세포 수준에서의 물질 환경 변화를 말하는데, 「과로했다」, 「술을 지나치게 많이 마셨다」, 「운동을 너무 심하게 했다」, 「다쳐서 출혈을 심하게 했다」, 「땀을 너무 많이 흘렸다」, 「장기간 음식을 골고루 먹지 못했다」, 「어떤 독한 약을 너무 오랫동안 복용했다」 등이 물질적인 스트레스에 속한다. 이러한 내외적 그리고 정신적, 물질적 스트레스의 강도가 크면 클수록 뇌세포와 신경계세포, 각 조직과 기관의 세포의 물질 환경이 정상적 환경에서 비정상적 환경으로 바뀐다.

이는 곧 필수 영양소를 과다 소비시켜 몸을 영양소 감소증을 일으킴으로써 각종 질환이 나타난다. 일반적으로 신경을 너무 많이 쓰면 신경성 질환이나 그와 관련된 질환이 생긴다. 신경을 쓰면 쓸수록 신경계의 영양소가 과잉 소비되고, 그 결과 몸의 기능을 자율적으로 조절하는 자율신경계 세포는 영양소 감소증을 유발함으로써 자율신경의 신호전달 기능이 저하되어 다양한 기능저하 현상이 발생한다.

자율신경의 역할은 심장을 규칙적으로 박동시키거나, 혈관의 수축 팽창을 조절, 위나 장의 운동 리듬과 소화를 지배하는 것처럼 모든 기관과 조직의 기능들을 상황에 따라 균형을 유지시켜 주는 것이다. 이는 교감신경과 부교감 신경으로 나뉘어져서 상호조절을 한다. 그런데 이러한 신경도 신경세포에서 신경전달 물질이라는 것이 합성되어져서 그 작용을 나타내므로 영양소의 결핍이나 과잉이 영향을 주는 것이다.

흔히 활성형 비타민 B군(B_1, B_2, B_3,……)을 신경비타민이라고 부르는데, 그 이유는 반복된 큰 스트레스는 뇌 신경계와 자율신경계 세포의 영양소 감소증을 일으키고, 정상적 뇌 신경계 세포 및 자율신경계 세포의 물질 환경을 교란시킨 후 각종 신호전달 장애를 가져온다.

2.5 신경 영양소의 섭취

영양소의 충분한 섭취를 위하여 음식을 골고루 먹는 것이 중요한데, 음식을 골고루 먹기란 대단히 어려운 일이거니와 음식을 골고루 먹더라도 요즈음의 곡류와 야채, 과일이 충분한 퇴비로 키워지지 않기 때문에 비타민과 같은 영양소가 충분하다고 볼 수 없다. 또한 많은 가공식품들은 고칼로리로서 에너지는 충분하지만 필수 영양소는 불충분하다. 그러므로 영양제를 구입해서 복용하는 수밖에 없는 것이다. 영양제는 각각의 목적에 맞게 처방되어 있다. 남성과 여성, 음주자와 비음주자, 중년과 노년, 청소년, 각종 질환자에게 맞도록 처방 설계되어 있다.

현대인은 누구나 영양소의 불균형이 있다고 해도 과언이 아니다. 그러므로 평소에 건강한 사람도 적절한 영양소의 균형을 위해 적절한 영양제를 선택하여 복용하는 것이 바람직하다. 신경 영양소 감소증은 모든 기관이나 조직을 지배하는 뇌세포의 최상위 호르몬과 신경전달 물질의 합성과 분비 기능을 저하시킨다. 뿐만 아니라 뇌세포내의 대사과정에서 발생한 각종 노폐물을 분해, 배설시키는 데 필요한 효소의 합성 기능도 저하시킨다.

뇌에서 합성, 분비되는 각종 호르몬들은 최상위 호르몬으로서 여러 가지 일을 동시에 한다. 즉, 여러 가지의 하위 호르몬인 신경전달 물질들을 지배한다. 그러므로 영양소가 충분하지 않아 상위 호르몬이나 신경전달 물질들이 불충분하게 합성된다면 그 호르몬의 지배하에 있는 모든 기능들은 여러 가지 문제가 발생한다. 그리하여 원인을 알 수 없는 질병을 앓게 될 것이다.

결론적으로 스트레스는 곧 영양소 감소증으로 나타난다. 스트레스를 극복하는 길은 충분한 필수 영양소의 보충, 충분한 휴식과 수면, 적절한 운동이다.

2.6 정신질환의 뇌세포 상태

뇌세포의 어느 부위가 잘못되어 있는가에 대해 정확히 대답할 수 있다면 정신질환을 보다 더 쉽게 이해하고 치료할 수 있을 것이다.

1) 뇌세포 및 신경세포의 신호전달 기능

20세기 후반에 접어들면서 신경회로망에 존재하는 세포들의 신호전달 기전에 대해 세포 과학적·생화학적으로 상당 부분 알려졌으며, 신호전달을 방해하는 요인에 관해서도 많은 연구가 진행되었다. 뇌세포나 신경계 세포의 주된 기능은 각종 신호를 전달하는 것이다. 뇌세포 상호간 또는 뇌세포와 자율신경 세포, 말초의 감각세포 간에 서로 신호를 전달하는 것은 틀림없는 사실이다.

뇌신경 세포들은 그 기능별로 연결되어 뇌신경 회로망을 구성하고, 신경회로망끼리 서로 연결되어 네트워크를 이루고 있다. 현재, 세포막에서의 물질 이동, 물질의 화학적 결합과 해리에 대한 연구가 활발히 진행되고 있으며, 각종 단백질성 호르몬이나 신경전달 물질이 세포막에 있는 수용체 분자(주로 인지질 분자)와 화학적 결합을 함으로써 세포내로 신호 전달하는 기능들에 대해 속속 밝혀내고 있다.

이러한 연구 결과는 세포와 세포 간에 어떻게 서로 신호를 주고받는지에 관한 이해를 증진시키고 있다. 이미 당뇨병과 관련된 중요한 호르몬인 인슐린 분자에 대해서도 그런 신호전달 과정이 상세하게 밝혀져 있다. 위 속으로 음식물이 들어오면 위 점막 세포들은 탄수화물 중의 포도당의 농도가 대략 어느 정도인지 감지해서 췌장으로 그 신호를 보낸다. 췌장에서 분비되어 혈액 중으로 방출된 인슐린 분자는 간세포, 근육세포, 지방세포 등에 가서 그 기능을 발현한다. 인슐린이 포도당을 처리하기 위해 어떻게 신호를 세포내로 전달하는가 하면, 인슐린 분자가 세포막에 존재하는 인슐린 수용체와 화학적 결합을 함으로써 인슐린의 작용 발현과 분해도 이루어진다.

2) 세포막에 존재하는 스위치의 고장

체세포에서 뿐만 아니라, 뇌세포의 뉴런에 대해서도 각종 신경전달 물질과 호르몬이 시냅스(뉴런 접합부위)를 통해서 어떻게 신호 전달을 하는지 밝혀졌다. 그 결과를 토대로 신경세포의 신호전달 기능들을 보다 더 쉽게 설명하면, 뇌신경 세포들의 신호전달 체계는 각 세포 특유의 스위치가 존재한다고 말할 수 있다. 일차적으로 그 스위치는 세포막에 존재한다고 한다.

예를 들어, 멜라토닌이라는 호르몬은 우리 뇌에서 만들어지는 수면제 호르몬이다. 혈액 중에 피로물질의 농도가 올라가고, 주변의 어두움이라는 자극(눈을 감거나 주위가 어두워짐)이 뇌로 전달되면 멜라토닌이 많이 생성되기 시작하고, 그것은 우리들의 표면 의식세포들의 메인 스위치를 내린다. 그리하여 표면 의식세포들은 잠들게 된다. 이때 멜라토닌 분자는 뇌신경 세포막에 있는 수용체 분자와 화학적 결합을 함으로써 그 스위치 역할을 수행하게 되는 것이다.

즉, 뇌 신경계 회로망 및 그 외 신체의 모든 신경계의 신호전달 체계는 세포막에 존재하는 분자들의 화학적 결합과 해리를 통해 일어난다. 신호전달의 이상은 거기에 관여하는 중요한 분자들의 변화 때문이라고 볼 수 있다. 이러한 분자적 변질들을 완벽하게 수리하여 줄 수 있는 것은 오직 영양소뿐이라는 것이 에덴요법의 주장이다. 우울증이나 조울증, 강박증, 정신분열증, 환청, 환시, 등등의 정신질환은 뇌 신경계의 신호전달의 이상이라는 개념에서다.

3. 알츠하이머병

알츠하이머병은 초기 치매가 주원인이고, 또한 노인성 치매의 주요 요인 중의 하나이다. 이 병에 걸리면 언어장애, 심한 단기 기억상실, 정신기능의 진행성 상실에 이르는 지남력상실 등이 나타난다. 20세기 말까지 효과적인 치료법이 없는 상태이다.

이 병은 원래 1906년 독일의 신경병리학자인 알로이스 알츠하이머가 처음 기술했다. 심한 치매증상을 보인 55세의 환자를 부검한 후 알츠하이머는 뇌에 2가지 비정상적인 신경염성 판과 신경원섬유덩어리가 있다는 데 주목했다. 신경염성 판은 이전에는 노인의 뇌에서 발견되던 구조물이었다. 현재는 신경염성 판이 퇴행성 신경종말, 반응성 신경교세포, 아밀로이드라는 섬유성 물질로 구성되어 있다고 알려져 있다.

신경세포 안의 섬유성 구조물인 신경원섬유덩어리는 은으로 염색하면 치밀한 구조로 나타난다. 신경원섬유덩어리는 이전에 보고된 적이 없었으며, 알츠하이머는 이런 비정상적 조직을 발견하여 새로운 질병의 실체를 정의할 수 있었다. 알츠하이머병에 걸린 환자가 상대적으로 나이가 적었기 때문에 이 병을 오랫동안 초기 치매의 한 형태라고 생각했다. 그러나 많은 고령의 환자들에게도 똑같은 병리학적 뇌 위축이 나타난다는 것이 밝혀져, 현재 대부분의 전문가들은 알츠하이머병이라는 용어를 초기의 환자들에게만 한정시켜 적용하지 않는다.

원인은 아직 밝혀지지 않았지만 신경전단물질인 아세틸콜린 결핍과 관계가 있다고 생각되는데, 알츠하이머병에 걸린 환자의 일부 뇌에서는 이 물질이 정상의 40~90% 감소한다. 어떤 연구에 의하면 바이러스와 유사한 원인물질이 존재할 가능성도 있으며, 또 다른 연구는 뇌조직의 알루미늄 농도가 비정상적인 사실과 질병을 연관시켜 추정하기도 했다.

1980년대 후반 연구자들은 이 병의 유전적 성분에 대한 증거를 발견했다. 전체 알츠하이머병 환자의 10%나 그보다 약간 많은 정도만이 유전적 요인에 의해 발병한다. 가족성으로 발생한 사례들을 연구한 바에 의하면, 상염색체 우성형질로 유전되며, 치매의 징후는 전형적인 경우보다 상당히 빠른 50대와 60대의 환자에게 나타난다.

오늘날에야 DNA 표지를 사용하여 이 병의 가족성 형태에서 21번 염색체에 결함이 있다는 사실을 증명했다. 이러한 결과는 다운증후군(21번 염색체 이상과 관계된 돌연변이)과 알츠하이머병 사이의 연관성을 입증하는 것이기도 한데, 다운증후군을 가진 거의 모든 성인은 알츠하이머병의 전형적인 뇌병변을 나타내기 때문에 이미 다운증후군과 알츠하이머병이 어떤 관계가 있을 것이라고 추측해왔었다(다운증후군). 또한 알츠하이머병이 발병한 가족에서는 다운증후군을 갖고 있는 경우가 정상인들보다 3~4배 정도 많은 것이 밝혀졌다.

4. 파킨슨병

파킨슨병은 진전(떨림), 경직, 서동증(행동이 느려짐), 불안정한 자세 유지 등을 주 증상으로 하는 병으로, 뇌에서 도파민이라는 신경전달 물질이 부족하게 되어 생기는 만성질환이다. 도파민은 뇌의 흑색질이라는 신경세포에서 생성되며, 흑색질의 신경세포는 뇌의 기저핵이라는 부위와 연결된다. 기저핵은 뇌의 운동피질 및 기타 여러 부위와 복잡하게 연결되어 있어 인체의 운동을 부드럽고 조화 있게 또한 정확하게 수행할 수 있도록 해주는 매우 중요한 부위이다.

파킨슨병은 흑색질에서 기저핵의 기능을 조절하기 위하여 분비되는 물질인 도파민이 부족하면 나타나게 되는 것이다. 따라서 현재 사용되고 있는 상당수의 치료 약물은 부족해진 도파민을 보충하거나 그 작용을 도와줄 수 있다. 그러나 흑색질 신경세포의 파괴가 뚜렷하지 않은 경우에도 파킨슨병에서 보이는 증상들이 나타날 수 있는데, 이러한 경우를 파킨슨 증후군이라 부른다. 여기에는 여러 가지 원인이 있으나 뇌종양, 복싱선수처럼 머리에 충격을 자주 받는 경우, 정신병 치료에 쓰이는 정신안정제, 망간이나 일산화탄소 중독증 등이 대표적으로 알려져 있다.

파킨슨병의 원인, 즉 무엇 때문에 흑색질의 신경세포가 파괴되는가에 대하여는 아직 정확한 해답이 없으나 이를 규명하기 위하여 활발한 연구가 계속 되고 있다. 바이러스성 뇌염 등의 감염설, 면역기전이 관계된다는 면역설, 선천적으로 그 기질을 타고난다는 유전설, 유리기가 생성되어 신경세포를 파괴한다는 설, 도파민의 생성 및 대사과정에 문제가 있다는 설 등이 있으나 아직 파킨슨병 전체를 설명하기에는 부족한 점이 많다. 최근에는 신경독성물질의 중독설도 주목을 받고 있다.

4.1 증 상

파킨슨병의 정확한 발병 원인은 밝혀지지 않았지만, 뇌 속 신경전달 물질인 도파민이 부족해져서 생기는 것으로 알려져 있다. 초기에는 단지 쉽게 피곤해 하거나 움직임이 둔하며, 간혹 손떨림이 일어나는 증상으로 시작된다. 대개 증상이 한쪽 팔다리에서부터 무겁고 힘이 없다는 느낌으로 시작되기 때문에 뇌졸중(중풍)으로 오진되는 경우도 있다. 때로는 목통증이나 허리통증으로 디스크로 오진되어 수술을 받는 경우도 있다.

병이 진행되면 표정이 굳어지고, 목소리가 작아지고, 발음이 불분명해지며, 손발이 무겁고 둔해지는 현상이 나타나고, 걸을 때 종종거리며 쉽게 넘어질 것 같은 보행 장애도 나타날 수 있다. 증상이 심해진 경우 일상생활에서의 움직임이 많이 힘들어져서 개인위생이나 음식물 섭취하는 데 보호자의 도움이 필요해지는 경우도 있다.

파킨슨병에서 보이는 대표적인 증상에 대해 자세히 알아보도록 한다.

(1) 떨림증

파킨슨병 환자 10명 중 7명에서 초기 증상으로 떨림증을 호소한다. 파킨슨병에서 관찰되는 떨림증은 주로 환자가 가만히 쉬고 있을 때 나타나며, 움직일 때에는 떨림이 감소하는 양상을 보인다. 파킨슨병에서 가장 특징적으로 떨림의 형태는 마치 손으로 알약을 빚거나 동전을 세는 듯한 모습을 보이는 떨림이다.

평소에는 떨림이 약하다가도 긴장되는 텔레비전 프로그램을 시청할 때나 걸을 때 떨림이 심하게 나타날 수도 있다. 이러한 떨림은 환자가 가장 심각하게 느낄 수 있으나 사실 물 컵을 잡는 등의 일상생활에는 오히려 떨림이 감소되거나 없어지므로 일상생활에 큰 불편을 끼치지는 않는다.

(2) 강 직

강직은 근육이 뻣뻣하게 되는 것을 말한다. 강직이 있으면 다른 사람이 환자의 팔을 펴려고 할 때 마치 일부러 안 펼치려고 힘을 주는 듯한 느낌을 받게 된다. 파킨슨병에서 보이는 전형적인 강직의 경우는 환자의 팔을 굽힐 때 마치 톱니바퀴가 돌아가는 것처럼 탁탁 걸리는 듯한 느낌이 온다.

(3) 서 동

서동이란 몸의 움직임이 느려지는 것을 말한다. 일반적으로 이러한 서동은 파킨슨병의 증상 중 가장 환자를 괴롭히는 증상이지만, 매우 서서히 진행되기 때문에 환자 자신이나 보호자들도 병의 증상으로 생각하지 않는 경우가 많다. 이런 서동 증상이 얼굴에 나타나게 되면 얼굴 표정이 감소하여 마치 가면을 쓴 것 같아진다.

4.2 기타 증상들

파킨슨병 환자에서 보행장애는 흔한 증상이다. 걸을 때에는 상체를 앞으로 구부리며 보폭이 좁아져서 종종거리는 걸음걸이와 발이 지면에서 많이 떨어지지 않으며, 발을 끌면서 걷는 걸음이 특징이다. 환자가 걸음을 시작할 때 마치 발바닥이 땅에 붙어버린 것처럼 움직여지지 않거나, 반대로 다시 멈추려 하면 마음대로 걸음이 멈춰지지 않아 앞으로 쓰러지는 경향도 있다.

파킨슨병이 진행하게 되면 몸의 균형을 잡지 못하고 자꾸 쓰러지려는 경향, 즉 자세의 불안정이 나타난다. 몸의 균형을 제대로 잡지 못해서 돌아 설 때나 코너를 돌 때 주춤거리며 넘어질 때도 있다. 이밖에도 얼굴 표정이 굳어지며 우울증, 변비, 불면증, 만성피로, 언어장애, 수면장애 등이 동반될 수 있다.

5. 치 매

(1) 가역성 치매

어떤 의학적 원인에 의해 2차적으로 발생하며, 예방과 치유가 가능하다. 원인은 우울증, 알코올, 화학물질 중독, 전해질 장애, 갑상선 질환, 비타민 결핍증, 에이즈, 매독, 만성 간장질환, 심장병, 두부외상, 빈혈 등이다.

(2) 비가역성 치매

퇴행성 질환과 비퇴행성 질환을 들 수 있다. 퇴행성 질환은 신경계의 신경세포들이 퇴행되어 증상이 나타나는 것으로, 치매는 알게 모르게 시작되어 점진적으로 진행된다. 알츠하이머병, 파킨슨씨병, 피크씨병 등이 치매를 주 증상으로 동반하는 퇴행성 뇌질환이다.

(3) 알츠하이머병성 치매

대표적인 노인성 치매로 원인은 확실치 않으나 병리소견을 보면 환자의 뇌에서 특징적인 신경반이 검출된다. 이 신경반은 베타 아밀로이드 단백질이 침착되어 있는데, 이 단백질의 유전자 이상으로 알츠하이머병이 생긴 것이 아닌지 연구되고 있다.

(4) 혈관성 치매

비퇴행성 질환으로서 알츠하이머 다음으로 대표적인 치매로 흔히 중풍이라고 한다.

혈관성의 대표적인 유형에는 다발성 경색치매가 있으며, 이를 일으키는 뇌졸중은 큰 동맥보다 세동맥에 의한 폐색이 더 많다. 가장 흔한 원인은 고혈압이다. 병리적 소견은 뇌의 다발적이고 광범위한 국소연화의 병소를 나타낸다. 고혈압 이외에 당뇨병, 심장질환, 비만, 흡연, 음주 등이 원인이다.

5.1 치매와 건망증

판단력, 통찰력, 장소, 시간, 사람에 대한 인지능력 등 전반적 지적능력의 장애가 있다. 기억이 잘 안 되는 현상으로 먼 과거 일이나 최근 일을 깜박 잊는 증상이다. 뇌의 신경조직 증상에서 일어나며, 나이가 들수록 신경세포 파괴가 심해지는데, 그 결과 기억장애, 판단장애가 나타난다. 뇌의 신경회로가 다른 사람 보다 좋지 않아서 나타나며, 정보를 뇌 속에 입력, 저장해 회상하는 과정이 흐릿해 기억력이 다소 떨어진다.

원인은 뇌세포가 외부의 충격으로 손상되거나 뇌세포의 노화 혹은 퇴행으로 인해 일어난다. 현대사회의 과다한 정보량이 가장 큰 원인이다. 기억해야 할 일이 많고, 걱정 할일이 많아 잊어버리는 것이 많다. 회복이 어렵지만 휴식을 취하거나 우울증을 치료하면 가능하다. 예방으로는 뇌에 산소와 영양분을 충분히 공급한다. 술, 담배를 억제하고, 충분한 수면과 운동, 과일과 채소를 다양하게 섭취한다.

5.2 치매에 좋은 음식

(1) 등푸른생선

등푸른생선의 기름 부위에는 불포화지방산이 풍부하다. 특히 EPA와 DHA는 뇌경색으로 인한 뇌졸중 예방에 유효하여 뇌혈관성 치매 예방에 효과적이다. 등푸른생선으로는 고등어, 꽁치, 삼치, 정어리, 참치, 전갱이 등이 있다.

(2) 콩

콩에 함유되어 있는 이소플라본은 여성호르몬과 유사한 기능을 하여 노화방지에 도움이 되고, 항산화 물질로 작용한다. 또한 콩에는 오메가-3 지방산이 많이 함유되어 있는데, 오메가-3 지방산은 알츠하이머병에 의한 뇌세포 손상을 막는 데 도움이 된다. 두부, 비지, 두유 등이 있으며, 음식이나 조리 시 콩 제품을 많이 이용한다.

(3) 견과류

비타민 E가 풍부해 혈전과 고지혈증을 개선, 뇌졸중을 예방하고, 치매의 진행을 막아주는 효과가 있다. 하루 500 mg 정도가 적당하며, 비타민 C와 함께 먹으면 더욱 좋다. 견과류만 따로 섭취하지 않고 음식을 조리할 때 참기름, 들기름, 콩기름 등 식물성 기름을 사용하고 깨소금, 들깨가루 등을 조미료로 넉넉히 사용하여 섭취하도록 한다.

(4) 카 레

카레의 노란색은 강황에 들어있는 쿠르쿠민은 산화를 방지하고, 염증을 감소시켜 치매 진행을 지연시키는 데 효과가 있다.

6. 우울증

우울증은 당뇨병, 심장병, 암, 심지어 골다공증과 같은 기존 질환에 영향을 미치는 전신성 질환이다. 증상으로는 우울한 기분, 흥미와 즐거움 상실, 기운이 없으며, 매우 피곤함을 느낀다. 입맛이 떨어져서 식사를 못하거나 수면에 영향을 주고, 사물이나 외부환경을 보는 시각도 변해서 매사에 집중력이 떨어진다. 우울증은 남성보다 여성에 더 많이 나타나지만, 자살 성공률은 남자가 오히려 여자보다 4배나 높다.

한국은 특히 우울증으로 인한 자살 비중이 높다. 치료를 받은 우울증 환자의 80～90%가 증세가 호전되며, 우울증 약을 4～6개월 이상은 복용하라고 권하고 있다. 우울증 치료제로 가장 널리 활용되는 약물은 세로토닌 재흡수 억제제(SSRI), 졸로푸트(화이자), 세로자트(GSK) 등이 있다.

[우울증의 자가 진단법]

(1) 계속되는 우울, 불안 혹은 공허감
(2) 절망적인 느낌, 염세적 사고
(3) 죄책감, 무가치 혹은 무기력감
(4) 성생활을 포함해 즐거웠던 일이나 의욕상실
(5) 불면, 아침에 일찍 깨거나 과다한 수면
(6) 식욕 감소나 체중 감소, 과식이나 체중 증가
(7) 힘이 없고 피로하며, 몸이 쳐지는 기분
(8) 죽음이나 자살에 대한 생각, 자살기도
(9) 초조감, 쉽게 짜증이 남
(10) 집중력 및 기억력 저하, 의사결정을 하는 데 어려움

[10대 청소년 우울증 진단법]

(1) 민감해지고 화를 잘 낸다.

(2) 쉽게 지루해한다.
(3) 지나치게 죄의식을 갖는다.
(4) 돌연 소리를 지른다.
(5) 불만을 토로하며 가출하겠다는 말을 한다.
(6) 식습관이나 식욕, 체중이 변한다.
(7) 잠을 못 이루거나 지나치게 많이 잔다.
(8) 항상 비애감에 빠져 있다.
(9) 지나치게 활력이 줄고 무기력해 있다.
(10) 혼자 있는 것을 좋아한다.
(11) 죽음이나 자살에 대한 말을 자주 한다.

제 11 장

각 식재료의 특수 성분과 특이성

1. 우유 제품의 특성과 건강

(1) 연유 또는 무당연유를 크림(cream)이라 하며, 부패 변질되기 쉬우므로 주의해야 한다. 열량은 높으나 당분이 많으므로 유아용으로 적당하지 않다.

(2) 전유 또는 탈지유를 건조, 분말화 한 것으로 설탕, 소금, 전분 등을 혼합한 것을 조제분유라고 하고, 우유에서 지방을 뺀 것을 탈지유라고 한다.

(3) 전유 또는 탈지유에서 크림, 카세인을 뺀 나머지를 유청(weny)이라 한다.

(4) 젖당은 유청을 가열하여 알부민(albumin)을 침전시키고 농축, 냉각하면 젖당의 결정체이다.

(5) 카세인(casein) 식품용: 아이스크림, 스프, 초콜릿, 마가린, 분유
공업용: 수용성 페인트의 교착제, 호료, 플라스틱, 피혁, 제지

(6) 유체음료는 커피, 밀크 등으로 일정한 규격이 없다. 우유의 맛, 색소우유의 단맛은 젖당 때문이다. 젖당이 풍부해 우유보다 달다. 초유, 비유말기, 유방염 우유는 쓴맛을 낸다. 우유의 백색은 카세인이 교질상태로 분산되어 있기 때문이며, 우유와 버터의 미황색은 카로틴과 적은 양의 잔토필(xanthophyll)과 락토플라빈(lactoflamin) 등의 원인이다.

2. 달걀의 저장중의 변화(신선도 식별)

(1) 달걀껍질의 꺼칠꺼칠한 표면이 반들반들해진다. 갈색과 회색 달걀이 흰색으로 변한다.

(2) 흰자의 점성이 떨어지고, 노른자 높이가 줄며, 수분량의 증가와 기실이 커진다.

(3) 주위 냄새를 흡수한다.

(4) 호흡작용으로 탄산가스 배출에 의해 알카리성으로 변한다.
(5) 노른자 지방이 산패되어 산도 높아지고, 흰자에서 황화수소가 검출된다.
(6) 알껍데기막, 알끈, 흰자, 노른자가 서로 섞이고, 세균의 오염으로 부패가 쉬워진다.

① 흰자의 기포성: 거품이 생기는 기포성이 있는데, 흰자의 얇은 막이 공기와 접촉하여 변성되어 굳어진다. 과자나 빵을 만들 수 있고, 아이스크림의 안정제로도 쓰인다.

② 노른자의 유화력: 노른자의 레시틴, 세파린은 유화를 안정하게 한다. 그래서 버터의 유화, 마요네즈를 만드는 데 쓰인다.

3. 옥수수 단백질

프롤라민(prolamin)인 제인으로 라이신(lysine), 트립토판(tryptophan)이 부족하여 불안정한 단백질로 옥수수가 주식 국가에서는 펠라그라(pellagra) 피부병이 많은 것은 필수 아미노산 중 트립토판이 매우 적기 때문이다. 옥수수에는 곡류 쌀에 부족한 트레오닌(threonine), 함황아미노산이 많이 함유되어 있다.

4. 콩의 특수 성분

생콩에 트립신 활성을 억제하는 알부민이란 단백질 트립신 억제인자(trypsin inhibitor)가 들어 있고 가열하면 분해된다. 거품이 나고 용혈 자윤하는 사포닌이 들어 있으나 독성은 약하다. 껍질에는 다이아진의 아이소플라본계 색소가 들어 있고, 검정콩 껍질에는 키티산티민(chetysanthemine)계의 안토시안(anthocyan) 색소가 들어 있다.

5. 감자가 고구마보다 당뇨병에 해롭다

당지수(glycemic index)는 탄수화물 식품이 혈당을 올리는 정도를 말한다. 식후 혈당이 높아지면 인슐린이 분비되어 혈당차를 정상으로 낮추게 된다. 단당류(설탕)가 함유된 식품(과자, 케이크, 사탕)은 당지수를 급격히 70 이상으로 혈당치를 올릴 수 있지만, 고구마 당지수는 55이다. 감자는 90으로 감자가 고구마보다 당지수가 높다.

6. 과일의 특성

(1) 즙이 많고, 당분과 유기산이 풍부하여 단맛과 상쾌함을 주며, 비타민과 무기질이 풍부하다.
(2) 에스테르류로 식욕을 돋운다.

(3) 펙틴질을 함유하여 잼, 젤리 등을 만들 수 있다.
(4) 과즙은 발효하면 특이한 맛을 내므로 과일주를 만들 수 있다.
(5) 과육부에 셀룰로오스가 많아 변통조절 효과가 있다.

7. 지질의 산패와 경화

지질(lipid)은 동물성, 식물성 지방으로 분류되는데, 동물성 지방은 동물 피하의 지방조직이나 장기 표면에 축적되어 있고, 식물성 지방은 주로 종자에 축적되어 있다. 식물성 지방은 리놀레산, 리놀레산과 같은 불포화 지방산을 많이 함유하고, 공기속의 산소에 산화되어 불쾌한 냄새 맛을 낸다. 이것이 지방의 산패라 한다. 이 때문에 불포화 결합에 수소를 첨가한 다음 식용유로 쓰는 일이 많다. 수소가 첨가되면 액상인 지방이 고체가 되는데, 이것이 경화이다.

8. 오메가-3 지방산

(1) 생선, 어류에는 EPA나 DHA, 오메가-3 지방산이 풍부하다. 이 지방산은 심장병과 암을 예방한다. 어린이 두뇌발달에도 좋다.
(2) 에스키모인, 일본인들이 서양인에 비해 심장순환계 질환의 발병률이 낮은 것은 생선을 많이 먹기 때문이다.

9. 무기질이 비타민과 구별되는 3가지 이유

(1) 비타민은 유기물이며, 무기질은 단일 요소로서 탄소를 포함하지 않는 무기물질이다.
(2) 식물과 세균 등의 유기체가 몇 가지 비타민들은 합성할 수 있지만 어떠한 생명체도 무기질은 합성할 수가 없다
(3) 비타민은 공기, 빛, 열 등의 처리에 의해 쉽게 파괴되지만, 무기질은 일반적으로 화학적 방법에 의해 쉽게 파괴되지 않고 매우 안정적이다.

10. 비타민의 기능

에너지를 내지는 않지만 탄수화물, 지방, 단백질로 에너지를 내는 과정에서 작용한다. 에너지 대사과정 뿐만이 아니라 세포분열, 시력, 성장, 상처치료, 혈액응고 같은 신체과정에 참여하기 때문에 비타민이 부족하면 식품의 소화와 이용이 잘 되지 않고 식욕이 떨어진다. 신체의 건강과 활력이 유지되지 않으며, 정상적인 성장도 이루어지지 않는다.

11. 다량 무기질

종 류	기 능	결핍증
나트륨(na)	혈장(nacl)의 성분, 삼투압 조절, 활동전류 발생	식욕부진, 소화불량
염소(cl)	혈장(nacl), 위액(hcl)의 성분, 삼투압 조절	위액의 산도 저하, 소화불량
인(p)	단백질, 핵상, 뼈, 이의 성분, 신경, 근육의 성분	골격치아 발육부진, 골연화증
칼륨(k)	활동전류의 발생, 삼투압 조절	근육의 이완, 발육부진
마그네슘(mg)	뼈, 혈장의 성분, 효소의 활성	신경계의 자극, 감수성 촉진
요오드(i)	갑상선호르몬(티록신)의 성분	갑상선종, 비만증
황(s)	단백질의 성분	손톱, 발톱, 모발의 발육부진
철(fe)	헤모글로빈과 시토크롬의 성분	저혈 색소성 빈혈

12, 각 비타민을 함유한 식품

(1) 비타민 A : 동물의 간, 생선간유, 달걀, B카로틴, 당근, 호박, 시금치, 해조류
(2) 비타만 D : 생선, 난황, 우유, 마가린
(3) 비타민 E : 식물성 기름(콩, 옥수수, 목화씨, 해바라기씨), 육류, 생선, 마가린
(4) 비타민 K : 곡류, 우유, 고기, 과일
(5) 비타민 B_1 : 맥주효모, 돼지고기, 콩과식물, 우유
(6) 비타민 B_2 : 육류, 닭고기, 생선, 콩과식물, 녹색채소
(7) 비타민 B_6 : 생선, 돼지고기, 닭고기, 현미, 대두, 귀리 등
(8) 엽 산 : 콩과식물, 이스트, 과일류
(9) 비타민 B_{12} : 육류, 간, 생선, 우유
(10) 비타민 C : 채소, 과일, 풋고추, 피망, 시금치 등, 과일류

13. 고혈압 예방과 치료를 위한 지침

(1) 소금의 섭취를 줄인다.
(2) 식이섬유소와 불포화지방산을 알맞게 섭취한다.
(3) 적당량의 칼륨과 칼슘을 섭취한다.
(4) 금주와 금연을 한다.
(5) 정상 체중을 유지한다.

(6) 일주일에 세 번 30분 이상 규칙적인 운동을 한다(역기, 줄넘기보다 걷기, 자전거타기 등).
(7) 편안한 생활자세 갖는다.

14. 식품과 동맥경화증의 상관관계

동맥경화증과의(+) 상관관계	동맥경화증과의(-) 상관관계
동물성 단백질, 육류 섭취량	전분, 식물성 단백질, 섬유질, 어류
총 지방량, 콜레스테롤 총 에너지 섭취량, 달걀, 설탕 등	우유, 요구르트, 마늘, 양파 등

15. 당뇨병 식사 지침 및 주의사항

(1) 표준 체중을 유지한다.
(2) 정량 식사를 규칙적으로 섭취하고, 음식을 천천히 씹는다.
(3) 탄수화물을 곡류에서 섭취하고, 설탕, 꿀 등 단순 탄수화물을 피한다.
(4) 잡곡류, 채소류, 콩과식물과 해조류 등 섬유소를 섭취한다.
(5) 식물성 기름(참기름, 들기름, 식용류) 등을 사용하며, 기름기 많은 튀김류를 삼가한다.
(6) 포화지방산, 콜레스테롤 많은 음식은 피한다.
(7) 싱겁게 먹고, 설탕 대신 식초, 레몬 등을 이용한다.
(8) 알코올을 피한다.
(9) 외식할 경우 한식, 비빔밥 등을 선택하며, 식사 균형을 고려한다.
(10) 공복 시는 열량이 적은 맑은 육즙, 잎채소, 해조류, 차 등을 이용한다.

16. 암의 원인 중 음식물에 의한 발암성 요인

(1) 식물 자체에 발암성 물질 함유(고사리 등)
(2) 곰팡이가 자라서 생긴 독소(아플라톡신 등)
(3) 보존, 착색용 등의 식물첨가물
(4) 잘못된 음식물 조리법에 의해 생긴 것
(5) 물리적 자극에 의한 것(고온, 고농도 염분, 고알코올 농도 등)
(6) 체내 대사에 의해 발생하는 발암물질(니트로사민, 이차 담즙산 등)

(7) 가공에 의한 항암물질의 소실(무기질, 비타민, 식이섬유소 등)

17. 암의 증상과 식이요인

종 류	증 상	위험요인	위험 감소요인 식품
위 암	소화불량	고염식, 생선, 조개류(염장류) 뜨거운 음식물	우유와 유제품, 신선한 녹황색 채소, 과일
대장암	변통이상, 출혈	고지방식, 저섬유식	고섬유, 양질의 단백질식품
간 암	피로, 식욕부진	곰팡이가 자란 음식, 알코올	양질의 단백질 식품, 비타민 많은 음식
폐 암	기침, 호흡기질환	담배, 오염된 공기	신선한 녹황색 채소, 비타민 A
식도암	목소리가 쉬고, 삼키기 어려움	뜨거운 음식물, 알코올음료, 단백질, 비타민, 무기질이 적은 식품	채소, 과일, 양질의 단백질 무기질이 많은 식품
유방암	덩어리 만져짐	고지방, 고열량식	

18. 다이어트(식사요법)

(1) 총 섭취열량을 줄인다. 하루 500kcal 식사 섭취량을 줄이면 한 달에 2kg 정도 체중 감소 가능하다.
(2) 필요한 열량 내 식품을 골고루 섭취한다.
(3) 급격한 체중 감소보다 꾸준한 식사조절이 필요하다.
(4) 규칙적인 식습관을 갖도록 야식, 간식 습관을 없앤다.
(5) 가공식품보다 신선한 식품을 섭취하고, 기름요리는 피한다.
(6) 설탕, 꿀과 같은 단순 탄수화물 섭취를 줄이고, 섬유소 함유 곡류를 이용한다.
(7) 채소, 해조류, 콩과식물을 충분히 섭취한다.
(8) 외식 때 분량을 잘 조절한다.

19. 외식 자주하는 사람의 주의

(1) 아침은 반드시 먹고 채소, 과일, 우유를 먹는다.
(2) 탄수화물, 기름기 많은 식사는 피한다.
(3) 면류(인스턴트) 등의 국물은 남긴다.

(4) 매일 다른 음식을 주문한다.
(5) 커피, 홍차는 하루 한두 잔만 음용한다.
(6) 뷔페 음식은 식사량 조절하여 섭취한다.
(7) 술 먹을 때 술 열량 생각하여 신선한 채소류 충분히 먹는다.

20. 슬로우 푸드 운동

정성껏 키운 식자재를 이용하여 시간과 정성을 다해 만들어 먹는 습관, 즉 삶의 여유를 가지고 시간과 노력을 들여서 음식을 즐기는 습관을 '슬로우 푸드 운동'의 정신이라고 한다.

21. 기능성 식품이란?

(1) 천연적으로 존재하는 성분들로 캡슐, 알약, 가루형태가 아닌 식품이어야 한다.
(2) 일상의 식사로 소비될 수 있는 것이어야 한다.
(3) 섭취했을 때 특별한 기능, 즉 생물학적 방어기전을 향상시키거나 특정 질병(심혈관계 질환, 암, 고혈압, 비만 등)을 예방하여 노화를 지연시키거나 육체적·정신적 상태를 조절해 주는 기능을 가져야 한다.

22. 유산균 소화와 영양학적 이점

(1) 단백질의 소화와 흡수를 향상시킨다.
(2) 지방의 소화와 흡수를 향상시킨다.
(3) 인, 칼륨, 철분흡수의 증진과 체내 보유를 증가시킨다.
(4) 우유에 대한 알레르기 반응을 낮출 수 있다.
(5) 유산균은 약간의 비타민 B군과 비타민 K를 만든다.

23. 술에 관한 상식

(1) 술 마시면 얼굴이 붉어지는 이유는 간장에서 아세트알데히드 분해효소를 갖고 있지 않기 때문이다.
(2) 약한 술도 자주 지나치게 마시면 중독된다.
(3) 과한 술은 오히려 숙면에 해를 준다.
(4) 해장술은 뇌의 중추신경을 마비시켜 치명적이다.
(5) 많은 양의 음주는 성기능을 억제한다.
(6) 여자는 남자보다 알코올성 간질환 가능성이 높다.

(7) 취하는 속도가 빠르면 즉시 검사를 받아본다.

24. 알코올이 인체에 주는 영향

(1) 뇌세포를 줄여 신경기능의 저하를 일으킨다.
(2) 인후 내벽에 유해하기에 인후염의 원인이 된다.
(3) 과량의 술은 고혈압을 일으키고, 심장근육에 상처를 준다.
(4) 간은 알코올 대사분해 기관으로 간 기능 저하를 초래한다.
(5) 위 세포에 독성을 주어 위염을 유발하고, 통증과 출혈이 발생 췌장염으로 췌장 기능 부전으로 사망에 이른다.
(6) 병든 간에서 나오는 체액이 복부에 찰 수도 있다.

25. 숙취 음식의 작용

(1) 선지국: 철분이 많고 단백질 풍부하여 영양보충이 된다.
(2) 콩나물국: 아스파라긴이 알코올을 분해하는 효소를 생성한다.
(3) 북어국: 지방함량이 적어 혹사한 간을 보호하는 아미노산이 풍부하다.
(4) 조개국: 타우린과 베타인이 풍부하여 강장효과가 있다.
(5) 굴: 비타민과 무기질이 풍부하다.
(6) 감나무잎차: 탄닌이 위 점막을 수축시켜 위장을 보호한다.
(7) 녹 차: 폴리페놀이 아세트알데히드를 분해한다.
(8) 굵은소금: 천일염 마그네슘이 담즙 분비를 촉진한다(고혈압환자 금물).
(9) 군 밤: 단백질, 지방, 탄수화물, 비타민 B, C 풍부하여 알코올 분해한다.

제 12 장

차세대 의료시스템 도입과 생활 식습관에 대한 건강법

1. 21세기 고령화 사회 대비 재택 의료시스템

21세기 의료는 예방과 재택(在宅)에 있으며, 많은 기기와 장비의 발달에도 불구하고 독고노인, 치매노인, 무의촌노인, 농촌노인, 복지기관의 노인, 신체장애자들의 건강관리를 하는 데는 아직까지도 의료기술의 선진화에 걸맞지 않게 세계적으로 후진국 수준의 캐어 시스템에 불과한 단계에 이르고 있는 실정이다.

저자는 이러한 열약한 환경에서 허덕이는 어려운 사람들에게 보험적 위협을 느끼지 않는 영원한 공정한 의료국가 설립에 지금까지의 연구 과정에 접목시켜 획기적인 캐어 시스템 도입을 위해 복지부동과 연계로 많은 고민을 한끝에 귀향하여 지방 복지부터 건전한 관리 시스템으로 바꿔보기로 마음의 결심을 하게 되었다. 여기에 센서의 역할을 더욱 폭넓게 쓰이어질 수 있도록 헬스 시스템 구축의 방안을 세우게 되었다.

예를 들어, 아래 그림과 같은 시스템을 생각할 수 있다. 학문적으로는 뇨중 성분인 단백질, 글루코오스, 요소, 요산, 우르빌리노겐, 빌리루빈 등은 효소센서로 측정이 가능하다. 이런 정보를 가지고 간장, 신장 또는 소화기계 질환을 초기에 발견이 가능해질 것으로 예측을 해본다. 즉 센서를 변기에 설치하여 이것을 종합건강원(종합검진병원)에 설치되어 있는 시설로 송신 기록시켜 항상 건강상태를 모니터링 가능하게 될 수 있는 시스템을 구축할 것이다.

이 송신된 기록은 의사와 원격적으로 환자의 상태를 판단할 수 있게 되고, 만일 이상이 있을 경우는 병원에 그 정보와 송신된 기록을 의사의 지시에 따라 휴대 TV, 모바일 등으로 본인이 받을 수 있고, 주의사항을 지시한다면 약값 절약은 물론 보험 부담금도 줄일 수 있는 계기가 될 것이다. 또한 센서를 손목시계와 같이 신체에 장착하거나 신체 내에 묻는 것으로서 언제 어디서나 건강상태를 체크할 네트워크 시스템이 구축될 것이다.

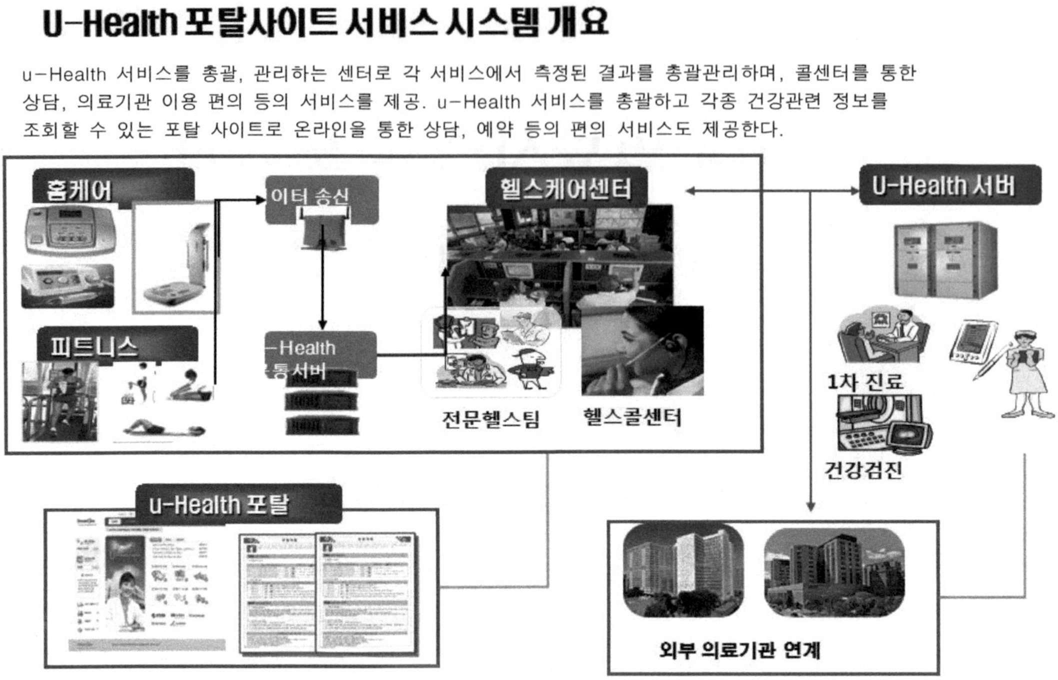

예를 들어, 신체에서 나오는 땀에는 유산이 포함되어 있기 때문에 그 농도를 측정함으로써 피로도에 비례하여 유산이 증가하게 된다는 결과에 의하여 건강진단이 가능하게 될 것이다. 유산농도는 유산옥시다아제와 전극을 조합한 센서에서 계측이 가능하다. 이것을 측정함으로써 피로도를 어느 정도 계측할 수 있다. 이 센서를 손목시계에 장착하여 땀에서 배출되는 유산 성분을 측정하여 그 결과를 무선에 의하여 분석기로 송신하는 시스템은 쉽게 실현 가능할 것이다.

국가나 자치단체 재정의 대부분은 복지의료에 투자되지만, 개인이 건강관리를 철저히 하여 병원에 가는 횟수가 줄어든다면 그만큼 재정 부담을 경감할 수 있다. 그리고 국가적으로도 건강보험공단의 마이너스 운영과 적자 누적을 막을 수 있으며, 도움이 되어 오늘날 고령화 사회를 지향하는 오늘날 연약한 환자들이 병원에 직접 출두하지 않아도 언제 어디서든 건강검진이 가능하게 될 것이다. 저자가 20년 전에 고안한 방법이지만 요즘 들어 조금씩 시스템화 과정에 있다.

2. 식생활과 건강법(차세대 예방)

1) 암 예방을 위한 식사관리법

(1) 균형 있는 영양 섭취

(2) 과식 금지
(3) 술, 담배는 적당히
(4) 적당한 양의 비타민 섭취
(5) 충분한 섬유질 섭취
(6) 짠 음식 자제
(7) 뜨거운 것은 식히기
(8) 눌거나 탄 음식 피하기
(9) 지방은 조심스럽게 그리고 적게 섭취
(10) 매일 변화가 있는 식생활이 권장됨(에너지, 즉 열량 영양소의 과다한 섭취로 인하여 에너지의 축적이 적정한도를 초과한 경우)

2) 비만 예방 식사요령

(1) 설탕이나 꿀과 같이 단순 당질을 많이 사용한 식품이나 음식을 피한다.
(2) 육고기류에 붙은 기름은 조리 전에 제거한다.
(3) 기름이 많이 들어가는 조리법은 피한다.
(4) 음식은 싱겁게 조리한다.
(5) 가공식품보다는 열량이 적은 식품을 직접 조리해서 먹는다.
(6) 술을 피한다.
(7) 외식을 할 때는 분량을 적절히 조절하고, 식품을 골고루 섭취할 수 있는 것을 택한다.

3) 흰 쌀밥의 지향

(1) 원래 쌀도 씨앗의 일종이기 때문에 건강식품인데, 쌀을 정백하여 눈을 깎아버리고 흰쌀을 만들어 먹는 데서 병이 생기기 시작했다.
(2) 흰쌀도 영양분이 들어 있긴 하나 생명이 들어 있지 않기 때문에 그것만 먹게 되면 결국은 식원병이 된다.
(3) 쌀밥을 줄이고 그 대신 밀, 보리, 감자, 옥수수 등으로 만든 음식을 먹도록 하여 현재의 쌀 소비량을 2/3 정도로 줄여야 한다.

4) 소금 섭취량이 적을수록 고혈압과 동맥경화증 예방에 좋다

(1) 소금의 하루 섭취량은 한국(30g) : 일본(20g)이다.
(2) 콜레스테롤은 인체에 절대적으로 필요하며 성호르몬, 세포막, 담즙 등의 생성을 위해서 없어서는 안 되는 영양소이다.

(3) 동물성 단백질원은 쇠고기, 돼지고기, 닭고기, 계란, 우유, 생선이다. 우리나라는 유독 쇠고기만을 선호하기 때문에 동물성 단백질 섭취량이 늘지 못하고 있다.

(4) 우리가 섭취해야 할 동물성 식품은 생선 > 우유 > 계란 > 동물 내장이다.

5) 잘 먹고 잘 사는 법

(1) 흡연은 동맥경화를 촉진시키는 중요한 원인으로 금연해야 한다.

(2) 혈액 내 콜레스테롤이 높을수록 동맥경화는 증가한다.

(3) 콜레스테롤이 많은 달걀의 노른자, 생선의 껍질, 간, 오징어, 새우, 굴 등의 음식을 적절히 조절한다.

(4) 동맥경화증은 고혈압, 당뇨병과도 관련이 있으므로 염분의 섭취를 줄이도록 노력한다.

(5) 표준 체중을 유지한다.

(6) 지나친 음주는 혈압을 상승시키므로 삼가는 것이 좋다.

6) 살과의 전쟁

탄수화물, 동물성 단백질, 지방질 등의 칼로리 높은 식품을 많이 섭취하고, 채소나 과일처럼 칼로리는 적으면서도 포만감을 느끼게 하는 식품은 되도록 먹지 않도록 한다.

(1) 살이 찌지 않는 원인

① 식욕이 없어서 먹을 수 없는 경우

② 위장병이 있어 소화불량일 때

③ 신경질적이어서 살이 찌지 않는 경우

④ 호르몬 분비 이상으로 살이 찌지 못하는 경우

(2) 해결책

① 탄수화물, 동물성 단백질, 지방질 등의 칼로리가 높은 식품을 많이 섭취하도록 하고, 채소나 과일처럼 칼로리는 적으면서도 포만감을 느끼게 하는 식품은 되도록 먹지 않도록 한다.

② 매일 큰 스푼으로 식물성 기름을 한 순갈 먹으면 그것만으로도 100 kcal 가깝게 섭취한 것이 된다.

③ 식생활을 규칙적으로 하고, 식욕이 없는 사람은 식사 장소와 분위기, 식기 등을 변화시켜서 의도적으로 식욕이 생기도록 노력한다.

④ 위장병이 있는 경우 치료를 받아야 하고, 치료받을 정도가 아니면 양념을 잘 써서 위액 분비가 잘 되게 하고, 칼로리가 높으면서도 소화가 되기 쉬운 장어, 간 등을 먹는 것이 좋다.

⑤ 위하수증이 있는 사람은 물기 많은 음식이나 위에 부담을 주는 음식을 피하고 되도록 빨리 소화되는 식품을 선택한다. 식사 전에 과일즙을 마셔서 구연산이 위액의 분비를 촉진시킴으로써 식욕을 증진시키는 것도 좋은 방법이다.

⑥ 신경질 때문에 살이 찌지 못하는 사람은 칼슘은 신경을 진정시키는 작용이 있기 때문에 칼슘을 충분하게 섭취하도록 한다. 칼슘이 많은 음식으로는 우유, 미역, 멸치 등이 있다.

⑦ 식생활을 규칙적으로 하며, 신경 쓰는 것을 적게 하면 식욕도 생기고, 살도 찌게 된다(신경통약 중에 부신피질호르몬이 들어있는 것을 복용하면 살이 찌는데, 실제로는 살이 찌는 것이 아니라 부작용 때문에 살이 부었기 때문임).

7) 뇌졸중 예방 식습관법

(1) 콜레스테롤이 풍부한 음식이나 지방 유제품의 섭취를 줄인다.

(2) 음식을 조리할 때 식물성 기름을 사용한다.

(3) 가능한 섬유소가 많은 야채류의 음식을 섭취한다.

(4) 과다한 염분은 동맥경화증과 고혈압에 연관되어 있으므로 지나친 염분의 섭취를 자제한다.

(5) 단 음식을 주의해야 한다.

8) 통풍(고요산혈증)

(1) 비만, 고지혈증과 관련이 있다.

(2) 비만자이며 미식가에 호발하는 사치스런 병으로 받아들여져 왔다.

(3) 고열량 섭취와 고지방식과 고단백식 섭취와 관계가 있다.

(4) 국민경제와 식생활의 개선과 통풍발생과는 관계가 깊다.

(5) 엄지발가락에 발생할 경우 뇨산으로 휘어진 발가락 관절을 고정한다(저자의 소견).

9) 빈혈 예방을 위한 식사관리법

(1) 철분이 많은 식품, 동물성 단백질 식품, 비타민이 풍부한 식품을 충분히 섭취한다.

(2) 결식하지 않고 하루 세끼 규칙적으로 식사를 한다.

(3) 가공식품에 편중되지 말고 신선한 자연식품을 이용하여 식단을 꾸미는 것이 중요하다.
(4) 적당한 운동을 하여 식욕부진이 되지 않도록 주의한다.
(5) 조혈에 필요한 영양소로는 철분, 단백질, 엽산, 비타민 B_{12} 등이 있으며, 영양성 빈혈의 대부분은 철 결핍성 빈혈이다)

10) 올바른 식습관법

① 지구력, 근력, 유연성을 기른다.
② 최대 맥박수의 60%에 달하는 운동을 30분간, 1주 3회는 되도록 유지한다.
③ 운동시간은 식사 후 최소한 2시간 후에 선택하며 나의 생활습관과 여건에 알맞게 배정한다.
④ 약간 피로를 느낄 만큼의 운동량으로 조절한다.
⑤ 근육의 기억력을 인지할 수 있을 정도의 운동을 한다.
⑥ 길항근운동에 관심을 갖는다.
⑦ 운동순서를 지킨다.
⑧ 꾸준히 운동한다.
⑨ 충분하고 적당한 준비운동을 종목에 맞추어 한다.
⑩ 운동 후 정리운동을 반드시 한다.
⑪ 강약 리듬에 맞는 운동계획을 세운다.
⑫ 지나친 운동이 지속되어 있는지 잘 살핀다.
⑬ 안전한 운동장비와 시설을 사용한다.
⑭ 의학적으로 위험하거나 조심스러운 증세에 대한 지침을 따른다.

(1) 식생활과 식습관을 이해하고 우리의 건강증진과 질병예방에 있어 적합한 식사와 좋은 영양의 유지는 대단히 중요하다.
(2) 적합한 식사란 자기에게 적합한 것을 뜻하며, 신체적 조건, 활동량, 식품에 대한 올바른 지식 등이 합쳐져서 적합한 식사가 구성된다.
(3) 좋은 영양을 유지하기 위해서는 좋은 식습관을 가져야 한다.
(4) 식습관은 각 가정의 경제수준과 전통적인 관습, 교육수준, 정서적 환경, 사회관습 등에 따른 식품섭취 상황에 의해 형성된다.
(5) 식생활 변화에 따른 한국인의 영양문제로 인류는 오랜 기간 살아오는 동안 식품의 섭취가 인간의 건강에 중요한 역할을 한다는 것을 이해하고, 식품 속의 여러 구성 물질을 조화롭게 이용한다.

(6) 오늘날 식생활 변화에 따른 한국인의 영양문제는 인스턴트식품, 냉동식품, 간이식품 등 새로운 식품산업 기술에 따른 신제품 개발은 우리 식생활의 양상을 변화시키고 있으며, 관광산업은 더욱 식품산업과 외식산업의 붐을 가속화 시켜 우리 식생활에 많은 영향을 미치게 되었다.

(7) 최근 20년 사이 곡류의 소비가 줄고, 육류의 소비는 증가 추세이며, 식물성 식품의 섭취 소비는 감소하고, 동물성 식품의 소비는 증가되어 탄수화물, 지방, 단백질의 섭취율 변화는 점차 바람직한 방향(탄수화물 : 단백질 : 지방 = 65 : 15 : 20)으로 변화되었으며, 탄수화물에서 주로 취하던 에너지의 비율이 감소하면서 단백질, 지방의 에너지 비율이 높아지고 있다.

(8) 매일 우리 몸에 필요한 40여 종의 영양소를 공급하기 위해서는 하루 세 끼 식사를 규칙적으로 하되 매 끼니마다 단백질군, 칼슘군, 무기질 및 비타민군, 당질군, 지방군 등 다섯 가지 기초 식품군을 골고루 섭취해야 식생활과 건강을 유지하는 데 기폭제 역할이 될 것이다.

(9) 전 세계가 하나의 생활권이 되어 가고 있는 요즈음에도 지역적・문화적 특성이 가장 잘 나타나며, 강한 보수적 경향을 갖고 있는 것이 식생활이기 때문에 단기간에 큰 변화를 이루는 것은 매우 어려울 것이다.

(10) 그 동안의 낭비적인 식문화가 개선되기 위해서는 우선 우리 식문화의 진정한 의미를 알고 잘못된 부분을 고치도록 해야 할 것이다.

(11) 동양의학적 식습관에서는 곡기가 충당되지 않는 원기란 충전이 되지 않는 축전지(battery)에 비유될 수 있다. 그리고 기의 순환으로 인한 신진대사가 원활히 이루어지지 않는 일은 발전기(generator)가 제대로 작동되지 않는 자동차가 주행하는 경우와 비유될 수 있을 것이다.

(12) 무병장수를 위해서는 몸 안의 기를 조절하고, 정기를 보양함과 함께 남아도는 사기를 제거시키고, 또한 원기를 북돋아 조화된 기가 원활하게 순환할 수 있도록 하는 일도 배제되어서는 안 된다.

(13) 도가의 양신법과 도인 호흡법, 식이요법 등이 함께 고려되지 않은 양생법은 총체적인 방법이 될 수가 없을 것이다. 총체적인 양생법이란 현대식의 언어로 표현하면 정신의 안정과 적절한 운동 그리고 영양관리법이 삼위일체를 이루며 함께 조화된 기법이라고 할 수 있다.

(14) 원기와 곡기의 보존이란 질병 치료에 선행되어야 될 것이다. 또한 오늘날 서구식 식생활로의 변화는 대장암을 유발시키는 원인이 되기도 한다.

3. 생활습관병은 식습관에서(현 식습관 예방)

(1) 생활습관병이란 식습관, 운동습관, 금연 등의 생활습관이 그의 발증, 진행에 관여하는 증후군들을 말한다. 성인병이란 명칭은 암, 뇌졸중, 심장병 등의 40~60세 정도의 한참 일하는 사람에게 많다. 이 3대 성인병에 당뇨병, 고지혈증, 비만, 고혈압, 통풍 등을 성인병이란 명칭으로 불리어지고 있다. 한국적 토착화 상품을 먹는 것이 건강한 식생활에 도움을 준다.

(2) 통상인의 혈당치는 60~160㎎/dℓ의 범위에 있다. 혈당치를 높이는 호르몬은 볼 수 있는 것에 비해 혈당치를 낮추는 호르몬은 인슐린만이 작용한다. 이것은 우리들의 육체가 고혈당에 대해서는 비교적 적응력이 있는 것에 비해 저혈당에 대해서는 저항력이 없이 단시간에도 뇌 등에서 큰 장해를 일으키기 때문인 것이다. 혈당 조절계는 정상으로 작동하면 혈당치는 일정 범위 내에서 보존되어 무엇인가 문제를 일으키지 않지만, 정상으로 작동하지 않을 경우에는 혈당치에 이상이 생긴다. 이 중에서도 발생되기 쉬운 것이 인슐린의 부족에 의한 고혈당, 즉 당뇨병인 것이다.

(3) 식사요법 이상으로 당뇨병, 비만, 고지혈증에 걸리게 된다. 이 질환들은 치료면에서의 식사, 운동을 보는 것이 아니라 식사를 맛으로 느끼고, 신체를 움직이는 기쁨을 감지하기 위한 식사, 운동 외의 기능적 측면으로 생활패턴을 바꾼다.

4. 생활 식습관과 문제점

(1) 당뇨병은 생활습관 병의 하나이다. 혈당뿐만이 아니라 혈압, 지질, 체중의 자기관리를 어떻게 할 것인가를 숙제로 삼아 행한다.

(2) 이 네트워크 시스템을 진찰소 뿐만 아니라 환자에게 어떻게 넓게 사용할 수 있을까?

(3) 이때의 진찰정보를 어떻게 할 것인가?

(4) 환자의 비밀 유지를 어떻게 할 것인가?

(5) 컴퓨터 시스템과 인간과 어떻게 하여 융합하여 갈 것인가?

이러한 문제의 해결에는 '환자에 대한 질적 높은 진찰의 제공'을 전면으로 내걸어 국민의 동의를 얻고, 행정을 움직일 수 있는 노력이 불가결하다. 당뇨병, 비만은 생활습관병의 하나로 들 수 있어 일상생활에서 틈새를 파고드는 식습관 변형에 의해 일어난다. 그렇지만 그 치료의 기본은 식사, 운동요법 등이 있지만 당뇨병, 비만 환자들은 많은 것을 먹는 것을 좋아하고, 운동을 싫어한다. 수영할 수 있는 기쁨을 알게 되듯이 먹는 즐거움, 몸을 움직이는 즐거움을 환자들이 재발견하고, 일상생활의 흐름을 수정할 수 있도록 인지한다.

(1) 비만증이란 최근, 체중에 대한 체지방의 배분을 의미하는 체지방률을 인피던스법에 의해 가볍게 측정할 수 있는 체지방계가 보급되고 있다. 체지방률은 청·장년에서 15～18%, 여성에서 20～25%가 정상으로 판정되어 남성에서는 25% 이상, 여성에서는 30% 이상은 비만으로 판정되어 다이어트의 대상이 된다. 똑같은 체지방의 증가가 인정되었어도 내장지방과 피하지방의 어떤 것이 증가하고 있는가를 척도로 의미 부여가 틀리다. 내장지방의 축적의 경우가 피하지방의 축적보다도 당뇨병, 고혈압, 심근경색, 고지혈증과의 관계가 깊고, 치명적 발병 원인이 될 수도 있다.

(2) 고지혈증 하나의 기둥은 고콜레스테롤 혈장이다. 다른 한 개의 기둥인 고트리글리세린 혈증에 관해서는 비만, 당뇨병, 고요산혈증 등 동맥경화와 관계가 깊은 질환으로 합병증을 유발한다.

(3) 운동요법은 운동 시에는 각종 호르몬의 분비도 변화된다. 운동에 의해서 인슐린 감수성이 항진되고, 인슐린 분비는 저하된다. 또 글리코겐, 카테골아민의 분비는 촉진되어 간의 글리코겐 분해, 당 신생이 증가하고, 혈중에 포도당을 직접 공급한다. 또 카테골아민은 지방분해를 촉진하고, 혈청 유리지방산의 증가를 가져온다. 이것을 원료로 간의 당 신생, 케톤체 생산이 증가한다. 이것으로부터 건강한 사람의 혈당치 저하를 방어한다. 당뇨병 환자가 운동 시에는 이것들의 호르문 분비가 원만히 일어나고, 포도당의 수요와 공급의 밸런스가 유지되며, 혈당치는 저하되고, 고혈당을 개선한다.

5. 암과의 투쟁(암의 세포생리와 식사요법)

-암 예방을 위한 식생활 원칙-

1) 균형 잡힌 식사를 한다

(1) 몸에 좋다고 해서, 좋아하는 음식이라고 해서 특정 음식만 계속 섭취하면 그 음식에 들어있는 해가 되는 물질이 영향을 미칠 것이며, 영양소 섭취가 한쪽으로 치중되면 영양소 결핍이나 과다로 인한 질병에 걸릴 확률이 높아진다.

(2) 여러 가지 식품을 매끼 편식하지 않고 먹는 것이 균형 잡힌 식사이다. 먼저 밥, 빵, 면류 등의 탄수화물, 생선, 고기, 달걀, 두부 등의 단백질이 되는 식품과 되도록 많은 종류의 미네랄과 비타민 섭취를 위해 황록색 야채 및 과일을 다양한 종류로 섭취하도록 한다.

(3) 하루 세 끼는 시간에 맞춘 식사를 하고, 아무리 영양이 풍부한 음식이라도 똑같은 것을 날마다 먹지 않도록 주의해야 한다.

(4) 식습관은 위의 움직임을 좋게 하고 부담을 덜 준다. 위의 휴식을 위해 잠자기 두 시간 전부터 금식하는 것이 좋다.

(5) 충분한 수분섭취는 좋으나 식사 직후에는 수분섭취를 적당히 해야 한다.

2) 신선한 식품을 먹어야 한다

인스턴트식품과 저장식품은 현대인의 식탁에서 빠지지 않는 것인데, 이러한 식품 위주의 식사는 영양소 결핍에 따른 각종 질병의 발병 확률을 높이고, 조미료, 당분 등으로 고칼로리로 비만을 부르며, 이러한 것이 암을 비롯한 각종 성인병의 인자가 될 수 있다. 더군다나 이러한 인스턴트, 가공식품은 화학처리, 인공색소나 향신료 같이 첨가물 들어 있어 지나친 섭취는 당연히 좋지 않다.

3) 천연 그대로 다양한 영양소를 함유한 음식을 섭취한다

비타민이나 피로회복제 등을 자주 복용하는데, 이것은 보조적인 수단일 뿐이다. 천연에서 비타민과 미네랄을 섭취하는 것이 영양소 흡수에 서로 관여되는 다양한 성분으로 이루어져 있어 영양의 균형을 맞추거나 흡수되는 데에 도움이 된다.

6. 암 세포의 특징(식습관으로 깨진 상처)

(1) 암이란 세포조직의 과잉 성장으로 인해 발생하는 일종의 악성종양을 말한다. 즉, 정상적인 속도와 크기로 분열 성장해야 하는 세포가 통제받지 않고 무분별하게 계속 분열하여 성장이 제멋대로 일어나 정상세포나 조직 등이 암으로 변화된다.

(2) 정상 세포가 유전자 변이에 의해 암세포로 변형되고 암을 유발한다. 암 발생의 위험요인은 대표적으로 흡연, 발암성 식품 및 화학물질, 발암성 병원체 등에 의해 정상 세포가 유전자 변이를 일으킨다. 암 발생 원인의 10～20%는 부모 유전자가 유산이 된다.

(3) 암은 환자의 대사에 영향을 끼치므로 균형 잡힌 영양섭취는 환자 치료에서 어느 치료법 못지않게 중요하다. 면역기능을 높이는 식생활 개선이 필수적이다. 잘 먹는 사람이 감염에도 강하고, 부작용도 적으며, 회복도 빠르다.

(4) 식이요법에는 음료 섭취도 포함된다. 알코올 남용은 여러 가지 암을 유발할 수 있기 때문에 확실한 교훈은 반드시 절도 있게 마셔야 한다는 것이다. 지방이 많은 육류를 삼가고, 지방이 적고 콜레스테롤이 적은 음식을 먹도록 하는 채식습관이 중요하다. 과일, 야채, 완두, 콩, 현미나 현맥 및 곡류를 많이 먹는 것이 좋다. 감자, 사과, 배, 복숭아 등의 식품을 껍질째로 먹는 것이 좋다.

(5) 식생활은 암 발생 원인의 3분의 1을 차지한다고 한다. 식품은 에너지이면서도 신체기능이 건강하고 원활하게 유지되도록 하는 초석인 것이다. 신체의 면역기능이 최선의 상태를 유지하여 발암물질을 해독하고, 암에 대한 저항성을 유지할 수 있도록 하기 위해서 신체 대사의 원료인 영양이 고루 공급되어야 하는 것이 당연하다. 고른 영양에는 면역과 관련하여 순기능을 할 것이고, 치우친 영양이나 부족은 면역을 비롯한 건강 유지에 필요한 신체활동을 저하시킬 것이다.

7. 지질(화학적 조합)

1) 지질(lipid)

(1) 체지방으로서 에너지를 효율적으로 저장한다.

(2) 생체의 조직성분으로서 세포내 구성 물질로 되기로 하고 뇌, 신경계, 그 외의 장기의 구성에 인, 지질로 관여한다.

(3) 부신피질호르몬 콜레스테롤 등의 스테로이드 화합물 합성재료가 되기도 한다.

(4) 탄소 사슬 카르복실기(이 부분이 짧으면 물에 녹기 쉽고, 길면 길수록 녹지 않는다) 속수성

(5) 친수성(물에 녹기 쉽다)

(6) 단순 지질 : 지방산과 알코올의 에스테르(지방산과 콜레스테롤 에스테르)

(7) 복합 지질 : 지방산과 알코올의 에스테르에 인산, 질소화합물, 당 등이 결합한 것(인지질, 당지질, 함유지질)

(8) 유도 지질 : 단순지질, 복합지질의 가수분해물(글리세린, 스테로이드, 고급 알코올)

2) 지방산(fatty acid)

탄화수소의 일단 = COOH기를 가진 염기성의 유기산으로 탄소 수에 따라 저급, 고급 지방산으로 구별할 수 있다. 사슬의 연결 중 −CH=CH−를 갖지 않은 것이 포화지방산, 가진 것을 불포화지방산으로 구별한다.

(1) 아세틸 화합물 : CH_3CO−로부터 합성되며, 수개의 원자를 가진 직쇄상의 화합물이다.

(2) 필수지방산(EFA) : 리놀산, 리놀렌산, 아라키돈산이 필수지방산 결핍현상을 일으키며 성장정지, 탈모, 피부염 등의 원인이 된다. 아라키돈산은 유도합성 prostaglandin 사람, 양의 정액, 프로스타글란딘의 생합성에 도움을 준다.

(3) 에이코사 펜타구연산(EPEA, 생선에 많음) : 아라키돈산보다 한 개의 2중결합이 많아졌다. 혈전을 방지하고, 평골근에 이용되어 혈압저하, 동맥경화성 질환에 효력이 있다.

(4) EFA : 생체막의 인지질 성분으로서 세포막과 미토콘드리아막을 구성하고 있다.

3) 글리세라이드(glyceride)

글리세린과 지방산이 에스테르 결합한 것을 말한다.

(1) 식물유 : 올레인산, 리놀산, 리놀레산(C18) = 불포화지방산
융점이 낮고, 상온에서 액체이다.

(2) 동물유 : 파르미틴산, 지테아린산(C16, C18) = 포화지방산
융점이 높고, 상온에서 고체이다.
즉, 유지의 성질은 액체인가 고체인가에 따라 다르다.

(3) 생체 내에서의 일 : 에너지의 저장물질 ATP를 생성한다.

4) 왁스(wax)

(1) 길게 엮어진 지방산과 고급 알코올(C13∼)이 에스테르 결합한 것이다. 파르미틴산 세칠은 파르미틴산과 세칠 알코올과 결합된 것이다.

(2) 올레인산 세칠 등이 이에 속한다. 천연에서의 양은 적지만 많은 종류를 가지고 있다. 체표, 뇌, 과피, 잎, 물의 증발을 방지한다. 생물의 체표면의 보호물질로서 작용한다. 성질로는 상온에서는 고체, 물에 녹지 않으며, 지방분해 효소로도 분

해되지 않는다. 즉 소화되지 않으므로 영양분으로 쓰이지 않는다.

5) 포스포리피드(phospholipid)

① 포스파티딜 에탄올아민
② 포스파티딜 세린
③ 포스파티딜 이노시톨 등이 있다.

(1) 분 포 : 뇌, 신경조직, 간, 폐, 신장, 세포내(미토콘드리아 구성 물질로 중요)
(2) 성 질 : 통상 백색이지만 공기에 접촉되면 갈색으로 변한다.

6) 글리코리피드(glycolipid)

(1) 갈락토오스를 포함한 스핑고신과 지방산 갈락토오스가 혼한된 것이다.
(2) 신경이 모여 있는 뇌의 탄백색 부분에 많이 분포되어 있다.

7) 스테로이드(steroid)

스테로이드 핵을 가진 일련의 물질

(1) 3번 위치에 －OH기가 결합한 것이 sterol
－OH기가 존재하면 지방산에서 에스테르를 만든다.
(2) Bile acid(담즙산) : 담즙 중에 존재하며, 콜레스테롤의 대사물이다.
(3) 남성호르몬, 여성호르몬, 부신피질호르몬
(4) β-시토스테롤(미생물의 growth-factor), 에르고스테롤(사람에 효과 없음), 7-디히드로 콜레스테롤(사람에 유용)

8) 리포프로테인(lipoprotein)

(1) 지질과 단백질(복합 지질이기도 하고, 복합 단백질이기도 함)이 혼합된 것을 말한다.
(2) 혈장 중에 존재하고, 소장과 간과 조직에 지질을 운반한다.
(3) 카이로미크론, 알부민, 글로브린을 복합체 만들어 체내로 이동한다.
(4) 카이로미크론 : Triglyceride protein 콜레스테롤 인지질 등이 결합하면 0.5～1㎛의 지방구를 만들고, 림파를 통해 정맥에 들어온다.

[혈장 단백질은 밀도에 의해 분류]

① VLDL(very density lipoprotein 초밀도 리포단백질) : 단백질 10%, 밀도 0.96～1.006g/mℓ, 간에서 만들어져 내인성의 TG를 조직에 운반한다(재합성).

② LDL(low density lipoprotein 저밀도 리포단백질) : 단백질 20%, 밀도 1.006～1.063g/mℓ, 콜레스테롤을 말초조직에 운반한다. 동맥경화를 촉진한다(나쁜 콜레스테롤).

③ HDL(high density lipoprotein) : 단백질 50%, 밀도 1.063～1.210g/mℓ, 말초조직의 세포막에 존재한다. 과량의 콜레스테롤을 운반한다. 동맥경화를 예방한다(좋은 콜레스테롤).

(1) 인체는 45～60%가 수분으로 구성되어 있으며, 성인 남자에서는 약 63%, 성인 여자는 남자보다 5～10% 가량 감소한 양으로, 지방을 제외한 상태로 평균 70.1%가 물로 이루어졌다.

(2) 단백질은 세포 원형질의 주성분으로 생체의 근육골격, 장기를 구성, 혈액의 주성분이기도 한다. 생체에서 운동, 생식, 유전 등의 생명현상의 기본이 되는 물질이며, 단백질은 C, H, O, N, S로 구성되어 있다. 질소(N)가 전체의 16%를 함유하고 있으며, 단백질은 20종의 아미노산으로 만들어져 있다.

(3) 지질과 단백질(복합 지질이기도 하고, 복합 단백질이기도 함)이 결합하여 혈장중에 존재하고, 소장과 간과 조직에 지질을 운반하고, 카이로미크론, 알부민, 글로브린을 복합체를 만들어 체내에 이동한다.

8. 두통을 이기는 건강법(식습관 병적 원인)

1) 두통의 정의(양의)

두 개강 내부와 외부의 통증에 예민한 구조물들이 어떠한 원인에 의해서 압력, 견인, 변형되거나 염증에 의해 이러한 구조가 자극을 받거나, 또는 두통에 예민한 혈관이 확장되는 것을 말한다. 일반적인 두통의 원인은 매우 다양하여 현재 300개 이상으로 알려져 있다.

2) 두통의 종류

(1) 편두통
(2) 긴장성 두통
(3) 기타 원인 불명의 두통
(4) 이비인후과질환에 의한 두통(중이염, 축농증 등)
(5) 안과질환에 의한 두통(녹내장, 굴절장애 등)
(6) 치과질환에 의한 두통(치주염, 충치 등)

(7) 감염성질환에 의한 두통(뇌수막염, 뇌염, 뇌기생충질환 등)
(8) 외상질환에 의한 두통(뇌진탕, 뇌좌상 등)
(9) 뇌혈관질환에 의한 두통(뇌출혈, 지주막하출혈 등)
(10) 뇌질환에 의한 두통(뇌종양, 고혈압 등)
(11) 약물 및 중독에 의한 두통(가스중독, 알코올중독, 니코틴중독 등)
(12) 그 외 외부 압박성(안경, 모자 등의 착용) 두통, 한냉 자극성(추운 환경, 얼음물, 아이스크림의 섭취) 두통, 해소성(기침) 두통, 양성 노고성(심한 운동) 두통, 성교성(성교) 두통 등이 있다.

(1) 편두통

심장이 뛰듯 욱신거리는 박동성 두통이 발작적으로 주로 머리의 한쪽에서 일어나는 것으로서, 발생기전이 뇌혈관과 관련이 있다고 하여 '혈관성 두통'으로 분류되는 대표적 두통이다. 편두통으로는 월경과 피임약 복용, 예민한 정서, 완벽한 성격, 스트레스 누적, 감정상태 알레르기, 술과 흡연, 음식 등이 있다.

(2) 긴장성 두통

두통이 주로 양측성으로 오며, 경도 내지 중등도의 비박동성 및 긴장감을 갖는 두통이라고 말할 수 있다. 일반적으로 편두통과는 달리 유년기와 청소년기의 시작은 드물고 중년기에 훨씬 더 많이 발생한다. 긴장성 두통은 근수축성 두통, 스트레스성 두통, 긴장 스트레스성 두통, 본태성 두통, 특발성 두통으로 불리기도 한다.

3) 두통에 좋은 식품

옥수수, 미나리, 녹차, 생강차, 매실, 메밀, 무, 참깨, 무즙, 쇠골, 파, 검은콩, 칡뿌리, 결명자 등이 좋다. 특히, 돼지 머리에 천궁과 된장을 넣어 끓여 먹으면 모든 두통에 좋다.

(1) 녹 차

녹차에는 비타민만이 아니라 유용한 성분이 많이 있다. 충분한 수분 섭취를 하는 것이 두통을 예방하는 데 좋다. 따뜻한 녹차를 마시면 신경이 안정되는 것을 느낄 것이다.

(2) 생강차

생강의 방향 성분과 특유의 강한 성분은 위장의 기능을 촉진하고, 혈액순환을 도와준다. 생강은 인체에서 아스피린과 비슷한 작용을 하지만 과도하게 섭취를 하면 몸이 부을 수 있기 때문에 주의를 해야 한다.

(3) 매 실

매실은 약효가 뛰어난 식품으로 항균작용과 정장작용, 설사, 식욕부진, 식중독 등에 효과가 있다. 그래서 두통이 있을 때에는 매실살을 관자놀이에 붙여 찜질하면 두통을 가라앉히는 효과가 있다.

(4) 무

무에는 몸을 차게 하는 성분이 있어 두통이 있을 때에 외용약으로 사용하기도 한다.

(5) 된 장

된장에 있는 히스타민-류신 아미노산은 두통을 경감시키고, 혈압을 낮추는 작용을 한다.

4) 두통을 완화시킬 수 있는 쉬운 방법

(1) 고추에 발을 넣는 것이 효과가 뛰어나다. 뜨거운 물에 고추를 채우고 발을 담그는 것인데, 금방 머리에서 피가 내려오는 느낌이 든다.

(2) 옥수수기름을 하루에 3~4회 1스푼씩 복용하는데, 이는 편두통에 좋다. 옥수수차는 고혈압성 두통에 효과가 있다.

(3) 무는 편두통에 뛰어난 효과를 나타내는데, 강판에 곱게 간 무즙을 거즈에 적셔 이마에 대주거나 콧구멍에 몇 방울 떨어뜨리면 더욱 효과가 있다.

(4) 파의 파뿌리를 달여 마시면 감기로 인한 두통에 효과적이다.

(5) 볶은 메밀껍질 10g, 파뿌리 2개를 달여 마시면 감기로 인한 두통에 효과가 있다.

(6) 미나리는 숙취로 인한 두통인 '취후두통'에 효과가 있다.

① 미지근한 물로 목욕을 한다. ⇒ 지나치게 차거나 뜨거운 물은 신경을 자극한다. 그러므로 미지근한 물로 긴장을 완화시키는 것이 좋다.

② 맑은 공기를 마신다. ⇒ 신선한 공기는 정신을 안정시키므로 항상 밝은 조명을 유지하면서 공기를 신선하게 한다.

③ 약을 복용한다. ⇒ 두통은 저절로 낫게 되는 경우가 대부분이지만 견디기 힘든 경우에는 아스피린 등의 진통제를 사용한다. 과다복용이나 자주 섭취하지는 말아야 한다.

④ 어두운 방에 눕는다. ⇒ 만일 두통이 심하여 괴롭게 느껴진다면 어두운 방에 누워 잠을 청해보는 것도 좋은 방법이다.

⑤ 의사와 상담한다. ⇒ 만일 두통이 몹시 심해지거나 지속될 때, 열이 있거나 오심 및 구토증세가 계속될 때, 팔과 다리에 감각 이상이 있거나 기운이 없을 때, 경련을 할 때에는 반드시 의사의 진찰을 받아야 한다.

⑥ 무즙은 콧구멍에 불어넣는다. 편두통이 왼쪽에 나타날 경우엔 왼쪽 콧구멍, 오른쪽에 나타날 때는 오른쪽 콧구멍에 불어넣는다.

⑦ 참외꼭지 가루 또한 콧구멍에 불어넣으면 축농증으로 인한 두통에 효과적이다. 이 외에도 지압요법과, 한방요법이 있다.

5) 두통의 한의학적 관점

한의학에서 정(精)이란 쉽게 표현하면 남자들의 정액과 같은 개념이며, 넓게 보면 뼈를 채우는 골수 등 우리 몸의 가장 근원이 되는 물질을 말한다. 뇌는 곧 이러한 정(精)의 덩어리로 이해하면 된다. 정(精)이 부족하면 머리가 맑지 못하고, 머리가 빙빙 돌고, 귀가 울며, 정강이가 시큰거리게 된다.

또한 머리는 우리 몸에서 가장 맑은 기운이 위로 올라가는 곳이다. 물은 맑은 것은 위로 뜨고, 탁한 것은 아래로 가라앉는 것처럼 머리도 우리 몸의 가장 높은 곳에 있으니 맑은 기운들이 올라가는 것은 당연한 이치이다. 그러므로 머리에 탁한 기운이 올라가면 두통이 생기게 된다.

(1) 두통의 분류

두통의 원인은 담(痰)으로 인한 경우가 많고, 통증이 심한 증은 화열(火熱)에 의한 것이 대부분이며, 제경(諸經)의 기(氣)가 체하면 또한 두통이 생긴다.

① 담궐두통(痰厥頭痛) ⇒ 담음이 위로 치받아서 오는 두통이란 뜻이다. 담음이란 노폐물을 뜻하는 것으로, 머리로 맑은 기운이 오르지 못하고 노폐물에서 생긴 탁기가 올라가 생기는 두통이다. 증상으로 보면 어지러움증과 속이 미식거리는 오심 또는 구토증상이 수반되는 경우가 많으며, 몸이 무겁고 눈을 뜨기 힘들다.

② 기궐두통(氣厥頭痛) ⇒ 기혈이 부족하여 오는 것으로, 양태양혈 부위가 아프면서 눈이 침침하거나 코가 시원하지 않고, 입이 마르거나 귀에서 소리가 나는 등의 증상을 수반할 수 있다. 변비나 소변불리 증상이 같이 있을 수도 있다.

③ 정두통(正頭痛) ⇒ 풍사가 뒷머리로 침범해서 생기는 것으로, 머리가 아프면서

눈이 빠지는 것 같고, 목이 빠지는 것 같기도 하고, 뒷덜미가 당기는 듯이 아프기도 한 것이 특징이다.

④ 편두통(偏頭痛) ⇒ 한쪽으로만 두통이 오는 경우로, 좌측으로 오느냐, 우측으로 오느냐에 따라 원인이 다른데, 좌측으로 오는 경우는 풍사와 혈액대사 기능저하, 우측으로 오는 경우는 노폐물과 열이 원인이 된다. 편두통이 오래 되면 대변이 조(燥)하고 눈이 붉어지며 어지럽다.

(2) 한의학적 처방

① 감기에 걸려 머리가 아플 때 ⇒ 처 방: 독활 15g, 세신 5g, 방풍 15g
용 법: 물에 달여서 하루에 2회 복용

② 머리가 아프고 어지러울 때 ⇒ 처 방: 궁궁이뿌리(천궁) 15g, 차 15g
용 법: 물에 달여서 하루에 2회 더운 것을 복용

③ 치통, 현훈증 ⇒ 처 방: 백부자 10g, 백지 15g 세신 5g
용 법: 가루내어 꿀에 반죽하여 알약을 만들어 한 번에 5g씩 하루에 2회 복용

④ 신경성으로 머리가 아플 때 ⇒ 처 방: 전충, 지룡, 감초 각각 같은 양
용 법: 가루내어 한 번에 5g씩 아침저녁으로 복용

⑤ 고혈압에 의해 머리가 아플 때 ⇒ 처 방: 꿀풀(하고초) 50g
용 법: 물에 달여서 수시로 복용

⑥ 전두통 ⇒ 처 방: 갈근, 시호 백지, 천궁, 만형자, 구등, 청피 각각 15g
용 법: 물에 달여서 하루에 2회 복용

⑦ 두정골이 아플 때 ⇒ 처 방: 세신 5g, 시호, 백지, 천궁, 만형자, 구등, 청피 각각 15g
용 법: 물에 달여서 하루에 2회 복용

⑧ 혈이 허하고 머리가 아플 때 ⇒ 처 방: 당귀 30g, 천궁 15g, 족도리 풀뿌리(세신) 5g
용 법: 물에 달여서 하루에 3회 복용

⑨ 편두통 1 ⇒ 처 방: 방풍 적당한 양
용 법: 가루내어 한번에 15g씩 하루에 2회 더운물이거나 미음에 타서 복용

⑩ 편두통 2 ⇒ 처 방: 구기자뿌리 속껍질(지골피) 40g
용 법: 물에 달여서 수시로 먹는다. 오래 계속 먹으면 두통이 없어진다.

⑪ 편두통 3 ⇒ 처 방: 시호, 백지, 천궁, 만형자, 구등, 청피 각각 15g
용 법: 물에 달여서 하루에 2회 복용

6) 두통의 한의학적 진단과 치료

양방에서의 두통의 치료는 진통제 투여와 때로는 신경학 측면의 약을 사용하는 것이 전부일 정도로 특별한 치료법이 없으며, 이는 두통의 원인을 제거한 것이 아니므로 진통제 등의 약효가 떨어지면 다시 복용해야 하므로 장기복용으로 인한 부작용으로 속이 쓰리는 등의 위장장해가 많다.

그러나 한방치료는 두통을 머리 자체의 문제로만 보는 것이 아니라 몸 전체 기능의 부조화로 보고 체질을 개선시켜 보다 근본적인 원인치료를 하며, 특히 몸이 허약한 체질과 위장기능이 약한 두통 환자의 치료에 더욱 좋은 효과를 발휘한다. 두통의 성질과 상태뿐 아니라 평소 몸이나 손발이 냉한지 열한지, 소화는 잘 되는지, 변비는 없는지, 키는 큰지 말랐는지, 몸이 뚱뚱한지 말랐는지, 몸에 비해 머리가 큰지, 얼굴 모양이나 색은 어떤지 등 많은 것을 진단에 사용해 정확한 진단과 치료를 할 수 있게 된다.

치료법은 침 치료와 원인에 따른 한약치료가 탁월하다. 양방에서는 두통의 원인이 명확하지도 못하고, 치료도 일시적인 대증치료에 지나지 않지만, 한방에서는 한약을 쓸 때에도 그 원인에 따라 담에 의한 것인지, 화열에 의한 것인지, 풍한 습에 의한 것인지, 기혈이 허해서인지, 기의 운행이 안 되는 것인지에 따라 그에 맞는 한약을 쓰게 되므로 탁월한 효과를 볼 수 있는 것이다.

생화학적 인체 생리 편

제 1 장

인체 생명공학과 보건 건강

1. 정의와 개념

생명공학은 현재에도 급속히 발전하고 있고, 그 범위가 광범위하게 확대되어 완벽한 정의는 내리기 어려운 상태이다. 그러나 현재의 시점에서 생명공학을 정의한다면 바이오기술의 개념과 앞으로의 연구개발의 방향을 파악하는 데 필요하다. 생물의 기능을 이용하는 기술이라고 포괄적인 범위 내로 표현이 가능하지만, 생명공학의 내용을 이해하는 데에는 불충분하다고 생각한다.

Biotechnology란 일반적인 정의는 인류에 있어서 유의한 것을 생산하기 위하여 생물을 이용하는 것이다. 즉, 기술적, 산업적 프로세스에 생물학적인 기구를 응용하는 것이라고도 할 수 있다. 즉 유전자 공학기술에 의해서 인간의 손으로 변화시키거나 만들어낸 새로운 미생물을 이용하는 것도 포함된다. 여기에서 새로운 미생물은 새로운 동물, 새로운 식물을 포함할 것이다.

일본의 1990~1995년까지의 최신판 생명공학서에는 생물의 기능을 조금 더 상세히 "생물이 갖는 유전, 번식, 성장, 자기제어, 물질대사, 정보인식 처리 등의 기능을 인간생활에 유익하게 사용하는 새로운 생물이용기술" 이라고 정의하고, 특히 인류의 생활, 생존, 환경의 보전에 사용이 되는 생물종, 물질, 기기, 기구 등을 연구, 생산하는 기술임을 강조하고 있다. 생명공학은 Bio기술과 같은 뜻이므로 생물산업도 Bio산업이라고 불리어지고, 따라서 Bio상품, Bio식품, Bio식물 등의 말이 쓰이고 있다.

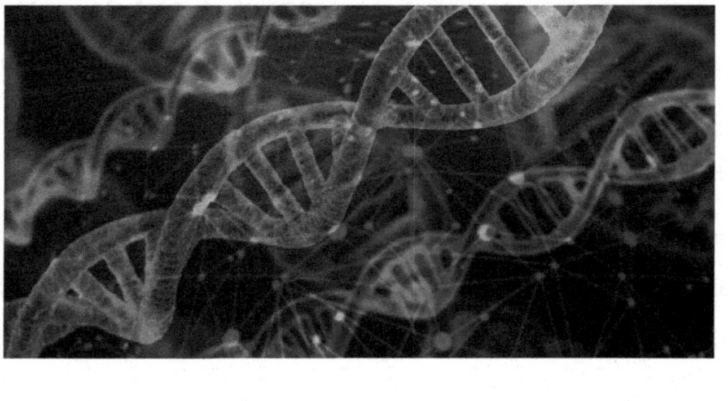

2. 핵심기술과 기술 특성

현대의 Bio기술은 수천 년의 역사를 가진 종래의 발효나 식물 육종의 기술과 구별하여 유전자 조작을 중심으로 하는 새로운 Bio기술을 의미하고 있으며, 기본적인 핵심 기술로서는 유전자조작 기술(유전공학), 세포융합 기술(세포공학), 세포 대량 배양기술(세포 배양공학), 바이오리액터(Bioreactor) 기술(효소공학)의 네 가지 기술을 말하는 경우가 많다. 이들은 서로 별도로 발달한 기술이지만 서로 밀접한 관계가 있다.

이 네 가지 기술은 다음과 같은 기술 특성을 가지고 있다.

첫 번째 기술 특성은 생물의 유전정보를 바꾸는 육종 품종 개량의 기술이다. 유전자조작 기술이나 세포융합 기술이 여기에 속한다. 최근에는 특정 부위 돌연변이 기술이나 단백질공학 기술이 발달하여 유전자의 기능을 덧붙이거나 잃게 할 수도 있게 되었다. 세포융합 기술도 유전정보의 본체인 DNA를 혼합하는 기술이므로 이것도 육종 기술에 속한다.

두 번째 기술 특성은 육종한 고기능 생물을 대량으로 증식하거나, 그 기능을 최대한 발휘시키는 프로세스 기술이라는 점이다. 바이오리액터 기술과 세포배양 기술이 여기에 속한다. 이 기술은 전통적인 발효기술이나 효소이용 기술의 연장선상에서 발전하고 있다. 육종기술과 프로세스 기술(downstream process기술이라고도 함)을 조합하여 비로소 Bio기술은 Bio산업으로 발전하여 Bio상품을 만들어 낼 수가 있게 되었다.

3. 과학과 기술

과거에는 과학과 기술은 확연히 구분되어 있었다. 과학에서 발견한 법칙이나 원리 또는 이론을 기술로서 살려 기술화하여 인간생활에 응용한다고 하는 것이 정설로 되어 있었다. 그리고 기술이 고도로 발전하여 과학과 기술은 서로 공생한다고 생각했다. 즉, 과학은 기술적인 응용을 예상하고 현대의 기술은 응용적인 면을 통해서 과학적인 이론 연구를 하게 되었다. 급속도로 발전하고 있는 Bio기술과 같은 첨단기술에서 새로운 기술개발을 위하여 이론적인 측면을 추구하지 않을 수 없게 되었다.

특히 오늘의 과학연구의 실험대상은 고도의 기술만을 이용하는 것이 아니다. 예를 들면, 고에너지의 거대 가속기를 사용하여 비로소 실험대상으로 할 수 있는 소립자와 같이 단백질공학이나 특정 부위 돌연변이 기술에 의해서 만들어진 새로운 기능과 구조를 가진 효소와 같이 과학과 기술은 서로 공유하며 발달하게 되었다.

단백질공학의 Bio기술은 효소단백질의 구조와 기능의 상관관계를 구명하는 최대의 수단이며, 이 연구 성과는 효소공학 자체의 괄목할 발전일 뿐만 아니라 효소과학-효소화학과 효소물리학 그리고 효소생물학의 엄청난 발전을 가져올 것이다. 생물체가 갖는 우수한 기능을 해명하는 것은 순수 기초연구이지만 그것은 동시에 Bio기술에 있어서 Bioprocess의 상류에 속하는 연구이다. 오늘날 과학과 기술은 일체의 관계라고 하여 과학기술이라고 표현하게 되었다.

4. 생명공학의 본질

생물의 새로운 기능을 이용하는 새로운 Bio기술은 신비한 생명의 지식을 탐구하는 동시에 그것을 응용하고 기술화하여 첨단과학 기술을 급속히 발전시켜 나가고 있다. Bio기술, 즉 생명공학 기술의 하나는 1973년 미국의 S. Cohen 등에 의해 유전자 재조합 기술의 개발이었다. 시험관(*in vitro*) 내에서 서로 다른 종의 DNA를 결합시켜서 만들어진 재조합 DNA분자를 생세포 내에 도입하는 실험기술을 이용하는 유전자 조작 기술은 인슐린 등 유용물질을 대량 합성하는 등의 응용적인 면을 유전자공학이라고 부르기도 한다. 그런데 재조합 DNA를 만드는 것이 가능하게 되자 생물과학의 기초연구 및 응용의 양면의 연구에 비약적인 진전을 가져오게 되었다.

이들 Bio기술은 DNA정보의 해석을 중심으로 기초유전학 뿐만 아니라 세포생물학, 발생생물학, 면역학, 바이러스학 등의 광범위한 분야의 기초연구에서부터 유전자 산물의 공업생산이나 식물 육종 등의 실용화 응용연구에 이르기까지 광범한 범위에서 획기적인 진전을 가져오게 되었다. Bio기술은 특히 분자생물학 40년의 성과를 토대로 미생물학, 생화학, 면역학 등의 발전과 더불어 유전자공학이나 세포공학 등의 기술이 개발되었지만, 또한 역으로 Bio기술의 발전은 학문적으로 더욱 발전하게 되었다. 생명공학 기술은 생명현상을 탐구하는 연구기술이며, 생명의 지식을 생산하는 기술이기도 하다.

실제로 유전자 재조합 실험의 혁명적 연구기술의 등장은 의학과 생물학을 크게 변화시켰다. 동식물세포의 특정 유전자의 cloning(균일한 DNA분자의 집단을 대량으로 얻는 것), 구조해석, 정보발현 등의 연구를 통해서 기초적 학문분야에서는 발생, 분화, 면역, 발암 등 유전자 수준에서 해명되고 있다. 산업적 응용 면에서는 인슐린, 사람의 성장호르몬, 인터페론, 인터루킨 등의 약품, 치즈제조에 사용되는 응유효소 등의 제조에까지 응용되고, 육종 면에서는 형질전환 동물, 즉 외래 유전자를 도입한 동물이나 형질전환 식물 등의 육성 등에 많이 응용되고 있다. 또 의학분야에서는 유전자 진단, 유전자 치료 등에 응용되고 있다.

새로운 생명공학 연구에는 생명현상과 생물기능을 연구하는 순수 기초과학 연구가 포함되어 있으며, 순수 기초연구를 통해서 기술개발의 원리를 터득해 나가야 된다는 것이다. 새로운 생명공학을 연구하는 사람은 생물의 기능과 생명현상에 대한 기초연구를 통하여 첨단 Bio기술의 발전이 가능하며, 미지의 생명현상, 생물기능에 대해서는 과학자나 기술자가 연구하지 않으면 안 될 공동의 과제라고 말할 수 있다.

5. 유전과 유전형질

5.1 개 요

(1) 표현형 : 외형적으로 나타나는 유전형질들

① 한 어버이로부터 태어난 자손의 머리카락, 혈액형, 혀 말기, 눈, 피부 색깔 등이 부모와 닮았다.

② 혈액형, 색맹 등은 한 어버이에서 태어났더라도 형제자매들 간에 서로 다르다. 배우자의 형성 과정에서 상동염색체들의 조합이 생성되는 동안 서로 다른 염색체를 가지게 되고, 수정을 통해서 재조합된 상동염색체 상에 있는 유전자들의 우열 유전자가 달라지기도 한다.

(2) 유전자 발현 : 유전정보가 발현되어 유전자 산물을 형성하는 과정을 말한다. DNA(염기서열 정보), 전사과정(RNA 생성), 해독과정(RNA로부터 단백질 합성) 등을 통해 유전자가 발현된다.

(3) 유전자 발현 산물 : 특정한 단백질이며, 표현형은 특정한 단백질 그 자체 또는 그 단백질의 작용 기작에 의해 나타나는 것이다.

5.2 유전자의 구성

유전자는 DNA의 염기서열로 정보화 되어 있으며, 이 정보는 전사과정을 거쳐 RNA로 합성된다.

(1) 시스 요소(cis factor) : 대부분 진핵세포의 유전자는 그 유전자로부터 합성된 RNA를 지정하는 염기서열의 상단 부위에 그 유전자의 발현 조절에 관여하는 특정한 염기서열을 가지고 있다. 프로모터 서열(CAAT… TATA…)과 추가 서열 요소(안정적 결합 도와줌)들에 의해 결정된다.

(2) 트랜스 요소(trans factor) : 시스 요소와 결합하여 유전자 발현을 조절하는 단백질 세포 내에 트랜스 요소가 먼저 DNA에 시스 요소를 인지하고, 이에 결합하였을 때 프로모터 서열부위에 RNA 중합효소가 안정적으로 결합하여 전사작용이 이루어지고, 그 결과로 RNA가 합성된다.

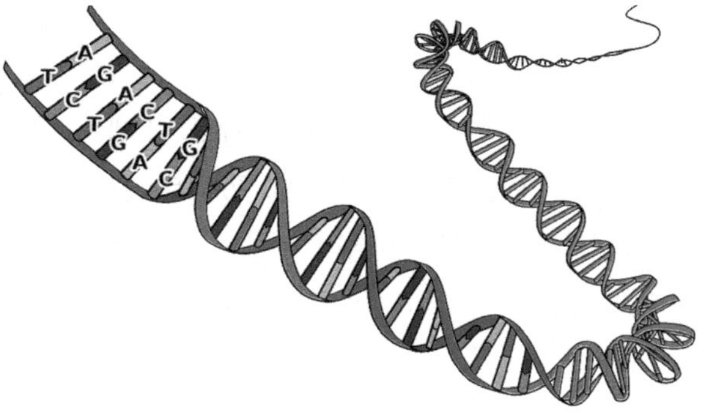

5.3 전 사

유전자의 발현 과정에 있어서 전사란 DNA의 많은 유전자들 가운데에서 특정의 유전자 하나로부터 RNA를 합성하는 과정을 의미한다. 발현되어야 할 유전자의 시스 요소에 적절한 트랜스 요소가 결합하면 프로모터 서열에 RNA중합효소가 결합하면서 전사가 시작되어 RNA를 합성하게 된다.

5.4 해 독

세포의 원형질을 이루거나 세포로부터 분비되는 모든 단백질들은 mRNA의 염기서열 정보를 해독하여 만들어진다. 해독이란 mRNA의 정보를 아미노산 서열로 단백질을 합성하는 과정을 의미한다.

5.5 유전형질

합성된 단백질에 의해 나타난다. 합성된 각각의 단백질이 유전형질로 나타나는 것은 그 단백질 자체가 우리 몸을 이루는 구조단백질이기 때문이다. 혈액형을 결정하는 유전자에는 A, B, O의 3가지 유전자가 있으나, 각 개인은 이 3가지 중 두 가지만을 가지고 있다. 그러므로 혈액형은 복대립유전자에 의하여 결정된다.

혈액형을 결정하는 적혈구 항원은 세포막의 당지질이므로 A, B, O 혈액형이 다른 것은 결국 이 당지질의 구조가 서로 다르기 때문이다. 그 이유는 A, B, O 유전자의 발현으로 합성된 단백질들은 각각 서로 다른 당 전이효소이며, 이 효소의 유무에 따라서 적혈구 표면에 나타나는 당지질의 분자구조가 달라지기 때문이다. 이와 같이 유전형질은 염색체의 DNA 염기서열에 유전정보가 발현된 결과로 나타난 것이다.

5.6 돌연변이와 돌연변이원

1) 돌연변이

돌연변이는 유전자 DNA의 염기서열이 다른 염기로 대체되거나 결손되었을 때 나타낼 수 있으며, 크게 염색체 돌연변이와 유전자 돌연변이로 나누어 볼 수 있다. 염색체 돌연변이는 염색체의 수적 이상, 부분적 결손 등이 있으며, 유전자 돌연변이는 특정 유전자의 DNA 염기서열의 일부가 결손되거나 바뀌어 나타나는 돌연변이다.

2) 돌연변이원

돌연변이를 유발하는 여러 화학물질, 물리적 요소 및 환경적 요인을 돌연변이원이라고 한다.

3) 유전병

유전성 질환은 근본적으로 생식세포의 염색체 및 DNA에 발생된 돌연변이에 그 원인이 있다.

(1) 염색체 이상에 의한 유전병

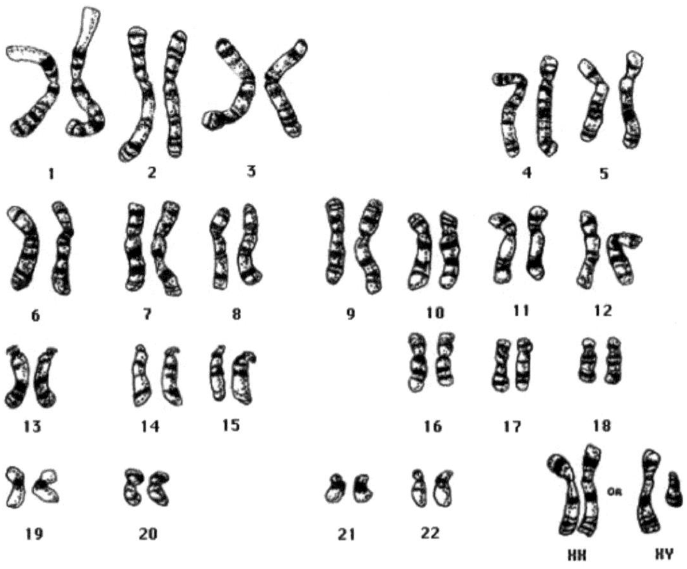

정상적일 때 보편적인 구조적 재배치는 13, 14, 15, 21, 22번 염색체에서 나타나며, 수적 이상은 주로 삼염색체성으로 13, 18, 21 상염색체에서 나타난다. 성염색체 이상은 XXY, XXX가 있으며, 일염색체성으로는 XO가 있다.

(2) 유전자 돌연변이성 유전병

유전자 돌연변이로 발생된 질환은 우열성, 상염색체성 또는 성연관 유전성 등으로 구분된다.

① 도나츠형 적혈구 빈혈증

적혈구에는 산소 운반에 사용되는 헤모글로빈이 있다. 사람의 헤모글로빈은 141개의 아미노산이 연쇄된 알파사슬 2개와 146개의 아미노산이 연쇄된 베타사슬 2개로 구성되어 있다. 낫형 적혈구의 헤모글로빈에는 이 베타사슬의 여섯 번째 아미노산의 글루탐산 대신 발린으로 대체되어 있다. 즉 단 한 개의 염기서열이 대체된 것으로 인하여 합성된 헤모글로빈의 분자에서도 한 개의 아미노산으로 대체된다.

② 헌팅턴병

상염색체 우성 형질로 몇 가지 이유에서 매우 심각한 유전질환이라 할 수 있다. 이 질환의 증상은 30～40에서 나타나고, 뇌의 신경세포가 치사하여 뇌 기능이 감퇴되며, 중추신경계의 장애로 발병 후 10～20년이 되면 사망하는데 현재는 치유가 불가능하다.

5.7 태아의 유전질환 진단

1) 초음파 검사

태아의 구조적 특징, 즉 태아가 자리 잡은 방향과 자궁내의 위치 쌍생아 여부 및 뇌 발달의 이상 등을 소노그램(sonogram)으로 형상화 할 수 있다.

2) 태아경법

임신부의 복강에 작은 외과적 시술을 하고, 양수막 속에 작은 태아경을 삽입하여 태아의 상태를 진단한다. 이는 양수 안으로 기구를 삽입하여 진단하기 때문에 자칫 유산될 위험이 있으므로 극히 제한된 경우에만 사용한다.

3) 양수 검사와 융모막 검사

양수는 태아를 감싸고 있는 액체로 태아에 의해서 만들어진 것이며, 태아의 오줌,

여러 종류의 태아세포들이 포함되어 있다. 이 양수를 소량 채취하여 여러 가지 유전 및 생화학적 이상을 진단할 수 있다. 양수의 태아세포는 배양한 다음 염색체 이상을 진단하는 데 사용한다. 융모막 검사는 임신 6～9주에 시행할 수 있으며, 염색체 분석 및 생화학적 검사가 며칠 안에 완료된다는 장점이 있다.

6. 생식과 발생

6.1 동물의 생식세포 형성

생식세포로 운명이 결정되는 것이다.

(1) 정자의 형성

(체세포분열) (분열, 생장) (감수 제1분열) (감수 제2분열) (분화)
생식원세포 → 정원세포 → 제 1 정모세포 → 제2 정모세포 → 정세포 → 정자

(2) 난자의 형성

생식원세포(2n) → 난원세포(2n) →(양분축적)(생장)→ 제1 난모세포(n) ─┬ 제1 극체(n) → 제2 극체(n)
└ 제2 난모세포(n) ─┬ 제2 극체(n)
└ 난세포(n)

(감수 제1분열) (감수 제2분열)

6.2 동물의 수정과정

(1) 정자의 접근 : 난자는 화학물질인 수정소를 분비하여 정자를 유인한다. 정자는 양주화성 운동을 하여 난자에 접근하게 된다.

(2) 정자의 침입 : 정자가 난자의 젤리층에 접근하면 정자의 첨체가 파열되면서 효소가 분비되어 젤리층을 분해한다. 정자의 머리 앞부분에서 첨체돌기가 나와 난자의 표면에 붙게 되면 난자 표면에서는 정자를 향해 수정돌기를 형성하여 개체가 생성된다.

(3) 수정막의 형성 : 정자가 난자 속으로 들어가면서 몇 초 이내에 난자에서는 신경 충격과 같은 급격한 전기적 변화가 생기고, 난자 표면에 수정막 형성이 생겨 또 다른 정자 침입을 막게 된다.

(4) 핵의 융합 : 정자의 정핵(n)과 난자의 난핵(n)을 결합하여 수정핵(2n)을 만든다.

6.3 남성의 생식기관

정소, 부정소, 전립선, 쿠퍼선의 기능은 정자 형성, 정자 운반을 도모한다.

(1) 정 소 : 정자가 만들어지는 장소, 음낭으로 둘러싸인 밤톨만한 크기로 한 쌍이 있다.

(2) 세정관 : 정소 내부의 여러 구획에 코일처럼 꼬인 가느다란 세정관이 15~20개 있다. 세정관의 벽쪽에 있는 정원세포는 사춘기 이후부터 호르몬의 영향으로 감수분열 한다. 세정관의 중심 쪽에서 제1정모세포와 제2정모세포, 정세포, 정자를 만든다.

(3) 부정소 : 성숙한 정자들이 운동 능력을 갖추고 성적 자극을 받으면 수정관과 요도를 거쳐 사정된다.

(4) 부속선 : 전립선, 쿠퍼선에서 여러 가지 영양물질, 점액 등을 분비하고 정액을 형성한다.

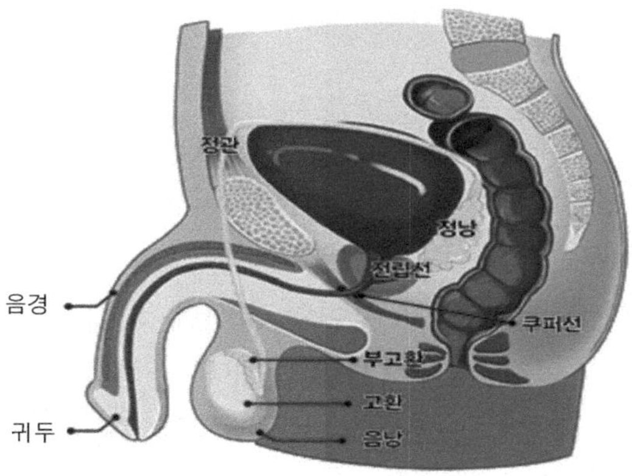

6.4 여성의 생식기관

난자 생성, 수정, 태아생장을 한다.

(1) 난자의 형성 : 난소에서 난자를 형성하여 출생 시 난소에는 감수 제1분열의 전기에 멈춰 있는 수십만 개의 난모세포들이 있다. 사춘기에 도달하면 여포자극 호르몬 영향으로 감수분열 한다. 28일을 주기로 한 개의 난자가 성숙하게 된다.

(2) 난자의 성숙 : 여포에서 만들어진다. 여포가 성숙하면 난소 표면에 부착하여 파열하면서 배란된다.

(3) 배 란 : 한 여성이 약 30~40년 동안 만들어지고, 평생 배란되는 난자의 수는 400~500개 정도이다.

6.5 수정과 착상과정

수란관 끝에서 정자와 만나면 수정이 된다. 수정 후에는 세포분열을 하면서 수란관을 따라 자궁 쪽으로 이동하여 수정 후 1주일 경에 포배기에 이르면 자궁벽에 착상(임신)하게 된다.

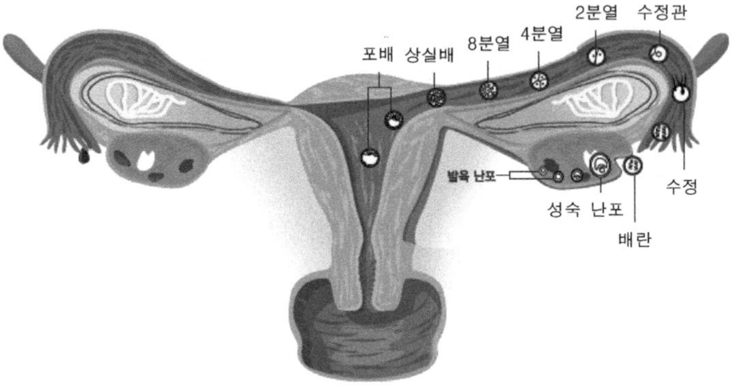

6.6 임신과 출산

(1) 착상한 포배는 분열과정을 거쳐 배를 형성하고, 배막을 만들어 양막은 배를 싸고 있으며, 양막 내부는 양수로 차 있어 배를 보호하고, 태반은 자궁벽에 부착하여 태아의 혈액과 모체의 혈액 사이의 확산에 의해 물질교환을 한다.

(2) 태아의 기본 구조는 임신 초기 2개월 이내에 완성된다.

(3) 임신을 유지하기 위해서는 난소의 황체에서 분비하는 프로게스테론의 영향을 받는다.

(4) 뇌하수체 후엽에서 옥시토신이 분비되어 자궁 수축이 일어나고, 자궁경부가 열리면서 양막 파열이 일어나고, 양수와 함께 아이를 출산한다.

6.7 여성의 생식주기 조절

28일을 주기로 규칙적으로 난자가 생성된다.

(1) 여포기 : 여포자극호르몬(FSH) 분비한다. 여포에서 난자가 성숙하게 되면 여포호르몬(에스트로겐 분비)을 분비한다. 여성의 2차 성징을 통해 자궁벽을 두텁게 하여 수정란이 착상되도록 조건을 형성한다. 여포자극호르몬 억제로 다른 여포 성숙을 막는다.

(2) 배란기 : 황체형성 호르몬에 의해 난자 배란되면 수란관으로 이동한다.

(3) 황체기 : 배란 후 여포와 황체에서 황체호르몬(프로게스테론)을 분비하여 자궁벽을 두텁게 하고, 여포자극호르몬의 분비 억제를 통해 다른 배란을 막는다.

(4) 월경기 : 수정란이 착상되지 않으면 황체호르몬은 퇴화하고, 황체호르몬 분비량이 줄어들고 자궁벽이 탈락한다. 황체호르몬이 여포자극호르몬 분비를 통해 생식주기가 시작된다. 수정란이 착상되면 태반이 발달하게 된다. 황체 퇴화를 막아 황체호르몬을 계속 분비한다. 임신 중일 때는 새로운 여포는 성숙하지 않고 배란되지 않고 월경이 중지된다.

7. 유전자

한 어버이로부터 태어난 자손은 머리카락, 혈액형, 혀 말기, 눈, 피부색깔 등이 유전되기 때문에 닮은 점이 많다. 이와 같이 외형적으로 나타나는 유전형질을 표현형이라 한다. 그러나 한 어버이에서 태어났더라도 형제자매들 간애 혈액형이나 색맹 등이 다른 경우도 있다. 이와 같은 차이는 앞에서 알아본 바와 같이 배우자의 형성 과정에서 상동염색체들의 조합이 만들어지는 동안 서로 다른 염색체를 가지게 되고, 수정을 통해서 재조합된 상동염색체 상에 있는 유전자들의 우열이 다르기 때문이다.

유전정보가 발현되어 유전자 산물을 형성하는 과정을 유전자 발현이라 하며, 유전자의 발현은 DNA 염기서열 정보에서 RNA가 만들어지는 전사과정, RNA로부터 단백질이 합성되는 해독 과정을 거친다. 따라서 유전자 발현 산물은 특정한 단백질이며, 우리가 보는 표현형은 특정한 단백질 그 자체 또는 그 단백질의 작용에 의해 결정된다.

7.1 유전자의 개념

유전자란 유전형질의 결정에 작용하는 세포 내의 구조단위로 유전자는 핵산분자의 일부이며, 자기복제에 의해 자손에 전해지고, 또한 전사와 번역에 의해 단백질의 구조를 결정하고, 그 작용으로 유전형질을 발현한다. 유전에 관여하는 특정 물질의 존재에 대해서는 G.J. 멘델이 1866년에 발표하였고, 그의 가정에 의하여 멘델의 유전법칙이 발표되었다.

멘델은 유전실험을 통하여 대립형질을 지배하는 데 우성인자나 열성인자가 있다는 것을 분명히 하였다. 세포분열 때의 염색체의 행동, 염색체의 개체성, 유전자의 연관군과 염색체 수의 일치, 전좌 등 염색체의 세포학적 현상의 일치는 유전자가 염색체

위에 있을 것이라는 것을 믿게 해주고 있다.

감수분열 때 염색체 사이에서 일어나는 교차현상을 발견한 모건은 유전자가 염색체에 선상으로 배열하고 있다는 것을 가정한다면 교차가 일어나는 빈도를 계산하여서 염색체 위의 유전자의 상호거리를 결정할 수 있을 것이라고 제창하였다. A.H. 스터터번트는 1913년에 3점시험에 의하여 염색체 지도를 만들었다. 이후에 초파리 침샘염색체가 발견됨으로써 염색체의 특정 부위와 대응하는 형질의 발현이 잘 일치하고 있다는 것이 확인되었으며, 하나의 학설로 정착하게 되었다.

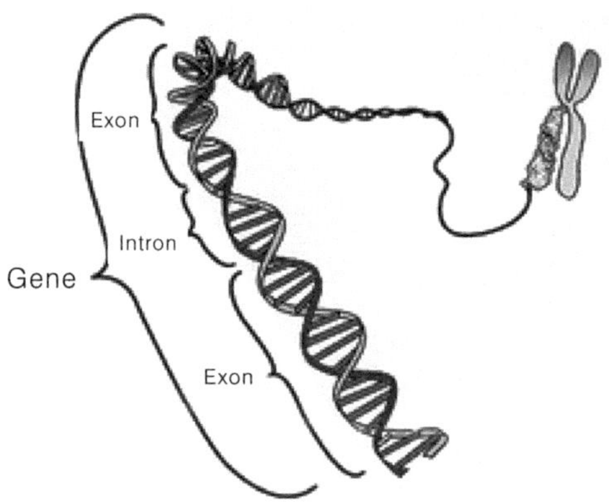

7.2 유전자 연구와 발견

1) 유전자 연구 과정

오스트리아 브륀(현재 체코의 브르노)의 수도원에서 사제로 있던 G.J. 멘델은 1865년 완두의 교잡실험 결과를 정리하여 식물잡종에 관한 연구라는 논문을 발표했다. 이 논문은 후에 「멘델법칙」이라 불리게 된 유전의 원리를 제시한 것인데, 이 논문에서 멘델은 어버이에서 자손으로 생식세포를 통해 전해져 유전형질을 결정한다는 것의 존재를 추정하고, 이것을 요소라 하였다.

멘델이 처음으로 밝힌 유전요소는 1909년 덴마크의 유전학자인 W.L. 요한센에 의해 독어로 "겐(Gen)"이라 불렸고, 현재의 "유전자(gene)"라는 명칭도 쓰이기 시작했다. 그 뒤 주로 초파리를 이용한 연구로 유전자와 염색체의 관계가 밝혀져, 미국의 유전학자 T.H. 모건이 1926년 그의 저서 『유전자설』에서 주장했듯이, 유전자는 염색체 위에 선모양으로 배열하는 입자라고 생각하게 되었다.

2) 유전자의 발견 역사

유전자 본체에 대한 연구는 여러 방면에서 이루어졌으나, 그것이 DNA라고 하는 것이 밝혀진 것은 비교적 최근의 일이다. F. 그리피스는 1928년 폐렴을 일으키는 병원체인 폐렴균의 S형을 장기간 배양하던 중에 병을 일으킬만한 능력을 상실한 R형이 생긴다는 것을 발견하였다. S형이란 폐렴균의 콜로니가 매끈한 다당류의 껍질을 가진 것으로 사람이나 쥐와 같은 동물의 체내에 들어갈 경우 폐렴을 일으키게 한다. 그리고 R형은 피막을 형성하지 않아 쭈굴쭈굴한 표면을 가지고 있으며, 이것은 병을 유발하지 않는 사실을 알게 되었다.

또한 S형이라도 이를 죽인 뒤 주사하면 발병하지 않는다. 그러나 죽인 피막의 균(S형)과 피막이 없는 균(R형)을 섞어서 쥐에 주사하면 그 쥐에서는 발병되고, 쥐에서 피막이 있는 세균(S형)이 발견된다. 이 실험은 피막이 있는 세균의 DNA가 피막이 없는 세균 안에 들어가 피막을 만들고 독성을 가지게 한 것이라 하겠다. 이는 살아있는 R형이 주입한 죽은 S형에 영향을 받아 R형에서 S형으로 변하게 되었고, 결국 병을 일으키게 한 것이다.

다음에 그리피스는 적은 분량의 R형이 들어있는 시험관에 죽은 S형의 추출액을 넣었을 경우에도 R형에서 S형으로의 변화가 일어난다는 것을 발견하였다. 이와 같이 변하는 것을 형질전환이라고 한다. 이와 같이 그동안 막연히 또는 추상적인 의미로서의 유전자가 구체적인 화학물질인 DNA로 밝혀진 것은 유전학 연구에 큰 발돋움이 될 수 있었다. 유전자의 본체가 DNA라는 것은 박테리오파지나 세균의 염색체로도 증명되었다.

즉, 세균에 감염되는 파지는 몸이 DNA와 그것을 둘러싸는 단백질로 된 막으로 이루어져 있는데, 이것이 세균내로 침입할 때에는 피막을 벗어놓고 DNA만 들어간다. 세균의 체내로 들어간 박테리오파지의 DNA는 똑같은 형질을 가진 수많은 파지로 증식한 다음 박테리아의 세포막을 찢고 밖으로 나온다. 이것으로 보아 세균 체내의 파지 DNA는 새로운 DNA를 만들고, 단백질로 된 피막까지도 만들어서 완전한 것이 된다. 이 현상 역시 DNA가 유전물질이라는 것을 가리켜 주는 것이다.

7.3 유전자의 분류와 구조

1) 유전자의 분류

유전자가 세포 내에 위치하는 장소에 따라 핵내 유전자·염색체 유전자·염색체외 유전자·세포질 유전자·엽록체 유전자·미토콘드리아 유전자 등으로 분류된다. 핵내 유전자와 염색체 유전자, 염색체외 유전자와 세포질 유전자는 같은 뜻으로 쓰인다. 엽록체 유전자와 미토콘드리아 유전자는 모두 세포질 유전자에 포함된다.

이러한 유전자 사이에는 그 구조나 기능에 관해서 본질적인 차이는 없다. 그러나 염색체와 세포 소기관 DNA의 사이에는 전달양식에 차이가 있다. 핵내 유전자는 멘델의 유전법칙에 따라 유전하지만 세포질 유전자의 전달은 이것에 따르지 않는다(세포질 유전).

2) 유전자의 구조 분석

유전자의 본체는 핵산의 일종인 DNA(디옥시리보핵산)이다. 예외적으로 어떤 종류의 바이러스에서는 RNA(리보핵산)가 유전자로서 작용한다. 유전자의 본체가 DNA인 것은 1944년 미국의 O.T. 에이버리, C.M. 매클라우드, M. 매카티 등 3사람에 의해 폐렴쌍구균을 이용한 형질전환 실험으로 비로소 증명되었다.

DNA는 여러 개의 디옥시리보뉴클레오티드가 결합하여 이루어진 고분자물질이다. 디옥시리보뉴클레오티드는 인산, 디옥시리보오스(당의 일종), 퓨린 또는 피리미딘염기가 결합한 것이다. DNA를 구성하는 염기는 아데닌(A)・구아닌(G)・시토신(C)・티민(T)의 4종류이다. 1953년 미국의 생물학자 J.D. 윗슨과 영국의 물리학자 F.H.C. 크릭은 공동으로 유전자 DNA의 분자구조를 밝힌 DNA의 2중나선구조를 발표했다.

2중나선구조에 의하면 DNA분자는 디옥시리보뉴클레오티드가 결합하여 생긴 2가닥의 긴 사슬이 나선모양으로 꼬인 구조로 이루어진다. 2가닥의 사슬은 서로 A와 T, G와 C가 염기쌍을 만들며 결합하여 2중나선구조를 취하게 된다. 2중나선의 지름은 2.0 nm, 나선은 3.4 nm마다 1회전하며, 그 사이에 염기쌍 10개가 배열되어 있다. 이러한 DNA사슬을 형성하는 염기의 배열순서가 유전암호로 작용하여 유전정보를 결정하는 것이다.

DNA분자가 복제될 때 2중나선구조는 부분적으로 풀려 각각 1가닥 사슬이 되며, 각각의 사슬을 주형으로 하여 DNA합성효소의 작용에 의해 새로운 2중나선이 합성된다. 이러한 DNA분자의 복제를 자기복제라 하며, 또한 2중나선의 반에 해당하는 1가닥에서 새로운 DNA분자가 만들어지므로 반보존적 복제라고도 한다.

3) 유전자의 구조 단위

같은 유전자의 돌연변이종을 여러 개로 분리하여 서로 교잡하면 낮은 빈도이기는 하나 재조합형이 얻어진다. 각 돌연변이종 사이의 재조합률에 따라 그 상대적 위치를 직선상에 표시하면 유전자의 미세구조 지도를 얻을 수 있다. 미세구조 지도 위의 점은 DNA분자의 1염기쌍에 대응된다. 유전자 내에서 일어나는 돌연변이의 최소 단위는 뮤톤(muton), 재조합의 최소 단위는 리콘(recon)이라 하는데, 이들 단위는 하나의 염기쌍에 대응하는 것으로, 유전자는 이러한 단위가 여러 개 모여서 이루어져 있다고 할 수 있다.

4) 유전자의 종류

유전자의 명칭은 유전자 기호로 나타낸다. 유전자 기호는 그 유전자가 결정하는 형질의 특징을 나타내는 영어나 라틴어 등을 사용하여 생략형과 번호나 기호로 표시한다. 예를 들면 미생물에서 아미노산의 일종인 트립토판 요구성을 나타내는 유전자 기호이다. 핵에 있는 유전자는 핵유전자 또는 염색체 유전자라 하고, 세포질에 있고 세포질 유전의 원인이 되는 것은 세포질 유전자라 한다.

세포질의 미토콘드리아에 있으면 미토콘드리아 유전자(chondriogene), 색소체에 있으면 색소체 유전자(plastogene)라고 한다. 1유전자 1효소설에 따라 단백질 구조를 결정하는 것은 구조유전자라 하며, 구조유전자의 작용을 유도하거나 억제하는 것은 조절유전자라 한다. 또한 생물 개체의 발생 과정에서 치사작용을 하는 유전자는 치사유전자라 한다.

자연계에 일반적으로 나타나는 정상 유전자는 야생형 유전자이며, 변이된 것은 돌연변이형 유전자가 된다. 또한 하나의 형질을 발현하는 데 여러 개의 유전자가 작용하는 경우가 있는데, 이를 중복유전자 또는 동의유전자라 한다. 이밖에도 각종 유전현상을 나타내기 위하여 여러 가지의 유전자 이름을 사용하고 있다.

7.4 유전자와 염색체의 관계

고등 동·식물 등 진핵생물의 세포에서 DNA는 핵에 포함되어 있으며, 세포분열 시 염색체가 되어 딸세포에 분배된다. 핵이나 염색체를 구성하는 물질을 크로마틴(chromatin)이라 하는데, 크로마틴은 DNA, 히스톤이 주를 이루는 단백질, 소량의 RNA를 포함한다. DNA분자는 히스톤입자와 결합해 뉴클레오솜(nucleosome)이라는 단위구조를 형성한 뒤 접혀서 핵이나 염색체를 구성한다. 세균류 등 원핵생물의 세포에서는 세포분열 할 때 진핵세포에서 나타나는 것처럼 핵이나 염색체를 만들지 않고 DNA분자는 크로마틴 구조를 취하지 않으며, 벌거벗은 상태로 세포질 속에 분포되어 있다.

유전자는 염색체 위에 일정한 순서에 따라 선모양으로 배열되어 있다. 2개의 유전자가 다른 염색체 위에 있을 때는 교잡 결과 멘델의 <독립의 법칙>에 따라 분리되나, 같은 염색체 위에 있을 때는 이 법칙을 따르지 않고 행동을 함께 하여 연관현상을 나타낸다. 하나의 염색체 위에 있는 유전자는 하나의 연관군을 형성한다. 교잡 결과, 연관되어 있는 유전자의 조합이 어버이와 다른 조합으로 변하기도 하는데, 이 현상을 유전적 재조합이라 한다. 재조합 과정에서는 DNA사슬의 절단효소, 수복효소, 연결효소 등이 작용한다.

DNA사슬의 특정 염기배열 부위를 절단하는 효소를 제한효소라 하고, 같은 제한효소로 절단된 2종의 DNA사슬은 절단면의 구조가 상보적이며, 이들이 결합해 형성된 분자를 재조합 DNA라 한다. 유전자 DNA와 세포질에서 자기증식 하는 플라스미드 DNA 사이에서 재조합 DNA를 만들어 유전자의 복제를 증가시킬 수 있다. 이것은 유전자의 클론화라는 현상으로 유전공학의 주된 수단이다.

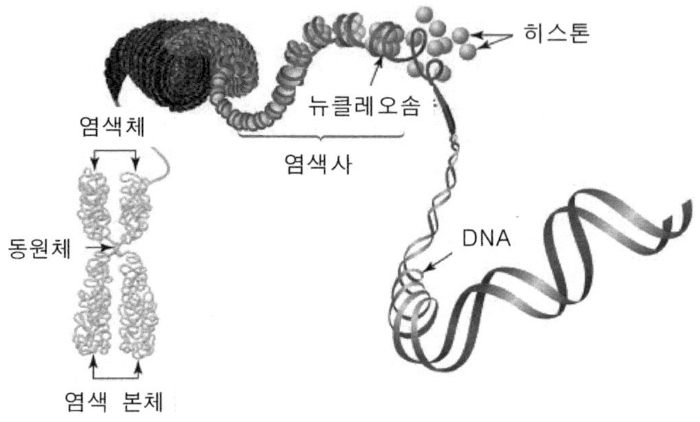

7.5 유전자의 구성

유전자는 DNA의 염기서열로 정보화 되어 있으며, 이 정보는 전사과정을 거쳐서 RNA로 합성된다. 대부분 진핵세포의 유전자는 그 유전자로부터 합성된 RNA를 지정하는 염기서열의 상단 부위에 그 유전자의 발현 조절에 관여하는 특정한 염기서열을 가지고 있는 것을 「시스요소」라 한다.

시스요소에는 전사효소인 RNA 중합효소가 결합하는 프로모터 서열과 이 효소의 안정적 결합을 도와주는 추가적인 서열요소들이 포함된다. 그리고 이들 시스요소에 결합하여 유전자 발현을 조절하는 단백질을 트랜스요소라 한다. 즉 세포 내에 트랜스요소가 먼저 DNA의 시스요소를 인지하고, 이에 결합하였을 때 프로모터 서열부위에 RNA 중합효소가 안정적으로 결합하여 전사 작용이 이루어지고, 그 결과로 RNA가 합성된다. 따라서 특정한 유전자의 발현은 트랜스 요소의 작용에 달려 있다.

세포에서 트랜스 요소의 합성 및 작용은 매우 정밀하게 조절되며, 대부분의 경우 특정 기질의 과부족 또는 세포내의 환경변화에 의해 그 활성이 조절된다. 그리고 각 유전자의 하단 부위에는 전사 종결점을 알리는 특정한 염기서열 요소가 있다. 전사가 이 부위까지 진행되면 DNA와 RNA중합효소 또는 합성된 RNA와 RNA중합요소에서 일어나는 물리적 상호작용에 의해 RNA중합효소가 DNA로부터 이탈되어 전사가 종결된다.

7.6 유전형질

우리는 세포가 합성하는 각 단백질에 대한 정보의 원천이 DNA의 염기서열로부터 오는 것이며, 다양한 단백질들이 다양한 유전자의 산물이라는 것을 알았다. 유전형질은 이와 같이 합성된 단백질 그 각각, 또는 이들 단백질의 작용 결과로 나타나는 것이다. 합성된 각각의 단백질이 유전형질로 나타나는 것은 그 단백질 자체가 우리 몸을 이루는 구조단백질일 경우이다. 예를 들면, 머리카락은 케라틴이라는 구조단백질로 구성되어 있다.

케라틴은 3분자로 서로 꼬이면서 그 끝은 서로 어긋나 있다. 이들 어긋나는 끝부분이 서로 맞물리면서 길게 연쇄되면 가는 섬유가 된다. 머리카락은 이와 같은 가는 섬유 여러 개가 모여 다발을 이루고 있는 것이다. 이때 가는 섬유들 사이를 잡아주는 중요한 요소 중의 하나가 시스테인이라는 아미노산이다. 즉, 케라틴에 시스테인이 많으면 가는 섬유를 잡아주는 숫자가 늘어나게 되며, 그에 따라서 머리카락이 뻣뻣해지거나 곱슬거리게 된다.

A, B, O혈액형은 합성된 단백질의 작용으로 나타나는 유전형질의 예이다. 혈액형은 시험 혈액에 표준 혈청을 넣어주었을 때 나타나는 적혈구의 응집을 관찰하여 판단한다. 이때 시험 혈액의 적혈구가 가지고 있는 항원은 적혈구 세포막의 당지질이며, 표준 혈청에는 적혈구의 항원에 반응하는 항체 분자가 포함되어 있다. 그러므로 응집은 항원, 항체반응으로 적혈구가 서로 엉기는 현상이다.

7.7 유전자의 기능과 역할

1) 기 능

유전자의 본체가 DNA라는 것이 여러 실험에 의해서 밝혀졌다. DNA의 구성요소는 인산, 오탄당(디옥시리보오스) 및 질소를 함유하는 염기성 고리화합물의 3가지가 결합해서 된 뉴클레오티드이다. 질소 염기성분은 퓨린 유도체인 아데닌(A)과 구아닌(G), 그리고 피리미딘의 유도체인 티민(T)과 시토신(C)의 4가지가 있다.

DNA분자는 뉴클레오티드가 아래위로 연결된 이중나선 구조로 되어 있고, 이중나선을 이루는 두 가닥의 사슬의 안쪽에 염기성분이 자리 잡으며 상대방 사슬의 염기와 수소결합을 형성한다. 수소결합을 한 질소염기들은 그 상대방의 질소염기의 종류가 이미 정해져 있다. 즉, A는 T와, 그리고 G는 C와 상보적인 관계로 결합한다. 만일 질소염기 사이의 수소결합이 끊어지면 두 가닥의 사슬은 유리되고 서로 갈라지지만, 뉴클레오티드들은 DNA사슬을 형성하고 있는 개개의 뉴클레오티드의 질소염기를 찾아 짝이 맞는 것끼리 서로 다시 수소결합을 하여 결국 2개의 꼭 같은 DNA의 이중나선 구조를 형성하게 된다. 이것을 DNA의 복제라고 한다.

세포가 분열하여 새로운 세포를 만들 때마다 DNA들은 이와 같은 복제방법에 의해서 자기증식을 하고, 이것들이 새 세포에 똑같이 나누어 들어가기 때문에 어느 세포나 그 세포가 가진 DNA의 종류와 수는 똑같은 것이다. DNA가 주형(鑄型)이 되어 mRNA가 합성되고, mRNA의 질소염기의 배열순서에 맞는 단백질이 형성된다.

따라서 DNA를 구성하는 질소염기 가운데 한 개의 염기라도 빠지거나 늘거나, 아니면 다른 것으로 바꾸어지면 mRNA의 질소염기의 배열에도 변화가 생기고, 따라서 단백질을 구성하는 아미노산의 종류가 달라지기 때문에 종전과는 다른 단백질이 형성된다. 이렇게 됨으로써 결국 돌연변이 현상이 나타나는데, 이것은 바로 유전자의 변이가 일어난 것을 말한다. 어버이가 가지고 있는 무수한 형질은 유전정보로 유전자를 통하여 그대로 자식에게 전해진다.

한편, 생물로 체내에서 수없는 생화학반응을 일으켜서 생명을 유지하고 증식한다. 하나하나의 형질은 이들의 생화학반응의 결과 나타나는 것인데, 이 반응의 대부분은 각각 특이적으로 작용하는 효소단백질에 의하여 촉매된다. 이 때문에 자식이 어버이와 같은 효소를 가지고 있으면 어버이와 같은 형질이 발현되는 것이 된다.

유전자의 본체가 DNA이고 DNA는 결국 그 생물 특유의 형질을 지배하고 폴리펩티드를 합성하는 근본이 된다는 것이 밝혀짐에 따라 DNA의 조작에 의한 특정 단백질의 양산을 가능하게 하는 소위 유전공학적 응용분야가 발달하게 되었다. 어느 특정 단백질을 합성하는 데 근본이 되는 DNA부분을 잘라내서 세균이 가지고 있는 핵외 염색체인 플라스미드를 빼내서 그 곳에 끼워 다시 세균으로 되돌려 보내면 세균의 증식과 더불어 플라스미드에 끼워 넣은 DNA에 의하여 그것이 지배하는 특정 단백질을 다량으로 생산하게 된다.

이와 같이 유전자의 조작에 의한 재조립의 기술은 장차 인류 복지를 위하여 새로운 전기를 마련하게 되었다. 이와 같은 기술의 개발 가능성은 바로 그 동안의 유전자에 대한 획기적인 연구의 결과에 의한다. 유전자의 이용을 위한 꾸준한 연구의 결과는 장래 질병의 퇴치, 식량의 증산, 새로운 에너지 자원의 개발, 환경오염 물질의 제거 등 오늘날의 문제를 해결하는 데 기여할 것이다.

2) 역 할

유전자는 유전형질을 결정한다. 단백질은 효소로서 세포내의 대사반응을 촉매하며, 또한 세포구조를 형성하여 유전형질의 발현에 작용한다. 유전자가 갖는 유전암호는 1961년부터 약 5년간에 걸쳐 해독되었다. 해독된 유전암호는 유전자 DNA의 3개의 뉴클레오티드(염기)가 1조를 이루는 코돈(codon)이라는 단위로 하나의 아미노산을 지정하며, 트리플렛코드(triplet code)라고도 한다.

코돈은 64종이 있는데, 그 가운데 61종은 단백질을 형성하는 20종의 아미노산을 지정한다. 나머지 3종의 코돈은 어떤 아미노산도 지정하지 않고 유전암호 해독의 종결암호로서 작용한다(정지코돈). 또한 메티오닌의 코돈(AUG)은 유전암호 해독의 개시암호이다(개시코돈). 바이러스에서 사람에 이르기까지 모든 생물이 모두 같은 유전암호를 이용하고 있다.

한편, 유전자가 작용하는가 작용하지 않는가는 조절작용을 가지는 유전자나 환경조건 등에 의해 조절된다. 프랑스의 F. 자코브와 J. 모노는 1961년 대장균의 젖당대사 조절의 메커니즘을 연구하여 효소합성이 조절유전자에 의해 오페론(operon)이라는 유전자군을 단위로 조절된다는 오페론설을 발표했다.

오페론설에 의하면 대장균의 배양 중에 젖당이 없을 때는 조절유전자로부터 생성되는 억제물질이라는 단백질이 오페론의 작동유전자(operator)에 결합되어 효소합성이 중지되는데, 젖당이 가해지면 억제물질이 비활성화 되어 오페론으로부터 효소가 합성된다. 진핵세포는 다수의 유전자를 가지는데, 각 조직에 특수한 유전자만이 작용하고, 그 이외는 작용을 정지한다. 이러한 진핵세포에서의 유전자 작용조절의 메커니즘은 염색체구조와 밀접한 관계를 갖는 것으로 알려져 있다

제 2 장

기생충과 건강

1. 기생충의 개요

기생충학(parasitology)이란 기생충(parasite)과 숙주(host)와의 여러 가지 생활관계를 연구하는 자연과학이다. 기생충은 자연계에서 독립적으로 생명을 유지할 수 없으며 반드시 다른 종류의 생물체(숙주)에 의존하여야만 생명을 유지할 수 있다.

1.1 기생충의 정의

다른 생물의 체표나 체내에 일시적, 지속적으로 생활하면서 영양분을 취해 살아가 기생물로서 피 기생생물을 숙주(宿主)라 한다.

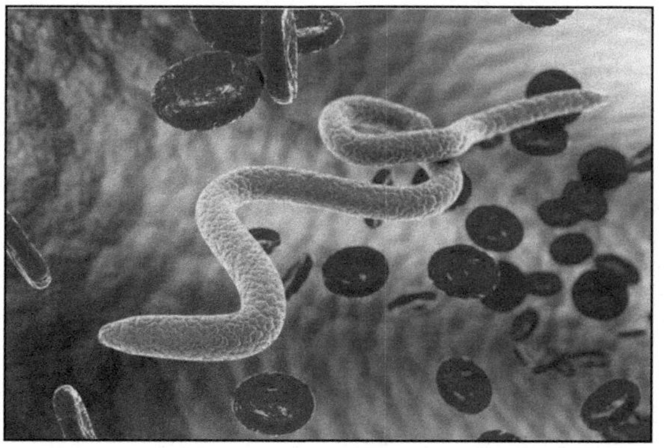

1.2 특 징

(1) 기생 장소 : 소화관, 혈액, 폐, 간 등
(2) 기생 형태 : 성충, 유충
(3) 기생충의 형태 : 선형(선충류), 편평한 형태(흡충류, 촌충류)
(4) 기생충의 특징 : 우리나라 기생충 감염률은 지속적인 감소 추세(2.4%, 1997년)

① 운동 및 감각기관의 약화 또는 소실
② 고착기관(흡충의 피극, 촌충의 흡반) 및 생식기관 발달
③ 무성생식(세프카리아, 촌충, 선충 등)과 유성생식, 양쪽성 생식
④ 인간감염 기생충 : 일반 기생충은 윤충류(선충류, 흡충류, 조충류 등)

2. 기생충과 생활방식

2.1 기생충과 숙주 및 기생생활

서로 종류가 다른 두 생물체의 관계에서 한 생물체(A)가 다른 생물체(B)의 내부나 외부에 살면서 영양물을 얻어먹으며 살아가는 생활방식을 기생생활(parasitism)이라고 하며, 전자(A)의 생물체를 기생충, 후자(B)의 생물체를 숙주라고 한다.

2.2 기생충의 분류

(1) 숙주의 기생부위에 따라
① 체외에 기생하는 외부 기생충(ectoparasites)
② 체내에 기생하는 내부 기생충(endoparasites)으로 분류

(2) 숙주체내의 기생기간에 따라
① 일시적으로 기생하는 일시적 기생충(temporary parasites)
② 상당기간 숙주에 정착하는 정류성 기생충(stationary parasites)으로 분류

(3) 숙주의 병원성의 유무에 따라
① 병원성 기생충(pathogenic parasites)
② 비병원성 기생충(non-pathogenic parasites)으로 나눈다.

2.3 기생충의 감염

기생충의 숙주 침입에 대하여는 병원성 또는 비병원성 생물체가 다른 생물체의 체외 또는 체내에 침입, 정착에 성공한 것을 감염(infection)또는 침습(infestation)이라고 하는데, 침습은 절족동물의 숙주 침입의 경우에 주로 사용된다.

2.4 숙주의 종류

기생충의 생활사에서 유충기나 무성생식 시기를 경과하는 숙주를 중간숙주(intermediate host)라 하고, 두 종류의 중간 숙주를 갖는 기생충에서 첫 번째 숙주를 제 1

중간숙주(1st intermediate host), 두 번째 숙주를 제2 중간숙주(2nd intermediate host)라고 하며, 성충기나 유성생식 시기를 경과하는 숙주를 종숙주(final host, definitive host)라고 한다.

2.5 중간숙주의 종류

중간숙주가 될 수 있는 동물은 연체동물, 곤충, 갑각류, 어류, 파충류, 조류, 포유동물 등으로 다양하며, 사람이 중간숙주의 역할을 하는 경우도 있다(말라리아). 사람이 가지고 있는 기생충과 같은 동종의 기생충을 보유하고 있는 동물을 보유숙주(reservoir host)라 하고, 곤충이 중간숙주 또는 종숙주의 역할을 하면서 한 숙주에서 다른 숙주로 기생충을 전파하는 것을 매개체(vector)라고 한다.

3. 기생충과 기생생활

숙주와 기생충 사이에는 종류에 따라서 다르거나 특이한 상호관계를 가지게 된다. 기생충과 숙주는 서로 오랜 세월 동안 생활하고 적응하여 오면서 필요 없는 것은 도태되고, 필요 있는 것은 진화되어 왔다. 그래서 기생충은 일정한 종류의 숙주에서 발육하는 숙주 특이성(host-specifity)을 가지게 되었고, 숙주는 기생충에 의하여 병원성(pathogenicity)을 가지게 되었다.

일반적으로 기생충의 대부분은 일정한 종류의 숙주에만 기생생활을 하는 숙주의 특이성이 있다. 숙주의 특이성은 영구불변의 절대적인 것은 아니며, 관련되는 여러 가지 인자나 진화와 같은 요인의 변화로 특이성도 변화되어 나가는 것이다. 숙주의 특이성은 숙주의 감수성, 숙주의 환경, 기생충의 생활조건, 면역학적인 인자, 진화 등의 요인들에 의해 결정된다.

3.1 기생생활

(1) 공서생활(symbiosis)

서른 다른 두 생물이 생리적으로 독립성을 유지하면서 삶을 위해서 불가분의 관계에 있는 생활양식을 가진다.

① 공생생활(mutualism) : 상호 이익을 주고받으며 서로 지지하는 생활을 한다. 예) 개미, 진딧물

② 기거생활(commensalism) : 먹는 것 외에는 특별한 이해관계가 없는 생활을 한다.

(2) 약탈(predation)

한 생물이 다른 생물을 탐식, 포식하는 생활양식을 말한다. 이때 전자를 포식자(predator), 후자를 먹이(prey)라 한다.

(3) 영동(phoresis)

한 생물이 다른 생물의 단순한 보호 장소 제공, 또는 이동의 보조역할 정도를 가지는 경우 기생하는 동물은 숙주보다 작은 동물이며, 영양물을 숙주에 의존한다. 기생충은 숙주 없이 단독으로 생활이 불가능하지만, 숙주는 기생충이 없어도 생존한다. 그리고 기생생물이 성립되려면 쌍방 간에 여러 조건이 부합되어야 한다. 특히 한 기생충이 동물체 내에서 발육 성장하려면 우선 감염이 이루어져야 하고, 기생할 수 있는 부위에 제대로 도착해서 먹이를 섭취하면서 발육하고, 최종적으로 생식을 하여야 한다.

3.2 기생충의 특이성

대부분의 기생충은 특정한 숙주에 들어가야만 생활사(Life cycle)를 성공적으로 연결시킬 수 있다. 이를 소위 숙주 특이성(host specificity) 즉, 기생충이 감염되고 발육 성장해서 생식을 하는 데 필요로 하는 모든 조건을 갖춘 숙주여야 한다. 이러한 숙주를 감수성 숙주(susceptible host) 또는 호적 숙주(natural host)라 한다.

반대로 그러지 못한 숙주를 비감수성 숙주(unsusceptible host), 비호적 숙주(unnatural host)라 한다. 이러한 상호 특이성은 회충처럼 직접 감염이 성립되는 경우보다 특이성이 높으며 중간 숙주(intermediate host)를 거치는 경우 특이성이 낮아진다.

숙주의 특이성은 기생충이 숙주의 각종 체내 변화에 그 자신을 점차적으로 적응시킬 수 있느냐, 없느냐에 따라서 차이가 생긴다. 이러한 경우를 생리적 특이성(physiology specificity)이라 한다. 이는 숙주의 생리적 변화, 특히 숙주의 외적 방어 능력, 또는 면역 여하에 따라서 기생충에 영향을 주기도 한다. 그리고 기생충과 숙주와의 관계는 영구적이고 절대적인 것이 아니다. 즉, 숙주의 습성이나 식성, 및 환경에 따라서 변화를 하기도 한다. 이러한 경우를 생태적 특이성(ecological specificity)이라 한다.

4. 인체에 미치는 영향

기생충이 숙주의 체내에서 기생생활을 하게 되면 직·간접으로 숙주에게 영향을 주게 되고, 이 영향에 의하여 숙주는 기생충 질환을 일으키게 되는 것이다. 기생충 질환의 정도는 여러 가지 요인의 정도에 따라서 차이가 있는데, 기생충의 독성, 숙주의 저항성, 감염된 기생충의 수, 기생충의 침입 부위와 기생부위, 숙주 내에서의 발육속도, 기생충 감염 회수 등에 의하여 결정되는 것이다.

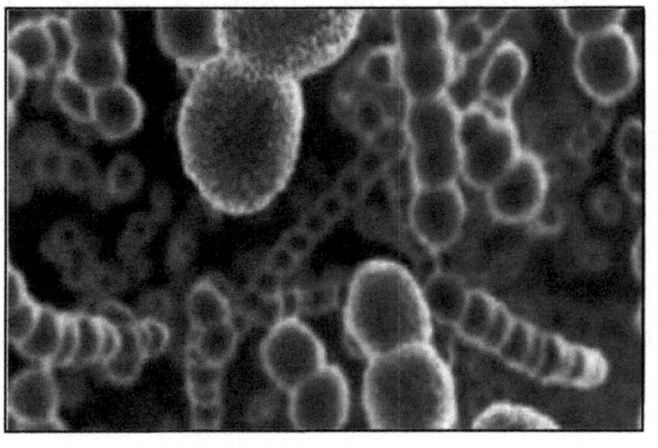

4.1 기생충이 숙주에게 주는 영향

(1) 영양물질의 손실
(2) 기계적 장애(압박, 폐쇄, 전색, 교상, 미입 등)
(3) 조직의 파괴
(4) 자극이나 염증
(5) 미생물 침입의 조장
(6) 숙주의 알레르기성 반응 등을 들 수 있다

기생충은 소장이나 대장에만 사는 것이 아니다. 간, 뇌, 폐, 몸통, 피부와 근육 사이, 혈액 속 등 인체의 어느 부분에도 기생충은 있다. 현미경으로 보이는 것을 포함해서 기생충의 종류는 약 120여 종류가 있으며, 바이러스와 박테리아는 기생충에서 제외된다. 프로필 알코올은 이소프로필 알코올로 이름만 바뀌어 병원에서 간호원이 주사 놓을 자리에 문지르는 일반 소독 알코올이다.

이 프로필알코올은 피부에 닿은 지 5～10분이면 간에 도착한다. 그러나 프로필알코올이 어떤 이유이든 간에서 해독되지 못하고 간에 축적되면 문제가 생긴다. 이 프로필알코올이 강력한 발암물질인 아플라톡신의 신진대사 활동을 방해하여 아플라톡신이 분해되지 않고 간에 그대로 축적되게 하는 역할을 담당한다. 또한 프로필알코올은 장에서만 살아야 할 장내 기생충을 몸의 조직세포로 이동하게 해준다.

암을 일으키는 기생충의 유충이 소장을 통해 간으로 유입될 때 보통은 간에서 이 유충들을 모두 죽이게 된다. 그러나 프로필알코올이 축적된 간은 이 기생충들을 죽일 힘을 상실하게 되고, 따라서 기생유충들은 간을 무사히 지나 혈관을 타고 인체의 어느 구석이든지 마음대로 여행하게 된다. 그러다가 화학물질이나 중금속에 의해 오염되어 면역기능이 약해진 장기를 만나면 그곳에 보금자리를 마련하고, 거기서 발암물질인 오토 포스포 타이로신을 생산하게 된다.

암 성장물질인 오토 포스포 타이로신이 생산되면 곧바로 세포의 비정상적인 세포분열이 일어날 수 있고, 악성 암은 바로 그렇게 시작된다. 프로필알코올이 많이 함유된 제품들은 주로 화장품이다. 화장품에 사용하는 이유는 프로필알코올의 방부효과 때문이다. 화장품을 수년씩 사용할 수 있는 이유는 이 프로필알코올의 함유량 때문인 것이다. 샴푸(건강제품 포함), 헤어스프레이, 무스, 시판 플라스틱 용기, 시판 음료수, 시판 과일주스, 세척알코올, 구강세척제, 아프터세이브, 일체의 면도용품, 소다음료수, 백설탕, 디카페인 커피, 기타 거의 모든 화장품 등에 프로필알코올이 함유되어 있다.

4.2 기생충 때문에 생기는 증상

이빨을 가는 사람, 구취, 입 언저리의 자색 피부, 호흡곤란, 부종, 만성피로, 피부파열, 이명, 설사와 변비, 알레르기, 눈 아래의 검은색 와잠, 우울증, 비만, 폭식, 단맛을 좋아함, 게으름, 집중력 약화, 튀어나온 눈, 복부팽창, 코피 빈발 등 외에도 수없이 많은 증상이 있지만, 더욱 경악스러운 것은 이른바 난치병으로 알려진 당뇨, 고혈압, 관절염도 기생충과 밀접한 관계가 있다.

당뇨병 환자도 유리트레마라고 하는 흡충에 의해 발생한다. 이 기생충은 췌장에 들어가 인슐린을 분비하는 세포를 모두 망가뜨려 인슐린의 생성을 방해한다. 관절염 환자도 세균과 함께 회충, 분선충, 사상충 등이 관절 부위에 기생하므로 통증을 유발한다.

5. 기생충병의 진단

기생충병을 진단하는 데 있어 임상에 의한 진단과 검사실 진단은 임상환자를 진단할 때 참고 사항은 되지만 그 가치는 희박하다. 기생충병에는 독특한 증상이 잘 나타나지 않기 때문이다. 그러나 이러한 임상의 증상은 검사 방법의 결정 또는 질병의 경과 또는 치료의 방향 및 그 예후(prognosis)를 판정하는 데 지침이 된다.

검사실 진단(laboratory diagnosis)은 각종 가검물(검출물)에서 성충, 충란, 유충, 낭충 등이 발견되어 이들이 동종 될 때 정확한 진단을 할 수 있다. 유충과 낭충에서도 정확한 감별을 위해서는 배양(culture), 동물에 접종(animal inoculation)시켜 반응을 알아보아 확실한 진단을 내리기도 한다.

(1) 대변검사

주로 소화기관 기생, 내부 기생충을 확인하기 위한 검사이다. 이들은 대변을 통해 충체, 충란, 낭충을 검사한다. 직접 도말법(direct smear method)은 주로 회충검사에는 비교적 정확하지만 그 외에는 부적합하다. 집단법(concentration method)은 대변 내에 충란이나 유충의 밀도가 적은 경우 다른 이물질, 잡물을 제거하고 가능한 한 충란이나 유충의 밀도를 높여서 하는 검사법이다.

① 부유법(flotation method) : 윤충류의 알, 원충류의 낭충, 구충, 종양모양의 선충, 편충 등의 검출에 많이 이용한다.

② 원심침전법(sedimentation method) (formalin ether 원심침전법)은 대변 성분 중 지방이나 지방산을 에테르로 녹여 제거 후 충란만 침전시켜 관찰하고, 모든 윤충류의 충란과 원충류의 낭충 검출에 이용한다.

(2) 소변검사

비뇨생식기에 기생하는 질 트리코모나스나 주혈흡충은 요도, 콩팥, 방광, 질 등에 기생하므로 소변을 통해서 배설이 된다. 따라서 소변을 원심 침전해서 검사한다. 드물게는 폐흡충의 이소적 기생부위가 방광이므로 충란이 소변에서 검출될 때가 있다.

(3) 혈액검사

숙주의 혈액이나 림프 내에 기생하는 malaria, trypanosomes, filaria 등은 숙주의 혈액을 직접 채취해서 검사한다. 후층도말법(Think smear method)은 많은 양의 혈액이 필요하다. 박층도말법(Thin smear method)은 적은 양의 혈액을 가지고도 검사가 가능하다.

(4) Lymph and tissue fluid test

림프 또는 조직액을 수집, 채취해서 도말 표본을 만들고, 일정한 염색시약을 사용해 현미경으로 관찰한다. Trypanosoma gambiecse, leishmania douovani 검출 시 실시한다.

(5) 객담검사

폐에 기생하는 폐흡충은 객담을 통해 검사한다. 특히 노인이나 유아에 있어서 간혹 대변에서 폐흡충의 충란이 발견되는 수가 있다. 이는 위・장 세척액을 사용하며, 0.1NaOH로 충란을 분리한 후 24시간 채취한 재료에서 수집한다.

(6) 생체검사

숙주의 근육 내에 기생하는 섬모충, 피하조직에 기생하는 회선사상충 또는 유충의 체내 이행성(visceral larva migrans)을 진단하기 위해 의심나는 조직을 절단하여 조직 병리학적으로 검사한다. 또는 이소적으로 기생하는 폐흡충의 유충을 피하조직에서 생체검사를 통해 검출할 수 있다.

(7) Brain test

뇌 또는 신경기관(척수)의 검사법으로 trypanosomiasis(열대수면병), toxoplasmosis가 발병했을 때 실시한다. *Toxoplasma gondii*의 충체 검출에 있어 뇌・척수액 속에 존재하기 때문에 샘플 채취에 도움이 된다.

(8) 배양법

원충류(장내 기생 아메바, 편모충, 트리파노조마)의 진단에 사용한다. 인위적인 배지를 이용하지 않고 중간 숙주의 절지동물을 사용해서 배양, 진단할 수 있다.

(9) 혈청학적 진단

원충, 윤충 등의 감염에 항원, 항체 결합반응을 이용해 검출한다. 또한 이소적이 폐디스토마는 피내 반응(intradermal test)이 응용되고, precipition test 등이 thichnosis 시에 이용된다.

(10) 방사선법

Ascariasis(회충증)은 회충이 들어와 일어나는 증세를 말한다. 구충제에 의한 회충의 장내운동 등을 X-ray를 통해 진단한다. 약물의 양, 종류 등을 통해 관찰한다(숙주, 회충).

6. 기생충 감염 예방

기생충은 사람에서 사람, 혹은 사람에서 동물, 동물에서 동물, 혹은 동물에서 사람으로 옮아가 감염된다. 역학(epidemiology)은 기생충병의 발생 원인, 만연(확산), 종식의 기전과 그 양상에 관한 원리를 규명하는 학문이다. 따라서 기생충의 올바른 파악, 과학적 자료 및 정보 등의 제시를 위한 역학적 조사 및 연구는 최신의 관리 및 예방책 수립에 있어서 필수적인 근거가 되고 있다.

6.1 감염원

병원성 기생충이 숙주 체내에서 계속 기생하여 발육한 후 종 숙주를 탈출하여 새로운 숙주에게 전파할 수 있는 상태를 보유하고 있는 동물, 즉 새로운 숙주에게 감염을 성립시킬 수 있는 감염형의 충난, 포낭 또는 유충 병원체를 내포하고 있는 인체, 동물 등을 총칭해서 감염원이라 한다.

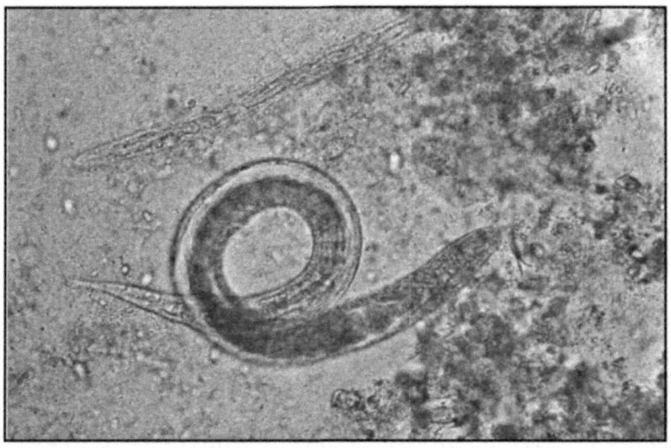

(1) Soil : 흙에는 알, 유충, 포낭 등을 함유하고 있어서 토양 매개성 기생충 감염의 원인이 되고 있다. 보통은 인체나 동물의 분(feaes)으로 오염된다.
예) 농부가 거름으로 감염된 인분과 건조한 바람과 주위 소풍객 등

(2) Water : 유충, 포낭이 함유되어서 때로는 충란으로도 오염이 되고, 소위 수인성 기생 감염의 원인이 된다.

(3) Plant : 야채에는 여러 충란, 유충, 포낭 등이 내포되어 식물 매개성 기생 감염의 원인이 된다.

(4) Antheopoda(절지동물) : 물벼룩(cyclops diaptimus), 흡혈성 곤충 등은 감염형의 유충, 또는 포자체 등을 보유하여 소위 절지동물 매개성 기생충 감염의 원인이 되고 있다.

(5) Animal servoir(보충동물) : 가축이나 야생동물에는 zoonotic parasite에 감염된 보유 숙주가 많이 있다. Second intermediate host(제2 중간숙주)는 민물고기, 개, 가제, 해삼어류, 소, 돼지 등은 여러 가지 체내 감염 시 병변을 유발한다.

(6) Human : 환자 또는 회복기의 환자로써 그 기생충을 보유하고 있는 cystcarrier

(보충자)는 자신에서 다시 자기에게, 남에게 감염 할 수 있는 원인이 된다. 또 carrier는 어느 정도 건강한 사람과 같이 활동을 하지만 충란과 유충, infective cyst(감염성 포낭)를 몸 밖으로 배설하여 타인에게 감염시킬 수 있다.

(7) Other : 환자의 옷, 침구, 집기도 감염의 원인이 될 수 있다.

6.2 감염경로

개개의 속성에 따라 적당한 침입구(portal of entry)를 거쳐 인체에 도입, 편입이 된다. 기생충의 종과 그 생활사의 특성에 따라서 직접 침입방법과 간접 침입방법이 있다.

(1) 직접 침입방법

직접 침입에서는 매개체를 경유하지 않으며, 감염원 접촉에 의해 다른 숙주 내로 침입하는 방법을 말한다.

① 질 트리코모나스(Trichomonas vaginalis)는 주로 여성의 성행위에 의해 새로운 숙주 내로 침입한다.
② 옴(Sarcoptes scabiei), 열대 레슈마니아(Leishmania tropica) 등은 피부접촉으로 인해(악수, 포옹) 새로운 숙주로 침입한다.
③ 치은 트리코모나스(Thichomonas tenax), 치은 아메바(Eutamoeba giugivalis)는 입맞춤(키스)에 의해 침입한다.
④ 일본주혈흡충(Schistosoma japonicum)은 유미 유충(cercaria)이 물속에서 활동한다. 오염된 물에서 수영이나 수중작업을 할 때 사람의 피부를 뚫고 침입한다.
⑤ 톡소플라즈마(Toxoplasma goudii)는 수종의 유충류에 있어서 이들의 유충 및 원충류가 모체로부터 태반을 통해서 어린아이로 전파된다.

(2) 간접 침입방법

매개체를 통해서 새로운 숙주로 이동 침입하는 방법을 말한다.

① 무생물에 의한 매개체는 감염형 유충(infective larva), 충란(ovum), 감염형 낭충(infective cyst) 이러한 것을 보유하고 있는 Soil, water, 침구, 피복을 매개체로 해서 침입한다. 충란의 알이 환자의 내복, 내복 교환, 침구 정돈 시 알이 공중에 날려 흡수 감염된다.
② 생물에 의한 매개 침입은 동물성 · 식물성 음식을 취할 경우, 여기에 감염되었던 충란, 유충, 낭충이 체내로 침입한다.

(3) 침입구에 따른 구분

① 경구적 경로, 회충, 편충, 이질아메바, 요충 등 대부분의 기생충이 입을 통한다. 드물게는 모유를 통해 유아에게 전염되는 경우도 있다.
② 피부를 통한 경피적 경로이며, 구충이 대표적이다. 일본주혈흡충 등이 감염형 유충으로 진전(보통 제3기 유충)한다. 또한 감염된 흡혈성 곤충이 흡혈 시 filaria(사상충)이 감염된다.
③ Genital organ은 생식기관, 질 트리코모나스에 의해 감염된다.
④ 섬모충(Trichinella spiralis), 톡소프라스마. 모체가 지닌 기생충이 태반을 통행 태아에게 전파(prenatal transmission)된다. 모체를 통해 선천적으로 감염된다 하여 선천적 감염(congenital transmission)이라 한다.
⑤ 삼일열 말라리아(plasmodium vivax), 말라리아 사상충(brugia malayi) 등이 수혈에 의해 도입된다.
⑥ 동양안충(Thelazia callipaeda), 파리 몸에 부착되었다가 눈에 도입된다. 일부 파리알, 유충이 결막염을 유발시키기도 한다. 소, 돼지, 사람의 눈에 생기는 물질(눈꼽)에 유도된다.

6.3 탈출경로

기생충이 숙주로부터 이탈, 탈출하는 경로는 그들의 기생부위에 따라 대단히 상이하고 복잡하다.

(1) 입을 통해 A에서 B에게 키스를 통해 치은 트리코모나스, 치은 아메바는 기생된다.

(2) 창자와 간을 통해 소화기관에 기생하는 종은 대변을 통해 배출된다. 회충, 간흡충, 이질 아메바 등이 이에 속한다.

(3) 질, 방광, 신장을 통해 비뇨생식계에 기생하는 종은 소변, 질의 분비물과 함께 배출된다. 질 트리코모나스, 빌할쯔주혈흡충(Schistosoma haematohium) 등이 이에 속한다.

(4) 호흡기는 객담(sputum)을 통해 배출된다.

(5) 피부궤양이나 상처를 거치거나 접촉을 통해 탈출한다. 옴(sarcopt scabiei), 회선사상충(onchocerca vovulus) 등이 있다.

(6) 혈림프에 기생하는 종류는 흡혈성 곤충에 의해 기계적 탈출을 하게 된다. 삼일

열 말라리아, 말레이 사상충이 이에 속한다.

(7) 기타 태반, 젖을 통해 탈출한다. 자기 스스로 또는 수동적으로 이탈 또는 탈출할 수 없는 종류는 숙주 자체가 죽거나 또는 다른 동물에게 먹힘으로써 비로소 외부에 노출된다.

7. 기생충 감염과 면역

숙주의 저항과 면역은 엄격히 구분이 된다. 저항은 기생충 감염으로부터, 면역은 기생충병에 대한 저항이다. 숙주의 저항을 뚫고 들어왔을 때 감염이라 한다.

7.1 저항력

일반적으로 숙주는 기생충 침입에 대항하는 특성, 즉 감수성이 없거나 또는 불충분한 상태로 태어나게 된다. 이러한 경우 선천성, 자연적 저항력이라 한다. 강약 정도는 숙주의 생리적 요소에 의해서 차이를 나타낸다.

(1) 체세포 : Mast cell, plasma cell, fibroblast histocyte(망상내피계 세포), macrophage, lymphocyte, monocyte, esoinophile, neutrophile. 일시적으로 관여하고, 각기 이물질에 저항하는 특유의 역할을 하고 있다.

(2) 종 : 특정한 종을 호적 숙주로 하는 기생충이 비호적 숙주인 인체에 들어오면 유충 이상으로는 발육, 성장이 불가능한 경우가 많이 있다. 이는 유충의 발육이나 성장을 자극하는 데 필요한 성분이나 요소가 그 종에는 없거나 불충분하기 때문이다.

(3) 인 종 : 인류가 오랜 세월을 거쳐서 대대로 내려오면서 경험한 특정 기생충에 대한 저항력이 인조에 따라 차이가 있다.
예) 구충은 백인, 황인, 흑인의 순으로, 흑인이 가장 저항력이 강하다.

(4) 개체에 따라

① 영양의 정도에 따라서 저항력이 증감한다.

② 연령에 증가가 저항력 어느 정도 증가한다.

③ Hormone : ACTH(부신피질 자극호르몬) - Adrenocortico tropic hormone cortisome testosteone 갑상선의 기능저하 및 스트레스는 저항력을 약화시키고 estrogen의 증가는 저항력을 향상시켜 준다. 이는 숙주 각 개체마다의 특징이 있다.

(5) Control : 기생충의 발생을 억제하거나 저지를 해서 한 집단 내의 감염률을 경감시키는 수단, 즉 기생충의 감염 저하이다.

(6) Prevention : 기생충 질환의 전파 경로를 차단해서 그 진단 내의 개개인의 위험에 노출되지 않게 하는 수단이다. 예방에 있어서 숙주의 사회적 생활조건, 연령, 종족의 거주조건, 인구밀도, 문화정도, 풍습, 식생활, 종교, 사상, 교육정도, 교통, 보건교육시설, 주민의 예방사업에 대한 관심도, 협조 등에 성과 차이가 있다.

7.2 예방 의학상의 문제와 퇴치법

(1) 감염원의 처리는 환자, 보균자를 조기 발견해 투약한다. 문제점은 중간 숙주와 보유 숙주에 대한 처리, 처치에는 막대한 예산과 노력이 필요하다.

(2) 전파인자 처리는 감염원으로부터 숙주에게 전파되는 감염경로를 차단하는 경우이다.

① 가열소독법 : 주로 섬모충, 무구조충(낭충), 원충류를 예방하기 위해 음식물을 가열하는 방법이다. 약 80℃ 정도의 뜨거운 물에 10초 정도 소독한다.

② 냉동소독법 : 육류 내의 충체를 멸살하는 데에 사용한다. 무구조충의 낭매충은 15°F(-9.44℃) 이하에서 6일 정도 보관하면 기생충의 충체가 얼어 죽는다.

(3) 숙주의 건강관리, 교육은 숙주가 감염원에 접근해서 감염위협에 노출되는 것을 제한한다.

① 소극적으로는 개인의 위생관리를 강조하는 정도이다.

② 적극적으로는 식품, 흡수, 오물처리의 위생적 관리, 매개체의 서식장소에 살충제를 살포한다.

8. 기생충의 종류와 감염경로

8.1 원충류(Intestinal Protozoa)

원충은 단세포로 되어 있어 현미경으로 밖에 볼 수 없다. 어떤 것은 매우 빠른 생산능력을 바탕으로 숙주의 장을 점령하고 거기서 다른 장기나 조직으로 침투해 들어간다. 어떤 것은 적혈구를 먹고 살므로 현미경적 흡혈귀라는 별칭을 갖고 있기도 하다.

어떤 것은 포낭을 형성하여 음식이나 물을 통해 다른 사람에게 전염된다. 포낭 속에 들어 있는 원충은 소화액에도 용해되지 않는다. 이 기생충은 숙주의 조직세포를 훼손시키기도 한다.

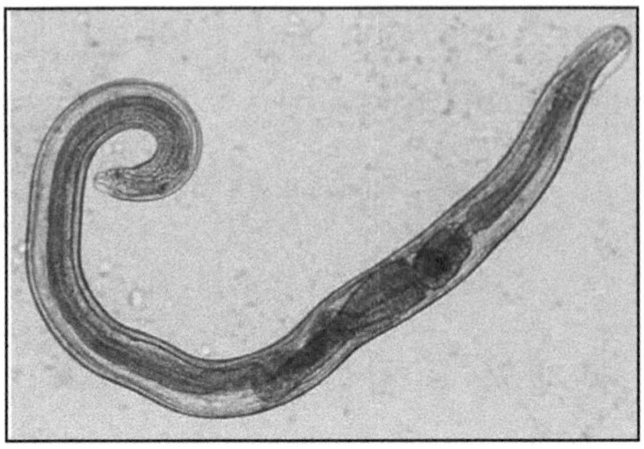

8.2 선충류(Nematoda)

선충은 끝이 가늘게 된 원추상 기생충으로 회충, 요충, 십이지장충 등으로 우리에게도 비교적 잘 알려진 기생충들이다. 원충은 단세포인데 반하여 이 기생충들은 다세포로 이루어져 있다. 성충은 알을 낳아 번식한다. 알은 보통 사람에게 옮기기 전에 흙이나 중간숙주에 먼저 옮아진다.

재미있는 것은 이 기생충에 심하게 감염되지 않는 한 보통은 증상이 잘 나타나지 않는다는 점이다. 이 종류의 기생충의 숫자가 많아져 장기를 봉쇄하지 않는 한 이 기생충들과 더불어 살면서도 우리는 별로 불편함을 느끼지 않는다.

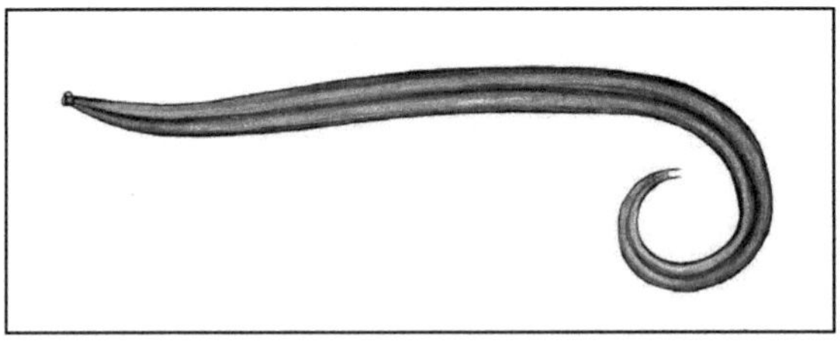

8.3 조충류(Cestoda)

조충은 두절, 체절 또는 편절을 갖는 기생충이다. 이 조충류의 촌충은 우리의 인체에서 사는 기생충 중 가장 큰 기생충이다. 촌충은 스콜렉스(Scolex)라 불리우는 머리를 우리의 장벽에 박고 산다. 촌충이 장벽 점액질에 머리를 박고 있는 한 거기서 새로운 촌충이 또 자랄 수 있다.

촌충은 소화기관이 없어 숙주의 소화액에서 양분을 섭취하며 산다. 색갈이 희고 납작한 리본모양을 하고 있으며, 투명한 피부로 덮여 있다. 우연히 먼지 등을 삼키게 될 때 우리는 촌충 알을 먹게 된다. 부화된 다음 이 작은 유충은 자신이 좋아하는 장기로 깊이 파고든다. 우리의 몸은 기생충을 이물질로 판단하고 물혹을 만들어 이 기생충을 감싸준다.

백혈구는 우리 자신의 몸을 공격하지 못하도록 창조되었기 때문에 우리의 몸인 물혹 주머니는 백혈구의 공격을 받지 않는다. 따라서 촌충은 안전지대에서 생존주기를 맞게 되는 셈이다. 만일 우리가 고기를 먹을 때 우리가 먹는 고기의 살 속에 이와 같은 촌충의 물혹이 있다면 우리는 결국 촌충을 먹게 된다. 음식을 깨물 때 물 혹이 깨지고 유충은 그대로 삼켜져 우리의 장에 기거하게 된다. 거기서 계속적으로 분절이 생기며 길게 자라난다.

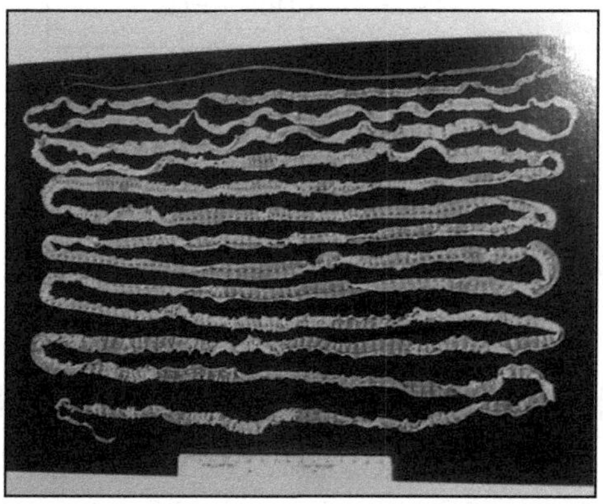

일부 촌충의 분절은 알과 함께 대변으로 방출되기도 한다. 분열기 촌충은 체내에서 멜로닉산을 생산한다. 멜로닉산은 크렙사이클(세포 내에서 음식을 에너지로 바꾸는 에너지 생산을 담당하는 메카니즘)을 억제하여 종양 형성에 기여한다. 또한 분열기 촌충은 박테리아를 기르기도 한다. 그 중 하나가 곰팡이 같은 스트렙토마이신이다. 수백 종에 이르는 이 박테리아는 항생제인 스트렙토마이신을 만드는 것으로 유명하다. 그러나 이와 같은 합성체가 인체 조직 내에서는 정기적으로 만들어져서는 안 된다.

스트렙토마이신은 단백질 형성을 중단시키는 부작용을 낳기 때문이다. 이와 꼭 같은 일이 종양 속에서 일어난다. 스트렙토마이스가 체내에 나타나면 단백질을 형성시키는 핵산 RNA가 나타나지 않는다. RNA가 없으면 단백질 부족으로 세포가 병들게 되고, 병든 세포는 소위 암세포가 된다.

8.4 흡충류(Trematoda)

사람이나 동물에 기생하고 덜 익힌 생선, 갑각류, 낭포성 식물 등을 섭취할 때 감염될 수 있다. 흡충류는 나뭇잎 모양처럼 납작하게 생겼다. 달팽이가 유충을 물속에 뿌려 놓을 때 생명주기가 시작된다. 헤엄을 쳐서 우리의 피부에 침투하든지 음식을 통해 인체로 들어온다.

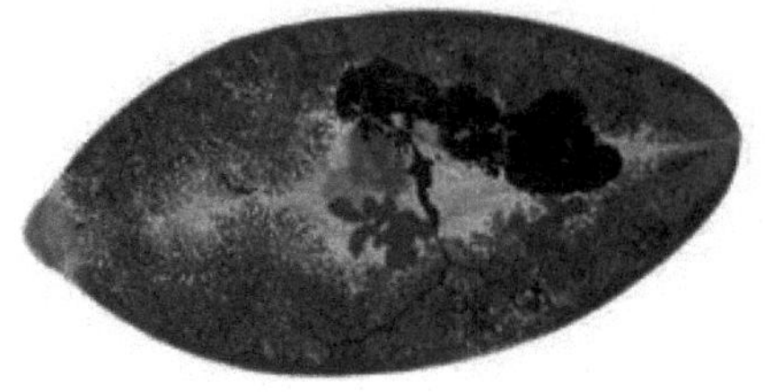

Visuals : unlimited

9. 원충류 병원균

9.1 이질 아메바(Entamoeba histolytica)

아메바 종류의 원충은 대게 병을 일으키지 않는 것으로 알려져 있으나 이 원충은 몇 가지의 질병과 관련되어 있다. 음식이나 물을 취급하는 사람들의 대변으로 오염된 음식이나 물 또는 파리나 바퀴벌레들을 통해 알 형태로 전염된다.

알이 입으로 들어오게 되면 우선 소장으로 내려가 원충의 활동성 시기인 피낭기 형태로 대장에 도착한다. 이 피낭기의 아메바는 장벽에 정착하여 거기서 자라고 또 번식한다. 잠복기는 수일에서 3개월까지 다양하다. 그리하여 숙주의 면역능력이나 기생충의 발병능력에 따라 이 원충이 조직으로 침투할 수가 있다. 그럴 경우에는 장벽을 통해 간, 폐, 뇌, 심장 등으로 들어오게 된다.

증상으로는 간의 우상엽에 들어왔을 때는 고열과 함께 우상복부의 통증을 느끼게 된다. 그리 흔하지는 않으나 피곤, 체중감소, 기침, 땀 등이 증상으로 나타날 때도 있다. 간경화와 함께 간 비대증이 나타나기도 하지만 황달도 거의 없고 간 검사에서 조차 거의 정상으로 나타난다.

간 비대증으로 인해 횡경막이 압박을 받으면 우측 폐 하단에 원형변경을 일으킬 수도 있다. 간혹 간에 생긴 아메바성 농양이 파열되어 복강으로 확산될 수가 있으며 폐나 심포, 뇌 등으로의 전환도 가능하다. 장에서는 상행결장이나 충수돌기 그리고 S자결장 등에서 궤양을 일으키기도 한다.

대장에 심한 통증이나 피가 섞인 설사를 경험하기도 하는데, 심한 경우에는 심한 설사와 함께 체중 감소, 열, 탈수, 전해질 불균형이 나타난다. 급성의 경우 담낭염, 장 폐색 게실염 등이 나타날 수 있다. 때로 충수염으로 오진 될 수도 있다. 기타 대부분의 아메바 원충은 치료할 필요도 없을 만큼 병을 일으키지는 않으나, 최근에 아메바가 류마치스 관절염과 관련되어 있는 것으로 인식되고 있다.

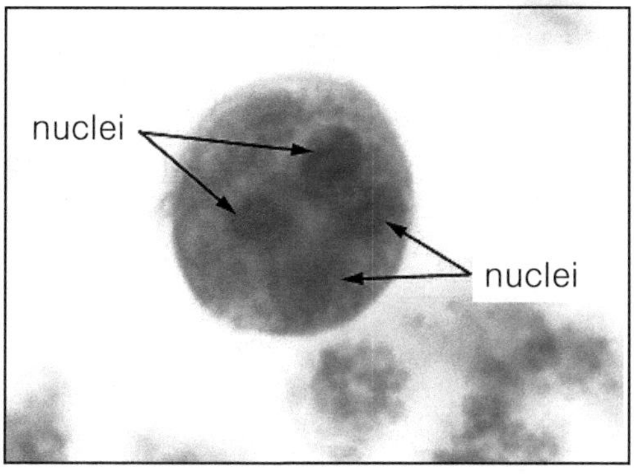

9.2 장편모충(Giadia lamblia)

어른들보다는 어린이들에게 더 많이 감염되는 이 기생충은 추운 지방보다는 더운 지방에서 더 자주 보이며, 세계적으로 널리 퍼져 있다. 일반적으로 장에서 편모충으로 발견되며, 학자들은 이를 장원생동물로 진단하고 있다. 원생동물의 일종인 이 장편모충도 알의 형태로 전염된다. 장편모충에 감염된 사람이나 동물의 대변을 통해 음식이나 물로 전염된다.

알은 집안의 애완동물(개, 고양이, 앵무새)에 의해 전염될 수도 있다. 수돗물, 산속의 시냇물, 우물 등은 감염의 원천이기도 하다. 장편모충은 탁아소 또는 구강이나 항문 성교를 즐기는 사람들을 통해 쉽게 감염된다. 엽산이 결핍된 사람들이나 혈액형이 A인 사람들 또는 칸디다 알비칸에 감염 경험이 있는 사람들에게 장편모충 감염위험이 더 많은 것으로 나타나 있다.

입을 통해 체내에 들어온 알은 장에 도착하여 피낭기 형태로 바뀐 다음 번식을 시작한다. 그리하여 흡착판을 이용해 소장에 달라붙어 장 점액부를 점령한 다음 소화와 흡수장애를 일으키며, 장염을 유발시킨다. 잠복기간이 12～20일에 불과하기 때문에 급성 바이러스 장염, 세균성 이질, 식중독, 이질성 설사 등으로 오해되기도 한다.

증상은 설사, 메스꺼움, 복창, 고약한 냄새의 가스, 구토증, 체중 감소, 많은 양의 타액, 복부경련, 기름기 많은 대변 등이다. 오한, 저열, 트림, 두통 등도 나타난다. 증상이 시작된 얼마 후에 그 증상들이 설사와 변비가 교대로 오는 증상, 복부 창만, 고

약한 냄새의 방귀 등이 지속되는 증상으로 줄어들 수 있다. 장편모충은 때때로 담관에 달라붙어 담질환 같은 증상을 나타내는 수도 있다.

감염을 치료한 후에도 장벽의 융모의 훼손상태는 오래 지속될 수 있다. 만성적 철분결핍, 빈혈, 비타민 A, B_{12} 결핍, 칼슘부족, 엽산결핍, 지방흡수장애, 유당거부 반응 등의 증상도 오래 지속된다. 만성 피로증, 우울증 등도 장편모충 감염의 지속적인 증상이다. 어린이부터 노인에 이르기까지 설사와 구토증에 의한 탈수현장은 자못 심각하여 치명적일 수도 있다. 특히 저감마 글로블린혈증을 가진 환자들에게는 면역결핍증을 일으키는 것으로 알려져 있다. 그러므로 아직 검증된 것은 아니지만 이 기생충이 후천성 면역결핍증과 관련이 있다는 의견도 있고, 암의 원인일 가능성도 배제하지 않고 있다.

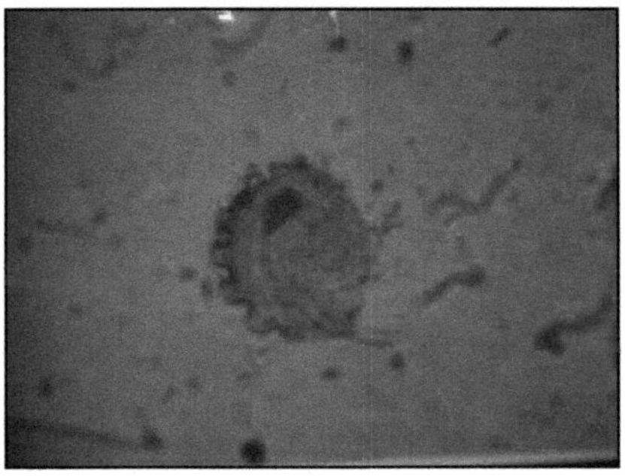

9.3 질 트리코모나스(Trichomonas vaginalis)

1836년에 처음으로 여성의 분비물에서 발견되어 학계에 보고된 이 기생충은 성교로 전염된다. 그러나 어떤 경우에는 사우나실 의자, 수건, 변기, 치료용 진흙, 욕조 등으로 전염되기도 한다. 질 트리코모나스는 염증을 일으키지 않은 상태에서 요도나 자궁경내, 그리고 전립선에 존재할 수도 있다. 다시 말해서 트리코모나스는 보통 여성들만의 질병으로 여겨지고 있으나 남성들의 생식기에도 문제를 일으킬 수도 있는 것이다. 전립선염이나 소변통 등의 경우 트리코모나스 감염의 가능성을 생각해볼 수도 있다. 원인 모를 비뇨기 문제는 원인이 트리코모나스일 경우가 있는데, 이는 성관계를 통해서 전염되기 때문이다.

이 기생충에 감염된 여성의 20%는 배뇨곤란을 경험하고 있으며, 남성의 경우는 잠복의 형태로 남아 아무 증상을 느끼지 않고 이 기생충의 숙주역할을 하기도 한다. 현재 미국에는 5백만 명의 여성, 백만 명의 남성이 감염되어 있는 것으로 보고되어 있다. 증상으로는 냄새가 고약한 치즈모양의 대하 분비물, 소변통, 빈뇨, 질속의 작은 상처 등이다. 이 기생충은 방광, 요도, 질벽 등에 염증을 일으키기도 한다.

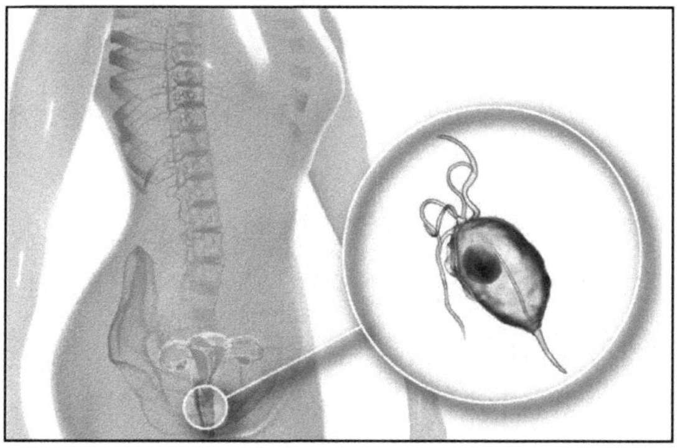

9.4 톡소플라즈마 곤디이(Toxoplasma gondii)

맨 처음 북미의 다람쥐에게서 발견된 이 기생충은 주로 집 고양이로부터 감염되는데, 이는 톡소플라즈마의 알이 고양이의 배설물을 통해 나오기 때문이다. 이 알은 3~4일 내로 감염 가능한 형태가 되어 그 상태로 18개월 동안 생존할 수 있다. 전염 가능한 알을 코로 숨을 쉬어 마시면 전염이 가능하다. 또한 수혈이나 장기이식의 경우 그리고 모태에서부터도 감염된다. 가장 빈번한 전염은 설익은 육식(소고기, 돼지고기, 양고기, 토끼고기 등)을 먹을 때 이루어진다.

톡소플라즈마증은 증상이 거의 나타나지 않아 더욱 곤란한 질병이다. 급성의 경우 증세가 단세포증, 오한 발열, 두통, 피곤 등과 흡사하게 나타난다. 만성의 경우 간염, 임파선 부종 등이며, 어떤 경우는 눈이 멀 수도 있다.

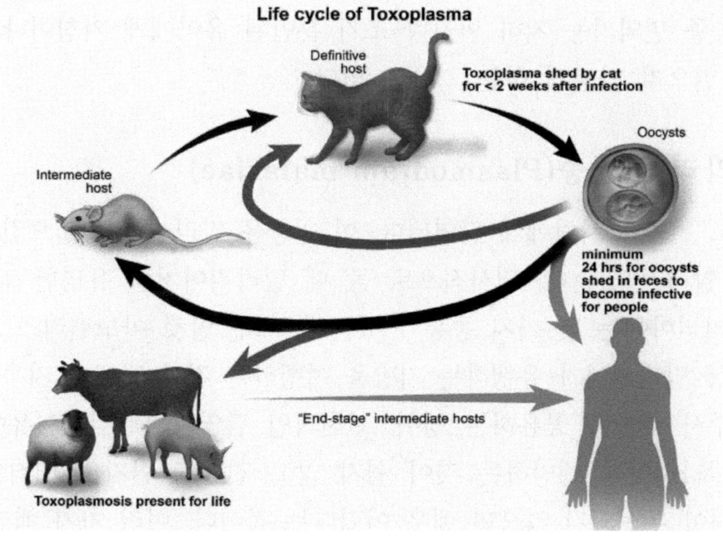

임파선이 관련되기 때문에 하지킨씨 병과 혼돈되기도 한다. 임신부가 임신 첫 6개월 내에 감염된 경우 태아에게 심각한 영향을 미쳐 출산 시 사산되는 경우도 있고, 출산 후 얼마가지 않아 맹안, 정신박약아가 될 수 있고, 뇌수종, 소두증(뇌가 작은)이 생길 수도 있다.

후천적으로 얻은 감염의 경우는 림프절염, 열, 두통, 근육통, 그리고 비확장증 같은 증상을 나타낼 수 있고, 뇌막염, 심근염, 심지어는 중추신경에 까지 영향을 주어 사망에 이를 수도 있다. 에이즈 감염환자의 경우도 중추신경, 뇌, 폐, 심장에 영향을 미치거나 감염이 가능한 것으로 되어 있다. 반신불수, 정신착란, 기타 약으로도 듣지 않는 심각한 두통 등도 이 기생충 감염의 경우에 해당된다.

9.5 주폐포자충(Pneumocystis carinii)

맨 처음 1909년에 기니아돼지에서 발견된 후 1942년에 인간의 질병과 관련된 것으로 확인되었다. 과거에는 3개월 이전의 유아에게 간질성형질 세포성 폐렴을 일으키는 것으로 인식되었으나, 최근에는 나이 상관없이 모든 계층, 특히 에이즈에 걸린 사람들에게 폐렴을 유발시키는 것으로 알려져 있다.

최근에는 붉은 누룩곰팡이와 DNA가 유사하고, 항원 결정기가 같으며, 무균배양에서 성장이 제한되어 있는 등의 이유로 이 기생충을 곰팡이로 재분류하려는 움직임도 있으나 아직 확정된 것은 아니다. 이 기생충은 호흡기를 통해 체내로 들어와 피낭형태로 호흡기 조직세포에 달라붙는다.

증상으로는 기침, 열, 체중저하, 피곤, 오한, 호흡곤란 등이 있다. 호흡기에 심각한 증상이 나타나도 임상실험실에서는 특별히 나쁜 것은 없는 것으로 결론을 내린다. 이 아메바는 종종 면역기능 저하 환자나 조기 분만된 유아에게 기침이나 호흡빈삭 그리고 질식을 일으켜 사망케 하는 경우도 있다.

9.6 말라리아 원충(Plasmodium malariae)

이 단세포 원충도 사람에게 감염된다. 이 원충은 말라리아를 일으킨다는 이유로 세상에 많이 알려져 있는데, 역사적으로 볼 때 말라리아처럼 유명한 감염질환도 없을 것이다. 말라리아에는 몇 가지 종류가 있는데, 모두 암컷 아노펠리즈 모기에 의해 감염된다. 보통 말라리아가 유행하는 지방을 여행하는 것과 관련을 지우고 있으나 수혈이나 피하주사 바늘을 공유하는 행위, 선천적인 감염 등도 감염이유에 포함된다.

문제는 말라리아를 예방하는 것이 쉽지 않고 진단도 환자의 병력에 대한 상세한 검토와 추적이 우선되지 않으면 매우 어렵다는 점이다. 여러 가지 백신이 개발되었으나 말라리아 백신은 아직 보편화되지 않았다. 1년에 1,000건 정도가 보고되고 있으나 실제 숫자는 훨씬 상회하는 것으로 추정되고 있다. 한번 감염되면 적혈구에 침입하여 적혈구 조직을 파괴시킨다. 말라리아는 4주 내지 몇 개월 동안 계속된다.

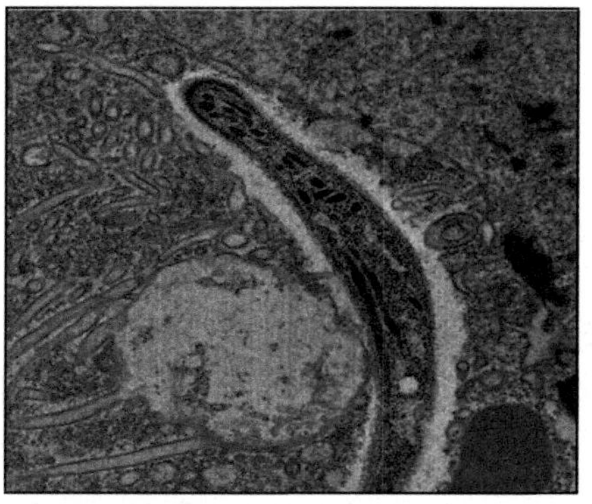

감염 시 환자는 우선 고열, 몸 떨림, 한기, 기타 감기 비슷한 증상을 보이게 되며, 비확장증과 빈혈도 나타난다. 추위와 고열과 대한(大汗)은 매 48시간~72시간마다 재발된다. 설명할 수 없는 발열, 홍조, 두통, 빈혈, 간비확장 등은 말라리아의 만성적 증상이다. 신부전, 비장파열 등의 복합적 기능 실조로 인해 사망에 이를 수도 있다.

말라리아는 급성으로 오는 악성과 만성으로 오는 재발형으로 구분할 수 있다. 말라리아는 보통 아프리카, 남아메리카, 동남아 등에서 발견된다. 우리나라에서도 해마다 특히 여름이면 말라리아 비상이 걸리곤 한다.

9.7 도노반 레슈마니아(Leishmania donovani)

가정에서는 주로 헴스터에 의해 전염되는 이 기생충은 피부를 통해 들어온다. 사막의 폭풍 작전에서 돌아온 병사들에게서 찾을 수 있는 레슈마니아증은 모래파리에 의해 전염된 것이다.

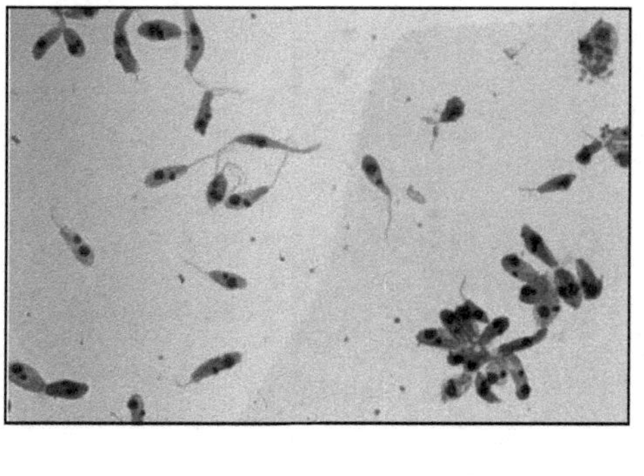

여기에는 두 가지 유형의 증상이 있는데, 하나는 빈발성 피부궤양, 다른 하나는 더 심각한 증상으로 임파선, 간, 골수, 비장 같은 장기를 감염시키는 형이 있다. 보통 아프리카, 라틴아메리카, 인도, 중동 등에서 발견된다. 레슈마니아는 딸기코로 알려진 주사코의 원인이 되는 것으로 알려져 있다.

10. 선충류 병원균

10.1 회충(Ascaris lumbricdides)

세상에서 가장 보편적인 기생충이 바로 이 회충일 것이다. 대략 10억의 인구가 회충에 감염되어 있다. 어린이들은 그 생활습관 때문에 회충에 쉬 감염된다. 겉모양은 지렁이를 닮았으며, 흙이나 인분으로 오염된 음식을 통해 직접 사람에게 들어온다. 지구상 어디를 가나 존재하는 이 기생충은 인분을 거름으로 사용하는 열대나 그 근방 지역, 특히 중국 등 아시아 지역에 널리 퍼져 있다.

회충이 인체에 들어오면 간이나 폐를 통과할 수 있는데 거기에서 심한 조직 과민 반응과 알레르기 반응을 일으킨다. 성충은 온몸을 여행하다가 간이나, 심장, 폐 등에서 정착할 수가 있다. 숫자가 많아질 때는 장폐색을 일으키기도 한다. 어린이들에게서는 신경증, 복통, 소화불량, 발육부전, 알레르기, 기침, 천명 등의 증상을 일으킨다. 어린이에게 영양불량을 유발시키는 경우도 있는데, 이 기생충이 음식을 흡수해 버리기 때문이다.

회충은 단백질, 지방, 탄수화물의 흡수를 방해한다. 성인들은 복통, 입술 부종, 알레르기, 불면, 식욕부진, 체중감소 등의 증상을 나타낸다. 회충은 양성종양을 형성시키는 여러 가지 원인 가운데 하나로 작용한다. 회충(기타 기생충)의 원초적 신진대사는 글리옥실레이트 사이클이다. 회충의 글리옥실레이트 사이클은 크렙사이클을 강제로 억제한다.

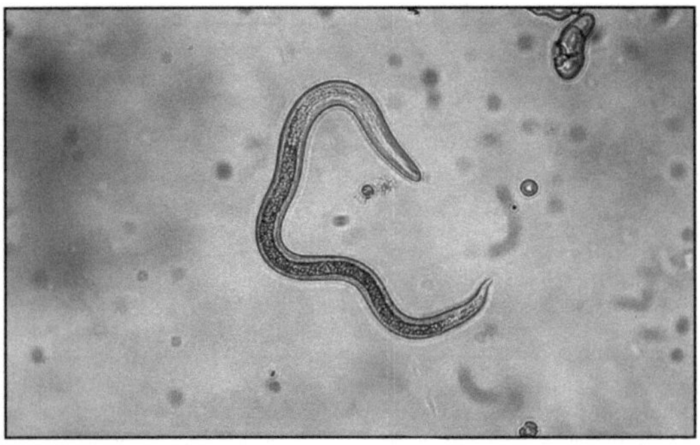

회충을 죽이면 크렙사이클이 정상으로 작동되어 단 하루 만에 체내 신진대사를 가속화시킨다. 또한, 회충은 종양 세포 속에 있어야 할 비타민 C를 전부 산화시켜(수소 원자를 제거) 버린다. 산화가 된다는 것은 죽어간다는 것을 의미한다. 회충을 죽여 없애면 비타민 C가 즉시 나타난다. 그러나 비타민 C는 체내에서 생성되지 않기 때문에 인위적으로 섭취해야 한다.

회충은 체내에서 종양과 관련된 특이한 활동을 한다. 콜레스테롤은 1930년대에 연구되어 그 당시에 콜레스테롤의 구조가 발견되었다. 콜레스테롤이 만들어내는 물질이 시험 쥐에서 '암종'을 일으키는 것으로 알려진 콜타르와 흡사했다. 콜타르에 대한 연구는 10년 넘게 진행되었으며, 그 중 가장 강력한 물질로는 20 메칠콜란트렌임이 밝혀졌다.

10.2 십이지장충(Ancylostoma duodenal)

구충이라고도 불리우는 이 십이지장충은 따뜻하면서도 습한 땅에서 발견된다. 피부를 통해 체내로 들어오는 이 기생충은 맨발로 다니는 사람들에게서 자주 발견된다. 십이지장충은 7주 만에 혈관을 타고 폐로 들어가 폐포로 들어가기도 하고, 기관으로 올라가 목구멍까지 올라오기도 하는데, 결국 자신들의 궁극적인 거주지인 소장으로 들어간다.

회충 알이 폐를 통과해 가면 기관지염이 발생되기도 한다. 유충에 달린 이빨 모양의 갈고리를 이용 장벽에 붙어 많은 양의 피를 빨아먹는다. 따스하고 습한 지역이면 세계 어디에서나 발견되는 이 기생충은 미국에서는 남동쪽 지역에 가장 많다.

이 기생충의 첫 증상은 피부 소양증, 뾰루지, 수포 등이다. 다른 증상으로는 인체의 구멍 주변의 소양증, 구역증, 현기증, 간질성 폐렴, 식욕부진, 체중감소, 빈혈 등이다. 이 기생충의 수명은 체내에서 15년이다.

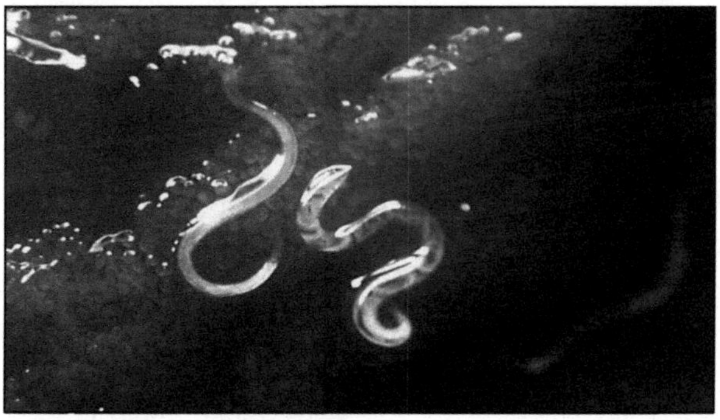

10.3 요충(Enterobius vermicularis)

이 기생충은 특히 어린이들에게 가장 많다. 감염은 오염된 음식, 식수, 집안의 먼지 등과 신체 접촉에서 이루어진다. 성충 암컷이 항문 밖으로 나와 알을 낳는다. 이 알들은 종종 항문이 가려운 어린이들이 손으로 항문을 만진 후, 그 손을 입에 대거나 욕조, 변기, 침대 등에 옮기면 온 가족에게 전염된다.

어린아이들이 잠을 자다 까닭 없이 울 때 손전등을 들고 항문을 검사해 보면 항문 밖으로 나와 있던 요충들이 재빨리 항문으로 숨어 들어가는 것을 목격하게 된다. 어른이나 어린이의 경우나 항문 소양증은 전형적인 요충감염 증세이다. 그러나 이 실처럼 생긴 작은 피조물이 신경계와 행동에 미치는 영향은 대단히 크다.

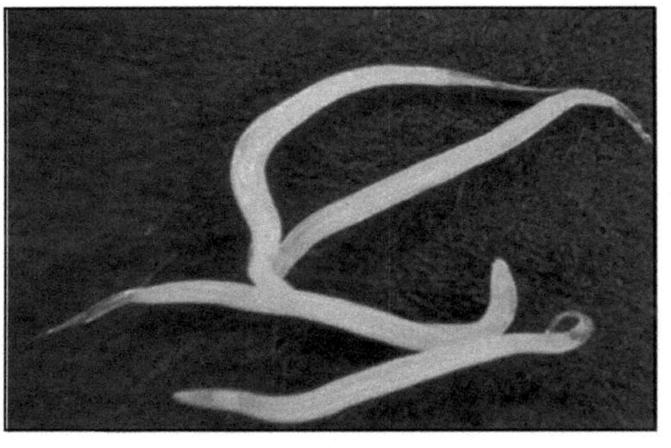

10.4 분선충(Strongyloides stercoralis)

이 기생충은 성충이 인체 내에서 완벽한 분열과정을 거쳐 번식할 수도 있고, 흙 속에서도 자유롭게 자랄 수도 있다는 점에서 매우 특이한 기생충이라 할 수 있다. 이 기생충은 숙주의 체내에서 감염을 일으키고, 체내에서 30년 이상의 기나긴 세월을 산다. 동남아시아와 미국 남동부에서 발견되는 이 기생충은 진단하기가 매우 어렵다. 유충이 피부나 땀구멍, 머리카락 구멍을 통해 체내에 들어오면 감염이 된다.

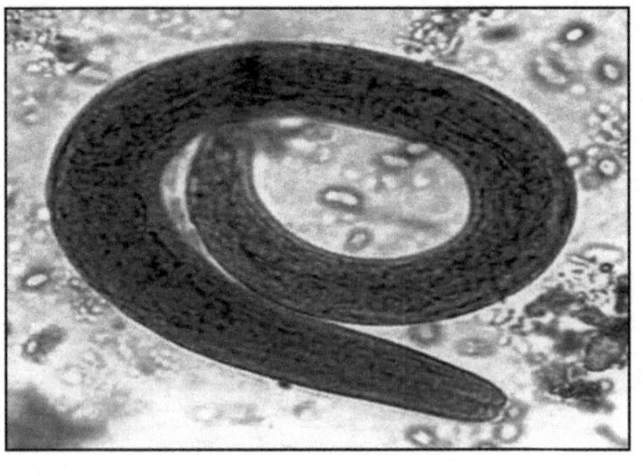

가장 빈번히는 발가락과 발바닥을 통해 들어온다. 그리하여 장에서 성충이 된다. 유충이 장기조직에 침범하면(우선적으로 장벽과 폐) 분선충이 온 몸에 퍼져버리게 되고, 그렇게 되면 치명적이다. 복부 비만과 설사와 기름기 많은 대변 등을 보이는 소화기관 장애가 우선적으로 볼 수 있는 증상이다. 이 기생충 질환은 종종 에이즈 환자에게서 발견된다. 편두통을 일으키는 주범이 바로 이 분선충이다.

10.5 선모충(Trichinella spiralis)

사람에게 알려진 어떤 종류의 질병이라도 선모충에 의해 발생될 수 있는데, 감기에서 시작해서 일반 혹은 특별한 통증에 이르기까지 최소한 50가지 이상의 병과 관련이 있는 것이 선모충이다. 대부분의 회충류는 인분에 오염된 흙을 통해 전염되지만, 뾰족한 모양의 선모충은 돼지고기에서 발견된다. 이 작은 기생충은 곰이나 해마 또는 돼지의 근육 속에 포낭을 형성한다.

만일 완전히 익지 않은 돼지고기를 먹으면 그 포낭은 숙주의 소화즙에 의해 녹아 성장한 뒤 근육으로 이동하여 근육 속에 전신을 감싸고 살게 된다. 이 기생충들은 주로 인후, 가슴, 횡경막, 복부, 턱, 어깨 상부 등에 박혀서 산다. 거기서 단단히 석화되어 심각한 근육통과 열을 발생시키기도 한다.

증상은 선모충이 인체에 어떻게 영향력을 행사하고 있는가에 따라서 다양하다. 감염 첫 주에 기생충이 소장의 첫 부분으로 침투할 때 설사, 구역질, 구토, 복통이 일어난다. 그 후 오염된 고기를 먹은 지 2~4주가 되면 유충이 근육조직으로 이동하여 전형적인 증상인 근육통증이 나타난다.

마지막으로 유충이 근육섬유에 포낭을 형성하면 심한 탈수증과 독성부종이 생긴다. 입술, 얼굴, 눈거풀 등에 부종이 생기고, 호흡이나 말하기나 음식을 씹기가 어려워지고, 임파선이 붓고 뇌막염과 뇌염이 발생한다. 장차에는 뇌손상, 폐렴, 늑막염, 신장염 등이 합병증으로 나타나게 된다. 섬근육통의 원인이 된다.

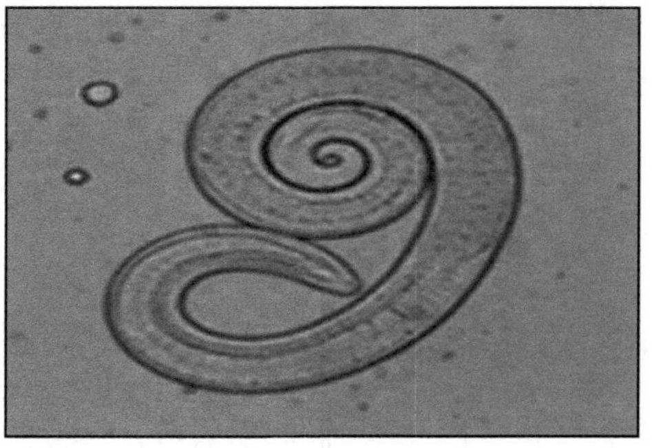

10.6 아니사키스(Anisakine larvae)

선충의 한 종류인 아니사키스는 맨 처음 네델란드에서 발견되어 학계에 보고되었다. 1965년에 일본에서 보낸 보고서에 따르면 수백 명의 일본인들이 이 기생충에 감염되었고, 미국에서도 몇 사람이 감염된 것으로 보고되었다. 보통 바다생선을 날 것, 또는 잘 익히지 않은 상태로 먹을 때 감염될 수 있다.

이 기생충은 두 가지 형태의 생명주기를 가지고 있다. 성충은 바다 포유동물 안에서 살고, 감염 유충은 태평양 연어, 태평양 홍돔, 청어, 대구 등에서 나타난다. 날청어, 청어절임, 훈제청어 또는 설익힌 생선(마이크로 오븐에 익히면 완전히 익지 않음) 등을 먹을 때 감염된다. 증상으로는 맹장염, 크론씨 병, 장염 등이 있고, 심지어는 암을 일으킬 수도 있다. 때로는 장을 관통하기 때문에 외과적인 수술로 제거해야 한다.

10.7 개, 고양이 회충(Toxocara canis, Toxocara cati)

개나 고양이 회충은 특히 어린이에게 유충장기이행증(선충의 유충이 사람의 피부 이외의 다른 조직에 오랫동안 이동함으로써 일어나는 병변)을 유발시킨다. 일반적으로 이 회충 알에 오염된 음식을 먹거나 물, 흙 등에서 신체가 노출될 때 감염된다. 특히 어린이들은 손을 입에 가져가는 습관 때문에, 그리고 개와 고양이의 회충 알로 오염된 놀이터 때문에 이 병의 주된 희생자들이다.

인간은 개나 고양이 회충의 성충의 생존에 적합한 숙주는 되지 않으나 유충은 유충장기이행증을 일으킨다. 유충이 부화하면 폐나, 간, 뇌, 또는 눈 등으로 이동한다. 그들은 간종대, 복통, 때로는 폐렴 등을 유발시킨다. 빈혈과 함께 호산구 증가는 이 병의 전형적인 증상이다.

10.8 사상충(Filaria)

피를 빠는 곤충이나 파리에 의해 전염되는 이 사상충은 적도 아프리카와 동남아시아, 남태평양 등에서 풍토병을 일으키는 현미경으로 밖에 볼 수 없는 작은 회충이다. 임파사상충은 혈관과 임파선을 타고 들어와 단순한 열과 임파절 감염, 팔, 다리, 음낭, 유방 등에 상피증 등 다양한 질병을 유발시킨다. 회선사상충은 피부염, 피하 결절, 눈병을 일으킨다.

10.9 견사상충(Dirofilaria immitis)

사람은 견사상충의 숙주는 아니다. 인간에게 침입하는 것은 견사상충 유충이다. 모기에 의해 전염되는 이 기생충은 보통 피하조직에 머물러 있다. 유충은 완전한 생명주기를 이루지 못하지만, 만일 생명주기를 이루게 되면 폐로 이동하여 거기서 동전 모양의 병소를 형성한다. 증상은 보통 가끔씩 하는 기침 정도로 가볍다. 문제는 엑스레이에 그 병소가 암으로 오진되는 수가 있어 불필요한 수술을 하는 경우도 있다는 점이다.

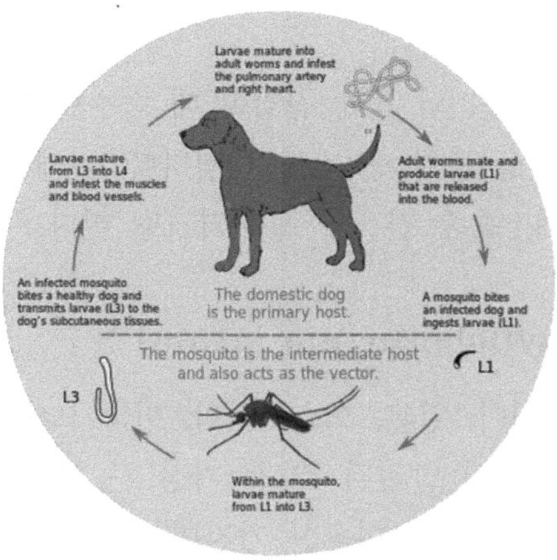

11. 조충류 병원균

11.1 소고기 촌충(Taenia saginata)

소고기 촌충은 날고기나 설익은 소고기를 먹을 때 체내로 들어온다. 길이가 2, 3피트 정도인 이 촌충은 특별한 증상을 보이지 않는다. 촌충은 1,000~2,000개의 분절로 이루어진 끈 밧줄처럼 생겼다. 촌충의 분절은 마디라고 부르는데, 거기에는 암수 생식기가 함께 붙어 있어 거기서 직접 알을 깐다.

보통 한 마리가 한 번에 조직을 감염시킨다. 촌충은 증상을 잘 나타내지 않기 때문에 촌충의 마디가 예상치 않게 항문으로 빠져 나올 때 오히려 놀라게 된다. 설사나 복통, 신경증, 구역증, 식욕부진 같은 증상이 나타날 수도 있다.

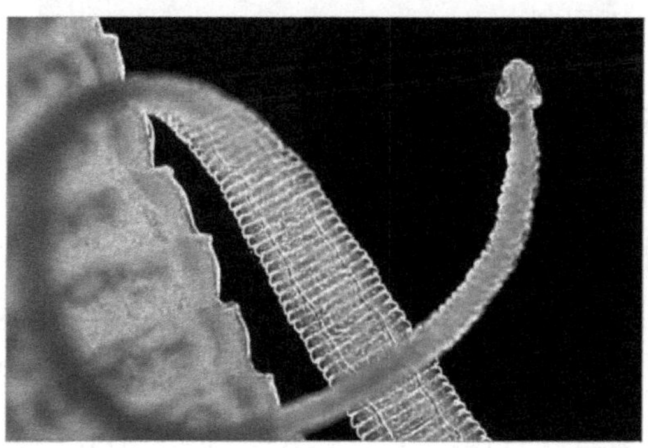

11.2 돼지 촌충(Taenia solium)

돼지 촌충은 우리가 감염된 돼지고기를 덜 익힌 상태에서 먹을 경우에 감염된다. 소 촌충과는 다르게 돼지 촌충은 여러 종류의 충이 함께 작용하여 감염을 일으킨다. 유충은 근육에서 발전되어 중추신경을 거쳐 다른 조직이나 장기로, 결국은 소장 윗부분에 뾰족한 고리를 걸고 산다.

미성숙 유충이 근육, 심장, 눈, 뇌 등에 침입할 때 숙주인 인간에게 큰 해를 입힌다. 돼지 촌충의 장기 이동은 촌충 종류 중 가장 위험하다. 뇌에서는 포충증을 일으켜 발작과 뇌 손상을 초래하는데, 종종 간질로 오진되기도 한다.

11.3 생선 촌충(Diphyllobothrium latum)

이 촌충은 보통 스칸디나비아, 일본, 오스트리아, 미국 오대호, 캐나다, 알라스카 등지에서 발견된다. 우리의 몸에서 발견된 것 중 가장 큰 것은 4,000개의 분절을 갖고 있다. 알라스카 연어, 농어, 담수어, 미국산 가자미 등을 익히지 않고 먹을 때 감염될 수 있다.

이 촌충은 장에서 숙주가 갖고 있는 비타민 B_{12}를 80～100%까지 소모시켜 버린다. 심각한 비타민 B_{12} 결핍이나 치명적인 빈혈은 이 생선 촌충의 감염에서 비롯된다. 상복부의 통증과 더부룩함, 구역증, 식욕부진 등이 일반적인 증상이다.

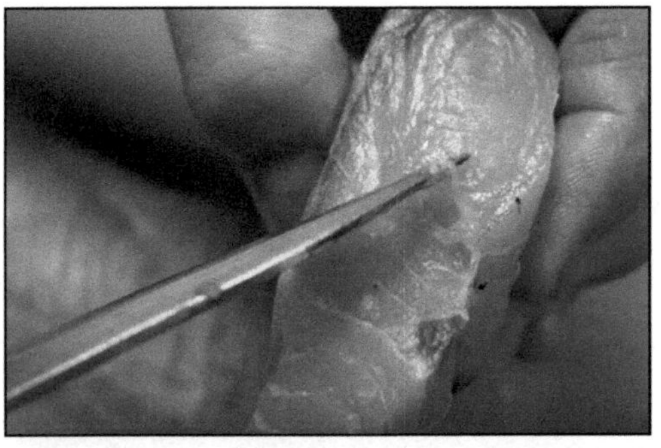

11.4 개 촌충(Dipylidium caninum)

개 촌충은 감염된 개의 벼룩을 통해 전염된다. 어린이들이 가장 많이 감염될 수 있다. 어린이들은 의도적이든 비의도적이든 개와 입을 맞출 때 감염된 개벼룩을 삼키게 된다. 어린이의 대변이나 속옷에 호박씨 모양의 작은 조각이 묻어 있는 경우에는 이 촌충에 감염되었음을 짐작하게 된다. 그 모양 때문에 이를 "호박씨 촌충"이라 부른다. 이 작은 조각이 바로 알을 지니고 있는 촌충의 분절이다.

개벼룩을 삼킨 후 유충이 생기고 그 후 20일이 지나 성충이 된다. 증상은 많지 않으나 이유 없이 짜증이 나고, 지속적인 설사를 한다면 개 촌충에 의한 것이라 의심할 필요가 있다.

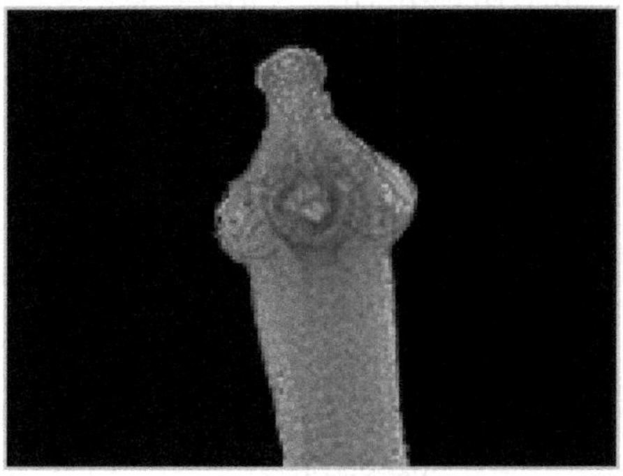

11.5 다방조충(Echinococcus granulosus)

다방조충 혹은 히다티드병으로 불리우는 이 기생충은 주로 시골 주민들에게서 보이는데, 이 기생충에 감염된 여우나 개의 분비물에 직·간접적으로 접촉이 될 때 나타난다. 뉴질랜드의 경우 공원에 개를 데리고 올 때 이 기생충의 무감염 증서를 요구하기도 하며, 구충제를 함유시킨 개 먹이를 시판하여 감염 확산을 예방하기도 한다. 다른 조직에도 나타나기는 하지만 감염 장소는 주로 간이다.

이 기생충으로 인한 병은 문맥고압증 증세를 보이기도 하고, 암을 일으키는 원인이 되는지는 아직 확실히 밝혀지지 않았지만 감염 시 서서히 진행하는 암종과 흡사한 현상을 보이는 것은 사실이다. 또한 암환자에게서 많이 발견된다. 간종대증, 비확장증, 결국에는 황달과 복수로 발전되기도 한다. 기생충의 알이 사람에게 감염되어 부화하면 간장에서 병소를 형성하여 주변의 장기와 폐, 뇌 등에 전이한다. 잠복기간이 10년으로 길고, 황달이나 복수 등의 자각증상이 현저해질 때에는 병소는 상당히 증식되어 있는 상태라는 것이다.

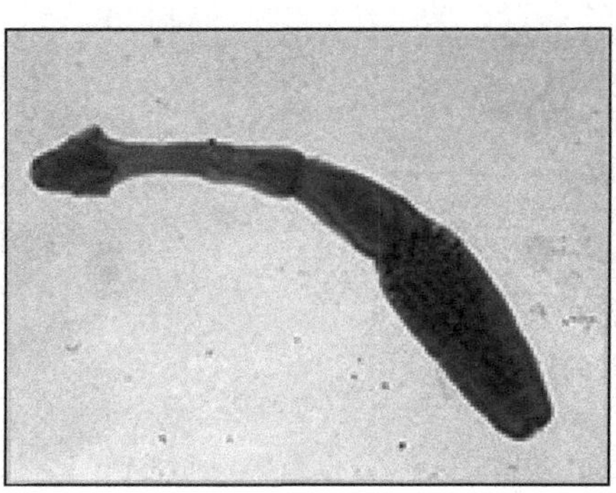

여우나 애완용 동물의 변과 함께 배설된 에키노코쿠스의 알을 식물이나 물 등을 통해서 먹게 되면 감염된다. 치료법으로는 병소를 모두 떼어내는 것이 상책이지만, 절제불능이면 사망률은 10년 뒤에 94%에 이른다고 한다. 간장은 70%까지 도려낼 수 있지만, 그 이상 병소가 확대돼 있으면 이식 외에는 목숨을 구할 방법이 없다는 것이다. 아직까지는 그 감염경로가 확실히 판명되지 않아 현재로서는 여우의 체내에 기생하는 에키노코쿠스의 구충 이외에는 방법이 없다고 한다.

12. 흡충류 병원균

12.1 주혈흡충(Schistosoma haematobium)

이 기생충은 1851년 빌하르츠가 시체를 부검할 때 시체의 동맥에서 발견되면서 세상에 알려졌다. 그 중 만소니는 아프리카, 동지중해, 카리비안해, 남아프리카 등지에서 나타나며, 자포니컴은 아시아에서 발견된다. 마지막으로 헤마토븀은 이집트에서 발견된다. 달팽이가 유충을 물에 풀어 놓으면 유충은 오염된 강이나 개천 물에서 수영이나 목욕을 하는 사람의 피부로 직접 침투한다.

주혈흡충 헤마토븀의 숙주는 인간이다. 이 기생충의 미세한 알은 소변을 통해 체외로 배출된다. 물속으로 방출된 피낭유충은 생명주기를 유지하기 위해 달팽이 숙주를 찾아야 한다. 간에 도달한 후 미성숙 유충은 격막정맥을 타고 직장정맥으로 이동하여 거기서 성충으로 자란다. 또는 외음부 정맥이나 치정맥을 통해 소낭과 골반혈관총으로 이동하기도 한다.

유미유충까지 자라는데 3개월이 소요되는데, 그 후 알 생산이 시작된다. 알은 주로 방광과 요관 상부에 집중적으로 모여 있다. 알들이 조직에 들어가게 되면 거기서 육아종이나 가성농양이 형성되어 결국 섬유조직증식과 궤양으로 발전된다. 섬유조직이 계속 증가되면 방광은 신축성을 상실하게 된다.

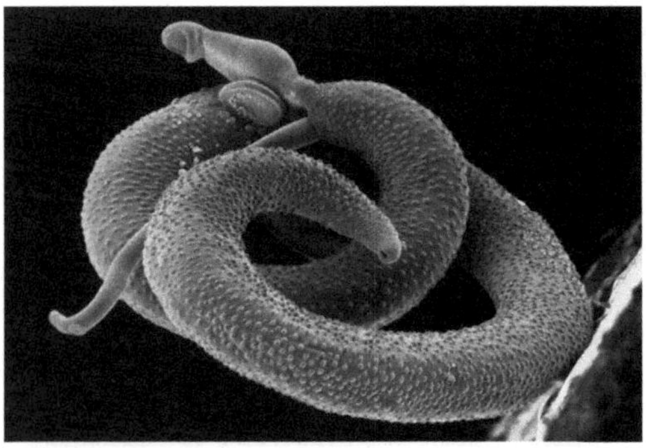

요관은 종종 폐색되는데, 이는 폴립과 조직의 증식, 방광으로부터 배출되는 농양조각에 의한 것이다. 요관이 폐색되면 소변역류, 수신증, 퇴행성감염, 신부전증 등을 일으키기도 한다. 남성의 경우 심하면 성기에도 영향을 미치며, 알의 축적으로 인하여 음낭의 림프관이 막혀 상피증을 일으킨다. 이 기생충은 종종 방광암을 일으킨다. 여성보다는 남성에게 발생률이 더 많다.

12.2 간흡충(Clonorchis Sinensis)

중국 또는 동양의 기생충이라 불리우는 이 기생충은 멕코넬이 맨 처음 기술했으며, 이 기생충의 이름은 간디스토마 또는 간흡충이라 불리운다. 이 기생충은 중국, 일본, 대만 및 인도네시아 등의 동남아에 흔한 사람의 간흡충이다. 이 간흡충은 담관에서 성숙하여 기생하기 때문에 염증반응도 담상피에서 나타난다.

가벼운 증상일 때는 간 자체에 아무런 증상이 나타나지 않으나 중증일 때는 담도가 봉쇄되어 담즙축적, 백혈구 침윤, 호산구 증가증, 섬유증 등의 증세가 나타난다. 또한 간종대, 간경화, 오한발열, 황달, 간염을 유발시키기도 한다. 더 놀라운 것은 이 간흡충이 췌장암이나 담도암의 원인이 된다는 점이다. 간흡충은 간흡충이 성행하는 지방에서 가장 많이 발생한다. 생선을 날것으로 먹거나 말려서 먹거나, 소금에 졸여서, 또는 덜 익혀서 먹을 때 전염된다. 달팽이, 잉어, 그리고 40여 종류의 물고기가 이 기생충의 중간 숙주로 알려져 있다.

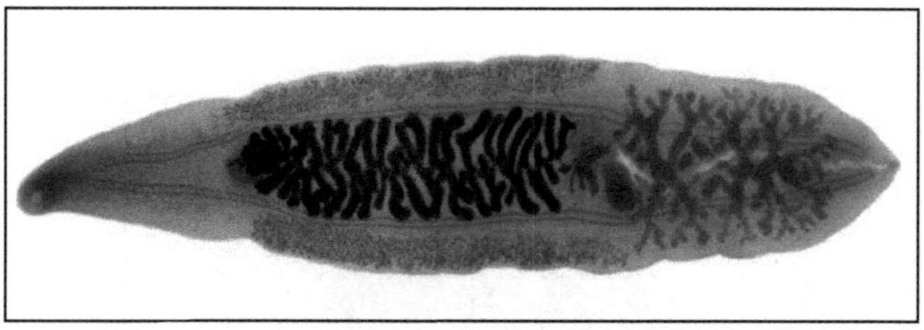

12.3 폐흡충(Paragonimus westermani)

원동지역에서 발견되는 이 흡충은 게나 닭새우를 충분히 요리하지 않고 생으로 먹을 때 체내에 들어온다. 성충은 폐, 심지어는 뇌까지 들어와 거기서 간질과 흡사한 발작을 일으킨다. 증상은 가끔씩 하는 가벼운 기침과 감염자가 아침에 일어날 때 실피가 섞인 갈색 가래 등이다. 폐흡충은 폐조직으로 침투해 혈액에 산소결핍증을 초래시킨다. 가끔 폐결핵과 혼동하기도 한다.

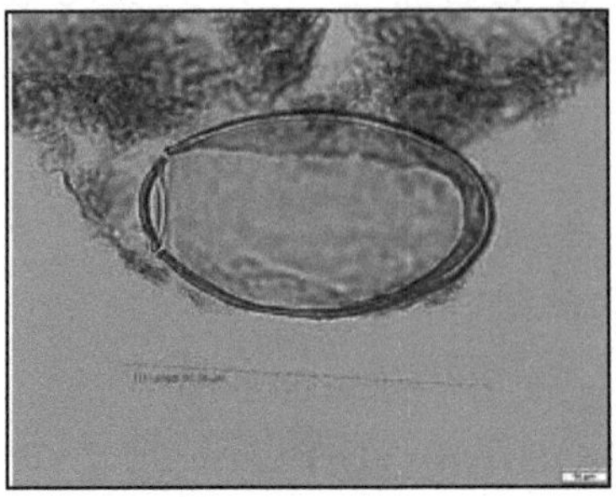

12.4 양간흡충(Fasciola hepatica)

이 기생충은 중남미, 아시아, 오스트랄리아 등지에서 보고되었다. 물냉이 같이 물에서 사는 식물에 포낭을 형성하고 사는 유충을 먹었을 때 감염된다. 이 기생충은 간과 담관으로 이동하여 거기서 우상복부에 복통과 간농양, 그리고 섬유증을 유발한다. 암 환자들에게 많이 발견되는 기생충 중의 하나이다.

12.5 장흡충(Fasciolopsis buski)

주로 동남아시아에서 감염된다. 유충이 포낭을 형성하고 있는 물속에 사는 식물의 겉껍질을 벗기지 않고 먹을 때 감염된다. 마름열매, 대나무순, 연뿌리 등 물에서 자라 열매를 맺는 수생식물에 포낭을 형성하기 때문에 이런 류의 식물을 날것으로 먹을 때 감염이 가능해지는 것이다.

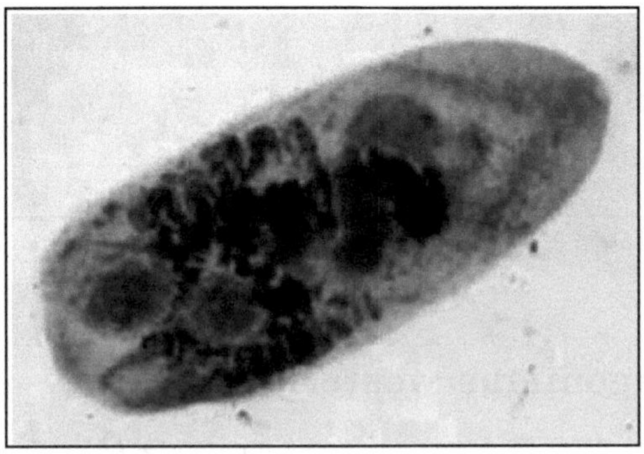

이 기생충의 숙주로는 개, 돼지, 토끼 등이며 방글라데시, 캄보디아, 라오스, 말레이시아, 파키스탄, 인도, 중국 남부, 대만, 태국, 베트남 등 비교적 따스한 지방에서 주로 발견되고 있다. 가벼운 감염 시 십이지장이나 공장에 기생하며, 심한 경우는 위나 장에 기생한다. 장벽에 붙어 점액 과다 분비, 출혈, 궤양, 농양형성을 일으키며, 심할 경우 장폐색, 급성 토분증 등을 일으키기도 한다. 또한 부종과 복수를 조장하기도 하며 호산구 증가, 백혈구 증가 등이 가능해진다. 감염자는 소화되지 않은 음식이 포함된 많은 양의 노랗고 푸른색의 대변을 배설하기도 한다.

훌다 클락박사의 오랜 연구에 따르면, 이 장흡충은 악성종양의 원인이 되고 있다. 양성종양 속으로 장흡충이 들어가면 양성종양이 악성으로 변할 수 있다. 장흡충은 다른 동물에 살지 않고 주로 인간에게 기생한다. 장흡충의 알은 배변 시 수천 개씩 밖으로 배설되어 달팽이가 사는 연못 같은 곳으로 흘러들어 간다. 알은 우리의 몸을 떠나기 전에 부화해서 우리의 몸 안에 남아 새 생명을 시작하기도 한다. 만일 흡충의 알이나 유충들이 유방에서 기생한다면 유방암으로 발전될 가능성이 크다. 전립선에서 생명주기를 시작한다면 전립선암이 될 가능성이 크다.

일반적으로 암의 종류가 많은 것으로 인식되고 있지만, 암은 각각 종류가 다른 것이 아니라 기생충의 사는 장소가 다른 것에 지나지 않는다. 장이나 위 등 소화기관에만 한정적으로 거주해야 하는 장흡충이 간으로 이동하게 되면 이 기생충의 알이나 유충들이 혈관을 통해 체내를 떠돌아다니게 된다. 그러다가 면역성이 약해진 조직에 정착하게 된다.

담배 피우는 사람들의 폐, 중금속이 축적된 전립선이나 유방, 술이나 짜고 매운 음식으로 부담이 커진 위장 등 해로운 물질의 체내 축적으로 인해 면역성이 약해진 부위에서 이 기생충이 살게 된다. 그 부위에서 유충기 장흡충이 성장자극 호르몬인 오토(Ortho), 포스포(phospho), 타이로신(Tyrosine)을 생산해 낸다. 오토, 포스포, 타이로신은 강력한 종양 성장물질로서 세포의 변형과 전이를 일으킨다. 양성 종양세포를 악성 암세포로 바꾸어 버리는 역할을 하는 것이다.

제 3 장

면역체계와 건강

1. 면역의 정의

면역이란 질병, 특히 감염성 질병으로부터 숙주를 보호하는 체계를 말한다. 즉, 우리 몸에는 면역기능이 있어서 질병에 걸리지 않고 일상생활을 할 수 있는 것이다. 우리도 모르는 사이에 면역기능에 의하여 병원균이 침입할 수도 없게 되기도 하고, 일시적으로 질병이 생기다가도 곧 완전히 회복되기도 하며, 자신도 모르는 사이에 질병에 대하여 저항성을 얻게 되기도 한다. 면역현상에 대한 보다 구체적인 관찰 및 이용은 오래 전부터 이미 존재하여 왔다.

고대 중국에서는 천연두 환자의 고름을 채취하여 건강한 사람에게 접종함으로써 천연두를 예방하고자 하였다(variolation). 이러한 방법으로 일부의 사람에서는 천연두에 대한 예방효과를 얻기도 하였지만, 오히려 천연두에 걸리는 경우도 자주 있었다. 이러한 방법은 유럽으로 전파되어 영국의사 E. Jenner에 의하여 개량되어 종두법으로 발전되게 된다.

그는 천연두환자의 고름을 이용하는 것은 너무 위험한 방법이라고 생각하였으며, 소의 천연두(우두)에 걸렸던 사람들은 천연두에 잘 걸리지 않는 것을 보고, 소의 어떤 물질이 천연두에 대하여 저항성을 가져다 줄 것이라고 생각하였다. 1798년에 그는 소의 천연두 상처에서 고름을 채취하여 이를 건강한 사람에게 접종함으로써 안전하게 천연두의 감염을 예방할 수 있다는 것을 확인하였다.

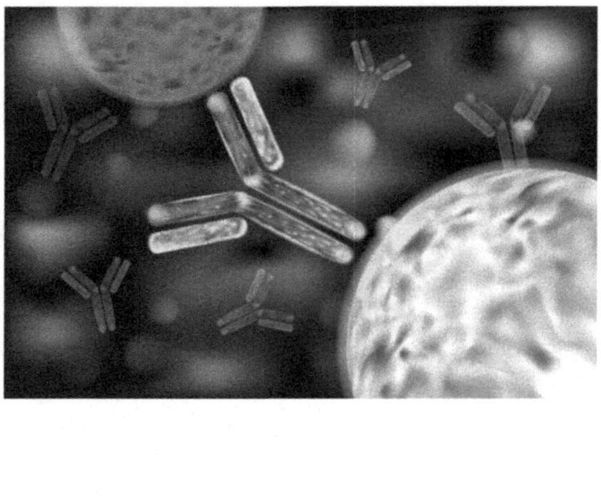

이 방법을 종두법(vaccination)이라고 부르며, 이것이 면역현상에 대한 최초의 과학적이며 실체적인 확인이었다. 또한 면역학의 발달은 실질적인 질병의 치료와 진단에도 크게 기여를 하였다. von Behring의 혈청치료법, Landesteiner의 혈액형 분류, Richet의 anaphylaxis, Kohler와 MIlstein의 단일 클론항체, Thomas와 Murray 등의 이식면역학적 연구 등이 대표적인 예이다. 최근 들어 면역현상에 대한 이해는 세포생물학과 분자생물학의 발달로 급속히 이루어지고 있으며, 인간의 유전자의 염기배열이 밝혀짐에 따라 면역현상에 대한 보다 깊이 있는 이해가 가능해질 것으로 기대된다.

2. 생명체의 면역반응

일반적으로 면역반응은 외부에서 우리 몸으로 들어오는 모든 물질에 대해서 나타나는데, 그 중에서도 특히 살아있는 생명체인 미생물들이 질병의 발생과 직접적으로 또는 간접적으로 관련되어 있기 때문에 이들에 대한 면역반응이 숙주에게 매우 중요하다고 할 수 있다. 만약에 우리 몸의 면역체계가 침입하는 미생물들을 효과적으로 제거하거나 억제하지 못하게 되면, 이들이 우리 몸에서 증식하여 질병을 일으킬 수도 있다. 미생물에 대한 면역반응이 중요하기는 하지만, 면역반응이 단지 미생물들에 대해서만 일어나는 것은 아니다.

면역반응은 여러 종류의 화학물질에 대하여도 나타나며, 자신의 세포나 외부에서 이식된 세포에 대해서도 나타날 수 있다. 특히, 정상세포가 변형되어 만들어진 암세포는 면역반응에 의하여 수시로 제거되고 있으며(면역정찰, immune surveillance), 이식된 세포에 대한 면역반응은 이식된 장기를 해치게 되어(이식거부, graft rejection) 장기이식에서 가장 중요한 장애요인이 되기도 한다.

면역은 질병으로부터 숙주를 보호하는 과정임에도 불구하고 면역반응이 언제나 자신에게 유리하게만 나타나는 것은 아니다. 일반적으로 방어에 관여하는 요소들은 침입자를 제거하는 방법들을 갖추게 되는데, 이를 잘 사용하면 숙주를 보호하는 데 사용되지만 그렇지 않은 경우는 오히려 자신을 해치게 될 수도 있다. 이러한 대표적인 예로서 감염증에서 흔하게 볼 수 있는 염증반응(inflammation)을 들 수 있다.

미생물이 우리 몸에 들어오면 이들을 제거하기 위하여 면역세포들이 미생물이 있는 곳에 많이 모이게 되는데, 이를 염증반응이라 한다. 염증반응 결과 만들어지거나 활성화된 물질이나 세포들은 미생물을 제거하기도 하지만, 종종 이웃한 세포나 조직에 손상을 끼칠 수 있게 되어 실제로 많은 감염증들이 염증성 질환으로 나타나기도 하여 간염, 폐염, 기관지염 등등 각종 염증성 질환을 유도하기고 한다.

해로운 면역반응의 또 다른 예로는 알레르기(allergy)와 같은 과민반응을 들 수 있다. 이 반응은 외부에서 들어온 물질이 별로 해가 되지 않아 그냥 두어도 되는데 민감하게 반응하여 나타나는 반응 중 하나이다. 또한, 자신의 세포나 조직에 대하여 면역반응이 일어나 질병이 발생하는 자가면역증(autoimmune disease)도 해로운 면역반응의 하나이며, 다른 사람의 장기에 대하여 면역반응이 일어나 조직이식을 어렵게 하는 조직이식 거부반응(transplantation rejection)도 귀찮은 면역반응 중에 하나가 된다.

일반적으로 면역반응은 세균처럼 하나의 세포로 구성된 생명체에서 보다는 여러 개의 세포들이 모여서 이루어진 다세포 생명체에서 잘 발달되어 있다. 단세포 생명체들은 감염이 되면 최악의 경우 자신이 죽어버리면 되지만, 다세포 생명체들은 자신을 다시 만든다는 것이 쉽지 않으므로 가능하면 침입자를 제거해야 한다. 또한 다세포생명체는 다른 여러 가지의 세포들이 모여서 만들어진 생명체이므로 이들 세포들 간의 조화도 자신을 유지하는 데 매우 중요하다. 즉, 자신이 가지고 있는 세포들이 서로 잘 지낼 수 있는 친구와 같은 세포들인지, 아니면 자신에게 해악이 되는 적과 같은 세포들인지를 구별해야 할 필요가 있다.

면역체계도 자신 외부에서 발생하는 문제뿐 아니라 내부에서 발생하는 문제도 잘 제어하여야 할 필요가 있었을 것이다. 아마도 면역이란 이러한 필요성, 즉 내부의 적과 외부의 적을 모두 가려내야 하는 임무를 충족시키기 위하여 진화되어 왔는지도 모른다. 생명체가 점점 고등화 되어 감에 따라 이러한 문제들이 점점 더 심각해지게 되며, 그러한 문제들을 해결하기 위하여 고등생물들의 면역체계는 점점 더 복잡해지고 전문화 되게 되었다.

하나의 세포로 구성된 생명체에서도 면역반응과 같은 현상을 볼 수 있다. 예를 들어 아메바와 같은 원생동물(protozoa)은 식균작용(phagocytosis)을 통하여 다른 미생물을 잡아먹을 수가 있으며, *Streptomyces*와 같은 세균이나 많은 종류의 곰팡이들은 항생물질(antibiotics)을 만들어 주위의 다른 미생물의 성장을 억제하고 있다. 세포와 세포를 서로 구분하는 능력은 산호나 해면동물과 같은 하등생물에서 관찰할 수가 있다.

어떤 산호에 다른 산호를 잘라서 붙여주면 이식된 산호가 자라지 못하고 죽게 되는데(graft rejection), 이러한 현상은 이식받은 산호가 이식된 산호를 남(foreign)으로 인식할 수 있다는 것을 보여주는 것이다(recognition of nonself). 해면동물에서는 같은 종류의 해면동물이 서로 합쳐져서 자라는 아주 특이적인 응집현상을 볼 수 있는데, 이는 해면동물이 자신의 것에 대한 인식기능이 있다는 것을 보여주는 것이다.(recognition of self).

하등생물에서 나타나는 식균작용이나 자신의 것과 남의 것을 인식하는 성질은 면역현상의 기초가 되며, 고등생물의 면역에서도 볼 수 있는 현상들이다. 동물이 진화되어 가면서 점진적으로 면역반응의 종류도 다양화 되고, 보다 더 전문화 되고 있으며, 포유동물에서 면역계를 구성하는 요소들은 동물들마다 서로 비슷하며, 나타나는 면역반응도 비슷하다.

면역학은 실험을 통하여 이해되고 입증되는 실험과학이며, 이러한 면역학 연구에는 병원에서 얻어진 사람에 대한 임상결과들도 이용될 뿐만 아니라 토끼, 생쥐, 기니피그(guinea pig) 등과 같은 실험동물이 직접적으로 이용되기도 한다. 이들 실험동물들 중에서 생쥐는 면역학에 대한 이해에 상당한 공헌을 한 생명체이다. 생쥐가 면역학실험에 많이 이용된 이유는 다음의 여러 가지를 들 수가 있을 것이다.

우선 생쥐는 사람과 같은 포유동물이므로 그 면역체계가 사람의 면역체계와 매우 비슷하여 생쥐에서 얻은 연구결과가 대부분 사람에서도 같은 방법으로 나타나는 것으로 확인되고 있다. 또한 생쥐는 사람에 비하여 아주 작으며, 한 세대 간의 길이가 약 6주 정도 밖에 안 되어 새로운 개체를 얻기가 매우 쉽다는 장점이 있다. 이러한 성질은 생쥐를 형제자매끼리 교배하여(내교배, inbreeding) 유전적인 배경이 동일한 생쥐의 strain을 얻는 데 이용되었다.

이와 같이 하여 얻어진 생쥐를 내교배 생쥐(inbred strain)라고 부르는데, 생쥐들은 사람에서는 일란성 쌍둥이와 같아서 서로 같은 생쥐로 취급된다. 이러한 내교배 생쥐를 이용하게 되면, 연구를 통하여 얻어진 결과를 해석하는 데 있어서 각 개체들 간의 유전자의 차이에 의한 영향은 고려하지 않아도 된다는 용이한 점이 있다. 현재에는 이들 생쥐 교배를 이용하여 재조합 생쥐(recombinant strain), congenic strain, transgenic mice 등의 새로운 변형 생쥐들이 만들어지고 있으며, 최근에는 유전자 조작을 통하여 특정한 유전자가 돌연변이 된 돌연변이 생쥐(mutant mice, knock out mice)까지도 얻어져 면역현상을 유전자 수준에서 보다 정확하게 이해하는 데 커다란 도움을 주고 있다.

3. 면역반응의 두 가지 형태

면역은 그 특성에 따라 자연면역(natural immunity)과 획득면역(acquired immunity)으로 나눌 수가 있다. 자연면역은 항원과 상관없이 자연히 있는 것이라 하여 붙여진 이름으로, 외부로부터 항원이 들어오기 전에도 이미 존재하고 있기 때문에 기존의 면역(innate immunity)이라고도 부른다. 자연면역은 항원과 상관없이 이미 존재하고 있으며, 침입한 미생물들에 대하여 즉시 반응할 수가 있기 때문에 항원을 일차적으로 제거해 주는 역할을 한다.

이러한 자연면역의 성질은 근본적으로 자연면역이 대부분의 항원과 언제나 반응할 준비를 하고 있어야 한다는 뜻이 되며, 자연면역은 한 가지 요소가 여러 항원과 동시에 반응할 수 있어야 한다. 만일 각각의 항원마다 그에 대응하는 자연면역 요소가 따로 존재한다면 우리 몸은 자연면역으로 가득찰지도 모르는 일이다. 즉, 자연면역은 항원을 개별적으로 인식하지 않고 여러 항원이 공통적으로 가지고 있는 패턴(common pattern)을 인식함으로써 하나의 자연면역 요소가 동시에 많은 다양한 항원과 반응할 수 있을 것이다.

예를 들어 보체단백질은 여러 가지의 서로 다른 세균과 반응할 수 있는데, 이는 보체가 세균들이 공통적으로 가지고 있는 세포 표면 다당체와 반응하기 때문이다. 이와 같이 자연면역은 그 반응 특이성을 없애거나 낮춤으로써 다양한 종류의 항원과 반응할 수 있는 것이며, 결과적으로 항원의 침임과는 상관없이 언제나 활성을 가지고 항원의 침입에 대응할 수 있는 것이다. 반면에 획득면역은 항원이 침입하게 되면 그 항원에 의하여 유도되어 얻어지는 반응으로, 그 반응이 반응을 유도한 항원에 대하여만 나타나기 때문에 특이적 면역(specific immunity)이라고도 불리기도 한다.

획득면역 반응은 유도되는데, 어느 정도의 시간이 필요하기 때문에 자연면역보다 늦게 항원과 반응하게 된다. 즉, 획득면역은 자연면역 반응에 의하여 항원들이 완전히 제거되지 않았을 때 유도되어 나타나는 이차적인 방어체계가 된다. 비록 획득면역 반응이 자연면역보다 느리게 나타나기는 하지만, 자연면역과는 다른 여러 가지 성질로 인하여 우리 몸의 중요한 면역반응이 되며, 실제로 우리들이 일반적으로 생각하는 면역이라는 것은 바로 이 획득면역을 말하는 것이기도 하다.

획득면역 반응은 자연면역 반응과는 달리 항원을 각각 다르게 구분할 수 있는 능력이 있으며, 특정한 항원에 대하여 특정한 반응만이 나타나므로 자연면역보다는 경제적이고 전문화된 면역반응이라고 볼 수 있다. 또한, 획득면역은 이전에 들어 왔던 항원을 기억하는 성질이 있어서 같은 항원이 다시 들어왔을 때에는 처음 보다 더 빠르게 반응할 수 있기 때문에 자주 침입하는 항원에 대하여는 자연면역보다 더 효과적으로 항원을 제거할 수 있는 것이다(면역기억, immunologic memory).

이러한 획득면역 반응의 성질 때문에 Jenner의 종두법이 성공할 수가 있었던 것이며, 우리는 B형 간염 예방주사를 맞고서 HIV에도 예방되었다고 생각하지 않는 것이다. 그러나 자연면역 반응에는 침입하는 미생물들을 각각 구별할 수 있는 능력이 없기 때문에 자주 침입하는 미생물이라 하여 특별하게 대비할 수가 없기 때문에 예방접종에 의해서 그 기능이 향상되는 면역반응은 아닌 것이다.

3.1 자연면역

우리 몸에 있는 여러 가지 일차적인 방어기구들이 여기에 속한다. 우선 우리 몸의 가장 바깥부분은 피부라고 부르는 딱딱한 세포들로 둘러싸여 있는데, 이것은 미생물이나 다른 이물질들이 외부로부터 침투하는 것을 막아주는 중요한 역할을 한다. 그러므로 피부에 상처가 생겼을 때에는 몸 밖으로부터 감염의 가능성이 커지게 되며, 심한 화상의 경우는 아주 심각한 문제가 발생할 수도 있는 것이다.

우리 몸의 내부 장기들 중 외부의 물질과 직접적으로 접촉할 수 있는 호흡기, 소화기, 생식기 등에는 자연면역체계가 잘 발달되어 있다. 이들 기관에는 점막조직이 발달되어 있어서 침입한 미생물이 정착하기 어렵게 만들기도 하며, 미생물을 죽이거나 밖으로 강제적으로 배출해내는 기능을 가지고 있다. 우리가 기침을 하고, 배설을 하는 작용들도 침입자를 내보내는 하나의 과정이기도 한 것이다. 또한 눈물에는 세균을 분해하는 리소자임(lysozyme)이라는 효소가 있어서 세균을 죽이게 되며, 위에는 산성이 강한 염산이 있어서 음식물 중에 들어있는 미생물을 파괴할 수 있다.

이러한 물리화학적인 장벽 외에도 많은 종류의 세포나 단백질들이 미생물의 침입을 막아주는 자연면역에 관여하고 있다. 자연면역에서 중요한 역할을 하는 세포로는 아메바처럼 식균작용(phagocytosis)을 나타내어 침입한 미생물을 잡아먹고 분해하는 대식세포(macrophage)와 호중구(neutrophil) 같은 세포들이 있다. 또한, 자연살해세포(natural killer cell, NK cell)는 정상세포에는 영향을 미치지 않지만 바이러스에 감염된 세포나 암세포를 선택적으로 파괴하는 중요한 기능을 가지고 있다.

이들 세포들은 미생물이 들어오면 즉시 그 활성을 나타낼 수 있으며, 미생물의 종류에 상관없이 그들을 제거하는 등 자연면역의 특성을 가지고 있다. 자연면역 반응에 관여하는 단백질들로는 보체(complement proteins)와 사이토카인(cytokines)을 들 수 있다. 보체는 미생물이 침입하게 되면 활성화되어 침투한 미생물이 파괴되도록 만드는 단백질들을 말한다.

사이토카인은 면역세포가 만들어내어 면역세포의 작용을 조절하는 단백질을 말하는데, 인터페론(interferon)이나 암괴사인자(tumor necrosis factor) 등과 같은 사이토카인 단백질은 각각 바이러스의 성장을 억제하거나 암세포를 파괴하는 중요한 역할을 한다. 이들 보체나 사이토카인도 다른 자연면역 반응의 다른 요소들처럼 항원을 특이적으로 구별할 수 없기 때문에 그 작용이 항원 특이적이지는 않지만, 침입한 미생물이나 종양세포들을 일찍 감지하여 파괴하는 중요한 기능을 한다.

비록 대식세포, 호중구, 보체, 사이토카인 등이 주로 자연면역에서 그 역할을 하지만, 이들은 종종 획득면역에서도 중요한 기능을 가지고 있다. 예를 들어 식균세포나 세포살해와 같은 기능은 항체에 의하여 그 작용이 크게 증가되기도 하며, 보체의 작용도 항체에 의하여 영향을 받을 수도 있다. 또한 여러 가지 사이토카인들이 T림프구와 같은 획득면역세포에 의하여 만들어지기도 하며, 그들 세포의 작용을 조절하기도 하기 때문에 자연면역과 획득면역은 서로 완전히 별개의 면역반응이 아닌 셈이다.

3.2 획득면역 반응

B림프구와 T림프구에 의하여 나타나는 면역반응으로, 그 반응이 항원 특이적으로 나타난다. B림프구와 T림프구의 표면에는 특정한 항원과 특이적으로 반응하는 수용체(항원수용체, antigen receptor)가 있기 때문에 각각의 림프구들은 각각 서로 다른 항원을 특이적으로 인식할 수 있다. 획득면역 반응은 림프구와 같은 세포에 의하여도 나타나지만, 항체(antibody)라는 단백질에 의하여도 수행된다.

항체는 원래 B림프구 세포 표면에 있던 항원수용체 역할을 하던 단백질이 항원의 자극에 의하여 B림프구 밖으로 분비되어 혈액이나 조직 내에 존재하게 된 단백질을 말한다. 혈액에 분비된 항체는 여전히 같은 항원과 반응할 수 있으며, 결과적으로 항원과 특이적으로 반응하여 항원을 제거한다.

획득면역 반응이 자연면역 반응보다 나중에 작용하긴 하지만, 다음의 몇 가지 성질로 인하여 숙주의 면역기능을 결정 짖는데 중요한 역할을 하며, 일반적으로 면역반응이라 함은 바로 이 획득면역을 일컫는 것으로 인정되고 있다. 획득면역은 항원에 대한 특이성(specificity)을 가지고 있어서 원칙적으로 자신의 활성을 유도한 항원에 대해서만 그 반응을 나타내며, 비슷한 다른 항원에 대해서는 반응하지 못한다.

이러한 특이성은 반응을 정확하게 한다는 측면에서는 중요하지만, 그 특이성이 몇 가지 밖에 없다면 심각한 문제가 될 것이다. 그러므로 획득면역 반응이 존재하는 수많은 다양한 종류의 항원에 대하여 골고루 나타나기 위하여 획득면역에서 나타나는 특이성의 종류는 항원만큼이나 다양하게 존재하여야 한다(다양성, diversity). 실제로 획득면역 반응은 이 세상에 존재하는 거의 모든 물질에 대하여 일어날 수 있으며, 아직까지 세상에 나타나지도 않은 물질에 대해서도 반응할 수 있는 능력이 있을 정도로 다양한 것으로 확인되고 있으며, 어떻게 이러한 일이 가능한지는 한동안 면역학의 중요한 의문사항 중 하나이기도 하였다.

획득면역의 또 다른 주요한 특징 중 하나는 아마도 이전에 들어온 항원을 기억(memory)한다는 점일 것이다. 이는 획득면역 반응에 한번 들어왔던 항원에 대하여는 처음으로 들어온 항원과는 다르게 반응한다는 것을 말한다. 즉, 획득면역 반응은 같은 항원이 다시 들어오게 되면 처음보다는 훨씬 빠르고 강하게 반응하여 그 항원을 보다 효율적으로 제거할 수 있다.

획득면역의 이러한 기억능력은 비록 획득면역 반응이 유도되는 반응임에도 불구하고 이 반응이 자주 침입하는 항원에 대하여는 보다 경제적이고 효율적으로 대처할 수 있음을 보여주는 것으로, 실제로 예방접종의 방법은 획득면역 반응의 기억능력을 이용한 것이기도 하다.

자연면역 반응은 항원이 있건 없건 존재하지만, 획득면역 반응은 항원에 의해 유도되어 결과적으로 자신의 활성을 유도한 항원을 제거한다. 획득면역 반응은 또한 항원이 사라지게 되면 항원과 같이 다시 사라지게 된다. 숙주에서 어떤 특정한 획득면역 반응을 유도하는 가장 손쉬운 방법은 숙주에 특정한 항원을 넣어주면 된다. 이러한 방법으로 획득면역 반응을 유도하는 것을 숙주가 스스로 항원에 대한 면역반응을 나타내는 것으로 보아 능동면역(active immunization)이라 한다.

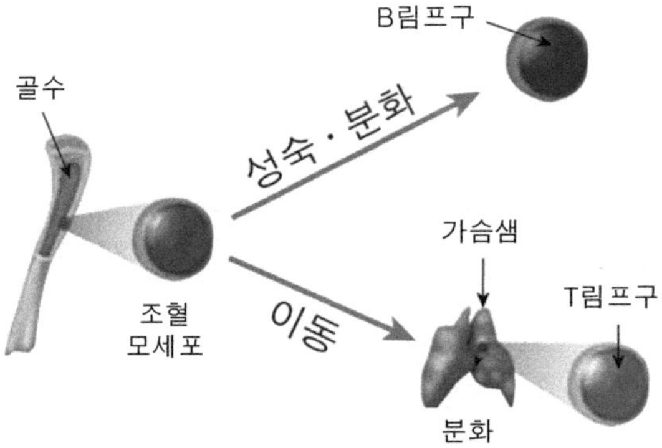

일반적으로 항원이 자연히 들어와 유도되는 획득면역 반응은 대부분이 능동면역이지만, 획득면역 반응은 항원을 주입하지 않고 수동면역(passive immunity)이라는 방법으로 유도될 수도 있다. 예를 들어, 질병에서 회복 중인 사람으로부터 항체를 분리하여 같은 질병에 걸린 사람이나 걸릴 가능성이 있는 사람에게 주사하여 주면, 그 질병을 치료하거나 예방할 수 있다.

이러한 방법을 면역학적 용어로 특정한 항원에 대해 면역반응을 겪지 않은 숙주(naive recipient)에 항체와 같은 면역반응을 수행할 수 있는 면역작용 기능을 옮겨줌으로써 획득면역 반응을 얻는 방법이라고 한다. 이러한 수동면역법에는 항체를 옮겨주는 방법 이외에도 항원에 의하여 활성화된 림프구를 옮겨 주는 방법도 있다(양자들이기, adoptive transfer).

4. 면역을 구성하는 분자, 세포조직

4.1 항원과 항체

일반적으로 항원(antigen)은 항체(antibody)와 결합하는 물질로서, 항체의 생산을 유도하는 물질로 알려져 있다. 그러나 어떤 항원은 항체가 아닌 다른 종류의 면역반응과도 반응을 하기도 한다. 예를 들어 T림프구와 반응하는 물질도 항원이라고 부른다. 원칙적으로 단백질, 지방, 핵산, 탄수화물 그리고 수많은 화학물질 등 거의 모든 물질이 항원이 될 수 있으며, 이런 모든 종류의 항원에 대하여 항체가 만들어질 수 있다. 그러나 모든 종류의 항원이 언제나 스스로 면역반응을 유도할 수 있는 것은 아니다. 일부의 항원은 항체와 결합할 수는 있지만, 그 항원 자체만 가지고는 스스로 항체 생산을 유도할 수가 없는 경우도 있다.

항체(antibody)는 항원과 결합하는 단백질을 말하며, 주로 혈액에 많이 존재하고, 체액이나 조직에도 조금씩 존재하며, 심지어 조직 밖으로 분비되기도 한다. 항체는 원래 B림프구의 표면에 있던 면역글로불린(immunoglobulin, Ig)이며, B림프구에서 항원 수용체의 기능을 하는 단백질이다. B림프구 표면에 있던 면역글로불린이 항원의 자극으로 인하여 세포 밖으로 분비된 형태를 항체라고 부른다.

B림프구의 표면에 있는 면역글로불린은 B림프구 클론마다 한 가지 종류 밖에 가지고 있지 않기 때문에 특정한 항원에 의하여 일부의 B림프구 클론들만이 선택적으로 활성화되어 항체가 만들어진다. 항체는 단지 항원과 결합하기만 하며, 그 결과 항원의 작용을 무력화시켜 항원의 감염성이나 독성을 중화시킬 수 있다(neutralization). 항체는 또한 효과적으로 다른 세포나 다른 단백질들을 활성화시킬 수 있는데, 그 결과 항체와 결합되어 있는 항원이 제거되도록 만들 수 있다.

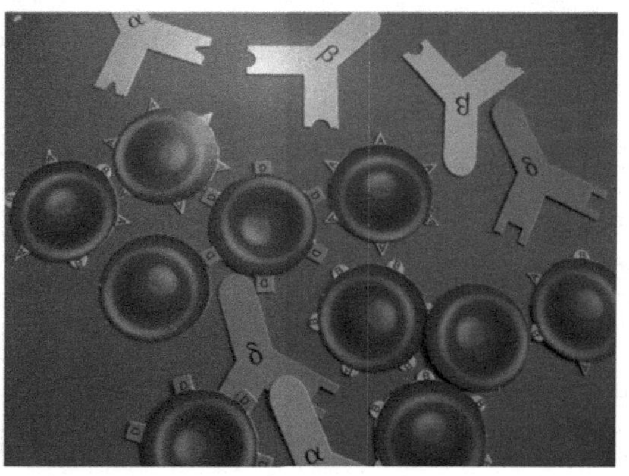

4.2 사이토카인(cytokine)과 보체(complement)

면역반응에는 세포와 세포 사이의 상호작용이 매우 중요하다. 예를 들어 대식세포가 항원을 T림프구에 존재한다든지, T림프구가 B림프구에 도움을 주는 모든 과정에 세포들 간의 직접적인 접촉이 필요하다.

세포들의 상호작용에는 세포간의 직접적인 접촉 외에도 면역세포들이 만들어서 분비한 특별한 단백질들에 의해서도 나타날 수 있는 것으로 확인되었다. 이러한 단백질들은 호르몬처럼 자신이나 다른 세포에 작용하여 세포의 성질을 변하게 만드는 것을 사이토카인(cytokine) 또는 림포카인(lymphokine)이라고 부른다.

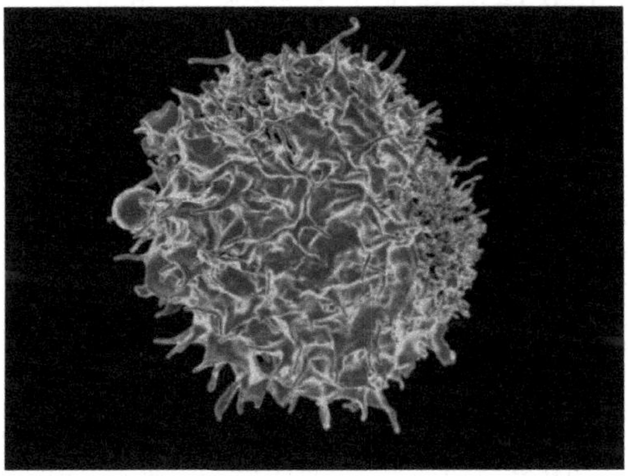

4.3 면역세포

면역세포는 일반적으로 백혈구라고 부르는 세포로서 혈액에도 존재하며, 조직에도 존재한다. 림프구(lymphocytes)는 면역반응을 결정짓는 가장 중요한 세포들로서 B림프구, T림프구, 자연살해세포 등 세 가지 그룹이 있다.

이들은 모두 골수(bone marrow)의 전구세포(stem cell)로부터 분화 성숙되어 만들어지며, 일정기간 활동한 후 없어지고 다시 만들어지는 세포들이다. B림프구는 항원과 반응하여 항체를 만드는 세포이고, T림프구는 다른 면역세포와 작용하여 면역반응을 조절하거나 직접 다른 세포를 죽이는 세포들이고, 자연살해세포(NK cell)는 자연면역 반응에서 세포를 죽이는 역할을 수행하는 세포이다.

림프구를 도와 면역반응이 효과적으로 일어나도록 도와주는 세포를 통틀어 보조세포(accessory cells)라고 하는데, 여기에는 단핵식균세포(mononuclear phagocytic cells)와 과립구(granulocytes)를 들 수 있다. 단핵식균세포는 자연면역 반응에서 침입한 미생물을 식균작용으로 죽이는 일차적인 방어체계를 형성한다.

과립구는 혈액에 존재하는 백혈구(leukocytes)로서 세포질에 많은 과립성 입자를 가지고 있다. 이들 세포들은 염색약에 염색되는 성질에 따라 호중구(neutrophil)나 호염구(basophil) 또는 호산구(eosinophil)로 나뉘어진다. 이들은 식균작용이 있으며, 염증반응이나 알레르기 반응에서 중요한 역할을 한다. 그 외에 비만세포(mast cell), 수지상 세포(dendritic cell), 혈소판(platelet) 등도 면역반응에서 중요한 역할을 하는 세포들이다.

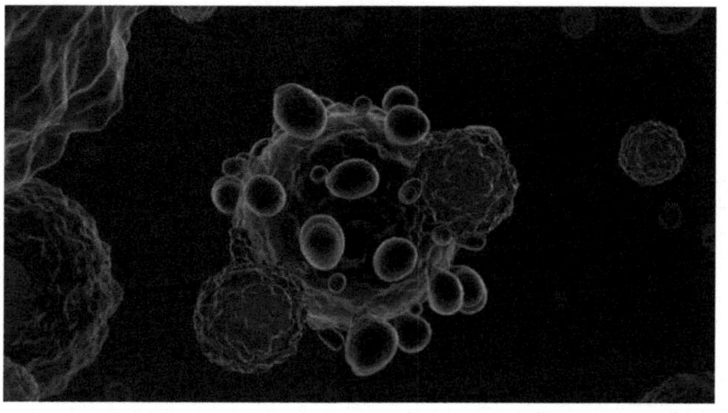

제 4 장

조직학과 건강

1. 피부와 부속기

1.1 외피(Integumentary system)

외피는 신체의 가장 바깥쪽을 싸고 있는 구조로서 피부(skin, cutis)와 피부로부터 기원된 부속구조(skin appendages)로 구성되어 있다. 피부는 외배엽에서 기원한 상피층인 표피(epidermis)와 중배엽에서 기원한 결합조직층인 진피(dermis)의 두 층으로 나누어진다. 표피는 얇으며, 각질중층 편평상피(keratinized stratified squamous epithelium)로 구성되어 있고, 진피는 표피에 비해 두꺼우며, 불규칙 치밀결합조직(dense irregular connective tissue)으로 구성되어 있다.

진피에는 혈관, 림프관, 신경 등이 분포되어 있다. 진피의 하부에는 지방세포(adipose cell)가 많은 긴 결합조직으로 이루어진 피부하조직(피하조직, subcutaneous tissue, hypodermis)이 있어 피부를 그 아래의 조직과 결합시켜 주는 역할을 한다. 피부하조직은 육안해부학에서 말하는 얕은 근막(superficial fascia)에 해당되며, 이곳에는 피부 부속구조인 털주머니(모낭, hair follicle)의 끝부분과 땀샘(sweat gland)의 분비부가 위치해 있다.

피부의 부속구조에는 털(hair), 손톱(nail), 땀샘(sweat gland) 및 피지샘(sebaceous gland)이 있다. 피부는 신체를 외부환경과 분리해 주는 구조로서 신체 내부의 수분이 과도하게 증발시키는 것을 막아주는 역할을 하여 육상생물에서는 필수 불가결한 보호막이 되며, 충격이나 마찰, 자외선 등이 원인이 되어 일어나는 손상으로부터 신체 내부를 보호해 주는 역할을 한다. 피부에는 여러 종류의 신경종말이 있어 감각수용기로 작용하므로 감각기관으로 분류하기도 한다. 또한 피부는 비타민 D를 생성하기도 하며, 체온조절과 노폐물의 배설에도 관여한다.

1.2 표피(Epidermis)

표피는 피부의 상피층으로 각질중층 편평상피로 되어 있으며, 두께는 평균 1.1 mm

이나 부위에 따라 차이가 있다. 손바닥과 발바닥에 있는 피부는 표피가 매우 두꺼워 두꺼운 피부(thick skin)라고 하며, 이를 제외한 전신의 피부는 얇은 피부(thin skin)라고 한다. 표피는 각질층(stratum corneum), 투명층(stratum lucidum), 과립층(stratum granulosum), 가시층(stratum spinosum), 기저층(stratum basale)의 다섯 층으로 구분된다. 얇은 피부에는 투명층이 존재하지 않는다.

1) 기저층(Stratum basale, Basal layer)

기저막(basement membrane)은 한 층의 세포층으로, 세포는 원주형 또는 입방형이며, 세포의 경계는 불명확하고, 가끔 분열하는 세포를 관찰할 수 있다. 이 층에서는 각질세포(keratinocyte), 멜라닌세포(melanocyte), 랑게르한스세포(Langerhans cell), 메르켈세포(Merkel cell)의 네 종류의 세포를 구분할 수 있다. 이 중 가장 많은 세포는 각질세포이며, 이 세포는 끊임없이 분열 증식하여 표면 쪽으로 올라가 가시층, 과립층, 각질층을 구성하는 세포가 된다. 때밀이 하는 것도 분식 분열된 피부 각질층을 제거하는 것과 같다.

각질세포의 세포질에는 직경이 10nm인 케라틴 중간세사(keratin intermediate filament)가 함유되어 있다. 멜라닌세포는 은도금법이나 면역조직화학 염색방법으로는 구별되지만, 보통의 H-E 염색에서는 쉽게 구분되지 않으며, 랑게르한스세포 역시 특수한 방법에 의해서만 구별할 수 있다. 메르켈세포는 촉각을 담당하는 일종의 신경수용기(nerve receptor)로서 팽대된 신경종말과 닿아 있다.

2) 가시층(유극층, Stratum spinosum, Prickle cell layer)

보통의 표피에서 가장 두꺼운 층이며, 이 층을 구성하는 세포는 대체로 입방형이지만 표면 쪽으로 올라갈수록 편평한 모양이 된다. 세포의 경계는 명확하게 구분되며, 세포 사이에는 세포사이 다리(intercellular bridge, 세포간교)가 있어 세포의 둘레에 가시가 있는 것처럼 보이기 때문에 가시세포(prickle cell, 유극세포)라고 불리운다. 핵은 둥글고 핵소체가 뚜렷하다. 전자현미경에서 세포사이 다리는 부착반(desmosome)에 해당된다. 기저층과 가시층을 합하여 말피기층(stratum Malphigi)이라고도 한다.

3) 과립층(Stratum granulosum, Granular layer)

가시층의 위쪽에 있는 2~4층의 세포층으로, 세포는 편평하며, 세포질에는 염기호성으로 뚜렷하게 염색되는 각질유리과립(keratohyaline granule)이 특징적으로 나타난다.

4) 투명층(Stratum lucidum)

투명층은 얇고 투명하며, 약간 광택이 있는 구조로 매우 편평한 세포들로 구성되어 있다. 핵은 소실되어 관찰되지 않다.

5) 각질층(Stratum corneum, Horny layer)

표피의 가장 바깥층으로, 세포의 핵과 세포질의 소기관들은 모두 없어지고, 각질(keratin)과 세포막으로 죽은 세포로 이루어진 세포층이다.

1.3 진피(Dermis)

표피의 심부에 위치하는 결합조직층으로, 치밀결합조직으로 구성되어 있다. 두께는 0.5~5 mm 정도로 표피에 비해 매우 두껍다. 표피와의 경계에는 표피 쪽으로 돌출된 진피유두(dermal papilla)가 있다. 진피는 진피유두로 구성된 유두층(papillary layer)과 그 밑에 있는 세망층(reticular layer)으로 나누어진다.

1) 유두층(Papillary layer)

유두층은 진피의 표층으로 표피 쪽으로 돌출되어 표피와 서로 맞물려 있는 부분으로, 진피유두(dermal papilla)라고도 한다. 진피 전체의 두께에서는 극히 일부분만을 차지하고 있다. 이 층은 치밀결합조직으로 이루어져 있지만 세망층에 비해서는 아교섬유의 다발이 얇다.

탄력섬유(elastic fiber)를 염색하는 특수염색 하에서는 미세한 탄력섬유가 그물모양으로 배열되어 있는 것을 관찰할 수 있다. H-E 염색에서는 수많은 섬유모세포(fibroblast)와 약간의 큰포식세포(macrophage)가 나타나며, 적절하게 전처리하여 톨루이딘 블루(toluidine blue)로 염색을 하면 비만세포도 관찰할 수 있다. 이곳에는 세망층에 비해 혈관이 매우 많이 분포되어 있고, 표피 쪽으로 돌출된 고리를 이루고 있다. 이는 혈관이 없는 표피에 영양분을 공급하기 때문이라고 생각된다.

2) 세망층(Reticular layer)

진피의 대부분을 차지하는 층으로 유두층의 심부에 있다. 아교섬유는 굵은 다발을 이루며, 일정한 방향으로 배열되어 있다. 세포는 역시 섬유모세포가 대부분이며, 가끔 포식세포가 나타나고, 지방세포도 관찰된다. 모세혈관은 적으며, 비교적 혈관과 신경이 된다.

1.4 피부하조직(Subcutaneous tissue, Hypodermis)

진피의 심부에 있는 성긴결합조직으로, 피부를 그 아래의 조직과 결합시켜 주는 역할을 한다. 해부학에서 말하는 얕은근막(superficial fascia)에 해당되며, 대체적으로 피부의 일부로 분류하지 않는다. 주로 지방세포가 모여서 구성된 지방조직(adipose tissue)과 그 사이에 있는 성긴결합조직으로 이루어져 있다. 땀샘(sweat gland)의 분비부와 털주머니(hair follicle)의 끝부분에도 존재한다.

1.5 피부 부속구조

피부 부속구조에는 털, 피지샘, 손톱, 땀샘이 있다. 털(hair)은 경질화 케라틴으로 형성된 각질화 된 구조로 색깔, 크기 및 위치는 인종, 나이, 성별(sex), 신체의 부위 등에 따라 차이가 있다. 털은 손바닥(palms), 발바닥(soles), 입술(lips)의 중간부분(red portion), 음경귀두(glans penis), 포피(prepuce)의 내측면, 음핵(clitoris), 그리고 소음순(labia minora)을 제외한 신체의 모든 피부에서 관찰할 수 있다.

털은 피부 바깥쪽에 있는 부분과 피부 안쪽에 있는 부분으로 나눌 수 있으며, 피부밖에 노출되어 있는 부분을 털줄기(hair shaft), 피부와 피부하조직 안에 있는 부분을 털뿌리(hair root)라고 한다. 털뿌리의 중앙에는 피부 바깥쪽에서 연속된 털 줄기가 있으며, 바깥쪽을 털주머니가 싸고 있다.

1) 털과 털주머니의 구조

털은 표피가 함입되어 형성한 털주머니에서 만들어지며, 털주머니의 끝부분은 팽대되어 있고, 이를 털망울(hair bulb)이라고 한다. 털망울의 기저부에는 털유두(hair papillae)가 있다. 털유두는 진피의 진피유두에 해당되며, 털주머니는 표피와 이어져 있다.

(1) 털줄기(모간, Hair shaft)

털줄기는 털주머니의 중앙에 있으며, 다시 중앙의 털수질(medulla), 바깥쪽의 털피질(cortex) 및 털피질의 바깥을 덮고 있는 얇은 털소피(hair cuticle)로 나눌 수 있다.

(2) 털주머니(모낭, Hair follicle)

털주머니는 뿌리상피집(epithelial root sheath)과 뿌리진피집(dermal root sheath)으로 구성되어 있다.

2) 피지샘(Sebaceous gland)

대부분 털주머니와 연결되어 있는 지방을 합성하는 복합포상샘(compound alveolar or acinar gland)이며, 세포 자체가 분비물이 되는 온분비샘(holocrine gland)이다. 피지샘 샘포세포의 세포질은 지방(fat)으로 가득 차 보통의 H-E 염색에서는 염색이 되지 않으며, 지방과립 사이의 세포질과 세포의 경계만이 관찰된다. 핵은 기저부에서는 진정염색질(euchromatin)이 많지만 점차 없어져 핵농축(pyknosis) 상태로 변화하고, 점차 작아져 결국에는 핵이 없어지는 아포토시스(apoptosis) 과정을 밟는다.

핵이 소실되어 죽은 피지샘 세포는 떨어져 나가 분비관을 통해 분비되어 피지(sebum)가 된다. 이와 같이 세포 전체가 탈락되며, 분비물이 되는 온분비샘의 대표적인 예가 피지샘이다. 피지샘은 보통 털뿌리의 상부에 위치하며, 하나의 털주머니에 여러 개의 피지샘이 열린다.

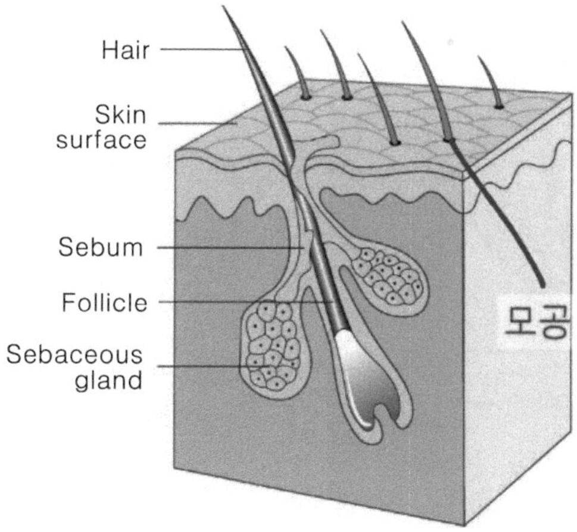

눈꺼풀(eyelid), 젖무리(areola), 유두(nipple), 입술(lip), 소음순(labia minora), 음경귀두(glans penis), 포피(prepuce)의 내측면, 음핵귀두(glans clitoridis) 등에는 털과 연관되어 있지 않은 피지샘이 있다. 두꺼운 피부(thick skin)에는 피지샘이 없다. 피지샘은 사춘기 이전에는 비교적 활동이 없지만 남성호르몬(androgen)의 영향으로 사춘기에 피지의 분비가 활발해지며, 피지가 정상적으로 유출되지 못해 분비관이 막히게 되면 박테리아가 염증을 일으켜 여드름(acne)이 된다.

3) 땀샘(Sweat gland)

체온을 조절하고 노폐물을 배설하는 땀샘은 대부분이 샘분비샘(eccrine or merocrine gland)이고, 단순나선관상샘(simple coiled tubular gland)이다. 일반적으로 진피의 심부 또는 피부하조직에 위치하고 있다. 세포질은 희미하게 염색되고, 핵은 둥글고 뚜렷하며, 세포의 중앙에 위치한다. 기타 약간의 어두운 세포(dark or mucous cell)와 분비세포를 둘러싸는 근상피세포(myoepithelial cell)가 있다.

분비관(secretory duct)의 상피는 짙게 염색되는 두 층의 입방세포로 이루어져 있다. 땀샘 중의 일부는 부분분비(apocrine secretion) 방식으로 분비되는 부분분비땀샘(apocrine sweat gland)이며 특수한 부위, 즉 겨드랑, 젖무리(areola), 대음순(labia majora), 항문주위(perianal region) 등에 분포되어 있다. 그 분비물은 일반적인 땀보다 진하고, 박테리아의 작용에 의해 특유한 냄새를 갖게 된다. 세포의 내강 쪽 일부(apical portion)가 한꺼번에 떨어져 나가는 것같이 보이지만, 실제로는 내강 쪽의 분비과립이 일시에 분비되는 것이고, 표면의 세포막도 그대로 있다. 부분분비땀샘은 사춘기가 지나서야 기능을 하기 시작한다.

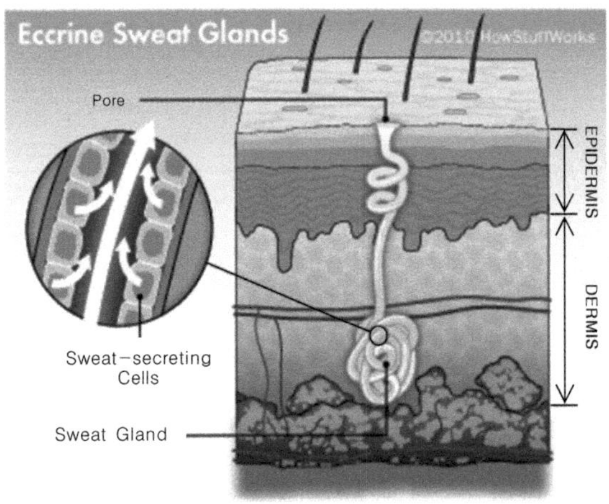

4) 손톱과 발톱

손톱과 발톱은 경질화 케라틴으로 구성되어 있는 조직으로, 손가락과 발가락의 등쪽 끝부분을 덮는 넓은 판상의 구조이다. 손톱의 표면 쪽에는 각질화된 상피세포의 죽은 잔해가 비늘모양으로 촘촘히 결합되어 있어 쉽게 떨어지지 않는 손톱판(nail plate)이 있으며, 손톱판 아래의 상피는 손톱바닥(nail bed)이라고 한다. 손톱바닥의 상피는 기저층(stratum basale)과 가시층(stratum spinosum)으로만 구성되어 있다. 손톱바닥의 상피는 원위부에서 손톱하소피의 두꺼운 피부와 이어져 있고, 근위부에서는 손톱상소피의 얇은 피부로 되어 있다.

손톱판의 근위부는 손등의 얇은 피부(thin skin)로 일부 덮여 있으며 이를 손톱상소피(eponychium)라고 한다. 손톱상소피 아래의 손톱은 손톱뿌리(nail root)라고 한다. 손톱뿌리 아래쪽에 있는 손톱판 아래쪽의 상피는 손톱기질(nail matrix)이라고 하며, 이곳 기저층의 상피가 계속 분열하여 손톱을 끝 쪽으로 밀어내어 손톱의 성장이 일어난다. 손톱판의 원위부 끝부분은 손톱바닥에 붙어있지 않다. 손톱판은 거의 투명하게 비쳐 보이고, 손톱바닥의 상피는 얇기 때문에 진피의 혈관에 있는 혈액의 색을 관찰할 수 있어 빈혈(anemia) 등 일부 질환을 추측할 수 있다.

1.6 상피조직

상피조직(epithelial tissue)은 몸의 표면을 덮는 피부나 몸의 내측에 빈 곳을 덮는 세포층을 이루며, 일반적으로 몸을 보호하기 위하여 특이하게 분화되어 있고 흡수, 분비, 감각 등의 기능도 갖고 있다. 상피조직은 세포가 규칙적으로 조밀한 배열을 이루며, 대부분의 상피는 조직이 간단하고 외모도 도식적이지만, 뇌의 회백질이나 간조직 등에서는 조직이 두꺼워지고 복잡해져서 일반적인 상피성 외형을 갖지 않는다.

대부분의 상피조직은 발생학적으로 외배엽과 내배엽에서 유래하지만, 체강내벽과 혈관내벽에서 보는 상피는 중배엽에서 발생한다. 중배엽에서 유래하며, 체강내벽과 혈관내벽을 덮고 있는 이들 상피를 일반 상피와 구별하기 위하여 각각 중피(mesothelial) 및 내피(endothelial)라고 부른다. 상피세포의 형태에 따라 다음과 같이 분류한다.

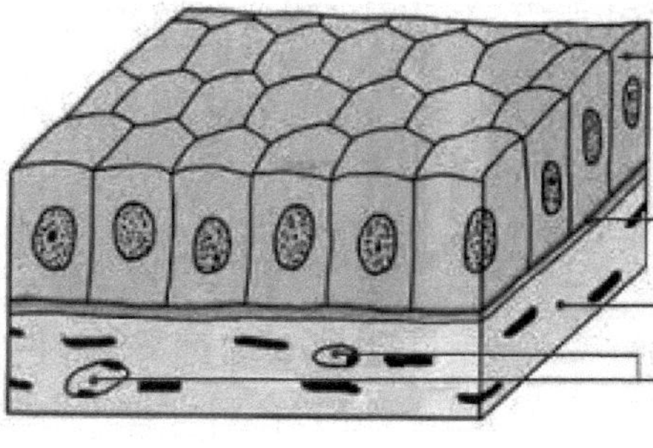

(1) 단층상피(simple epithelium) : 상피가 한 층의 세포로만 이루어진 경우

(2) 중층상피(stratified epithelium) : 상피가 여러 층(두 층 이상)의 세포로 이루어진 경우

(3) 거짓중층상피(pseudostratified epithelium) : 상피가 실제로는 한 층으로 이루어져 있으나 여러 층으로 이루어진 것 같이 관찰되는 경우로, 자세히 관찰하면 모든 세포는 기저막에 닿아 있으나 자유표면까지는 도달하지 못하는 세포가 있어 여러 층으로 이루어진 것처럼 보인다.

1) 상피조직의 형태학적 특징

(1) 세포들이 밀집되어 있어 세포사이물질(intercellular substance)이 매우 적다. 따라서 H-E 염색에서 저배율로 관찰하면 헤마톡실린(hematoxylin)에 짙게 염색된 핵들이 다수 밀집되어 있어 다른 조직과 쉽게 구별할 수 있다.

(2) 각각의 세포는 일반적으로 다면체(polyheadron)의 형태이다. 상피세포(epithelial cell)를 자유표면 쪽에서 보면 세포의 경계는 대체적으로 다각형(polygon)의 형태로 관찰된다. 수직단면에서 형태가 달라지는 것은 다만 세포의 높이와 전체적인 크기가 달라지기 때문이다. 상피세포가 아닌 다른 종류의 세포가 상피세포와 같이 다면체의 형태로 나타나는 경우가 있다. 이와 같이 변형된 세포를 상피모양세포(epithelioid cell)라고 한다.

(예) 태반(placenta)의 탈락막세포(decidual cell), 치아(teeth)의 상아질모세포(odontoblast), 결핵(tuberculosis) 결절(granuloma)의 상피모양세포(epithelioid cell)

(3) 표층부(superficial portion) 세포의 자유표면(free surface)은 내강(lumen)에 또는 외계에 면해 있으며, 기저부(basal portion) 세포의 아래에는 기저막(basement membrane)을 사이에 두고 결합조직이 위치한다.

(4) 상피에는 극성(polarity)이 있다. 즉 여러 층으로 구성된 상피에서는 자유표면 쪽의 상피세포와 기저부의 형태가 다르다.

(5) 각 세포의 표면에는 특수한 구조들이 잘 발달되어 있으며, 이를 상피특수구조(epithelial specialization)라고 한다. 일부 표층세포의 자유표면에는 섬모(cilia), 부동모(stereocilia), 미세융모(micro-villi)가 나타난다. 세포 표면에 밀집된 미세융모는 광학현미경에서 상피 표면에 가로줄무늬로 나타나며, 줄무늬가장자리(striated border), 또는 솔모양가장자리(brush border)라고 한다. 인접세포 사이(외측면 lateral surface)에는 세포사이 연접(intercellular junction)이 발달되어 있으며, 광학현미경 하에서는 세포사이 다리(intercellular bridge) 또는 종말막대(terminal bar)의 형태로 나타나기도 한다. 기저면에는 기저주름(basal infolding), 절반부착반(hemidesmosome) 등의 특수구조가 있을 수 있으며, 그 아래쪽에는 기저막(basement membrane)이 있다.

(6) 상피에는 원칙적으로 혈관이 분포되어 있지 않기 때문에 산소와 영양의 공급은 인접된 결합조직의 혈관에서의 확산(diffusion)에 의해 일어난다. 예외적으

로 혈관이 분포되어 있는 상피로는 달팽이관(cochlear duct)의 혈관줄무늬(stria vascularis) 상피와 태반(placenta) 융모막상피(chorionic epithelium)의 모체층(maternal layer)이 있다.

2) 상피조직의 기원

상피조직은 다른 조직과는 달리 외배엽(ectoderm), 중배엽(mesoderm), 내배엽(endoderm)으로 구성된다. 즉 신체의 표면을 덮거나 샘(gland)을 이루는 상피는 외배엽성(ectodermal)이며, 대부분의 관상장기(tubular organ)의 내면상피는 내배엽성(endodermal)이고, 체강(body cavity, 복강 및 기타 장막강)과 혈관(blood vessels)의 내면상피는 중배엽성(mesodermal)이다.

1.7 결합조직

결합조직은 많은 세포사이물질(intercellular substance)과 다양한 종류의 세포로 구성된 조직으로, 신체의 거의 모든 장기와 조직을 지지해 주고 결합해 주는 역할을 한다. 결합조직의 세포사이물질은 세포외기질(extracellular matrix)이라고도 하며, 형태학적으로는 섬유형태의 결합조직섬유(connective tissue fibers)와 정해진 형태가 없는 무형질(amorphous ground substance)로 구성되어 있다.

결합조직섬유는 광학현미경 하에서 아교섬유(collagen fiber), 탄력섬유(elastic fiber), 세망섬유(reticular fiber)의 세 가지 형태로 분류되며, 아교섬유와 세망섬유는 아교질(collagen), 탄력섬유는 탄력소(elastin)라는 섬유성 단백질로 구성되어 있다. 탄력소(elastin)는 데스모신(desmosine)과 아이소데스모신(isodesmosine)이라는 특수한 아미노산을 함유한 고무 같은 성질의 단백질로 전자현미경에서는 무정형의 구조로 나타나며, 이 주위를 직경 14 nm 정도의 미세원섬유(microfibrils)가 둘러싸 탄력섬유를 형성한다.

무형질의 성분은 대부분이 단백당(proteoglycan)과 당단백질(glycoprotein)이다. 단백당은 중심단백질(core protein)에 글라이코스아미노글라이칸(glycosaminoglycan)이 시험관 닦는 솔의 털과 같은 것이 붙어 있는 구조로 되어 있다.

글라이코스아미노글라이칸은 우론산[uronic acid, 글루쿠론산(glucuronic acid) 또는 이드우론산(iduronic acid)] 또는 갈락토스(galactose)에 헥소스아민[hexosamine, 글루코사민(glucosamine) 또는 갈락토사민(glactosamine)]이 연결된 단위구조가 계속 반복되어 연결된 선형의 다당류로 대부분이 황산화 되어 있으며, 반복되는 단위구조를 형성하는 헥스우론산과 헥소스아민의 종류에 따라 황산화 콘드로이틴(chondroitin sulfate), 황산화더마탄(dermatan sulfate), 황산화 헤파란(heparan sulfate), 황산화 케라탄(keratan sulfate), 하이알루론산(hyaluronic acid) 등으로 분류된다.

당단백질은 단백질이 주성분이며, 여기에 탄수화물이 부착되어 있는 것으로 파이브로넥틴(fibronectin), 콘드로넥틴(chondronectin), 라미닌(laminin) 등이 있다. 조직액(tissue fluid)도 세포외기질의 일부이며, 섬유성 단백질의 용해성 전구물질(soluble precursor), 혈액에서 걸러져 나온 물질, 기타 세포에서 분비된 물질 등이 함유되어 있다. 결합조직세포의 종류는 매우 다양하며, 그 형태도 일정하지 않고, 조직의 종류와 상태에 따라 세포의 분포가 변화된다.

결합조직세포는 그 수와 위치가 비교적 고정되어 있는 세포(고정세포, fixed cell, resident cell)와 특수한 상태에서 많이 나타나는 세포들(자유세포, wandering cell, immigrant cell)로 나눌 수 있다. 고정된 세포에는 섬유모세포(fibroblast), 비만세포(mast cell), 고정큰포식세포(fixed macrophage, histiocyte), 세망세포(reticular cell), 지방세포(fat cell, adipose cell), 연골세포(chondrocyte), 뼈세포(osteocyte), 색소세포(pigment cell) 등이 있으며, 혈관주위세포(pericyte)와 평활근세포(smooth muscle cell) 등이 여기에 속하기도 한다.

특수한 상태, 즉 염증(inflammation) 또는 조직손상(tissue injury)시 많이 나타나는 세포에는 백혈구(leukocyte, white blood cell)를 위주로 한 혈구세포, 자유큰포식세포(free or wandering macrophage), 형질세포(plasma cell) 등이 있다. 이 세포들은 염증반응이 가라앉으면 조직에서 없어진다. 그러나 일부의 결합조직에서는 정상적인 경우에도 약간의 림프구(lymphocyte), 형질세포(plasma cell), 산호성백혈구(eosinophil) 등이 관찰되기도 한다.

연골(cartilage)은 다른 결합조직과 같이 결합조직세포와 세포외기질로 구성되어 있지만, 고유 결합조직과는 달리 단단하면서도 어느 정도 유연성이 있는 기질을 함유한 특수한 결합조직이다. 연골의 결합조직세포는 대부분 연골세포(cartilage cell or chondrocyte) 한 가지로 구성되어 있으며, 이들은 연골기질 안의 빈 공간인 연골소강(lacuna)에 위치해 있다.

세포외기질은 섬유(fibers)와 무형질(ground substance)로 나누어지며, 섬유성분은 대부분 II형 아교질(type II collagen, II형 콜라젠)로 구성되어 있으나, 일부 연골에는 탄력섬유(elastic fiber)가 풍부하게 있으며, 무형질은 주로 황산화 글라이코스아미노글라이칸(sulfated glycosaminoglycan)으로 구성되어 있는 단백당(proteoglycan)이 주성분을 이루고 있다.

연골기질에서는 많은 수의 단백당 분자가 글라이코스아미노글라이칸의 하나인 하이알루론산(hyaluronic acid)에 연결단백질(link protein)에 의해 연결되어 거대분자(macromolecule)를 이룬다. 이 거대분자는 아교섬유(collagen fiber)와도 결합되어 있다. 단백당 분자는 무형질의 당단백질(glycoprotein)인 콘드로넥틴(chondronectin)에 의해 아교섬유에 부착되어 있다.

1.8 연골 뼈 관절

연골은 연골기질을 구성하는 섬유의 종류와 특성에 따라서 유리연골(hyaline cartilage), 탄력연골(elastic cartilage) 및 섬유연골(fibrous cartilage)로 분류한다. 유리연골은 주로 II형 아교질을 함유하고 있으며, 가장 흔한 종류의 연골이다. II형 아교질은 대부분 미세원섬유(microfibrils)의 형태로 나타나며, 무형질의 주성분인 단백당과 굴절률(refractory index)이 거의 같기 때문에 섬유성분과 무형질은 균일한 물질로 관찰된다.

탄력연골의 기본 구조는 유리연골과 동일하지만 기질 내에 탄력섬유가 풍부하다는 점에서 유리연골과 구별된다. 섬유연골은 다른 연골에 비해 무형질이 적으며, 아교섬유가 많고, 이들 섬유는 대부분 일정한 방향으로 배열되어 있다.

탄력연골은 외이(external ear)와 후두덮개(epiglottis) 및 일부 후두연골을 구성하며, 섬유연골은 척추사이원반(intervertebral disc) 치골섬유연골결합(symphysis pubis) 등에 존재한다. 다른 결합조직과는 다른 연골만의 뚜렷한 특징은 혈관, 림프관, 신경 등이 존재하지 않는다는 점이며, 특히 혈관이 없기 때문에 연골조직의 영양 공급은 기질의 수분을 통한 확산에 의해 일어난다.

연골의 제일 바깥층은 연골막(perichondrium)에 의해 둘러싸여져 있다. 연골의 성장은 내부에서는 간질성장(interstitial growth), 표면 쪽에서는 부가성장(appositional growth)의 두 가지 방법으로 일어난다. 연골의 기질이 단단하기 때문에 연골 내부의 연골세포가 분열할 경우 가까운 곳에 모여 있게 된다. 이를 동형세포집단(isogenic cell group)이라고 한다.

섬유연골에서 동형세포집단은 아교섬유의 방향을 따라 세포로 줄을 지어 있다. 연골은 배자기에 중배엽에서 형성되기 시작한다. 중배엽의 중간엽세포(mesenchymal cell)는 연골모세포(chondroblast)로 분화하며, 이 세포는 II형 아교질과 콘드로넥틴 등 기질 성분을 분비한다. 연골은 비교적 단단하고 빨리 자라므로 배자(embryo)의 뼈대구조를 형성하기에 적당한 구조이다.

대부분의 뼈조직(bony tissue)은 연골로 구성된 뼈대의 모형(cartilage model)이 만들어진 후, 괴사한 연골조직에 의해 생긴 공간에 뼈발생싹(osteogenic bud)과 혈관이 들어와 증식하여 발생된다. 장골의 성장도 뼈끝판(epiphyseal plate)에 있는 연골의 성장에 의해 주도된다. 뼈끝판의 연골이 뼈조직으로 바뀌게 되면 뼈의 길이 성장은 더 이상 일어나지 않는다. 어른의 경우에도 연골막에는 중간엽세포(mesenchymal cell)가 있으며, 때에 따라 연골모세포로 분화할 수도 있다.

1.9 혈 액

혈액(blood)은 특수한 결합조직으로서, 유형 성분인 혈액세포(blood cell)와 액체성분으로 된 혈장(plasma)으로 이루어져 있다. 혈액세포들은 조혈기관에 있는 세망결합조직에서 만들어진 후 혈류로 들어간다. 혈액은 심장의 박동에 의하여 혈관계통을 따라 순환하면서 영양물질과 산소 등의 생존 유지에 필요한 물질들을 세포들에 전달하는 한편, 대사의 결과로 생긴 노폐물질들을 수거해 가는 기능을 갖고 있다. 건강한 성인의 혈액량은 체중의 약 8%로서, 체중 60kg인 사람의 경우에 약 5리터의 혈액이 있다.

혈액세포는 적혈구(red blood cell, erythrocyte), 백혈구(white blood cell, leukocyte), 그리고 혈소판(platelet, thrombocyte)으로 구성되어 있다. 적혈구와 혈소판은 혈액 속에서 활동하지만, 백혈구는 혈관 밖의 결합조직으로 나가서 주로 활동하므로 혈액은 백혈구의 운반 수단으로 이용되고 있다. 혈액의 약 55%를 차지하는 혈장(plasma)은 모든 영양물질을 운반하는 액체인데, 소화기관에서 흡수된 영양물질, 호르몬, 조직에서 대사작용의 결과로 생긴 노폐물 등이 포함되어 있다.

혈장은 또한 체온 조절, 산, 염기의 균형 및 혈액의 삼투압을 유지한다. 혈장은 혈액세포 외에 용해된 가스, 무기질염(inorganic salt), 단백질, 탄수화물, 지질 그리고 약간의 유기물질을 갖고 있으며 약알칼리성을 띤다. 특히 단백질은 전체 부피의 약 7%인데, 종류로는 혈액단백질의 대부분을 차지하며, 혈액의 삼투압을 유지하는 알부민과 α, β, γ 글로불린(globulin) 및 섬유소원(fibrinogen)이 있다.

무기질염으로서 염소, 중탄산염과 인산나트륨 등이 있고, 특히 칼슘은 혈액 10cc에 1mg의 비율로 놀랄 만큼 일정하게 유지되고 있다. 위상차현미경이나 암시야현미경으로 혈장을 보면 혈장에 떠다니는 기름죽입자(chylomicron)라고 불리는 부유물이 보이는데, 이들은 작은 지방방울로서, 기름기가 많은 음식물을 먹은 후에 특히 많아진다. 또한 혈장에는 탄수화물 성분도 들어 있다.

혈액이 공기 중에 노출되거나 혈관이 손상되면 혈장 속의 글로불린 중의 한 가지인 섬유소원이 미세한 핏덩어리(혈병)가 되어 더 이상의 출혈을 방지한다. 혈액이 응고되고 난 후에 맑고 노란색을 띠는 액체를 혈청(serum)이라고 한다. 즉, 혈장에서 섬유소원이 빠진 것이 혈청이다. 그런데 핏덩어리 중의 일부가 작은 덩어리로 떨어져 나와 혈액 속을 떠돌아다니게 되면 이를 색전(embolus)이라 하고, 이것이 좁은 혈관 속을 막아 버리면 이른바 혈전증(thrombosis)을 일으켜 혈류장애를 가져올 수도 있다.

1) 기 능

(1) 산소, 영양소, 호르몬 등을 신체 조직에 운반한다.
(2) 조직으로부터 탄산가스, 요소 등 노폐물을 폐나 신장 같은 배설기관으로 운반한다.
(3) 미생물로부터 몸을 보호하는 역할을 한다.
(4) 체온 조절을 한다.
(5) 체액과 전해질 균형 유지를 한다.

2) 특 성

(1) 색 상 : 동맥(선홍색), 정맥(암적색)
(2) 점 성 : 물보다 3～4배 높다.
(3) pH : 약 알카리성(pH 7.35～7.45)
(4) 양 : 체중의 7～8%

3) 조혈기관(골수, 비장, 간, 림프절)

(1) 태아기 : 간, 골수, 비장
(2) 유아기 : 전 골수, long bone, rib, sternum, pelvis vertebrae, spleen liver
(3) 성인기 : 적골수(red bone marrow)에서만 생성된다. 적골수가 되는 부위는 긴 뼈의 골단부위, 늑골, 흉골, 두개골, 손과 발뼈 등의 짧은 뼈와 편평뼈이다.

4) 혈액의 조성

■ RBC(적혈구)

(1) 정상치 : 450만～500만개 / mm^3
(2) 색 상 : Hemoqlobin(혈색소) 때문에 붉은색을 띤다.
(3) 모 양 : 원판모양으로 핵이 없다.
(4) 골수에서 생산. 비장, 간에서 파괴 처리된다.

(5) 수 명 : 120일

■ WBC(백혈구)

(1) 정상치 : 6,000～10,000 / mm^3

(2) 모 양 : 혈액 내에서는 원형, 조직내 고체 물질 위에서는 아메바성 운동

(3) 종 류 : 과립구(qranulocyte)는 호중구, 호산구, 호염기성구
무과립구는 임파구, 단핵구

(4) 수 명 : 약 13일

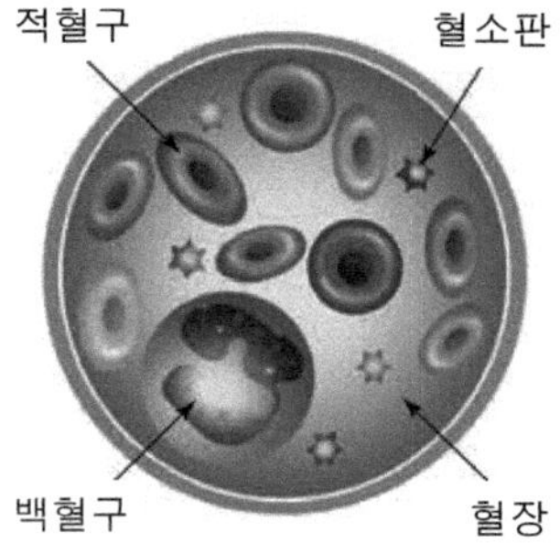

가) 호중구(neutrophil) 55～60%

① Band 모양

② Phaqocyte(식세포)는 신체에 세균침범 시 첫번째로 막는 최전방 방어선

③ 정상 수명 : 8일

나) 호산구(eosinophil)

① 알레르기 과민반응, 기생충 감염 시 증가한다.

② 부신피질호르몬 주사로 호르몬 감소(항원, 항체반응을 중화)한다.

다) 호염기성구(basophil)

① 백혈구 중 0～0.07%

② 물에 녹으며, 인간의 혈액에서 찾기 힘들다.

라) 임파구(lmphocyte)

1.10 근육조직의 일반적 특징

근육조직은 운동을 할 수 있도록 특수하게 분화된 조직으로 근세포(muscle cell)로 이루어져 있다. 근세포는 수축을 할 수 있는 특성이 있는 세포로 세포질에는 수축성이 있는 세포질세사(cytoplasmic filaments)가 매우 많이 있다. 세포질세사는 주로 액

틴(actin)과 마이오신(myosin)이라는 근원섬유단백질(microfibrillar proteins)로 구성되어 있다.

근세포는 중배엽(mesoderm)에서 기원하며, 분화과정 중 근원섬유단백질이 합성되면서 세포가 한 방향으로 길어진다. 이러한 근세포들은 함께 모여 다발(bundle, fascicle)을 이루고 있으며, 여기에는 풍부한 혈관과 신경이 분포하고 있다.

1) 기능에 따라

(1) 불수의근(Involuntary muscle)은 자율신경계(autonomic nervous system)의 지배를 받는 근육으로 수축운동을 의지대로 할 수 없다.

(2) 수의근(Voluntary muscle)은 체신경계(somatic nervous system)의 지배를 받는 근육으로 의지에 따라 수축운동을 한다.

2) 구조에 따라

(1) 가로무늬근(Striated muscle)은 근세포에 밝은 띠와 어두운 띠가 번갈아 나타는 가로무늬가 광학현미경에서 관찰되는 근육이다.

(2) 평활근(Smoth muscle)은 근세포에 가로무늬가 없는 근육이다.

이상과 같은 두 가지 기준에 따라 근육은 다음의 세 가지로 분류한다.

(1) 평활근(Smooth muscle)은 가로무늬가 없는 근육이며, 의지에 따라 수축할 수 없는 불수의근(involuntary muscle)이다.

(2) 골격근(Skeletal muscle)은 가로무늬가 있는 근육이며, 의지에 따라 수축할 수 있는 수의근(striated voluntary muscle)이다.

(3) 심장근(Cardiac muscle)은 가로무늬가 있는 근육이며, 의지에 따라 수축할 수 없는 불수의근(striated involuntary muscle)이다.

평활근세포(smooth muscle cell)는 가늘고 긴 방추형의 세포로 길이는 20～500 ㎛이며, 직경은 3～8 ㎛이다. 핵은 세포에 하나가 있으며, 긴 난원형으로 세포의 중앙에 위치해 있다. 세포에는 가로무늬가 없으며, 세포질에는 액틴(actin)과 마이오신(myosin)으로 구성된 세사가 격자(lattice) 모양의 그물구조를 형성하고 있다. 이 그물구조를 이루는 분자구조의 배열의 변화에 의해 수축이 일어난다.

평활근세포는 혈관계통(vascular system), 소화관(digestive tract), 호흡관(respiratory tract), 비뇨관(urinary tract), 생식관(reproductive tract) 등 관상구조(tubular structure)의 벽을 구성하고 있으며, 결합조직 내에서 일종의 고정세포로 존재하기도 한다.

골격근세포(skeletal muscle cell)는 길고 큰 원주형의 다핵세포로 길이는 1~40 mm이며, 직경은 10~100 ㎛이다. 골격근세포는 발생 중에 중배엽에서 기원된 여러 개의 근모세포(myoblast)들이 서로 융합하여 형성된 세포로, 핵은 세포막의 바로 밑, 근섬유의 가장자리에 위치해 있으며, 세포질(근형질)은 직경이 1~2 ㎛ 정도인 근원섬유(myofibril)로 가득 차 있다. 근원섬유는 가는 세사와 굵은 세사가 질서정연하게 배열되어 있는 구조이며, 고배율의 광학현미경으로 관찰하면 밝은 띠와 어두운 띠가 교대로 나타나는 가로무늬구조를 관찰할 수 있다.

여러 개 늘어선 굵은 세사 사이에는 Z선에서부터 이어져 있는 가는 세사가 역시 같은 방향으로 배열되어 있다. A띠의 중간에는 가는 세사가 없는 부분이 있으며, 광학현미경으로 관찰하면 약간 밝게 나타난다. 이를 H띠(투명띠)라고 한다. 근육이 수축할 경우에는 가는 세사가 A띠 쪽으로 미끄러져 들어와 굵은 세사와 겹쳐지는 부분이 많아진다. 따라서 I띠와 H띠는 좁아지며, 전체 근원섬유마디도 좁아진다. 근육이 이완될 경우에는 I띠와 H띠는 넓어지고, 근원섬유마디도 넓어지게 된다. 그렇지만 A띠의 길이는 수축에 관계없이 동일하다.

굵은 세사는 길이가 1.6 ㎛, 직경이 15 nm인 구조로 근원섬유마디의 중앙에서 A띠를 형성하며, 분자량이 50,000 정도인 마이오신이란 가는 막대모양의 단백질(길이 150 nm, 두께 2~3 nm)로 구성되어 있다. 마이오신 분자의 끝부분은 공모양이며, 약간 외측으로 돌출되어 있다. 이 부분을 마이오신의 머리(head)라고 하며, ATP와 결합하는 부위로 ATP를 분해할 수 있는 효소활성이 있고, 액틴과 결합할 수 있는 부분이다.

가는 세사는 액틴(actin), 트로포마이오신(tropomyosin), 트로포닌(troponin)의 세 종류의 단백질로 구성되어 있다. 액틴 분자는 직경이 5.6 nm인 공모양의 구조로 두 줄로 꼬여 있는 이중나선 구조의 세사성 F-액틴을 형성한다. 이 세사성 액틴이 가는 세사의 기본구조가 된다. 트로포마이오신은 길이가 약 40 nm의 가늘고 긴 분자로 두 개의 폴리펩타이드 사슬로 구성되어 있다.

근육의 수축은 액틴과 마이오신 사이의 상호작용에 의해 이루어진다. 이완된 근육에서는 마이오신 머리와 결합하는 F-액틴의 마이오신 결합부위가 트로포닌 I에 의해 차단되어 있으나, 수축할 경우에는 근세포의 형질내 세망(근형질 세망) 내에 저장되어 있던 칼슘 이온이 방출되어 트로포닌 C와 결합하게 된다. 이에 따라 트로포닌 복합체의 삼차원적 배열이 변화되어 G-액틴 분자에 있는 마이오신 결합부위가 노출되며, 마이오신 머리가 이 부분에 결합된다.

마이오신 머리의 ATP 분해효소는 역시 칼슘의 작용에 의해 활성화되어 에너지를 방출하며, 이에 따라 마이오신 머리가 구부러져 이에 결합된 액틴이 한쪽으로 밀리게 되어 결과적으로 가는 세사가 A띠의 중앙부 쪽으로 미끄러지게 된다. 이러한 액틴-마이오신 결합은 마이오신이 새로운 ATP 분자와 결합함에 따라 잠시 떨어지게 되고, 마이오신 머리는 다시 펴지게 되며, 다음 결합을 위해 대기하고 있게 된다. 다음의 결합은 이미 이동한 액틴 부위의 다음 부위에서 일어나게 되며, 액틴-마이오신 결합이 계속될수록 점차 가는 세사가 A띠의 중앙부 쪽으로 미끄러진다.

근육이 한번 수축하는 동안 액틴-마이오신의 결합과 분리는 수백 번 반복하여 일어나게 된다. 칼슘이온이 제거되어 트로포닌 복합체가 원래의 자리로 돌아오면 액틴의 마이오신 결합부위가 가려지게 되어 더 이상 수축이 일어나지 않게 된다. 수축의 분자적인 기전은 칼슘 이온의 방출에 의해 시작되지만, 골격근 전체의 수축은 신경기전(neural mechanism)에 의해 일어나게 된다. 근육의 표면에는 약간 오목한 부위가 있으며, 이 위에는 좁은 틈새를 사이에 두고 신경근육종말[neuro-muscular junction, 근육신경종말(myoneural junction), 종말판(motor end plate)]이 위치한다.

신경근육종말 내에는 신경전달물질로서 아세틸콜린(acetylcholine)을 함유한 소포(vesicle)가 있으며, 신경이 흥분하게 되면 소포 속에 있는 아세틸콜린이 종말판 밖으로 나와 근세포 표면에 있는 아세틸콜린 수용체(acetylcholine receptor)와 결합하게 된다. 이 결합은 근세포를 탈분극(depolarization, 신경조직 참조)시키며, 이에 의해 발생된 전기적인 임펄스(electrical impulse)는 세포막을 따라 퍼져 나간다.

골격근세포에는 많은 양의 미토콘드리아가 있으며, 특히 지속적으로 수축하는 근육에 풍부하다. 조직화학적으로 미토콘드리아 내에 있는 효소(NADH-TR, 숙신산탈수소효소, succinic dehydrogenase 등)를 염색하면 골격근세포는 백색섬유(white fiber, A형 근세포), 적색섬유(red fiber, C형 근섬유), 중간섬유(intermediate fiber, B형 근섬유)의 세 유형으로 분류할 수 있다.

골격근세포 중에는 보통의 근세포에 비해 매우 작은 근세포가 결합조직으로 구성된 막에 의해 싸여 있는 경우가 있다. 이를 신경근육방추(neuromuscular spindle)라고 하며, 근육의 수축 정도를 중추신경계에 알리고 조절하는 구조이다. 신경근육방추 내에 있는 작은 골격근세포를 방추내근세포(intrafusal muscle fiber)라고 하며, 보통의 근세포와는 달리 핵이 중앙부에 위치하며, 핵이 있는 부위에는 가로무늬가 없다. 방추내근세포는 다시 근세포 중앙부에 핵이 여러 개 모여 핵주머니(nuclear bag)를 이루는 핵주머니근세포(nuclear bag fiber)와 핵이 일렬로 배열된 사슬 형태의 핵사슬근세포(nuclear chain fiber)로 나누어진다. 방추내근세포에 대해 보통의 골격근세포는 방추외근세포(extrafusal muscle fiber)라고 하기도 한다.

심장근세포(cardiac muscle cell)는 직경이 약 15 ㎛, 길이가 100~150 ㎛인 단핵세포로 가로무늬(cross striation)가 있으며, 핵은 세포의 중앙에 위치한다. 심장근세포는 여러 세포가 이어져 있어 연속된 세포사슬을 이루고 있지만 골격근세포와 같이 융합되어 있지는 않다. 연속된 사슬을 이루는 각각의 세포는 분지되는 경우가 많으며, 이웃한 사슬 내에 있는 세포와도 이어져 있다. 세포와 세포가 융합하는 부위에는 부착막(fascia adherens), 부착반(desmosome), 교통반(gap junction) 등의 연접복합체(junctional complex)가 발달되어 있다. 이러한 연접복합체는 광학현미경에서 연속된 세포사슬을 가로지르는 가로선으로 나타나며, 이를 사이원반(intercalated disk)이라고 한다.

심장근세포의 세포질에도 근원섬유가 있으며, 이의 구조는 골격근과 거의 동일하다. 그렇지만 가로소관(T tubule)은 A-I 연접(A-I junction)부분이 아니라 Z선 부위에 있고, 하나의 근형질세망(sarcoplasmic reticulum, 무과립형질내세망 s-ER)과 연관되어 있어 이조체(diad)를 형성한다. 심장근의 세포질에는 세포질 부피의 40% 이상을 차지할 정도로 많은 미토콘드리아가 존재한다.

심장근은 골격근과는 달리 자율성을 갖고 있어 자율적으로 주기적인 수축과 이완을 반복한다. 심장근에는 특수한 임펄스 전도계통(impulse conductig system)이 발달되어 있어 심실(ventricle)과 심방(atrium)이 연속적으로 수축할 수 있게 하며, 효율적인 펌프(pump)로 작용할 수 있게 해준다. 심장근세포 중에서 동방결절(sinoatrial node)에 있는 세포들이 가장 빠른 심장박동활성을 나타내며, 다른 심장근세포들은 이 세포의 박동에 맞춰 수축한다.

심장근세포에서 임펄스의 전달은 세포 사이의 교통반(gap junction)을 통한 이온의 교환에 의해 이루어지지만, 심실과 같이 넓은 부위에 걸쳐 있는 조직이 동시에 수축하기 위해서는 특수한 임펄스 전도계통이 발달되어 있으며, 이는 푸르키니에 섬유(Purkinje fiber, 심장근전도세포)라는 특수한 세포에 의해 이루어진다. 심장근에도 신경이 풍부하게 발달되어 있지만, 이는 골격근과 같이 수축을 직접적으로 지시하는 작용을 하는 것이 아니라 심장박동의 주기를 약간 빠르거나 느리게 조절하는 역할을 하는 자율신경(autonomic nerve)이다.

1.11 순환기계통

순환기계통(circulatory system) 또는 심장혈관계통(cardiovascular system)은 혈액과 림프액 등 끊임없이 움직이는 체액(body fluid)을 순환시키는 기관으로, 산소와 영양분 호르몬 등 조직에 필요한 물질을 공급하고, 조직에서 나오는 대사산물과 이산화탄소를 운반하여 제거해 준다. 그 외에도 백혈구의 이동, 이물질의 제거, 항체의 운반 등 신체방어 기전에도 관여하고 있으며, 체온의 조절에도 관여한다.

순환기계통은 혈관계통과 림프관계통의 두 가지 부분으로 나눌 수 있다. 혈관계통은 심장혈관계통(cardiovascular system)이라고도 말하며, 혈관(blood vessel)과 심장(heart)으로 이루어져 있다. 혈관은 크게 동맥(artery), 정맥(vein), 모세혈관(blood capillary)의 세 가지로 분류된다. 조직학적으로 동맥은 탄력형동맥(elastic artery), 근육형동맥(muscular artery), 소동맥(arteriole)의 세 가지 형태로 다시 나누어지며, 정맥은 대·중·소 크기의 정맥과 소정맥(venule)으로 나누어진다.

모세혈관은 연속형(continuous type, type I), 유창형(fenestrated type, type II) 및 불연속형(discontinuous type, type III)의 세 유형으로 나눌 수 있으며, 이 중 불연속형의 모세혈관은 동모양모세혈관(sinusoidal capillary)이라고 한다. 림프관계통은 끝이 막혀 있는 모세림프관(lymphatic capillary)에서 시작되며, 작은 림프관들이 모여 점차 직경이 큰 림프관을 형성한 후 혈관계통으로 이어진다. 림프관의 중간 중간에는 림프절(lymph node)이 위치해 있다. 림프는 조직에서 생성되어 림프관 속을 흐르다가 여러 림프절을 거쳐 결국에는 혈관으로 유입된다.

모든 순환기계통의 내면은 단층편평세포(simple squamous cell)로 구성된 내피(endothelium)로 덮여 있다. 혈관의 벽은 내강(lumen) 쪽으로부터 내막(tunica intima), 중간막(tunica media), 외막(tunica adventitia)의 세 층을 구분할 수 있다.

내막은 단층편평상피인 내피(endothelium)와 약간의 결합조직으로 이루어진 내피하층(subendothelial layer)으로 구성되어 있다. 동맥에는 내피하층과 중간막의 사이에 내탄력막(internal elastic membrane)이라는 주로 탄력섬유로 구성된 층이 있다.

중간막은 주로 평활근세포로 구성되어 있으며, 평활근세포 사이에는 탄력섬유, 아교섬유 및 단백당이 존재한다. 이들 세포외 성분은 주로 평활근세포에서 생성된다. 직경이 큰 동맥에서는 내탄력막보다는 얇지만 뚜렷한 외탄력막(external elastic membrane)이 있어 외막과 중간막을 분리시켜 주는 경계구조가 된다.

외막은 주로 결합조직으로 이루어져 있으며, 주위의 결합조직과 뚜렷한 경계 없이 혼합된다. 큰 혈관의 외막에는 또 다른 혈관이 분포하여 큰 혈관에 영양분을 공급해 주며, 이를 맥관벽혈관(vasa vasorum, 혈관 속의 혈관)이라고 한다. 혈관의 벽에는 신경도 분포한다. 심장(heart)은 혈액을 순환시키는 펌프의 역할을 하는 근육성 기관이다. 조직학적으로는 심장근섬유(cardiac muscle fiber)로 구성된 중간의 근육층이 매우 발달된 일종의 변형된 혈관이라고 할 수 있다. 심장의 벽은 내강에 면한 심장내막(endocardium)과 중간의 심장근육층(myocardium), 그리고 바깥쪽의 심장외막

(epicardium)으로 구성되어 있다.

심장내막은 내피(endothelium)와 결합조직성인 내피하층(subendothelial layer)으로 구성되어 있으며, 심장근육층과의 사이에는 심장내막하층(subendocardial layer)이 있어 특수한 자극전도 계통의 세포(푸르키니에섬유, Purkinje fiber)가 존재한다. 심장근육층(myocardium)은 매우 두꺼우며 심장근세포(cardiac muscle cell, 제9장 근조직 참조)로 구성되어 있다. 심장외막은 심장막의 일부이다.

1.12 림프조직

림프계통은 주로 림프조직(lymphatic tissue, lymphoid tissue)으로 구성되어 있는 장기 [가슴샘(thymus), 림프절(lymph nodes), 비장(spleen)]와 다른 장기 또는 조직에 산재해 있는 림프조직을 포괄하는 명칭으로, 기능적으로는 몸의 방어기능을 맡는 면역계통의 중추를 담당하고 있다. 최근에 와서 항원의 인지, 항체의 형성, 세포면역 등 면역학적 기전에 대한 이해가 깊어짐에 따라 림프계통의 생물학적·임상적 중요성은 더욱 강조되고 있다.

림프조직의 세포성분은 주로 림프구(lymphocyte)를 비롯한 큰포식세포(macrophage), 형질세포(plasma cell) 등 면역기능을 담당하는 세포로 구성되어 있으며, 세포사이물질의 섬유성분은 주로 세망세포(reticular cell)에서 형성되는 세망섬유(reticular fiber)로 구성된 일종의 세망조직이다. 전통적으로는 특수 결합조직의 혈구형성조직의 하나로 골수(bone marrow)의 골수조직(myeloid tissue)과 같이 분류되어 있다.

림프조직 세포성분의 대부분을 차지하는 림프구(lymphocyte)는 처음에는 혈구형성조직에서 기원되지만 곧 다른 장기(가슴샘과 파브리시우스주머니상동기관)로 이동하여 분열, 성숙과정을 거치며, 항원자극에 따른 분열도 골수가 아닌 림프기관에서 일어나므로 골수에서만 성숙, 분열하는 다른 혈구세포와는 서로 다른 계통이라고 할 수 있다. 또한 골수모양조직의 기능은 혈구의 형성이고 림프조직의 기능은 면역기능이므로, 현재에는 림프조직을 혈구형성조직의 하나로 보기 보다는 특수결합조직의 한 독립된 부분으로 분류하고 있다.

림프조직의 세포성분에는 림프구, 큰포식세포, 형질세포, 세망세포, 항원제공세포(antigen presenting cell) 등이 있으며, 이들은 대부분이 자유세포(wandering cell)로 세망섬유와 세망세포로 이루어진 세망(reticulum)에 의해 지지되어 있다. 림프기관과 림프계통 림프기관이란 장기의 성분이 주로 림프조직으로 되어 있는 기관으로서 림프절(lymph node), 비장(spleen), 가슴샘(thymus)이 이에 속한다.

사람을 포함한 포유류에는 없지만 조류(aves)의 총배설강(cloaca) 부위에 있는 파브리시우스주머니(bursa of Fabricius)도 림프기관의 일종이다. 림프조직은 림프기관이 아닌 다른 장기에도 있으며, 특히 소화관(diagestive tract) 등 관상장기(tubular organ)의 벽(wall)에도 있다.

관상장기는 배자(embryo)의 장(gut)과 연관되어 있기 때문에 장과 연관된 림프조직(gut associated lymphoid tissue, GALT)이라고 한다. 림프계통이란 림프기관과 관상장기의 GALT, 기타 다른 장기에 있는 림프조직을 모두 포함하는 포괄적인 용어로서, 기능적으로는 신체의 방어를 담당하는 면역계통에 해당된다.

1.13 소화기계통

구강과 인두 아래쪽의 소화관은 식도(esophagus), 위(stomach), 소장(small intestine), 대장(large intestine)의 네 부분으로 나누어지며, 위쪽으로는 구강과 이어지고, 아래쪽으로는 항문관(anal canal)이 이어진다. 소장은 다시 십이지장(duodenum), 공장(jejunum), 회장(ileum)으로 나누어지고, 대장은 맹장(cecum), 결장(colon), 직장(rectum)으로 구분된다. 맹장에는 충수(appendix)가 달려 있다. 위, 소장, 대장은 위장관(gastrointestinal tract, GI tract)이라고도 한다.

식도에서 대장까지의 소화관은 전형적인 관상장기로 그 벽은 뚜렷한 네 층으로 점막층, 점막하층, 근육층, 외막층의 동심원적 구조로 구성되어 있다. 소화관의 각 부위는 맡은 기능이 다르므로 이에 따라 소화관벽 각 층의 형태에 차이가 있다.

1) 점막층(Tunica mucosa)

점막층은 점막(mucous membrane)이라고도 하며, 내강 표면쪽의 상피(epithelium)와 그 아래에 있는 성긴결합조직인 점막고유판(lamina propria), 그리고 얇은 근육층인 점막근육판(lamina muscularis mucosae)의 세 층으로 다시 나누어진다. 식도를 제

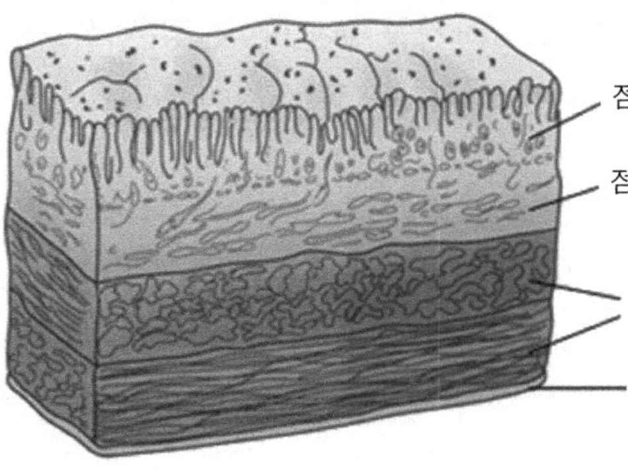

외한 점막의 표면상피는 단층원주상피(simple columnar epithelium)로 구성되어 있으며, 식도는 구강이나 인두와 같이 중층편평상피(stratified squamous epithelium)로 덮여 있다. 대부분의 상피에는 샘(gland)이 열리는 구멍이 있으며, 샘의 분비관의 상피는 표면상피와 이어져 있다.

샘의 분비부는 점막고유판에 있거나 점막하층에 있다. 분비부가 점막고유판에 있는 샘을 점막샘(mucosal gland)이라고 하며, 위에 있는 위샘(gastric gland), 소장과 대장에 있는 장샘(intestinal gland, 리베르퀸움 crypt of Lieberk hn), 식도와 위의 이행부에서 식도쪽으로 위치하고 있는 식도분문샘(esophageal cardiac gland)은 점막샘이다. 분비부가 점막하층에 있는 샘은 점막하샘(submucosal gland)이라고 하며, 식도에 있는 식도고유샘(proper esophageal gland), 십이지장에 있는 브루너샘(Brunner's gland)은 대표적인 점막하샘이다.

위와 소장의 점막의 표면에는 표면적을 넓혀주는 주름이 있다. 위에서는 세로방향의 긴 주름을 이루며, 이를 위점막주름(rugae)이라고 한다. 이 주름은 음식물이 차있을 경우에는 편평해지고, 음식물이 없을 때는 뚜렷해진다. 소장에는 두 종류의 주름이 있다. 하나는 가로방향으로 튀어나온 큰 주름으로 돌림주름(plica circularis)이라고 하며, 일정한 간격을 두고 위치한다.

다른 하나는 미세하게 돌기와 같이 튀어나온 구조로 장융모(villi)라고 한다. 장융모는 점막고유판까지만 융기된 점막주름(mucosal fold)이지만, 돌림주름은 점막하층까지 융기된 점막하주름(submucosal fold)이다. 소장의 상피세포의 표면에는 미세융모가 있어 장융모 및 돌림주름과 함께 음식물이 닿는 표면적을 넓혀주는 역할을 한다.

2) 점막하층(Tunica submucosa, Tela submucosa)

점막하층은 점막층과 근육층 사이에 위치하며, 성긴결합조직으로 구성되어 있으나 점막고유판에 비해서는 세포성분이 적고, 아교섬유의 다발이 굵다. 여기에는 큰 혈관과 자율신경이 위치해 있다. 큰 혈관은 이 층 안에서 이 층에 평행한 방향으로 주행하며, 점막 쪽으로는 수직방향으로 가지를 보낸다. 신경은 식도의 상부를 제외하고는 주로 자율신경이 분포하며, 교감신경과 부교감신경이 모두 존재한다.

3) 근육층(Tunica muscularis)

근육층은 매우 두꺼우며, 식도의 상부와 항문관의 조임근(anal sphincter) 부위를 제외하고는 모두 평활근으로 구성되어 있다. 점막근육층에 대해 외근육층(muscularis externa)이라고 하기도 한다. 전체적인 근육의 주행방향은 나선형으로 점막층과 점막하층을 둘러싸고 있다.

대부분의 소화관의 근육층은 두 층으로 나누어지며, 내층은 가로방향으로 관을 싸고 있는 형태로 배열되어 있는 돌림근육층(circular muscle layer)이고, 외층은 세로방향으로 배열되어 있는 세로근육층(longitudinal muscle layer)이다. 이 두 층 사이에는 근육층 신경얼기(myenteric plexus) 또는 아우에르바하 신경얼기(Auerbach's plexus)라고 하는 부교감자율신경절이 존재한다.

위(stomach)의 근육층은 다른 부분에 비해 더 두꺼우며, 내경사층(inner oblique layer), 중간돌림층(middle circular layer), 외세로층의 세 층으로 나누어져 있다. 대장 중 결장(colon)의 외세로층은 세 부분서 두꺼워져 있어 결장을 덮는 세 개의 긴 띠모양으로 관찰된다. 이 구조를 결장띠(taenia coli)라고 한다.

4) 외막층 또는 장막층(Tunica adventitia or serosa)

소화관 벽의 가장 바깥층은 성긴결합조직이며, 주위의 결합조직으로 이행되어 섞이기도 한다. 또 여러 부위에서 복막(peritoneum)에 의해 둘러싸이게 되는데, 이때에는 외막(tunica adventitia)이라는 명칭보다 장막(tunica serosa)이라는 명칭을 쓰게 된다. 장막의 표면은 단층편평상피로 구성된 중피(mesothelium)로 덮여 있다.

1.14 생식기계통

1) 남성 생식기계통

남성 생식기계통(reproductive system)은 정자(sperm)와 남성호르몬(testosterone)을 생산하는 고환(testis)과, 정자를 여성의 질(vagina) 속으로 보내는 역할을 하는 교접기(copulatory organ)로서의 음경(penis), 정자를 고환으로부터 음경까지 보내는 복잡한 일련의 관(남성 생식관, male reproductive tract, male genital tract), 그리고 정액(semen)의 성분을 분비하는 부속생식샘(accessory sex gland)으로 이루어져 있다.

고환은 두꺼운 섬유성 피막인 백색막(tunica albuginea)에 의해 싸여 있는 독립장기로서, 후상방에는 다른 독립장기의 문(hilum)에 해당하는 고환종격(mediastinum testis)이 있다. 고환은 고환종격에서 앞쪽으로 뻗어나간 결합조직 중격(connective tissue septa)에 의해 여러 소엽(lobuli testis)으로 나누어진다.

소엽 내부에는 정자가 형성되는 정세관(seminiferous tubule)이 있다. 정세관은 긴 고리모양의 구조로서 소엽 내에서는 매우 많이 꼬여 있어 곱슬정세관(convoluted seminiferous tubule)이라고 하며, 단면에서는 원형 또는 타원형의 관 구조로 나타난다. 정세관 사이에는 결합조직으로 이루어진 간질조직(interstitium)이 있고, 간질조직에는 남성호르몬을 분비하는 간질세포(interstitial cell, 라이디히세포, Leydig cell)가 있다.

고환은 음낭(scrotum)에 들어 있으며, 음낭의 피부 아래에는 평활근으로 구성된 음낭근육층(tunica dartos)이 있어 정자형성에 적절한 온도를 유지해 주는 역할을 한다. 고환의 전상방으로 음낭과 백색막(tunica albuginea)의 사이에는 복막이 내려와 형성된 고환집막(tunica vaginalis)이 있고, 백색막의 안쪽으로는 혈관을 많이 함유한 성긴결합조직인 혈관막(tunica vasculosa)이 있다.

곱슬정세관은 고환종격 쪽에서 곧은정세관(tubuli recti)으로 이어지며, 고환종격 부위에서 여러 개가 합쳐져 고환그물(rete testis)을 이룬다. 여기에서 10~15개 정도의 고환수출소관(ductuli efferentes)이 형성되며, 고환의 밖으로 나가 하나의 부고환관(ductus epididymidis)을 형성한다. 부고환관은 나선상으로 심하게 꼬여져 주위의 결합조직과 함께 부고환(epididymis)이 되며, 정관(ductus deferens)으로 이어진다. 정관의 끝부분은 약간 팽대되어 있어 정관팽대(ampulla)라고 한다. 정자는 이 부분에 모여 있다가 사정(ejaculation)시 짧은 사정관(ejaculatory duct)을 지나 요도의 전립샘부분(prostatic portion)으로 들어간다.

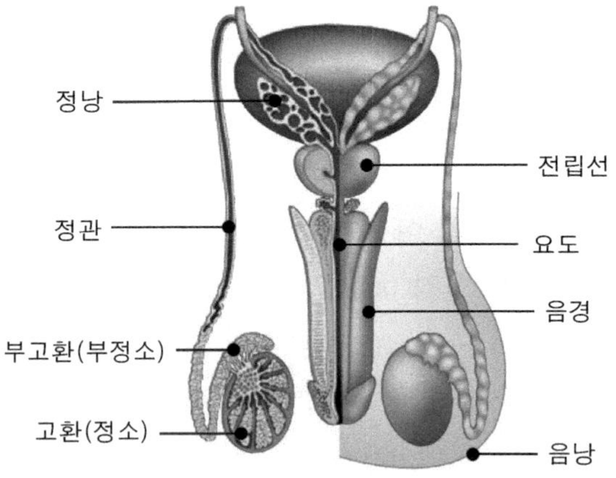

남성 생식관은 관상장기로 점막(tunica mucosa), 근육층(tunica muscularis) 및 외막(tunica adventitia)의 세 층으로 나누어진다. 점막의 상피는 고환수출소관(ductuli efferentis)에서부터 정관(ductus deferens)까지가 거짓중층원주상피(pseudostratified columnar epithelium)이고, 사정관(ejaculatory duct)은 거짓중층원주상피, 단층원주상피(simple columnar epithelium)가 섞여 있다. 요도(urethra)는 대부분은 이행상피(transitional epithelium)로 덮여 있으며 일부 중층원주상피(stratified columnar epithelium)인 부분도 있다.

부고환(epididymis)은 결합조직피막에 싸여있지만, 내부는 나선상으로 심하게 꼬여 있는 부고환관(ductus epididymidis)으로 구성되어 있다. 부고환관의 근육층은 매우 얇지만 정관 쪽으로 갈수록 두꺼워진다. 정관(ductus deferens, vas deferens)은 전형적인 관상장기로 근육층이 두꺼우며, 내세로층(inner longitudinal layer), 중간돌림층(middle circular layer), 외세로층(outer longitudinal layer)의 세 층으로 구성되어 있다. 사정관(ejaculatory duct)은 정관과 정낭의 분비관이 모여서 형성되며, 대부분이 전립샘 내에 있어 근육층은 잘 발달되어 있지 않다. 상피 아래에는 탄력섬유가 많은 점막고유판이 있으며, 수많은 점막주름을 형성한다.

부속생식샘은 정낭(seminal vesicle), 전립샘(prostate gland) 및 요도망울샘(bulbo-urethral gland of Cowper)을 말하며, 모두 정액(semen)의 액체 성분을 분비한다. 정낭의 분비물에는 프룩토스(fructose)와 프로스타글라딘(prostaglandin)이 많이 있으며, 전립샘의 분비물에는 섬유소 용해효소(fibrinolysin) 등의 단백질 분해효소와 산성 인산가수분해효소(acid phosphatase), 아연, 시트르산 등이 많이 함유되어 있다. 요도망울샘의 분비물은 성적 흥분 시에도 분비되며, 다당류를 많이 포함하고 있다.

부속생식샘(accessory male reproductive gland)은 결합조직 피막으로 싸여있는 독립장기이지만, 정낭과 전립샘은 관상장기(tubular organ)의 특징도 함께 나타나는 이행형의 장기라고 할 수 있다. 정낭은 복잡하게 분지하는 관상구조, 또는 여러 개의 곁주머니가 있는 관상구조라고 할 수도 있으며, 피막으로부터 근육층을 포함하는 두꺼운 중격이 나오는 독립장기라고도 할 수 있다. 정낭의 점막에는 일차, 이차, 삼차로 분지하는 복잡한 점막주름이 있어 샘포와 비슷한 형태로 나타난다. 바깥쪽은 뚜렷한 평활근층(smooth muscle layer)으로 싸여 있으며, 주위의 분지된 관의 근육층과 혼합되기도 한다.

전립샘의 중앙에는 요도가 있으며, 이를 중심으로 세 종류의 샘[점막샘(mucosal gland), 점막하샘(submucosal gland), 주샘(main gland)]으로 구별된다. 요도를 중심으로 층을 구분하는 면에서는 전립샘이 일종의 관상장기처럼 보이지만, 이 중에서 대부분은 차지하는 주샘은 일반적인 복합관포상샘(compound tubuloacinar gland)의 형태로 나타나고, 피막이 있는 점에서는 독립샘의 형태를 하고 있다.

주샘 샘포의 중격(septa)에는 평활근세포가 많이 함유되어 있다. 나이가 많아지면 점막샘이 증식되어 양성 전립샘증식증(begin prostatic hyperplasia or hypertrophy)을 일으키는 경우도 있다. 또한 전립샘에 전립샘돌(prostatic concretion)이 생기기도 한다. 부속생식샘의 상피는 단층원주상피(simple columnar epithelium) 또는 거짓중층원주상피(pseudostratified columnar epithelium)로 되어 있다.

음경(penis)의 내부에는 등쪽의 음경해면체(corpus cavernosum, corpus cavernosum penis)와 배쪽의 요도해면체(corpus cavernosum urethrae, corpus spongiosum)가 있다. 해면체는 내피(endothelium)로 덮여 있는 여러 개의 정맥공간(venous space)과 그 사이에 결합조직 섬유와 평활근이 있는 지주로 구성되어 있으며, 발기 시에는 내강에 혈액이 가득차 부피가 크게 늘어나는 발기조직(erectile tissue)이다. 음경해면체는 두꺼운 치밀결합조직인 백색막(tunica albuginea)으로 싸여 있어 발기 시 용적이 늘어날 뿐만이 아니라 딱딱해진다.

음경해면체의 중앙에는 중격(septa)이 있어 둘로 나뉘어 있으나 앞쪽에는 중격이 없다. 요도해면체는 음경해면체보다 작으며, 백색막보다는 얇은 피막에 의해 싸여 있다. 요도해면체의 중앙에는 요도(urethra)가 있다. 요도해면체는 앞쪽에서는 매우 커져 음경해면체의 앞을 싸고 있으며, 이를 음경귀두(glans penis)라고 한다.

음경을 둘러싼 피부는 얇으며, 피하조직은 풍부하지만 지방조직은 없다. 음경귀두(glans penis)는 외요도 구멍이 있는 부분을 제외하고는 음경꺼풀(포피, prepuce)이라고 하는 피부주름에 의해 싸여 있으며, 포경수술(circumcision)시 이 부분이 절제되어 없어진다. 귀두와 피부주름이 만나는 부위에는 털과 연관되지 않은 피지샘인 타이슨샘(gland of Tyson)이 있다. 귀두 자체의 피부에는 털이 없으며, 피하조직이 없어 아래의 해면체조직과 단단하게 붙어 있다.

2) 여성 생식기계통

여성 생식기계통(female reproductive system, female genital system)은 난자(ovum)를 형성, 배란(ovulation)시키며, 여성호르몬을 생산하는 한 쌍의 난소(ovary)와 난자가 배출되는 통로가 되는 여성 생식관(female genital tract) 및 외생식기(external genitalia)로 구성되어 있다.

난소에서는 초경(menarche) 이후 폐경기(menopause)까지 매달 하나씩 성숙된 난자(ovum)가 배란된다. 난자는 난포상피(follicular epithelium)와 난포막(theca folliculi)에 의해 싸여 있으며, 이 전체를 난포(ovarian follicle)라고도 말한다. 난소에는 수많은 난포가 있으며, 여러 개의 난포가 동시에 자라다가 대부분은 퇴화되고, 한 달에 하나의 난포만이 성숙난포가 되어 배란된다. 난포막과 난포상피의 일부 세포는 여성호르몬인 에스트로젠(estrogen)과 프로제스테론(progesterone)을 분비한다.

여성 생식관은 한 쌍의 난관(oviduct, uterine tube, Fallopian tube)과 자궁(uterus) 및 질(vagina)로 이루어져 있으며, 이 중 자궁은 임신 시 수정란이 착상되는 곳이다. 착상 후 자궁은 많은 변화를 보이며, 배자(embryo)가 자라고 태반(placenta)이 형성된다. 태반은 임신 시 태아(fetus)와 모체 양쪽에서 형성되는 중요한 기관으로, 태아의 산소와 영양공급, 노폐물의 배설 및 호르몬의 생성 등을 맡는다. 태반과 태아 사이에는 혈관이 있는 탯줄(umbilical cord)이 있다.

여성 생식관은 점막(tunica mucosa), 근육층(tunica muscularis) 및 외막(tunica adventitia)의 세 층으로 뚜렷하게 구분된다. 자궁에서는 이를 각각 자궁내막(endometrium), 자궁근육층(myometrium), 자궁외막(perimetrium)이라고 한다. 단, 자궁과 질의 이행부에 있는 자궁목(자궁경부, uterine cervix)의 점막은 자궁내막이라 하지 않는다. 난관과 자궁의 상피는 섬모가 있는 단층원주상피(ciliated simple columnar epithelium)이며, 질의 상피는 비각질중층편평상피(nonkeratinized stratified squamous epithelium)이다.

외생식기는 대음순(labia majora), 소음순(labia minora), 음핵(clitoris), 질전정(vaginal vestibule)으로 구성되어 있으며, 질전정에는 요도(urethra)와 부속생식샘인 대전정샘(greater vestibular gland of Bartholin)이 열린다. 젖샘은 분만 후 태아에 영양공급을 하기 위해 분화된 외분비샘으로 일종의 여성 생식기의 부속샘이다.

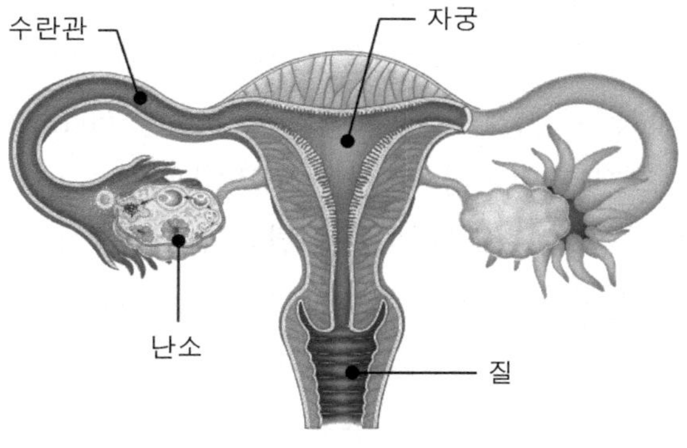

3) 여성 생식기의 주기적 변화

여성 생식기의 대부분의 기관, 특히 난소와 자궁은 월경주기(menstrual cycle)에 따라 주기적인 변화를 보이며, 이는 뇌하수체 전엽(anterior lobe of hypophysis)과 시상하부(hypothalamus)에서 분비되는 호르몬과 밀접한 관계가 있다. 그러므로 여성 생식기의 형태를 이해하기 위해서는 월경주기에 따라 일어나는 변화의 개요를 알아야 한다. 월경 직후 뇌하수체에서는 난포자극호르몬(follicular stimulating hormone, FSH)이 분비되며, 이 호르몬은 난소의 원시난포(primordial follicle)의 일부(3～30개)를 성장시킨다. 이 때 성장되는 난포의 내난포막세포(theca interna cell)에서 에스트로겐(estrogen)이 분비되며, 이 호르몬의 영향으로 자궁내막(endometrium)은 증식기(proliferative phase)에 들어가게 된다.

난포가 성숙되고 에스트로젠(estrogen)의 분비가 어느 수준에 도달하면 되먹임(feedback) 현상에 의해 뇌하수체 전엽에서는 황체형성호르몬(luteinizing hormone, LH)이 분비된다. 이 호르몬의 작용에 따라 난소에서는 배란(ovulation)이 일어나고, 난포상피(follicular epithelium)의 세포는 프로제스테론(progesterone)을 분비하는 내분비세포로 변화된다(황체 corpus luteum의 형성).

프로제스테론(progesterone)은 자궁내막을 분비기(secretory phase)로 변화시키며, 배란 후 수정(fertilization)이 되지 않으면 황체의 내분비세포는 점차 퇴화되어 생산되던 호르몬의 양은 급격히 감소하게 된다. 호르몬의 감소로 인해 자궁내막에 혈액을 공급하던 나선동맥(spiral artery)이 수축되어 혈액의 공급이 중단되면 자궁내막 기능층(functional layer)의 세포는 괴사되어 탈락하게 된다. 이 시기를 월경기(menstrual phase)라고 한다. 난소의 호르몬이 최저 수준으로 감소하면 억제성되먹임(negative feedback) 기전에 의해 다시 뇌하수체 전엽에서 난포자극호르몬(FSH)이 나와 주기적인 변화가 반복된다.

배란된 난자가 난관(oviduct)에서 정자(sperm)와 만나 수정(fertilization)이 되면 분할을 시작하며, 5일쯤 후에는 자궁으로 이동하여 자궁내막(endometrium)에 착상(implantation)된다. 착상은 자궁내막이 분비기(secretory phase)에 있을 때 일어난다. 착상 후 자궁내막은 크게 변화하며, 이를 탈락막(decidua)이라고 한다. 자궁내막의 지질세포는 커지고 다각형으로 변한다. 이를 탈락막세포(decidual cell)라고 한다. 착상된 배자와 자궁내막 사이에는 태반(placenta)이 발달된다. 태반은 태아부위, 즉 융모막(chorion)과 모체부위, 즉 기저탈락막(decidua basalis)으로 구성되어 있다. 임신 시에는 젖샘(유선, mammary gland)도 빠르게 성장하며, 분비샘 조직이 발달되어 수유기에는 활발하게 모유(maternal milk)를 분비한다.

1.15 신경조직(Nervous tissue)

신경계통의 형태학적 기능적 기본단위는 신경원(neuron) 즉, 신경세포(nerve cell)이다. 신경계통에는 신경세포 외에 신경아교세포(neuroglial cells)가 있다. 신경아교세포에는 여러 종류가 있으며, 중추신경계통(CNS)과 말초신경계통(PNS)의 신경아교세포는 그 형태가 서로 다르므로 중추신경아교세포(central neuroglia)와 말초신경아교세포(peripheral neuroglia)로 나누어진다. 중추신경아교세포에는 별아교세포(astrocyte)와 희소돌기아교세포(oligodendrocyte), 미세아교세포(microglia), 뇌실막세포(ependymal cell)가 있다.

신경세포는 다른 세포와는 달리 세포체보다도 부피가 훨씬 더 큰 매우 긴 돌기

(process)가 있는 것이 특징적이므로 세포를 핵과 세포질로 구분하지 않고 세포체(cell body)와 세포돌기(cell process)로 구분한다. 세포체는 핵과 세포질로 나누어지며, 세포체의 세포질을 돌기에 있는 세포질과 구분하기 위하여 핵주위부(perikaryon)라고 한다. 돌기는 다시 축삭(axon)과 가지돌기(dendrite)라는 두 종류의 돌기로 분류된다. 학자에 따라서는 핵주위부(perikaryon)를 세포체(cell body)의 의미로 쓰는 경우도 있으며, 신경세포(nerve cell)를 신경세포체(nerve cell body)라고도 한다.

중추신경계통에는 적은 양의 결합조직이 있다. 중추신경계통의 실질(parenchyma)에는 결합조직은 거의 없으며, 뇌척수막(meninges)과 맥락얼기(choroid plexus) 및 혈관의 주위에만 약간 존재한다. 말초신경계통에는 하나의 신경섬유를 둘러싸고 있는 신경섬유막(endoneurium), 여러 개의 신경섬유로 구성된 신경섬유다발(nerve fiber bundle)을 싸고 있는 신경다발막(perineurium), 여러 개의 신경섬유다발로 이루어진 전체 신경을 싸고 있는 신경외막(epineurium)이 결합조직 구조이다.

신경절(ganglion)의 피막(capsule)도 결합조직으로 구성되어 있다. 신경세포의 형태는 매우 다양하며, 크기도 세포의 위치와 종류에 따라 큰 차이가 있어 세포체의 직경은 작은 세포는 3～4 ㎛ 이고, 큰 세포는 120 ㎛ 정도에 이른다. 세포돌기도 긴 것은 1m에 달한다. 세포체(cell body)는 핵(nucleus)과 핵주위부(perikaryon)로 나누어진다. 핵은 둥글고 진정염색질이 대부분으로 소포상핵(vesicular nucleus)으로 나타난다. 크고 뚜렷한 하나의 핵소체(nucleolus)가 있으며, 여성 신경세포의 핵에는 XX염색체 중 하나가 불활성화 되어 형성된 구조인 바소체(Barr body, sex chromatin, 성염색질소체)가 핵막 또는 핵소체의 주위에 작은 점 형태의 이질염색질 구조로 관찰된다.

핵주위부에는 여러 가지 세포소기관들이 관찰된다. 광학현미경으로 관찰하였을 경우, 세포소기관 중에서 가장 뚜렷하게 나타나는 구조는 니슬소체(Nissl body, chromophilic substance)이다. 니슬소체는 특히 염기성 아닐린염료(basic aniline dye)로 염색하였을 때 염기호성으로 뚜렷하게 나타나며, 이의 전자현미경적 구조는 밀집된 과립형질내세망(rough endoplasmic reticulum)으로 세망의 수조(cistern)는 평행하게 배열되어 있다.

니슬소체는 특히 척수(spinal cord) 앞뿔(anterior horn)의 운동신경원(motor neuron)이나 척수신경절세포(spinal ganglion cell)와 같은 세포체가 큰 신경세포에 뚜렷하게 나타나며, 자율신경절(autonomic ganglia) 신경원과 같은 작은 신경세포체에는 세포질에 산재되어 있는 아주 작은 염기호성의 점모양의 구조로 관찰된다. 니슬소체가 염기호성으로 뚜렷하게 나타나는 이유는 과립형질내세망 리보솜에 있는 리보핵산(RNA) 때문이다. 니슬소체는 축삭(axon)이 시작되는 부분인 축삭둔덕(axon hillock)

에는 존재하지 않는다. 보통의 H-E 염색이나 니슬염색에서 핵 주변에는 염색이 잘 안된 부분(perinuclear halo)이 나타나며, 은(silver)을 사용한 특수염색에서는 가는 소관이 망상으로 배열된 구조가 관찰된다. 이는 골지복합체(Golgi complex)이며, 전자현미경에서는 소포(vesicle), 소관(tubule), 소낭(saccule)이 핵 쪽으로 볼록한 층판(lamella)를 이루고 있는 구조로 관찰된다.

신경세포에는 미토콘드리아도 잘 발달되어 있으나 광학현미경하에서는 잘 관찰되지 않으며 용해소체(lysosome)도 있으나 역시 광학현미경에서는 관찰되지 않는다. 세사성 세포소기관에는 다른 세포의 미세소관(microtubule)과 같은 구조인 신경소관(neurotubule)과 중간세사의 범주에 속하는 신경세사(neurofilament), 그리고 미세사(microfilament)가 있다. 신경세포를 환원된 은으로 염색하면 핵주위부와 돌기의 내부에 신경원섬유(neurofibril)가 나타난다. 광학현미경에서 나타나는 이 신경원섬유는 신경세사가 모여 다발을 이루는 구조가 관찰되는 것이라고 알려져 있다.

세포질포함물에는 주로 색소과립(pigment granule)이 있으며, 이 중 대표적인 것은 리포푹신과립(lipofuscin granule)과 멜라닌과립(melanin granule)이다. 리포푹신과립은 나이가 많을수록 증가하는 황갈색의 과립이며, 멜라닌과립은 도파민(dopamine)이나 노어에피네프린(norepinephrine)을 신경전달물질로 함유한 신경원에서 나타나는 과립으로 흑색질(substantia nigra)과 청색반점(locus ceruleus)에 있는 신경원의 세포체에서 관찰된다.

신경세포의 돌기에는 축삭과 가지돌기가 있다. 가지돌기는 일반적으로 세포체의 연장이라고 생각되고 있으며, 축삭은 특수하게 분화된 독특한 구조라고 생각된다. 가지돌기의 근위부(proximal portion), 즉 큰줄기(main trunk)에는 니슬소체가 있으나, 축삭과 축삭이 시작되는 축삭둔덕(axon hilloxk)에는 니슬소체가 없고, 단지 미토콘드리아와 소량의 무과립형질내세망(s-ER) 및 세사성소기관(세포골격)만이 존재한다. 축삭의 종말부는 팽대되어 종말팽대를 형성하는 것이 일반적이며, 시냅스(synapse, 연접)의 이전부분(presynaptic portion)이 된다. 이 부위에는 신경전달물질을 함유한 시냅스 이전소포(presynaptic vesicle)가 있는 것이 특징적이다.

시냅스(synapse)는 하나의 신경세포와 다른 신경세포가 만나 자극을 전달하는 구조이며, 자극을 전달하는 쪽인 시냅스 이전부분과 자극을 받는 쪽인 시냅스 이후부분 사이에 10 nm 정도의 좁은 시냅스 틈새가 있는 형태로 나타난다. 시냅스는 축삭과 가지돌기, 축삭과 세포체, 축삭과 축삭, 가지돌기와 가지돌기, 세포체와 세포체 사이에 모두 있을 수 있다. 시냅스는 미세한 구조이기 때문에 광학현미경에서는 잘 관찰되지 않는다.

신경세포는 자극을 받아들이고, 이를 종합하여 반응으로 전환시키기 위해 흥분성(excitability)과 전도성(conductivity)이라는 두 가지 특징을 가지고 있다. 흥분성이란 외부 또는 내부의 변화에서 오는 여러 종류의 자극을 전기적인 임펄스로 바꿀 수 있는 성질을 말한다. 신경세포는 또한 생성된 임펄스를 세포의 다른 부분으로 확산시킬 수 있으며, 다른 신경세포로 전달해 줄 수도 있다. 이를 전도성이라고 한다.

신경임펄스는 세포 안쪽과 바깥쪽의 이온의 농도차를 이용해서 일어난다. 신경원 내부의 칼륨(potassium) 농도는 세포외액에 비해 20배 정도 높으며, 반대로 나트륨(sodium)의 농도는 세포 바깥쪽이 안쪽에 비해 10배 정도 높다. 세포막은 칼륨에 대한 투과성이 매우 높으므로 농도 차에 의해 세포 바깥쪽으로 확산되어 나가려는 경향이 있다. 이러한 과정에 의해 양전하(positive charges)는 세포막의 바깥쪽에 축적되고, 세포 내부에 있는 세포막을 투과하지 못하는 거대분자(macromolecule)의 음전하(negative charge)에 의해 균형이 이루어져 세포막의 안쪽에는 주로 음전하가 많고, 바깥쪽에는 양전하가 많아 전위차가 크게 된다.

이러한 상태를 안정막전위(resting membrane potential)라고 하며, 세포 내부는 바깥쪽에 비해 90 mV 정도 낮다. 이러한 농도 차는 에너지원으로 아데노신삼인산(ATP)을 사용하여 안쪽의 나트륨 이온과 바깥쪽의 칼륨 이온을 교환하는 Na^+ / K^+ 운반 아데노신삼인산 가수분해효소(Na^+ / K^+-ATPase)에 의해 유지된다.

신경원과 근세포의 형질막에는 특수한 이온(주로 나트륨과 칼륨)을 선택적으로 투과시키는 채널(ion channel)이 있으며, 자극을 받으면 먼저 나트륨 채널이 열리게 되고, 나트륨 이온이 세포 안으로 들어오게 된다. 이에 따라 세포막의 안쪽에 양전하가 많아지며, 이것이 어떠한 문턱값(역치, threshold)를 넘으면 모든 나트륨 채널이 열려 세포막 안과 밖의 전위차가 거의 없어지게 된다.

이러한 현상을 탈분극(depolarization)이라고 하며, 탈분극이 일어나면 이번에는 칼륨 채널이 열리게 된다. 이 채널이 열림에 따라 칼륨은 세포 바깥쪽으로 나오고, 막전위는 원래의 상태로 돌아오게 되며, 이 과정에서 크기(amplitude)와 기간(duration)이 항상 같은 활동전위(action potential)가 생성된다. 이 활동전위를 신경임펄스(nerve impulse)라고 하며, 신경임펄스는 세포막을 따라 전달된다. 즉, 어떠한 특정한 부분에 일어났던 탈분극은 그 부위에서 뿐만이 아니라 세포막을 따라 확산되어 그 인접한 부분도 탈분극시켜 이 부분에도 활동전위가 생성된다. 이것은 일정한 크기의 빠른 전기적 신호가 되어 축삭종말 쪽으로 전파된다.

시냅스의 시냅스 이전부분인 축삭종말에 도달한 신경임펄스는 시냅스소포(synaptic vesicle)에 있는 신경전달물질(neurotransmitter)을 시냅스 틈새(synaptic cleft)로 방출하고, 신경전달물질은 시냅스 이후 세포막에 있는 수용체(receptor)와 결합한다. 이러한 결합에 의해 세포막의 나트륨 채널이 열리게 되고, 이에 따라 탈분극현상이 일어나게 되며, 시냅스 이후 세포에 임펄스가 생성된다. 이러한 방법으로 신경임펄스는 계속 신경세포를 따라 전도(conduction)된다.

시냅스 이후 세포막에는 클로라이드 채널(chloride channel)과 같은 음이온 채널도 있으며, 이 채널이 열리게 되면 세포 내부에 음전하가 더 많아져 과분극(hyper-polarization) 현상이 일어난다. 이는 신경임펄스를 생성하기 위한 문턱값에 도달할 때까지 필요한 양이온의 양이 많아진다는 것을 의미한다. 따라서 이러한 채널을 열게 하는 신경전달물질은 억제성 신경전달물질(inhibitory neurotransmitter)이라고 한다. 억제성 신경전달물질의 대표적인 예로는 감마아미노부티르산(γ-aminobutyric acid, GABA)이 있다.

1) 신경세포의 분류(Classification)

신경원은 돌기의 수에 따라 돌기가 하나만 있는 단극신경원(unipolar neuron), 돌기가 두 개인 두극신경원(bipolar neuron), 돌기가 처음에는 하나로 나오지만 곧 두 개로 나누어지는 거짓단극신경원(pseudounipolar neuron), 돌기가 세 개 이상인 다극신경원(multipolar neuron)으로 나누어진다. 대부분의 신경원은 다극신경원이며, 단극신경원은 신경조직이 처음 분화될 때를 제외하고는 거의 관찰할 수 없다.

두극신경원은 일부 감각수용기(sensory receptor)에서 관찰할 수 있다. 거짓단극신경원은 척수신경절(spinal ganglion, dorsal root ganglion)과 같은 감각신경절(sensory ganglion)에 특징적인 신경원이다. 가지돌기의 유형에 따른 분류도 있어 어느 부위에서나 관찰되는 특징이 없는 형태의 신경원은 동형신경원(isodendritic neuron)이라고 하고, 일정한 부위에서 전형적으로 관찰되는 신경원은 이형신경원(allodendritic neuron), 독특한 형태를 하고 있어 가지돌기의 형태만으로 세포가 있는 부위를 알 수 있는 경우는 특수신경원(idiodendritic neuron)이라고 분류하기도 한다.

신경계통은 중추신경계통과 말초신경계통으로 나누어지며, 중추신경계통에는 뇌(brain)와 척수(spinal cord)가 속하고, 나머지 부분은 말초신경계통이다. 중추신경계통 내부에는 신경원의 세포체가 많이 모여 있는 부위가 있고, 돌기 특히 축삭이 많이 모여 있는 부위가 있다. 세포체가 주로 있는 부위는 육안으로는 회색으로 보이기 때문에 회색질(gray matter)이라고 하며, 돌기가 주로 있는 부위는 수초에 싸인 수초축삭(myelinated axon)이 많이 있기 때문에 육안으로는 흰색으로 보이므로 백색질(white matter)이라고 한다.

회색질 내에서도 형태와 기능이 같은 세포체가 모여 있는 부위를 핵(nucleus)이라고 하며, 백색질에서도 기능이 같은 신경섬유의 다발을 전도로(tract)라고 한다. 중추신경계통에서 회색질은 내부에 위치하고 있으며, 백색질은 주변에 위치하고 있다. 대뇌반구(cerebral hemisphere)와 소뇌(cerebellum)에는 회색질이 백색질의 주변에 위치하고 있어 이를 피질(cortex)이라고 한다. 이 경우 백색질은 수질(medulla, medullary center)이 된다. 수질의 내부에 있는 원래의 회색질은 대뇌에서는 기저핵(basal ganglia), 소뇌에서는 심부핵(deep nuclei)이 된다.

말초신경계통에는 신경세포의 세포체는 거의 없고 대부분 축삭(axon)과 그 부속구조들로 구성되어 있다. 하나의 축삭과 이를 둘러싼 수초(myelin)를 각각의 신경섬유(individual nerve fiber)라고 하며, 수초에 의해 싸여있지 않은 축삭은 그 자체가 하나의 신경섬유이다. 말초신경을 싸고 있는 수초는 말초아교세포의 하나인 슈반세포(Schwann cell)에 의해 형성된다. 여러 개의 유수신경섬유와 무수신경섬유가 모여 신경섬유의 다발을 형성한다. 이러한 신경섬유의 다발이 육안으로 관찰되는 신경(nerve)이다.

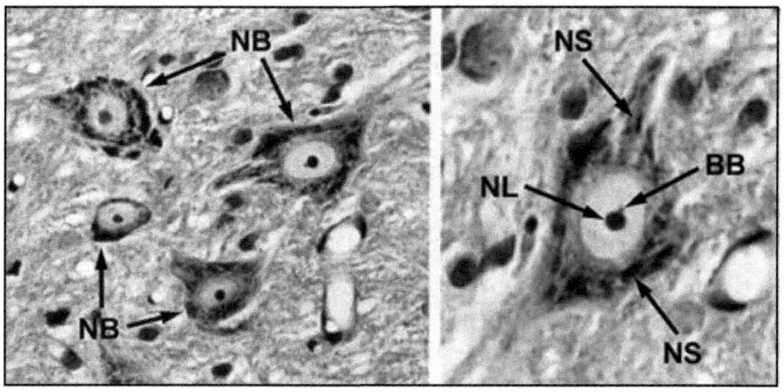

신경은 비교적 두꺼운 결합조직 막인 신경외막(epineurium)에 싸여 있으며, 각각의 신경섬유는 매우 미세한 결합조직 막인 신경섬유막(endoneurium)에 의해 싸여 있다. 신경은 보통 매우 많은 신경섬유로 구성되어 있어 다시 몇 개의 신경섬유 다발로 나누어지며, 이와 같은 신경섬유다발(nerve fiber bundle)은 신경다발막(perineurium)에 의해 서로 구분된다. 말초신경계통에도 신경세포의 세포체가 약간은 존재하며, 이를 신경절(ganglion)이라고 한다. 신경절에는 신경원과 신경원을 둘러싸고 있는 위성세포(satellite cell)라는 신경아교세포가 있다.

2) 신경세포체(Nerve cell body)

신경세포(nerve cell)는 세포체(cell body)와 돌기(process)로 구성되어 있으며, 보통의 염색(H-E 염색, 니슬염색)으로는 세포체만이 염색된다. 신경세포체는 대부분 중추신경계통에 위치하며, 말초신경계통에서는 신경절(ganglion)에만 위치한다. 중추신경계통에서도 회색질(gray matter) 부위에 주로 위치한다. 척수의 전각세포는 직경이 100 ㎛ 정도인 큰 신경원으로, 크고 둥근 진염색질형의 핵과 뚜렷한 핵소체 그리고 핵주위부의 뚜렷한 니슬소체가 있다는 것이 특징적이다.

(1) 전각세포(anterior horn cell)

① 핵(nucleus)

핵은 크고 뚜렷하며 대체적으로 세포체의 중앙부에 위치해 있다. 뚜렷한 하나의 핵소체가 핵의 중앙에 위치해 있으며, 염색질은 진정염색질(euchromatin)이 많아 옅게 염색된다. 여성의 경우 바소체(Barr body)가 관찰될 수 있다. 이는 발생과정 중 X 염색체 하나가 불활성화(inactivation)되어 나타나는 구조로, 사람의 경우에는 막의 주위 또는 핵소체 부근에 작은 점상의 이질염색질(heterochromatin)로 관찰된다.

② 핵주위부(perikaryon)

니슬소체는 염기성 아닐린염료[basic aniline dye, 타이오닌(thionine), 메틸렌 블루(methylene blue), 톨루이딘 블루(toluidine blue 등]에 의해 염기호성으로 염색되는 세포질 소기관이다. 니슬소체의 미세구조는 형질내세망(endoplasmic reticulum)의 표면에 리보솜(ribosome)이 부착되어 형성된 과립 형질내세망(r-ER)이다. 형질내세망의 수조(cisternae)는 평행하게 배열되어 있고, 핵주위부 전체에 분산되어 있는 것이 아니라 부분 부분에 밀집되어 있으므로 세포질에 얼룩무늬와 같이 나타난다.

니슬소체가 염기호성으로 염색되는 이유는 리보솜에 리보핵산(RNA)이 많이 함유되어 있고, 이것이 염기성 염료에 친화력이 있기 때문이다. 니슬소체는 핵주위부 뿐만이 아니라 가지돌기의 근위부(proximal portion)에서도 관찰된다. 축삭둔덕(axon hillock)은 축삭이 시작되는 부분의 핵주위부로, 이 부위에는 니슬소체가 없다. 나머지 핵주위부는 잘 염색되지 않으며, 세포의 경계도 명확하지 않은 편이다.

(2) 기타 세포

전각세포의 주위에 전각세포의 핵보다는 작고 핵소체보다는 약간 큰 핵들이 관찰된다. 이 핵은 대부분 신경아교세포의 핵이다. 이러한 구조들 외에는 대부분이 염색되지 않는 공간으로 관찰된다. 그러나 이 공간들은 세포외기질(extracellular matrix)이 아니고 염색되지 않은 돌기들이 위치한 곳이다. 중추신경계통에 있어 세포외기질은 상피에서와 같이 매우 적으며, 이는 신경계통이 상피와 같은 외배엽성 구조이기 때문으로 추측된다.

3) 신경원섬유(neurofibril)

신경세포의 핵주위부(perikaryon)와 돌기의 세포질에는 여러 가지 종류의 세사성 세포소기관, 즉 세포골격(cytoskeleton)이 있으며, 신경소관(neurotubule)과 신경세사(neurofilament)가 대표적이다. 신경조직을 은(silver)으로 처리한 후, 하이드로퀴논(hydroquinon)이나 포르말린 등의 환원제로 조직의 은을 환원시키면 미세한 섬유성 구조인 신경원섬유(neurofibril)가 관찰된다.

수초는 그 성분이 세포막이므로 지질단백질로 구성되어 있으며, 지방에 친화력이 있는 사산화 오스뮴[osmium tetroxide(OsO4), 오스뮴산(osmic acid]과 룩솔패스트블루(luxol fast blue)에 염색되며, 중크롬산칼륨(potassium dichromate)을 포함한 특수 고정액(fixatives)으로 매염(mordanting)하면 헤마톡실린(hematoxylin)에도 염색(바이게르트 수초염색, Weigert's myelin stain)된다.

축삭은 매우 길므로 축삭은 길이로 배열된 수많은 슈반세포에 의해 싸여 있다. 따라서 하나의 슈반세포에서 형성된 수초는 축삭의 일부분만을 둘러싸고 있으며, 다음 슈반세포의 수초는 그 다음 부분의 축삭을 둘러싸고 있다. 인접한 두 수초 사이에는 수초에 의해 싸여 있지 않은 간격이 있으며, 이 간격 부위를 랑비어마디(Ranvier's node, 신경섬유마디)라고 한다. 또한 하나의 랑비어마디와 그 다음 마디 사이는 마디 사이 분절(internodal segment)이라고 하며, 하나의 마디 사이 분절의 수초는 하나의 슈반세포에 의해 형성된다. 중추신경계통에도 랑비어마디가 있으며, 하나의 마디 사이 분절은 희돌기아교세포의 돌기에 의해 형성된다.

유수신경섬유(myelinated nerve fiber)의 수초의 두께는 축삭에 따라 다르며, 대체로 축삭의 직경과 마디 사이 분절의 길이(internodal length)에 비례한다. 말초신경계통의 무수신경섬유의 축삭은 슈반세포에 의해 싸여 있으나, 중추신경계통의 무수신경섬유는 희소돌기아교세포에 싸여 있지 않다. 수초는 신선한 상태에서는 광택이 있는 백색으로 관찰된다. 말초신경(peripheral nerve)에는 유수신경섬유가 많이 있으므로 육안으로 희게 보이며, 중추신경계통의 백색질(white matter)에도 유수신경섬유가 많기 때문에 육안으로는 세포체가 많은 회색질(gray matter)에 비해 희게 보이므로 백색질이라는 명칭으로 불리우게 되었다.

유수신경섬유는 활동전위의 신속한 전도를 위해 형태적으로 적응된 구조이다. 그 표면의 대부분은 수초로 구성된 절연층(insulating layer)으로 싸여 있으며, 랑비어마디(node of Ranvier) 부분만 세포외환경에 노출되어 있다. 랑비어마디의 축삭형질막에는 나트륨과 칼륨 채널들이 집중되어 있고, 마디 사이 분절의 축삭형질막에는 이러한 채널들이 거의 없다. 따라서 활동전위는 한 랑비어마디에서 다음 마디로 빠르게 전도되며, 이를 도약전도(saltatory conduction)라고 한다. 활동전위의 전도속도는 무수신경섬유에서는 1초에 0.6～2 m이며, 유수신경섬유에서는 1초에 1～100 m로 유수신경섬유에서 매우 빠르게 전달된다.

(1) 신경섬유 - 축삭과 수초

축삭(axon)은 신경섬유의 중앙에 원형 구조로 관찰된다. 축삭은 약한 산호성이다. 수초(myelin)는 축삭을 둘러싸고 있다. 수초의 성분은 지질단백질이므로 H-E 염색에서는 거의 염색되지 않는다. 따라서 가로 단면에서 수초는 고리모양으로 축삭을 둘러싼 희미한 부분으로 나타난다. 수초 내에는 약간 염색이 된 줄모양의 구조(신경케라틴 그물, neurokeratin network)가 축삭의 중심을 향해 방사상으로 배열되어 있는 형태로 나타나는 경우도 있다.

(2) 슈반세포(Schwann cell)

슈반세포는 축삭 사이에 진하게 염색되는 뚜렷한 핵이 있는 세포이다. 신경섬유다발(nerve fiber bundle) 내에 나타나는 세포핵은 대부분이 슈반세포의 핵이다. 핵의 형태는 대체적으로 타원형이나 절단면에 따라서는 원형으로 나타나기도 한다.

(3) 기타 세포

신경에 있는 세 종류의 결합조직막에는 섬유모세포(fibroblast)가 있으며, 특수염색을 하면 비만세포(mast cell)와 큰포식세포(macrophage)도 관찰된다. 혈관에는 내피세포(endothelial cell), 혈관주위세포(pericyte), 그리고 평활근세포(smooth muscle cell)가 관찰된다.

4) 신경절(Ganglion)

중추신경계통 이외에도 신경세포체(nerve cell body)가 모여 있는 부위가 있으며, 이를 신경절(ganglion)이라고 한다. 척수 후근(posterior root, 뒤뿌리)에 있는 후근신경절[dorsal root ganglion, 척수신경절(spinal ganglion)]과 뇌신경(cranial nerve)의 신경절(뇌신경절, cranial ganglion), 척추 주위와 각 장기에 분포하는 자율신경절(autonomic ganglion) 등이 있다.

5) 저배율 소견

후근신경절은 결합조직 피막(connective tissue capsule)에 의해 싸여 있으며, 다양한 크기의 신경세포체(nerve cell body, neuronal soma)가 관찰된다. 신경세포체 주위에는 신경세포를 둘러싼 작은 세포[피막세포(capsular cell) 또는 위성세포(satellite cell)]가 관찰된다. 후근신경절로 들어오는 척수 후근(posterior root)의 신경섬유다발

(nerve fiber bundle)도 볼 수 있으며, 신경절 내부에서도 신경섬유를 관찰할 수 있다. 신경섬유 사이에서는 슈반세포(Schwann cell)가 관찰된다.

6) 고배율 소견

(1) 신경세포체(neuronal cell body)

후근신경절 신경세포체의 크기는 다양하지만 대체로 큰 세포와 작은 세포의 두 종류로 나눌 수 있다. 큰 세포의 축삭은 유수신경섬유이며, 촉각(touch sensation)이나 고유감각(proprioception)을 전달한다. 작은 세포의 축삭은 무수신경섬유가 많으며, 통각(pain sensation)이나 온도감각(temperature sensation)을 전달한다.

후근신경절의 신경세포는 세포체가 둥근 형태로 나타나며, 핵은 크고 둥글며 뚜렷한 하나의 핵소체가 있고, 진정염색질이 많은 소포상핵이다. 니슬소체는 척수 전각세포와 같은 큰 신경원에 비해서는 뚜렷하지 않고 세포질에 산재되어 있는 작은 염기호성의 과립상 구조로 관찰된다.

(2) 신경절아교세포 [피막세포(capsular cell), 위성세포(satellite cell)]

신경세포를 둘러싸고 있는 작은 세포로 신경세포의 피막(capsule)을 형성하기 때문에 피막세포(capsular cell) 또는 별을 둘러싼 위성과 같은 형태로 나타나기 때문에 위성세포(satellite cell)라고 한다. 세포질은 거의 관찰되지 않으며, 핵은 둥근 편이며, 이질염색질이 많아 진하게 염색된다.

(3) 슈반세포(Schwann cell)

신경세포의 사이에는 신경절로 들어오거나 나가는 신경섬유가 있으며, 이러한 신경섬유를 둘러싸는 슈반세포가 존재한다.

(4) 말초신경 종말(Peripheral nerve endings)

말초신경계통에 있어서 신경세포돌기의 종말, 즉 축삭종말은 자극의 수용기(receptor) 또는 이와 연결된 구조와 근육세포(muscle cell) 등 효과기(effector)와 연결된 부분으로 나눌 수 있다. 특수하게는 신경근육방추(neuromuscular spindle, muscle spindle)에서와 같이 수용기와 효과기가 동일한 구조 내에 있는 경우도 있다.

수용기는 주위에 특별한 구조가 없이 끝나는 자유신경종말(free nerve ending)과 특수한 구조를 이루며, 끝나는 신경종말소체(terminal corpuscle)로 나눌 수 있다. 신경종말소체는 다시 결합조직으로 이루어진 피막(capsule)에 싸여 있는 피막신경종말(encapsulated nerve ending)과 피막에 의해 싸여 있지 않은 무피막신경종말(unencapsulated nerve ending)로 나누어진다.

자유신경종말은 대체적으로 무수신경섬유의 종말일 경우가 많으며, 신체의 어느 부위에나 존재한다. 털(hair)과 연관된 털주머니종말(ending in hair follicle)도 일종의 자유신경종말이다. 결합조직피막에 싸여 있는 피막신경종말에는 마이스너촉각소체(Meissner's corpuscle), 파치니층판소체(Vater-Pacini corpuscle, Pacinian corpuscle), 골지마쪼니 망울소체(Golgi-Mazzoni corpuscle, Golgi-Mazzoni's end bulb), 루피니소체(Ruffini ending), 크라우제소체(Krause ending) 등이 있다. 대부분의 무피막신경종말은 축삭종말부위가 크게 팽대되어 있고, 그 위에 특수한 수용기세포(receptor cell)가 있다.

효과기인 골격근으로 자극을 전달하는 구조인 신경근육종말은 대표적인 운동종말이다. 또한 평활근이나 샘세포(gland cell)에 자극을 전달하는 자율신경종말도 있으며, 자율신경종말은 평활근이나 샘세포의 주위에 시냅스 틈새와 같은 특수한 구조가 없이 팽대되어 끝난다. 신경근육방추는 효과기도 되며, 이곳으로 들어가는 원심성섬유(efferent fiber)는 방추신경근육종말(fusimotor ending)을 형성한다.

제 5 장

효소와 건강

1. 효소학의 탄생 및 발전

화학적 효소(chemical ferment), 생물효소(living ferment), 소화효소(digestive ferment) 등으로 분류되어 불리어졌다. 17세기 말경에 Stahl은 어떤 물질을 분해하는 힘을 가진 'ferment'에 의하여 발효(fermentation)가 일어난다는 이론을 제창하였다. 위액이 고기를 소화·분해시킨다는 것을 의미한다.

1.1 보조인자를 포함하는 중요 효소의 종류

(1) 카드뮴 함유 효소

β-Ala-His dipeptidase (EC 3.4.13.20)

(2) 칼슘 함유 효소

Tryptophan dehydrogenase (EC 1.4.1.19)
Protein-glutamine gamma-glutamyltransferase (EC 2.3.2.13)
Phospholipase A_2 (EC 3.1.1.4)
3-Ketovalidoxylamine C-N-lyase (EC 4.3.3.1)

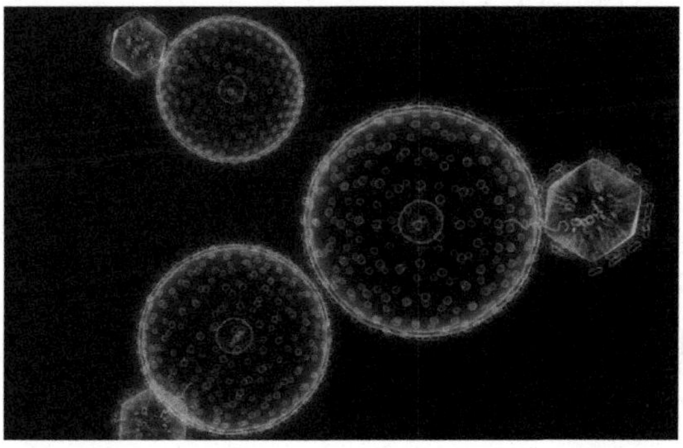

(3) 코발트 함유 효소

Dimethylmalate dehydrogenase (EC 1.1.1.84)
Methylmalonyl-CoA carboxyltransferase (EC 2.1.3.1)
Xaa-Pro aminopeptidase (EC 3.4.11.9)
Myo-inosose-2 dehydratase (EC 4.2.1.44)
Isobutyryl-CoA mutase (EC 5.4.99.13)

(4) 구리 함유 효소

Amine oxidase (EC 1.4.3.6)

(5) 철 함유 효소

Alcohol dehydrogenase (EC 1.1.1.1)
N, N-Dimenthylformamidase (EC 3.5.1.56)
L(+)-Tartrate dehydratase (EC 4.2.1.32)

(6) 철 - 몰리브덴 함유 효소

Carbon monoxide oxygenase (EC 1.2.2.4)

(7) 철 - 황 함유 효소

Carbon-monoxide oxidase (EC 1.2.3.10)
Biotin synthase (EC 2.8.1.6)
Aconitate hydratase (EC 4.2.1.3)

(8) 마그네슘 함유 효소

Benzoyl-CoA reductase (EC 1.3.99.15)
Diglucosyl diacylglycerol synthase (EC 2.4.1.208)
Alkaline phosphatase (EC 3.1.3.1)
Indolepyruvate decarboxylase (EC 4.1.1.74)
Xylose isomerase (EC 5.3.1.5)
4-Chlorobenzoate-CoA ligase (EC 6.2.1.33)

(9) 망간 함유 효소

Dimethylmalate dehydrogenase (EC 1.1.1.84)
Methionin S-methyltransferase (EC 2.1.1.12)
Propyl aminopeptidase (EC 3.4.11.5)

Oxaloacetate decarboxylase (EC 4.1.1.3)
Muconate cycloisomerase (EC 5.5.1.1)
Pyruvate carboxylase (EC 6.4.1.1)

(10) 몰리브덴 함유 효소

Xanthin dehydrogenase (EC 1.1.1.204)

(11) 니켈 함유 효소

Carbon-monoxide dehydrogenase (EC 1.2.99.2)
Urease (EC 3.5.1.5)

(12) 칼륨 함유 효소

Dimethylmalate dehydrogenase (EC 1.1.1.84)
2-Isopropylmalate synthase (EC 4.1.3.12)

(13) 셀레늄 함유 효소

Formate dehydrogenase (EC 1.2.1.43)

(14) 나트륨 함유 효소

Oxaloacetate decarboxylase (EC 4.1.1.3)

(15) 텅스텐 함유 효소

Formate dehydrogenase (EC 1.2.1.43)

(16) 바나듐 함유 효소

Nitrogenase (EC 1.18.6.1)

(17) 아연 함유 효소

Alcohol dehydrogenase (EC 1.1.1.1)
Betain-homocysteine S-mehyltransferase (EC 2.1.1.5)
Alkaline phosphatase (EC 3.1.3.1)
Carbonate dehydratase (EC 4.2.1.1)
Mannose-6-phosphate isomerase (EC 5.3.1.8)
Pyruvate carboxylase (EC 6.4.1.1)

1.2 효소의 분리

1) 돼지근육으로부터 adenylate kinase(세포의 효소)의 분리

(1) 믹서로 마쇄한 돼지 근육에 0.01 mol/dm^3 KCI을 가해 근육으로부터 효소를 분리시키고 여과포(Cheese cloth)를 통과시키면 효소는 통과하고, 마쇄된 근육은 여과포에 남는다. KCI은 이온교환 크로마토그래피에서 NaCI 농도구배로 흡착된 효소를 용출시키는 것과 마찬가지로 근육과 효소를 분리시킨다.

(2) (1)의 추출물의 pH를 3.5로 5분 동안 유지, 다시 pH를 7.0으로 하면 적정 pH가 6이나 7 사이인 효소는 활성을 잃어 침전되므로 원심분리해서 변성된 단백질 침전물을 제거하고 상등액을 취한다(pH에 불안정한 다른 효소들을 분리한다).

(3) (−)를 띤 phosphocellulose 컬럼을 통과시키면 (+)를 띠는 효소는 컬럼에 흡착되므로 이를 분리하기 위해 AMP 5mmol/dm^{3}을 넣는다(여기서도 NaCI 농도구배로 흡착된 효소를 용출시키는 것과 마찬가지로 근육과 효소를 분리시킨다).

(4) 원하는 효소 이외의 이물질을 제거하기 위해 황산암모늄을 처리해 효소를 침전시켜 침전물을 취한 다음 Sephadex G-75에서 겔 여과법을 행하면 효소들이 분자량별로 구별된다. 분자량이 큰 것은 먼저 나오고, 작은 것은 천천히 나온다.

(5) 보관을 위해 황산암모늄을 넣어주거나 냉동 건조해 분말화 한다.

2) 시금치로부터 ribulose bisphosphate carboxyase의 분리

(1) 완충용액과 함께 시금치 잎을 갈아서 여과포를 통과시킨 뒤 원심분리 한다(23,000×g, 45분). g(중력 가속도)로 표시하는 것은 일정한 힘에 의해 분리되기 때문이다. 로타(rotar)의 크기에 관계없이 일정한 힘이 주어진다.

(2) 상등액을 취해 18% poly ethylene glycol 4,000을 가한 뒤 원심분리 한다(23,000×g, 45분).

$$F = \frac{Z^+ \cdot Z^-}{D \cdot r^2}$$

에서 PEG는 D(유전상수)를 크게 하여 이 효소의 전하물질 간에 서로 끌어당기는 힘(F : attractive force)를 작게 한다. 상대적 겉 표면에 소수성 잔기가 많은 것은 침전이 되고, 친수성 잔기가 많은 것은 잘 녹는 상태가 된다.

(3) 상등액을 취해 20mmol/dm^3 $MgCl_2$를 가하여 침전시킨 뒤 원심분리 한다(16,000×g, 30분). 효소 표면에 카르복실기가 있어 $MgCl_2$와 결합해 침전된다.

(4) 침전물을 완충용액에 녹여 DEAE-셀룰로오스 컬럼을 통과시키면 (-)를 띠는 효소가 컬럼에 흡착되므로 0.0~0.4mol/dm^3 $NaHCO_3$를 넣어 효소를 분리한다.

(5) 황산암모늄을 처리해 순수한 효소를 얻는다.

3) 소심장 미토콘드리아의 adenosine triphosphatase의 분리 (세포 내 소기관의 효소)

(1) 근육 추출물에 pH 7.3 ml 0.25mmol/dm^3 sucrose를 가하고 원심분리 한다. (1,600×g, 10분).

(2) 침전물을 제거한 뒤 다시 원심분리 한다(10,000×g, 10분).

(3) 침전물을 sucrose 용액에 넣고 미토콘드리아의 막을 파괴하기 위해 4분 동안 초음파 처리에 노출시킨 다음 원심분리 한다(40,000×g, 90분).

(4) 침전물에 4mmol/dm^3 ATP를 넣어 10분간 초음파 처리에 노출시킨다.

(5) pH를 5.4로 적정한 뒤 Na_2SO_4의 농도를 증가시키면서 DEAE-Sephadex(이온교환수지와 겔크로마토그라피의 기능이 함께 어우러진 수지임)에서 이온교환수지 크로마토그래피를 행한다. 여기서도 Na_2SO_4 NaCI 농도구배로 흡착된 효소를 용출시키는 것과 마찬가지로 다른 단백질로부터 효소를 분리시킨다.

(6) 효소에 황산암모늄을 가해 순수한 효소를 분리한다.

순수하게 분리되었는지 여부는

① 전기영동에 의해 단백질 밴드가 1개 나타나면 일단 순하게 분리되었다고 할 수 있다.
② 각 분회별로 비활성도가 일정하면 순수하게 분리되었다고 할 수 있다.

1.3 분리 방법

(1) 로우리법(Lowry method) : 단백질의 농도나 양이 적을 때 이용되는 방법이다.

(2) 분광광도법(Spectrophotometric method) : 이외의 화합물도 이 두 지점에서 흡수되나 비색분석을 간섭할 수도 있다. 예를 들어 핵산은 260mm에서 최대흡광도를 보인다.

(3) 미생물을 효소의 공급원으로 사용하면,

① 세대기간이 짧기 때문에 단시간에 다량의 효소를 생산하는 것이 가능하며,
② 균종에 따라서 특정의 효소를 다량으로 생산할 수 있으며,
③ 인공적으로 조절된 배양이 가능해서 생산관리가 쉽고,
④ 생산균에 인위적인 변이를 일으켜서 생산성을 높일 수 있다는 등의 여러 가지 장점이 있다.

(4) 미생물로부터의 효소 생산에 관계되는 중요한 과정은
① 우량 균주의 획득
② 배양조건의 결정
③ 효소의 정제와 제품화이다.

(5) 효소생산 균주의 탐색

세포 내로 효소를 생산하는 경우에는 효소생산 균주의 세포벽을 파괴한 후 조효소액을 간단하게 얻어내어 효소활성을 정확하게 검토해야 한다.

(6) 변이주의 획득

효소생산을 위한 유용균으로 선택된 균주는 그대로 공업적으로 이용되는 경우도 있지만, 생산성이 높은 변이주로 개량하여 이용하는 경우도 있다. 효소 생산균의 변이주는 대부분이 돌연변이에 의해서 개량된 것으로서, 유전자 조작에 의한 것은 드물게 상용화되어 있다.

(7) 미생물의 효소단백질 합성에 관여하는 조절기능은
① 유도(induction)
② 최종 생산물에 의한 억제(end-product repression)
③ 중간대사 산물에 의한 억제(catabolite repression)이다.

1.4 액체배양

1) 고체배양의 문제점 및 액체배양의 등장

배지조성이 간단해서 곰팡이에 의한 효소의 제조에 적합하지만, 공업적인 생산에 있어서 문제가 되는 점이 많다. 예를 들면, 열의 전도성이 나쁘고, 미생물의 급격한 번식에 따라 축적되는 열량의 발산이 원활하지 않기 때문에 배지의 온도가 상승되어 목적 미생물의 번식이 억제되는 한편, 고온성 세균의 번식을 촉진해서 오염의 원인이 된다.

미생물의 증식에 영향을 주는 인자

항 목	고려사항
배 지	① 영양원의 종류와 농도: 탄소원, 질소원, 무기염류, 필수영양소 등 ② 물리적 성상: 고체, 액체, 점도 ③ pH ④ 그 외의 첨가물: 전구물질, 소포제 등 ⑤ 경제성
온 도	① 효소활성을 위한 취적온도 ② 생산된 효소활성의 안정성을 위한 최적온도
산소, 산화·환원전위	① 호기성: 배양기, 진탕회수, 통기량, 교반속도, 공기압 등 ② 혐기성: 외부 공기 차단의 정도 ③ 탄산가스 농도 등
접종균(전배양)	전배양의 배양조건, 배양령, 접종량
배양시간	① 전배양시간 ② 본배양시간

2) 액체배양

효소의 생산량을 대량적으로 증대시킬 수 있는 배양조건의 미세한 검토가 가능하다. 예를 들면 *Bacillus amyloliquefaciens*에 의한 α-amylase의 생산효율이 공업화가 개시된 초기에 비해서 10배 이상 향상되었다. 낮은 pH 조건과 낮은 pH 조건에서 효소활성이 감소된 이유를 확인할 수 있는 방법은 다음과 같다.

첫째, ORD / CD, NMR, A292 FTIR, 형광광도계(340~360mm)을 사용하여 구조적인 변화 때문에 효소활성에 차이가 발생된 것인지를 확인할 수 있을 것이다.

둘째, 기질과 유사한 구조를 갖는 물질을 이용하여 경쟁적 저해제처럼 결합정도를 비교한다.

셋째, 촉매과정에서 영향을 주어 pH에 따라 좌우된다면 기질의 농도를 포화시킨 상태에서 실험을 하여 확인해야 할 것이다.

pH에 대한 영향을 관찰할 때는 한 가지 종류의 완충용액만을 사용하지 않고 2개 이상의 완충용액을 사용하는 것이 바람직하다. 그 이유는 이온농도를 일정하게 유지하는 것이 중요하기 때문이다.

1.5 효소반응 기작

촉매반응은 거의 대부분 활성부위에서 여러 과정을 거쳐 일어난다. 첫 번째 과정은 기질이 효소에 결합하는 것인데, 이것은 기질과 활성부위를 구성하는 아미노산 곁사슬 사이의 매우 특이한 결합에 의해 일어난다.

첫째로 효소 결합부위의 입체적 모양과 기질형태 사이의 고도의 유사성을 가정하는 열쇠는 자물쇠의 모델(lock-and-key model)이다.

두 번째 모델은 단백질들이 어떤 입체적 유연성을 가지는 사실을 고려한 것으로, 이러한 유도 적합 모델(induced-fit model)에 의하면 기질이 결합하면서 효소구조가 변형되어 기질과 효소의 결합이 일어난다.

촉매반응은 궁극적으로 활성화 에너지를 낮추어 주는 것이며, 따라서 반응속도가 보다 빠르게 이루어질 수 있도록 유도된다. 여러 가지 요인들이 있는데 근접 배향효과, 산, 염기촉매, 뒤틀림, 친화적 촉매, 친전자적 촉매가 있다. 촉매반응에서 이러한 중간 생성물의 생성으로 활성화 에너지를 낮추어 주는 효과가 있을 것으로 예상되는 가운데 이러한 중간 생성물은 매우 빠르게 생성된다.

(1) 효소의 반응속도

$K_1 \quad K_2$

$E + S \rightleftarrows ES \rightleftarrows E + P$

$K^-_1 \quad K^-_2$

시간에서 다음과 같이 정의를 내린다.

E : 유리된 효소의 농도, 기질과 결합하지 않은 효소의 농도

S : 유리된 기질의 농도, 효소와 결합하지 않은 기질의 농도

ES : 효소-기질 복합체의 농도

P : 생성물의 농도

E0 : 효소 전체의 총 농도(유리된 것 + 복합체) ; E + ES

(2) 효소의 농도가 기질의 농도에 비하여 매우 작다고 가정한다면 효소의 농도보다 기질의 농도가 크다.

1.6 전분가공에서의 효소의 이용

1) 전분의 특징

전분은 포도당(glucose)으로 구성된 다당류로서 인간의 에너지 공급원의 주된 소재이며, 가공을 거쳐 변형된 소재로 이용되기도 한다. 전분의 상업적 원료는 곡물의 종자(쌀, 옥수수, 밀, 당질), 뿌리(타피오카), 줄기(감자)와 같은 저장기관이다.

2) 전분의 구조

(1) 아밀로스(Amylose)

아밀로스는 포도당이 α-1,4 결합을 되풀이하여 사슬모양으로 중합한 형태이다.

(2) 아밀로펙틴(Amylopectin)

아밀로펙틴은 포도당의 α-1,4 결합과 더불어 α-1,6 결합이 군데군데에 존재하여 가지가 달린 형태의 구조를 이루고 있다.

3) 전분의 액화와 당화에 이용되는 효소

(1) α-Amylase (EC 3.2.1.1)

α-Amylase는 전분의 내부에 존재하는 α-1,4 결합을 무작위적으로 가수분해 해서 소량의 포도당, 맥아당, 저분자량 덱스트린 등을 생성한다. α-Amylase의 내열성은 산업적으로 이용할 때 매우 중요한 인자로서, 여러 원료에서 얻은 전분을 가수분해 하여 물엿, 즉 시럽을 만드는 과정에 α-Amylase가 사용될 경우에는 적어도 그 전분의 겔화온도에서도 그 활성을 유지할 수 있어야 하기 때문에 매우 중요하게 다루어진다.

(2) β-Amylase (EC 3.2.1.2)

β-Amylase는 exo형의 효소로서 전분의α-1,4 결합을 비환원성 말단에서 순차적으로 분해하여 maltose를 생산한다. 그러나 α-1,6 결합은 분해하지 못하여 최종 생성물로는 맥아당, maltotriose, β-한계 덱스트린 등을 남긴다.

(3) Glucoamylase(Amyloglucosidase, EC 3.2.1.3)

Glucoamylase는 전분의 α-1,4 결합,α-1,6 결합, α-1,3 결합 등을 전분의 바깥에서부터 순서대로 가수분해 하여 포도당을 생성한다. 간조직 등에도 널리 분포하고 있다. Glucoamylase는 근래에 와서 전분에서 고순도의 결정 포도당의 공업적 생산에 사용되고 있는 매우 중요한 효소로 인식되고 있다.

(4) Isoamylase (EC 3.2.1.68)와 Pullulanase (EC 3.2.1.41)

이들 효소는 α-1,6 결합을 특이적으로 분해하여 직쇄의 덱스트린을 생성한다. 특히 isoamylase는 아밀로펙틴과 글리코겐을 잘 분해하며, pullulanase는 α-1,6 결합의 말토트리오스 단위체로 구성된 플루란에 대해 높은 활성을 가지기 때문에 pullulanase

라고 부르며, 이들을 debranching 효소라고도 한다.

(5) Debranching Amylase

Debranching Amylase는 α-1,6 glucoside 결합만 절단하는 효소를 총칭하며, 절단된 α-1,6 결합 근처의 구조에 따라 아래와 같이 나눈다.

① Amylopectin 1,6-glucanohydrolase : 아밀로펙틴 글리코겐을 절단
예) isoamulase, pullulanase

② Dextine 6-glucanohydrolase : 포도당 1개만의 α-1,6 glucoside 절단
예) amylo 1,6-glucosidase

③ Oilgodextrin 6-glucanohydrolase : 저분자 다당류의 α-1,6 결합을 절단
예) oilgo 1,6-glucosidase

(6) Cyclodextrin glycosyltransferase(CGTase) (EC 2.4.1.19)

전분 이외에 적당한 수용체가 존재하면 분자 간 전달반응으로 cyclodextrin을 개열하여 그 분해 생성물을 수용체의 4번 탄소 -OH기에 전달시켜 α-1,4 결합을 생성하는 작용도 가진다(couling 반응). 이로 인해 생성된 당은 포도당과 포도당의 1위 탄소의 유도체이고 L-sorbose, 자당 등도 강한 수용체이다.

4) 포도당 이성질화 효소(Glucose isomerase) (EC 5.3.1.18)

당 이성질화 효소는 aldose와 ketoserks의 이성질화 반응을 촉매하며, 인산화 당에 작용하는 효소는 해당과정에서 오래 전부터 알려졌으나, 그 후 미생물로부터 발견되었다. 포도당 이성질화 효소 중에는 금속염으로 As를 요구하는 것이 많다. 그러나 식품산업에 이용하기 위해서는 As를 요구하지 않는 것이 위생상 유리하므로 방선균 중에서 Mg와 Co를 요구하는 효소를 발견하기에 이르렀다.

① 충치방지 : 파라티노오스(palatinose), 프락토올리고당(fructoolifosaccharide), 커플링 당(coupling sugar)

② 장내세균의 조정작용 : 이소말토스(isomaltose), 프락토올리고당(fructooligosaccharide), 갈락토올리고당 (galactooligosaccharide)

③ 식품물성 개량 : 사이클로덱스트린(cyclodextrin), 자이로비오스(xylobiose)

5) Glucose isomerase의 생산

현재 공업적으로 실용화가 되어 있는 것은 Streptomyces속, Bacillus coagulance, Arthrobacter 등이 있다. 이들 효소는 균체 내 효소로서 내열성이 뛰어나며, 특별한

활성화제를 필요로 하지 않는 성질을 가지고 있다.

(1) 분지 올리고당

Isomaltose는 α-glucosidase를 이용하여 분지당인 이소말토스 함량을 높인 시럽이 제조되고 있다. 저감미, 보습성이 높고, 장내 유용세균인 비피더스의 생육을 촉진하는 것으로 주목되는 성분이다.

(2) 분지 올리고당의 일반적인 제조법

소당류에 β-amylase를 작용시켜 가수분해 한 후 transglucosidase를 작용시켜 분지 올리고당을 제조한다.

(3) 분지 올리고당의 물리화학적 특성

① 감미도

Isomaltose는 감미도가 설탕의 1/2~1/4이며, 타 감미료와 병용하면 감미가 더 좋아진다.

② 점 도

Isomaltose, panose 등의 점도는 맥아당에 비하여 낮으며, 설탕과 매우 흡사하여 설탕 대용품으로 용이하게 쓸 수 있다.

③ 흡습성

분지 올리고당이 함유된 전분은 흡수성이 매우 크다. 습도 95%에서 분지 올리고당 혼합물은 고형물 100g당 210g의 수분을, 습도 75%에서는 35g의 수분을 함유하고, 75% 말토스 시럽은 25g의 수분을 함유하나 맥아당과 글랜뉼 설탕은 결정화 된다.

④ 수분활성도(Aw)

분지 올리고당 혼합물은 설탕(Aw=0.85)이나 타 당류에 비교하여 낮은 수분활성도를 보인다.

1.7 음료수 제조에서의 효소의 이용

(1) 수분은 외부로부터 유입되어진 영양분과 탄소를 세포로 운반한다.

(2) 음료수 제조공정에 이용되는 효소

시판되는 음료수에는 여러 종류가 있으나 여기서는 효소가 이용되는 과실음료 주스에 대해 중점으로 언급하고자 한다. 과실음료에 이용되는 효소는 크게 과실에 함유되어 있는 효소와 인위적으로 첨가하는 효소로 분류할 수 있다.

(3) 펙틴 분해효소(Pectic enzymes, pectolytic enzymes, pectinase)

사과 등의 과즙에는 0.1%~0.3%의 펙틴(pectin)이 함유되어 있는데, 이것이 교질성으로 되어 다른 미세한 불용성 분자의 침전을 방해하므로 과즙이 불투명하고, 때로는 아주 혼탁하게 된다.

① 펙틴질(Pectic substances, pectins)

펙틴질은 고등식물, 특히 과실, 야채에 널리 분포하고 있는 다당류로서 세포막 사이에 존재하는 엷은 층에 주로 존재하며, 세포막 내부 또는 중엽, 즉 세포막 사이의 엷은 층을 메워주는 물질인 동시에 세포막 내부 또는 세포와 세포 사이를 결착시켜 주는 물질로서 작용한다.

② 펙틴 분해효소

㉠ Pectinesterase(PE) (EC 3.1.1.11)

PE는 펙틴의 비환원성 말단 EH는 유리 유기산기와 인접해 있는 갈락트유론산의 메틸에스터 그룹을 가수분해 시켜 펙틴산으로 바꾸는 작용을 한다. 곰팡이 유래 PE는 식물 유해 PE와 달리 탈에스터 반응이 복잡한 단계를 거치며, 무작위로 가수분해 되는 특징을 가지고 있다.

㉡ Polygalacturonase(PG) (EC 3.2.1.15)

PG는 곰팡이류, 세균류, 그리고 고등식물에 존재하며, 펙틴 주사슬의 α-1,4결합을 가수분해하여 최종산물로 mono trigalacturonic acid를 생산하는 효소이다.

㉢ 상업적 펙틴 분해효소

상업적인 펙틴 분해효소는 곰팡이의 효소 특히 *Aspergillus* 종에서 생산되는 효소를 이용한다. 상업용 효소는 PE, PG 그리고 PL, hemicellulase, endo-β-glucanase(Cx-cellulase)의 혼합으로 이루어진다.

㉣ 펙틴 효소의 제조

펙틴 효소 중에서 식품가공에 이용되는 효소는 주로 endo-PG와 endo-PL이며, 여기에 methyl ester 결합을 분해하는 PE가 추가된다. 이들 효소는 주로 곰팡이가 생산한다.

(1) α-amylase, amyloglucosidase

미성숙 과실에는 2%가량의 전분이 함유되어 있는데, 전분입자는 크기가 1㎛ 이하로서 여과공정에서 제거되지 않는다. 이러한 polymer는 펙틴 분해효소로는 제거되지 않으므로 amylase를 초기 공정에 함유시켜 전분을 분해하여 여과성을 촉진하고, 혼탁하게 되는 것을 방지한다.

(2) Cellulase, hemicellulase

신선한 과실은 비타민류를 위시하여 영양가가 풍부한 식품이다. 이때 조직의 유연화를 위하여 종래의 증기나 산, 알칼리 등의 처리를 하였으나 비타민의 손실, 색깔, 풍미 등의 변성이 아주 많고 또 불용성 성분을 제거하기 위하여 여과를 하여도 여과가 어렵다.

(3) Esterase

대부분 경우 과일의 향미 성분은 과일에 존재하는 esterase의 정밀한 생합성 조절에 의해 생성되는 에스테르(ester)에 기인한다. 그러나 과실을 파쇄할 때 과실의 기질과 생성물은 교란되고, esterase가 부분적으로 에스터를 가수분해하여 알코올과 산으로 가수분해 된다,

(4) Naringinase

일부 감귤류, 특히 자몽에 존재하는 쓴맛은 과량으로 존재하지 않을 때는 바람직하게도 여겨지지만, 이런 쓴맛으로 인해 감귤류 주스의 이용이 제한되기도 한다. 따라서 감귤류의 쓴맛을 제거하는 것은 상업적으로 매우 유용하다. 그러므로 자몽의 쓴맛을 제거하는 효소인 곰팡이 유래 naringinase의 제조가 연구되어져 왔다.

(5) Polyphenol oxidase(PPO)

막 갈은 사과 마쇄물은 무색이지만, 수분 이내에 산소가 조직 내에 침투하면 polyphenol oxidase(PPO)가 페놀 화합물과 반응하여 갈변시킨다, 이런 기작의 기질에는 phloridzin, catechin(−), epicatechin, procyanidin oligomer 같은 flavonoid 물질이 관여하고, 사과에 존재하는 주된 페놀산인 chlorogenic acid가 산화환원 셔틀로 작용하여 갈변화를 유발한다.

1.8 효소를 이용한 음료수 제조

1) 사과주스

과즙의 혼탁한 원인은 펙틴에 의한 것이며, 이는 PE와 PG의 작용으로 청정화가 가능하다. 효율적인 과즙의 청정화에는 가수분해 효소와 lyase 효소를 이용하는 두 가지 경우가 있다. 가수분해 효소계에 의한 경우는 먼저 PE가 펙틴의 메틸 에스테르 결합을 절단하여 메탄올을 생성하면서 펙틴을 펙틴산으로 변화시키고, 그 후 endo-PG가 작용하여 분해하는 2단계 분해이다.

사과주스나 농축을 산업적으로 청정화 하는 데에는 대부분 효소를 이용한다. 효소의 이용은 1930년대 곰팡이 효소가 사과주스를 청정화 할 수 있다는 것이 밝혀지면서부터이다. 신선한 사과주스를 75℃에서 30분간 살균하여 병에 몇 주간 방치하면 내열성 곰팡이 포자로 인한 곰팡이 성장이 일어나 솜털 같은 것이 병의 목부분에 생성된다. 곰팡이가 더욱 자랄수록 청정이 일어난다. 이런 현상의 이유는 1960년대에 와서 규명되었는데, polmethyl esterase(PME)와 polygalacturonase(PG)에 의한 것이다.

펙틴을 분해하는 효소를 압착하기 전의 간 사과에 첨가하면 펄프의 압착 능력과 수율이 향상된다. 부드러운 과일을 이용할 때에도 효과적인데, 이러한 과실은 많은 수용성의 펙틴을 함유하기 때문에 끈적거리고 압착하기가 어렵다. 따라서 첨가된 효소는 주스 청정화를 위한 펄프 탈펙틴화에 이용된다.

2) 차

차 잎을 가공하여 음료수로 이용한 것은 수천 년 전부터의 일이다. 차 잎의 가공과정은 흔히 '발효'라고 한다. Theaflavin은 오렌지색이며, 잎에서 단백질과 결합하여 차 특유의 맛을 나타낸다. 따라서 theaflavin의 함량 비율이 높을수록 고급차가 된다.

3) 커 피

인스턴트 커피는 커피원두를 가압증기로서 단시간 추출한 후에 건조 분말화한 것이지만, 이 공정은 고온을 필요로 하기 때문에 풍미의 변질을 방지할 수가 없으며, 또한 수율에도 일정한 한계가 있다.

4) 코코아

코코아는 19세기 중엽부터 초콜릿의 형태로 식품이나 과자에 널리 이용되어 왔으나, 그전에는 유럽과 아즈텍 문화권에서 우유나 물에 섞은 음료의 형태로 소비되어 왔다. 코코아 콩의 발효에 의하여 코코아 특유의 향미가 생성된다. 미생물은 당을 발효하여 알코올과 초산이 생성된다.

5) 식 혜

식혜는 쌀이나 보리 등의 곡류의 전분을 호화시켜 맥아(엿기름)나 쌀 코오지를 아밀라제로 당화시켜 만든 우리 고유의 전통 기호음료이다.

1.9 식육의 근육조직

식육은 흔히 골격근을 지칭하나 가식부에는 골격근 외에 염통, 간, 콩팥, 췌장, 비장, 위, 혀 및 창자 등의 내장근 및 지방조직이나 혈액, 그리고 연골 등도 포함되어 있다. 육가공에서의 효소의 이용은 주로 근육조직에 한정되어 있다. ATP의 화학적 에너지를 에너지원으로 하여 기계적 에너지로 변환시키는 에너지의 발생 기작이다.

1) 미오신(myosin)

미오신은 ATP 가수분해효소(ATPase)임이 밝혀졌는데, 구조 단백질인 동시에 기능단백질이라는 점이 매우 특이하다. 미오신의 ATPase 활성은 Ca^{2+}이온에 의하여 활성화 되며, Mg^{2+} 이온에 의하여 저해를 받는다. 또한 DETA에 의하여서도 미오신의 ATPase 활성은 증가한다.

2) 근육의 사후변화

비타민이나 생리조절 물질의 공급을 중단시키며, 산소 공급의 중단과 함께 생체 산화 환원전위는 물론 생체막 내외의 삼투압 평형을 파괴시키며, 생체막의 물질 수송능력의 정지를 가져오게 된다.

(1) 사후경직

가축은 도살된 직후에 혈액의 공급이 중단되므로 근육으로 산소 공급이 정지되고, 근육세포는 무산소 상태, 즉 혐기적 상태로 된다. 근세포가 혐기적 상태에 놓이게 되면 글리코겐으로부터 해당과정에 의하여 생긴 pyruvic acid는 TCA회로로 들어가지 않고 젖산을 형성한다. 또한 해당과정의 결과로 ATP와 NADH 그리고 H^+가 생긴다.

(2) 경직의 해제(연화)

사후경직의 지속은 가축의 종류, 도살시 조건, 피로도, 근육 온도 등 여러 요인에 의해 다른데, 쇠고기의 경우는 하루, 돼지고기는 12시간, 닭고기는 2～4시간 동안 유지된다.

(3) 중선 pH에서 작용하는 proteinase

심장근, 골격근 등의 여러 근육조직에서 중성 protease가 발견됐다. 이 효소들은 크게 세포 내의 lysosome에 존재하는 것과 그렇지 않은 경우로 나눌 수 있다.

(4) 산성 pH에서 작용하는 proteinase

근육세포에도 다른 세포와 마찬가지로 막으로 둘러싸여진 세포 내 소기관인 lysosome이 존재한다. Lysosome에는 가수분해 효소가 많이 함유되어 있는데, 특히 산성 pH에서 세포 내 단백질 가수분해를 담당하는 장소의 역할을 한다.

(5) 숙성과정에서 근육 proteinase의 작용

숙성과정에는 calpain Ⅰ이 가장 중요한 작용을 하는 것으로 여겨진다. 각각의 단백질 분해효소를 정제하여 고기에 처리하여 그 효과를 비교해 보면 calpain Ⅰ이 실제의 고기의 숙성중의 변화와 가장 비슷한 결과가 나타난다. pH가 내려가면 lysosome의 안정성은 감소하여 내부의 효소가 새어나오게 된다.

(6) 연육화 효소

고기가 질기고 연한 것은 구성하고 있는 결체조직과 탄성근육의 상대적인 함량에 의해 결정된다. 식육이 질겨지는 이유로는 ① 급냉에 의한 저온단축, ② 연화에 불충분한 시간, ③ 열 안정적인 결합조직의 증가가 있다. 이에 대한 해결책으로는 ①, ②의 경우에는 proteinase에 의한 근원섬유단백질의 분해로 개선되어질 수 있으며, ③의 경우에는 단백질 가수분해 작용으로 콜라겐 섬유를 파괴할 수 있다.

(7) 파파인(papain)

근원섬유 단백질에 대한 파파인의 최적온도는 40～70℃이고, 냉장된 고기에는 거의 활성을 나타내지 않는다. 효소의 처리농도에 따라 고기의 연화정도가 달라지므로 효소의 과도한 사용이 고기의 질을 저하시킬 수 있다. 도축된 고기에 연육화 효소를 처리하는 방법은 다양하게 개발되었는데, 분말로 뿌리거나, 살짝 담그거나, 침지하거나, 뒤섞거나, 바늘로 여러 군데를 주사하거나 하는 방법 등이 있다.

(8) 브로멜라인(bromelain)

브로멜라인은 파인애플(Ananas comosus)의 과실과 줄기로부터 얻어지며, 콜라겐에 대한 분해성이 매우 높다.

(9) 피신(ficin)

피신은 무화과(Ficus Carica)의 수지에 존재하며, 일반적으로 건조분말 형태로 이용된다. 파파인은 콜라겐에 대해 효과적이지 못한 반면에, 피신과 브로멜라인은 콜라겐 뿐만 아니라 근원섬유단백질에까지 강한 활성을 보인다.

(10) 효소를 이용한 폐기 단백질의 회수

Neutrase는 지방함량이 적고 쓴맛이 없는 단백질을 생산하며, Alcalse는 낮은 등급의 단백질을 생산하지만 높은 활성으로 젤라틴생산 전처리에 유용하다.

1.10 품질검사의 지표가 되는 효소

육류에 응용되는 효소분석의 대표적 예는 glutamate-oxaloacetate transaminase (GOT)를 이용하는 것인데, 그 반응은 다음과 같다.

$$\text{L-asparatate} + \text{2-ketoglutarate} \rightleftarrows \text{oxaloacetate} + \text{L-glutamate}$$

이 효소는 동식물, 미생물에 널리 존재하고 있는데, 식육을 동결 융해하면 활성을 잃는다.

1) 어종의 판단

효소를 이용한 ELISA(enzyme-linked immunosorbent assays)는 매우 간단하게 어종을 구분할 수 있다. 예를 들면 송어, 연어, 기타 비슷한 어류의 가용성 근육단백질을 토끼의 혈관에 주사하여 폴리크로날 항체를 생산한 후 이 항체와 검사할 어종과 반응시킨다.

2) 선도 측정

(1) Hypozanthine(Hx)

어육의 선도가 저하

$$\text{ATP} \rightarrow \text{ADP} \rightarrow \text{AMP} \rightarrow \text{IMP} \rightarrow \text{HxR} \rightarrow \text{Hx} \rightarrow \text{Xanthine} \rightarrow \text{Uric acid}$$

$$\text{Hx} + O_2 \rightarrow \text{xanthine} + H_2O_2$$

$$\text{xanthine} + O_2 \rightarrow \text{uric acid} + H_2O_2$$

(2) Trimethylamine(TMA)

어류에 널리 존재하는 trimethylamine-N-oxide(TMAO)는 부패 세균에 의하여 쉽게 timethylamine(TMA)로 전환된다.

3) 어류 가공제품 생산에의 효소의 이용

(1) 어육 연제품

어육 연제품은 생선의 단백질 어육 연제품은 어육을 식염과 함께 고기를 갈아 여기에 조미료, 전분 등의 부재료를 혼합하여 적당한 모양으로 성형한 후 가열하여 겔화시킨 식품으로 어묵류, 어단류, 맛살류 및 어육 소시지류 제품의 총칭이다.

(2) 다가불포화지방산(PUFA) 함유 어유

DHA나 EPA와 같은 다가불포화지방산(polyunsaturated fatty acid, PUFA)을 다량 함유하는 어유는 인체에 유용한 다양한 기능성을 가지므로 크게 주목받고 있다.

(3) 저온성 효소

바다는 특수한 환경과 다양한 생물종으로 인해 효소의 새로운 자원이 되어 많은 효소들이 탐색 이용되고 있다.

4) 우유에 존재하는 효소

우유에 존재하는 효소는 우유가 분비될 때 유선세포와 백혈구가 일부 파괴되어 우유에 함유되거나, 유선에서 직접 생산 분비되거나, 우유 중에 존재하는 미생물의 신진대사에 의해 생성된다.

(1) Catalase

우유에 함유되어 있는 catalase에는 본래의 우유에 함유되어 있는 것과 세균에 의한 것이 있다. Catalase는 과산화수소를 물과 분자상태의 산소로 분해한다.

(2) Lactoperoxidase (EC 1.11.1.7)

Peroxidase는 과산화수소의 존재 하에 여러 종류의 phenol류, 방향족 아민, 아스코르빅산, cytochrome C 등을 산화한다.

$$AH_2 + H_2O_2 \rightarrow A + 2H_2O$$

Peroxidase는 일반적으로 식물계에 널리 분포되어 있다.

(3) Xanthine oxidase (EC 1.1.3.22)

Xanthine oxidase는 Avis 등에 의해서 처음 우유로부터 분리 결정화 되었으며, 1902년에 Schardinger가 발견한 포르말린의 존재 하에 메틸렌 블루를 환원하는 효소와 동일 물질이라는 것이 인정되었다.

(4) Phosphatase

Phosphatase는 phosphomonoester를 인산과 알코올로 분해하는 효소로서 우유에는 alkaline phosphatase와 acid phosphatase가 있다.

(5) Ribonuclease

이 효소는 유청에 존재하며, 우유는 다른 체액보다 이 효소를 많이 포함하고 있어 RNase를 분리할 수 있는 좋은 원료로 인정되고 있다.

(6) Lysozyme

Lysozyme은 사람, 소, 말 ,돼지, 개, 원숭이 등의 젖에는 함유되어 있으나 산양, 면양 및 모르모트 등의 젖에는 거의 함유되어 있지 않다.

(7) Plasmin

우유의 주된 단백질 분해 효소로서 카제인을 기질로 이용한다. 저온살균과 극초고온 살균에 의해 불활성화 되지 않아 살균공정을 거친 우유에 단백질을 분해하여 쓴맛을 나타내고, 겔화를 촉진하여 저장성을 악화시킨다.

(8) Amylase

우유의 amylase는 대부분 α-amylase로서 액화력이 강하나 당화력은 약하다.

(9) Lipase

우유에는 두 종류의 lipase가 존재하는데, 하나는 착유 직후의 신선유를 냉각시킬 때 비가역적으로 지방구 막에 흡착되는 natural active lipase로서 "membrane lipase"라고 부른다.

5) 우유의 저장과 관련된 효소

우유는 자연적으로 생리적 필요에 의해 생산되어 분비되므로 우유 자체에 우유의 보존에 필요한 양적으로 충분한 효소들을 함유한다. 미국 국립 낙농연구소에서 시도한 결과에 의하면, 5℃에서 원유에 0.1U glucose oxidase/mL와 0.3mg glucose/mL를 첨가하여 원유로부터 제조되는 체다 치즈의 지방산 산패가 일어나게 하는 lipase 생산균인 *Pseudomonas fluorescens* 균의 번식을 억제할 수 있다.

6) 유당의 가수분해

매년 치즈제조 회사에서는 많은 양의 유청이 부산물로 배출된다. 유청의 고형분의 70~75%는 유당이며, 약 6%는 유청단백질이다.

7) 우유의 불쾌취 제거 효소

우유의 산화취의 발생을 방지하기 위해 우유 내에 존재하는 인지질의 지방구막을 재배열할 수 있다. 여기에 이용되는 효소는 아래와 같다.

- Phospholipase (EC 3.1.4.3)
  phosphatidylcholine + H_2O ⇄ 1,2-diacylglycerol + phophocholine
- Phospholipase (EC 3.1.4.4)
  phosphatidylcholine + H_2O ⇄ choline + phosphatidate

또한 유제품의 가열취 발생을 방지하기 위해 악취의 원인이 되는 thiol기를 sulfohydryl oxidase로 산화시켜 제거할 수 있다.

$$2RSH + O_2 \rightleftarrows RSSR + H_2O_2$$

8) 간접 측정법

효소를 이용한 간접방법으로서, 미생물의 ATP를 분석하여 미생물 수를 분석하는 방법이 있는데, 반딧불은 luciferase를 반응시켜 생긴 빛을 측정한다. 페니실린과 같은 우유의 항생물질도 관심이 높은 품목이다. 유방염 등의 각종 질병치료를 위하여 항생물질이 이용되지만, 우유에 함유되어 있는 소량의 항생물질은 미생물 성장을 저해하거나 알레르기 반응을 유발할 수도 있다.

1.11 렌넷 대체 효소

(1) 동물성 응유효소

① Pepsin : 돼지의 pepsin도 치즈를 만드는 데 사용하기도 한다.

② Trypsin : 돼지와 소의 췌장에서 추출한 것으로 단백질 분해효소이다.

(2) 식물성 응유효소

① Papain : 파파인은 파파야 과실에서 얻은 단백질 분해효소로 강력한 응유작용을 갖고 있다.

② Ficin : 무화과의 수목유액 및 과즙에는 파파인과 비슷한 단백질 분해효소인 Ficin이 함유되어 있다.

(3) 곰팡이 응유효소

① Mucor Miehei protease(MM효소)의 응유효소 : 방향족 아미노산과 소수성 아미노산의 펩티드 결합을 분해하는 특이성이 있다.

② Mucor pusillus var. Lint protease(MP효소)의 응유효소 : 흙에서 분리한 이 균은 강력한 응유효소를 생산한다. 이 효소는 chymosin과 유사한 특이성을 보이며, pH 6.4～6.8에서 활성이 우수하다.

③ Endothia parasitica protease(EP효소)의 응유효소 : 미국에서 개발한 응유효소로 여러 종류의 치즈제조에 시험되었으며, 숙성 초기에 쓴맛을 나타낸다.

(4) 세균 응유효소

① Bacillus subtilis protease : 이 효소에 의한 커드는 부드럽고, 렌넷으로 만든 치즈와 비슷하나 쓴맛을 낸다.

② Bacillus mesentericus protease : 이 효소로 오란다형 치즈를 제조하여 숙성중에 쓴맛을 낸다.

(5) 재조합 렌닌

재조합 단백질의 생산은 mRNA를 분리하여 역전사 효소로 cDNA를 만들어 대장균에서 생산하고 효모, 곰팡이 등에서도 생산된다.

1.12 양조산업에서의 효소의 이용

① 양조주 :
- 단발효주: 브랜디, 럼
- 복발효주
  - 단행 복발효주 : 맥주
  - 병행 복발효주 : 청주, 탁주

② 증류주 :
- 단발효주: 와인
- 복발효주
  - 단행 복발효주 : 위스키, 진
  - 병행 복발효주 : 소주, 고량주(단발효)

③ 혼성주 : 조미용 주류(미림), 인삼주, 매실주, 감미 포도주

(1) 양조주 : 발효한 술덧을 그대로 혹은 여과하여 마시는 술로서, 알코올 농도가 낮다.

① 단발효주 : 과실 자체의 당분을 직접 발효한 양조주이다.
② 복발효주 : 전분이 주성분인 곡류를 사용하여 만든 양조주이다.
③ 단행 복발효주 : 당화와 발효라는 두 가지 공정이 독립공정일 경우
④ 병행 복발효주 : 당화와 발효라는 두 가지 공정이 단일공정일 경우

(2) 증류주 : 양조주를 증류하여 만든 것으로 알코올 농도가 높고, 엑기스 함량이 낮다.

(3) 재제주 : 양조주나 알코올에 감미료, 향료, 과즙, 착색료, 한약재 및 조미료 등 기타 성분을 첨가시킨 술

1) 맥주의 양조공정

(1) 담 금

잘게 부순 보리에 전분 등의 부원료를 더하여 따뜻한 물과 섞어 적당한 시간과 온도를 유지하면 보리 속에 있는 효소의 작용에 의해 전분질이 효모가 이용할 수 있는 당분 형태로 전환된다.

(2) 전발효

뜨거운 보리액즙을 냉각시킨 후 효모를 첨가하여 발효탱크에 넣고 7～12일간 효모의 작용에 의해 보리액즙 속의 당분이 알코올과 탄산가스로 분해된다.

(3) 후발효

0℃ 이하의 저온에서 1～3개월간 서서히 숙성한다.

(4) 여과 및 포장

병이나 캔 등의 형태로 포장한다.

2) 맥주 원료물질에 존재하는 효소

(1) 양조 공정중의 보리의 효소

맥주의 주된 재료 중 효소반응에 관여하는 것은 보리와 효모를 들 수 있다. 발아과정 중에 많은 효소가 생산되거나 방출된다. 보리에 함유되어 있는 전분, 단백질 등의 고분자 유기화합물을 효모가 이용할 수 있는 형태로 전환시킬 수 있으며, 맥주의 품질에 절대적 영향을 미치는 중요한 재료라고 할 수 있다.

보리액즙 내의 복잡한 인자를 이해하고 효소반응의 속도를 예측하기 위해서는 맥아 내부에 존재하는 효소, 수용화 되는데 필요한 시간, 그리고 기질에 작용한다. 양조업자들의 경험으로는 63℃가 발효성 당을 형성하기에 최적 온도라고 한다.

(2) 효모의 알코올 발효관련 효소

효모의 경우 pyruvate로부터 에탄올과 탄산가스를 생산하는 알코올 발효를 거치는데, 포도당으로부터 알코올을 생산하는 최종 단계까지의 반응은 아래와 같다.

$$C_6H_{12}O_6 \longrightarrow 2CH_3CH_2OH + 2CO_2$$

(3) 향후 전망

맥주를 효소반응으로 생각해 보면 수용액(물)에서 맥아와 효모에 존재하는 효소화학반응으로 알코올과 탄산가스를 함유한 물질이다. 따라서 맥아의 원료인 보리의 품종을 개량하거나 원하는 효소가 풍부한 맥아를 제조하는 공정을 개발하거나 또는 알코올 발효와 풍미에 관여하는 효소가 풍부한 효모를 개발함으로써 맥주 양조에 효과적일 수 있다.

《일반적인 포도주의 제조법》

포도수확 → 운반 → 공장 → 제경, 파쇄(줄기를 골라내고 포도를 으깸) → 전발효 → 압착→ 후발효 → 앙금분리(걸러내기) → 숙성 → 여과 → 병입→ 코르크 마개 →병 저장 → 출하

(4) 포도주의 향후 전망

포도주는 수천 년부터 인류에 의해 인위적으로 제조되어 이용된 양조주로서, 그리스와 로마에 의해 전 세계로 퍼져나가 이제는 세계에서 가장 많이 이용되는 주류 중의 하나가 되었다. 바이오기술의 접목으로 포도주 제조에서의 효소 이용이 더욱 쉬워짐으로써 향후 우리나라 포도주 산업의 발전을 기대해 본다.

(5) 밀가루에 들어있는 효소

밀과 밀가루는 넓은 범위의 효소 활성을 가지고 있으며, 효소 활성은 밀의 성장과 수확, 저장의 조건과 밀접한 관계에 있다. 밀가루에는 α-, β-amylase, protease, pepridase, hemicellulase, oxidase 등의 많은 효소가 함유되어 있다.

2. 효소의 정체 및 분석

2.1 효소의 역사

- 1871년 독일의 퀴네(Kuhne) : 효소(enzyme)라는 단어를 처음 사용하였으며, 효모 속(in yeast)이라는 뜻에서 유래되었다.
- 1835년 베르첼리우스(Berzelius) : 생명물질에 촉매의 존재가 있다는 것을 처음 발견하여 감자 속 전분의 분해를 촉매하는 물질이 있다. 여기서 촉매라는 말을 처음 사용하게 되었다.
- 프랑스의 파스퇴르(Pasteur) : 공기가 없는 상태에서 당이 분해되고, 탄산가스와 알코올이 되는 과정에서 살아있는 세포가 관여하고 있다고 하였다.
- 1897년 뷔그너(Buchner) : 파괴된 효모의 추출물을 여과하여 발효에 직접 관여하는 물질을 확인하였다.
- 1900년 초 스테드버그(Svedberg) : 단일 단백질이 효소로 사용된다고 하였다.

2.2 효소란 무엇인가?

① 생물체가 만든 촉매작용을 하는 고분자 단백질로서 분자량 1만~수백만이다.

② 특이적이고 다양하며, 매우 효과적인 촉매 역할을 한다.

③ 대부분의 세포 내에서 일어나는 반응들은 단백질 촉매에 의해서 진행된다.

④ 효소는 단백질이므로 강산, 알칼리로 처리, 변성제를 첨가하면 그 구조가 손상된다.

⑤ 현재 알려진 효소는 약 2,500여 종이며 계속 개발 중이다.

1) 효소의 구성

대부분의 효소들은 하나 이상의 소단위체(submit)를 가지고 있으며, 단백질 효소들은 효소활성을 위하여 비단백질기를 필요로 한다.

완전효소 = 순효소 + 보조인자
(holoenzyme) (apoenzyme) (cofactor)

2) 효소의 역할

기질과 결합하여 효소기질 복합체를 형성함으로써 반응의 황성화 에너지를(activition energy)를 낮추는 역할을 하고, 평형에 도달하는 시간을 단축시켜 반응을 빠르게 진행시키는(반응속도의 증가) 역할을 한다.

3) 효소와 일반 촉매

① 효소는 일반 촉매와는 다르게 온도에 대한 특별한 감수성을 지닌다.

② 효소는 pH의 변화에 따라 세심한 변화를 나타낸다.

③ 효소는 특수한 종류의 반응을 촉매하는 특이성이 있으며, 다른 반응을 촉매하지 않는다(효소의 특이성).

④ 효소는 보통의 생화학적 촉매들보다 능률적인 촉매이다.

4) 효소의 특이성

① 작용 특이성: 하나의 효소는 하나의 화학반응 또는 유사한 반응에만 촉매작용을 한다.

② 기질 특이성: 효소의 반응부위와 기질은 상보적으로 결합한다.

③ 입체 특이성: 효소는 입체 이성체 기질의 어느 한쪽만의 반응을 촉매한다.

④ 광학적 특이성: 광학적 활성인 화합물 중에서 D-형, L-형의 어느 한쪽에서만 효소가 작용한다.
⑤ 기하학적 특이성: cis-, trans-체의 어느 한쪽에서만 작용한다.
⑥ 군 특이성: 한 군의 화합물을 기질로 하는 효소가 가지는 특이성을 말하는 것으로 일정한 형태의 결합 양식이나 작용기에 대하여 선택적으로 작용하는 특이성이다.

5) 효소의 중요한 특성

① 효소는 효율이 대단히 좋은 촉매이다.
② 효소는 어떤 특수한 반응에 한 개의 효소만이 작용하여 촉매 기능을 한다.
③ 효소는 다른 촉매들과는 달리 촉매반응의 속도가 자체 기능으로 조절될 수 있다.
④ 효소 단백질의 구조는 입체구조이다.
⑤ 효소가 기능을 하기 위해서는 특수한 유기 화합물이나 무기금속을 필요로 한다.

6) 효소의 무한한 잠재력

① 거의 모든 화학반응을 촉매할 수 있다.
② 효소의 특이성 때문에 정밀화학 제품, 의약품을 생산하고자 하는 연구가 세계적으로 심도 있게 추진되고 있다.
③ 화학공업의 발달에 따른 환경오염 문제가 최근에 심각하게 대두되면서 화학적인 합성을 환경친화적인 효소공정으로 대체하기 위한 노력이 적극적으로 시도되고 있다.
④ 제약, 식품, 정밀화학 산업, 바이오센서, 생물전자공학 분야 등 폭넓게 응용범위가 확대되고 있다.

7) 효소의 구성과 기능

(1) 구 성

전효소 = 주효소 + 조효소

조효소: 단백질(주효소)과 쉽게 분리되고, 열에 강하다.
예) NAD, NADP, FAD, 비타민 B 등

보결족: 효소를 구성하거나 활성화시키는 데 필요한 이온으로 조효소 기능을 한다.
예) Fe^{2+}, Zn^{2+}, Mg^{2+}

주효소로만 구성된 효소

예) 아밀라아제, 펩신, 리파아제 등

(2) 기 능 : 효소기질 복합체를 형성하여 활성화 에너지(화학반응을 일으킬 수 있는 최소 운동에너지)를 낮추어 화학반응을 촉진한다.

8) 효소의 성질

(1) 기질 특이성 : 특정 효소가 특정 기질에만 작용하는 성질로서 효소의 활성부위에 특정 기질이 결합한다.

(2) 온도의 영향 : 활성이 최고에 이르는 최적온도(35～45℃)가 존재한다.

(3) pH의 영향 : pH에 따라 단백질을 구성하는 이온상태가 변화되므로 효소마다 최적 pH가 다르다.

(4) 반응 속도 : 기질의 속도가 증가하면 효소와 기질이 접할 수 있는 기회가 많아지므로 반응 속도가 증가하지만, 기질의 농도가 더욱 증가하면 반응 속도는 더 이상 증가하지 않는다. 만일 효소가 없다면 지구상의 모든 생물은 한 순간이라도 생명을 유지할 수 없다.

효소요법은 현대인들의 건강한 하루를 지켜주면서 배설된 변의 독한 냄새를 사라지게 하고, 자연으로 돌아가 환경을 정화하는 등 끊임없는 활동을 할 수 있다. 또한 우리 몸 안에는 수천가지의 효소가 있어 생명을 유지하는 데 끊임없이 활동을 하고 있다. 이처럼 우리는 효소의 도움으로 생명력 있는 하루를 보낼 수 있는 것이다. 그러나 공해와 스트레스 그리고 체내에 정체되어 있는 독소, 노폐물, 약물중독 등으로 인하여 우리 몸속에 필요한 효소들이 살아나기에 너무나 고통스럽고 힘들게 되어 있다. 따라서 우리 몸속의 효소들이 살기 좋은 체내환경으로 바꾸기 위하여 효소식품들이 필요하게 되는 것이다.

살아 숨 쉬는 제조기술로서 인공적인 효소 균의 첨가 없이 100일 이상 자연발효 숙성하여 효소의 집합체인 효소식품화 기술로서 어느 제품보다 뛰어난 영양과 맛을 가진 효소식품이 생산되고 있다. 효소요법은 우선 병에 걸리거나 노화되어 쓸모없는 조직과 세포를 분해시켜 연소시킨다. 또 가장 불순하고 하급물질인 죽은 세포, 좋지 못한 축적물, 종기, 지방, 노폐물 등을 소화시킨다. 효소 정화요법을 가리켜 “찌꺼기 연소”라고 표현한 것도 위와 같은 이유에서이다. 그러나 중요한 조직이나 두뇌 등은 장 정화요법에 의해 손상되거나 노화되지 않는다.

2.3 효소 정화요법

(1) 효소 섭취기간 중 노화된 세포와 병에 걸린 조직이 분해되어 연소되고 있는 동안에 새롭고 건강한 세포의 발육이 촉진된다. 장 속에 들어가 혈당치나 단백질 수준은 항상 일정하게 유지된다. 그 이유는 체내의 단백질은 항상 가변적인 상태에 있고, 늘 분해되고 또 재합성되어 체내의 필요에 따라 재사용되는 까닭이다.

(2) 효소 섭취기간 중 폐, 간장, 신장, 피부 등의 배설기간의 배출, 정화작업 능력은 증가되고, 축적된 대사 폐기물과 독성물질은 신속하게 제거된다. 예를 들면 효소 섭취기간 중 오줌 속의 독소의 농도는 보통 때 보다 10배나 더 높다. 이것은 간장, 신장과 같은 기관과 소화기관이 음식을 소화시킬 때 생긴 폐기물을 제거해야 하는 평상시의 일에서 해방되고, 요산 푸린 등이 축적된 오래 된 폐기물과 독성물질의 정화작업에만 집중할 수 있기 때문이다. 이 배출작업은 다음과 같은 전형적인 효소가 활동하는 징후로서 알 수 있다. 즉 호흡이 가빠지고, 오줌색깔이 암갈색이며, 관장에 의한 결장에서의 대량의 배설물이 계속되는 상태, 분출물, 땀, 점액배출 등이다.

(3) 효소의 섭취는 소화계통기관, 동화계통기관, 보호기관에 생리적인 휴식을 준다. 효소 섭취 후 음식물의 소화능력, 영양물의 흡수 능력은 많이 개선되고, 노폐물의 배설정체와 축적 등을 예방할 수 있다.

(4) 끝으로, 효소 섭취는 생리학상 가장 중요한 신경적, 정신적 기능을 정상상태로 안정시켜 젊게 만드는 효과가 있다. 즉 신경조직은 소생되고, 정신력은 개선된다. 분비선 조직과 호르몬 분비는 자극되며 촉진된다. 조직의 생화학적인 미네랄의 균형도 평준화 된다.

생명이 갖는 신비한 힘이 작용하여 복잡한 생체반응을 일으켜서 부러진 뼈를 붙게 하고, 끊어진 혈관에 피를 멈추게 하며, 상처 난 자국을 아물게 하고, 외부에서 들어온 병원체나 이물을 식균 해독하는 작용 등을 하는데, 이것을 자연치유력이라고 한다.

올바른 치료라 함은 자연치유력을 보조해 주는 것을 말한다. 우리가 알고 있는 일반 상식으로는 질병으로 인해 체력의 소모나 조직의 결손이 생겼을 경우 이를 보충해 줌으로써 빨리 회복되리라 생각하기 쉽지만 임파의 흐름을 탁하게 하고, 백혈구의 활동을 저해하며, 면역체의 형성과 동원을 방해하므로 질병으로부터 회복은 더디게 된다는 것을 알아야 한다.

이것은 영양의 흡수와 동화를 위한 작업 자체에 신체의 방어나 해독 및 배설 기능에 과중한 부담이 될 뿐 아니라 오히려 흡수된 영양이 경우에 따라서는 대사과정에서 인체에 유해하게 하고, 반대로 질병의 세력에 유익하게 작용하는 수도 있다. 효소요법을 사용하면 생화학적으로 체중의 감소는 있으나 영양실조로 생명현상이 감퇴되는 경우는 없었다고 한다.

2.4 효소요법과 자연치유력

(1) 효소 정화요법은 적당한 스트레스로 전신적인 반응을 일으켜서 저항력을 증진시킨다.

(2) 또한 본능적인 욕구불만이 해소되며, 정신 불안, 긴장의 악순환이 끊어지고 또 자아 통합력의 강화와 의지의 단련으로 치유력이 강화된다고 한다. 피로는 몸에 노폐물이나 독소가 축적되었을 때 나타나는 현상이다.

우리의 몸은 정말 신비롭고 오묘한 이화학적인 기계가 끊임없이 움직이며, 그 결과로서 우리의 생명현상이 일어나고 있다. 이를 위해 음식을 섭취하고 남은 찌꺼기는 노폐물로 몸 밖으로 내보내게 된다. 대사과정에서 인체에 유해한 인자가 들어가게 마련이고, 체외나 체내의 병독적인 물질에 항상 침범당하고 있는 것이 인간의 운명이기도 하다. 이로 인해 체내에 축적된 독소나 노폐물은 마치 기계에 녹이 슨 것과 같이 생명현상을 저해하고, 노화를 촉진하는 동시에 모든 만성질환이 원인이 되고 있다.

효소요법은 이처럼 쌓여진 몸 안의 찌꺼기를 몰아내는 유일한 자연적인 수단으로 이용될 수 있다. 이화작용과 배설이 잘 되어 독소의 배설이 잘 되고, 또 체내에 저장되어있는 지방이나 단백질이 소모되어 생명유지의 에너지원으로 전환되기 때문에 이때 조직 속에 끼여 있는 찌꺼기는 말끔히 청소된다. 사람이 효소요법을 해봄으로써 평소에 얼마나 많은 더러운 찌꺼기가 몸에 끼어 있는가를 비로소 알게 된다.

시카고의 킬슨 박사는 「효소요법은 체내의 노폐물을 몰아내고 젊어지는 비법」이라고 했던 말도 이런 데서 연유된 것이라 하겠다. 즉 몸에 독소와 노폐물이 제거되고, 장이 깨끗해야 자연치유 시스템이 회복되어 질병이 사라진다. 효소와 관련된 생화학적 및 생리학적 현상의 연구를 이해하기 위해서는 화학반응을 촉진시키는 효소의 촉매작용이 반드시 규명되어야 한다. 그러나 이는 오랫동안 화학자와 생화학자들의 숙제로 남아 있으며, 그동안 제기된 일부 이론들에 대해서도 그 원인이 분명히 밝혀지지 않아 상당한 논란이 되어 왔다.

반응물질이 생성물질로 변환되는 과정에서 효소에 의한 화학반응 속도가 증가하는 원인으로 강한 수소결합(short strong H-bond)에 의해 수소원자의 전이가 일어나고,

반응물질계이 안정된 상태를 유지할 수 있어서 효소는 생체 내에서 촉매역할을 한다는 것을 밝혀냈다. 특히 산(acid)과 염기(base)성 촉매 역할은 생화학 반응의 경우 효소가 양쪽의 역할을 함께 수행할 수 있어야 반응속도가 증가한다는 사실을 알게 되었다. 즉 강한 수소결합에 의해 산과 염기의 두 가지 촉매작용이 단계적으로 수행되어 효소반응이 최적의 상태를 유지할 수 있게 되고, 이로 인해 반응속도가 증가한다는 것이다.

일반적으로 산이나 염기 둘 중 하나에 의해 촉진되는 반응이 일반적이지만, 산과 염기 둘 다 요구되는 화학반응에서는 하나의 촉매가 산과 염기의 역할을 같이 할 수 없기 때문에 두 단계에서 동시에 반응할 때에는 어느 한 쪽의 반응이 촉진될 경우 다른 한 쪽의 반응은 저하된다. 생명현상에 직결된 신진대사는 대부분 효소와 관련되어 생리활성과 관련되어 있으며, 생체 내에서 효소가 지나치게 많거나 지나치게 적음으로써 나타나는 현상들을 통해 그와 관련된 치료제 개발에 유용하게 활용될 수 있을 것으로 기대된다.

2.5 소식(小食)이 장수한다는 것은 효소의 작용이라고 볼 수 있다

적게 먹는 소식(小食)이 장수에 기여하는 이유는 한 효소의 작용 때문이다. 미국 예일대-코네티컷대학 공동 연구진은 포유동물과 유사한 유전자를 다수 가진 파리를 대상으로 연구한 결과 히스톤 디아세틸라제(histone deacetylase) 'Rpd3'라고 불리는 효소가 장수에 핵심 역할을 한다는 것을 밝혀냈다. 섭취 칼로리를 낮춘 소식 다이어트의 경우 파리의 수명이 약 41%까지 연장되는 효과를 보였다. 소식 다이어트는 동물실험 연구에서 생명연장 이외에도 기억력 향상, 암 및 심장병 예방 등 다른 건강상 이익이 있는 것으로 밝혀지고 있다.

[최근에 밝혀진 질병의 근본 원인 3가지]

(1) 식생활의 문란
(2) 심한 스트레스
(3) 나쁜 환경과 나쁜 생활습관(불면 등)

[미국의 내추럴 하이진 슬로건의 3가지]

(1) 식물성 먹거리(plant food)를 먹는다.
(2) 식품 전체(whole food)를 먹는다.
(3) 날것(raw food)을 먹는다.

[서양의학의 장기간 투여 시 부작용 4가지]

(1) 약은 질병의 원인을 개선하는 것이 아니다(서양의약의 성분은 매우 순수한 화학물질이므로 그것이 체내에 들어가면 전신의 항상성이 급격히 상실된다).
(2) 장내에 존재하는 100조에 이르는 균 중 유용균이 크게 손상되어 죽음 직전에 처한다(특히, 항생물질과 항암제는 유용균까지 죽인다).
(3) 강력한 부작용을 일으킨다.
(4) 질병 예방에는 무력하다.

[장내 부패가 질병의 시작이다]

(1) 문란한 식생활 및 스트레스
(2) 장내 부패
(3) 혈액 오염
(4) 각종 질병 유발 등

[장의 부패를 초래하는 9대 저해물질]

(1) 담 배 : 담배는 백해무익한 대표적 독물이다.
(2) 흰 설탕 : 흰 설탕 역시 담배나 다름없는 독물이다.
(3) 악성 유지 : 산화된 기름, 트랜스 지방산, 리놀산 등은 무서운 독성을 가진다. 리놀산은 필수지방산이지만 α-리노렌산 유지와 1:1의 비율로 섭취해야 한다. 현대인 대부분은 리놀산 20에 α-리노렌산 1 정도로 밖에 섭취하지 못하기 때문에 생체현상에 부작용을 일으킨다.
(4) 동물성 지방 : 고기, 생선, 달걀은 영양성은 있지만, 혈액을 오염시키는 성분이 많다. 고단백질은 질소 잔류물을 생성함으로써 장내 부패의 주원인을 제공한다. 포화 지방산은 동맥경화의 주원인으로 작용하나 생선은 불포화 지방으로 좋은 지방산이지만 산화하기 쉬운 결점이 있다.
(5) 가공식품 : 많은 가공식품은 식이섬유가 전혀 없거나 있다 해도 극소량 포함되어 있다. 장내에서는 숙변을 저장케 함으로써 부패의 원인으로 작용한다. 또한 이것들에 포함된 첨가물은 독소로도 작용한다.
(6) 알코올 : 술의 과음은 반드시 삼가야 한다.
(7) 커 피 : 커피도 적당량 섭취해야 된다. 알코올과 커피는 위의 분비작용과 신경반응을 혼란시키고, 소화배설 기능에 이상을 초래한다.

(8) 가열 조리식 위주의 식사: 가열한 야채만 섭취하고 생것을 먹지 않는다면 아무 효과가 없다. 효소가 외부에서 공급되지 않으므로 체내 효소가 엄청나게 소비됨으로써 생체 리듬에 이상이 생길 수도 있다. 단명의 최대 원인은 지나친 가열식에 있다고도 말할 수 있다.

(9) 항생물질: 항생물질은 나쁜 균만이 아니라 좋은 균까지도 전멸시킨다. 다량의 항생물질을 장기간에 걸쳐서 복용한다면 좋은 균은 거의 전멸하고, 내성을 지닌 나쁜 균이 지배하게 된다. 또한, 진균(곰팡이)의 소굴이 되어 온몸은 곰팡이에 지배되게 된다. 이렇게 되면 병원성 바이러스의 침입이 있을 때 면역력이 떨어짐으로써 암 등의 난치병에 걸릴 위험도가 높아진다.

2.6 효소의 분류

1) 산화환원효소(Oxidoreductase)

화합물로부터 수소원자와 전자가 제거되는 반응에 촉매로 작용한다. 세포 내에서 유기물질을 산화적으로 분해하여 많은 에너지를 방출하는 것을 호흡효소이라고 한다. 이 과정에 조효소로서 NAD, FAD, NADP 등이 사용되어 수소와 전자를 수용하는 전달체로서의 역할을 하여 최종적으로 산소를 생성한다.

알데히드(포르밀기, -CHO)와 케톤[카르보닐기, -C(=O)-]이 카르복시산(카르복시기, -COOH)으로 산화되는 반응은 아미노산의 탈수소반응의 촉매로서 작용한다.

2) 전이효소(Transferase)

한 기질에서 다른 기질로 옮기는 반응을 촉매작용이라고 한다. 대표적인 전이효소로서는 아미노산의 아미노기($-NH_2$) 전달을 촉매하는 아미노기 전이효소(transaminase)를 예로 들 수 있는데, 이러한 아미노기의 전이는 단백질 대사에서 필수아미노산을 형성하는 기본적인 메커니즘 중 하나이며, 이 과정의 대부분에 비타민 B_6가 조효소로 작용한다.

3) 가수분해효소(Hydrolase)

반응에 물 분자를 참여시켜서 기질의 공유결합을 분해하는 반응을 촉매작용이라고 한다. 예로서 글리코시드결합 가수분해효소(glycosidase)의 일종인 젖당 분해효소(lactase) 등과 에스테르결합 가수분해효소(esterase)의 일종인 지방분해효소(lipase) 등과 탈인산 가수분해효소(phospatase)의 일종인 핵산 분해효소(nuclease) 등과 펩티드결합 가수분해효소(protease 또는 peptidase라고도 함)의 일종인 트립신(trypsin) 등이 있다.

4) 분해효소(Lyase)

가수분해가 아닌 방법으로 기질에서 원자단을 분리하거나 원자단을 기질에 부가하는 반응을 촉매작용이라고 한다. 예로서 C-C결합을 분해하는 탈탄산효소(De-)carboxylase 또는 aldehydelyase라고도 함)나 H-O결합을 분해하는 과산화수소 분해효소(peroxidase와 catalase) 등이 있다.

5) 이성질화 효소(Isomerase)

기질 분자의 분해, 전이, 산화환원을 수반하지 않는 분자의 구조를 재배열시키는 이성질화 반응을 촉매라고도 한다. 그 예로는 포도당(glucose)-6-인산(phosphate)을 과당(fructose)-6-인산(phosphate)으로 전환하는 포도당인산 이성질화효소(phosphoglucose isomerase) 등이 있다.

6) 연결효소(Ligase,)

합성효소(synthetase)라고도 하며, ATP 등과 같은 고에너지 인산결합을 끊음으로써 발생하는 에너지를 사용하여 두 분자 사이의 결합을 촉진시킨다. 그 예로 아미노산과 운반RNA(tRNA) 사이의 공유결합을 촉진시키는 아미노아실-tRNA 리가아제(aminoacyl-tRNA ligase) 등이 있다.

2.7 효소의 추출

《분쇄법》

가장 간단한 방법은 모터 내에서 조직을 분쇄하고 세포막을 상하게 하여 세포액을 조직 외로 빼내는 조작이다. 일반적으로 이때 적당한 양의 완충액을 가하여 추출을 돕거나, 또는 분쇄효과를 높이기 위하여 유리가루, 석영사, 정제해사 등의 보조제를 가하여 세포막이 잘 파괴될 수 있도록 한다. Waring blender가 많이 사용되고 있다. 이것은 시판 주스 믹서(juice mixer)와 비슷한 것으로, 금속으로 된 칼날을 빠른 속도로 회전시켜 조직을 파괴시키고, 추출효과를 높이는 장치이다.

효소는 일반적으로 세포질의 구조단백질과 결합되어 추출이 어렵기 때문에 추출액 중에서도 이들 효소의 분포가 불균일하게 되어 큰 차질이 생길 때가 있다. 이와 같은 난점이 있을 때는 Potter Elvehjem의 homogenizer를 사용하면 편리하다. 이것은 유리로 된 시험관과 이것과 꼭 맞는 막자에 해당되는 유리막대로 이루어진 것으로서,

먼저 시험관 안에 재료를 넣고 막대를 투입한 다음 이 막대를 모터(motor)로 고속도로 회전시키는 방법이다.

마찰열에 의하여 온도가 높아지므로 homogenizer 및 추출재료를 미리 얼음물(영수)중에서 냉각시키고 동시에 전체를 냉각하는 것이 좋다. 분쇄할 때는 시험관을 상하로 움직여서 분쇄액이 유리의 긴 부분을 반드시 지나가도록 해야 한다. 세균 등을 분쇄하여 그 중에 포함되는 효소를 추출할 때에는 Umbreit의 장치나 Utter 등의 장치가 사용되고 있다. Utter 등의 장치는 B부를 고정시키고, A부를 모터(motor)에 연결시켜 천천히(약 300rpm) 회전시킨다. B부에 균체와 마쇄제를 넣고, A부에 추출할 때 온도의 상승에 의한 효소의 역할을 방지하기 위하여 얼음 또는 드라이아이스 등을 넣어둔다.

2.8 효소의 정제

《염류에 의한 분별침점법(salting out)》

효소의 정제법으로 가장 많이 이용되고 있는 방법으로는 황산암모늄[$(NH_4)_2SO_4$], 황산나트륨(Na_2SO_4), 황산마그네슘($MGSO_4$), 염화나트륨(NaCl) 등의 염류가 많이 사용된다. 이것은 단백질이 염류의 농도가 높을 때 물에 대한 용해도가 감소되어 침전하는 성질을 이용한 것으로, 적당하게 염류의 농도를 조절함으로써 효소액 중에 존재하는 불활성 단백질을 분리 제거할 수가 있다. 황산암모늄을 사용할 때에는 포화도라는 용어가 사용되며, 포화도에 따라 염류농도 측정이 가능하다.

황산암모늄의 포화도란 용액 중에 포함되어 있는 황산암모늄의 양과 그 용매가 용해시킬 수 있는 최대량의 비를 말하는 것이다. 이것은 엄밀히 말하면 최대 용해량은 온도에 의하여 변화하게 된다. 그러나 황산암모늄의 경우에는 온도에 의한 용해도의 차가 다른 염류보다 적으며, 황산암모늄[$(NH_4)_2SO_4$]의 물에 대한 용해도(g/100g · H_2O)는 70.6(10℃), 75.4(20℃), 81.0(40℃), 87.0(60℃), 95.3(80℃), 103(100℃)이다. 또한 효소 정제를 행할 때에는 일반적으로 저온에서만 조작하게 되므로 보통 20℃ 부근에서의 최대 용해도를 취하여 물 100mℓ에 76g의 황산암모늄이 용해되어 있는 용액은 황산암모늄의 포화용액이 된다.

포화도 = 용액에 첨가한 황산암모늄 양 / 용액 중의 물이 포화에 요하는 황산암모늄 양

그러므로 50mℓ의 효소액에 19.0g의 황산암모늄 가했을 때에 이 용액은 19.0 / 76 × 1/2 = 0.5가 된다.

용액 100mℓ에 있어서 소정의 포화도를 얻기 위해 넣어야 할 황산암모늄[$(NH_4)_2SO_4$]의 양

목적포화도 ⇒ / 초포화도	0.1	0.2	0.3	0.4	0.5	0.6	0.7	0.8	0.9	1.0
0.0	7.6	15.2	22.8	30.4	38.0	45.6	53.2	60.8	68.8	76.0
0.1		7.4	14.7	22.0	29.4	36.7	44.1	51.4	58.8	66.1
0.2			7.0	14.1	21.1	28.2	35.2	42.2	49.3	56.3
0.3				6.8	13.6	20.4	27.6	33.9	40.7	47.5
0.4					6.6	13.1	19.7	26.2	32.8	39.3
0.5						6.3	12.7	18.9	25.3	31.7
0.6							6.1	12.3	18.4	24.5
0.7								5.9	11.9	17.8
0.8									5.8	11.5
0.9										5.6

분별침전을 행할 때에는 위의 표를 이용하면 원하는 황산암모늄 포화도를 얻는 데 필요한 황산암모늄의 양을 쉽게 구할 수가 있다. 황산암모늄을 효소액에 첨가시킬 때에는 황산암모늄을 고체 그대로 넣을 때와 황산암모늄의 포화용액을 첨가할 때가 있다. 일반적으로 미리 포화용액을 만들고 효소단백질의 등전점에 가까운 pH로 조절시켜 두는 것도 좋으나, 높은 포화도의 필요성이 요구될 때에는 잘 부셔서 가루로 한 황산암모늄을 효소액 쪽으로 잘 교반하면서 천천히 첨가한다.

다음으로 황산 또는 암모니아를 사용하여 pH를 저온에서 조절한다. 염석에 의하여 생긴 침전은 흡인여과 또는 저온실(cold chamber) 내에서 자연여과 시키는 것이 좋다. 또한 원심분리기를 이용할 경우에는 회전수가 높지 않으면 안 된다. 이와 같이 분리된 효소를 다시 증류수에 용해시키고, 황산암모늄액을 사용하여 재침전시킬 때가 많다.

2.9 효소와 무기촉매의 차이

세포에서 합성되어 생체반응을 촉매하는 단백질은 단세포생물인 미생물에서부터 고등 동・식물, 인간에 이르기까지 모든 생체 속에서 생명의 유지에 필수적인 존재이다. 효소의 주성분인 단백질은 약 20종의 L-아미노산으로 구성된 폴리펩티드사슬이 구성아미노산들 사이의 상호작용에 의해 3차원적 입체구조를 이루고 있다.

효소단백질은 근육단백질이나 막단백질 등의 구조단백질과는 달리 분자 내에서 활성 부위를 갖는다. 효소의 활성, 구조 유지에는 단백질 이외에 특정한 유기화합물인 조효소, 금속이온 무기 양이온·음이온 등의 비단백질성 분자나 이온을 이용하기도 한다.

효소는 발효와 밀접한 관계를 가지고 있으며, 인류는 효소의 존재가 밝혀져 있지 않았던 옛날부터 이미 효소를 일상적으로 이용하였다. 술, 치즈, 된장, 간장 등의 각종 발효식품의 제조에서 오랜 경험을 통하여 발효에 관여하는 미생물 균주의 선정, 적정한 발효온도, 수소 이온농도(pH), 산소분압 등 여러 가지 조건을 알고 있었다. 또한 발효가 적절하게 진행된 시점에서 가열살균하여 과도한 반응을 억제하고, 알코올이 산으로 변화하는 것을 막는 기술도 가지고 있었다.

그러나 효소를 생명체로부터 추출·분리하여 이용할 수 있다는 사실은 1932년 A. 페양과 J. F. 페르소의 디아스타아제 발견과 명명, 1933년 엿기름 추출액에 의한 전분의 당화, 1936년 T. 슈반의 펩신 발견 등 몇 가지 선구적 업적이 계기가 되었다. 이후 J. F. 리비히와 L. 파스퇴르의 생기논쟁, 그리고 1996년 E. 부흐너의 효모 추출액에 의한 알코올발효 성공을 정점으로 하여 효소가 생체대사의 단백질성 촉매라는 사실을 알게 되었다.

1878년 W. 퀴네는 '효모 속에 존재하는 것'을 뜻하는 그리스어로 효소 「Enzym」이라는 이름을 사용하였다. 1926년 J. B. 섬너는 우레아제의 순수 결정분리에 성공하여 효소가 단백질임을 밝혔다. 뒤이어 여러 효소가 차례로 결정화되었고, 초원심분석법, 전기영동법, X선회절법 등의 급속한 발달로 효소분자의 구조, 촉매기능·조절기능 등이 점차 밝혀지게 되었다.

2.10 효소의 구조

효소단백질의 분자량은 약 1만에서 수백만에 이르지만 모두 1개의 폴리펩티드를 서브유닛으로 하는 집합체이다. 생합성 되는 효소단백질의 종류는 수천에서 수만이지만, 각 단백질의 구조와 성질의 차이는 우선적으로 폴리펩티드를 구성하는 아미노산의 조성과 배열의 차이에 기인한다.

단백질의 1차 구조는 DNA의 유전정보에 따라 다르며, 여기에 다시 서브유닛의 조합이나 보결인자(cofactor)의 유무와 종류에 의해서도 영향을 받는다. 효소를 구성하는 단백질 부분을 아포효소, 아포효소에 보결인자가 결합한 것을 홀로효소라고 한다. 보결인자 중에는 비타민 B, B_1, B_2 등과 ATP와 같은 유기물질도 포함되며, 이러한 것들을 조효소라고 한다. 이밖에 K, Na, Cl, Ca^2 등의 이온을 필요로 하는 효소도 있다.

유전정보에 따라 각종 아미노산이 효소에 의해 펩티드 결합으로 폴리펩티드 사슬을 형성하면 그 속의 각종 아미노산 잔기의 곁사슬이 상호작용 α-나선, β-병풍구조, 랜덤코일 등의 2차구조가 형성된다. 그리고 이들 2차구조가 조합되는 방식에 따라 구상, 간상, 판상 등의 3차구조가 형성된다.

분자량이 큰 효소의 경우에는 동종 또는 이종의 폴리펩티드사슬 사이의 비공유결합성 상호작용에 의하여 서브유닛을 가지는 올리고머 효소가 형성된다. 이와 같은 2차~4차구조를 단백질의 고차구조라고도 한다. 효소의 구조에서 가장 두드러진 특징은 분자의 일부가 기질이나 조효소가 결합하는 활성부위에 작용하며, 대개의 경우 활성부위는 효소분자의 표면에서 내부 쪽을 향하여 열린 가는 간극의 형태로 되어 있다.

2.11 효소의 특이성

효소는 다른 화학촉매와는 달리 작용하는 기질의 범위가 매우 좁다. 예를 들어 염산에 의한 당의 가수분해는 전분을 비롯한 각종 다당류, 올리고당에 적용되지만, 전분을 기질로 하는 아밀라아제는 글리코겐이나 크실란 등에는 작용하지 않는다. 또한 L-알라닌을 기질로 하는 알라닌 탈수소효소는 D-알라닌에는 작용하지 않는다. 이러한 특징을 효소의 기질특이성이라고 한다. 또한 효소가 다르면 동일한 기질에 대한 작용은 다르다.

예를 들어 글루탐산을 기질로 하여 탈수소반응을 촉매하는 효소와 아미노기 전이반응을 촉매하는 효소는 다르다. 이것을 효소의 반응특이성이라고 한다. 이와 같이 효소는 기질과 반응에 대하여 매우 엄격한 특이성을 나타낸다. 효소가 화학촉매와 다른 또 하나의 특징은 화학반응에서 요구되는 고온·가압, 강산성 또는 강염기성 pH 조건 대신 효소반응은 상온, 상압, pH라고 하는 온건한 조건 밑에서도 효율적으로 일어나며, 반응의 활성화 에너지도 극히 작다는 점이다.

효소의 촉매반응은 3가지 과정을 거쳐 진행한다. 먼저 효소 (E)의 활성부위에 기질 (S)가 결합하여 효소·기질복합체 ES가 형성된다. 이 복합체는 매우 불안정하여 촉매반응이 진행되지 않을 경우에는 쉽게 해리된다. 반응이 진행될 경우에는 활성부위에서 기질은 생성물로 변화하고, 생성물 P는 효소로부터 유리된다. 원래의 상태로 돌아간 효소는 기질에 작용하게 된다. 반응이 1회전하는 속도는 회전율 또는 분자활성도로 나타내며, 보통 1mol의 효소분자가 1분간 변화시키는 기질의 몰수로 나타낸다.

2.12 효소의 존재 양식

조성적으로 볼 때 1개의 폴리펩티드만으로 이루어진 모노머 효소, 여러 개의 동종 또는 이종 서브유닛으로 구성되는 올리고머 효소로 나누어진다. 한편 당, 지질 그 밖의 비단백질성 분자가 공유 결합된 복합단백질성 효소도 있다. 활성을 나타내기 위하여 조효소나 양이온·음이온을 존재하는 것과 단백질만으로도 충분한 효소가 있다. 생체에서는 대사과정에 따라 일련의 화학반응을 촉매하는 효소들이 밀접하게 위치하여 군을 형성하는 다효소복합체도 있다.

한편, 불활성의 전구체가 합성되어 필요에 따라 그 일부가 프로테아제에 의해 분해되어 효소로서의 활성을 갖는 경우도 있다. 키모트립시노겐에서 키모트립신, 펩시노겐에서 펩신이 생성되는 것처럼 주로 프로테아제에서 그 예를 볼 수 있다. 이소자임은 동일한 반응을 촉매하는 2종 이상의 분자로 존재하는 효소이다. 젖산 탈수소효소는 4개의 서브유닛으로 구성되는데, 2종(H형과 M형)의 서브유닛을 조합하여 테트라머를 만들면 모두 5종류의 이소자임이 만들어진다. 이것들의 분포는 기관에 따라 유전적으로 결정된다.

2.13 효소와 생명

생명활동을 유지하는 각종 화학반응(물질의 합성·분해, 이동, 배출, 해독, 에너지의 공급 등)에는 모두 효소가 관여한다. 또한 효소는 단순한 촉매기능 이외에 막단백질이나 근육 단백질의 기능조절 등 생명활동의 조절에도 관여한다. 효소에의 조절기능은 기본적으로 알로스테릭 효과에 의하여 억제 또는 촉진된다.

오페론설을 발표한 J. 모노는 이러한 조절효과를 효소의 활성이 기질과 구조가 다른 물질에 의하여 조절된다는 의미로 알로스테릭 효과(allosteric effects)라고 하였다. 또한 이소류신·트립토판 등의 아미노산이 세포 안에서 필요 이상으로 생산되면 그들의 생합성을 자동적으로 억제하는 구조가 작동하며, 그 메커니즘의 연구로부터 반응 첫 단계에 위치하는 효소의 활성이 반응 최종 생성물에 의하여 억제되는 피드백저해구조로 밝혀졌다.

피드백 저해의 또 다른 대표적인 예는 대장균의 글루탐산 합성효소의 아데닐화이다. 대장균에서의 글루탐 합성반응은 각종 생체물질의 생합성 초기단계에 해당하며, 그들 대사산물에 의하여 피드백 저해를 받는다. 효소분자의 특정에서 티로신에 AMP가 공유결합 하면 피드백 감수성과 금속성으로 변화한다는 사실이 밝혀졌다.

2.14 효소이상

효소 단백질의 유전자에 이상이 생겨 효소가 결손되거나 촉매기능에 이상이 생기면 선천성 대사이상을 일으킨다. 그 대표적인 예가 페닐케톤요증이다. 이 질병은 페닐알라닌을 티로신으로 전환하는 페닐알라닌 히드록실라아제로 선천적 결손에 유래하는 질병이며, 유아기에 방치하면 뇌신경 장애를 유발한다.

유유아(乳幼兒)에 이상이 발견되면 페닐알라닌을 함유하지 않는 식사요법으로 장애를 방지할 수 있다. 효소이상 질환은 반드시 선천적인 것은 아니고 후천적 효소의 생합성, 분해의 속도 이상, 효소분자의 성질・구조의 변화 등 여러 가지 원인이 있다.

2.15 효소의 이용

효소의 특성을 이용하여 식품, 의약, 농약, 공업용물질 등에 활용하면 제품의 효율성을 높일 수 있다. 한편, 프로테아제의 투여에 의한 축농증의 치료를 비롯하여 효소를 직접 의료에 사용하는 예도 적지 않으며, 많은 성과를 거두고 있다. 많은 학자에 의해서 촉매 및 촉매작용에 관한 연구가 이루어져 촉매의 기능, 또 그 작용이 촉매를 구성하는 물질의 어떤 물리적 성질 및 화학적 구조에 의하는 것인가를 연구하는 촉매화학의 분야로 발전하였다.

반응물질과 촉매가 같은 경우를 균일계 촉매라 하고, 같지 않은 경우를 불균일계 촉매라고 한다. 즉 수크로오스 수용액 속에 있는 산은 같은 용액 내에 있어 액체상이므로 균일계 촉매이고, 수소・질소・암모니아는 기체이지만 산화철은 고체이므로 불균일계 촉매이다. 또 보통의 촉매는 반응속도를 빠르게 하지만, 반대로 반응속도를 감소시키는 것도 있는데, 전자를 양촉매, 후자를 음촉매라고도 한다.

균일계 촉매의 반응에 대해서는 속도론이나 중간체설, 산염기 촉매작용설 등에 의해서 대부분 해명되었으나, 불균일계 촉매, 특히 고체촉매에 대해서는 아직 많은 문제가 해결되지 않고 있다. 예를 들면, 접촉황산을 제조할 때의 산화바나듐, 암모니아 산화법에 의해서 질산을 제조할 때의 백금, 합성염산을 제조할 때의 활성탄 또는 일산화탄소와 수소로부터 메탄올을 합성할 때의 산화아연을 필두로 하는 유기합성 물질이 있다.

제 6 장

암과 건강

1. 암이란 무엇인가?

암이란 세포조직의 과잉 성장으로 인해 발생하는 일종의 악성종양을 말한다. 즉 정상적인 속도와 크기로 분열 성장해야 하는 세포가 통제받지 않고 무분별하게 계속 분열하여 성장이 제멋대로 일어나 정상세포나 조직 등이 암으로 변화된다. 암이란 처음 생겨난 부위에 국한되지 않고 혈관과 림프관등의 경로를 통해 다른 신체부위로 이전되어 정착 증식하는 전의의 특성을 가지고 있다.

1.1 종양과 암의 차이점

종양이란 비정상적인 덩어리 생성을 말하고, 특히 양성과 악성종양으로 나뉘는데 암이란 악성종양을 의미한다. 일단 종양이 발견되면 양성과 악성을 구별하고 대처 방법이 중요하다. 양성일 경우 세포의 분열이 비정상적으로 성장속도와 크기가 빠르지만 범위의 제한이 있어 사람에게 해를 입히거나 생명에는 지장이 없다. 그러나 만약이 종양이 특정 공간을 점유하여 관을 폐쇄, 기관과 조직을 압박할 수도 있다. 그러나 예후가 좋아 크게 걱정할 필요는 없다.

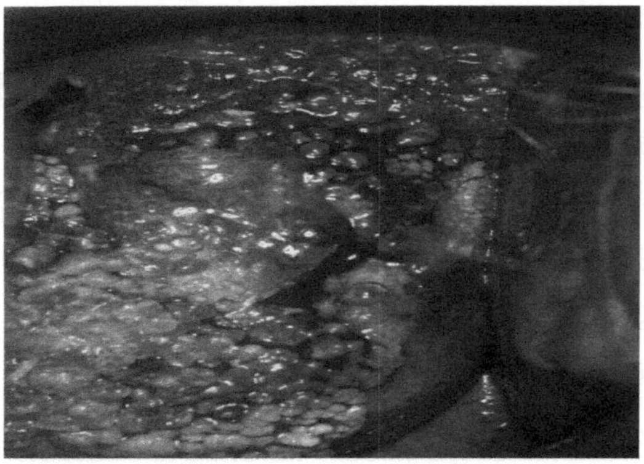

진전된 암세포(현미경) 자궁경부암 (저자 직접촬영)

악성종양은 생명과 관련 위험성과 체내의 특정 공간을 차지할 뿐만 아니라 무절제하게 빠른 속도로 자라고, 주변의 정상조직을 파고들면서 마침내 수술이나 항암치료를 요하고 완치하기가 어렵다.

1.2 암의 발병기전

1) 정상 세포의 변화

정상 세포가 유전자 변이에 의해 암세포로 변형되고 암을 유발한다. 암 발생의 위험요인은 대표적으로 흡연, 발암성 식품 및 화학물질, 발암성 병원체 등에 의해 정상세포가 유전자 변이를 일으킨다. 암 발생 원인의 10～20%는 부모 유전자로부터 발생된다. 간단히 말하면 세포핵의 구성 요소인 DNA가 구조 변화를 일으켜 암세포를 생성한다. 이러한 세포가 분열하여도 똑같은 변형된 DNA를 만들어 내기 때문이다. 이 변화는 20～30년에 걸쳐 유전자 변이가 축적되어 암이 발생된다.

2) 면역계의 이상

인체는 신체 내에서 생성되는 종양세포 1,000만 개까지를 파괴할 수 있는 능력을 가지고 있다. 보통 임상적으로 암이 발견되면 암 세포의 분열과 증식이 커지는 경우 최소한 10억 개의 종양세포를 포함하여 이미 면역기능을 상실하고 만다. 따라서 암세포를 제거하지 못하면 암은 진전될 수밖에 없다. 우리 몸의 항상성을 유지하는 시스템의 한 축인 면역계가 제대로 기능을 하지 못하게 될 때 암과 같은 중대한 병에 걸릴 수 있다. 실제로 암환자는 백혈구가 암세포를 공격하지만 자연살해세포(Natural Killer Cell, NK세포)의 기능이 상당히 저하되어 있다.

정신적·육체적 스트레스가 가해지면 NK세포의 활성이 저하된다는 것은 오래 전부터 알려진 사실이다. 건강을 유지하면서 암으로부터 회복하기 위해서는 면역 감시기구의 기능이 정상적으로 유지되도록 노력해야 한다. 면역 감시기구를 구성하는 면역세포는 백혈구인데, 이 백혈구는 혈관계를 순환하면서 체내에 침입한 이물질과 돌연변이 세포를 탐식하여 처리하는 식세포의 일종이다.

이러한 식세포에는 혈관계를 순환하는 식세포(호중구, 호산구, 단핵구)와 조직 내의 식세포(중추신경의 microglial cell, 간의 kupffer cell, 비장 및 우리 몸 전체에 존재하는 림프절의 대식세포)가 있다. 이들 식세포는 생체 내에 존재하면서 직접 또는 간접으로 각종 면역반응에 참여하여 생체를 보호한다. 즉, 우리 인체는 몸과 면역계가 하나가 되어 몸 전체를 조화로운 상태로 유지하기 때문에 건강이 유지되나, 면역기능이 저하되면 균형이 깨져 우리 몸에는 갖가지 이상이 출현하게 된다.

1.3 암의 예방

세계보건기구(WHO)에 의하면 암 발생 인구 중 1/3은 1차 예방이 가능하고, 조기 진단만 되면 완치가 가능하며, 나머지 1/3도 적정한 치료에 의해 완치된다고 보고되었다. 암을 예방하려는 노력만이 사망률에서 탈출할 수 있는 최선의 방법인 것이다. 우리나라에서는 위암, 간암, 유방암, 자궁경부암, 대장암 등은 초기 발견에 의해 완치율이 높으며, 정기적인 검진, 폐암은 금연, 간암은 간염백신 접종 등으로 예방이 가능하다.

《암 예방 권고사항》

(1) 편식 말고 영양분을 골고루 균형 있게 섭취한다.
(2) 황록색 채소를 주로 한 과일, 곡물 등 섬유질을 많이 섭취한다.
(3) 우유와 된장은 적당량 섭취한다.
(4) 비타민 A, C, E를 적당량 섭취한다.
(5) 체중 조절을 위해 과식을 하지 말고 지방분은 적게 섭취한다.
(6) 너무 짜고, 맵고 뜨거운 음식은 피한다.
(7) 불에 태우거나 훈제한 생선, 고기는 피한다.
(8) 곰팡이가 생기거나 부패한 음식은 피한다.
(9) 술은 과음하거나 자주 마시지 않는다.
(10) 담배는 금연한다.
(11) 태양광선, 특히 자외선 과다 노출을 피한다.
(12) 땀이 날 적당한 운동은 하지만 과로는 피한다.
(13) 스트레스를 피하고 기쁜 마음으로 생활한다.
(14) 목욕이나 샤워를 자주 하여 몸을 청결히 한다.

2. 암의 현대학적 치료법

암 치료의 주요 목적은 암으로 인한 구조적, 기능적 손상을 회복시키고, 치유가 불가능한 경우 암의 진행을 막고 증상을 완화시키며, 수명을 연장하고 삶의 질을 높인다. 암 치료 방법은 수술요법, 항암 화학요법, 방사선요법, 국소 치료법, 호르몬요법, 광역학 치료법, 레이저치료법 등이 있고, 최근에는 면역요법, 유전자요법 등이 있다.

2.1 수술요법

목적에 따라 진단적 수술, 근치적 수술, 예방적 수술, 완화적 수술 등이 있다.

(1) 진단적 수술

종양의 분류와 형을 알게 되고, 확진을 할 수 있으며, 생검도 이에 속한다.

(2) 근치적 수술

초기 단계의 암 치료에 유용하고, 림프절과 원발 병소를 모두 제거한다. 근치적 유방수술, 자궁경부 절제술 등이 있다.

(3) 예방적 수술

사마귀, 폴립 등의 (전)암성 병변을 치료하지 않고 남겨 놓은 채 암으로 진전되는 것을 보면서 해롭지 않은 전 암 상태의 병변을 제거한다.

(4) 완화적 수술

종양의 크기를 감소시키고, 종양의 성질을 지연시키는 암 증상을 완화시키는 목적이 있다. 대장암으로 인한 장 폐색 증상이 있는 경우 장루를 만들어 주므로 장 폐색 증상을 완화시킨다.

2.2 항암 화학요법

정상세포의 과도한 파괴 없이 유해한 암세포를 파괴하는 것이다. 암의 치료를 위해서 암의 성장을 억제시키는 작용에 이용한다. 최근에는 수술이나 방사선요법이 시행된 후 암세포를 완전히 제거하기 위한 보조요법이나 수술 전 암의 크기를 줄여 수술을 쉽게 하는 선행요법으로 이용한다.

1) 항암 화학요법의 기전

암세포는 조절이 불가능하고, 분열 증식한다. 간접적으로 암세포의 생화학적인 과정에 변화를 가함으로써 세포의 재생을 붕괴시킨다. 효과는 암세포의 파괴이다.

2) 항암 화학요법의 종류

항암 화학요법은 크게 복합요법, 병용요법, 보조요법, 수술 전 선행요법으로 나눌 수 있다. 복합요법은 항암효과를 더욱 증진시키기 위해 동시에 여러 항암제를 조합하여 같이 사용하는 방법이며, 병용요법은 수술 혹은 방사선 치료와 함께 항암제를 사용하는 경우를 말한다. 보조요법은 수술이나 방사선요법 후에 남아 있을지 모를 암세포를 파괴하기 위해 항암제를 사용하는 것으로 재발 방지가 주된 목적이며, 수술 전 선행요법은 수술이나 방사선치료 전에 사용함으로써 병기를 낮추고, 조기 전이를 예방하여 장기 생존율을 개선시키는 것을 말한다.

3) 항암 화학요법의 금기 및 부작용

항암 화학요법은 면역생성을 억제하고, 백혈구 수를 감소시키기 때문에 감염이 있는 동안은 투약을 보류하고, 임산부에게는 특히 주의하여야 한다. 항암제는 정상세포까지도 파괴시킬 수 있으므로 적절한 예방과 치료가 중요하다. 부작용으로는 특히 골수기능 저하에 의한 빈혈, 백혈구 감소증, 혈소판 감소증을 초래한다. 또한 위장관 장애, 탈모, 소화기 이상, 심부전증, 신기능 부전, 무월경 등이 있다.

부작용 / 항암제	골수기능장애	구역과구토	구내염설사	변비	색소침착	말초신경염	정신장애	간장애	신장애	폐섬유화증	심장장애	출혈성방광염	발열	탈모	신경계부작용
Nitrogen Nustard	○	○												○	
Cyclophosphamide	○	○										○		○	
Ifosfamide	○	○										○		○	○
Busulfan	○				○					○					
5-Fluorouracil	○	○	○		○										
Methotrexate	○	○	○					○	○	○				○	
Cytosine Arabinoside	○	○	○												
Mitomycin-C	○	○							○					○	
Daunorubicin	○	○	○								○			○	
Doxorubicin	○	○	○								○			○	
Bleomycin					○					○			○	○	
Vincristine				○		○								○	
Vinblastine	○			○		○								○	
Nitrosoureas (BCNU, CCNU)	○	○							○	○					
Procarbazine	○	○					○								
Cisplatin	○	○				○			○					○	
Paclitaxel	○		○			○					○			○	○
Docetaxel	○		○			○					○			○	○
Capecitabine			○		○										
Etoposide	○		○	○										○	

4) 주요 항암제별 발생 가능 부작용

항암제라면 그 작용 원리가 비슷하기 때문에 공통적인 부작용을 지니고 있다. 백혈구나 혈소판 감소증, 탈모, 오심, 구토, 피로 등이 그러하다. 그러나 항암제에 따라 더 흔하게 나타날 수 있거나 특이한 부작용으로 확인된 내용이 있으며, 또 이들 항암제는 어떻게 조합되어 사용되느냐에 따라 심해지는 특정 부작용이 있다. 항암제별 주요 부작용들을 파악하고, 이 부작용들을 경감시키기 위해 항암제 주입 외의 치료 작업들을 상세히 설명하고, 자가 간호방법의 방향에 대한 교육을 실시한다.

2.3 방사선 요법

방사선은 에너지를 가진 입자 파동의 흐름을 의미하고(가시광선, 적외선), 치료용 방사선은 암세포 파괴용 고에너지를 말한다.

(1) 일차적 치료

주위 피해 없이 암을 국소적으로 조절한다.

(2) 보조적 치료

종양의 크기를 줄임으로써 수술적 절제를 용이하게 한다. 해부학적 위치나 종양이 완전 절제가 불가능할 때, 전이가 의심스러울 때 사용한다.

(3) 고식적 치료

진전된 암은 통증, 병리적 골절, 뇌 척추 상대 정맥 등의 주요 기관의 압박혈관 폐쇄 등의 증상을 경감시키기 위한 치료법이다.

3. 암 종류별 한의학적 치료방법

암의 서양학적 치료의 대표적인 3대 요법은 수술, 방사선, 항암요법이다. 현재까지 가장 많이 쓰여지고 있는 방법이지만 부작용이나 효과 면에서 그리 낙관적인 현실만은 아니다. 여기서 암 치료를 좀 더 다른 방향에서 접근해 보고자 하는데, 한국인의 7대 주요 암을 대상으로 한의학적 치료방법을 살펴보자.

3.1 위 암

한방을 찾는 위암환자의 형태는 크게 두 가지로 분류해 볼 수 있다. 하나는 수술, 항암제 투여 후에 재발한 환자이고, 또 하나는 발견 당시에 서양의학적인 치료가 불가능한 환자이다. 이들을 환자가 호소하는 증상에 따라 분류해 보면 다음과 같다.

(1) 음식을 먹을 수 있고 운동이 가능한 환자
(2) 음식을 먹을 수 없는 한자
(3) 복수가 찬 환자
(4) 통증이 심한 환자

위암치료의 한방치료는 운동요법, 식이요법, 약물요법이 있는데, 각 요법을 살펴보면 다음과 같다.

1) 운동요법

운동요법은 암환자에게 중요한 치료법이다. 약물에 의존해서 말기 종양을 소실한다는 것은 참으로 어려운 일이다. 대부분의 환자들은 약물에 의존하려고 하는 경향이 있지만, 그것은 잘못된 생각이다. 그리고 약물에 의존해서 암을 치료한다면 새로운 삶을 살 수 있는 희망이 거의 없다고 생각해도 된다.

암성 악액질로 인해 혈액이 산성화 되고, 장기의 기능이 저하되고, 조직이 파괴되어 기운이 없고, 얼굴이 창백하고, 신진대사가 저하되어 거동에 불편한 환자라도 마지막 희망을 갖고 운동을 해야 한다. 등산을 하면 살 수 있는 희망이 있다. 운동만으로도 종양을 소실되었다는 보고는 많이 나와 있다. 달리기만으로도 암을 극복했고, 등산을 해서 암을 극복했다는 환자들도 많이 접할 수 있다. 복수가 차서 거동이 완전히 불가능한 환자를 제외하고는 암 치료에 앞서 운동이 먼저이다.

2) 식이요법

지나치게 뜨겁거나 짜고 매운 음식은 자극이 강해 위암의 원인이 되므로 가능하면 피한다. 짠 김치나 젓갈, 소금에 절인 음식 등이 이에 속한다. 단순당의 섭취는 제한하고, 암 예방 효과가 있는 비타민 A, C, E와 식물섬유를 자연식품을 통해 충분히 섭취한다. 식이섬유가 많은 식품은 찜통에 찌거나 끓는 물에 삶아서 이용한다. 또한 취침 전에 음식을 먹으면 위산 분비를 자극하므로 섭취를 금한다.

모든 식품은 농약 피해를 최소화하기 위해 유기농으로 재배한 것을 이용하고, 여러 번 씻어 식초를 뿌린 소금물에 10~20분간 담갔다가 헹군다. 잎채소는 끓는 맹물에 살짝 데쳐서 사용하고, 뿌리채소나 열매는 껍질을 벗겨 사용한다.

3) 약물요법

항암제를 투여한 이후 재발한 암세포는 약물에 대해 강한 내성을 지니고 있고, 혈행성 전이나 파종성 전이, 림프성 전이가 일어나 다른 조직이나 장기를 파괴하기 때문에 약물의 선택에 어려운 점이 많다. 서양의학에서 처음부터 너무 강한 항암제를 투여하여 재발한 환자에게는 다시 종양을 치료할 희망이 거의 없어진다. 재발한 종양을 소실시키기 위해서는 기존의 항암제보다 더 강한 항암제를 투여해야 하는데, 말기암 환자의 체력으로는 도저히 견디지 못한다. 이런 점이 서양의학적인 암 치료의 문제점이다.

암성 전해질로 인해 장기나 조직의 파괴가 심한 경우 암성 악액질을 제거하기 위해서는 운동요법이 필수적이다. 복수가 찬 환자는 복수를 제거시켜 주어야 하고, 복수가 차지 않은 환자는 복수가 차지 않게 최대한 노력해야 한다. 복수가 차면 치료가 힘들어진다. 이것이 가장 어려운 문제점이다. 복수가 찬 환자는 택사, 차전자, 저령, 목통 등 이뇨작용이 있는 약물과 적소두, 백편두와 같은 약재를 선택한다. 위암세포에 작용하는 항암약물을 선택할 때는 우선 안전성을 고려해야 한다. 말기 종양을 생약으로 소실시키기 위해서는 장기간의 투약이 필요하기 때문이다.

〈위암에 작용하는 좋은 약물〉

※ 무화과, 괴전우, 반지련, 용규, 패장, 호두, 아혈, 오가피, 단삼, 계내금, 매실, 대추, 산사, 반하, 오공, 백반, 삼릉, 봉출(약초요법)

3.2 폐 암

폐암은 두꺼운 기관지에 발생하는 암과 폐의 말초부에 발생하는 암으로 구분되는데, 전자는 조직학적으로 편평상피암이고, 후자는 선암이다. 담배와 관계있는 암이 편평상피암이고, 선암은 담배와의 관련이 적은 암에 속한다. 담배와 폐암과의 관계는 널리 알려져 있는데, 요즘은 담배와 관련이 있는 편평상피암의 발생은 줄어들고, 반대로 선암이 늘어나고 있는 추세이다.

1) 운동요법

폐 조직이 손상을 받아 천식이 있는 경우에는 땀복을 입고 낮은 산을 천천히 걷는 것이 좋다. 숨이 가쁘다고 해서 집에만 있으면 치료될 가능성이 없어진다. 조금씩이라도 등산을 해서 신선한 산소를 공급하고 땀을 흘리는 것이 치료에 도움이 된다. 천식이 없고 통증이 심한 경우라면 진통제를 복용하고서라도 열심히 등산을 해야 한다. 운동을 하면서 땀을 많이 흘려야 한다.

출혈이 있어 가래에 피가 섞여 나오거나 피가 넘어오는 경우에는 운동을 해서는 안 된다. 출혈이 지속적으로 일어나는 경우에는 운동으로 에너지 소모가 많아지면 증상이 더 악화될 수 있기 때문이다. 이런 경우라면 식이요법과 약물요법으로 증상에 차도가 있는 후에 운동요법을 실시하는 것이 좋다.

2) 식이요법

고단백질의 투여는 콩, 두부와 같은 식물성 단백질을 섭취하는 것이 좋고, 동물성 단백질은 흰살생선을 쪄먹는 것이 좋다. 고단백질의 투여는 폐에 물이 차는 폐흉수증을 방지하고, 에너지 대사를 강화시킬 뿐만 아니라 단백질 투여 자체가 항암효과가 있다. 녹즙은 항산화 역할 뿐 아니라 피를 정화시켜 주는 역할 및 단백질 보충효과도 주기 때문에 녹즙을 권장한다.

〈Tip : 녹즙 만드는 법〉

재 료: 당근, 연근, 우엉, 솔잎, 배, 사과, 포도, 케일, 오이, 기타 녹황색 채소, 마늘 한 쪽

※ 복용법은 다른 암의 녹즙 복용법과 같다. 마늘을 넣고 녹즙을 갈아 마신 후 속이 쓰린 증상이 나타나면 마늘을 뺀다.

3) 약물요법

약물요법에 앞서 환자의 상태를 정확히 판단하는 것이 중요하다. 우선 수술, 항암제 사용 후, 방사선 치료 후에 재발된 경우인지, 처음 발견 당시 전이 정도가 심하여 서양의학적인 처치가 불가능한 환자인지, 다른 암에서 폐로 전이된 종양인지, 전이가 어디까지 이루어졌는지, 환자가 호소하는 증상, 즉 흉통, 혈담, 천식, 기침 등의 증상을 세밀히 파악해야 한다. 환자의 상태를 파악하고 난 후에는 환자가 호소하는 증상을 개선시키면서 종양을 소실시킬 수 있는 항암약물을 선택해야 한다.

〈폐암에 작용하는 항암 약물〉

※ 황금, 백영, 백합, 어성초, 자완, 백화사설초, 상백피, 반지련, 선학초, 백화사, 남성, 행인, 마늘

3.3 간 암

간암은 만성 B형 간염을 거쳐 발생하는 경우가 대부분이고, 간경화증을 수반하게 된다. 간경화증 자체도 어려운 병인데 여기에 종양까지 발생하였으니 치료는 더 힘들 수밖에 없다. 간암은 다른 암에 비해 생존율이 극히 낮다. 종양을 제거하여도 일단 급한 불은 껐어도 간 자체가 이미 많이 손상되었기 때문에 남아 있는 간세포의 기능이 얼마나 견디어 주느냐가 문제이다.

간암 환자가 한방치료를 받기 전에 반드시 선행해야 할 조건이 있다.

첫째, 환자에게 병명과 정확한 현 상황을 자세히 일러 주어야 한다. 다른 암에 비해 생존율이 극히 낮고, 뚜렷한 치료방법이 없기 때문이다.

둘째, 환자를 위해서는 삶의 양보다 삶의 질을 선택할 수 있게 해야 한다. 하루를 살더라도 편히 살 수 있게, 그리고 환자가 마지막 생을 정리할 시간적 여유를 주어야 한다. 간암을 치료하기 위한 한방요법의 목표는 환자의 삶의 질을 개선하자는 데 있다. 간암치료의 한방요법은 약물요법, 관장요법, 식이요법으로 나누어 시행된다.

1) 약물요법

간암치료의 약물요법의 원칙은 종양이 분비하는 산성 독성물질을 빨리 제거하여 간의 손상을 최대한 줄여 주고, 간 기능을 개선하고, 환자가 호소하는 임상적인 증상을 제거해 주면서 간암세포를 죽일 수 있는 약물을 선택해야 한다.

〈복수가 찬 경우의 약물요법〉

간암에 의해 복수가 찬 경우는 생이 얼마 남지 않음을 예고하는 것이다. 알부민과 글로불린의 수치가 떨어져서 혈액 속에 혈장 단백질이 부족하면 복강 내에 물이 고이게 된다. 그리고 종양에 의해 미세 담관이 막혀서 담즙이 역류하여 혈중에 빌리루빈 수치가 낮아져서 황달이 오게 되고, 복수가 차게 되면 복강 내 장기를 압박하여 음식물을 토하게 된다.

간경화에 의한 복수는 알부민을 투여하면 복수를 개선시킬 수 있지만, 간암에 의한 복수는 암성복수로서 알부민을 투여해도 개선되지 않는다. 복수가 심하게 차면 음식물이 역류되고, 호흡이 곤란해지고, 장내에 가스가 발생하므로 어떤 방법을 동원하더라도 일시적으로 복수를 제거해 주어야 한다.

〈간암세포에 작용하는 약물〉

간암세포에 작용하는 약물로는 호두나무, 다래나무, 모려분, 황기, 금전초, 백편두, 아혈, 천산갑, 용규, 포공영, 채장, 반지련 등이 있는데, 이 중에서 환자에게 맞는 약물을 선택하여 사용한다.

※ 호두나무, 다래나무, 백편두, 까마중, 반지련, 삼릉, 봉출, 포공영, 패장초, 별갑, 모려분, 선학초, 거위피

※ 황달을 치료하는 약물: 울금, 금전초, 치자, 인진

※ 통증을 경감시키는 약물: 연호색, 천산갑, 섬서

2) 커피 권장법

커피는 하루 두 번 정도 마시는 것이 적당하다. 커피 권장의 목적은 원두커피에 풍부하게 함유되어 있는 칼륨을 섭취하는 데 있다. 칼륨은 산소와 적혈구, 이산화탄소와 적혈구가 결합하는데 중요한 역할을 하며, 간에 포도당을 저장하는 데 관여한다. 커피는 간 기능을 개선하는 생리작용이 있기 때문에 커피를 마셔 숙변을 제거하는 것 이외에 장에서 칼륨을 흡수하여 간으로 통하는 혈관을 통해 간으로 보내지므로 간 기능을 개선하고, 통증을 경감시키는 효과가 있다. 커피 관장을 할 때는 시간이 많이 걸린다.

3) 식이요법

〈간암 환자를 위한 식이요법의 원칙〉

(1) 육식과 생선은 먹지 말라. 멸치 한 마리라도 먹지 말라. 간암은 황달을 동반하기 때문에 육식이나 생선을 복용하면 황달이 심해질 수 있다.
(2) 아주 소식해야 한다. 간암 환자는 많이 먹고 싶어도 많이 먹지 못하는 환자가 대부분이지만 식사에 지장이 없는 간암 환자도 절대로 많이 먹어서는 안 된다.
(3) 소금의 섭취를 최대한으로 줄여야 한다.
(4) 녹즙을 마셔야 한다. 간 암환자의 녹즙 재료는 민들레, 감자, 당근, 신선초, 오이, 배, 사과, 기타 녹황색 채소로 녹즙을 만들고 여기에 선암산 두 수저, 식초 한 수저를 타서 마신다. 간암 환자들은 한 번에 많은 양을 마시지 못하기 때문에 환자가 한 번에 먹을 수 있는 양만 마셔야 한다. 재료 중에서 감자와 민들레가 주재료이다.
(5) 식사는 연근, 우엉, 표고버섯, 다시마를 다린 물로 죽을 만들어 먹는다. 밥을 먹지 않는 것이 좋다. 죽, 동치미, 구운 감자, 김치, 된장만 먹도록 한다.

3.4 자궁암

자궁은 자궁질부, 자궁경부, 자궁체부로 구분된다. 자궁질부와 자궁경부에 발생하는 암을 자궁경부암이라 부르고, 조직학적으로 편평상피암에 속한다. 자궁체부에 발생하는 암을 자궁내막암이라 하고, 조직학적으로 선암에 해당된다. 자궁암의 95%가 자궁경부암에 속하며, 5%가 자궁내막암에 해당된다. 그리고 난소에 발생하는 난소암이 있다.

난소는 복강에서 자궁으로 이어지는 형태를 취하고 있기 때문에 난소에 종양이 발생하여 커진다 해도 주위 조직은 압박하지 않는다. 그래서 증상이 없고, 난소에 암

조직이 퍼져 있어도 온전한 부분만 있다면 정상적으로 기능을 수행하기 때문에 조기에 발견하기가 어려운 암이다. 그리고 유방암, 자궁암은 인과관계가 뚜렷하지 않아서 발병 원인에 대해 확정적으로 정확히 밝혀진 것이 없는 암이다. 자궁암의 한방학적 치료는 약물요법, 식이요법, 온열요법이 이용된다.

1) 약물요법

남성과 달리 여성은 한 달 주기로 생리를 한다. 생리가 이루어진다는 것은 수정란이 착상에 실패했다는 것을 의미한다. 생리가 시작하면 자궁내막에서 탈피한 상피세포, 혈액, 기타 노폐물이 섞여서 체외로 배출된다. 한방에서는 자궁치료로 자궁에 혈액순환을 개선시키는 보혈제, 자궁 주위의 노폐물을 제거하는 활혈제, 자궁 주위 혈관의 울혈을 제거하기 위한 온열제를 많이 사용한다. 한방치료로 설령 암세포를 완전히 죽이지 못한다고 해도 암세포의 성장을 억제시킬 수 있고, 악성물질을 제거하여 환자의 삶의 질이나 양을 늘릴 수 있는 치료의 장점을 지니고 있다.

〈자궁암에 쓰이는 약재〉

※ 부처손, 산두근, 익모초, 꾸지뽕나무

2) 식이요법

자궁암의 식이요법은 혈액의 기능을 강화시키는 데 중점을 두어야 한다. 말기 자궁암의 주증상은 출혈과 통증이다. 악성물질이 진행되어 혈액상태가 나쁜데다가 출혈이 지속적으로 일어나기 때문에 환자의 상태는 더 나빠진다. 말기 암환자의 경우는 빈혈을 예방하고, 나아가 암세포에 저항을 주기 위해서는 녹즙을 복용하는 것이 좋은 방법이다.

3) 온열요법

황토흙 찜질로 온열요법을 실시한다. 흙은 항상 따뜻한 느낌을 주고, 말없이 대지의 모든 식물들을 키우는 어머니와 같은 느낌을 준다. 황토흙은 민간에서 피부질환을 치료하는 데 많이 응용하여 왔다. 오래된 황토흙은 숙성, 발효되면서 피부질환을 치료하는 약효를 나타나게 된다. 피부약이 별로 없었던 옛날에는 이 황토흙으로 피부질환을 치료하는 데 사용하였고 그 효과도 좋았다.

3.5 유방암

유방암은 여성 암이지만, 백 명에 한 명 꼴로 남성도 유방암이 발생한다. 유방암은 여성 열 명에 한 명 꼴로 발생한다. 유방암은 자가진단이 쉽고, 조기에 발견하면 완치가 가능한 암 중의 하나이다. 유방암의 한방학적 치료는 주로 약물요법을 사용한다.

1) 약물요법

한방에서는 유방암의 발생 원인을 기(氣)의 정체로 생각하고 있다. 운동부족, 정신적 스트레스, 비만, 유방의 기능 쇠퇴 등으로 인하여 기(氣)의 흐름이 정체되어 순환이 막혀서 유방암이 발생한다고 보고 있다. 유방암의 약물치료를 위해 먼저 환자의 상태를 정확히 파악해야 한다. 수술 후에 재발한 상태인지, 임파선이나 간, 폐로 전이가 되었는지, 암화 악성물질의 진행 여부를 파악해야 한다.

〈유방암에 작용하는 좋은 약물〉
※ 패모, 천화분, 과루, 금은화

3.6 대장암

대장암이나 직장암이 늘어나는 원인은 먹거리의 서구식 식습관이 주된 원인이다. 운동부족, 정신적 스트레스, 과도한 음주도 이들 암을 일으키는 원인으로 작용한다. 흔히 소장, 대장을 통칭하여 장이라고 한다. 뱃심이 좋아야 건강하다고 한다. 이는 장의 기능이 튼튼해야 인체가 건강해질 수 있다는 말이다. 장의 중요성은 화장실을 예를 들면 쉽게 이해할 수 있다. 대변이 쌓이지 않는 수세식 화장실은 문제가 없지만, 재래식 화장실은 대변이 쌓이기 때문에 많은 문제가 발생한다.

쥐, 해충, 침전물로 인한 수인성 전염병 등도 많은 문제가 생긴다. 이와 마찬가지로 장의 기능이 원활하여 대변을 바로바로 내보내면 문제가 없으나, 배변에 이상이 생기거나 숙변이 차게 되면 장 기능뿐만 아니라 다른 장기의 기능에도 영향을 끼쳐 건강을 해치는 요인으로 작용한다. 대장암의 한방학적 요법을 보면 다음과 같다.

1) 운동요법

위암과 같이 대장암의 치료도 운동요법이 우선적으로 시행되어야 한다. 운동이 힘든 환자는 대신 황토흙 찜질로 좋은 효과를 보는 경우도 있다. 그러나 가급적 진통제를 복용하면서라도 조금씩 운동을 하고, 황토흙 찜질을 병행하는 것이 좋다.

2) 식이요법

대장암의 식이요법 목표는 대변을 원활하게 내보내는 것이다. 대변을 원활하게 내보내기 위해서는 식이성 섬유가 풍부하게 함유된 식품으로 녹즙을 만들어 복용한다.

3) 약물요법

약물요법은 암성 물질을 제거하고, 환자가 호소하는 임상적인 증상을 개선하여 대변을 원활히 내보낼 수 있도록 하면서 종양을 없애는 항암약물을 사용한다.

〈대장암에 작용하는 항암약물〉
※ 다시마, 우방, 노회, 무화과, 고삼, 백화사설초, 반지련, 용규

3.7 식도암

식도암은 다른 암에 비해 생존율이 떨어지는데, 특히 남성이 여성에 비해 생존율이 더 떨어진다. 식도암이 위암이나 다른 소화기 암에 비해 생존율이 낮은 원인은 암이라고 의심할 뚜렷한 임상적인 증상이 없어서 조기에 암을 발견하기가 힘들기 때문이다. 식도암 치료에서 서양 의학적 치료법은 수술요법, 화학요법 등이 있다. 이 중에서도 수술요법이 효과적이다. 그러나 식도암 자체가 조기에 발견하기 힘들기 때문에 발견 당시에 다른 장기나 림프절로 전이가 일어나 수술이 불가능한 경우도 많다.

1) 운동요법

운동요법의 방법은 위암의 경우와 같다.

2) 식이요법

녹즙 재료로 감자 당근, 연근, 양배추, 기타 녹황색 채소나 과일을 배합한다. 우선 환자가 한 번에 몇 cc정도를 마실 수 있는지 물을 마셔 봄으로써 판단해야 한다. 생수만 마시는 것보다 생수에 매실 엑기스를 타서 마시는 것이 더 효과적이다. 이렇게 하루 세 잔 이상 마시면 좋다. 매실이 식도암 세포에 작용하는 일정한 항암작용은 있으나 그 효과는 경미하다. 하지만 매실이 유기산 덩어리이기 때문에 에너지 대사에 촉매제 역할을 담당하므로 장기를 강화시키는 데 도움이 된다.

3) 약물요법

대도탈명환이란 처방에 소의 타액을 이용하여 약을 만드는 법이 있다. 소의 침에 대한 항암효과에 대해 좀 더 연구해 볼 필요가 있을 것이란 생각이 든다. 경락의 침도 정상세포와 암 항원 사이에서 전자를 빼앗아 활성산소를 제거하고, 암을 예방하며 간암, 위암 등 소화기 암을 유발하는 아플라톡신, 벤조필렌 등을 해독한다. 탄 고기에서 나오는 발암물질은 입에서 해독하여 발암물질이 작동하지 못하게 한다.

〈식도암에 좋은 약물〉

※ 인삼, 사향, 쌀겨, 황련, 반하, 자하거

3.8 췌장암

췌장암은 발생 부위에 따라서 팽대부암, 췌장 머리부분에 생기는 췌두부암, 췌장의 몸이나 꼬리부분에 발생하는 췌체부암, 췌미부암으로 구분한다. 췌장암은 발생 부위에 따라서 증상의 차이는 있으나 주요 증상은 복통과 황달, 체중감소 등이며, 암으로 인한 통증은 다른 암에 비해 아주 극심한데, 인간이 견딜 수 있는 한계라고 표현할 만큼 통증이 아주 극심하다. 황달은 간염, 간경화, 담석증, 간암, 췌장암, 담낭암 등에서 발생하는 증상인데, 췌장에서 암이 발생하여 진행되면 담즙이 내려오는 총수담관을 막아서 폐쇄성 황달이 발생하게 된다.

췌장암은 조기에 발견이 매우 힘든 암으로, 발견 당시에 이미 손을 쓸 수 없을 정도로 진행된 경우가 대부분이다. 그리고 예후도 아주 불량하고, 생존율도 극히 낮은 편이다. 아주 초기에 발견한다면 수술, 항암제, 방사선으로 치료가 가능하다고 하지만, 이런 경우에도 예후가 좋지 못하다. 또한 췌장암 환자들은 발견 당시에 이미 치료 범위를 넘어선 경우가 대부분이다.

1) 치료 후 간으로 전이된 경우

종양을 없애는 것은 매우 어렵지만 항암치료를 통해 환자의 생존율은 늘릴 수는 있다. 종양에서 분비하는 독성물질을 빨리 제거하여 간 기능을 보호하고, 종양의 성장을 어느 정도 억제한다면 생존율은 높아질 수 있다.

2) 통증이 심한 경우

통증이 심하여 매우 고통스러운 경우에는 진통제 이외에는 다른 대안이 없다. 이럴 경우에 호두나무를 복용할 것을 권한다. 덜 익은 호두나무의 과실, 가지 잎은 간암이나 췌장암으로 인한 통증을 완화시킬 수 있다. 호두나무와 대추, 영지, 황기 등을 함께 달여서 차같이 수시로 마신다.

3) 폐쇄성 황달이 심한 경우

폐쇄성 황달이 심하여 외과적인 처치로 황달을 제거해야 하는 환자는 치료가 아주 어렵다. 종양이 총수담관을 막고 있기 때문에 종양 자체가 축소되거나 소실되지 않고 황달은 근본적으로 치료하기가 힘들다. 황달이 지속되면 간 기능은 더 나빠지게 되고,

심하면 혼수에 빠지게 되므로 생존율이 극히 낮다. 이런 경우에는 약물을 사용해 보는 것도 좋은 방법이다.

제 7 장

피부 건강법

1. 피부의 구조

피부는 일반 성인 몸무게의 7%를 차지하며, 두께는 개인마다 다양하지만 평균적으로 1.5mm이다. 그러나 발바닥이나 손바닥은 피부 중 가장 두꺼운 부분으로 대략 6mm 정도이며, 반면에 눈꺼풀, 외음부, 고막 부위의 두께는 약 0.5mm 정도이다. 전체적으로 피부의 겉모습은 사람의 건강상태를 알 수 있는 중요한 임상 지표가 된다.

1.1 피부의 모식도

1) 표 피

표피는 피부의 가장 표층부에 있는 보호 층으로 중층편평상피로 구성되어 있으며, 그 두께는 대략 0.007~0.12mm 정도이다. 가장 심층부를 제외하고는 모두 죽은 세포로 이루어져 있는데 손바닥과 발바닥 부위는 5층으로, 그외 다른 부위는 4층으로 구분된다.

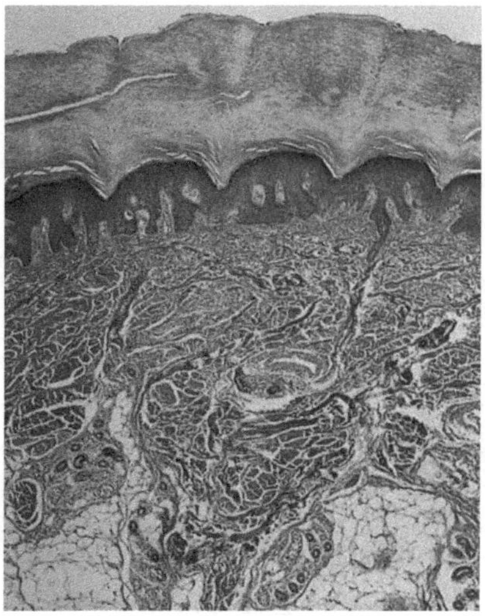

피부층의 구조

2) 진 피

진피는 표피의 안쪽에 있는 2개의 층으로, 두께는 0.5～3mm 정도로 표피보다 더 두껍다. 진피 내에 있는 탄력섬유와 교원섬유(아교섬유)는 특정한 패턴으로 배열되어 있어서 피부의 선과 긴장도를 결정한다. 또한 진피에는 한선, 피지선, 신경말단 그리고 모낭(털주머니)이 분포되어 있으며, 혈관 또한 광범위하게 분포하고 있어 표피에 영양을 공급해 준다. 진피는 두 층으로 이루어져 상층의 유두층과 하층(심청)의 망상층으로 나뉜다.

3) 피하조직

피하조직은 사실 피부의 일부분이 아니며, 진피를 그 밑의 장기와 연결시켜 주는 부분으로 성긴 결합조직과 지방세포로 이루어져 있다. 결합조직은 내부의 구조와 단단히 연결하는 작용을 하며, 지방조직은 지질의 저장, 절연작용, 충격 완충작용 그리고 체온 조절작용을 한다. 또한 지방조직의 양은 신체부위, 성, 연령 그리고 개개인의 영양상태에 따라서 다르며, 대체적으로 여성은 남성보다 8% 정도 더 많다.

4) 각질층

표피 중 가장 바깥쪽에 있는 층으로 25～30개의 납작한 비늘과 같은 세포층으로 이루어져 있으며, 매일 수천 개의 죽은 세포들이 피부 표면에서 각질화 되어 박리된다. 이러한 각질화 현상은 피부를 보호하는 데 중요한 작용을 하며, 피부 표면의 마찰이 생길수록 기저층과 가시층에서 세포분열이 활발해져 결과적으로 굳은살이 더 형성되어 보호작용이 강화된다.

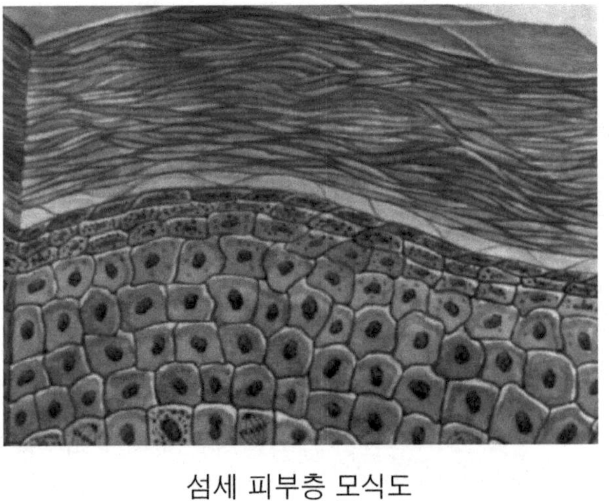

섬세 피부층 모식도

5) 피부의 신경과 혈관 분포

진피에는 광범위하게 신경세포가 분포되어 있다. 진피 내에 있는 평활근과 선(샘)들은 특수화 된 외피계로서, 이들은 자율신경섬유에 의하여 중추신경에서 전달된 흥분충동 반응을 한다. 또한 피부에는 감각수용체가 있어서 촉각, 압력, 온각, 간지럼 또는 통각에 반응을 한다. 특히 손바닥, 발바닥, 입술 같은 곳에는 감각수용체가 밀집되어 있어서 유난히 민감하다.

6) 광학현미경으로 본 표피(25x)

(1) 각질층은 핵이 없고, 납작하고 각질화 된 죽은 세포(중층)층으로 이루어졌다.
(2) 투명층은 입술, 손바닥, 발바닥에만 존재하는 얇고 투명한 층으로 이루어졌다.
(3) 과립층은 케라틴 섬유와 주름진 핵을 함유한 과립세포로서 단일 또는 여러 층으로 이루어졌다.
(4) 유극층은 여러 층의 세포이며, 중심에는 큰 타원형 핵이 있고, 가시와 같은 돌기들이 있다(제한된 유사분열).
(5) 기저층은 입방형 세포로 단일 층이며, 유사분열이 일어나는 기저막과 접해 있다(색소를 생성하는 멜라닌 세포를 함유한다).

1.2 피부선(기름샘)의 종류

모발은 포유류에서 존재하며, 1차적인 기능은 인체를 보호하는 작용을 한다.

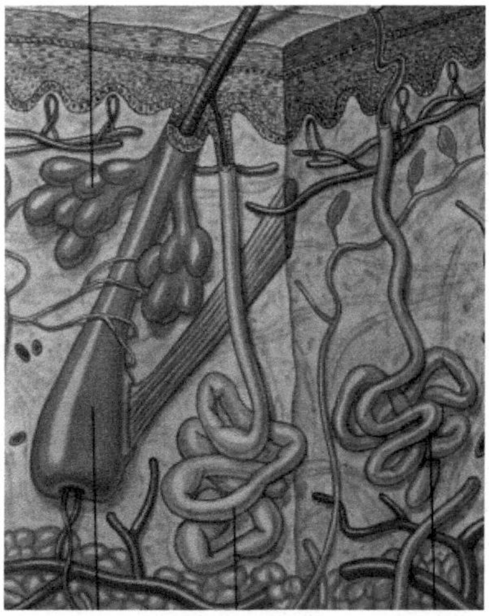

모발과 모낭의 구조 (모발, 모낭, 피지선, 입모근)

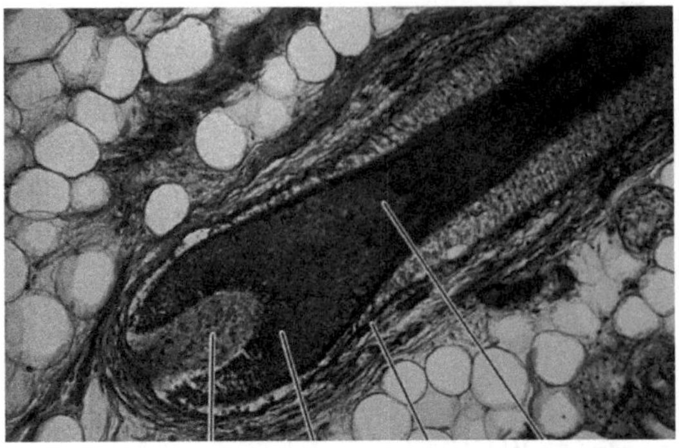

모발과 모낭의 구조
(모구와 모낭 내에 있는 모근의 현미경사진(63x)

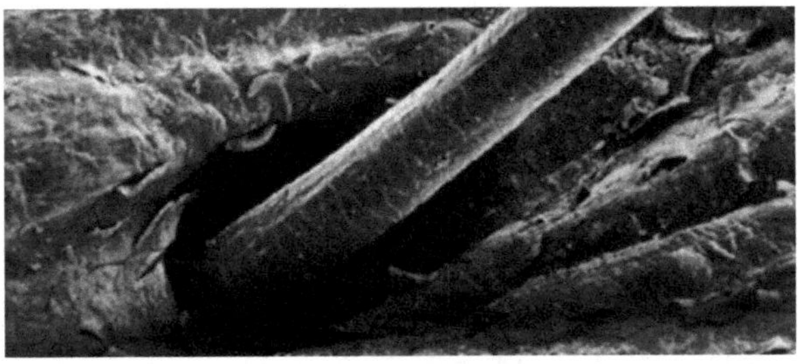

모발과 모낭의 구조
(모낭에서 뻗어 나오는 모발의 전자현미경 관찰(280x)

2. 피부의 구조와 기능

2.1 피부의 구조

1) 표피층

피부의 맨 바깥층이다. 신체 부위에 따라 두께가 다 다르다. 눈꺼풀 표피는 얇고, 손바닥 표피는 두껍다. 발바닥 표피는 더 두껍다. 평균 표피 두께는 0.1mm로 표피는 아주 얇은 조직이다. 이 얇은 조직이 신체 내부의 중요한 장기를 지켜주는 보호막 구실을 한다. 표피에는 산성막이 있어 세균, 바이러스, 유해한 화학물질을 막아 준다. 표피는 각질형성 세포, 멜라닌 세포, 랑게르한스 세포로 구성되어 있다.

2) 각질형성 세포

표피의 대부분을 구성하는 가장 중요한 세포이다. 말 그대로 각질을 만드는 세포가 각질형성 세포이다. 각질형성 세포는 각질층 외에도 털이나 손톱, 발톱 등의 구조까지 만들어 낸다. 각질층의 바깥 부분은 어느 정도 시간이 지나면 떨어져 나가는데, 이것이 '때'이다. 심하게 때를 밀면 피부를 보호하는 각질층이 없어져 피부세포가 가지고 있는 수분이 쉽게 증발해서 피부가 건조해진다. 목욕도 세수하듯 가볍게 하는 게 좋다.

3) 멜라닌 세포

자외선으로부터 피부를 보호하는 것이 멜라닌 세포이다. 멜라닌 세포가 하는 중요한 역할은 멜라닌을 분비하여 햇빛에 포함된 자외선을 직접 흡수하거나 산란시키는 작용과 멜라닌을 분비하여 피부세포를 보호하는 것이다.

4) 랑게르한스 세포

랑게르한스 세포는 피부의 면역반응에 중요한 구실을 한다. 이물질이 피부에 침투하면 이것을 알아차려 제거하는 것이다. 자극성 성분이 피부에 닿으면 생기는 알레르기 반응에도 관여한다.

5) 진피층

말 그대로 진짜 피부이다. 표피는 끊임없이 떨어져 나가고, 새로 재생되는데 비해 진피는 피부의 중간층으로서 피부에 꼭 필요한 혈관, 신경, 모낭, 피지선, 땀샘 등을 포함한다. 여러 종류의 감각을 느끼는 감각신경, 땀 분비, 혈관 팽창과 수축에 관여하는 자율신경으로 이루어진다.

6) 피지선

피지선은 태아기에 모낭과 함께 만들어져서 모낭과 관련이 깊다. 피지선은 피부 전체에 고루 분포하는 것이 아니라 한 곳에 많이 몰려 있거나 어떤 부위에는 아예 없기도 한다. 피지선에서 만들어진 피지는 모낭을 통해 피부 밖으로 나가는데, 피지 분비가 많은 부위의 피부는 모공이 넓어진다. 피지선은 신생아 때 크게 발달했다가 점점 줄어서 사춘기 때 다시 왕성하고 점점 줄어든다. 사춘기 이후에는 안드로겐의 영향으로 피지선이 다시 커지게 된다.

7) 모 낭

모낭은 모발(털)을 만들어 내는 기관이다. 우리가 보는 털의 뿌리 정도로 생각하면 된다. 모낭에서 만들어진 각질 세포 덩어리가 바로 털이다. 모낭의 수는 변하지 않으며, 각각의 모낭은 일정 주기로 성장과 퇴행을 반복한다.

8) 피하지방층

피부 가장 안쪽에 피하지방층이 있다. 지방세포가 뭉쳐서 만들어진 작은 주머니로 이루어져 있으며, 진피와 연결되어 있다. 피하지방은 체온의 손실을 막으며, 인체에서 소모되고 남은 에너지를 저장하고, 피부로 전해지는 충격을 흡수해 준다. 피하지방층의 두께 역시 부위마다 차이가 난다. 또 성별에 따라서 남성보다 여성의 피하지방층이 두꺼운 것을 알 수 있다.

피부는 우리 몸 안으로 해로운 이물질이 침투하는 것을 막아 주는 소중한 장벽이다. 그 밖에도 체온을 조절하고, 감각을 느끼며, 면역기능을 하는 등 피부는 다양한 기능을 묵묵히 감당한다. 그러나 피부에 대한 무지와 무관심으로 피부 관리를 소홀히 하면 피부는 트러블을 일으키고 망가지게 된다.

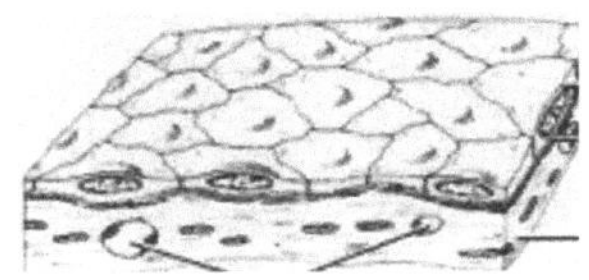
단층편평상피

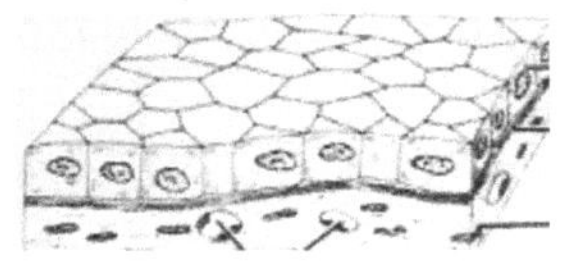
단층입방상피

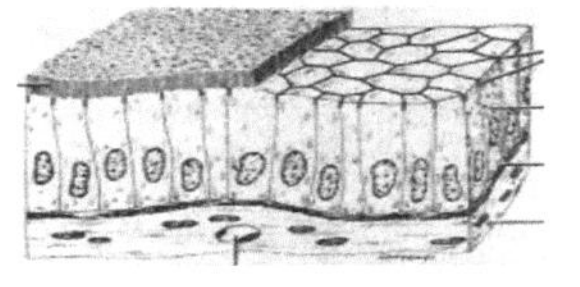
단층섬모원주상피

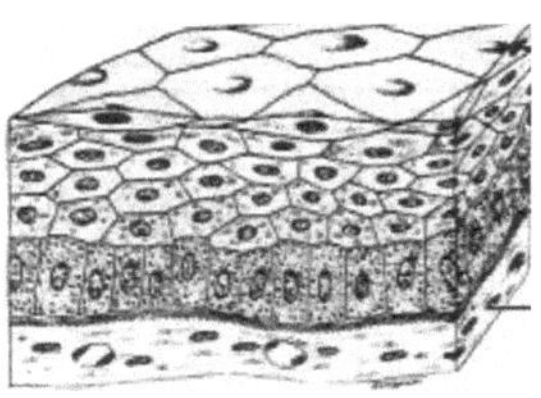
중층편평상피

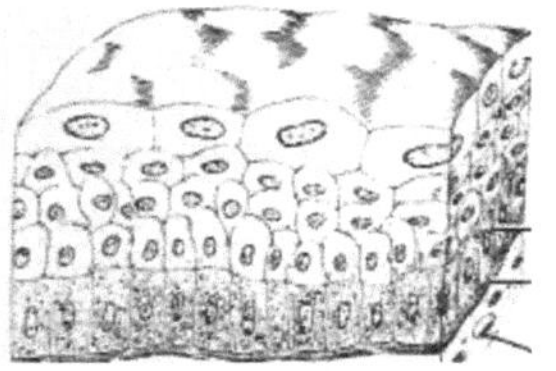
중층이행상피

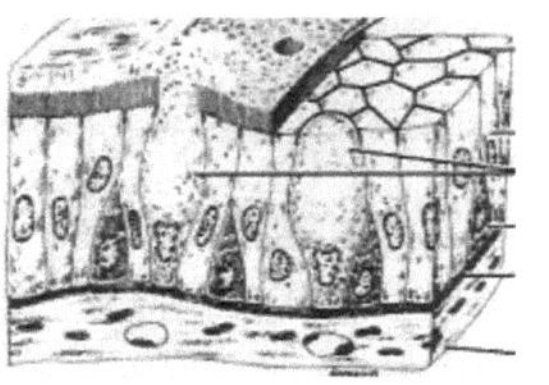
거짓중층섬모상피

상피조직 구조

9) 피부는 노화한다

(1) 피부 표면의 보호기능이 약화되고, 약물이나 자극에 쉽게 반응하는 민감성 피부가 된다.

(2) 표피를 지탱하는 콜라겐의 합성 양이 감소되고, 엘라스틴이 변성되어 주름이 생긴다.

(3) 모세혈관의 혈액순환 기능이 저하되어 알레르기나 자극 반응이 쉽게 사라지지 않는다.

(4) 땀샘의 기능이 저하되어 땀 분비가 감소되면서 체온조절이 잘 되지 않는다.

(5) 멜라닌 세포수가 감소되어 자외선에 대한 저항력이 떨어져 피부가 많이 손상되어 노화가 촉진되며, 색소침착 현상이 일어나기도 한다.

(6) 기름샘의 기름 분비량이 감소되어 피부가 건조해지고, 피부 표면에 비늘 증상이 일어나며, 면역기능도 저하되어 세균에 감염되기 쉬어진다.

2.2 피부의 기능

피부의 기능은 다음과 같은 여섯 가지로 나눌 수 있다.

1) 보호작용(protect action)

신체의 세균 침입은 피부가 완전할 때 막을 수 있다. 즉 피부 밑에 있는 조직으로의 체내의 모든 기관을 외계로부터 보호하고 기계적 외력, 온열, 한랭작용, 화학적 독물의 침해, 미생물의 침입, 일광 등에 작용한다. 피부 표면은 약산성(pH 4.5~6)으로 산에 침입당하면 단백질이 응고하기 때문에 그 장해는 비교적 표층에서 머물지만, 알칼리에 침해당할 경우에는 단백질이 용해되기 때문에 장해가 깊은 곳까지 끼치게 된다.

2) 감각, 지각작용(sensory action)

피부 및 여기에 접촉되는 점막에서는 냉・온・압・통 등의 감각작용이 일어나는데 피부감각이라 한다.

3) 배설 및 분비작용(excretory or sensory action)

(1) 배설은 체내의 노폐물을 땀으로 배설하여 신장의 기능을 보충하고, 수분이나 나트륨과 질소노폐물 및 독성물질의 배설에 큰 역할을 한다.

(2) 분비된 피지는 피부 표면에 얇은 지방막을 만들어서 수분의 침입 등을 막고, 피부를 매끄럽게 한다.

4) 체온 조절작용(heat regulation action)

환경이나 기온 상태가 변화하면 발한이나 피부혈관의 확장, 수축에 의하여 열의 발산을 조절하여 체온을 항상 일정하게 유지한다.

5) 호흡작용

정도의 차이는 있지만 피부를 통해 일어나는 호흡을 피부호흡이라 한다.

6) 비타민 D의 생산 및 흡수

자외선은 피부에 있는 비타민 D 전구물질을 활성화시킨다. 일반론으로는 수용성과 지용성을 갖춘 물질은 피부를 투과시켜 체내에 흡수되기 쉽게 한다. 단백질도 적게는 통과한다.

3. 주름살

인간은 나이가 들어감에 따라 누구나 노화가 시작되며, 그 결과 얼굴에 주름살이 생기게 된다. 노화는 크게 내적 노화와 광노화로 나눌 수 있다. 내적인 노화는 자연적인 현상으로 모든 사람은 나이가 듦에 따라 얼굴에 미세한 주름살이 생기고, 광노화는 자외선 영향에 의해 얼굴에 거칠고 굵은 주름살이 생기게 하는 것을 의미한다.

야외에서 일하는 농부와 군인 등 실외 작업자의 얼굴과 도시 사무직 근로자의 얼굴을 비교해 보면 광노화와 내적인 노화의 차이점을 잘 알 수 있다. 이 외에 주름살은 얼굴의 근육에 의해서도 영향을 받는데, 인위적으로 찡그림으로써 이마에 주름을 만들 수 있는 것이 예가 되며, 특히 이마나 눈가의 주름은 이런 영향이 크다고 한다.

3.1 주름살 예방

내적인 노화는 아직 방지할 수 있는 방법이 개발되어 있지 않으므로 누구나 피할 수 없다. 하지만 광노화는 장기적인 자외선 차단을 통해 얼마든지 방지할 수 있다. 효과적인 예방법으로 의복, 모자, 양산 등의 물리적 차단법을 이용하고, 일광차단제를 사용하기도 한다. 일광차단제는 미국 식품의약국(FDA)에서 화장품이 아닌 피부의 구조와 기능을 보호하는 약제로 분류할 정도로 그 중요성이 증가하고 있다.

일광차단제를 선택할 때는 자외선 B뿐만 아니라 A도 같이 차단할 수 있는 제품을 선택하는 것이 바람직하며, 자외선 차단지수를 꼼꼼히 살펴보아야 한다. 일반적으로 SPF(자외선 차단지수) 15이상의 제품을 사용하면 무난하지만 40이상의 제품도 출시되어 있다.

3.2 주름살 치료

노화된 피부는 사실상 치료가 불가능하지만 레티노이드 계열의 약을 바르거나 박피술, 레이저 치료를 시행함으로써 미세한 주름을 개선시킬 수 있다. 최근에는 근육을 마비시키는 보톡스를 얼굴의 근육에 주입함으로써 표정근에 의해 유발된 주름을 개선할 수 있다.

4. 노년기의 피부

4.1 피부의 구조

노인의 피부문제는 노화로 인해 피부에 여러 가지 문제가 생길 수 있다. 그러나 노인의 경우는 적절한 관리를 못하여 여러 가지 피부질환으로 고생하게 되는 경우가 많다. 노인에게 올 수 있는 피부문제를 알고 대처하는 것이 중요하다. 피부는 표피, 진피, 피하조직과 혈관, 신경, 털, 손톱, 분비선 같은 피부의 부속기로 구성되어 있다.

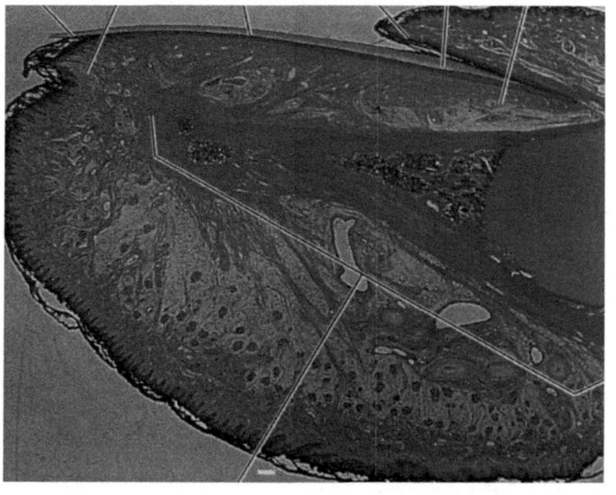

피부 내부의 절편구조

4.2 피부의 기능

1) 보호 및 장벽 기능

피부는 다음과 같은 손상으로부터 몸을 보호한다.

(1) 물리적 손상: 마찰, 충격, 압력과 같은 물리적 손상으로부터 몸을 보호한다(피하지방층, 탄력섬유, 신경).

(2) 화학적 손상: 산과 알칼리와 같은 화학물질로부터 몸을 보호한다(각질층).

(3) 자외선: 햇빛의 자외선이나 유해 광선으로부터 피부를 보호한다(멜라닌 세포).

(4) 생물학적 손상: 바이러스, 세균이나 곰팡이의 침투를 막는다(각질층, 피부 표면의 지질).

(5) 수분과 전해질의 조절: 체내의 수분과 전해질의 손실을 막는 역할을 한다(각질층).

2) 면역기능

피부의 각질형성 세포, 림프구, 랑게르한스 세포가 피부 내로 침범한 미생물이나 외부의 물질에 대해 면역반응이나 염증반응을 유발하여 피부를 보호한다.

3) 감각의 전달

진피에는 신경이 발달되어 있다. 이곳에 분포하는 신경은 압력, 온도, 통증, 촉감 등 다양한 감각을 피부로부터 뇌에 전달한다.

4) 체온 조절

체온은 피부에 도달하는 혈액량의 변화와 땀의 증발량에 의해 조절된다. 체온이 올라가면 땀이 분비되고, 분비된 땀은 증발되면서 피부의 온도를 떨어뜨린다. 반면 체온이 올라가면 피부의 혈관이 확장되어 몸속의 열이 몸 밖으로 발산되게 돕고, 반면 체온이 낮아지면 피부의 혈관은 수축하여 주위로 열을 빼앗기는 것을 막는다.

5) 분비와 배설

몸속의 노폐물은 주로 콩팥이나 간을 통해 배설되지만 일부는 땀으로 배출된다.

6) 대 사

태양광선은 피부에서 비타민 D를 합성한다. 이렇게 만들어진 비타민 D는 몸의 칼슘대사를 조절하고, 뼈의 구조와 성장에 중요한 역할을 한다. 그리고 피부의 피하지방층은 영양소를 지방의 형태로 저장하는 기능을 한다.

7) 흡수 조절

각질층이나 각질형성 세포 사이 또는 땀샘을 통해 약물이나 화장품 등의 흡수가 조절된다.

8) 사회적 관계

피부는 피부색, 촉감, 냄새를 통해서 성적·사회적 의미를 전달한다. 예를 들면 얼굴 혈관 확장에 따른 홍조는 당혹감을 의미하고, 얼굴의 여러 가지 표정은 다양한 감정을 나타낸다.

9) 피부 줄기세포의 분화 조절 단백질 규명

정상 피부(왼쪽)에서 기저에 있는 줄기세포는 녹색으로 보이고, 피부세포로 분화된 것은 붉은색으로 보인다. C/EBP-alpha와 C/EBP-beta가 결핍된 쥐의 피부(중간)에서는 이러한 분화가 차단되어 녹색으로 표지된 줄기세포가 피부의 상층에서 보이고, 분화된 피부세포는 보이지 않는다. 이것은 기저세포 암의 초기단계에서도 일어난다.

세포 주기를 조절하는 분자인 E2F와 결합하는 능력은 잃어버린 C/EBP-beta가 있는 피부(오른쪽)에서는 줄기세포 프로그램(노랑/주황)이 적절하게 퇴장하기 전에 피부세포가 비정상적으로 분화되기 시작한다. 이것은 더 공격적이고 침윤적인 피부암인 편평 상피암의 초기단계에서 관찰되는 것과 유사하다.

일정 시기에 피부의 기저층에 있는 줄기세포는 증식을 멈추고 피부 자체를 형성하는 세포로 분화된다. 그러기 위해 줄기세포는 유전자에서 줄기세포 프로그램을 끝내고 피부세포 프로그램을 작동시켜야 한다. 이 과정에 C/EBP 단백질들이 연관되어 있다고 추정했는데, 다른 종류의 줄기세포에서는 C/EBP 단백질이 분화를 조절하는 것이 알려져 있지만 피부에서는 규명되지 않았다. 이러한 피부의 기능적인 측면으로 볼 때 노화에 의한 피부의 변형과 이상, 특이현상을 받아 병의 변화가 쉬워짐을 알 수 있다.

5. 미용과 피부보호

수분 유지는 피부 속 히알루론산(HA)이 가장 중요한 생물학적 기능 중 하나이다. 우리 신체 내의 히알루론산(HA)은 나이가 들어갈수록 점차로 감소한다. 출생 후 HA은 나이가 들수록 점차 감소하게 된다. 만약 20세 때의 신체 내 HA수치가 100이라고 했을 경우 이 수치는 점차로 감소하여 30세 때는 65, 50세 때는 45, 그리고 60세가 되면 그 수치가 25로 떨어지게 된다.

이렇게 나이가 들수록 피부 또한 주름지고 메마르며 거칠어지는데, 이러한 현상의 가장 큰 원인은 피부 내 진피속의 HA이 감소하기 때문이다. 이러한 무코다당질(HA, DS, CHS)의 긴 분자구조는 올리고당이라는 작은 조각으로 분리되어 혈액으로 흡수되는데, 이러한 올리고당은 피부와 다른 세포조직 내의 HA, DS, CHS를 합성하는 중요한 역할을 한다.

결과적으로 피부 속 무코다당질의 성분들은 표피와 그 내부의 진피를 증가시키고, 세포외 기질을 수분으로 가득 채워 피부를 탄력 있고 부드러우며, 더욱 건강하고 아름답게 보이도록 만드는 것이다. 유루라 HA-DS는 자외선으로부터 손상된 피부를 보호한다. 자유기의 청소도구 역할로서도 효과가 있는 HA, DS, CHS는 특히 HS의 급속한 재구성 능력이 표피의 유해한 물질을 깨끗이 제거함으로써 자외선에 의한 산소 발생으로부터 피부를 보호하여 준다.

또 DS는 피부세포의 밀도를 증가시켜 자외선이 피부 속으로 침투하는 것을 막아주며, 자외선으로부터 자극받은 피부에 물집과 출혈의 생성을 막아준다. 연구 결과, 우리의 피부가 자외선에 노출되면 피부 속 HA-DS의 생합성 작용을 자극하여 피부 보상치의 HA와 DS를 증가시키며, 이러한 HA와 DS는 태양과 자외선에 의해 생기는 주근깨와 검버섯의 생성을 억제하여 준다고 한다. 유루라 HA-DS는 피부세포를 활성화하며, 모세혈관의 기능을 강화한다.

DS는 피부세포의 신진대사를 활성화하고, 기본 세포조직의 분할과 증식을 촉진시키므로 표피조직의 순환을 정상화함과 동시에 주근깨의 발생을 억제하는 한편 피부각질의 발생을 막아준다. 가장 중요한 모세혈관의 구성요소로서 DS는 피부 속 모세혈관의 기능을 강화하고, 혈액순환을 증가시키며, 혈액의 산성화를 억제시킴으로써 주근깨의 형성을 막는다.

1) 주름진 피부

교원질과 엘라스틴(탄력소)으로 이루어진 무코다당질은 ECM(세포외기질)을 구성한다. 피부 내면에 속하는 진피소의 히알루론산(HA)은 감소됨으로써 피부는 수축되어 주름지게 된다.

2) 건강한 피부

진피속의 HA, DS 그리고 CHS 등이 증가되어 세포외기질(ECM)을 포화시키면 많은 양의 수분이 형성되고, 피부는 탄력 있고 부드러워지며, 따라서 건강해진다.

6. 피부타입과 목욕법

6.1 봄이면 각질이 괴로운 건성피부로 변한다

환절기가 되면 피부가 건조해지고, 조금만 긁어도 각질이 하얗게 일어나는 건성피부의 최대 목표는 피부에 수분을 찾아주는 것이다. 목욕 제품도 산뜻한 느낌보다는 사용감이 촉촉한 제품을 고른다.

(1) 바디클렌저는 충분히 거품을 내어 피부의 수분과 윤기는 지키면서 더러움만 제거한다.

(2) 목욕을 끝내기 직전에 바디오일을 발라 가볍게 전신을 마사지한 후 헹구면 수분증발을 막는 보습막이 생긴다.

(3) 목욕이 끝나면 바디로션을 사용해 피부에 수분과 영양을 공급한다.

6.2 조금만 자극해도 울긋불긋 민감성 피부

민감한 피부는 목욕타월로 세게 문질러 노폐물을 제거하는 것보다 바디용 브러시나 부드러운 스펀지를 사용해 피부결을 유지해야 한다. 햇빛으로 민감해진 피부는 바디로션 사용 전 냉타월이나 물 스프레이를 사용해 먼저 피부를 진정시킨다.

(1) 바디클렌저로 충분히 거품을 내어 5~10분간 심장에서 먼 곳으로부터 온몸을 부드럽게 마사지 한다.
(2) 목욕 후 로션을 발라 피부를 촉촉하게 유지한다.

6.3 번들거리는 지성피부

지성피부는 땀과 피지 분비가 많아 노폐물이 쉽게 쌓이는 타입으로 노폐물이 모공을 막아 트러블이 생긴다.

1) 복합성 피부의 특징

(1) 지성과 건성이 겹친 피부 타입이다.
(2) 이마는 여드름이 생길 정도로 피지가 과잉인데, 볼은 당길 정도로 건조해 각질이 일어나기도 한다.

2) 복합성 피부의 피부관리

(1) 이마, 코 주위의 과잉 피지를 제거하고, 볼의 수분을 공급하여 이상적인 중성으로 만드는 것이 목적이다.
(2) 세안 시 이마나 콧방울, 턱 부분은 스펀지를 사용하여 세심하게 문질러주고, 뺨은 간단히 더러움만 제거한다.
(3) 세안 후 T-zone 부위만 수렴화장품을 화장솜에 듬뿍 적시어 수렴 마스크를 해주거나 그 부위만 팩을 해준다. 지성피부라도 타월로 세게 문지르면 피부가 부분적으로 손상되기 마련이다. 부드러운 스펀지로 구석구석 깨끗이 닦는다. 목욕은 아침저녁 두 번 정도가 적당하다.

이러한 지성피부들은 담경과 간경을 강화시켜 주는 것이 중요하다. 눈꼬리와 귀둘레, 머리 등을 자주 자극하면서 지압해 주고, 목옆, 어깨, 가슴바깥쪽, 옆구리를 지나 다리 바깥쪽에서 네 번째 발가락까지를 자주 쓸어주면 담경의 흐름이 좋아진다.

간격은 엄지발가락에서 시작해서 다리안쪽을 타고 올라가 배 바깥쪽을 지나 가슴아래까지인데, 담경과 간경 모두 자주 쓸어주고, 손바닥을 이용해 방향대로 두드려

주면 지성피부의 근본적인 원인을 해결하는 데 효과가 있다. 경락혈을 이용한 마사지 등의 견갑골 아래부위(간유, 담유)를 쓸어준다. 눈썹 윗부분(양백)부터 머리의 양 옆쪽(두임읍, 목창, 정영, 승령, 뇌공, 풍지)을 엄지로 눌러주고, 전체적으로 사지로 튕겨준다.

7. 피부의 부속기관

피부 부속기관으로는 털, 손톱 및 발톱 그리고 피부샘인 기름샘과 땀샘이 있다.

7.1 털

털은 표피와 진피가 함몰하여 생긴 털주머니에서 만들어지는데, 밖으로 나온 털 줄기와 피부 속에 묻혀 있는 털주머니에 박혀 있는 털뿌리로 구분된다. 털주머니 밑 부분은 팽대되어 있어 '털망울'이라 하며, 털망울 끝에 있는 결합조직을 '털유두'라고 한다. 털주머니 속으로는 기름샘의 관이 열려 평활근인 털세움 근이 있다. 입술, 손바닥, 발바닥 그리고 항문 근처 등에는 털이 분포하지 않는다.

7.2 손톱 및 발톱

손톱, 발톱은 손가락 및 발가락의 끝마디 뼈의 등쪽을 덮고 있는 부분으로, 표피가 각질화 되어 형성된 각질판이다. 손톱, 발톱의 근위부는 피부 속에 묻혀 있어 손, 발톱뿌리라 하며, 밖으로 나와 있는 부분은 손, 발톱 몸통이라 한다. 손, 발톱판을 받치고 있는 아래쪽을 손, 발톱바닥이라 하며, 손, 발톱바닥의 손, 발톱뿌리에 있는 상피층에서는 손, 발톱판을 만들고 이곳을 손, 발톱기질이라 한다. 손톱의 표면에서 볼 위를 반달이라고 하며, 이곳이 가장 활발하게 성장하는 곳이기도 하다.

7.3 피부의 샘

표피나 진피 혹은 피하조직 내에 함몰되어 생기는 샘으로, 피부샘의 종류에는 기름샘과 땀샘이 있다.

1) 기름샘

대부분의 기름샘은 진피층에 있는 털주머니가 열려 있으며, 손바닥과 발바닥에는 기름샘이 없다. 기름샘은 단순 혹은 포상샘으로 기름을 분비하여 털과 피부 표면의 건조를 방지한다.

2) 땀 샘

땀샘의 모양은 가늘고 긴 나선모양의 단순 관상샘으로, 진피의 깊은 곳이나 피부밑층에 분포한다. 땀샘은 손, 발톱바닥, 입술, 귀두 및 고막을 제외한 전 피부에 분포하고 있으며, 특히 손바닥, 발바닥과 이마 등에 많이 분포되어 있다.

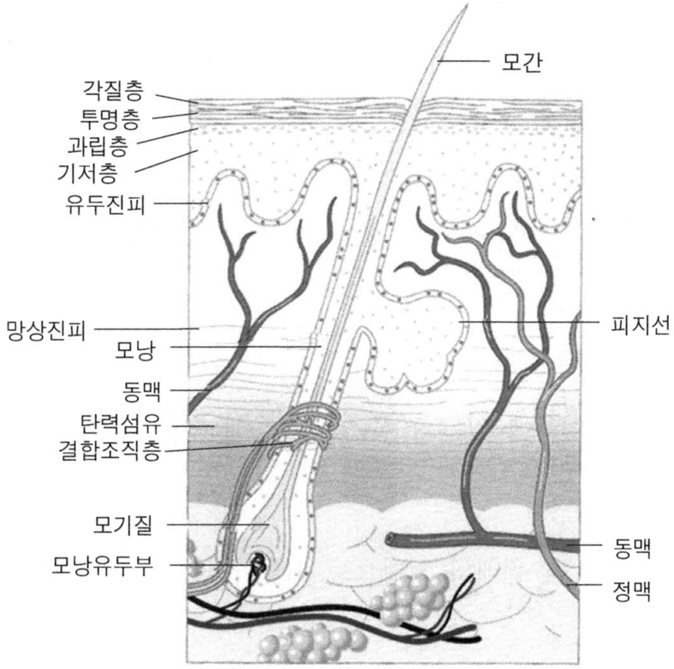

피부속의 부속기관

8. 피부의 생리

8.1 피부의 생리기능

1) 보호기능

피부의 최 외층인 각질층과 지질은 외부로부터 물리·화학적 자극으로부터 내부를 보호하는 방어기능을 한다.

2) 체온조절 기능

피부에서의 체온조절은 주로 모세혈관으로 이루어지는 것으로, 모세혈관은 수축 또는 확장에 의해서 체온 조절을 하거나, 한선에서 땀을 분비하게 됨으로써 체온조절 작용에 중요한 역할을 한다.

3) 감각기능

피부의 감각기관은 온각 · 냉각 · 통각 · 촉각 · 입각이 있는데, 피부의 감각을 받아들이는 신경의 말단은 표피, 진피, 피하조직 및 모낭의 주위에 분포되어 있다.

4) 분비, 배설작용

성인의 하루 피지 분비량은 1～2g이다. 피지의 분비는 피부 표면에 있는 피지막의 두께에 의해서도 지배된다.

5) 비타민 D의 형성작용

비타민 D는 표피 내에서 만들어진 프로비타민 D로서 일광중 햇빛을 쏘이면 만들어진다.

6) 표정작용

피부 표정작용으로는 얼굴에 있는 표정근의 작용에 의해 의사나 감정을 나타낸다.

7) 재생작용

피부는 상처를 입어도 곧 원래의 모양으로 되돌아가는 피부의 재생력이 있다.

8) 면역작용

피부의 표면에는 면역반응에 관련하는 세포들이 있어 면역반응을 통해서 생체방어기전에 관여한다.

8.2 피부의 흡수

1) 피부의 흡수란

외부로부터 접촉된 물질이 피부를 통하여 혈관 내로 흡수되는 현상으로, 피부의 최외층인 각질층에 의해 조절되는 수동적인 확산현상을 일으킨다.

(1) 흡 착 : 물질과 피부 구조 성분과의 결합을 말한다.
(2) 흡 수 : 물질의 피부 각질층의 통과를 의미한다.
(3) 침 투 : 물질의 총체적인 피부 침입을 말한다.
(4) 투 과 : 침윤으로 보여지는 피부를 관통하는 것을 의미한다.

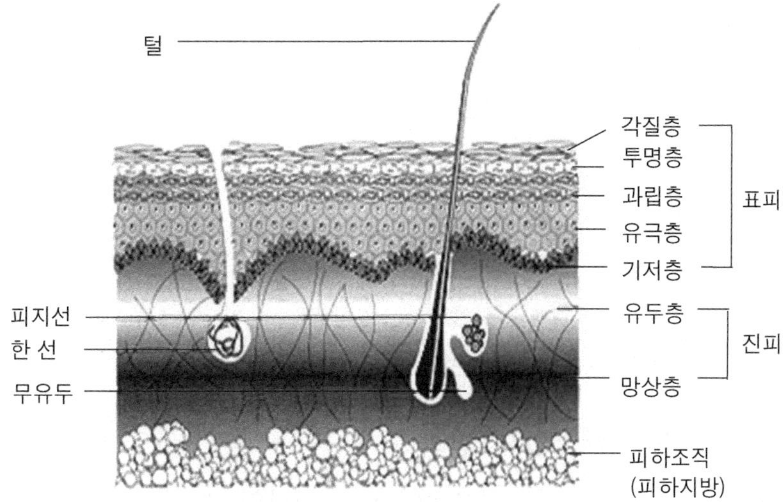

피부를 통한 흡수경로

2) 피부를 통한 흡수경로

(1) 표피를 통한 흡수경로 : 표피세포를 통과하는 피부흡수는 세포 자체를 투과하거나 세포 사이로 투과된다.

(2) 피부 부속기를 통한 흡수경로 : 모공 및 땀구멍을 통한 경로로서, 표피 투과가 어려운 약물의 흡수경로이다.

3) 피부 흡수에 영향을 주는 요인

(1) 물리화학적 요인 : 수분, 피부온도, 농도, 분자량, pH 등의 요인을 말한다.

(2) 물리적 요인 : 피부상태, 연령, 혈류량, 피부 부위 등을 말한다.

(3) 생물학적 요인 : 개체 간 차이, 성별의 차이, 환경적 요인으로는 계절, 습도, 기온 등을 들 수 있다.

9. 피부 건강법

9.1 피부호흡이란

피부는 신체의 건강한 상태를 유지하기 위해서 호흡, 흡입, 방출, 산소호흡, 이산화탄소 방출 등이 필요하다. 이러한 피부 표면을 통한 산소의 흡수, 이산화탄소의 방출을 이용하여 에너지를 생산하는 일련의 과정을 피부호흡이라 한다.

9.2 영향을 주는 요인

1) 온 도

온도가 높아지면 피부 혈관을 통한 혈류량과 혈류속도가 증가하기 때문에 산소흡수 속도와 이산화탄소 방출 속도가 증가한다.

2) 습 도

상대습도가 20～80%일 때 이산화탄소의 방출 속도도 증가한다.

3) 주위 대기 중의 산소압의 변화

산소흡수 속도는 대기중 산소 함유량이 30% 이하일 때 산소 함유량에 비례해 증가한다.

4) 주위 대기 중의 이산화탄소 변화

대기중 이산화탄소 함유량이 50%일 때 이산화탄소 가스는 피부 안으로 들어가며, 이산화탄소 함량이 증가할수록 산소흡수 속도는 낮아진다.

5) 연령과 성

나이가 증가할수록 피부호흡은 감소되며, 여성이 남성보다 피부호흡이 높다.

6) 신체부위

손바닥과 발바닥은 이산화탄소 방출 및 산소 흡수율이 높다.

9.3 건강과 피부미용에 좋은 천연식품

날씨가 점점 덥고 습해지면 피부는 탄력을 잃어 축 처지고 자외선과 땀, 온갖 노폐물 등으로 뒤덮여 여드름, 뾰루지, 기미 등의 피부트러블을 유발할 것이다. 이런 때일수록 각별히 피부에 신경 쓰고, 꾸준히 관리를 해주어야 어느 순간 늙어버린 자신의 얼굴을 보고 후회하는 일이 없을 것이다.

가장 우선적이고 손쉽게 신경 쓸 수 있는 부분은 바로 먹는 것이다. 현대의 젊은 여성들은 대부분 식사를 가볍게 하거나 인스턴트식품으로 대치하는 습관에 길들여져 영양공급이 불균형한 편이다. 영양수급이 원활하지 못하게 되면 피부 역시 점차 상하게 된다. 한의학적으로 보았을 때도 피부는 오장육부의 거울과 같다고 하는데 올바르지 못한 식습관으로 인체 내부의 균형이 깨지면 반드시 피부 외적으로 트러블이 나타나게 된다고 할 수 있다.

그렇다면 건강한 피부를 가꾸기 위해서는 어떤 식이요법을 써야 할까? 가장 기본적인 것은 물론 균형 잡힌 식사라 하겠다. 식물성 위주로 자극적이지 않은 식단, 천연식품을 이용한 식단을 짜면 피부도 아름다워지고 몸도 건강해질 것이다.

1) 매 실

매실에는 살균과 항염 효과가 있어 여드름이나 습진 등의 피부문제로 고민하는 사람들에게 매우 유익한 과실이다. 매실의 구연산은 피부미용에 직접적인 효과를 발휘할 뿐 아니라 변비 해소에도 좋고, 위와 장에 자극을 주어 장의 연동작용을 높이는 효과도 있어 소화기능 향상에도 도움을 주는데, 변비나 소화불량이 해소된다면 피부 역시 좋아질 수밖에 없다.

2) 우 엉

간혹 식탁에서 볼 수 있는 우엉은 알고 보면 피부미용에 매우 좋은 식품이다. 우엉에 들어가 있는 알긴이라는 성분은 성호르몬의 분비를 조절하는데, 이 성분은 여드름과 깊은 관계가 있다. 그래서 여드름이나 피부염증 등에 효과적이다.

3) 다시마

해조류에는 미용에 좋은 성분이 많이 들어 있다. 특히 칼슘, 칼륨 등 각종 미네랄은 몸의 신진대사를 활발하게 해주기 때문에 피부를 윤기 있게 하며, 머리카락을 튼튼하게 한다. 또한 해조류에는 비타민도 풍부해 피부에 탄력을 주며, 자외선 등으로 푸석해지기 쉬운 피부에 윤기를 더해준다.

4) 배 추

배추는 장기간 저장해도 영양 손실이 거의 없어 싱싱한 자연식으로 섭취할 수 있으며, 섬유질이 많아 변비를 예방하고 탄수화물, 칼슘, 인 등과 비타민 A, B_1, B_2, C, 나이아신이 함유되어 있다. 배추에는 여러 효소가 많이 함유되어 있어 소화를 돕고 독소를 내보내며, 간기능 강화, 조혈 등을 돕는다. 따라서 피부가 깨끗하게 되며, 여드름도 없어진다.

5) 호 박

인물이 못난 사람을 흔히 호박에 비유하지만, 사실 호박만큼 피부미용에 도움이 되는 야채도 드물다. 동의보감에 의하면 '호박은 성분이 고르고, 맛이 달며, 독이 없고, 오장을 편하게 한다'고 한다. 또한 호박은 쌀에 비해 열량이 1/10에 불과하고, 노화방지에 효능을 보이는 비타민 E와 카로틴이 풍부해 고운 피부를 만드는데도 그만이며, 피부미용에 특효라 할 수 있다.

6) 오 이

오이의 주성분은 푸른색을 내는 엽록소와 비타민 C라고 할 수 있다. 피부적으로 보면 미백과 보습의 효과가 있고, 피부를 항상 촉촉하게 유지해 주며, 인체에 열독이 올라오는 것을 막아주는 기능이 있어 여드름이나 뾰루지의 예방에 좋다. 또한 피부 노화를 억제해 주는 콜라겐도 다량 함유하고 있어 노화방지를 위한 마사지 용품으로 많이 사용된다.

피부는 우리 몸의 건강상태를 민감하게 나타내는 바로미터다. 바꾸어 말하면 피부가 고운 사람은 신체 역시 건강하다고 볼 수 있는 것이다. 몸에 좋은 천연식품으로 자신의 건강을 돌보는 것이 곧 피부를 가꾸는 길이고, 피부에 신경 쓰는 것이 건강을 위해 노력하는 결과를 가져오는 것이다.

9.4 피부의 윤택함을 한방으로

(1) 가을을 앞둔 피부는 여름내 달아오른 열기를 내리고, 영양을 보충해야 피부가 윤택하게 된다.

(2) 한방, 약침 및 한방약 찜으로 몸 속 열기를 내려주면 여드름 개선 효과가 있다.

(3) 거칠고 주름진 피부에 정안침으로 피부 자연재생 효과를 볼 수 있다.

전통적인 오행원리에 따르면 각 계절마다 고유한 기운이 있다. 예를 들면, 봄은 목의 기운이, 여름에는 화의 기운이, 가을에는 금의 기운이, 겨울에는 수의 기운이 있다. 환절기는 이러한 기운들이 교차되는 시기로 우리 몸에도 영향을 미친다. 기운이 교차되는 시기에는 인체 내부의 기혈 순환이 원활하지 못해서 탈이 나는 경우가 있다.

한방에서는 환절기에는 인체의 생리활동을 저해하고, 각종 피부질환 및 만성질환을 유발하는 원인을 제거하고, 기운을 북돋아 오장육부의 균형을 맞춰 피부의 자연스러운 재생을 유도하는 방법을 이용한다.

9.5 붉게 달아오른 여드름, 피부 트러블

강한 자외선과 뜨거운 열기로 잔뜩 달아올랐던 피부는 더위가 한풀 꺾여 서늘한 바람이 불지만 아직 붉은 여름의 흔적이 있다면 찬바람이 불기 전에 관리해야 한다.

한방에서는 여드름이 생기는 근본 원인인 열기를 내리기 위해 한약과 함께 약침을 사용한다.

우선 염증을 가라앉히는 성분이 있는 「황련해독탕 약침」을 얼굴 부위에 주입하고, 기혈순환의 기능이 있는 한약을 함께 복용해 주면 얼굴로 올라가는 화기를 줄여 여드름이 생기거나 번지는 것을 막아줄 수 있다. 평소 샤워를 할 때는 보습성분이 풍부하고, 피지 조절능력이 있는 바디제품을 사용하고, 순한 약산성 비누를 사용하는 것이 효과적이다. 또 너무 뜨거운 물로 샤워하지 말고 미지근한 물로 헹군 다음 마무리는 찬물로 해주면 피부 진정과 함께 피부 탄력을 유지할 수 있다.

너무 자주 샤워를 하게 되면 피부가 건조해져 각질이 일어나게 되므로 샤워 후에는 바디오일이나 바디로션을 발라 피부를 촉촉하게 유지시켜 준다. 집에서 간단히 할 수 있는 피부 관리법으로는 일주일에 두세 번씩은 감자나 오이를 이용하여 피부를 진정시켜 주는 자연팩을 사용한다. 피부를 진정시키며, 열을 가라앉히고, 염증을 진정시킨다.

9.6 거칠고 주름진 피부

계절이 가을로 바뀌면서 갑작스런 기온 변화에 피부는 쉽게 건조해진다. 건조해진 피부의 경우 관리가 소홀할 경우 쉽게 거칠어지고, 피부건조증이 생길 수도 있다. 그대로 방치할 경우 주름이나 노화를 촉진시키기 때문에 적극적인 관리가 필요하다. 한방에서 거칠어진 피부에는 보습 및 영양보충 효과가 있는 약침과 콜라겐 생성을 돕는 침요법으로 피부의 자연스러운 재생과 탄력 개선을 유도한다.

주로 피부재생에 주로 쓰이는 자하차(紫河車)를 이용한 약침과 얼굴과 머리 쪽의 혈행을 자극하는 정안침을 시술하는데, 이 경우 물리적인 자극 없이 피부 자체의 재생능력을 높이는 근본적인 치료이기 때문에 별다른 부작용 없이 효과를 볼 수 있다. 또 두꺼워진 각질을 무리하게 벗겨내기 보다는 녹두나 서목태와 같이 각질제거 효능과 보습기능이 있는 성분의 천연 한방재로 만들어진 스크럽제를 사용하면 피부에 부담을 주지 않고 각질이 효과적으로 제거될 수 있다.

특히 가을철에는 평소 피부 수분도를 높여주는 에센스와 보습크림을 꼭 사용해야 하며, 또 피부가 건조하고 당기는 느낌이 들 때마다 보습 스프레이나 산소 스프레이를 뿌려주는 것도 도움이 된다. 또 일주일에 한두 번씩은 쿨링 마스크팩이나 집중 진정이나 보습력을 높여주는 팩을 해줘야 예민한 피부가 건강한 상태로 재생되는 것을 도울 수 있다.

10. 환절기 피부관리법

전통적인 오행의 원리를 이용, 진단 - 휴식 - 치료 - 이완 - 생활 관리의 단계에 맞춰 피부의 트러블과 노화를 일으키는 근본 원인을 치료한다. 먼저 근육과 오장육부를 편안히 이완시킬 수 있도록 개인별로 맞춤 처방된 한약재로 한방약 찜 주머니를 만들어 긴장되고 뭉친 근육과 피부에 한약재 성분과 향기가 스며들도록 한다.

근육과 장기가 편안히 이완된 후 피부진정과 회복에 도움이 되는 약침시술을 하고, 마지막 단계에서는 흡수와 진정을 돕는 에스테틱 관리를 시행한다. 이와 더불어 집에서도 개인의 피부타입에 맞게 처방된 한방 스크럽과 팩을 함께 하는 것도 피부재생에 효과적이다. 삼백초, 감잎, 진피, 계피, 차전초, 소엽, 익모초, 녹차, 비파엽, 곽향을 기본 재료로 구성하여 떨어진 피부 탄력을 다시 재생시켜 줄 수 있는 장미와 박하로 처방된 오행 한방 약찜을 만들어 사용한다.

10.1 가을, 피부에 좋은 한방차

1) 피부속 영양보충(모과차)

모과에는 비타민 C가 풍부해 건조하고 거칠어지기 쉬운 피부미용에 도움을 준다. 또 소화가 잘 되게 하고, 입맛을 돋우는 효능이 있다.

[마시는 법]

(1) 모과는 껍질을 벗기고, 씨를 발라내어 얇게 썬 다음 설탕이나 꿀에 재워둔다.
(2) 말려서 보관하기도 하는데, 말린 모과와 대추를 넣고 푹 고아 국물만을 따라서 마신다.

2) 피부를 광나게(국화차)

예로부터 국화는 머리를 좋게 하고 피부를 밝고 광이 나게 한다고 알려져 있다.

[마시는 법]

(1) 꽃잎은 소금을 넣은 뜨거운 물에 데쳐낸 뒤 소쿠리에 건져 냉수로 헹구고, 물기를 빼내어 보관한다.
(2) 찻잔을 뜨겁게 해두었다가 국화꽃을 서너 송이 넣고 끓는 물을 부어 잎이 펴오르기를 기다렸다가 기호에 따라 꿀을 넣어 마신다. 마실 때 꽃은 먹지 않는다.

10.2 수분과 피부미용

성인의 경우 인체의 65～70%가 수분이다. 따라서 수분이 부족하면 피부가 바람 빠진 공처럼 쭈글쭈글해져 나이보다 늙어 보이게 되고, 이 상태가 오래도록 지속되면 늘어진 피부상태에 굵은 주름이 영구적으로 자리 잡게 된다. 반대로 부족한 수분을 바로 보충해 바람 빠진 공에 공기를 넣어주면 공이 팽팽하게 펴지듯 기존의 방식과는 차별화된 특징을 갖는다.

운동을 하면 땀을 계속 흘리게 되므로 운동 전에는 물을 300cc 정도씩 섭취하고, 운동 중에도 조금씩 자주, 한 모금씩 꾸준히 마시는 것이 건강하게 운동하는 비결 중 하나이다. 비타민 A와 E는 비타민 C와 마찬가지로 가장 중요한 항산화제의 하나이다. 하지만 비타민 A를 과다 복용할 경우 오히려 피부 트러블을 더 일으킬 수 있고, 임산부에게는 기형을 일으킬 수 있으며, 흡연자에게는 폐암을 발생시킬 수 있다. 그렇게 때문에 비타민 A(베타-카로틴) 정제를 복용하는 것보다는 이런 성분이 많이 들어 있는 토마토, 수박, 호박, 당근 등을 꾸준히 복용하는 것이 도움이 된다. 비타민 E는 단독으로 쓰면 활성산소를 제거하면서 또 다른 활성산소를 만들기 때문에 반드시 비타민 C와 같이 복용해야 한다.

과거에는 비타민 A, C, E가 가장 중요한 항산화제로 인정되었으나 요즘은 이런 성분보다 몇 배 더 강력하고 건강에 좋은 항산화제가 많이 쓰여지고 있다. 대표적인 것이 바로 토마토나 붉은 자몽, 수박 속에 들어있는 라이코펜 성분이다. 라이코펜은 활성산소를 제거하는 데 뛰어난 효과를 보일 뿐 아니라 흡연자들의 폐암예방에 도움이 된다. 코엔자임 Q10도 최근 항산화제로 각광받고 있는 물질이다. 항산화제는 각기 역할이 조금씩 다르고, 한 가지 성분만 복용하는 것보다는 최소한 두세 가지 이상을 함께 복용하는 것이 효과적이다.

피부에 노화를 일으키는 가장 큰 원인이 바로 자외선이다. 자외선은 피부속의 활성산소를 활성화시켜 기미, 주근깨, 주름 뿐 아니라 피부암도 일으킬 수 있기 때문이다. 직사광선은 물론이고 빗물이나 눈에 반사되는 자외선의 양도 만만치 않으므로 직접 햇빛에 노출될 때 뿐 아니라 운동을 하거나 스키를 탈 경우에도 자외선 차단제를 최소한 30분 전에 바르는 게 중요하다. 아무리 강력한 자외선 차단제라도 두 시간 이상 가는 경우가 없으므로 두 시간마다 새로 발라주는 것이 자외선을 효과적으로 차단하는 비결이다.

처음에는 크림타입의 자외선 차단제를 바르고, 그 다음에는 외부 차단제를 사용하면 운동 중에도 편하게 바를 수 있다. 자외선 차단제는 피부에 막을 형성해 수분을 덜 증발시키므로 자외선 차단 뿐 아니라 피부도 촉촉하게 하기도 한다. 단 피부의 호흡이나 모공을 막을 수 있으므로 실내에 들어오면 바로 씻어내는 것이 좋다.

10.3 피부의 생리와 노화

노화의 사전적 의미는 시간의 경과, 즉 연령 증가에 따라 수반되는 생체 구조의 완만한 변화로서, 궁극적으로는 연령이 많아져 늙어서 사망에 이르는 것을 일컫는다. 지금까지 노화의 기전을 설명해 보려는 많은 가설들이 제시되어 왔으나 노화현상은 인체의 전반에 걸친 변화를 수반하므로 하나의 가설로 이 모든 현상을 설명하는 데는 한계가 있을 수밖에 없다. 그러나 노화에 따른 내분비 기능의 변화(호르몬의 노화)는 부분적으로나마 노화현상을 설명할 수 있는 사실로 받아들여지고 있다.

인간은 40대가 되면서부터 여러 가지 인체 호르몬의 감소가 일어나고, 이러한 호르몬의 감소에 따라 노화의 징후가 나타나며, 호르몬의 양에 따라 변화의 정도에 차이가 난다고 알려져 있다. 우리 주위에서 건강하고 정력적으로 사는 80대나 90대의 사람들을 볼 수가 있는 반면에 90대까지 장수를 하지만 건강하지 못한 경우도 볼 수 있다. 악화되어 가는 생체 변화를 방지하고, 뒤틀리는 신체 구조를 정상화 시키려는 치료와 노력을 기울어야 된다.

노화는 복잡한 세포의 반응이다. 세포의 회복기능이 떨어지고, 정상적인 기능을 하는 것이 점차 어려워지면 노화가 진행하는 것이다. 이런 노화에 의해 생물체는 점점 더 외부환경의 변화, 질병 등에 쉽게 노출되어 문제를 일으키고, 결국에는 죽음에 이른다. 생물체의 종마다 비슷한 수명을 가지고 있는 것은 흥미로운데, 이런 생물 종마다 정해진 유전자가 노화나 수명을 조정할 것이다. 이런 유전정보에 담겨진 수명의 조절 이외에도 개체마다 다르게 노출되는 환경의 영향도 중요하다. 이런 두 가지의 합이 생명체의 노화와 수명을 결정하게 된다.

세포는 일생동안 필요한 만큼 분열하면서 딸세포를 낳게 된다. 이런 세포가 분열하는 동안에 유전자의 맨 마지막에 있는 부분은 딸세포에 다 전달이 되지 않고 점차 길이가 짧아지게 된다. 이렇게 세포분열마다 점점 유전자의 길이가 짧아지면 텔로머라는 부위가 손상 받아서 더 이상 세포분열이 불가능한 시기가 온다. 이렇게 유전자에 내재하여 생물체가 무한정으로는 살지 못하도록 방지한 기능을 「생물학적 시계」 기능이라고도 한다.

이외에 유전자는 살아가는 동안에 외부 환경에 의해 끊임없이 손상을 입게 된다. 사람이 살아가면서 에너지를 사용하기 위해서 호흡을 하게 된다. 즉, 숨을 쉬고 산소를 흡입하여 인체 구석구석까지 산소가 공급된다. 그러면 각 세포에서 산소를 이용한 호흡을 하게 된다. 이 호흡과정에서 생명에 필요한 에너지를 생산하지만, 부산물로 유해산소가 발생하게 된다.

이런 유해산소의 발생이 노화와 생명 단축의 큰 원인으로 알려져 있다. 유해산소는 주위에 있는 물질을 무차별적으로 공격을 하는데, 이 과정에서 유전자가 손상을 입게 되고, 자가 치유 능력을 벗어나서 손상을 입으면 유전자 손상이 회복되지 않게 된다. 이러한 과정이 노화를 진행시키게 된다.

이런 손상 이외에도 피부는 늘 외부환경에 노출된 까닭에 여러 가지 유해물질에 의해 노화가 진행된다. 자외선이나 유독한 물질에 피부가 노출되면 유전자가 손상되어서 노화가 진행되는 것이다.

10.4 피부노화의 종류 및 임상적 특징

피부의 노화현상은 내인성 노화와 외인성 노화로 나누어서 말한다. 내인성 노화는 유전자에 의한 현상이다. 외인성 노화는 대부분 자외선에 노출되어서 발생하므로 조심하면 상당부분 피할 수 있다. 피부과 의사의 입장에서 자외선 차단에 대해 중요하게 생각하는 것은 바로 외인성 노화는 자외선을 철저히 차단함으로써 상당부분 예방할 수 있기 때문이다.

1) 내인성 노화

내인성 노화는 세월의 흐름에 따라 자연히 발생하는 노화를 말한다. 이런 내인성 노화는 햇빛에 노출되지 않은 피부에서도 관찰된다. 엉덩이 피부가 대표적이다. 상태를 보면 비교적 경미하며, 잔주름, 피부건조증, 탄력감소 등을 볼 수 있다. 피부의 표피와 진피 사이의 결합이 약해지고, 피부각질 형성세포의 분열 능력이 저하된다. 피부의 지질형성 능력이 떨어진다. 멜라닌 세포의 기능도 저하되어 털이 희어지게 된다. 피부의 랑게르한스 세포라는 면역세포의 숫자도 감소한다.

진피에서는 진피의 위축(볼륨 감소)이 나타난다. 콜라겐이나 점액다당질이라는 진피 구성 물질이 감소하게 되고, 탄력섬유도 감소하게 된다. 이런 이유로 혈관도 약해져서 쉽게 피부 모세혈관이 터져서 멍이 들게 된다.

2) 외인성 노화

외인성 노화는 그 원인이 외부에 있다는 뜻이며, 피부의 경우 그 대부분의 외부 원인이 햇볕이므로 광노화라고도 한다. 광노화의 임상적 특징은 내인성 노화에 비하여 심하고, 일찍부터 노화가 나타난다는 것이다. 내인성으로 노화된 피부에 겹쳐서 외인성 노화에 의한 노화가 나타나게 된다. 따라서 내인성 노화에 비하여 굵고 깊은 주름이 발행하며, 잔주름도 많이 발생한다. 피부가 매우 거칠고 건조해지며, 탄력성이 감소하여 심한 경우 피부가 처지게 된다.

대표적으로 얼굴과 목덜미, 손등 등 햇볕에 많이 노출된 부위에서 볼 수 있다. 광노화 된 피부에서는 주름만이 아니라 여러 가지 광노화성 피부질환이 발생한다. 햇볕에 노출된 피부에 불규칙한 색소침착(주근깨, 잡티, 칙칙한 피부)이 발생하며, 흑자, 검버섯, 광선각화증(피부암 전구단계), 피부암 등이 발생한다.

10.5 레이저와 피부반응

레이저 광선이 피부에 접촉되면 열에너지로 변하여 접촉된 피부에 온도가 상승하게 된다. 이 체온의 상승으로 피부조직에는 열 손상이 일어난다. 피부조직의 열 손상은 섭씨 100℃ 이상에서는 조직이 분해되며, 50～100℃ 사이에서는 비가역적 변성이 발생되어 흉터를 만들 수 있다. 50℃ 이하에서는 가역적 변성이 유발되어 정상상태로 환원이 가능하게 된다.

이 가역적인 반응을 이용하여 신체의 활성화를 이루어 치료를 한다. 열 손상의 정도는 레이저의 파장, 빛의 세기, 조사시간, 흡수물질의 성질 등에 의해 결정된다. 이런 성질을 이용하여 외과적인 수술에 사용할 수 있으며, 피부질환들은 부작용을 초래하지 않고 치료할 수가 있다.

〈레이저의 적용〉

색소, 혈관 레이저들은 피부에서 색을 보이게 만드는 발색단이라는 물질이 작용하여 치료 효과를 보인다. 색소(Dye) 레이저, 구리 증기(Copper vapor) 레이저, Diode 레이저 등은 oxyhemoglobin과 carboxyhemoglobin이 발색단이 된다. Q-switched Ruby laser, Q-switched Nd/YAG laser, Q-switched Alexandrite laser에서는 melanin이 발색단이 된다.

이와 같은 레이저들은 발색단만을 파괴하고, 주변 조직에는 영향을 적게 미치기 때문에 혈관병변 및 색소성 질환을 부작용 없이 치료할 수 있게 되었다. 고출력 탄산가스(CO_2) 레이저인 나어븀-야그(Er/YAG) 레이저 등은 특별히 선택적으로 작용하는 발색단이 없고, 주로 조직의 수분에 흡수되므로 모든 조직에서 작용을 나타낼 수 있다. 그렇지만 사용할 때 주의하지 않으면 흉터 등의 부작용이 발생할 수도 있다.

11. 피부노화

11.1 피부가 늙는다

'노화'란 곧 늙는다는 것이다. 노화는 서글픈 것으로, 인생을 연약하게 하고 초췌하게 하며, 무기력한 모습으로 자신을 떨어뜨린다. 그래서 모두 늙지 않으려고 안간힘을 쓰지만 거울 속엔 어느덧 늙어버린 자신의 모습이 확연하게 남는다. 노화란 세월따라 신체의 모든 생리적 기능이 퇴화되는 현상이다.

여성호르몬, 남성호르몬, 성장호르몬 등의 활성이 저하되어 근육 질량이 줄어들고, 지방과 수분은 오히려 증가되어 운동력이 떨어진다. 피부, 근육, 뼈, 폐, 혈관 등에 분포하는 콜라겐과 엘라스틴 등의 새로운 합성이 감소되고, 이미 생성된 물질들마저 제기능을 못하게 된다.

따라서 피부 탄력성이 없어지고, 주름이 생기는가 하면 뼈가 쉽게 부러지고, 폐와 혈관벽이 탄력을 잃어 혈압이 높아지고, 심장이 약해진다. 또 눈이 나빠지고, 청취능력이 저하되며, 식욕이 떨어진다. 대뇌피질의 세포 감소로 인한 기억력 저하로, 특히 최근에 일어난 일들을 잘 기억하지 못하며, 근육이 약해지고, 지방과 수분의 양이 많아져 허약한 체질이 된다.

11.2 왜 늙는가?

현대의 불치병이라 불리는 암의 한자를 살펴보면 재미있는 사실을 발견할 수 있다. 먹은 음식물이 산처럼 쌓여 질병을 유발한다는 뜻이기 때문이다. 이처럼 인간의 평균수명이 줄어든 가장 큰 요인으로는 과다한 영양 공급을 들 수 있다.

대홍수 이후, 식량 부족으로 인해 노아의 후손들이 육식을 하게 되면서 점점 음식을 탐하게 되었다고 전해진다. 그 결과, 과도한 영양 공급으로 인해 인간 수명이 단축되었을 것이라는 추정을 하게 되는데, 소식을 하면 장수할 수 있다는 현대의 노화이론은 이를 잘 뒷받침해 주고 있다. 쥐를 이용한 실험 결과에서도 저칼로리의 사료로 키운 쥐가 정상 사료를 섭취한 쥐보다 약 30% 정도 수명이 연장되었음을 관찰할 수 있었다.

11.3 노화의 원인

노화의 원인은 크게 두 가지 가설에서 출발한다. 하나는 세포 내에서 이미 프로그램 되어진 것이고, 다른 하나는 세포 밖으로부터 받은 손상에 의한 것이다.

1) 소모(wear and tear) 이론

세포들의 혹사와 남용으로 인해 손상을 받게 된다는 이론으로 간, 위, 신장, 피부 등 장기들은 오염, 환경, 과도한 지방, 당분, 카페인, 알코올, 니코틴 등의 섭취와 자외선 등으로 인해 세포가 손상을 입게 된다.

2) 신경호르몬 이론

신경내분비계가 장애를 일으키면 호르몬 분비의 불균형이 일어나고, 결국 신체기능의 장애를 초래한다는 이론으로, 호르몬 보충요법은 신체의 호르몬 시계를 재조정하여 노화를 지연시키는 방법이다.

3) 유전자 조절 이론

유전자가 미리 수명을 결정한다는 이론으로, 이런 유전자 코드의 표현을 지연시키는 방법도 노화의 예방과 치료 중 하나이다.

4) 자유기(free radical) 이론

자유기란 자유로운 전자를 하나 가지고 있어서 전기적으로 매우 불안정한 분자를 일컫는 말로서, 이 중 대표적인 것이 산소 자유기(oxygen free radical)이다. 이들은 다른 전자를 빼앗아 안정을 찾으려 하는 과정에서 세포를 손상시키고, DNA의 단백질 합성을 방해하며, 세포가 살아가는데 필요한 지방침전물에 산화를 일으켜 세포는 점차적으로 파괴되는데, 결국 퇴행성 질환이 발생하여 노화와 사망에 이르게 된다는 이론이다.

5) 텔로미어 이론

텔로미어는 대부분 세포의 염색체의 말단 부위에 위치한 아미노산의 배열로 DNA의 한 부분이다. 그런데 세포분열을 하게 되면 이 텔로미어가 점점 짧아지게 되어 결국 조그만 덩어리로 남게 되고, 세포분열이 정지되면서 결국 죽게 된다. 노화관련 유전자는 대체로 텔로미어에 덮여 있다가 노출되면서 활성화된다.

텔로미어의 소실을 막는 것이 텔로머라제라는 효소인데, 이 효소는 오직 생식세포와 암세포에만 존재하며, 이를 이용한 암 치료 연구가 한창이다. 가는 세월이야 잡을 수 없지만 노화를 방지하기 위해서는 나이에 부합하는 영양소 보충, 적절한 식이요법, 본인에 맞는 운동처방, 호르몬 조절요법, 적절한 스트레스 해소 등으로 자연에 순응하며 살아간다면 충분히 건강하게 100세 이상 장수하리라 본다.

11.4 노화현상을 가장 빨리 알 수 있는 피부

노화란 단순히 젊음과 성숙도가 약해져 간다는 의미라기보다 외부로부터의 악영향이나 질병 등 신체의 외상 시 대응하는 기관이나 조직 기능이 저하되어 있다는 것이다. 이 중 우리가 가장 현실적으로 빨리 느낄 수 있는 것이 피부이다. 거울 때문인지도 모른다. 거울은 거짓말을 하지 않는다. 거울을 들여다보며 우리는 현실을 직시할 수 있다.

개인의 조직이나 기관의 노화 정도를 측정하여 앞으로 얼마나 더 살 수 있는지의 추정은 가능하나 결론을 내리기는 힘들다. 왜냐하면 사람마다 노화의 속도가 각기 다르기 때문이다. 즉 노화란 극히 개인적인 문제이기에 젊은 사람도 나이 들어 보이는 경우가 허다하며, 나이가 들어도 젊은이 못지않게 활기차고 젊게 보여 나이테를 짐작하지 못하는 수가 많다. 그러나 보다 정확한 노화의 원인이 알려진다면 머지않아 모든 인간이 한 오백 년을 살 수 있는 꿈같은 시대가 올 것이다. 70세는 청춘이요, 100세는 장년인 시대가 현실로 이루어질 것이다.

11.5 피부 노화의 강적－자외선

건강하고 깨끗하며 주름 없는 피부를 간직하며 살 수 있는 비결은 개인이 타고난 피부 성질에 어느 정도 좌우는 되지만 대부분 어떻게 관리하느냐에 따라 나이보다 10년 이상 젊게 살 수 있다. 10년 이상 젊게 살 수 있다는 말을 자꾸 반복해서 안됐지만 실제로 당신의 나이에서 10년을 감해 보라. 얼마나 신나는 인생이 펼쳐질 것인가.

피부 노화는 나이에 의한 내적 노화와 자외선에 의한 외적 노화로 구분된다. 그러나 세월에 따른 노화는 다행히도 미미하며, 대부분 자외선 등의 환경적 요인에 의하여 촉진된다. 실제로 농부, 어부, 운동선수처럼 다른 직종에 비해 햇빛에 노출이 심한 사람들은 나이에 비해 훨씬 피부 노화가 촉진되어 있어 나이보다 더 늙어 보이며, 거친 잡티가 얼굴과 피부에 더 빨리, 더 많이 나타나게 된다. 자외선이 우리들 삶에 필수적이긴 하지만 장기간 노출 시 당장 피부에 큰 영향을 미치지 않는다 해도 누적되어 쌓이면 시간이 지남에 따라 조기에 피부 노화가 촉진된다.

11.6 피부를 슬프게 만드는 것

자외선 외에 피부 노화를 촉진시키는 환경적 외적 요인들은 흡연, 피부건조증, 스트레스 및 수면부족, 화장품, 질병 등이 있다. 흡연은 혈관을 좁게 만들어 심장 등 내부 장기와 혈관에 영향을 미쳐 고혈압, 암 등의 유발인자가 될 수 있으며, 아울러 피부에 분포하는 혈관에도 영향을 주어 피부에 충분한 산소 공급과 영양 공급을 방해함으로써 피부 노화를 촉진시킨다.

피부가 건조해지는 것 그 자체는 직접적으로 노화를 촉진시키지 않으나 그 상태가 오래 지속되면 피부가 거칠어지고, 노화가 촉진될 수 있다. 또 스트레스와 수면 부족 등은 만병의 근원이라고 할 만큼 모든 장기와 조직에 악영향을 주며, 여성들의 경우 화장품의 남용과 자신의 체질에 맞지 않는 제품을 사용할 때 역시 시간이 지남에 따라 피부 노화를 촉진시킬 수 있다. 그밖에 전신적 신체 건강상태가 나쁠 경우 건강하고 깨끗한 피부를 간직할 수 없게 되어 또한 피부 노화가 야기된다.

11.7 노화된 피부, 이렇게 변한다

피부가 노화되면 변화가 오는 것은 당연하다. 피부 구석구석이 늘어지고 처지며, 잘 찢어지고 부서진다. 신경이 둔해지고 면역기능이 떨어지며, 땀도 잘 나지 않는다. 머리카락은 점점 빠져가고 상처는 빨리 낫지 않으며, 땀 분비가 줄어 피부가 건조하게 되며, 발 냄새도 없어진다. 모두 다 노화 탓이다.

1) 작아지고 쪼그라드는 표피층

울퉁불퉁하던 표피와 진피층 사이가 편편해져 표면적이 감소하므로 진피에서 표피로 공급되는 산소와 영양 공급이 감소하게 된다. 표피층 세포의 크기가 작아지고 쪼그라든다.

2) 부서지고 찢어지는 각질층

두께가 약간 두꺼워지는 느낌이나 세포 자체는 작아지며, 세포 간 간격이 줄어 피부를 통한 수분 통과가 감소되고, 세포 간 결착력이 줄어든다. 또한 국소 도포제의 흡수가 감소되고, 자극성 물질에 대한 반응이 떨어진다. 새로운 각질층이 재생되는 시간이 줄어들어 물리적 힘에 의해 부서지기 쉽고, 염증 시 쉽게 찢어진다.

3) 얼룩덜룩, 색소 침착

전체적으로 감소하나 노출 부위는 증가하고, 비노출 부위는 감소한다. 따라서 노출 부위의 피부는 더 진갈색을 띠지만 비노출 부위는 훨씬 희어진다.

4) 면역기능이 감소되는 랑게르한스 세포

면역기능을 감시하는 표피세포의 하나로 나이가 들면서 숫자가 감소하여 면역기능이 저하되는데, 특히 자외선에 노출이 심했던 피부의 경우 더 많이 파괴되어 감소한다. 따라서 이로 인해 세균 감염 및 암 발생률이 높아지게 된다.

5) 얇어져 주름지는 진피층

주름살, 거친 피부, 자반증, 흉터 등이 진피층의 손상으로 나타나는데 나이에 의한 영향은 미미하며, 대부분 자외선에 의한 진피층의 손상으로 초래된다. 또 피부의 내용물이 줄어들어 얇어지고 투명해짐으로써 핏줄, 힘줄, 근육 등이 외관으로 나타나며, 콜라겐 섬유, 탄력 섬유의 감소, 변성 등으로 피부에 주름이 지고 탄력성이 떨어진다.

6) 희어지고 없어지는 모발

나이가 들수록 가늘어지고 숫자가 감소하며, 40세 이후에는 색소 세포의 감소로 모발이 희어진다. 남성형 대머리는 나이보다 유전성 및 남성 호르몬에 연관되어 탈모가 시작되나, 일단 시작되면 세월이 감에 멈추지 않고 점점 악화된다.

7) 반으로 줄어드는 피지선

남성의 경우, 피지 분비의 기능은 80세까지도 나이에 관계없이 일정하게 유지되며, 오히려 피지선의 크기가 두 배 이상 커지는 피지선 증식증이 나타날 수도 있다. 폐경 이후 여성에서는 폐경기 이전보다 반으로 줄게 된다.

8) 잘 자라지 않는 손발톱

성장 속도가 느려지고 얇어져 부스러지기 쉽다.

9) 땀을 분비하지 못하는 땀샘

크기가 줄어 땀 분비 능력이 떨어진다. 젊은 시절, 남편의 발 냄새에 코를 막던 아내들이 언젠가부터 맑은 공기를 쐬게 된다. 남편은 이미 늙어버렸다는 것을 암시한 중요한 사실이다.

10) 두꺼워지는 혈관

동맥벽이 두꺼워지고, 미세혈관이 감소 없어지는데 특히 자외선 노출이 심했던 부위에 현저하다. 따라서 추위에 민감해지고 체온이 떨어진다.

11) 무감각해지는 신경

나이가 들면 기쁜 일이 기쁘지 않고, 슬픈 일이 슬프지 않다. 그래서 큰소리로 웃는 일도 줄어들고, 펑펑 눈물을 흘리게 되지도 않는다.

12) 낫지 않는 상처

어린 아이들의 상처는 새살이 돋아 치유가 빠르나, 노인들은 치유 속도가 늦다.

11.8 피부노화란?

1) 세포분열 및 표피재생의 감소

젊은 피부에 비하여 노인피부에서 표피세포의 분열 및 재생속도가 떨어진다. 이러한 세포분열 및 표피재생 속도의 감소는 나이가 들면서 점차적으로 떨어지는 것이 아니라 50세 이후에 급격히 감소하게 된다. 대개 노인에서는 젊은 피부에 비하여 약 2배 정도 감소하게 된다. 또한 피부의 상처치유 속도도 젊은 피부에 비하여 노인에서 감소된다. 따라서 노인에서는 더딘 상처치유 때문에 상처에 이차적인 세균감염의 위험이 증가하므로 더 세심한 주위가 필요하다.

2) 피부 양성 및 악성종양 증가

노인피부는 각종 양성종양 및 악성종양의 빈도가 증가하고, 특히 65세 이상의 노인에서는 거의 모든 노인에게서 1~2개 이상의 양성종양이 관찰된다. 가장 대표적인 양성종양은 지루각화증(검버섯, seborrheic keratosis)이다. 악성종양으로는 기저세포암과 편평상피세포암이 대표적이다. 이처럼 피부에 양성 및 악성종양이 증가하는 이유는 매우 복합적이다. 노인은 각종 유해 화학물질에 대한 암발생률이 젊은 피부에 비하여 증가하는 경향이 있음이 알려져 있다.

노인은 자외선과 같은 피부암 유발 인자에 평생 동안 노출되었기 때문에 피부암이 증가한다. 그 외에도 멜라닌 세포의 수와 기능이 감소되어 자외선으로부터 피부를 보호하는 기능이 떨어져 있으며, 랑게르한스 세포의 수와 기능이 감소되어 피부의 면역학적 기능이 떨어진 것도 중요한 원인이다. 또한 노인은 젊은이보다 더 오랫동안 화상반응 없이 자외선에 견딜 수 있는데, 그 이유로는 자외선에 의한 피부염증 반응이 노인은 감소하기 때문이다. 즉 우리 몸의 보호작용이라 할 수 있는 일종의 경계신호인 염증반응이 노화에 따라 감소한다.

3) 경피흡수

경피흡수 정도가 노인피부에서 증가되어 있다는 사실은 있으나 아직까지 확실한 결론에 이르지는 못하고 있다. 그러나 흡수된 화학물질이 진피로부터 제거되는 정도는 진피내 혈관 분포의 감소와 혈류량 감소 등의 이유로 노인피부에서 지체되고 있음은 잘 알려져 있다.

그 결과 노인은 접촉피부염이 오래 지속되는 경우가 많다. 즉, 노인피부에서는 유해한 화학물질에 대한 염증반응이 젊은 피부에 비하여 감소되어 있기 때문에 계속적으로 원인 화학물질에 노출되어 일정 위험 수준이 넘어가서야 증상이 생기며, 대부분의 경우 심하고 치료가 잘 안 되는 습진이 발생하게 된다.

4) 면역반응

일반적으로 노인에서는 면역기능이 감소되어 있다. 세포 면역반응(cell-mediated immunity)의 감소는 각종 바이러스성 또는 진균성 감염질환의 위험성을 증가시키며, 피부 악성종양이 증가하게 된다. 또한 노인에서는 혈청내의 자가 항체의 빈도가 증가하며, 그 결과 천포창, 유천포창과 같은 자가면역 기전에 의한 피부질환이 증가한다.

사람 피부에서 표피내 랑게르한스 세포의 수는 비노출부 피부(내인성 노화)에서는 젊은 사람의 피부에 비하여 감소된다. 노출부 피부(광노화 된 피부)에서는 비노출부 피부에서 보다 더욱 그 수가 감소되어 있다. 또한 랑게르한스 세포의 수뿐만 아니라 항원을 전달하는 T림프구는 감소하고, 림프구의 분열을 촉진시키는 랑게르한스 세포의 수와 기능의 감소가 노인피부에서 관찰되는 접촉성 과민반응(contact hypersensitivity)의 원인이 된다.

5) 비타민 D 합성

표피 내 비타민 D의 전구물질인 7-dehydrocholestero의 양은 나이가 들수록 감소한다. 이 전구물질이 자외선을 받으면 비타민 D의 전 단계인 previtamin D3로 바뀌게 되며, 그 후에 비타민 D가 만들어진다. 따라서 노인은 비타민 D의 합성이 감소되고, 결과적으로 칼슘대사에 문제를 초래하여 골다공증과 같은 증상을 초래한다.

11.9 노화 이론

많은 동물 연구결과 음식 섭취를 제한하고 소식하면 수명 연장이 될 수 있다는 보고가 있다. 그것은 인간의 노화과정은 영양 여부에 의해 변경될 수 있다는 사실을 간접적으로 알게 되었다.

1) 노화 과정

노화의 과정은 잘 이해하기가 어렵다는 의미는 노화의 원인에 대한 지식이 불충분하기 때문이다. 프로그램 이론에 따르면 생물학적 시계에 inbuilt, 수명을 조절하는 유전자를 포함하고, 그 신호를 제어하기 위한 수단이기도 하다. 오류 이론은 미토콘드리아 DNA 손상이나 간 손상을 유발시키는 것으로 환경 스트레스를 들 수 있다.

노화의 원인은 노화의 필수적인 분자로서 환경, 유전과 확률 간의 상호작용과 유동적인 관계에 의해 일어난다고 본다.

2) 분자 이론

(1) 유전자 조절은 유전자의 표현의 변화에 의한 노화조절 현상이다.
(2) 인슐린에 의한 통로가 신호에 이상을 일으켜 전사 인자(정품 인증 감소에 대응하기 위해서는 인슐린과 연계되어 있다)의 연장수명 신호에 이상이 생긴다.
(3) Codon 제한에 있어 불충분한 번역 mRNA로부터 mRNA에 codons의 디코딩 결과에 의해 일어난다.
(4) 오류 파국이란 비정상적인 단백질의 유전자 발현 결과에 오류가 생기는 것이다.
(5) 체세포 돌연변이는 누적 분자 유전물질이 주로 피해를 준다.
(6) Dysdifferentiation는 detrimentally 유전자의 발현에 영향에 누적되어 분자 손상을 입는다.

3) 휴대 이론

세포 노화는 텔로미어(telomere)에 의한 노화세포의 증가에서 발생한다. Telomeres의 손실, 각 세포 분열 시 DNA의 일부분이 노화와 함께 발생하는 것으로 알려져 있다. 반드시 각 염색체의 끝이 손실된다. 텔로머라아제가 텔로미어 활성화 효소의 생성 telomeres 노화(replicative)를 방지하고, 암 세포를 텔로머라아제가 텔로미어를 활성화 하는 것으로 알려져 있다. DNA 손상은 다른 일반적 요인의 다양성으로부터(스트레스는 노화 유발) 일어난다.

자유라디칼은 지방, 신진대사를 하는 동안 산화에 의해 손상을 입어 프리 라디컬의 단백질 생산과 DNA 손상되어 복구를 못하고 있다는 자체가 스트레스를 받는 것이며, Apoptosis 이론은 세포의 죽음으로 일어나게 된다.

4) 시스템 이론

생리적 변화와 관련된 autoimmunity의 증가와 함께 neuroendocrine이나 면역체계의 기능에 손실을 준다.

5) 진화 이론

(1) 누적 변이란 어느 나이에 평생을 행동하는 것보다는 적극적인 생식기간 동안 축적 변(이미 진화를 위한 선택)이란 기간에 이미 병리현상과 노화를 유발한다.

헌팅턴 병은 일반적으로 35살부터 55살 사이에서 치명적인 돌연변이를 일으키는데, 개인의 성향에 따라 좌우한다.

(2) 일회용 소우마란 체세포 시신은 일회용으로 생식 후 성공을 위해 유지된다. 이 이론은 구성요소가 강한 영양, 장애와 나이가 적어도 부분적으로 인간의 종속성으로 인해 가난한 영양, 그리고 결핍이나 영양 불균형이 시정장애 임계값 아래로 떨어져 일어날 수 있다는 이론이다.

6) 노폐물 축적(Waste Accumulation) 이론

일생을 통해 세포들은 제거할 수 있는 것보다 더 많은 양의 노폐물을 만들어 낸다. 이러한 노폐물은 정상적인 세포 기능을 방해하며, 궁극적으로는 세포를 사망하게 하는 각종 독소물질로 작용하게 된다. 이 이론을 지지하는 증거는 노화 반점, 또는 리포푸신으로 알려진 노폐물의 존재에서 찾을 수 있다.

리포푸신을 흔히 함유하는 세포는 생명 유지에 매우 중요한 신경과 심장근육 세포이다. 리포푸신은 세포 내에 있는 지방이 단백질과 결합하는 복잡한 반응에 의해 만들어지는데, 이 노폐물은 작은 과립으로 세포 내에 축적되며, 나이가 들수록 커진다. 이처럼 리포푸신이 나이에 따라 축적되기 때문에 대사적 퇴화의 잔재물로 불리기도 한다.

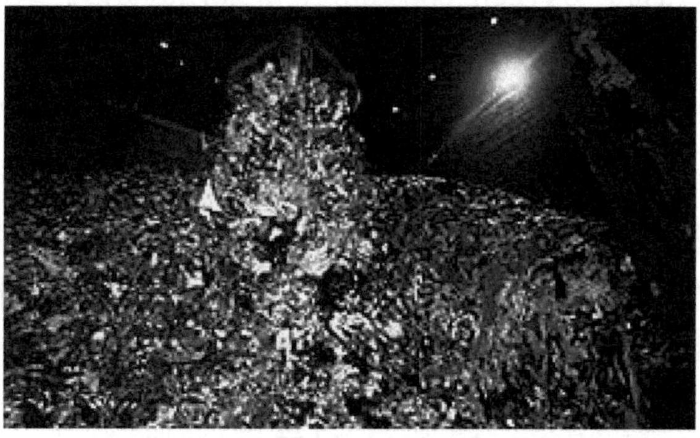

대사적 퇴화의 잔재물

7) 세포분열 제한(Limited Number of Cell Division) 이론

세포분열의 횟수는 세포 노폐물의 축적에 의해 영향을 받는다. 노폐물이 많을수록 세포의 퇴화가 심해지는데, 예를 들어 보통의 닭은 20년 이상 살지 못하지만, 불란서의 카렐 박사는 닭의 심장 일부분을 혈액과 동일한 미네랄을 포함하는 생리식염수에 담가 28년 동안 살 수 있도록 하였다. 그는 매일 쌓이는 노폐물을 제거함으로써 생명을 연장시킬 수 있었다 한다.

카렐의 이론은 후에 헤이플릭 박사에 의해 재발견되었지만, 이 실험은 노폐물을 많이 포함한 늙은 세포가 젊은 세포에 비해 분열 횟수가 감소한다는 사실을 알게 되었다.

8) 헤이플릭 제한(Hayflick Limit) 이론

헤이플릭은 노화과정이 각 세포 내에 있는 생물학적 시계에 의해 지배를 받는다고 생각하였으며, 특히 1961년 그는 인간의 섬유아세포(fibroblast)의 수명이 제한되어 있다는 실험을 하였는데, 그들은 수년에 걸쳐 약 50회 분열을 하다가 갑자기 분열을 멈추는 것, 또한 여러 가지 조건 중 특히 영양 상태에 따라 영양상태가 양호한 경우에는 1년에 50회 정도 분열을 하지만, 불량하면 정상 세포의 분열 속도에 비해 3배 정도나 느려진다는 사실을 알게 되었고, 이는 영양상태가 노화되면 세포의 교체와 생성에 영향을 주기 때문이라고 말하였다.

9) 사망 호르몬(Death Hormone) 이론

신경세포들은 다른 세포와는 달리 재생되지 않는다. 우리는 약 120억 개의 신경세포를 가지고 태어나 일생을 통해 약 10%가 소실된다. 하바드 대학 내분비 전문의였던 덴클라 박사는 뇌하수체에서 분비되는 사망 호르몬, 또는 산소 소모를 감소시키는 호르몬(DECO : decreasing oxygen consumption hormone)에 의해 신경세포가 소실된다고 주장하였다.

그의 실험결과에 의하면 쥐의 뇌하수체를 제거하였더니 면역계가 활발해지고, 세포들의 교차결합이 감소하며, 심장혈관 기능이 좋아졌다. 결과적으로 사람이 노화가 진행되면 음식물을 에너지로 변환시키는 속도조절에 관여하는 갑상선 호르몬의 사용이 억제되고, 그 결과 세포의 능력까지 억제하여 사망 호르몬이 뇌하수체에서 분비된다고 생각하였다. 대사속도의 변화에 의해 노화를 촉진시킨다고 보았다.

10) 흉선자극(Thymic Stimulating) 이론

흉선은 면역계를 지배하는 분비선이라고 조지 워싱턴 대학의 생화학자인 골드스타인 박사는 말한다. 흉선의 크기는 출생 시 200～250g인데, 그 후 계속 작아져 60세가 되면 3g 정도까지 작아진다. 이렇듯 출생 시와 노년기의 흉선 크기의 변화를 일부 과학자들은 신체는 면역계를 약화시켜 노화를 일으킨다고 보았다.

흉선 호르몬은 신경전달 물질로부터 뇌와 내분비계 호르몬의 생성을 자극하고 조절하는 역할을 하는데, 이것은 흉선이 면역기능을 조절하는 주요한 기관일 뿐만 아니라 노화 자체를 조절한다는 것을 의미한다.

11) 미토콘드리아(Mitochondria) 이론

미토콘드리아는 우리의 일차적인 에너지의 근원인 ATP를 생성하는 세포 내에 있는 기관이다. 이들은 잠재적으로 해로운 자유기를 형성하는 과정을 통해 세포 에너지를 만들어낸다. 그러나 미토콘드리아는 세포의 다른 부위에서 발견되는 방어벽이 없기 때문에 미토콘드리아 역시 자유기에 의해 가장 손상을 받기 쉬운 목표물 중 하나이다.

결과적으로 미토콘드리아 손상은 여러 종류의 축적된 DNA 손상을 가져와 질병을 일으킨다고 하였다. 그러므로 미토콘드리아 회복에 관한 새로운 연구는 즉 노화의 문제를 해결하는 키가 된다는 사실을 알게 되었다.

12) 오류와 복구(Errors and Repairs) 이론

1963년 오겔 박사는 세포에서 단백질을 만드는 기관이야말로 생명에 근본이며, 만일 이 기관이 손상이 생기면 치명적이라고 말했다. 신체의 DNA는 매우 중요하기 때문에 만일 오류가 생기면 자연적으로 손상을 복구하는 메커니즘이 발동한다. 그러나 매번 완전한 복구를 하지 못한다면 이러한 흠집들이 쌓여 질병이나 노화를 일으킬 수 있다. 만일 DNA 복구 과정이 어떤 이유로건 작동이 안 되거나 존재하지 않는다면 1년 이내에 세포 손상이 축적되어 기능이 떨어지게 되며, 노화가 가속될 것이다.

13) DNA 과다(Redundant DNA) 이론

오류와 복구 이론과 마찬가지로 이 이론도 유전자에 오류가 축적되어 노화를 일으킨다고 본다. 그러나 여기에서는 DNA의 유전적 배열상의 문제가 함께 관여한다. 런던 국립의학연구소의 메드베데브 박사는 다양한 종의 수명은 이러한 반복된 유전적 배열에 따라 결정된다고 보고하였다.

14) 교차결합(Cross-Linkage) 이론

발전적인 노화와 교차결합은 1942년 비요크스텐 박사에 의해 처음 주장되었다. 그는 이 이론을 경화증과 같은 노화 질병, 기능이 점차 감소하는 면역계, 그리고 교차결합의 가장 뚜렷한 예라 할 수 있는 피부의 탄력성 소실에 적용시켰다. 피부, 건, 인대, 뼈, 그리고 연골에서 가장 흔히 발견되는 단백질이 바로 교원질(콜라겐)이다.

교원질 단백질은 사다리에 비유할 수 있으며, 각각의 단백질은 다른 계단에 의해 서로 연결되어 교차결합을 일으킨다. 젊은 사람에서는 교차결합이 적어서 오르내리기가 쉽다. 그러나 나이가 들면 교차결합의 수가 증가하여 피부가 주름지고, 탄력성을 잃게 된다. 이러한 교차결합들이 세포 간의 영양물질과 노폐물의 이동을 방해한다. 교차결합은 노인들의 면역계가 혈액 내에 있는 과도한 당질을 제거할 수 없는 경우에도 일어날 수 있다. 이러한 당질은 단백질과 교차결합을 하여 해로운 자유기를 만들어 낸다. 활동적이고 건강한 식생활을 하는 사람들은 이러한 교차결합을 억제하거나 지연시킬 수 있다.

15) 자가면역(Autoimmune) 이론

면역계는 신체에 들어가는 이물질에 대한 가장 중요한 방어선이다. 나이가 들면 질병과 맞서 싸우는 항체를 생성하는 면역계의 능력이 감소할 뿐만 아니라 항체를 단백질과 잘 구별하지도 못하게 된다. 다시 말해 자기 자신의 조직을 외부에서 들어온 침입자로 잘못 인식을 하여 자체 조직을 파괴하게 된다. 자가면역질환의 대표적인 예로는 류마티스 관절염, 루푸스 등을 들 수 있다.

16) 칼로리 제한(Calories Restriction) 이론

칼로리 제한 이론은 미국의 노년학자인 월포드 박사가 주장한 이론이다. 장수에 관한 수년에 걸친 동물실험을 통해 그는 영양소가 높고, 칼로리가 낮은 식사요법을 개발하여 "영양실조 없는 소식 영양(under nutrition without malnutrition)"이 기능적으로 노화과정을 극적으로 지연시킬 수 있었다.

이러한 프로그램을 따르는 사람은 대사성 효율성이 최대한의 건강과 수명에 적합한 시점에 이를 때까지 점차적으로 체중이 줄어들게 되는데, 그 외 월포드 박사는 고영양소 저 칼로리 식이뿐만 아니라 규칙적 운동 병행과 적절한 양의 비타민, 미네랄 섭취의 중요성을 강조하였다.

17) 유전자 돌연변이(Gene Mutation) 이론

과학자들은 1940년대에 노화에 의한 돌연변이의 역할에 대해 연구하였다. 돌연변이는 생명에 필수적인 유전자에서 일어나는 변화이다. 방사선은 동물 유전자의 돌연변이 속도뿐만 아니라 노화과정을 가속시킨다.

18) 생명속도(Rate of Living) 이론

대사율과 신체 크기 및 장수와의 관계를 정립한 독일의 생리학자 루브너 박사는 1908년에 이 이론을 처음 도입하였다. 이 이론은 우리는 제한된 양의 에너지를 가지고 태어난다는 것으로, 만일 우리가 이 에너지를 천천히 사용하면 노화의 속도가 느려지고, 빨리 에너지를 소모하면 노화가 가속된다는 이론이다.

19) 질서와 무질서(Order to Disorder) 이론

수태에서부터 성적인 성숙에 이르기까지 우리 신체는 하나의 질서 체계를 수행하고 있다. 헤이플릭 박사는 우리 에너지의 대부분은 질서 정연한 생산과 분자들을 배치하기 위해 유전적으로 이미 정해진 계획을 충족시키는 데 방향이 맞추어져 있으나, 성적 성숙이 이루어진 이후에는 이러한 에너지의 효율성이 감소한다고 주장하였다.

20) 노화의 텔로메라제(Telomerase) 이론

항노화 의학 분야에서 상당한 가능성을 가진 새로운 이론이 노화에 관한 텔로메라제 이론이다. 이 이론은 유전학과 유전공학 분야에서의 기술적 발전이 가속되어 탄생하게 되었다. 텔로미어는 우리 염색체를 보전하는 역할을 하는데, 우리의 세포가 분열할 때마다 텔로미어는 점점 짧아져서 노화와 관련된 세포 손상과 사망을 초래하게 된다.

과학자들은 이렇게 소실되는 텔로미어를 다시 복구할 수 있는 중요한 요소가 바로 불멸의 효소인 '텔로메라제'라는 것을 발견하였는데, 이 효소는 오직 생식세포와 암세포에만 존재하는 것으로 알려져 있다. 텔로메라제는 각 세포의 수명을 조절하는 생물학적 시계를 조작하여 텔로미어를 복구시키거나 대치한다. 앞으로 텔로메라제 억제제가 더욱 발전하면 암 세포의 분열을 멈추게 하고, 심지어는 암 세포를 정상 세포로 환원시킬 수 있을 것이다.

12. 노화의 기작과 예방법

근래에는 노화현상과 노화방지에 대한 여러 가지 방면에서 대책을 수립하고 있는 실정이다. 진시황은 불로장생초를 구하기 위해 백방 노력하였으나 구하지 못하고 그리 오래 살지도 못했다. 노화현상은 생명의 활기가 줄고, 모든 기능이 저하되면서 특히 면역 등의 기능이 저하하여 질병에 잘 걸리는 현상이라고 할 수 있다. 수명연장이란 여러 기능의 저하와 여러 손상에 대항하여 그 기능을 보완하고 생명을 유지시키는 것이다.

12.1 수명이란

첫째, 어떤 생물들의 나이가 증가함에 따라 어떤 시점에서 죽는 확률을 말한다.

둘째, 한정된 과정에서 시간에 따라 개체가 외형적으로 변화하는 것이다.

이 두 가지가 모두 수명에 관련이 있으나 서로 다른 방법이라고 할 수 있다. 의학과 공중위생의 향상은 개발도상 국가의 수명을 연장하였다. 우리나라도 1950년보다 수명이 10년 이상 연장되었다. 이러한 수명 증가현상의 원인은 의학의 발달, 충분한 식품과 영양소의 공급, 생활환경의 개선, 질병의 감소, 유아 사망률의 감소 등에 기인한다.

노화란 정자와 난자의 수정에서부터 시작하여 사람이 사망할 때까지 일어나는 과정으로서, 인체를 구성하고 있는 세포와 신체조직 전체에서 일어난다. 사람이 늙어감에 따라 세포와 조직단위에서 일어나는 변화는 기능적 · 구조적 · 생화학적 변화로 크게 대별할 수 있다. 이때 나타나는 현상으로는 ① 세포조직 수의 감소, ② 대사속도 저하, ③ 질병 증가, ④ 적응력의 저하 등이 있다.

12.2 노화의 원인(분자생물학적인 모델)

분자생물학적인 모델이란 활성산소에 의한 손상, 유전자 손상 및 돌연변이, 유전자의 불안정성, 유전적으로 프로그램 된 기작, 세포사멸과 몸 전체에 일어나는 노화 등이다.

1) 산소에 의한 손상

대략 전체 2～3% 산소는 전자전달 과정에서 이탈하여 활성산소가 된다. 대사과정 특히 미토콘드리아의 전자전달 과정에서 활성산소가 발생되어 일생을 통하여 누적되어 활성산소의 손상이 노화를 가져온다. 활성산소는 superoxide anion과 산화수소(hydrogen peroxide)와 hydroxyl radical 등을 들 수 있다. 이런 활성산소는 단백질, 지질과 핵산 등을 손상시키고, 특히 mitochondrial DNA의 손상이 가장 크다. 연구결과로서 $O_2 + O_2 \rightarrow H_2O_2$ superoxide를 촉매하여 hydrogen peroxide를 만드는 superoxide dismutase(SOD)한 효소의 유전자를 과다하게 발현하면 초파리에 있어서 수명이 34%로 연장된다.

초파리에 motor neuron에 사람의 SOD를 발현하게 하면 수명이 40%나 연장된다. 정상보다 두 배 이상 오래 사는 지렁이(C. elegans)는 SOD와 catalase의 양이 증가하고, 또한 활성산소에 의한 저항, 열에 대한 저항과 UV에 의한 저항능력이 증가하였다. 재미있는 현상은 다 성장한 postmitotic cells이 ROS에 의한 손상이 더 가중되는데, 어린 세포보다도 이 손상을 보완하기 어려운 결과로서 더 피해가 큰 것으로 본다.

2) 유전자의 불안정성(Genome Instability)

유전자의 누적된 변화, 즉 반복된 DNA sequence의 손실, 재배열(rearrangements)과 염색체의 수 변화 등이 노화의 원인일 것으로 가정한 것이다. 이와 같은 변화는 세포분열이 활발히 일어나는 간에서 볼 수 있으나, 뇌에서는 볼 수가 없다. 뇌 세포는 세포분열이 잘 일어나지 않는다.

3) Ribosomal DNA

효모에서 세포분열은 대칭이 아니고 어미세포에서 많이 일어나고, 딸세포에서 적게 일어난다. 어미세포에서는 나이에 따라 ribosomal DNA에 변화가 온다. 어떤 시점에서는 rDNA circular copy가 chromosome 11에서 튀어나와서 세포에 많은 양이 들어있다. 이 Extrachromosomal rDNA(ERC) 세포주기 동안 복제가 되고, 따라서 ERCs는 어미세포에서 분리가 되고, 노화된 세포에서는 1000 copies가 된다.

이 ERCs는 핵을 확대하고, 조각(fragmentation)을 만들어서 rDNA가 전사되고, ribosome과 뭉쳐진다. Site-specific recombination에 의하여 인위적인 ERCs를 만들면 수명이 짧아지므로 ERCs가 노화의 원인이라고 볼 수 있다. ERCs의 축적은 DNA 복제와 전사를 방해하여 세포성장을 저해하는 것으로 추측한다. SIR2와 SIR3에 있는 gene은 telomere를 못하게 하는데, 이 유전자의 돌연변이는 수명을 짧게 하고, SIR4의 돌연변이는 수명을 길게 하였다.

4) 베르너 증후군(Werner syndrome)

수명이 짧고 외형적으로 노화현상을 일으키는 gene(DNA helicase)의 mutation에 온 것이다. 이 DNA helicase는 DNA replication시에 unwinding 하는 작용을 하여 DNA 복제와 밀접한 관계가 있다. WRN gene은 RecQ family로서 DNA helicase를 encode하며, 효모의 SGS1 유전자와 유사하다. Bloom syndrome(BLM)은 BLM의 돌연변이로서 이 유전자 역시 인간의 RecQL과 homologous하다. SGS1의 단백질은 DNA topoisomerase II와 III에 결합하여 성장을 억제하고 mitotic recombination을 증가하고 유전자를 분리하는 정확도가 낮아져서 문제가 된다.

또한 SGS1은 genomic DNA와 rDNA의 recombination을 억제한다. Bloom과 werner syndrom은 chromosome의 instability의 특성이다. Bloom syndrome의 경우는 sister chromatid exchange와 rearrangements의 변화가 커서 환자들이 암에 걸리기 쉽다. Werner 병을 가진 환자는 chromosome stability가 갑자기 변하고, deletion과 rearrangement가 자주 일어나서 역시 암에 걸리기 쉽다. 효모에 SGS1 deletion은 노화를 촉진하고, 이런 돌연변이는 ERCs가 핵에 축적되어 핵이 조각이 되는 현상되어 세포분열은 정상 세포의 반 정도 된다.

근래에 SGS1이 DNA의 복제와 RNA polymerase1의 전사에 관여하고 있어 BLM고 werner의 병을 설명할 수 있다. DNA의 복제 결여는 recombination과 유전자 상실과 핵의 이상을 가져와서 암 발생률이 높아진다. 또한 rRNA 사슬의 연장이 느리고, RNA polmerase I의 작용이 잘 되지 않아서 rDNA의 양 가닥이 끊어져서 이런 결합을 보수하는 과정에서 유전자의 삭제가 쌓여서 werner 환자에서 premature aging(성숙이전 노화)가 일어난다.

5) 조로증(Progeria)

조로증은 얼굴이 주름지고, 백모가 생기며, 외관과 행동이 노인과 비슷하고, 한두 살 때 피부의 변화와 몸무게가 늘지 않는 것으로 진단할 수 있다. 뇨에서 hyaluronic acid가 많이 검출되며, 이 병의 진단에 이용할 수 있다. 이와 비슷한 증상이 werner 병에서 볼 수 있어 이 병을 progeria of adult(성인 조로증)라고 한다.

이 병의 유전자는 찾지 못하였으며, 한 유전자의 결핍일 것으로 보고 있다. 일반적인 노화는 나이에 따라서 Gene 1 유전자의 손상이 축적되나 조로증(Progeria)의 경우에는 세포 대사에 중요한 Gene 2 유전자의 손상으로 급속한 노화현상을 일으킨다. 이 경우 Gene 1은 활성화되지 않을 때 중요한 Gene 2 유전자의 손상 축적으로 노화 형태가 된다.

6) Mitochondrial DNA

핵에 있는 유전자 외에 다른 유전자의 instability가 노화에 관여한다. 그 중에서도 mitochondrial DNA의 돌연변이율이 핵 DNA보다 10배 내지 20배 높다. 그리고 mitochondrial DNA는 mitochondria의 작용과 깊은 관련이 있다고 믿는다. Mitochondria의 결핍은,

(1) 전자전달계와 산화 인산화의 결핍으로 ATP생산이 줄고, NAD : NADH 비율이 감소한다.
(2) 전자전달계의 이상은 활성산소를 증가시켜 다시 mitochondrial DNA의 돌연변이를 가져온다.
(3) 더 추정하기는 노화에 따른 mitochondrial 결함이 세포를 죽음에 이르게 한다.

인간과 동물이 나이가 들면서 mitochondria의 전자전달 작용이 감소하는 것으로 밝혀졌다. 그리고 나이가 들면서 mitochondrial DNA 돌연변이가 생기고, 산화 인산화에 이상이 온다. 그러나 mitochondrial genome 중에서 mutation 된 것은 1% 정도가 되고, 수백의 유전질병이 mitochondrial DNA 돌연변이가 축적이 되어야 질병이 된다.

근래에 발달된 polymerase chain reaction(PCR)로서 skeletal muscle의 16.5kb mitochondrial DNA가 나이에 따라 deletion mutation이 일어난다. 한 mitochondria에서 돌연변이가 일어나서 이것이 wild type mitochondrial DNA에 증폭된다. Skeletal muscle에서 많은 양의 deletion은 cytochrome c oxidase에서 오는데, 이는 전자전달계의 이상을 가져온다. 그러나 C. elegans의 age-1 encode 한 PI-3 kinase에서 이 유전자의 돌연변이가 수명에 관련이 있는데, 이 유전자는 mitochondrial DNA deletion이 wild type 보다 더 서서히 돌연변이가 축적된다.

7) Genetic Programs

노화의 현상은 유전적인 프로그램에 의하여 좌우된다고 본다. 유전적인 연구는 유전자가 밝혀진 C. elegans에서 많이 연구하였다. 부화가 된 후에 four larval stage(유충)를 거쳐서 곧 어미 지렁이가 되었으며, 많은 유전자가 지렁이의 발달에 관련된다. 생명의 연장은 어른 지렁이에 있어 세포의 방어기전을 증가함으로써 가능하다. 방어기전은 활성산소와 기타 손상을 막아준다. 이와 같은 발달과정은 지렁이의 수명을 연장함으로써 genetic program이 더 보편적으로 노화과정을 조절할 수 있다.

8) Cell death

세포사멸은 necrosis(죽음)과 apoptosis(예정된 죽음)로 나눌 수 있는데, necrosis는 세포가 손상이 되어 오는 것으로 수동적이고 apoptosis는 예정된 죽음(a programmed cell death)로서 능동적이라고 볼 수 있다. Apoptosis는 여러 가지 자극, steroid hormone, DNA damage, 성장인자의 철수, receptor-mediated apoptosis 등이다. 예정된 세포죽음의 dis-regulation(규제의 결함)이 노화에 기여할 것으로 관측한다. 여러 경우에도 세포의 죽음을 mitochondria가 기여한다.

Mitochondria의 결여는 cytochrome c를 내보내서 caspase를 활성화하고, 전자전달계의 이상이 있고 또한 ROS를 생산한다. 어떻든 genetic data는 나이가 많아짐에 따라서 세포가 죽는 현상이 노화를 촉진하지는 않는다.

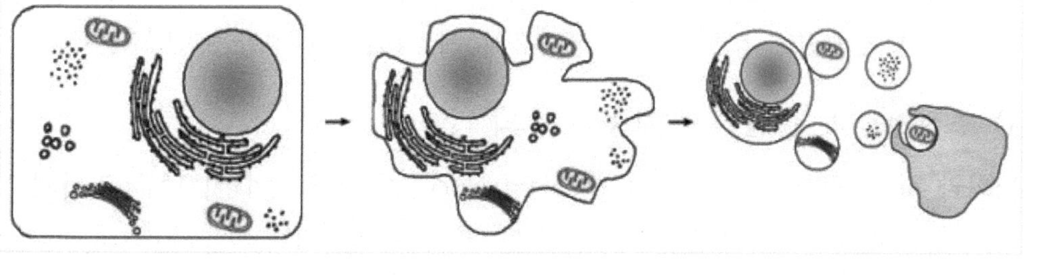

그러나 인간이나 동물에 있어서 어떤 세포의 죽음은 노화와 관련이 있다. Neuro-degenerative diseases인 Alzheimer(치매)는 신경의 손실과 관련이 있다. 그러나 일반적인 노화에서 신경의 손실은 생각보다 적은 편이다. 어떤 세포가 apoptosis로 갈 수 없는 현상이 노화와 노화에 관련된 질병에 기여하고 있다. 세포 배양된 fibroblasts는 apoptosis가 잘 되지 않는데, 이는 bcl2를 down regulation 할 수 없기 때문이다. 따라서 노화세포가 apoptosis로 갈 수 없어 해로운 결과가 온다. 흥미 있는 것은 caloric restriction한 쥐에서 마음대로 먹은 쥐보다 간세포의 apoptosis가 증가하여 간암을 줄이는 효과가 있다.

13. 노화에 따른 증상과 질병

13.1 노화와 관련한 체조직의 대사와 기능

1) 신체 근육조직의 감소

연령이 증가함에 따라 신체 근육조직의 감소율이 증가하게 된다. 즉, 근육이 줄어드는 대신 지방조직이 증가하는 경향이 많고 따라서 신체의 전체 질량은 감소한다. 스웨덴 사람의 경우 70~75세에 평균 1kg의 근육조직이 감소하고, 20~80세 사이에 골격 근육이 40% 감소했다는 연구 보고가 있었다.

2) 골밀도의 감소

신체의 노화현상은 뼈의 밀도를 감소시킨다. 따라서 뼈가 얇아지고 관절의 탄력성이 떨어지고, 연골 관절인대의 기능이 악화된다. 80세에 이르기까지의 남녀의 골밀도 감소율의 통계를 예로 들어보면, 남자의 경우 평균 12%, 여자의 경우 평균 25% 감소하였다. 이러한 골밀도 감소에 따라 골다공증(Osteoporosis), 골절, 신경통의 이환율이 증가하게 된다. 골절율의 경우 남자는 9.5%, 여자는 27%로 나타나고 있다.

3) 단백질 합성의 감소

어린이는 단백질의 합성이 왕성하여 인체 성장에 쓰이고 있으나, 노인은 나이가 들어감에 따라 단백질의 쓰임이 감소하기 때문에 자연히 합성률은 감소한다.

4) 조직기능과 순환기계 기능의 감퇴

노화와 함께 30~80세 사이에 신경전달(Nerve Conduction)이 15% 저하되고, 심장 방출량(Carica output)이 30% 감소된다. 신장의 혈류량(Renal flow)도 50% 감소

되는 것으로 나타났다. 또한 동맥의 탄력성이 저하되어 동맥의 경직화 현상이 나타나게 된다. 심장의 방출량은 노화에 따라 직선적으로 감소한다.

또한 동맥은 노화와 함께 탄력성을 잃고 굳어지기 때문에 수축기 혈압의 상승, 말초혈관 저항의 상승 등에 의해 각 장기의 혈액이 감소한다. 연령 증가에 따라서 동맥벽에 Ca의 침착이 생겨 혈액 성분 중 변화는 특히 콜레스테롤이 내막에 침착된다. 따라서 동맥은 점차 딱딱해져 혈관의 저항성을 잃게 된다.

5) 면역기능의 저하

각종 병원균에 의한 질병을 방지하는 면역기능과 질병 회복에 관여하는 면역기능이 떨어져 질병에 감염되기 쉽고, 또 감염 시 회복 능력도 떨어지게 된다.

6) 뇌와 신경기관

30세부터 70세 사이에 뇌의 능력이 10% 감소하게 되며, 특히 60세 이후에는 학습능력과 기억력이 급격히 저하되고 우울증, 위축감 및 시야의 경직성이 나타나게 된다. 이 외에도 뇌척수막이 두꺼워지고, 뇌의 신경전달물질의 생산량이 감소하게 된다.

7) 내분비기능의 감퇴

노화가 진행됨에 따라 신체대사율과 갑상선기능이 저하되고, 인체 에너지 소모율이 떨어지므로 체조직 중 지방이 차지하는 비율이 증가한다. 따라서 비만증이 생기게 되는 경우가 많아진다. 이 외에도 포도당 내성(Glucose tolerance)이 감소되어 당뇨병을 유발하기 쉽고, 골밀도를 감소시켜 골다공증(Osteoporosis)을 유발시킨다.

내분비기능의 가장 특징적인 변화는 성장호르몬, 프로락틴(Prolaction) 등의 호르몬의 수준은 감소하지 않으나 성선자극호르몬이나 췌성 폴리펩티드는 노화와 함께 감소한다. 또한 원인불명의 양성 전립선의 비대증이 증가하고, 결과적으로 배뇨곤란을 초래하게 된다. 따라서 전립선암 발병률이 높아진다. 또한 항이뇨호르몬의 분비가 증가하고, 조직세포 중 인슐린을 수용하는 특수한 세포막 수용체의 기능이 감소하며, 동시에 인슐린에 대한 항체생산 능력이 떨어져 당뇨병이 증가하게 된다.

8) 소화흡수율의 저하

치아 및 잇몸조직이 손상되어 생기는 저작기능 장애, 소화효소 분비의 저하, 혼자 생활하는데 따른 심리적 고독감 등으로 인하여 소화흡수율도 저하된다. 소화기질환은 한국인에게 가장 많이 나타나며, 위암을 포함한 상부위장관 질환이 많다. 원인으로는 아직도 확실히 밝혀진 것은 없으나 식습관에 의해 비롯된다고 믿는 이론이 우세하다.

구체적 세부 원인으로서는 담배, 술, 맵고 짠 음식, 과식, 탄수화물의 과다 의존성과 지질과의 불균형 섭취 등에 의한 것으로 보고되고 있다. 그러나 노인층의 소화기 질환 및 증세로는 주로 위산분비의 감소(무산성 위염)를 들 수 있으며, 이는 위벽의 점막세포가 노화되어 위산분비가 감소하기 때문이다. 또한 음식물의 통과시간이 길어져서 장내 유해균의 생성으로 장벽근육 약화 등을 초래할 수 있으며, 소화에 관여하는 효소의 분비가 감소하여 소화율이 떨어지게 된다.

9) 영양소 섭취의 감소

혼자 사는 사람의 경우를 예로 들어보면, 70세부터 80세의 10년 사이에 전체 에너지 섭취량이 19% 감소하며, 단백질은 24%, 칼슘 18%, 철분 29%, 그리고 비타민 C 섭취량은 31%가 감소한 것으로 조사되었다. 이 외에도 엽산섭취 및 체내 비타민 D의 합성 양이 감소한 것으로 나타났다. 이런 제반 영양소 섭취의 감소가 인체조직의 기능을 저하시키는 데 큰 영향을 끼친다.

10) 체내 항상성의 저하

다세포 동물은 혈액을 매개로 하여 외부환경과 물질교환이 이루어진다. 생체내의 변동이 없는 환경을 내환경이라 하며, 세포의 정상기능에 절대적으로 필요하다. 세포로 출입하는 물질의 이동을 담당하는 혈액은 물질의 이동, 운반, 소모, 대사활동 등이 끊임없이 일어나는데도 불구하고 성분이 일정하게 조절된다. 40세 이후부터 장기의 생리적인 기능저하가 발생하며, 각 장기의 적응력, 저항력, 회복력 등이 떨어지고, 체내 항상성의 전체적인 감소를 초래한다.

14. 노화의 예방

14.1 노화를 억제하는 기본 전략

1) 음식 조절

실험동물에서 먹이(음식) 조절이 평균 수명과 최대 수명에 관여한다. 음식 조절(dietary restriction)은 질병에 대한 저항을 증가시킨다. 예로서 radiation이나 발암물질에 의한 암 발생을 감소시킨다. 또한 이런 동물은 glucocorticoids hormone level 증가 억제와 oxidative stress에 대한 저항이 증가한다. 이 두 가지가 수명을 짧게 한다. 절식은 여러 가지 특별한 성격을 가지고 있다.

첫째로 생명을 연장하는 데 평균수명과 최대수명 모두를 포함한다. 40% 칼로리 제한은 50%의 평균수명과 최대수명을 가져온다. 둘째로 절식에 대한 수명연장은 음식 먹는 양과 반비례한다. 셋째는 노화와 관련된 여러 질병의 빈도와 절식으로 감소된다. 넷째로 절식은 노화와 관련된 작용이 감소된다.

2) 항산화제 급여

절식이 free radicals에 근거를 둔 oxidatvie stress theory of aging을 확신하여 주고 또한 잘 지지해 준다. 예로서 glycation, mitochondrial DNA alteration과 lipid peroxidation 등이다. Oxidative stress에 민감한 mitochondria는 mitochondria membrane을 유지하여 ADP/ATP translocase, respiration과 cytochrome c oxidation을 원활하게 한다.

더 나아가 먹이를 절제한 동물에서 mitochondria의 Ca^{++} permeability를 감소시키고, 항산화효소인 glutathione S-transferase와 peroxidase의 활성이 증가하고, serum iron ferritin 양이 여러 organs에서 감소한다. 아직 명확하게 다 밝혀지지는 않았으나 절식이 membrane을 안정화 하는 것과 항산화 작용은 세포 수준에서 산화과정에서 일어나는 여러 현상을 막아준다고 설명할 수 있다. Oxidative stress와 이 스트레스를 억제하는 항산화제를 첨가함으로써 이런 스트레스를 감소시킬 수가 있다.

근래에 free radical spin trapping 물질로서 phenyl-butyl nitrone(PBN)을 이용하여 superoxide와 hydroxy radicals을 잡는 작용을 한다. 이런 작용으로 수명이 10～20% 연장되고, 또한 기억과 인지능력이 유지되는 등 효과가 있다. PBN 처리가 다른 생리현상을 감소시키거나 질병과정을 감소시키는 증거가 아직은 밝혀지지 않았다.

항산화제를 음식에 첨가하였을 경우 몇 가지 평가되어야 할 사항이 있다.

(1) 흡수 정도
(2) 혈액에 항산화 물질의 유지
(3) 세포막 운반
(4) 항산화의 세포 내에서 규제
(5) 여러 항산화의 보완작용
(6) 어떤 생리조건에서 항산화제가 pro-oxidants로 변화 등이다.

일반적으로 세포 내의 redox balance를 유지하기 위해서는 신체는 외부적인 항산화제에 대응하여 방어기전을 가지고 있다. 예로서 비타민 C를 많이 먹으면 비타민 E의 흡수가 줄어든다. 항산화제는 총체적인 항산화 작용을 방해하지 않고 산화에 의한 손상을 방지한다.

3) 호르몬의 항노화작용

나이가 들어가면서 호르몬의 양이 감소하는데, 이 부족한 호르몬을 재충전하면 노화를 방지할 수 있다는 논거이다. 호르몬 처리는 1990년대에서 노화와 관련된 여러 퇴화기능에 많이 사용하였다.

4) 성장호르몬

60세가 넘은 남자에게 성장호르몬을 주면 lean body mass가 증가한다. 6개월 처리한 후에 IGF(insulin like growth factor)가 젊은 사람과 같은 수준으로 증가하고, lean body mass가 8.8% 증가하였다. 또한 지방이 4.4% 감소하고, 살결의 두께가 7.1% 증가하였다. 이런 결과는 단기적인 것인데, 장기적으로 복용하였을 때 부작용은 어떠하고 얼마동안 복용하여야 젊음을 유지할 수 있는지 등이 아직 검증되지 않았다. 여기에 남자의 경우 남성호르몬인 testosterone을 투여하는 것이 어떠한 현상을 일으킬까에 주목된다.

5) 에스트로겐(estrogen)

여성호르몬인 에스트로겐(estrogen) 투여는 폐경 이후에 골다공증을 방지하는 가장 성공적인 호르몬이다. 폐경 이후의 나이 든 여성은 치매(vascular dementia or alzheimer's disease)를 방지한다. 이와 같은 에스트로겐에 의한 뇌의 기능은 acetylcholine transferase란 효소를 증가시켜 신경전달물질의 합성을 촉진한다. 더 나아가 에스트로겐이 심장질환을 방지하는 것은 plasma HDL(high density lipoprotein)을 증가하여 콜레스테롤 양을 줄인다.

에스트로겐이 lipids 양을 줄이는 것이 30% 정도 심장질환을 예방하지만, 더욱 이 호르몬이 nitric oxide synthase란 효소를 증가시켜 혈관을 확장하는 것이 중요한 작용을 한다. 또 다른 에스트로겐의 작용 방지는 PGI2를 생산하여 혈관을 확장시키고, 혈관을 수축시키는 thromboxane을 감소시킴으로써 심장질환을 방지하는 것이다. 따라서 이런 좋은 효과로 에스트로겐이 노화를 방지하는 것은 어느 정도 보장이 되지만 에스트로겐 섭취에 대한 여러 가지 부작용을 줄이는 방법 또한 중요하다.

6) DHEA

Dehydroepiandrosterone(DHEA) 양은 성인이 되어서 가장 높고, 나이가 들면서 점점 감소한다. 현재 DHEA의 생리적인 역할은 잘 규명되지 않았다. 그러나 이런 불확실한 DHEA는 항노화 물질로서 노화와 관련된 퇴행성 질환을 예방하는 데 큰 도움을 준다. 퇴행성 질환이란 인지기능 저하, 골다공증, 면역 감소와 암 등을 들 수 있다. DHEA는 steroid hormone을 합성하는 중간물질로서 testosterone 등의 steroid hormones도 생산할 수 있다.

DHEA를 사용하였을 경우 insulin 감도가 좋아지고, plasma lipid 변화가 있으며, 치매에 대하여 어느 정도 효과가 있다. DHEA의 효과는 central nervous system과 심리적인 건강(well being)에 대한 지속적인 결과에서 오는 것으로 본다. DHEA가 뇌에 작용하면 뇌에 DHEA가 생산되는지 등은 잘 모른다.

7) 멜라토닌(melatonin)

Pineal grand에서 생산되는 melatonin은 circadian(24시간 주기) 형태로 분비가 된다. 이 호르몬의 생산은 나이에 따라 감소된다. 노화에 대한 이 호르몬의 연구는 circadian rhythm과 관련되어 간접적으로 시작되었다. Circadian rhythm을 변경하는 것이 노화억제와 어떤 관련이 있는지 여러 논란이 있었으나 아무튼 근래에 melatonin은 호르몬이나 신경전달물질로서 작용하기보다는 노화와 관련된 항산화제와 관련성이 있다. Melatonin은 항산화제로서 peroxy radicals을 비타민 E보다는 더 강력히 잡아주고 있어 생체 내에서 산화 손상을 방지할 수 있다.

이와 같은 역할을 증명하는 것으로써 melatonin이 membrane을 안정화한다. 이런 여러 연구 결과를 보면 호르몬에 의한 생리작용의 회복이 노화를 방지할 수 있을 것으로 본다. 그러나 다른 항노화 호르몬과 같이 해결해야 될 문제가 많다. 그래서 수명 연장과 건전한 노화에 대한 호르몬 작용은 최종적인 목적과 당장에라도 효과적인 치료라 할 수 있다.

호르몬을 투여하였을 경우 장점은 무엇이고, 부작용 즉 위험부담은 어느 정도이고, 이런 호르몬의 처리가 대사작용에 미치는 등 좀 더 자세한 여러 면을 살펴보아야 할 것으로 본다. 더욱더 이런 호르몬의 장기 복용에 따른 전체적인 호르몬의 균형과 종합적이고 생리적인 균형에 대해서 이해되어야 한다. 이러한 관점에서 최적의 호르몬의 양을 알아내고, 노화에 따른 더 많은 연구가 되어야 한다.

15. 일반적 노화 방지법

1) 음식 섭취량을 감소시킬 것

절제된 음식섭취 특히, 에너지의 섭취 감소는 대사율을 느리게 하므로 성숙을 지연시켜 노화를 방지한다. 성적인 성숙이 빠를수록 노화현상이 빨리 진행된다. 칼로리 섭취문제는 호르몬과 면역계에 영향을 미치므로 노화와 연관성이 많다. 실제로 한국인의 성인 남자는 칼로리 권장량이 2500 kcal, 여자는 2000 kcal로 되어 있으나 이것보다 조금 적게 섭취하는 것이 장수하는 데 도움을 준다는 이야기가 된다.

2) 가능한 한 낮은 체온을 유지할 것

냉혈동물처럼 정상 체온보다 조금 낮게 체온을 유지하면 수명이 연장된다. 그러나 인간의 체온은 거의 일정하게 36～37℃로 유지되고 있으므로 가능한 한 난방기구 사용 혹은 옷을 겹겹이 입은 상태 등에서의 인위적인 체온을 의미한다.

3) 유전자 조작(Cloning)

노화된 세포에 젊은 세포를 이식시켜 새로운 어린 핵이 분화하도록 유전자 조작을 해서 젊은 조직이 다시 분화하도록 하는 방법이 있으나 아직 현실적으로 적용하는데 어려움이 있다.

4) 사망호르몬(Death-Hormone)의 탐색

사망호르몬(Death-Hormone)을 분비할 것으로 보이는 내분비선을 절제하는 방법이 있다. 실험에 의하면 뇌하수체 내분비선을 제거한 경우의 쥐가 장수한다는 보고가 있는데, 뇌하수체가 사망호르몬을 분비할 것이라고 추측되고 있는 증거이다.

5) 정신적 · 육체적인 운동을 할 것

계속적인 생체리듬과 생리현상의 유지를 위해 정신적 · 육체적으로 운동을 하는 것이 절대적으로 필요하다. 가장 적극적인 노화 방지법 중의 하나가 이것이다.

6) 적절한 영양소를 섭취할 것

수명을 연장시키는 근본적인 문제는 적절한 식품에 따른 영양관리를 어떻게 하느냐에 크게 좌우된다.

16. 식품과 영양학적인 노화 방지법

16.1 비타민(Vitamins)

1) 비타민 A(β -carotein)

비타민 A는 Free radical을 중화시켜 폐암 및 위암과 같은 암에 항암작용을 하며, 암 방지에 효과가 있다.

2) 나이아신(Niacin)

현재까지 밝혀진 것 중에 콜레스테롤 및 중성지방(T.G) 수치를 낮추는 가장 강력한 것으로 알려져 있으며, 심장질환(Heart-Attack)과 동맥경화를 방지한다고 보고되고 있다.

3) 비타민 B_6(Pyridoxine)

뇌의 신경전달물질에 작용하여 유아의 구토, 경련방지 및 신경기능 유지에 효과가 있으며, 면역기능을 강화시켜 특히 피부암의 일종인 흑색종(Melanoma)의 방지효과가 있다. 그러나 이 비타민은 다량 복용 시 신경조직에 손상을 주므로 다량 복용은 금물이다.

4) 판톤산(Pantothenic acid)

최근 류마티스성 관절염(Rhematoid Arthritis)에 치료효과가 있는 것으로 보고된 적이 있으며, 동물실험에서 투여 시 생명이 연장되었다고 한다.

5) 비타민 C(Ascorbic acid)

항산화제로 널리 알려져 있으나 인체 암 예방효과에 대해서는 아직 입증이 되어 있지 않다. 암 유발물질로 알려져 있는 체내 nitrosamine의 생성을 차단하고, 체내 면역기능을 강화해 주는 효과가 있다. 이밖에도 혈액응고 억제, 상처회복 증진, 체내 생명현상을 위협하는 흡연이나 공해의 피해를 줄이는 효과를 가지고 있다.

6) 비타민 E(α -Tocopherol)

비타민 C와 같이 항산화 효과를 가지고 있으며, 이는 무기질 중 셀레늄(Se)과 복합적으로 작용해 암 방지 상승효과를 가지기도 한다. 또한, 심장질환 및 혈액응고를 방지하는 것으로 알려져 있으며, 최근 연구에 따르면 유방암 발생을 억제시킨다고 보고되었다.

16.2 무기질(Minerals)

1) 칼슘(Calcium)

칼슘은 노인, 폐경기 이후의 여성, 섬유소를 많이 섭취한 사람, 임산부, 알루미늄을 포함한 위산 과다 약복용자, 과다 음주자의 경우에 결핍되기 쉽다. 이와 같이 칼슘이 결핍된 사람에게서는 뼈 밀도(bone density)가 낮아지고, 골절이 쉽게 일어나는 골다공증이 되기 쉽다. 이외에도 칼슘은 심근수축을 도와 고혈압을 낮추는 치료효과를 가지고 있다.

2) 크롬(Cr)

크롬은 나이가 듦에 따라 적어지는 당내성(Glucose tolerance)을 높여주는 효과가 있다. 하지만 당뇨치료에 영향을 주는지는 아직 의문으로 남아 있다.

3) 구리(Cu)

항산화 기능을 가지고 있어 항암효과가 있는 것으로 동물실험을 통해 보고되고 있다. 이외에도 구리는 심장질환 예방에 기여를 하며, 소염작용도 가지고 있어 신경통 치료에 유효할 것으로 기대되고 있다.

4) 철(Fe)

철분이 결핍되면 체력, 지구력, 학습기능, 활동성 등이 저하되며, 빈혈 발생이 우려되므로 충분한 철분 섭취가 필요하다. 철분은 항산화 기능이 있으며, 세포면역을 강화시켜 질병 저항효과를 증진시킨다.

5) 마그네슘(Mg)

마그네슘은 운동선수, 노인, 임신부 등에게 결핍되기 쉽고, 심장질환 예방효과가 있다. 그리고 마그네슘은 칼슘과의 균형을 이루도록 하는 것이 중요하다. 그렇지 않으면 심장조직 손상, 심장마비, 심장박동 불규칙 등의 부작용이 생길 수 있다.

6) 망간(Mn)

뇌와 신경조직 질환을 예방하는 효과가 있다.

7) 몰리브덴(Mo)

결핍 시 중국에서는 식도암이 되는 것으로 알려져 있다.

8) 셀레늄(Se)

셀레늄은 항산화제로서 노화를 억제하는 효과가 있고, 암 예방 및 심장질환 예방과 밀접한 관련이 있는 것으로 입증되고 있다. 토양에서 셀레늄의 양은 혈액 속의 셀레늄 양과 상호 관련성을 갖고 있는데, 우리가 먹는 채소와 과일을 통해 토양 속의 무기물에서 셀레늄을 섭취하고 있기 때문이다.

토양 셀레늄이 낮은 지역에 사는 미국 조지아 주는 특히 토양 셀레늄이 지극히 낮아 심장마비 발병률이 가장 높은 지역으로 꼽히고 있다. 혈청 셀레늄이 낮을 경우 5년 후 암 유발 가능성이 커질 수 있으며, 특히 위함, 식도암, 직장암, 전립선암, 유방암 등의 유발과 연관이 많다. 셀레늄은 너무 많은 양을 섭취하면 독성이 있으므로 주의를 요한다. 비타민 E와 함께 복용하면 노화 방지에 상승효과가 있다. 이것은 과산화물에 의한 세포막의 손상을 방지하는 효과를 셀레늄이 가지고 있기 때문이다. 이외에도 적혈구 보호, 성장촉진, 생식률 상승효과 등이 있다.

9) 아연(Zn)

노화가 진행됨에 따라 면역기능이 떨어지는데, 아연을 투여하면 혈액 내의 면역에 관련하는 T-림프세포가 증가하여 항체기능을 증진시켜 면역기능이 유지된다. 이외에 상처회복 증진 및 불임치료 기능이 있으며 암, 당뇨, 신경통 등에 예방효과가 있다.

16.3 아미노산(Amino acids)

1) 아르기닌(Arg)

성장호르몬의 촉진, 근육양의 증가, 지방소모 촉진, 상처회복 촉진, 면역기능 강화 등의 효과가 있고, 동물실험을 통해서 항암효과도 있는 것으로 밝혀졌다.

2) 시스테인(Cys)

항산화 효과, 독성물질로부터의 보호효과, DNA 손상회복 증진효과 등의 기능이 있다.

3) 타이로신(Tyr)

정신 우울증 치료 효과가 있고, 트립토판(Trp)은 진통효과가 있는 것으로 알려져 있다.

16.4 핵 산

노화방지와 수명연장을 위해서 DNA 혹은 RNA를 입을 통해 먹는 것은 목표 조직에 도달하기 전에 소화관 내에서 파괴가 되므로 효과가 없다. 유방암 수술환자의 수명을 연장시키고 면역기능을 상승시킨다.

16.5 지방(Lipids)

1) 레시틴(Lecithin)

신경전달물질에 영향을 주어 기억력 증진에 도움을 주며, 진전된 치매질환(Alzheimer's Dosease)의 개선에 효과가 있다.

2) 콜 린(Choline)

신경전달물질과 연관이 있으며, 정맥주사 시 혈압을 낮추는 효과가 있다.

3) EPA(Eicosa Pentaenoic Acid)

EPA는 생선 기름에 많이 함유되어 있는 긴 사슬의 지방산으로서 심근수축, 혈액응고 방지 등의 효과가 있는 Prostaglandin 합성의 전구물질로 이용된다. 생선, 물개, 고래 등을 주식으로 하는 그린란드 에스키모의 경우 심장질환 증세가 매우 낮은 것은 EPA 섭취 효과에 기인하는 것으로 보인다.

4) 감마 리놀렌산(Gamma Linoleic Acid)

EPA와 마찬가지로 GLA도 심장질환 발병을 낮추는 효과가 있으며, 이것에 관해서는 더 많은 연구가 진행되어야 한다.

5) 이노시톨(Inositol)

당뇨 및 말초신경마비 감소효과 외에 심장 보호효과와 연관성이 있다.

16.6 기 타

1) 섬유소(Fiber)

결장(colon) 및 직장(Rectum) 암, 당뇨에 유효하며, 혈청 콜레스테롤치를 감소시킨다. 이외에도 체중조절 효과가 있기 때문에 비만 다이어트에도 활용되고 있다.

2) 마 늘

혈청 콜레스테롤을 감소시키며, 항암작용이 있다.

3) 인 삼

인삼은 생리적 작용을 증진시키고, 면역촉진효과 및 에너지 증폭효과가 있다. 그러나 과다 섭취 시 인삼남용 신드롬(Ginseng Abuse Syndrome)에 의해 혈압이 상승되고, 피부가 각질화 되며, 설사를 유발하게 된다. 이외에도 인삼은 면역촉진효과 및 에너지 증폭효과가 있다.

4) 항산화제(Superoxide Dismutase)

항산화제 및 항노화제로 쓰인다. 그러나 경구투여 시는 소화효소에 의해 파괴가 되므로 효과가 없다. 그러므로 주사재로 구리와 아연 및 SOD 복합제인 Orgotein이 사용되고 있다. 이것은 신경통에 효과가 있으며, 암세포 이식동물의 수명을 연장시키는 효과가 있다.

5) 알로에 베라(Aloe Vera)

소염제, 화상치료, 피부질환 치료효과가 있는 것으로 알려지고 있다.

6) 요구르트균(*Acidophilus*)

장 박테리아의 생태계 균형개선에 도움을 준다. 특히 항생제 사용자에게 더 효과가 있다.

7) 벌의 화분

노화와 관련하여 아직 구체적 효과는 입증이 되지 않고 있다. 노화를 방지하기 위해서는 항산화 작용, 호르몬의 노화억제, 음식의 조절과 적당한 운동을 들 수 있고, 더 나아가서는 노화유전자를 찾아서 대책을 세우는 일일 것이다. 앞으로 노화에 대한 연구는 나이에 관련된 위험요소를 줄임으로써 노화를 천천히 오게 하거나 노화 관련 질병의 발생을 줄이는 방향으로 연구되어야 될 것이다.

17. 노화의 형태 변화(피부)

17.1 표피의 분자합성

피부노화의 가장 주요한 요인은 피부 상층인 표피 세포간의 분자합성이다. 이 노화인자들은 직접 또는 간접적으로 콜라겐을 흡수하는 효소(collagenase)를 분비하게 하고, 활성산소에 반응하게 된다. 그 결과 피부를 지탱하는 구조가 천천히 붕괴되어 주름과 같은 눈에 띄는 변화가 나타나게 된다.

17.2 자연적인 현상

피부노화는 시간의 경과에 따른 인체의 신진대사 과정에서 자연스럽게 진행된다. 여러 요인 중에서 글리케이션이라 알려진 반응은 글루코오스(혈당)가 단백질과 결합하는 현상인데, 이 때 콜라겐도 포함하여 결합될 수도 있다. 이것은 콜라겐의 고분자 조립을 어렵게 하고, 콜라겐이 정상적으로 형성되지 못하게 한다. 이러한 자연적인 콜라겐의 감소는 피부노화에 상당한 영향을 미치게 된다.

17.3 스트레스

중력과 같은 힘에 의한 신체 지속적인 압박은 피부에도 영향을 준다. 중력은 세포가 형성하는 구조에 지속적인 압박을 가하여 세포의 미토콘드리아에 의한 과산화기의 생성을 유발한다. 이것은 활성산소에 의한 손상으로 이어지고, 결국 콜라겐의 수치감소로 나타난다. 반면 중력과 같은 신체적 스트레스 이외에도 정신적인 스트레스 역시 피부노화에 영향을 줄 수 있다.

17.4 자외선의 노출

장기간 태양의 자외선 노출 역시 피부노화를 가져온다. 과거에는 그을린 구릿빛 피부는 건강의 상징이었으나, 현재는 대기층 위의 오존층의 변화로 태양에서 나오는 자외선의 영향은 그 전보다 훨씬 위험해졌다. 자외선에 노출된 피부는 단백질, 지질, DNA와 같은 물질을 산화시키는 활성산소가 발생하는데, 이는 세포의 구조를 손상시키고 항산화 능력을 떨어뜨린다.

또한 콜라겐은 활성산소에 의한 손상을 쉽게 입어 크로스링킹이라는 현상으로 경직되고, 활동이 저하되기 쉽다. 생리적인 노화는 성장 정지와 연관된 기능적 능력에서의 점진적인 퇴행을 의미한다. 생리적 노화의 일반적인 성향은 보유능력의 상실이다. 유전, 환경, 생활양식, 영양섭취 등이 모두 생리적 노화에 영향을 미치며, 생리적 노화는 남녀 모두 비슷하다.

17.5 피부노화와 주름이 생기는 이유

피부노화와 주름이 생기게 되는 원인에는 생리학적 과정의 끝없는 이유를 동반하는 매우 복잡한 과정이라 할 수 있다. 노화 과정이란 그 자체가 매우 복잡하고 난해한 문제이다. 피부는 그 자체로도 수많은 방법으로 늙어가게 된다. 식물 추출액이나 비타민을 피부에 사용한다고 해서 노화를 촉진시키는 수많은 원인들을 모두 해결할 수는 없다.

외부에서 발생한 일련의 요소들(태양 손상, 공해, 활성산소 피해, 연기)과 내부에서 발생한 요소들(유전학적으로 결정된 세포 형성, 연대순에 따른 노화, 호르몬 감소, 면역 활동 억제)이 우리가 나이든 피부라고 말하게 되는 이유라고 할 수 있다. 단지 산소 고갈, 활성산소 피해, 콜라겐 파괴, 감소된 세포 전환, 세포 이상 형성, 감소된 지방 용적, 세포간의 결함, 유전학적으로 미리 결정된 세포활동 정지, 호르몬 손실 등만이 피부노화에 영향을 미치는 것은 아니다.

이러한 문제를 우리의 피부에 어떠한 현상이 일어나는지, 그리고 이러한 현상에 대한 치료를 위해 할 수 있는 일이 무엇인가를 이해하도록 해야 한다. 그리고 어떻게 해서 주름제거 제품 회사들이 그러한 주장을 펼치고 있는지, 그리고 그러한 주장이 사실이 될 수 있는지 없는지를 통찰하는 것이 중요하다.

예를 들어 피부의 구조를 지지하는 콜라겐과 엘라스틴이 햇빛의 노출로 인해 파괴될 때, 이러한 콜라겐과 엘라스틴은 나이가 들게 되면서 유연성을 잃게 되고 더 단단해 지게 된다. 즉 피부가 유연성을 잃게 된다는 뜻이다. 어떤 제품들은 오직 콜라겐을 촉진시키거나 엘라스틴만을 개선한다고 한다. 이것은 집을 지을 때 아무런 기초없이 대들보로만 집을 짓는 것과 다를 바 없다. 이는 다른 하나가 없이는 둘 다 생존하지 못하는 원리와도 같다.

피부에 영향을 미치는 모든 요소, 즉 내부적 유전적인 요소와 외부적 환경적인 요소를 평가하려 한다. 예를 들면 나이 든 피부와 젊은 피부간의 두드러진 차이점은 젊은 피부가 나이 든 피부보다 표피에 더욱 많은 지방세포들을 가지고 있다는 것이다. 나이든 피부가 젊은 피부보다 투명하고 얇게 보이는 이유이다. 또한 30 파운드, 또는 그 이상의 몸무게가 더 나가는 사람이 더 적은 주름을 가지는 이유이기도 하다. 그리고 이유는 확실히 알려지지는 않았으나, 피부 내층을 지지하는 지방조직이 감소한다는 사실에도 불구하고 우리가 나이가 들어감에 따라 피부는 성장과 확장을 계속하게 된다. 이것이 바로 피부가 쳐지기 시작하는 이유이기도 하다.

너무 많은 피부가 생성되지만, 이를 지탱할 충분한 뼈(뼈 또한 나이와 함께 약화된다)나 지방이 충분히 존재하지 않는 것이다. 이와 동시에 얼굴 근육들이 그 형태와 탱탱함을 잃고 쳐지게 되는 것이다. 이외에도 나이가 들어감에 따라 감소하게 되는 피부의 특정 성분들이 있다. 세포 사이에 존재하는 수분 유지 요소들이나 표면을 개선시키는 요소들, 예를 들면 세라미드(ceranides), 히알루론산, 폴리사카린, 글리세린 등 그 외에 다른 많은 요소들이 고갈되어 다시는 생성되지 않게 된다. 뿐만 아니라 피부 지탱 구조 성분들과 콜라겐, 엘라스킨은 약해지고 손상된다. 또한 나이가 든 피부는 젊은 피부보다 더욱 알레르기 반응이나 염증 등에 더욱 민감해지는데, 이는 약한 면역체계 때문이라 할 수 있다.

보다 깊은 분자 단계에서 볼 때, 피부 세포의 재생산을 위한 DNA와 RNA 유전적 전달체의 속도가 느려져 세포들의 재생산을 멈추게 된다. 이러한 변화는 세포를 비정상적으로 만들게 되며, 피부의 촉감을 변화시키고, 세포가 수분을 유지하는 것으로부터 방해하게 된다. 이것이 바로 나이가 든 피부일수록 건조해지는 이유라고 할 수 있다. 피부의 DNA와 RNA 내에서의 변화는 다양한 이유에서 일어나게 된다.

이러한 이유에는 태양으로부터의 손상 결과, 그리고 시간의 흐름에 따라 피부 세포 내에서 생기는 활성산소에 의한 손상으로 염증반응이 일어나는 유전적인 이유를 들 수 있다. 노화에 대한 이러한 수많은 요인들을 타겟으로 자연스럽게 노화를 감소시켜 주는 효과가 있다고 주장하는 수많은 화장품 성분들을 보아왔을 것이다. 콜라겐, 엘라스틴, 세라마이드, 히알루론산, 폴리사카린, DNA, RNA, 그리고 이 외의 다른 피부 성분들이 주름방지 크림의 함유물로 유명하다.

스킨케어 제품에 콜라겐과 엘라스틴을 함유시키는 것은 설득력이 있는 것처럼 들리겠지만, 이 두 성분 모두 수분을 공급하는 성분으로써는 작용할 수 있으나 콜라겐과 엘라스틴을 피부에 결속시킬 수는 없다. 세라마이드나 히알루론산과 같은 성분들은 피부 세포의 구성에 서로 돕는 작용을 한다. 글리셀린 또한 피부 세포층 사이에서 풍부하게 존재한다. 이러한 글리셀린은 피부가 더 좋게 느껴지도록 돕게 되나, 화장품 산업에서는 글리셀린에 대해 비교적 많은 의견을 내놓지 않는다. 그 이유는 특색이 있다고 하기엔 너무나 평범하기 때문이다.

안타깝게도 화장품 산업에서는 "피부가 잃었던 것을 다시 되찾아 드린다."라는 어구를 사용하기 좋아하며, 이러한 어구들은 화장품 성분들이 영구적인 방법으로 피부 구성에 영향을 줄 것이라고 믿도록 만들게 하기 위함이다. 하지만 이러한 주장들은 현실과는 매우 차이가 있다. 다시 말해 화장품을 통해 노화를 막을 수는 없으며, 이러한 노화를 줄이기 위해 매일 사용되는 스킨케어로는 충분하지 않다는 것이다. 유명 탈랜트나 배우들의 얼굴 피부가 탱탱하게 늙지 않았다는 표현은 매일 화장품을 사용하여 피부를 보호했다는 것보다 피부노화를 막기 위한 피부 관리를 잘 했다고 보면 될 것이다.

18. 피부질환

18.1 화장독 트러블

1) 자극성 접촉 피부염

화장품 내 자극을 일으킬 수 있는 농도가 높기 때문에 화장품을 바른 즉시 그 부위가 화끈거리면서 따가운 증상이 나타나는 것이 특징이며, 다른 화장품과 섞어 농도를 묽게 해서 사용하면 자극 반응이 차츰 없어지는 것이 대부분이다. 이런 자극성 접촉 피부염을 겪어본 사람은 확률적으로 다른 사람들보다 피부가 약한 경우가 많으므로 강한 알코올 화장수나 아스트린젠트 등 피부에 강한 자극을 줄 수 있는 화장품은 피하는 것이 좋다.

화장독에서 이 둘의 구분은 중요한 문제인데, 처치방법 및 예방법이 달라지기 때문이다. 다음은 이 둘을 구분할 수 있는 테스트 방법으로

(1) 화장품을 사용한 즉시 짧은 시간 내에 따갑고 가려운 느낌이 든다.
(2) 화장품을 바른 부위에만 증상이 나타난다.
(3) 부풀어 오르지는 않지만 붉은 증상이 생긴다.
(4) 평소에 비해 유난히 각질이 많이 생긴다.
(5) 화장품 사용을 중단했더니 점차 따가운 증상이 줄어들었다.
(해당 사항 3개 이상이면 자극성 접촉 피부염)

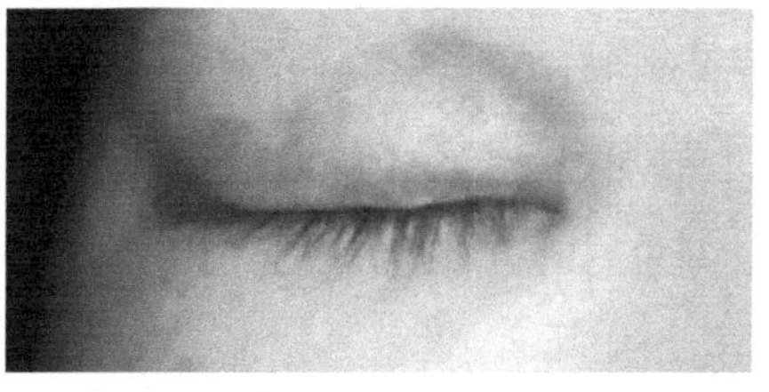

알레르기성 접촉 피부염(화장독)

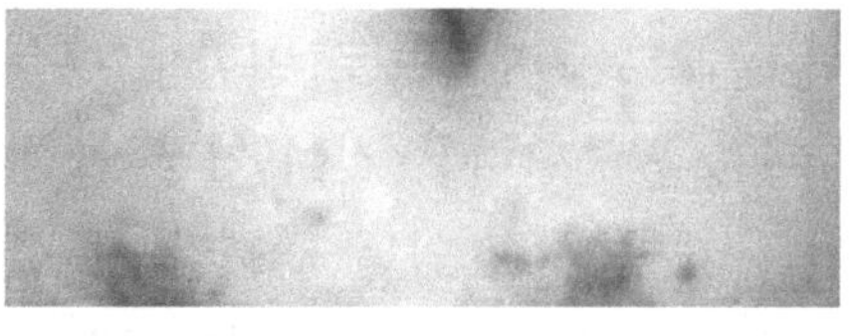

알레르기성 접촉 피부염(니켈)

2) 알레르기성 피부염

같은 화장품을 사용해도 다른 사람에게는 나타나지 않는 반응이 특정 사람에게만 피부 트러블을 일으키는 경우이다. 화장품을 바른 즉시는 발생하지 않고 며칠이 지난 후나 심지어 2주 이후에 반응이 생기는 것이 특징이다. 화장품을 바른 부위에만 증상이 생기는 것이 아니라 그 주변 다른 부위로 번져 증상이 함께 나타난다.

가려운 증상부터 심하면 물집이 생기고, 진물이 날 정도로 발전하는 경우가 많아 피부과 치료를 받아야 하는 경우가 있다. 화장품을 사용한 지 2주 정도 지나 가려운 증상이 시작된다.

(1) 좁쌀 같은 작은 물집이 생긴다.
(2) 화장품을 바른 부위뿐 아니라 그 주변에도 증상이 번진다.
(3) 그 화장품을 바르지 않아도 증상이 오래도록 지속된다.
(해당 사항 3개 이상이면 알레르기성 접촉 피부염)

18.2 화장독 치료법

1) 얼음물로 냉찜질

단지 붉고 따가운 증상만 나타나는 경우엔 화장품 사용을 줄이고, 얼음물이나 차게 한 오이 등으로 냉찜질을 해주면 증상을 완화시킬 수 있다. 냉찜질 후에는 예전부터 사용하던 크림류의 화장품을 발라준다.

2) 다른 화장품과 희석해서 사용

화장품 사용 후 즉시 빨갛게 부어오르거나 따끔거리는 자극 반응이 화장독일 경우 화장품의 양을 줄이거나 다른 화장품과 섞어 그 농도를 묽게 해서 사용하는 것이 방법이다. 하지만 그 증상이 계속된다면 자극 반응이라기보다는 알레르기성 반응일 경우가 크므로 피부과의 진료를 받도록 한다.

3) 병원에서 첩포검사

단순한 자극 반응이 아닌 알레르기 자극으로 인한 트러블일 경우에는 소량을 사용하더라도 재발하기 때문에 사용을 중단하는 것이 가장 안전하나, 해당 알레르기 물질을 찾아내어 근본적인 원인을 제거할 수 있는 첩포검사를 통해 그 물질이 들어 있지 않은 화장품을 골라서 사용하는 것이 가장 근본적인 해결책이다.

18.3 화장독 예방하는 습관

1) 화장품 선택에 깐깐해지자

화장품 뒷면에 표시되어 있는 구성 성분을 반드시 확인해야 된다. 특히 수입 브랜드 화장품일 경우 수입 유통경로와 제조 년 월일, 유통기한까지도 꼼꼼하게 확인해보는 자세가 필요하다.

2) 피부에 물리적인 자극을 줄이자

사우나를 즐기며 때를 밀거나, 세수할 때마다 얼굴의 각질을 제거한다든지, 일주일에 몇 번씩 디프 클렌징 팩을 한다든지 하는 습관은 금물이다. 민감한 피부는 이런 자극을 받으면 바로 피부염으로 발전한다.

3) 새 화장품 쓰기 전 테스트

얼굴에 바로 바르기 전에 팔 안쪽에 하루 2번씩 소량을 바른다. 일주일 정도 바르고도 붉어지거나 가려움증이 없을 때 얼굴에 바르는 것이 좋다.

19. 기 미

표피의 맨 밑의 층에는 멜라노사이트(melanocyte)라고 말하는 색소생성 세포가 있다. 멜라닌 생성세포는 멜라닌 생성자극 호르몬이나 자외선과 같은 외부 환경요인에 의해 자극을 받으면 멜라닌 색소를 왕성하게 생성하고, 주위의 세포로 이동하여 표피에 분포하게 되며, 이는 피부색이나 여름철 선탠닝에 의한 피부색 변화의 원인이다. 물론 이때 생성된 멜라닌 색소는 표피의 turn-over에 의해 각질 박리 시 같이 제거되어 겨울철에 본래의 피부색으로 돌아오게 되는데, 이러한 피부의 신진대사가 원활하지 못해 부분적으로 과잉 생성되거나 표피에 잔존하여 색소 반점의 형태로 나타나는 것이 기미이다.

기미는 피부와 경계가 불규칙하고 색도 똑같지 않다. 기미는 서서히 발생하고, 보통 좌우 대칭으로 나타나며, 남자에서도 생기지만 여성에게도 많이 발생한다. 호르몬과 관계가 있음으로 사춘기 이전이나 폐경기 이후에는 생기지 않으며, 깊은 곳에 넓게 생기기 때문에 한번 발생하면 꾸준히 치료하지 않는 한 완전한 제거가 어렵다. 기미가 나타나는 부위는 주로 태양 광선의 노출이 잦은 얼굴, 그 중에서도 광대뼈가 튀어나온 부위인 뺨이나 이마, 윗입술 근처 부위에 잘 생긴다.

19.1 기미의 특징

기미는 체질적인 요인, 호르몬 자극, 자외선과 같은 여러 원인에 의해 불규칙한 모양, 다양한 크기로 나타나는 갈색 반점이다. 피부에 멜라닌 색소가 과다하게 침착되어 생기는 여자들의 기미는 좌우 대칭으로 나타나는 특징이 있다. 보통 20대 이후에 나타나 30, 40대 중년 여성에게서 흔하게 볼 수 있는 증상이다.

자외선 노출이 많은 뺨과 이마, 눈 밑 등에 멜라닌 색소가 집중적으로 착색된다. 이러한 기미를 방치하면 얼굴 전체로 번지기 때문에 초기에 치료하는 것이 중요하며, 치료는 일회성이 아니라 2~3개월 이상 꾸준히 지속해야 좋은 효과를 얻을 수 있다.

19.2 기미의 유형

색소가 얕게 깔린 표피형, 깊은 곳에까지 퍼져 있는 진피형, 표피와 진피 모두에 있는 혼합형으로 구분할 수 있다. 불행히도 우리나라 사람을 포함한 동양인에게는 진피형과 혼합형이 많다. 표피와 달리 진피까지에는 약의 침투가 충분히 깊게 되지 않기 때문에 진피형이나 혼합형 기미는 난치성 질환에 속한다.

19.3 기미의 종류

1) 처녀성 기미

주로 14~25세의 미혼여성에게 발생하고, 주로 위쪽 입술 주위에 발생한다.

2) 임신성 기미

임신하면 발생하고, 출산 후 2~3개월 후 소실된다.

3) 안검 기미

여성의 눈 주위에 안검이 흑색으로 변하거나 검게 흑반을 나타낸다. 20대에 발생하고, 생리 전후, 과로 등으로 악화된다.

4) 자궁성 기미

생식기 장애로 발생한다.

5) 악액성 기미

위장, 간장 질환, 결핵, 암이 있을 때 발생한다.

6) 외상성 기미

절상, 벗겨진 상처의 처치불량으로 발생한다.

19.4 기미의 원인

기미의 원인은 아직 정확하게 알 수는 없다. 그러나 노출의 계절인 봄과 여름철에 주로 발생하고 임신, 경구 피임약을 복용한 여성에게 많다는 사실로 미루어 햇볕의 자외선과 여성 호르몬이 기미에 관여하는 것으로 추정된다. 특히 피임약을 1~20개월 장기 복용하면 대부분 기미가 나타나며, 기미 발생과 지속기간은 피임약의 사용량과 기간에 비례한다는 연구 결과가 있다.

이는 피임약의 에스트로겐이 멜라닌 색소 세포를 자극하고, 프로게스테론은 색소침착을 확대시키기 때문이다. 이밖에도 간 기능 장애와 위장질환, 스트레스, 수면부족 등도 기미를 악화시키는 원인이 되므로 충분한 휴식과 영양섭취 등 평소의 건강 유지가 기미를 예방하는 비결이다.

(1) 자외선
(2) 호르몬제나 경구피임약 복용, 임신
(3) 스트레스
(4) 화장품이나 잘못된 외용약품 사용
(5) 간 기능 장애
(6) 과도한 피지
(7) 유전적 요인 등의 주원인에 의해 기미가 발생한다.

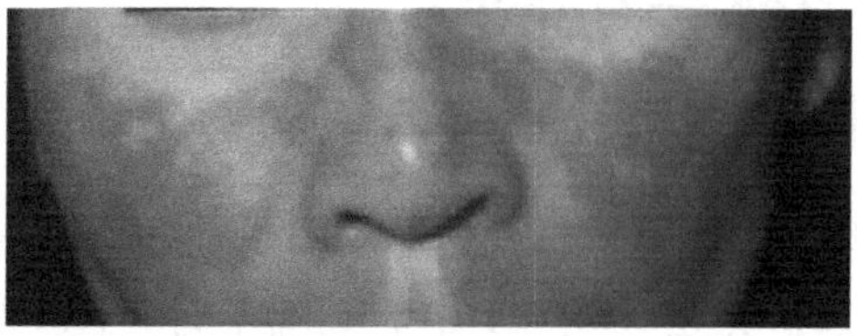

얼굴의 기미

19.5 기미의 치료

기미는 색소질환이기 때문에 멜라닌 색소가 피부의 어느 층까지 침착되었느냐에 따라 치료에 큰 차이를 보이게 된다. 기미 치료는 크게 피부 외용연고제와 피부 탈피술, 레이저 치료법의 3가지이다.

기미에 사용되는 외용연고는 피부에 표백 효과를 나타내는 하이드로퀴논 제제, 피부 각질을 용해시켜 기미를 완화시키는 비타민 A 유도체(레티놀) 등이 있다. 그러나 이 같은 연고제로 근본적인 치료는 어려워 보조요법으로 쓰인다. 현재 보편적으로 시술되고 있는 기미 치료법으로는 피부 탈피술과 레이저 요법을 들 수 있다.

1) 탈피술

화학약품이나 기구를 이용해 얼굴 피부의 표피부분을 한 꺼풀 벗겨내는 것이다. 따라서 약물의 농도가 높을수록 효과는 좋을 수 있지만 그만큼 피부 손상이라는 위험이 따르게 된다. 특히 개인의 체질에 따라 색소침착이나 화학물질에 대한 과민반응이 나타날 수 있으므로 전문적인 시술과 경험이 요구된다.

2) 레이저 치료

다양하고 적극적인 치료법으로 사랑받고 있다. 그러나 레이저 기기 모두가 기미 치료에 사용되는 것은 아니다. 자칫하면 시술 후 피부가 더 검게 되는 경우가 있기 때문이다. 따라서 레이저 기기의 선택이 중요한데, 주로 사용되는 기기는 치료자의 경험에 따라 효과가 다르기 때문에 반드시 충분한 상담을 거쳐 치료방법을 선택해야 한다. 기미를 치료하는 데는 무엇보다도 자외선을 차단하는 것과 색소침착을 제거하는 약제, 그리고 새로운 치료방법인 이온영동요법이 가장 중요하다.

치료과정은 상황에 맞춘 단계적 치료계획을 세워 꾸준히 치료하는 것이 효과적이며, 치료방법 한 가지를 단독으로 사용하기보다는 여러 가지 방법을 상황에 따라 적절히 이용한다.

19.6 기미 치료를 위한 숙지사항

1) 기미는 쉽게 없어지지 않는다

기미를 치료하기 위해서는 먼저 단기간에 기미를 없애겠다는 생각을 버리고 꾸준히 노력하는 것이 무엇보다 중요하다. 기미가 언제부터 어떻게 생기기 시작했는지 또는 기미가 왜 심해졌는지를 자세히 관찰하여 원인을 찾아볼 필요가 있다. 원인을 알면 그만큼 치료도 쉽기 때문이다. 인체 내부에 기능장애가 있다면 내적인 치료와 외적인 치료가 병행되어야 할 것이다.

2) 색소침착이 깊을수록 치료효과도 늦어진다

기미를 치료하는 데 있어 또 한 가지 염두에 두어야 할 것은 기미의 원인과 상태에 따라 치료 기간과 효과도 각기 다르다는 사실이다. 기미는 색소침착의 상태에 따라 피부 표면의 표피에 침착되는 표피형 기미, 진피까지 깊숙이 침착되는 진피형 기미, 표피와 진피에 침착되는 혼혈형 기미로 분류하기도 하는데, 표피에 엷게 낀 기미는 어렵지 않게 치료할 수 있으나 색소가 깊이 침착될수록 치료 기간도 오래 걸리고, 치료 효과도 빨리 나타나지 않는다.

19.7 기미 관리 7계명

1) 자외선을 조심하라

기미의 원인은 햇빛 중의 자외선으로, 외출 시에는 SPF(햇빛 차단지수)가 높은 햇빛 차단제를 바르고 그 위에 진한 화장을 하며, 창이 넓은 모자나 양산을 쓴다.

2) 피임제 복용을 중단하라

임신과 마찬가지로 피임약 복용 시에도 여성 호르몬인 에스트로겐이 체내에 많아져 기미가 악화된다.

3) 스트레스를 피하라

잠을 잘 못자거나 스트레스, 과로 등이 쌓이면 멜라닌 색소를 자극하는 호르몬이 분비되어 기미가 심해지므로 충분한 휴식을 취한다.

4) 피부의 만성적인 자극이나 피부염을 피하라

자신에게 맞지 않는 화장품 사용으로 피부에 만성 습진이 생기면 기미뿐만 아니라 잡티도 생기므로 초기에 치료를 받아야 한다.

5) 약을 남용하지 마라

몸의 다른 질환을 치료하기 위하여 먹는 약이나 피부 연고제, 심지어는 기미에 바르는 약에 의해서도 기미가 악화되므로 약을 사용할 때는 전문의와 상담하는 것이 중요하다.

6) 유해 전자파에 노출을 피하라

컴퓨터가 보편화되면서 단말기 앞에서 유해전자파에 장기간 노출된 여직원들에게 기미가 나타나는 현상이 증가하고 있다.

7) 비타민 C를 섭취하거나 바르라

비타민 C는 미백효과뿐만 아니라 잔주름을 예방하므로 비타민 C가 많이 포함된 녹황색 채소나 과일을 많이 섭취하고 뜨거운 타월 찜질로 모공을 넓힌 후 오이, 사과, 키위, 오렌지 등 천연과일이나 채소를 이용해 팩을 한다.

20. 주근깨

주로 피부가 흰 어린아이나 여성들의 얼굴 피부에 다갈색의 깨알 같은 색소가 침착된 것으로, 참새 알이나 종달새 알의 껍질 색깔이 같다고 해서 작란반이라고도 한다. 직경 5 mm 이하의 암갈색이나 암적색 반점들이 들깨를 뿌린 듯 얼굴에 박혀 있는 주근깨는 불행하게도 집안 내력과 밀접한 관계가 있다. 다시 말해 유전적 소인이 있기 때문에 주근깨가 있는 가족들에게 잘 생긴다는 뜻이다.

특히 서양의 백인들같이 흰색 피부일수록 많은 것이 특징이고, 자외선에 노출되면 그 수도 늘어나며 심해지는 경향이 있다. 서양인만큼 많지는 않지만 흰 피부를 가진 우리나라 여성 중에도 주근깨가 있는 사람이 의외로 많다.

주근깨에 대한 문화적 시각에는 큰 차이가 있어 서양에서는 대수롭지 않은 주근깨가 우리나라에서는 어린이들의 놀림감이 되기도 한다. 하얗고 맑은 피부를 선호하는 요즘 주근깨와 잡티는 맑은 피부의 천적일 수 있다. 주근깨는 뺨 부위에 대개 분포하는데, 그 이유는 뺨 부위의 색소 세포가 다른 부분의 색소 세포보다 훨씬 예민하기 때문이다. 주근깨는 피부 층에서 가장 위쪽에 위치함으로 치료만 받는다면 맑고 깨끗한 피부가 될 수 있다.

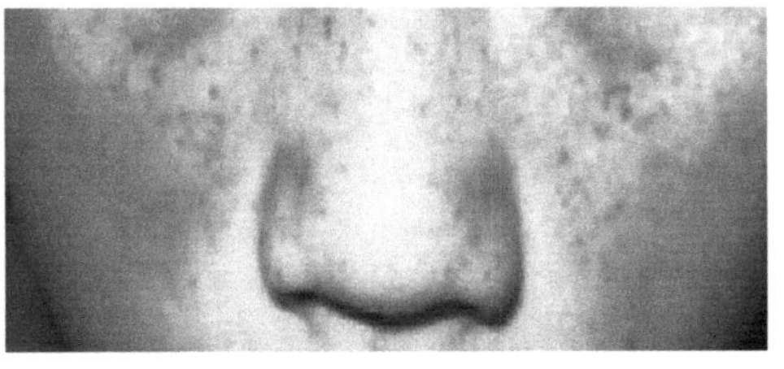

얼굴의 주근깨

20.1 주근깨의 원인

1) 유전적 원인

10대의 사춘기 소녀나 20대 젊은 여성에게 비교적 많이 나타나는 주근깨는 색소성 피부질환으로 유전적 요소가 강하다. 태어날 때부터 주근깨가 생기는 유전자를 가지고 나왔기 때문이다. 대개 3세 이전부터 생기기 시작하여 사춘기 이후가 되면서 본격적으로 나타나기 시작한다. 대부분 주근깨로 고민하고 있는 사람들은 부모나 형제, 가까운 친인척 중에 주근깨가 있는 것을 볼 수 있는데, 이것은 주근깨가 상염색체 우성 형태로 유전되기 때문이다. 때문에 유전적 소인이 많은 사람이 햇빛에 심하게 노출이 되면 주근깨의 증상이 현저해질 수 있으므로 더욱 조심을 해야 한다.

2) 환경적 원인

자외선은 주근깨를 증가시키는 가장 큰 원인이다. 햇빛에 오랜 시간 노출이 되면 우리의 피부에는 자외선의 작용을 방어하려는 기전이 발동하여 멜라닌 색소 세포가 증가를 하면서 활동이 왕성해진다. 나중에 이 색소 형성세포가 피부에 색소침착을 일으키면 바로 주근깨나 기미 같은 피부질환의 원인이 되는 것이다.

햇빛 속에는 여러 가지 파장의 빛이 섞여 있는데, 그 가운데 특히 90~400 nm 파장의 자외선이 피부의 멜라닌 세포를 자극하여 주근깨를 악화시킨다. 또 겨울보다 봄에 더 심해지는 느낌이 드는 것은 봄철이 되면 햇빛 속의 자외선 양이 급격히 증가하고 주근깨는 자외선을 쬐면 색이 짙어지기 때문이다.

20.2 주근깨의 증상

크기는 지름이 수 mm 정도이며, 빛깔은 연한 다갈색에서부터 갈색이며, 여러 가지 모양을 하고 있다. 직경 5 mm 이하의 갈색 점이나 암적색 반점이 깨알처럼 얼굴에 나타나는 것이 주근깨이다. 불규칙한 모양을 형성하며 하나 혹은 여럿이 뭉쳐 콧등, 양 볼, 이마, 눈 주위 등의 노출부위에 주로 생긴다. 색소반의 빛깔이며, 모양이 참새알의 겉껍질에 있는 무늬와 비슷하게 생겼기 때문에 작란반이라고 부르기도 하는데, 증세가 비슷한 병이 몇 가지가 있다.

기미와 함께 대표적인 색소성 피부질환의 양대 산맥을 형성하는 주근깨는 자외선의 영향을 크게 받는다. 햇빛에 예민하여 강한 자외선을 받으면 더욱 진해지는 성질이 있어, 자외선 양이 적은 겨울에는 선명하게 보이지 않지만 봄에서 여름, 가을까지는 색소가 짙어져 환부가 두드러져 보이는 것이 특징이다. 주근깨는 우성 유전되는 것이므로 부모 가운데 어느 한 쪽이 있으면 아이에게도 생긴다. 유아 때보다는 7세 이후에 나타나는 것이 일반적이다.

사춘기 무렵부터 나타나기 시작하여, 봄과 여름에 걸쳐서 햇볕에 쬐는 시간이 긴 계절이 되면 빛깔이 짙어져서 더욱 두드러져 보이게 된다. 주근깨는 악성으로 번지거나 아프고 가렵지는 않지만, 피부가 지저분해 외관상 타인에게 혐오감을 주어 열등감의 원천으로 작용할 수 있다. 생명에는 지장이 없다고 방치해 두었다가는 가랑비에 옷 젖는 줄 모른다는 식으로 피부미용을 해치게 된다.

20.3 주근깨의 치료방법

유전적으로 타고난 주근깨를 예방할 수는 없다. 그러나 햇볕과 관계된 주근깨를 더 이상 악화되지 않도록 하는 것은 본인의 노력에 달려 있다. 주근깨 치료는 기미와 마찬가지로 화학 탈피술, 전기 소작법, 냉동치료법, 레이저 치료법 등이 이용되는데, 레이저와 화학적 탈피술을 제외한 다른 치료법은 정상 조직까지 손상을 입힐 수 있다는 문제가 있다. 그러나 일단 없어진 주근깨 중 일부는 다시 나타날 수 있고, 다른 곳에 발생할 수 있으므로 자외선에 대한 각별한 유의가 있어야 하겠다.

1) 레이저 치료

멜라닌 색소만을 선택적으로 파괴하는 파장의 빛을 가진 큐스위치 레이저로 치료할 수 있다. 짙은 주근깨라도 1회 치료로 80%가량 옅어질 정도로 치료효과가 탁월하다. 바르는 마취약을 바르고 1시간 정도 기다린 후 레이저 시술을 하며, 시술은 10분 정도 걸린다. 부작용도 적어 안전하게 시술할 수 있으며, 가장 쉽고 가장 좋은 결과를 얻을 수 있다는 게 장점이다.

2) 박피술

화학박피, 스케일링 등이 있으며, 색소세포를 괴사시켜 피부에서 탈락되도록 하는 방법이다. 따로 마취를 하지 않고 통증이 없이 간편하게 시술할 수 있다. 또 시술 후 바로 화장을 할 수 있으며, 스케일링에 의한 방법은 레이저 수술에 비해 효과가 떨어지기는 하지만 사회생활에 전혀 지장이 없다는 것이 좋은 점이다.

20.4 주근깨의 예방법

피부에 직사광선을 받지 않도록 하는 일이 중요하다. 살결에 맞는 파운데이션을 바르고 자외선으로부터 피부를 보호하는 것도 한 가지 방법이다. 자외선이 강한 바다나 산에 갈 때에는 자외선 차단 크림이나 로션을 바르고 나서 메이크업을 하면 주근깨의 빛깔이 짙어지는 것을 예방할 수 있다. 다만 햇볕에 타는 것을 막는 효과는 2～3시간 정도밖에 지속되지 않으므로 가끔 다시 발라줘야 한다.

크림이나 로션에 부작용을 입는 일이 있다. 바른 다음 피부가 가렵거나 쓰릴 때는 곧 씻어내도록 한다. 양산이나 모자로 햇빛을 가리는 것도 빛깔이 짙어지는 것을 막는 효과가 있다.

20.5 주근깨의 시술 후 주의사항

(1) 시술 당일부터 세안이 가능하지만 며칠 동안은 물이 안 닿는 것이 더 좋다.

세안을 꼭 해야 된다면 조심스럽게 세안 후 물기를 마른 타월로 눌러서 닦고 병원에서 처방한 연고를 바른다. 딱지가 앉으면 화장도 가능하나 시술 부위에 화장품이 닿으면 염증 등 부작용이 생길 수 있으므로 시술부위는 되도록 피하면서 화장을 한다.

(2) 가라앉은 딱지는 빠르면 7～8일, 늦으면 10～12일 정도에 떨어진다.

떨어진 피부색이 보통 하얀색을 띠나, 일찍 서둘러 딱지를 잡아떼면 붉은색을 뗄수 있다. 이러한 경우에는 색소침착이 올 가능성이 높아지므로 일부러 잡아 뜯지 않도록 한다. 딱지가 떨어지면 자외선에 민감한 상태이기 때문에 자외선 차단제를 사용해야 하며, 시술 후 색소침착이 올 수 있으므로 일정기간 색소침착 예방 연고를 바르는 것 잊으면 안 된다. 피부색이 검은 분들은 딱지가 떨어지면 색소침착이 올 가능성이 높기 때문에 바이탈이온트나 이온자임을 주기적으로 받으면 더 좋은 치료결과를 얻을 수 있다.

(3) 자외선 노출을 피한다.

피부과 레이저 시술 후에 자외선의 영향을 가장 많이 받는 질환이 기미와 주근깨다. 기미, 주근깨의 악화를 방지하기 위해서는 과도한 자외선 노출은 가급적 피한다. 그리고 딱지가 떨어지고 나서는 자외선 차단제를 꼭 바르도록 한다. 자외선 차단제는 외출 30분 전에 노출부위에 골고루 발라주고, 장시간 노출 시에는 23시간마다 반복해 바르는 것이 보다 효과적이다.

(4) 인공선탠은 삼가하고 자외선은 물론 미용적인 효과를 위한 인위적인 선탠도 피한다.

인공적으로 피부를 태우는 등의 행위는 기미, 주근깨 발생을 악화시킬 수 있다.

(5) 미백연고를 바른다.

시술 후에 일시적으로 색소침착이 올 수 있으므로 미백 연고를 꾸준히 바르는 것이 좋다.

21. 점

점은 피부의 일부분에 주로 빛깔이나 모양에 이상이 생기는 형태 이상을 말한다. 출생할 때부터 있는 경우도 있는가 하면 출생 후의 여러 시기에 발생하며, 일정한 크기까지 서서히 자라는 경우도 있다. 경우에 따라선 자연히 사라져 버리는 점도 있다. 점은 크게 두 가지로 구별하여 정의 할 수 있다.

첫 번째는 좁은 의미의 점을 의미하는 것으로 우리가 흔히 볼 수 있는 얼굴의 점을 예로 들 수 있다. 즉, 점 세포가 피부의 표피 또는 진피에 증식되어 발생하는 색소성 점을 말하며, 대부분의 점은 여기에 속한다.

두 번째는 보다 넓은 의미의 점을 일컫는 것으로 선천적 발육 이상이나 기형으로 발생하는 비정상적인 점을 통틀어 말할 때이다. 여기에는 푸른 점(오타모반)과 붉은 점(혈관종) 등을 대표적으로 들 수 있다.

점은 미용상의 문제 이외에도 의학적인 의미를 나타낼 때도 있다. 즉, 점이 갑자기 커진다든지 점의 색깔이 변할 때 또 점이 있는 부위에서 피가 나거나 궤양이 발생할 때, 가렵거나 통증이 있을 때, 염증이 발생할 때 등의 증상이 있게 되면 피부암으로 변화하는 초기 증상이 될 수도 있으므로 주의를 요한다.

21.1 점이 생기는 원인

점이 생기는 원인이나 발병기전에 대해서는 색소형성 세포인 멜라닌 세포의 발생학적 이상으로 생긴다는 설과 유전적인 요소가 있어 생긴다는 설이 있다. 그러나 아직 그 원인이 정확하게 밝혀지지 않은 부분이 많다.

21.2 점의 종류

1) 흑 자

가장 흔히 볼 수 있는 보통 점이다. 좁쌀알에서 쌀알 크기의 검은 점으로 별로 튀어나오지도 않았고, 말썽도 없이 존재하는 보통 점이다. 전기 조작법이나 레이저 치료로 쉽게 떼어버릴 수 있지만, 비 의료인에 의해 부적절한 방법으로 시술받거나 2차 세균감염이 생기면 흉터가 생길 수도 있다.

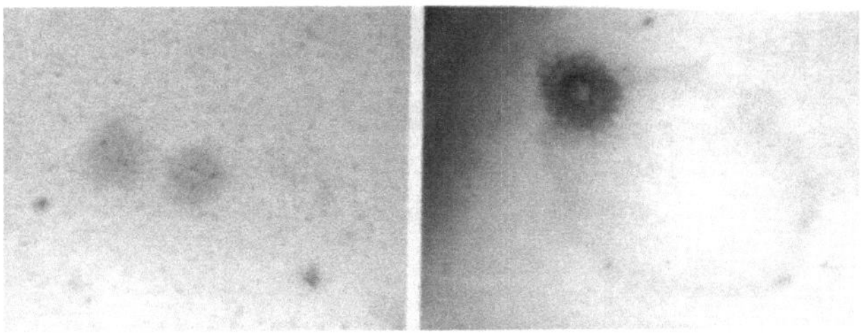

반점 반

반점과 반

2) 색소모반

이것은 표피 세포 층과 진피 세포층의 경계부위에 위치하여 그 깊이에 따라 세 등급 순으로 깊어진다. 깊어질수록 점이 피부 표면 위로 튀어 오르고 크기도 커지는 경향이 있다. 그래서 점이 피부 위에 솟아올랐다든지 크기가 커질수록 떼어내기가 어려워진다. 특히 거기에 털이라도 나 있으면 진피 중간층까지 깊이 박혀 있는 것으로 봐야 하기 때문에 치료는 전기 소작법 만으로는 안 되고 점의 깊이에 따라 그에 맞는 레이저 치료로 효과적으로 제거할 수 있다.

3) 청색모반

푸른 점으로 피부 깊은 곳에 색소가 생긴 것이다. 이것 역시 레이저로 치료하나, 청색모반이 넓고 깊은 경우 흉터를 막기 위해 2~3회로 나누어 치료한다.

21.3 점의 치료법

점을 제거하는 방법은 여러 가지가 있다. 강산이나 부식작용이 있는 화학물질과 전기 소작술, 그리고 최근 들어 크게 각광받고 있는 주변 조직에 전혀 손상을 주지 않는 레이저를 이용하여 점을 제거하는 것이 가장 좋은 방법이다. 대부분의 경우 한 번의 시술로 점을 제거할 수 있지만 점이 크거나 그 뿌리가 깊을 때는 한 달 간격으로 두세 번 시술해야 할 때도 있다. 너무 크고 깊은 점을 한 번에 무리하게 제거하려다 보면 자칫 보기 싫은 흉터를 남길 수 있기 때문이다.

일단 점을 제거한 후에는 환부에 며칠간 물이 닿지 않게 조심하며 강한 햇볕이나 뜨거운 열기를 피해야 한다. 그렇지 않으면 환부의 색깔이 꺼멓게 변색될 수 있으므로 주의해야 한다.

21.4 점 뺀 후 관리

(1) 점 뺀 부위는 물을 3~4일 정도 피한다.
(2) 여성인 경우 화장도 3~4일 정도 피한다.
(3) 연고는 하루 2번 아침, 저녁으로 바른다.
(4) 심하게 붉어지거나 진물이 흐르는 경우 내원하여 진료를 받는다.
(5) 딱지가 생기면 스스로 떨어지게 두어야 한다. 손으로 무리하게 떼어내는 것은 금물이며, 딱지가 떨어지고 난 후 자외선 차단제를 꼼꼼히 바른다.
(6) 만약 재발하였을 경우 2개월 정도 후에 다시 내원해야 한다.

22. 오타모반

일본의 의사 오타씨가 처음 발견했다 하여 붙여진 이름인 오타모반은 멜라닌 세포가 진피 내에 비정상적으로 위치하면서 갈색 또는 흑청색의 반점이 주로 한쪽 눈 주위, 관자놀이, 이마, 코에 나타나는 점의 일종이다.

청갈색의 얼굴 반점이 한쪽 눈 주위나 이마, 코에 나타나서 점점 진해지며, 저절로 없어지는 경우는 없다. 흔히 출생 시부터 존재하는 선천성 오타모반과 출생 이후에도 생기는 후천성 오타모반으로 나뉘며 한국, 일본 등 동양인 여성에게 많이 나타난다. 한국, 일본 등 동양인 여성에게 많이 발생되며, 백인과 흑인에게는 매우 드문 질환이다. 태어날 때부터 존재하기도 하고, 소아기에 나타나 사춘기를 거치면서 색이 점점 짙어진다. 점 중에서 피부의 가장 깊은 층에 색소가 존재하는 반점으로 저절로 좋아지지 않고 반점이 일생동안 지속된다.

22.1 오타모반의 발생 원인

원인은 정확하게 밝혀지지 않았으나 선천적인 요인으로 생각되고 있다.

22.2 오타모반의 증상

증상은 경계가 뚜렷하지 않은 갈청색 또는 암갈색조의 색소성 반점으로 나타난다. 주로 한쪽 암검부, 광대뼈, 위턱 부위에 생기는 일이 많다. 작게는 주근깨 정도의 크기에서부터 심하면 한쪽 얼굴이 모두 검푸른 반점으로 덮이는 경우도 있다. 검사를 하면 안구 결막, 코 점막, 입천장, 고막에도 청색의 모반이 나타나는 경우도 있다.

22.3 오타모반의 치료 횟수 및 치료 간격

멜라닌 세포가 피부 깊숙한 곳까지 있기 때문에 한 번의 치료로는 모든 멜라닌 세포를 없앨 수 없다. 때문에 2달 간격으로 최소한 2～3회 정도를 치료를 받아야 색이 옅어지는 것을 느낄 수 있다.

22.4 오타모반의 치료법

드라이아이스를 이용한 냉동요법, 피부이식술, 레이저요법 등으로 치료한다. 이 중 최근 들어 가장 각광받고 있는 치료법은 큐-스위치 레이저를 이용한 치료법이다. 레이저를 이용하여 오타모반을 없애려고 할 때는 보통 3～10회 정도 시술해야 한다. 매번 시술 후에는 약 7일간 환부를 거즈로 가려주어 자외선을 차단하도록 한다.

이 시술은 대개 1～2개월 간격으로 이뤄진다. 최근에는 이처럼 치료기간이 길어지는 것을 최소화하고, 치료 횟수도 줄이기 위하여 여러 가지 파장을 가진 레이저(큐-스위치 레이저)를 병행하는 병행요법을 사용한다. 레이저 시술로 완치가 가능하다. 오타모반의 치료 원리는 색소세포가 크게 뭉쳐 있는 것이기 때문에 레이저로 이 큰 색소세포를 잘게 부숴주면 다른 일반 세포들이 잘게 부서진 색소세포들을 잡아먹어 서서히 점이 사라지게 되는 것이다. 따라서 4달에 한 번씩 2～3회 정도 시술한다.

22.5 오타모반의 치료 후 주의사항

오타씨 모반은 피부의 깊은 곳에 분포하는 점이므로 깊은 부분까지 레이저 치료를 받는 것이기 때문에 약간의 출혈이 있고, 치료 부위가 며칠간 부어있게 된다. 따라서 치료 부위에서 진물이 나오는 것을 흡수하는 거즈를 며칠간 붙이는 것이 필요하며, 집에서 이것을 함부로 떼지 말고 물이 닿지 않도록 한다. 치료 후에는 거즈를 갈아붙이고, 치료 경과를 확인하는 과정이 필요하므로 치료 후 진료 예약 날짜에 반드시 내원한다. 만일 치료 부위가 가렵거나 거북하더라도 긁지 말고 물기를 없앤 찬 수건으로 거즈를 덮은 환부 위에 가볍게 잠깐씩 올려놓으면 가려움증이 가라앉는다.

상처가 잘 아물어 가서 거즈를 더 이상 붙이지 않고 연고 및 자외선 차단제 등을 사용하게 되는 시기에는 자연히 딱지가 떨어질 때까지 손으로 딱지를 떼지 않도록 해야 한다. 딱지가 떨어진 부위는 당분간 불그스레한 자국이 지속되지만 서서히 사라지게 된다. 보통 6~7일 이후에는 세안을 해도 되며, 적절한 자외선 차단제는 매일 지속적으로 바르는 것이 좋다. 자외선 차단제는 메이크업 베이스로도 사용할 수 있어 화장을 할 때 더 편리하다. 오타씨 모반은 보통 첫 번째 치료 후 두 달이 지난 후에야 치료가 가능하며, 치료 횟수는 증상의 정도에 따라 다르지만 대개 5회 이상의 치료가 필요하다.

23. 검버섯

검버섯은 노인점이라고도 하며, 나이가 들어감에 따라 주로 햇볕에 노출된 부위에 생기게 된다. 일명 저승점이라고 하는 검버섯은 의학용어로 노인성 색소반, 지루성 각화증이라 한다. 20, 30대에도 간혹 나타나기는 하나, 주로 40대 이후부터 나타나기 시작하여 50세 이후의 중・노년층에서 흔히 볼 수 있는 피부 질환으로 피지선이 많은 얼굴 부위에 많이 생기고, 팔 다리에도 생길 수 있다.

피부노화와 유전적인 경향, 자외선 등으로 인해 발생하며, 모양은 약간 튀어나온 원형 모양으로 피부와의 경계가 분명해 구별되며, 색은 연한 갈색이나 검은색이고, 크기는 보통 지름 3 cm 안팎이다.

23.1 검버섯의 원인

남녀 누구에게나 생기며, 유전적인 경향이 있으나 검버섯은 자외선의 의한 일종의 노화현상으로 생각되고 있다.

23.2 검버섯의 치료방법

1) 냉동치료

영하 196℃ 되는 액체질소를 병변부위에 분사시켜 검버섯을 제거하는 것으로, 치료 시 통증이 약간 있으나 치료 후 일상생활에 불편이 없는 장점이 있다. 치료 후에는 햇빛에 신경을 써야 한다.

2) 레이저 치료

어븀 야그 레이저로 검버섯이 있는 부분을 깎아내는 것으로 시술 후 3일 정도 세안이 불가능하고, 최소한 일주일 동안은 햇빛을 조심해야 한다. 그 후에는 자외선 차단 크림을 지속적으로 사용해야 한다.

3) 화학박피

화학약물을 이용하여 검버섯이 있는 부위에 바르게 되면 딱지가 생기고, 이 딱지는 치료 후 10일 전후에 제거된다. 치료 후 자외선 차단이 중요하다.

24. 닭 살

닭살은 전문용어로 모공 각화증이라고 하는데 체질적인 현상이다. 어깨와 상지의 굴절 부위 털구멍에 일치하여 회백색의 소구진이 생기는 질환으로 털구멍에 각질이 차서 막고 있고, 이 때문에 털은 각질 내에 박혀있는 모양을 나타내게 된다. 상지 이외에도 얼굴, 몸통, 하지에도 생길 수 있다.

어렸을 때부터 생길 수도 있지만 흔히 사춘기에 잘 발생한다. 비만인 사람이나 아토피 피부염(태열)이 있는 환자, 또는 피부가 건조한 사람에게 많다. 이런 닭살을 없애보려고 때 타월로 벅벅 미는 사람도 있지만 없애는 효과는 전혀 없다.

24.1 닭살의 원인

원인은 유전적인 경향과 호르몬 영향, 건조한 피부와 연관되어 있다.

24.2 닭살의 치료방법

사춘기 이후에는 자연 소실되기도 한다. 치료 보습제의 충분한 도포, 피부 각질제거제, 요소, 연고 등이 사용되며, 최근에는 레티노이드의 국소 도포로 치료하기도 한다. 일체의 자극을 피하고 닭살이 된 부분에 각질 용해제를 사용해 없앨 수 있는데, 치료에 시간이 오래 걸리기 때문에 인내와 끈기가 필요하다.

미세 피부 연마술(크리스탈 필)의 반복 시술로 좋아질 수 있어서 최근에는 레티노이드와 크리스탈 필의 복합치료가 주로 이용되고 있다.

25. 튼 살

임신이나 체중 증가 등으로 피부가 압력을 많이 받아 피부 상층부 조직이 파열해 생기는 흰 줄 무늬를 말한다. 청소년기 체중 증가가 원인일 때는 종아리에, 임신이 원인인 경우에는 아랫배나 허벅지에 세로 줄무늬가 생긴다. 결핵, 당뇨 등 만성 소모성 질환인 경우에는 곳곳에 불규칙적으로 생겨 쉽게 구별된다.

25.1 튼살의 증상

튼살은 처음에는 붉은색을 띠고 경계도 분명하지 않으나 악화할수록 희어지면서 정상 피부와 뚜렷하게 구분된다.

25.2 튼살의 원인

정확한 원인은 알려져 있지 않으나 임신이나 사춘기 때에 갑자기 키가 크거나 살이 찌게 되어서 피부가 늘어나는 기계적인 요인 이외에도 생리적인 이유로 체내에 부신피질호르몬이 증가함에 따라 진피 내 콜라겐 섬유가 파괴되어 발생하는 것으로 생각된다. 이 중 특히 임신 중에 발생하는 경우는 에스트로겐도 관여하는 것으로 추정하고 있다. 또 스테로이드 호르몬제제의 장기복용이나 유전적 요인도 한 몫 하는 것으로 추정하고 있다.

25.3 튼살의 예방

안타깝게도 튼살은 아직까지 확실히 예방할 수 있는 방법이 없다. 튼살의 예방과 치료용으로 시중에 나와 있는 크림이나 오일은 그 효과가 검증되지 않은 상태이며, 피부마사지도 그다지 효과가 없다.

25.4 튼살의 치료

튼살 치료에 있어서 가장 중요한 것이 치료시기의 선택이다. 초기단계에서는 비교적 치료가 잘 되지만, 흰색으로 변해버린 후기단계에서는 초기에 비해 치료가 어려우므로 치료를 빨리 시작하는 것이 중요하다.

1) 초기단계

KTP레이저를 이용하여 튼살 부위의 색조 변화를 유도하고, 비타민 A 유도체인 레티노익산 연고를 발라주면 붉은 색조를 빨리 없애고, 콜라겐 생성을 촉진시켜 비교적 좋은 결과를 얻을 수 있다.

2) 후기단계

어븀 야그 레이저, 크리스탈 필링으로 튼살 부위를 얇게 깎아서 진피의 콜라겐 생성을 촉진시키고 혈관을 증식시켜 새살이 차오르게 하는 치료와 반도체 레이저 치료, 바이브레이션 치료, 고주파 초음파 치료가 있다. 어떤 방법이든 꾸준히 치료해야 효과를 볼 수 있고, 여러 가지 치료를 병행함으로써 더 좋은 효과를 기대할 수 있다.

26. 사마귀

사마귀는 Papilloma 바이러스에 감염되어 생기는 피부질환 중 가장 흔히 볼 수 있는 피부병이다. 사마귀가 생기는 것은 사람에서 사람으로 전염되는 것으로 생각된다. 그런데 저항력의 차이 때문에 저항력이 강한 사람은 전염이 되지 않는다. 따라서 더 중요한 것은 피부가 건강 때는 잘 전염이 되지 않는다는 사실이며, 저항력이 떨어진 경우 생기고 더 번지는 것에 유념해야 한다. 사마귀는 외관상 보기 흉한 것 이외에는 별것이 없지만 손톱이나 뼈를 변형시킬 수도 있고, 발바닥에 생기면 몹시 아프거나 보행 곤란을 일으킬 수도 있다.

26.1 사마귀의 종류

사마귀는 모양과 생기는 부위에 따라 보통 사마귀, 편평 사마귀, 발바닥 사마귀, 곤지름이라고 부르는 첨규 사마귀로 크게 네 종류로 나눌 수 있다.

1) 보통 사마귀

피부에 나타난 사마귀 중 가장 흔하며, 주로 어린이에게 발생한다. 피부색 내지 갈색의 튀어나온 작은 혹 모양으로 나타나며, 표면을 벗기면 반투명 중앙부가 있으며, 작은 흑점들을 볼 수 있고, 더 벗겨내면 점점이 피가 나는 점상출혈을 볼 수 있다.

잘 생기는 부위는 손바닥, 손등, 손가락 등이며, 손톱 주위에도 생길 수 있는데 이를 손톱주위 사마귀라 하며, 이때는 표면이 갈라지고 만지면 아픈 경우가 많으며, 치료기간도 더 오래 걸린다.

2) 편평 사마귀

피부색 또는 갈색을 띠고, 표면이 편평한 1～3 mm 정도로 나타나며, 대개 자각 증상은 없으며, 잘 생기는 부위는 얼굴, 손등, 손목 등이다. 자꾸 만지거나 긁으면 사마귀가 번지는 경우를 흔히 볼 수 있으므로 만지거나 자극을 주지 말아야 하며, 남자의 경우 면도할 때에도 면도칼보다는 전기면도기를 쓰는 것이 좋다. 어른보다도 소아에 잘 생기며, 선천적으로 면역성이 결핍된 소아에서는 전신으로 광범위하게 퍼질 수 있다.

3) 발바닥 사마귀

일반 사마귀와는 달리 체중 때문에 눌려 빙산처럼 거의 피부 표면으로 돌출되지 못하고 깊이 묻혀 있으며, 발바닥의 체중 받는 부위에 주로 발생한다. 부드러운 핵심이 단단한 덩어리로 둘러 싸여 있고, 표면을 벗겨보면 미세한 흑점들이 보인다. 핵심이 체중이나 기타 물질에 의해 자극받으면 피부의 감각신경이 자극받아 심한 통증을 느낄 수도 있으므로 걸을 때 아파서 운동이나 보행에 지장이 생길 수도 있다.

이 사마귀는 굳은살 및 티눈과 흔히 혼동되기 쉬운데 중심부의 부드러운 핵심과 미세한 흑점 등으로 구별할 수 있다. 사마귀 가운데 가장 긴 치료기간이 필요하다.

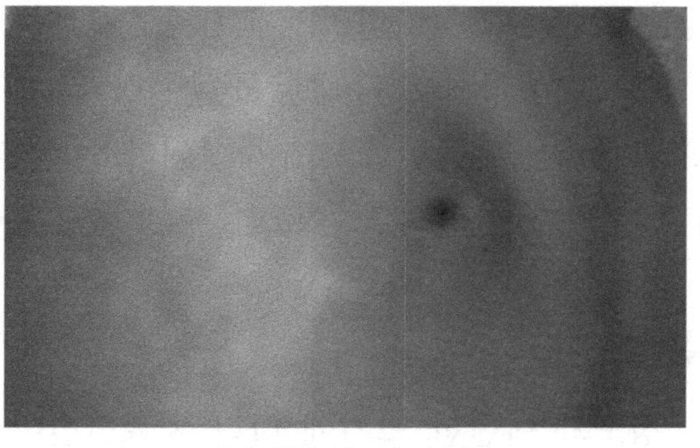

발가락의 사마귀

4) 곤지름(첨규 사마귀)

표면은 습하고 분홍색 내지 적색의 꽃양배추 모양을 형성하며, 성교에 의해서 전염될 수 있다. 주로 성기 또는 항문 주위의 피부나 점막에 발생하며, 병소는 보통 여러 개가 뭉친 형태로 발생하나 하나의 큰 종양을 이루기도 한다.

26.2 사마귀의 치료

사마귀의 치료에는 여러 가지 민간요법이 많으나 이런 치료법은 완전치가 못하므로 피부과에서 치료받는 것이 제일 좋다. 요즘 새롭게 소개되고 있는 치료법은 레이저 치료법으로 강력한 레이저 광선으로 사마귀를 태워 없애는 것이다. 그 외에도 냉동치료, 전기소작법 등도 쓸 수 있다. 얼굴에 생긴 편평 사마귀는 그 수가 너무 많을 때에는 면역치료법을 이용하여 체내의 바이러스에 대한 저항력을 높이는 방법으로 치료할 수도 있다. 그러나 어떠한 치료법으로 사마귀를 완치하더라도 사마귀는 때때로 재발할 수 있다는 것을 명심해야 한다.

27. 비후성 반흔

흉터라고 하면 얼굴이 아니라 몸에 발생된다고 하여도 누구나 신경이 쓰이는 법이다. 흉터에는 크게 비후성 반흔과 켈로이드가 대표적이며, 주로 턱이나 가슴 어깨 부위에 잘 생긴다. 이러한 병변은 진피 내에 섬유성 조직이 과 성장하거나 경화되어 생긴 결절성 종괴이다.

27.1 비후성 반흔이란

피부의 특이체질 반응으로 염증이 오래 지속되거나 예방접종 후 주사 맞은 부분이 부푼다거나 상처를 입었다거나 화상을 입었다거나 수술을 받았거나 했을 때 그 부위에 섬유세포가 비정상적으로 증식되어 딱딱한 군살이 생기는 것을 말한다. 보기에도 안 좋고 약간 가렵기도 해서 매우 불편한 피부증상이다. 섣불리 건드리는 경우 더 커질 수도 있기 때문에 전문의가 판단하여 치료하는 것이 필요하다.

27.2 비후성 반흔의 치료

피부 위로 두꺼워진 정도와 단단함 크기에 따라 치료방법이 다른데 국소 주사방법, 수술, 레이저 등으로 치료할 수 있다. 그리고 붉은 자국은 색소 레이저로 같이 치료하면 더욱 효과적이다.

28. 켈로이드

어깨, 앞가슴 윗부분 등에 흔히 발생하는 켈로이드는 상처 후에 급격한 콜라겐 합성이 일어나면서 피부 육아조직이 표면으로부터 융기되어 나타나는 현상을 말한다. 진피 내 섬유성 조직이 과다 성장하여 결절형태로 튀어나오는 켈로이드의 원인은 아직 확실히 알려지지 않았지만 유전적 요인이 있는 사람에게서 잘 생기는 것으로 알려져 있다. 비후성 반흔은 1년 혹은 몇 년 내에 자연적으로 소실되나 켈로이드는 계속 존재하면서 본래 손상 받은 부위보다 더 넓게 성장한다. 켈로이드는 시간이 지남에 따라 갈색으로 변하고 딱딱해지며, 가려움증 통증이 심하게 된다.

켈로이드는 피부의 절상, 열상, 화상 등과 같은 피부 손상으로 생기며, 가슴부위의 여드름 농포에서 생길 수 있으나 때때로 환자가 피부 손상을 인식하지 못하는 경우도 있는데, 특히 전흉골 켈로이드에서 일어나는 경우가 많다. 가장 많이 발생하는 부위는 가슴 앞, 목, 귀, 사지이고 얼굴이나 점막에도 드물게 발생하므로 귀를 뚫는 경우 염증이 생길 때 귓볼에 켈로이드가 생김으로써 미용적으로 보기 싫은 결과를 초래할 수도 있다. 때때로 가족성으로 켈로이드가 발생하는 경우도 있고, 백인보다 흑인에서 더 흔히 발생하고 크기도 큰 것이 보통이다.

28.1 켈로이드의 치료방법

켈로이드의 발생 원인은 아직 밝혀지지 않았으나 대개는 외상이 직접적인 원인이 되지만 외상을 받을 때마다 생기는 것은 아니며, 생기는 부위에만 발생된다. 반질반질한 표면을 가진 불규칙한 모양의 붉은색 발진 결절 또는 판으로 나타낸다. 제거가 불가능하기 때문에 이산화탄소 레이저와 혈관 레이저 스테로이드 국소 주사요법으로 서서히 소멸시키는 방법으로 켈로이드를 치료할 수 있다.

트리암시놀론 주사를 직접 켈로이드 병변에 1~2주 간격으로 주사하면서 1달 간격으로 혈관 레이저를 시행하는 방법이 효과적이다. 귀 뚫은 뒤에 생긴 볼록한 흉터나 팔 다리 등의 신체 부위에 생긴 켈로이드를 레이저요법과 주사요법으로 상태를 호전시킨 다음에 수술적 요법으로 켈로이드를 제거하는 방법이 있다. 물론 수술적 제거 후에도 예방과 치료목적으로 혈관 레이저와 주사요법을 병행하는 것이 좋다.

29. 모세혈관 확장증

모세혈관 확장증이란 피부가 얇아지고, 실핏줄이 뚜렷하게 보이면서 평소에도 얼굴이 붉게 보이고 쉽게 달아오르는 것이 특징이다. 얼굴의 모세혈관 확장은 주로 코, 콧방울 주위, 뺨의 중간 부위에 흔히 나타난다. 피부의 진피 내에는 수많은 모세혈관, 즉 실핏줄이 있어서 피부에 산소공급을 한다. 이 모세혈관 내의 혈액으로 인해서 피부는 어느 정도 붉은 빛을 띠게 되지만, 보통 정상적인 모세혈관은 눈에 띄지 않는다. 그러나 이러한 모세혈관이 확장되어 가느다랗고 길게 또는 거미줄 모양으로 확장되어 눈에 띄는 경우가 있는데, 이런 경우를 모세혈관 확장증이라고 한다.

모세혈관 확장증은 선천적으로 피부가 약하고 흰 사람에게 나타나는 경우가 있으며, 부신피질 호르몬계를 장기간 먹거나, 얼굴에 피부 외용 연고제를 장기간 바르는 경우가 가장 많다. 또 햇빛, 추위, 고열에 장기간 노출되었거나 임신, 간경화증 등 내부 질환이 있거나 가족력이 있는 경우에도 나타나게 된다. 모세혈관 확장증이 심하면 평소에도 문제지만 자극성 있는 음식을 먹거나 화가 나거나 부끄러울 때 얼굴이 붉게 달아올라 당황하는 경우가 종종 생긴다.

29.1 모세혈관 확장증의 발병원인

모세혈관의 확장을 일으키는 원인은 특별한 한 가지만의 원인으로 나타나는 것은 아니다. 일반적으로 스테로이드 연고를 무분별하게 장기간 얼굴에 발라서 생기는 경우가 가장 많다. 스테로이드 연고를 계속 바르면 피부의 표피가 얇아지면서 진피의 탄력이 떨어져서 모세혈관이 늘어나게 되는 것이다. 이밖에도 오랫동안 여드름이나 알레르기 피부염을 반복하여 앓아온 경우나 화장품, 비누 등 반복되는 자극이나 급격한 온도의 변화 등에 의해서도 발생할 수 있다.

또한 햇빛에 오래 노출되면 혈관 주변의 결체조직과 탄력조직이 손상되면서 이로 인해 혈관 확장은 더욱 악화된다. 나이가 들면서 피부가 노화되어 혈관 벽이 얇아지면서 모세혈관이 늘어나기도 한다. 장기간 햇빛에 노출된 부위나 바람, 열, 한냉에 오랫동안 노출된 후에도 잘 나타난다. 이밖에 얼굴의 모세혈관 확장증은 유전적으로 나타날 수 있으며, 여드름의 한 종류에 속하는 질환인 주사와 함께 나타나기도 한다.

소아나 청소년기에는 대개 이유 없이 나타나며, 성인에게는 임신, 간 질환 때문에 생기는 경우도 있다. 대개 하나가 발생하지만 발생 빈도가 높을 때는 간 질환과 관련 검사를 해야 한다.

29.2 모세혈관 확장증의 증상

현대 여성이라면 누구나 깨끗한 피부를 원하고 가끔 보이는 실핏줄조차도 신경을 쓰게 된다. 양쪽 뺨에 거미줄처럼 드러나는 실핏줄은 원인 불명으로 발생하거나 가족력으로 나타나는 경우도 있지만 부신피질 호르몬 연고를 남용하여 생기기도 한다. 또 과다한 햇빛 노출에 의한 자외선의 피해로 실핏줄이 늘어나기도 한다. 스테로이드 연고는 바를 때에 일시적으로 혈관을 수축시켜 피부가 탄력이 있어 보이지만 오랫동안 사용하면 혈관이 확장되어 탄력을 잃어버려 실핏줄이 발생하기도 한다.

29.3 모세혈관 확장증의 치료방법

실핏줄이 경미하게 있을 경우에는 화장으로 감출 수 있지만 심하게 늘어나 있거나 코 주위에 실핏줄이 있는 경우에는 감추기가 불가능하다. 어떠한 실핏줄이든 색소 레이저로 거의 완쾌가 가능하다. 레이저는 피부를 다치지 않고 혈관만을 열성 분해하기 때문에 흉터가 남지 않는다.

색소 레이저 시술은 수개월 간격으로 1～2회 실시하게 되며, 시술 후에 약 2주간 화장을 삼가고, 환부를 거즈 등으로 보호하는 것이 좋다. 그 이후에는 자외선 차단제를 사용하거나 화장을 두껍게 하여 시술 부위에 색소침착이 되지 않도록 주의해야 한다. 치료 결과가 좋다 해도 가족력으로 발생하거나 안면홍조를 동반한 모세혈관 확장증, 스테로이드 연고의 남용, 잦은 음주, 과다한 자외선 노출 등은 또 다른 실핏줄을 만들어 낼 수 있음을 염두에 두어야 한다.

레이저가 많이 개발되고 보급되기 전에는 전기 소작술이나 혈관 경화술 등의 치료법을 많이 사용했다. 하지만 전기 소작술은 치료 후 흉터나 색소 변화 등이 나타날 수 있는 단점이 있어 아주 국한된 경우에만 사용하여야 하며, 최근에는 거의 이용되지 않고 있다. 혈관 경화술은 고농도의 식염수나 알코올을 혈관에 주입하여 혈관을 제거하는 것인데 굵은 모세혈관 확장증에만 적용할 수 있다. 얼굴의 모세혈관 확장증의 치료에는 널리 쓰이지 않는다.

혈관 레이저는 혈관만 선택적으로 제거하는 혈관 전용 레이저(V-beam)로 시술을 하게 되는데, 이 치료의 장점은 시술 후 표시가 나지 않으며, 시술 다음날부터 바로 세안과 화장을 할 수 있다는 것이다. 4～6주 간격으로 3～4회 정도 치료하면 보기 싫던 실핏줄들이 깨끗하게 사라진다. 한편, 주위 피부도 더불어 투명해지고, 더 깨끗해지는 효과를 얻을 수 있다.

30. 안면홍조

안면 홍조증은 피부 혈관 이상으로 생기는 피부 트러블로서 열에 의해 다른 사람보다 얼굴이 쉽게 붉어지고, 오래 지속되는 경우를 말하며, 모세혈관 확장증과 동반되기도 한다. 홍조라는 것은 단순히 얼굴이 붉어진다는 뜻이지만 의학적인 의미로 안면홍조라고 할 때에는 단순히 얼굴이 붉어지는 상태가 아니라 다른 사람보다 얼굴이 더 쉽게 그리고 더 심하게 빨갛게 되고, 더 오래 지속되는 경우를 말한다.

피부에는 혈관이 있는데, 혈관은 자율신경의 조절을 받아서 늘어나기도 하고 오므라들기도 한다. 예를 들어 부끄러운 일을 당하게 되면 자율신경이 자극을 받아서 혈관을 늘어나게 한다. 혈관이 늘어나게 되면 붉은 피가 많이 흐르기 때문에 피부가 붉어지고, 혈관이 오므라들면 피가 적어지기 때문에 창백해진다.

우리 몸에 있는 피부의 혈관들이 다 늘어나지만 얼굴, 특히 양 볼에는 다른 부위보다 혈관 분포가 더 많고 잘 비춰 보이기 때문에 양 볼이 쉽게 붉어지는 것이다. 이처럼 어떤 자극에 의해서 얼굴이 붉어지는 것을 홍조라고 하며, 다른 사람보다 더 심하게 빨개지고, 빨갛게 된 상태가 오래 가는 경우에 문제가 되는 것이다.

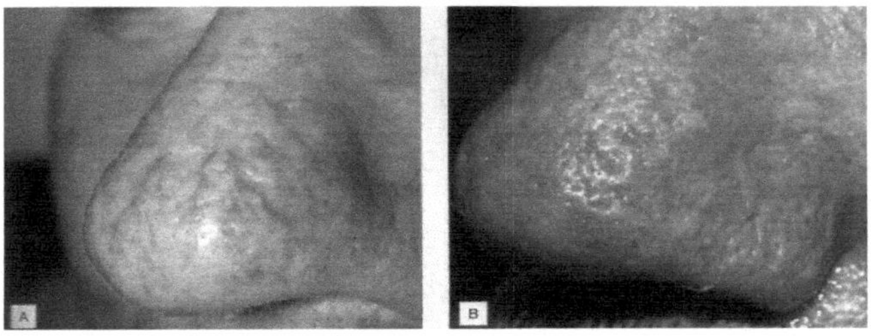

안면홍조 피질 모세혈관 확장증

30.1 안면홍조의 원인

안면홍조는 결국 얼굴에 있는 혈관이 정상인보다 많이 나타나는 것이다. 특히 사춘기에 있는 소녀들에게 흔히 나타나는 경우는 감정 변화가 심한 경우이다. 이렇게 정서적으로 자극을 받으면 자율신경이 자극되어서 혈관이 늘어나고, 결국 안면홍조가 나타나는 것이다. 알코올을 마셨을 때에 얼굴이 유달리 빨개지는 사람들이 있는데, 이런 사람들은 알코올을 분해하는 효소가 선천적으로 모자라기 때문이다. 이처럼 알코올 분해효소가 적은 체질을 갖고 있으면 술을 마셨을 때에 안면홍조가 나타나게 된다.

여성이 폐경이 되었을 때 얼굴이 쉽게 붉어지는 안면홍조가 잘 나타날 수 있다. 약물 중에도 안면홍조를 일으킬 수 있는 원인은 많이 있다. 내분비 질환자도 안면홍조는 나타날 수 있다. 이 외에 체질적으로 혈관이 잘 늘어나서 쉽게 얼굴이 붉어지는 안면홍조가 나타날 수 있다.

1) 안면홍조의 가장 흔한 원인은 자외선에 의한 피부 손상이다

피부가 자외선에 노출되면 혈관을 싸고 있던 탄력 섬유가 일시적으로 손상을 입는데, 심해지면 손상된 탄력 섬유가 회복되지 못하고 영구적으로 손상되어 혈관이 확장되는 안면홍조가 생기게 되는 것이다.

2) 피부질환

피부질환이 직접적인 원인이 되기도 하는데 오랫동안 여드름이나 아토피 피부염, 지루성 피부염과 같은 피부 질환을 앓게 되면 후유증으로 안면홍조가 발생한다. 그 외에 스테로이드가 들어있는 약물 혹은 감정 변화가 심한 사춘기에도 잘 발생한다.

30.2 안면홍조의 치료

안면홍조가 문제가 될 경우에 치료를 하기 위해서는 원인을 알고 그에 맞는 치료를 해야 한다. 정서적으로 과도하게 자극을 받는 경우에는 신경과에서 심리 상담을 통해 치료를 하는 것이 바람직하다. 또는 자율신경의 자극에 의해 혈관이 늘어나는 것을 막아주는 약을 복용할 수도 있다.

폐경에 의한 홍조증이 있는 경우는 호르몬 요법에 의해 좋아질 수도 있지만, 클로니딘이라는 약물을 사용하기도 한다. 내분비 질환이 있는 경우는 당연히 이런 질환에 대한 치료가 선행되어야 한다. 술을 마셨을 때 얼굴이 빨개지는 경우는 사실상 치료 방법이 없으며, 술을 적절히 마시거나 마시지 않는 것이 필요하다.

1) 냉동요법

증상이 심하지 않을 경우에는 일정한 간격의 냉동요법으로 치료가 가능하나 근본적인 치료를 위해서는 레이저 치료가 효과적이다.

2) 레이저 치료법

안면홍조만 있는 경우는 이상혈관의 혈색소에 선택적으로 작용하는 색소 레이저를 사용하며, 모세혈관 확장증이 있는 경우는 반도체 펌프 레이저를 이용하여 병변에 레이저 광선을 쪼이게 된다. 딸기코의 레이저 치료는 일단 염증을 가라앉힌 다음에 시행하고, 반도체 펌프레이저를 이용한다.

(1) 브이 빔(V-beam)

색소 레이저 안면홍조의 치료에 가장 안전하고 효과적인 치료로는 혈관 레이저 치료가 있다. 최근에 개발된 혈관 레이저인 브이 빔(V-beam) 색소 레이저라는 것은 높은 치료효과를 나타내면서도 물집이나 멍이 든 것과 같은 자반증 현상이 거의 없어 일상생활에 별 영향을 주지 않는 것이 장점이다. 브이 빔 레이저는 냉각액이 먼저 분사되어 피부를 살짝 얼려준 상태에서 빔을 쏘기 때문에 표피에 거의 손상을 입히지 않으며, 물집 등의 부작용도 적을 뿐 아니라 수술시 통증도 거의 느낄 수 없다. 브이 빔 레이저 치료는 한 달 간격으로 3～5회 시행을 하는 것이 원칙이다.

(2) 소프트 레이저 필링

얼굴이 붉어지면서 잔주름이 있는 경우에는 '브이 빔 레이저' 말고도 '소프트 레이저 필링' 치료를 병행하면 더 좋은 효과를 볼 수 있다. 소프트 레이저 필링이란 진피에 레이저를 쏘여 줌으로써 진피 내에 있는 콜라겐과 탄력 섬유의 재생을 촉진하기 때문에 피부 재생술이라고도 하며, 혈관 확장이 동반된 안면 홍조증에 사용하면 효과는 한층 증가된다.

31. 원치 않는 다리 정맥

다리의 정맥 이상은 크게 세 가지로 나눌 수 있다. 가장 굵은 것을 정맥류(varicose vein)라 하며, 환자가 서있는 상태에서 하지의 표재성 정맥이 비정상적으로 확장되고 길어져 꼬인 경우로 정의할 수 있으며, 그리스어로 포도와 같은 뜻이다. 푸른색을 띠며 1～2 mm 굵기의 정맥을 망상정맥(reticular vein)이라 하며, 병적으로 증가되거나 만져지는 것을 망상정맥류라고 한다. 가장 가는 정맥(세정맥 확장증, venulectasia)으로 실핏줄은 대개 굵기가 1 mm 이하이며, 붉은색을 띠는 경우를 말한다.

31.1 다리 정맥질환의 원인

다리의 정맥이 늘어나는 원인은 크게 세 가지로 볼 수 있다.

1) 유 전

우선 유전되는 경우이다. 어린 나이에 발생하고, 여성에서 임신 전에 생기는 정맥류를 일으키는 경우는 주로 유전에 의한 경우가 많다.

2) 임 신

다음으로 임신이 중요한 요인으로 작용한다.

3) 직업적인 발생

오래 서있거나 무거운 것을 많이 드는 직업, 즉 미용사, 군인, 교사, 슈퍼마켓 종사자들에게서 하지정맥 질환이 많이 발생한다. 이밖에도 비만, 변비, 일부 운동 등의 원인으로 작용하는 경우도 있다.

31.2 다리 정맥질환의 증상

하지혈관 질환 증상으로 나타나는 피부염과 궤양은 우리나라에서는 그리 많지 않다. 대부분의 경우 통증, 피로감, 화끈거림, 당김, 저림 등 다소 모호한 증상을 호소하는 경우도 있다.

31.3 다리 정맥질환의 진단

임상적으로 진단하는 데 어려움은 없다. 예방법으로는 탄력 스타킹을 신어보는 것으로, 늘어난 정맥을 압박하여 혈액 순환을 도와줄 경우 증상이 호전되는지 확인해 본다. 다른 검사로는 도플러 초음파 검사가 있다. 이밖에 혈관 경화요법 치료법이 있으며, 혈전이 형성될 수 있는 몇 가지 혈액검사가 필요할 수 있다.

31.4 다리 정맥질환의 치료

정맥류를 비롯한 하지 정맥질환의 치료는 탄력 스타킹을 신는 압박요법, 레이저, 혈관 경화요법, 수술치료로 나눌 수 있다.

1) 압박요법

발목으로부터 허벅지까지 여러 단계의 압력을 줄 수 있게 특별히 제작된 스타킹을 신는 방법이다. 다리 정맥의 혈액 순환을 도와주어 정맥류에 의해 생긴 피부염, 궤양의 치료에 효과적이며, 정맥류에 의한 증상을 완화시켜 준다.

2) 레이저 치료

레이저 치료는 혈액에 붉은 색을 띠게 하는 혈색소에 선택적으로 작용하는 빛을 이용하여 혈관을 파괴하는 방법으로서, 피부에 손상을 주지 않고 원하는 혈관만을 파괴해야 한다는 조건을 만족해야 한다.

3) 혈관 경화요법

혈관 내벽에 작용하여 혈관을 파괴하는 약물을 직접 주입하고 압박하여 원치 않는 혈관을 제거하는 방법이다. 매우 안전하고 효과적인 치료방법이다. 가장 큰 단점은 원래 정맥이 있던 부위를 따라 색소가 침착되고, 길게는 1년까지 지속될 수 있다는 점이다. 가는 실핏줄의 치료에는 가장 적합한 치료방법이다.

4) 보행 정맥절제술

보행 정맥절제술(ambulatory phlebectomy)은 비정상적으로 늘어난 정맥을 3 mm 이하의 작은 절개를 통해 특수한 갈고리(hook)로 꺼내 제거하는 방법이다. 외래에서 수술하며, 수술 후 환자가 바로 걸어 다닐 수 있다 하여 보행이란 말이 붙었다. 1950년대에 스위스의 피부과 의사인 Robert Muller에 의해 개발된 방법으로 여러 차례의 발전을 통해 현재의 방법이 정착되었으며, 통상의 정맥절제술과 다른 점은 절개 길이가 작아 흉터를 최소화한다는 점과 작은 구멍을 통해 정맥을 찾고 끄집어내야 함으로 특수한 갈고리 기구를 사용한다는 점이다.

가장 큰 문제점은 환자가 서있을 때는 잘 보이던 정맥이 수술대에 누웠을 때는 보이지 않게 되며, 위치도 변한다는 점이며, 따라서 수술 전의 정맥위치 표시가 매우 중요하다. 중력이 작용하는 상태에서 치료할 정맥류에 카테터를 삽입하여 정맥의 위치를 표시하고, 정맥의 이동을 막는 방법도 사용되고 있다.

31.5 다리 정맥질환의 예방

정맥류의 예방을 위해 가장 중요한 것은 한 자세로 오래 서있지 않는 것이다. 예를 들어 미용사의 경우 한 손님을 대하면서 자주 다리에 힘을 주었다 뺐다 하는 동작을 반복하고 의식적으로 주변을 돌아다니며 일을 해야 한다. 복압이 증가하는 상황을 피해야 한다.

31.6 다리 정맥질환의 자주하는 질문

1) 다리의 정맥류란 무엇이고, 어떤 중요성이 있을까

정맥류는 인간이 서서 생활하는 이유로 다리에 미치는 중력에 의해 다리 정맥이 늘어나는 현상을 말한다. 많은 환자들은 이런 증상이 정맥류에 의한 것이라는 사실을 모르고 있다. 심한 정맥류를 오래 방치하면 혈전 정맥염이 발생하여 합병증이 생기며, 주변 피부의 습진과 궤양이 발생하기도 한다.

2) 정맥류의 판단

엄격히 말해 정맥류는 환자가 서있을 때 비정상적으로 만져지는 정맥을 말한다. 만져지지 않아도 미관상 보기 싫은 가는 정맥이 훨씬 더 흔하며, 이런 실핏줄도 치료의 대상이 될 수 있다.

3) 정맥류의 빈도

건강한 성인을 대상으로 정맥류의 빈도를 조사해 본 결과 40세 이상 남녀의 14%,

특히 60세 이상의 여성은 21%가 정맥류를 갖고 있는 것으로 나타났다.

4) 정맥류의 발생

세 가지 요인이 가장 중요하다. 첫째로 인종, 유전, 둘째로 여성 호르몬과 임신의 영향, 마지막으로 오래 서있거나 무거운 것을 많이 드는 일에 종사하는 사람들에서 정맥류가 흔히 발생한다. 따라서 미용실, 슈퍼마켓, 식당 등에서 일하는 사람들에게 많이 발생한다.

5) 정맥류 예방

정맥류를 예방하는 가장 좋은 방법은 많이 걷고, 고기보다 섬유질이 많은 음식을 섭취하며, 적당한 체형을 유지하는 것이다. 정맥류에 의한 증상은 탄력 스타킹을 신는 것으로 많이 완화될 수 있다. 수술법으로는 정맥류에 약물을 주입하고 압박하여 치료하는 혈관 경화요법과 정맥절제술이 있다. 과거에는 다리에서 가장 굵은 표재성 정맥인 복제 정맥절제술(스트리핑)이 있다.

6) 혈관 경화요법

혈관 경화요법은 혈관 내벽을 파괴할 수 있는 여러 가지 형태의 약물을 주입하여 원치 않는 혈관을 없애는 치료법이다. 혈관 굵기에 따라 적절한 농도의 약물을 주사하고, 충분히 압박해 주면 치료하고자 하는 혈관은 모두 없어지게 된다.

7) 외래 정맥절제술

외래 정맥절제술이란 입원하지 않고 정맥류를 치료하는 수술법의 하나로서, 환자가 치료를 받고 혼자 걸어서 집으로 갈 수 있기 때문에 영어로는 보행(ambulatory)이란 말을 쓴다. 보행 정맥절제술의 가장 큰 장점은 직경 3 mm 이하의 작은 구멍을 통해 정맥을 제거하기 때문에 피부에 미치는 손상이 작아 합병증이 거의 없으며, 수술 후 곧바로 일상에 복귀할 수 있고, 기존의 외과적 수술에 비해 흉터가 매우 작다는 점이다.

8) 혈관 경화요법과 외래 정맥절제술 이용법

우선 굵기에 따라 선택할 수 있다. 시술자의 기호에 따라 다르며, 대개 0.5 mm를 기준으로 가늘면 주사치료(혈관 경화요법)를, 굵으면 수술(외래 정맥절제술)을 권한다. 다음 기준은 정맥류의 위치이다. 혈관 경화요법은 치료 후 압박이 매우 중요하므로 압박이 어려운 허벅지, 오금, 발목과 같은 부위에는 적용하기 어렵다.

9) 혈관을 제거하는 수술 부작용

수술로 제거하는 정맥은 제 기능을 못하면서 오히려 혈액 순환을 방해하여 여러 가지 문제를 일으키는 혈관이므로 없어도 아무런 문제를 일으키지 않는다. 이미 다른 정맥들이 혈액 순환을 담당하고 있으므로 걱정할 필요가 없다.

32. 혈관종

색깔과 모양이 딸기와 같은 딸기혈관종, 그러나 딸기와 달리 깊고 푸르게 보이는 혈관종도 있다. 보통 신생아의 10% 정도에서 발생하는 매우 흔한 질환이며, 미숙아에서 좀 더 흔한 것으로 알려져 있으며, 여아에서 더 많이 발생한다.

32.1 혈관종의 증상

유아의 2% 정도에게서 볼 수 있는 대표적인 붉은 점이다. 전신 어디에서나 발생하고, 보통 한두 개 정도가 생기지만 드물게 콩알크기만한 것이 수십 개 이상 생기는 경우도 있다. 이 경우는 간장이나 췌장, 폐, 뇌 등에도 혈관종이 발생한다. 그러나 대다수의 혈관종은 보기만 흉할 뿐 무해하다.

딸기상 혈관종에는 자연히 사라지는 것과 그렇지 않은 것 등 두 종류가 있다. 자연히 사라지는 붉은 점은 대개 태어난 지 얼마 되지 않아서는 눈에 띄지 않던 붉은 반점이 1개월 무렵부터 부풀어 오르고, 6개월 무렵에는 상당히 빠르게 커지는 경과를 보인다. 그 후 몇 개월은 그대로 유지되고, 점차 색조가 옅어지면서 초등학교에 입학할 즈음에는 대부분 없어진다. 그러나 적포도주를 피부 표면에 흘린 듯한 색과 모양을 하고 있는 혈관종은 자연히 없어지지 않는다.

이 경우에 거의 눈에 띄지 않을 정도의 엷은 홍색이나 선홍색 또는 자색에 가까운 것까지, 그리고 크기도 십원짜리 동전만한 것부터 얼굴 전체나 다리 전체에 퍼지는 것까지 매우 다양하다. 특히 태어날 때부터 평생 큰 변화가 없는 것이 혈관종의 특징이다.

32.2 혈관종의 진단

가장 중요한 것은 병력이다. 혈관종은 매우 특징적인 경과를 밟아 발생하는데, 반수 정도에서 태어났을 때 희미한 희거나 붉은 반점으로 보인다. 나머지는 어느 정도의 혈관종, 즉 만져지는 붉거나 푸른색의 혹을 가지고 태어난다.

출생 후 매우 빠르게 성장하여 부풀어 오르고, 성장하는 기간은 대개 3~9개월이며, 돌 지나서까지 성장하는 경우는 매우 드물다. 아이가 2세가 되면 혈관종이 서서히 작아지는데, 10세가 될 때까지 남아 있는 혈관종은 저절로 없어지지 않을 가능성이 크다.

32.3 혈관종의 치료

대부분의 경우 치료가 필요 없을 수 있으나 반드시 또는 경우에 따라 치료가 필요할 수도 있다. 우선 아이의 눈을 가려 시력이 제대로 발달하지 못하게 하거나 입에 생겨 음식을 먹거나 숨을 쉬는데 방해가 되는 경우 이다. 이와 같이 아이의 정상적인 성장과 발달을 저해하는 경우와 혈관종에 궤양이 발생하는 경우는 반드시 치료해 주어야 한다.

33. 액취증

수려한 외모를 자랑하는 사람이 겨드랑이에서 암내가 난다면 외모가 수려한 것이 하나도 부럽지 않을 것이다. 겨드랑이에서 나는 냄새, 즉 암내는 주로 몸에 있는 땀샘에서 분비되는 땀 때문에 생기는데 겨드랑이에는 큰 땀샘이 많기 때문에 흔히 말하는 암내 액취증이 생기게 되는 것이다.

이런 암내는 사회생활에 불편함을 줄 뿐 아니라 심하면 성격까지 우울하게 변하는 성격이상, 노이로제까지 생기는 경우가 있다. 대체로 액취증 환자는 땀을 많이 흘리는 다한증이 함께 동반된다. 통계에 의하면 한국인의 10%정도가 액취증이 있으며, 부모 중 한 사람만 있어도 유전될 확률이 50%나 된다고 한다.

33.1 액취증의 정의

겨드랑이에서 불쾌한 냄새가 나는 것을 액취증 또는 암내라고 부른다. 우리말 사전에서 암내를 겨드랑이에서 나는 좋지 못한 냄새라고 기술하고 있으며, 동양인에게는 마늘냄새가 난다고 하고, 서양인에게서는 흔히 노린내가 풍긴다고 한다. 인종에 따라 액취증의 비율을 보면 흑인에서 액취증이 가장 많아서 약 80% 이상이며, 그 다음 백인이 70%~80%, 동양인은 30% 이하이다.

액취증은 대부분 유전성 질환이지만 암내가 자녀에게 다 유전되는 것은 아니며, 유전되는 확률은 약 50% 정도이다. 또한 같은 액취증 체질이라도 냄새가 심한 경우와 약하게 나는 경우와 같이 증상의 정도에도 차이가 있으며 계절, 나이, 음식, 몸의 컨디션에 따라 다소 증상의 정도가 변할 수 있다.

33.2 땀샘의 종류

피부는 바깥 표면으로부터 표피, 진피, 피하 지방층으로 되어 있다. 표피는 단순히 인체 보호기능을 한다면 진피는 피부를 건강하게 유지하면서 외부환경에 대한 정보를 전달하고 조절해 주는 역할을 한다. 진피의 두께는 약 3 mm에 불과하지만 그 안에 혈관과 신경, 그리고 체액을 분비하는 샘, 털 생산 공장들이 복잡하게 얽혀 제각각의 기능을 수행하고 있다. 진피 아래쪽의 피하지방층에는 지방조직이 대부분이며, 이곳에 액취증의 원인이 되는 아포크린 땀샘이 일부 존재하게 된다.

1) 에크린 땀샘(Eccrine Sweat Glands)

200~300만 개의 땀샘이 한 시간에 2000~3000 cc 정도의 땀을 만들어 내어 체온을 조절한다. 온도에는 민감하지 않으나 심리적인 자극에는 민감한 반응을 보인다.

2) 아포크린 땀샘(Apocrine Sweat Glands)

액취증을 유발하는 땀샘으로, 땀을 직접 체 표면으로 배출하는 것이 아니라 배출관이 모낭에 붙어 있어 모낭의 윗부분을 통해서 체외로 배출한다. 주로 겨드랑이, 회음부, 유두주위, 배꼽주위 등에 많이 분포한다.

33.3 액취증의 원인

겨드랑이 땀샘의 일종인 아포크린 땀샘에서 분비된 땀을 박테리아가 지방산으로 분해하기 때문에 냄새가 나는 것이다. 바로 땀샘을 통과할 때 생기는 지방산과 암모니아가 냄새의 원인이다. 이 땀은 우유색깔에 가까우며, 점도가 높은 것이 특징이다. 분비 당시에는 무균성이고 냄새도 없지만, 분비된 후에 세균에 의해 분해되어 지방산과 암모니아가 되어 이것 때문에 특징적인 강한 냄새를 풍기게 된다.

액취증은 인종적으로 볼 때에도 동양인보다는 서양인들에게서 많이 나는데, 이는 아포크린 땀샘이 동양인보다 많이 분포하기 때문이다. 시기적으로 보면 아포크린 땀샘이 크기도 커지고, 분비하는 땀의 양도 많아지는 사춘기 때 많이 액취증이 발생한다.

33.4 액취증의 증상

아포크린 선 분비가 시작되는 사춘기 이후부터 증상이 시작되며, 특유의 악취가 난다. 계절과 기후에 따른 차이는 없지만 모발과 의복에 묻어있는 아포크린 분비물이 냄새를 지속시키므로 겨울에 악화되고, 얇은 의복을 입는 여름에 증상이 좋아질 수 있다. 실제로 냄새가 나지 않거나 심하지 않아도 본인은 심각하게 냄새가 난다고 걱정하는 경우도 종종 있다.

33.5 액취증의 치료

1) 피부 표면에서 아포크린 분비물 제거

액취증의 치료는 우선 목욕을 자주하고, 내의를 자주 갈아입어 신체를 청결히 해야 한다. 살균제가 포함된 비누로 하루에 두 번 이상 겨드랑이를 철저히 씻어야 하고, 항생제 연고를 발라서 세균을 살균하거나 증식을 억제해야 한다. 이때 겨드랑이의 털을 제거해 주는 것이 좋다.

그리고 약간의 냄새가 있을 때는 향수를 뿌려서 액취증의 증상을 완화시키고, 냄새 억제제를 바르는 방법도 있다. 이런 방법이 효과가 없을 경우 수술로 큰 땀샘을 제거하여야 한다. 여름에 이 증상은 더욱 심해지는데, 암내는 일반적인 치료방법으로 잘 낫고 증상이 쉽게 호전될 수 있으므로 고민하지 말고 치료하는 것이 중요하다.

2) 수술요법

현재 일반적으로 많이 시술되는 방법은 겨드랑이의 주름을 따라 한두 개 정도의 절개선을 4～7 cm정도 넣어서 피부를 박리하여 박리된 피부를 얇게 들어 올린 후 아포크린 땀샘을 제거하고 다시 봉합하는 방법이다. 이 수술은 흉터가 거의 없고 입원이 필요 없으며, 외래로 방문하여 치료를 받을 수 있다.

하지만 수술 후 열흘 정도는 어깨관절의 운동이 제약을 받게 되므로 심한 운동들을 삼가야 한다. 최근에는 내시경과 초음파 지방흡입기를 이용하여 흉이 거의 남지 않고, 어깨관절의 움직임도 제약을 받지 않아 즉시 일상생활로의 복귀가 가능한 수술법이 선보이고 있다.

(1) 절개법

절개법은 일반외과에서 가장 많이 사용되어온 방법이지만, 겨드랑이 부위를 절개해 아포크린선이 분포된 부위를 모두 잘라내는 절제술로 흉터가 크게 남는 단점이 있어 현재는 잘 시행되지 않고 있다. 이 방법은 겨드랑이 부위의 아포크린 땀샘과 피지선, 에크린 땀샘 등이 있는 부위를 통째로 도려내는 것이다. 절개한 부분을 봉합한 후에는 피부가 당기거나 겨드랑이 밑 조직이 압박을 받는 경우도 있으며, 간혹 신경에도 영향을 미쳐 손이나 팔이 저릴 수도 있고, 부종이 생길 수도 있다.

(2) 피하조직 소거법

과거에는 피부를 크게 도려내는 방법을 많이 썼지만 흉터가 크게 남아 수술 뒤 상처가 아문 뒤에도 수영복이나 소매 없는 옷을 입기가 어려웠다. 그래서 요즘은 피부를 잘라내지 않고 절개만 한 뒤 피부를 뒤집어 아포크린선만 제거시킨 뒤 다시 봉합하는 방법을 많이 쓰고 있다. 예전보다는 흉터가 많이 줄었지만 봉합한 자리는 여전히 남는 것이 단점이다.

수술적 치료방법은 1～2주일은 수술상처가 치유될 때까지 되도록 팔을 움직이는 것을 피하고 거즈를 붙인 상태로 있어야 하며, 경우에 따라서는 압박붕대로 겨드랑이 쪽을 고정시키기도 해야 하므로 움직임이 부자유스러운 점이 있다. 그러나 1회 시술로 액취증을 교정할 수 있으므로 시간적 여유가 없어 단시간에 효과를 보기를 원하는 사람에게 적합하다.

(3) 초음파 지방 흡입법

가는 흡입관을 지방조직에 넣어서 지방을 흡입하는 이 시술법은 일반적으로 복부나 허벅지 부위에 주로 시행되는 방법으로 액취증 치료에도 응용할 수 있다. 초음파 지방 흡입법은 직경 3～4 mm 가는 삽입관을 넣을 수 있을 정도로 피부를 절개하기 때문에 수술자국이 남을 수밖에 없다. 삽입관 끝으로 흡입하는 것에만 의존하기 때문에 아포크린 땀샘을 완전하게 흡입하는 것은 어렵다.

(4) 고바야시 절연침 수술법

현재 발표된 수술 가운데 액취증을 치료할 수 있는 가장 안전하면서도 확실한 방법은 레이저 영구 제모술과 액취증 치료용 고바야시 절연침을 함께 사용하는 것이다. 고바야시 절연침은 피부에 손상을 주지 않으면서 겨드랑이 부위의 땀샘만을 파괴하는 시술로 최근 각광을 받고 있는 시술법이다. 메스를 사용하지 않아 흉터가 전혀 남지 않고, 시술 후 2일째부터 샤워를 할 수 있어 일상생활에 전혀 지장이 없는 것이 이 시술의 가장 큰 장점이다.

3) 레이저 치료

레이저 치료는 영구제모 시술을 받은 후 레이저를 이용하여 액취증의 원인이 되는 아포크린 땀샘만을 골라서 태워버리는 치료방법으로, 증상이 심하지 않은 경우는 1회 치료로 좋은 결과를 얻을 수 있으며, 심한 증상에는 2～3회 정도의 치료가 필요하다. 또 시술시 출혈이나 통증이 없고, 수술 흉터가 없으며, 시술시간이 짧고, 시술 후 일상생활이 가능해 바쁜 직장이나 주부들도 부담 없이 치료받을 수 있다.

4) 액취증의 민간치료

액취증이 심하지 않을 때에 가정에서 간단하게 할 수 있는 요법으로는 현미식초가 좋다. 현미식초는 강한 살균력을 갖고 있기 때문에 냄새의 원인이 되는 피부의 잡균을 죽게 한다. 또한 땀샘을 수축시키는 작용도 있어 땀 자체의 양을 줄여 주기 때문에 겨드랑이 냄새를 예방하는 데 적당하다.

현미식초를 탈지면이나 거즈에 적셔서 땀을 잘 닦고 겨드랑이 아래에 대준다. 태운 매실가루도 살균작용을 한다. 매실에 들어 있는 카테긴산은 설사를 멈추게 하는 역할을 할 뿐만 아니라 해독작용과 살균작용을 하여 겨드랑이 냄새를 없애 주는 역할도 한다. 사용할 때는 매실을 까맣게 태워 겨드랑이 아래를 마사지해 준다.

33.6 액취증 수술 후의 주의사항

(1) 수술이 종료되면 8자모양의 압박붕대를 감은 상태로 퇴원을 한다. 이때 압박붕대의 역할은 출혈과 부종예방을 목적으로 한다. 과도한 움직임으로 붕대가 풀리지 않도록 주의해야 된다.
(2) 앉은 자세로 수면을 취하는 것이 빠른 상처회복에 도움이 된다.
(3) 5일 후 붕대를 풀게 된다.
(4) 이때까지 가급적 팔을 쓰는 일이나 무거운 짐을 드는 것은 피하는 것이 좋다.
(5) 샤워는 할 수 있으나 겨드랑이 부위를 자극하지 않는 것이 좋다. (샤워 후에는 드라이기로 겨드랑이 부위를 완전히 건조시키는 것이 중요하다)
(6) 상처의 회복속도에 따라 다르지만, 대개의 경우 7일 후 실밥을 뽑게 된다.
(7) 상처부위에 딱지가 생긴 분은 딱지가 다 떨어지고 나서 물에 담그는 목욕을 하는 것이 좋다.

34. 다한증

다한증이란 비정상적으로 땀을 많이 흘리는 증상을 말한다. 영어로는 hyperhidrosis, hyperidrosis, polyhidrosis, polyidrosis 등으로 불린다. 이러한 다한증을 가지고 있는 사람들은 책상 위로 뚝뚝 떨어질 정도로 얼굴에서 땀이 많이 나서 일을 제대로 못하고, 겨드랑이에 땀이 많이 나서 흰 옷이나 실크 같은 소재의 옷을 입지 못할 만큼 땀을 많이 흘린다. 줄줄 흘러내리기 때문에 일상생활에 많은 지장을 받는 경우도 종종 발생하기도 한다.

34.1 다한증의 분류

1) 국소성 다한증

신체의 특정 부위에서만 생기는 다한증으로 겨드랑이, 사타구니와 같이 몸에 살이 겹치는 부위와 손바닥과 발바닥에 주로 발생한다. 정서적 긴장이 주된 원인이며, 반신불수와 같은 신경질환이 있을 때 몸의 한쪽 부위에 다한증이 발생될 수도 있다.

특징적인 증상으로는 손에 땀이 많이 나 악수하기가 힘들다거나 발 냄새가 지독하게 나는 경우를 볼 수가 있다. 이밖에도 겨드랑이, 사타구니, 이마, 코 등 특정 부위에 땀이 많이 나는 경우 증상의 치료 전 정신적 원인에 의한 것인지를 파악해야 한다. 손이나 발, 얼굴에 땀이 비정상적으로 많이 나는 다한증 환자는 폐 첨부나 척추 주위에 있는 교감신경절을 차단하는 방법으로 좋은 효과를 기대할 수 있다.

수술방법인 교감신경절을 차단하려고 가슴을 열어야 했던 시절엔 다한증 수술은 엄두도 내기 어려웠다. 하지만 요즈음엔 흉강 내시경 발달로 가슴에 작은 구멍을 뚫어 교감신경절을 차단할 수 있게 되면서부터 다한증수술이 크게 늘어났다. 국소적 다한증의 90% 정도는 정신적 요인에 의한 것으로 알려져 있다. 정신적 불안, 긴장이 교감신경을 항진시켜 특정 부위에 과도한 땀 분비를 촉진시킨다.

2) 전신성 다한증

전신에 걸쳐 과도하게 땀이 발생하는 경우로 원인은 다양하다. 온 몸에 땀을 많이 흘리는 사람들은 먼저 다른 질환과 관련이 있는 것이 아닌지를 체크해야 한다. 현재 갑상선 기능항진증, 당뇨병, 임신, 폐경기증후군 등이 있는 경우 전신적 땀을 동반하는 수가 많기 때문이다.

3) 정서적 다한증

불안, 괴로움, 두려움과 같이 정서적 흥분이 고조될 때 발생한다.

4) 미각 다한증

맵고 자극성 있는 식품, 토마토소스, 초콜릿, 커피, 차 또는 뜨거운 국을 마신 후에 발생된다. 이런 사람들은 평상시에도 그렇지만 여름철에는 증상이 더 심해지게 된다. 주로 이마, 윗입술, 입 주위 또는 가슴 부위에 발생된다.

5) 후각 다한증

냄새를 맡았을 때 땀이 과도하게 발생하는 경우이다.

34.2 다한증의 치료

다한증의 치료법은 약물, 최면, 수술요법 등으로 다양하다. 이전에 다한증 치료법으로 국소도포제, 진정제, 안정제, 항콜린제제, 칼슘채널 차단제, 베타 길항제, 클로니딘 등의 약물이나 이온영동요법(iontophoresis)으로 치료했으나 부작용이 많고 재발률이 높아 그 효과가 만족스럽지 못했다. 최근 겨드랑이 다한증 치료법으로 흉강경을 이용한 교감신경절제술(혹은 절단술), 고바야시 절연침을 이용한 전기응고법, 보톡스 주사 등이 널리 행해지고 있다.

34.3 기타 약물요법

1) 전신적인 약물투여

항콜린제, 진정제 등을 투여하는데 지속적으로 투여할 경우 부작용 등의 발생이 우려되므로 특별한 경우에만 사용한다. 정신적 긴장에 의한 다한증이 심할 경우 투여해 볼 수 있지만 부작용 등을 염두에 두어야 한다.

2) 국소도포제

겨드랑이, 손바닥, 발바닥 다한증을 치료하는 데 이용된다. 알루미늄이 함유된 제제를 사용하는데 좋은 효과를 보이나 그 효과는 일시적이다. 이전에 다한증 치료법으로 국소도포제, 진정제, 안정제, 항콜린제제, 칼슘채널 차단제, 베타 길항제, 클로니딘 등의 약물이나 이온영동 요법(iontophoresis)으로 치료했으나 부작용이 많고, 재발률이 높아 그 효과가 만족스럽지 못했다. 최근 겨드랑이 다한증 치료법으로 흉강경을 이용한 교감신경절제술(혹은 절단술), 고바야시 절연침을 이용한 전기응고법, 보톡스 주사 등이 널리 행해지고 있다.

34.4 다한증의 수술

1) 수술 후 주의사항

수술 후 2시간 정도 지나면 거동이 가능해지며, 다른 특별한 이상이 없으면 수술날 오후에 퇴원을 할 수 있다. 귀가 후에 특별히 조심할 것은 없으며, 상처는 약 1주일이면 아물게 되고, 상처부위에 특이할 만한 증상이 없는 경우 수술 후 4일째부터 샤워를 해도 된다. 수술부위의 꿰맨 실은 저절로 녹는 실이므로 일부러 제거할 필요는 없다.

2) 수술과 관련된 합병증

다른 모든 수술과 같이 수술부위의 출혈과 염증이 있을 수 있고, 상처감염으로 상처가 벌어질 수 있다. 또한 교감신경계의 이상으로 호너증후군이라는 상태가 와서 눈꺼풀이 내려오고 눈물이 마르는 증상이 나타나기도 하지만 이는 대부분 일과성으로 끝나는 경우가 많다. 퇴원 후에는 대상성 흉복부 다한증이 나타나는 경우가 있지만 대부분 문제를 일으킬 정도로 심하지는 않다.

3) 액취(다한증 자가진단)

(**그렇다** = +3, **보통이다** = +2, **그렇지 않다** = +1)

(1) 다른 사람에게 겨드랑이 냄새를 지적당한 적이 있다.
(2) 여름이면 특히 옷에 땀 얼룩이 남는다.
(3) 귀지가 눅눅하다.
(4) 부모 가운데 한쪽 혹은 양쪽 모두가 액취증이 있다.
(5) 체모가 많다.
(6) 피부가 지성이다.
(7) 스트레스를 많이 받는 편이다.
(8) 육류요리, 버터 등 기름기가 많은 음식을 좋아한다.
(9) 긴장하면 땀이 많이 나는 편이다.

《 결과 확인 》

27～24점 : 액취증과 다한증이 심한 경우다. 빨리 전문의와 상담을 한 후 적합한 치료를 받아야 한다.

23～18점 : 액취증과 다한증이 꽤 높은 편이다. 우선 전문의와 상담을 해보는 것이 좋다.

17～12점 : 액취증과 다한증이 조금 신경 쓰이는 편이다. 만일 자신의 냄새가 크게 의식된다면 한번쯤 상담을 받아보는 것도 좋다.

11점 이하 : 액취증과 다한증에 대한 염려가 없다. 청결에만 신경 쓰면 아무 걱정 없는 타입이다.

35. 두드러기

두드러기는 여러 가지 원인과 기전에 의해 비만세포(mast cell)와 호염구(basophil)에서 화학매개체들이 유리되어 피부의 미세혈관을 확장하고, 투과성을 증가시켜 팽창이 나타나는 임상증상이다.

35.1 면역학적 기전에 의한 두드러기

1) IgE 매개성 두드러기

아토피 환자 뿐 아니라 아토피가 아닌 사람에서도 각종 음식물, 흡입제, 약물 등에 포함된 여러 가지 종류의 항원에 반응하는 IgE 항체에 의해서 알레르기성 두드러기가 나타날 수 있다.

2) 보체 매개성 두드러기

IgE 항체와 관계없이 제Ⅲ형 알레르기 반응에 의해서도 두드러기가 발생하면 보체가 관여하는 경우가 많다. 면역학적 뿐만 아니라 비면역학적으로 고전 보체활성로나 교체 보체 활성로를 통하여 C5나 C3로부터 C5a 또는 C3a anaphylatoxin이 생성되어 비만세포를 활성화하면 히스타민이 유리되어 두드러기가 발생한다.

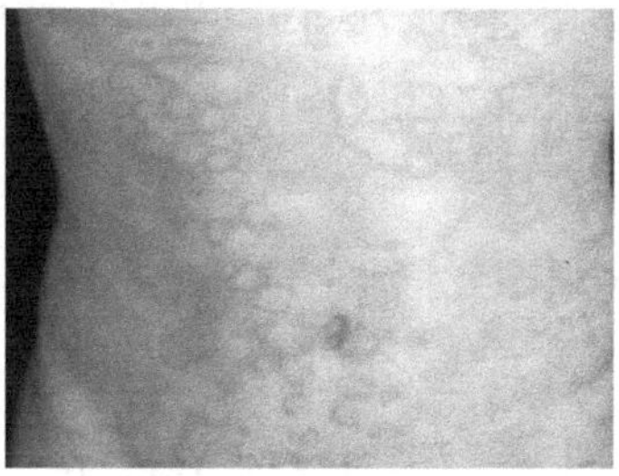

전신성 두드러기

피부 묘기증

35.2 비면역학적 기전으로 발생하는 두드러기

1) Primary Urticariogenic Material

Morphine이나 codeine은 항원으로 작용하지 않고, 직접 비만세포와 호염구로부터 히스타민이나 다른 매개체를 유리시켜 팽진을 발생하게 한다.

2) 접촉성 두드러기(L50.6)(Contact Urticaria)

어떤 물질은 피부에 접촉되면 접촉 부위에 즉시 팽진과 홍반, 즉 두드러기가 발생할 수 있는데 대부분이 비 면역학적 기전에 의한다. 각종 식품이나 비누, 샴푸 등에 방부제나 향료로 사용되는 sorbic acid, benzoic acid, cinnamic acid, cinnamic aldehyde 등이 대표적인 원인물질이다.

3) Aspirin Intolerance

아스피린은 arachidonic acid에서 prostaglandin을 생성하는데 작용하는 cyclooxygenase를 억제하여 그 자체가 두드러기의 원인이 될 수 있을 뿐 아니라 만성 두드러기를 지속시키는 요인이 되기도 한다.

35.3 특발성 두드러기

물리적 요인에 의한 두드러기 만성 환자의 80~90%에서는 원인을 찾기 위한 모든 노력을 다해도 찾을 수 없어 만성 특발성 두드러기라고 한다.

1) 증 상

약물에 의한 두드러기는 일반적으로 대칭적 분포를 보이며, 몸의 어느 부위에나 생길 수 있고, 전신에 퍼질 수도 있다. 피부 병변증 크기는 수 mm 정도의 아주 작은 것부터 손바닥 크기만큼 아주 큰 것까지 매우 다양하며, 개개의 병변은 홍반으로 둘러싸이는 경향이 있다. 병변이 나타나는 초기에 대개 소양감이나 따끔거리는 감각을 호소한다.

개개의 병변이 12시간 내지 24시간 이상 지속되는 경우는 매우 드물다는 것이 두드러기 특징의 하나이다. 반면 두드러기성 혈관염에서는 소양감보다는 통증을 호소하고, 두드러기가 소실되고 나서도 자반(purpura)이나 색소침착이 남는다.

2) 병리소견

T 임파구, 호산구, 단핵구의 혈관 침윤과 함께 혈관 확장으로 진피 부종이 나타난다. 진피의 비만세포 수는 일부 환자에서 증가될 수도 있지만, 반면에 호산구와 호중구의 수는 매우 다양하게 나타난다. 표피는 침범되지 않는다.

3) 진단 및 감별진단

임상적으로 쉽게 진단할 수 있다. 병력을 자세하게 청취하고, 물리적 인자가 의심되면 유발검사를 시행한다. 피부묘기증, 한랭 두드러기, 콜린성 두드러기, 열 두드러기 등에서는 유발검사가 결정적이다. 두드러기의 진단에서 가장 중요한 것은 원인을 밝히는 것으로서 치료에 결정적 영향을 미친다. 급성 두드러기에서는 최근에 어떤 질환을 앓았거나, 약물을 복용했거나, 특정 음식물을 섭취한 경우가 많다.

Challenge test로 두드러기가 어떤 약물에 의한 것인가를 밝힐 수 있다. Penicillin과 그 유사물질에 의한 IgE 매개성 두드러기를 밝히기 위해서 RAST, ELISA 또는 단자검사가 이용된다. 만성 두드러기에서는 계절적 요인, 환경적 요인, 음식물, 약물, 물리적 인자와의 관계를 잘 조사하고, 전신 질환에 대한 검사를 시행하여 이상 유무를 확인해야 한다. Mastocytosis, 전신성 홍반성 루푸스, 혈청병, 연소성 류마티스성 관절염, PUPPP, 포진상 피부염, 수포성 유천포창, Herpes gestationis 등과 감별을 요한다.

4) 치 료

가장 효과적인 치료는 원인을 알아내고 제거하는 것이다. 우선 원인으로 의심되는 약물을 끊는 것이다. 맥관 부종 및 아나필락시스가 발생한 경우 epine-phrine과 스테로이드제의 전신 투여로 즉시 치료를 시작한다. 일반적으로 H1 수용체에 작용하는 항히스타민제로 증상을 경감시킬 수 있다. 유전성 맥관부종의 장기 치료에는 Danazol이 효과적이다.

냉 유발성 두드러기는 발작 빈도를 줄이기 위하여 얼굴을 차가운 공기로부터 보호해야 할 뿐만 아니라 따뜻한 장갑과 양말을 착용하도록 한다. 자외선 B 유발성 일광 두드러기 환자에서는 태양 노출을 피하고, 일광차단제를 사용하는 것이 적절한 치료일 수 있다. 한 가지 약제에 효과가 없을 때 두 가지 서로 다른 종류의 항히스타민제를 병용하는 것이 효과가 있다고 증명되었다.

36. 색소침착

피부 톤이 고르지 못하고 얼굴 부분 부분이 얼룩진 것처럼 피부색이 고르지 못한 상태를 말한다. 그 원인은 대부분 기미, 주근깨, 여드름 흉터 등일 때가 많다. 기미는 얼굴에 나타날 때 대체로 대칭을 이루면서 분포하게 되는데, 눈 밑 부분이나 광대뼈 부위에 많이 생기며, 보통 여름에 악화되고, 겨울에 호전되며, 내적・외적인 자극으로 피부가 약해질 때 세포 스스로 보호하기 위해 색소를 만들어 내게 되는데, 이것이 부분적으로 생기면 기미이고, 점처럼 생기면 주근깨다.

주근깨는 기미와 달리 유전적 요인에 의해 주로 발생하며, 태어나 3세 이후부터 나타난다. 사춘기 이후가 되면 본격적으로 드러나 자외선에 의해 그 색깔이 더 짙어졌다가 자외선이 약해지는 겨울에는 엷어지거나 보이지 않게 된다. 근본적으로 완전히 없애기는 어렵다.

생체 내에 색소가 병적으로 나타나서 갈색이나 흑갈색을 띤다. 생리적으로 존재하는 멜라닌이나 헤모시데린 등 색소가 비정상적으로 증가하거나, 나타나는 장소가 비정상적인 경우, 또는 생리적으로 존재하지 않는 색소가 나타나는 경우가 있다.

36.1 내용상 분류

1) 선천성 색소 침착증

(1) 작란반

하일반이라고도 하는데, 이른바 주근깨를 말하며, 눈 주위나 뺨에 잘 나타난다. 좁쌀 크기에서 쌀알 크기까지의 불규칙한 형태를 한 갈색 색소반인데, 특히 사춘기 때 잘 나타나며, 우성 유전을 하는 것으로 알려져 있다.

(2) 유전성 색소이상증

소아 때부터 나타난다. 손등, 발등, 손가락, 발가락 등에 점 모양 또는 그물모양의 갈색 색소반과 탈색소반이 나타난다. 몸의 끝부분일수록 증상이 심한 경향이 있으며 우성 유전한다.

(3) 망상지단, 색소침착증

소아기에서 사춘기에 걸쳐 나타난다. 손등, 발등, 전완, 어깨, 목 등에 좁쌀 크기의 갈색반이 나타나고, 진행됨에 따라 서로 융합하여 그물모양이 되는데, 우성 유전한다. 이상 (1)～(3)의 치료로는 차광요법이 효과가 있다.

(4) 모 반

발생 이상에 의한 피부의 선천성・국한성의 조직기형을 말하며, 다음과 같은 것이 있다. 편평모반은 사춘기에 생기는 일이 많으며, 가슴이나 어깨 부위에 어린이의 머리 크기까지의 담갈색반이나 갈색반이 생기는 것으로, 때로는 털이 나는 것도 있다. 색소성 모반은 크기가 좁쌀 크기에서 콩알 크기까지이고 흑갈색을 띠며, 반구형으로 융기한다. 큰 것은 출생할 때부터 있는 경우가 있고, 흑갈색으로 편평하게 융기되어 있으며, 센 털이 나 있는 경우도 있다. 때로는 표면이 젖꼭지 모양이나 사마귀 모양을 하고 있는 것도 있다.

치료는 작은 것은 절제하거나 전기로 응고시키고, 큰 것은 피부이식 수술을 한다. 약년성 흑색종은 소아기에 잘 생기고, 생장도 빠르다. 담홍색 또는 담홍갈색이고, 반구형으로 융기하는 작은 결절이다. 청색모반은 얼굴, 손등, 발등에 잘 생기는 팥알 크기까지의 청색 또는 청갈색을 띤 작은 결절로 때로는 악성화 된다. 몽골반은 출생할 때부터 엉덩이에 나타나는 청색의 큰 반점이며, 7～10세가 되면 자연히 없어진다.

2) 후천성 색소 침착증

(1) 간 반

이른바 기미라고 불리는 것으로 30세 이후의 여자에게 잘 생긴다. 앞이마나 눈 부근에 대칭적으로 생기는 점 모양의 갈색반으로, 월경 때나 임신 때에는 더욱 두드러진다.

(2) 노인성 색소반

중년 이후에 얼굴이나 손등과 같이 햇빛에 노출된 부위에 생기는 갈색반이며, 때로는 사마귀 모양으로 융기하는 경우도 있다.

36.2 색소침착이 되어 가는 과정

(1) 표피의 맨 밑에는 멜라노사이트(melanocyte)라는 세포가 있는데, 피부색을 결정하는 역할을 한다.

(2) 멜라노사이트가 자외선을 받으면 멜라닌 색소를 생성하게 되고, 주위의 표피세포로 이동하여 피부색을 검게 만든다.

(3) 이 멜라닌이란 피부 색소가 부분적으로 과잉 생성되어 피부에 반점의 형태로 분포하면 바로 기미가 되는 것이다.

멜라닌 세포(Melanocyte)는 기저층에 위치하여 피부색을 결정하는 역할을 한다. 피부색을 결정하는 데는 멜라닌의 양, 즉 멜라닌 세포의 크기가 중요한데 검은 피부는 흰 피부보다 큰 멜라닌 형성세포를 지니고 있다.

멜라닌 색소는 멜라닌 세포에서 생성되며, 피부 바깥쪽으로 이동하여 각질층에 분포됨으로써 외부로 보이는 피부색을 결정한다. 또한 멜라닌 세포는 단파장의 자외선을 흡수하여 피부에 해가 되는 자외선이 진피 내로 침입하는 것을 막아준다. 한국인의 경우는 피부 멜라닌의 양과 종류가 흑인과 백인의 중간 정도이며, 색상은 황색에 가깝다.

36.3 피부 되돌리기

1) 기초 손질법

(1) 클렌징 단계가 가장 중요하다. 매일 철저한 클렌징으로 각질과 노폐물을 깨끗이 제거하고, 피부세포의 턴 오버를 촉진시켜 침착된 멜라닌을 자연스럽게 제거하는 것이 바람직하다.

(2) 일주일에 1～2회 정도는 팩을 해주는 것이 좋다. 특히, 묵은 각질을 제거해주는 각질제거 팩이나 색소침착을 해결해 줄 수 있는 효과적인 원료가 들어있는 화이트닝 팩을 정기적으로 사용하도록 한다.

(3) 기미나 주근깨가 있어 특히 신경 쓰이는 부위에는 미백 기능이 있는 고 기능성 에센스나 크림으로 정성껏 관리하는 것이 좋다.

(4) 데이 크림, 메이크업 베이스, 파운데이션 등을 바를 때도 자외선 차단 효과가 있는 제품을 선택하여 미리 기미, 주근깨가 생기는 것을 예방하는 것이 좋다.

2) 베이스 메이크업으로 깔끔하게 감추는 기미, 주근깨, 잡티

(1) 자외선 차단제가 함유된 제품을 사용한다. 일상적인 활동을 할 때는 SPF지수 10～15이상, 스포츠나 오랜 야외 활동에는 30이상을 고르는 것이 좋다.

(2) 컨실러를 이용한다. 스킨케어 뒤에 선크림 등을 바르고 자외선 차단제가 들어있는 메이크업 베이스를 사용해 얼굴을 전체적으로 고르게 정돈한다. 파운데이션을 그 위에 고르게 펴 바르고, 기미나 주근깨가 난 부위에 컨실러를 점을 찍듯이 발라 잡티를 가린다.

(3) 트윈케이크를 쓸 경우는 트윈케이크를 바르기 전에 컨실러를 같은 방법으로 바른다. 물론 파운데이션이나 트윈케이크도 자외선 차단제가 들어있는 제품을 사용하는 것이 좋다.

(4) 커버력이 뛰어난 케이크 타입의 파운데이션을 발라준다. 메이크업 베이스를 바른 뒤, 스폰지로 케이크 타입의 파운데이션을 고르게 펴 발라 준 뒤 파우더를 깨끗하게 눌러 마무리해 준다. 케이크 타입 파운데이션으로 얼굴 전체를 커버할 때 자칫 잘못하면 얼굴이 커 보이기 쉽다. T존 부위는 좀 더 밝게, 턱 선을 이루는 U존 부위는 어둡게 처리하여 얼굴에 자연스런 입체감을 살려주는 것이 중요하다.

37. 습진과 무좀

37.1 습 진

습진체질에 습진자극(외부로부터의 기계적·물리적·화학적 자극, 체내로부터 피부에 작용하는 약물·음식물 등)이 가해져서 발증하는 피부의 알레르기성 질환이다. 19세기 초부터 습진이라는 병명은 사용되어 왔으나, 당시에는 피부병변이 헌다는 한 가지 유형만을 나타내는 병명으로 쓰였다.

그 뒤, 1920년대 들어 동물실험 결과 헌다는 현상의 실체가 다양하다는 것이 밝혀지면서 알레르기라는 개념이 도입되었다. 그러나 근래에 이르러 알레르기 등을 볼 때 습진과 피부염의 구별이 어려워 같은 의미로 쓰이고 있다. 서양에서는 주로 피부염, 한국에서는 습진이라는 말을 주로 사용한다. 습진의 증세는 각각 다르며, 급성과 만성으로 크게 구별된다.

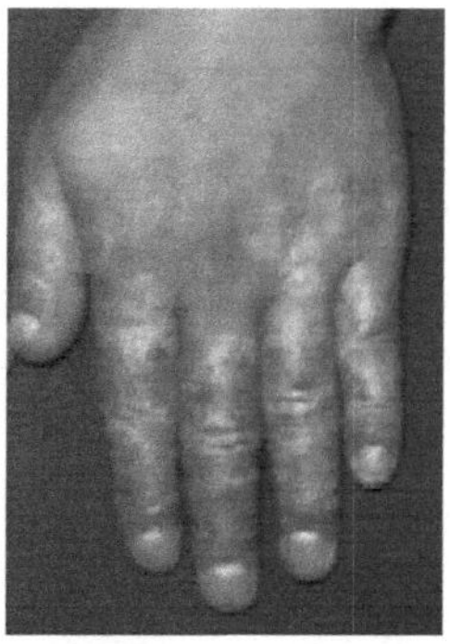

합성세제에 의한 피부염(손 습진)

1) 분 류

(1) 급성습진

환부가 빨개지고 좁쌀크기만한 구진과 작은 수포가 생기며 가렵다.

(2) 만성습진

습진이 오래 되거나 같은 곳에 여러 번 반복되면 환부의 피부는 딱딱해지고 표면은 꺼칠꺼칠해진다. 흔히 건강한 피부보다 검푸르게 보이는데, 때로는 오히려 맑게 보이는 수도 있다. 또 그 병변부위에 급성습진과 비슷한 변화를 반복하면서 재발하는 것이 상례며 몹시 가렵다.

(3) 소아습진

5세 이하 어린아이들에게 습진이 많기 때문에 이것을 특히 소아습진이라고 한다. 증세에 따라 아토피성피부염에 속하는 유유아안면두부급성습진, 소아건조성습진, 유소아굴측성태선화 습진 등으로 구별한다. 유유아안면두부급성습진은 볼과 이마에 빨간 구진이 생기는 것으로서, 이것이 더 진행되면 노란 딱지가 생긴다.

머리에 황백색의 비늘모양의 딱지가 생기면서 안면에까지 번지는 수가 있다. 소아건조성습진은 주로 몸통에 생기는데, 피부는 건조하여 흰 가루를 뿌린 것처럼 보이면서 꺼칠꺼칠하며 가렵다. 특히 가을에서 겨울에 걸쳐 악화된다. 유소아굴측성태선화 습진은 팔꿈치 무릎의 뒤쪽에 생기며, 만성습진의 변화가 계속되어 몹시 가렵다.

(4) 간찰성 습진

유유아와 비만자에게 많다. 귀의 뒤쪽, 목덜미, 하복부, 엉덩이 사이와 같이 2개의 피부가 서로 맞닿는 곳에 생긴다.

(5) 화폐성 습진

신체의 군데군데에 둥근 습진 병변을 일으킨다.

(6) 변지형 습진

피부가 국한성으로 두껍고 딱딱해진다.

(7) 균열성 습진

귀의 뒤, 유방, 손바닥, 발뒤꿈치의 피부가 갈라진다.

(8) 한진성 습진

땀띠 등을 말한다.

2) 치 료

습진은 증세에 따라 연고요법을 하는 것이 중요하다. 환부의 범위가 작고 가벼운 것은 올리브유로 가볍게 씻어낸다. 그 다음 붕산아연화연고를 엷게 바르고, 아연화가루 또는 시카롤을 뿌린다. 증세에 따라 부신피질 호르몬이나 각종 소염제, 진양제, 살균제가 함유된 연고를 바르는 것이 좋다. 그 밖에 항히스타민제, 항세로토닌제, 항브라디키닌제를 복용하거나 주사한다.

37.2 무 좀

한포상백선의 속칭으로, 백선균이라는 곰팡이의 일종이 기생하기 때문에 일어난다.

1) 임상소견으로 세 가지 형으로 나눌 수 있다

(1) 수포형

발가락, 발바닥, 뒤꿈치에 작은 물집이나 농포가 많이 생기는 것을 말한다. 처음에는 좁쌀만한 작은 수포가 생겨 피부 속에 가리워져 있던 것이 점차 부어올랐다가 터지면 흰 테모양을 한 자국을 남긴다. 수포의 내용은 투명하고 엿 빛깔로 보이나, 내용물이 농으로 바뀌어 누렇게 혼탁해 보이기도 한다. 건조해지면 이 작은 수포는 약간의 적갈색을 띠면서 손으로 만지면 까끌까끌한 감촉이 있고, 가피가 떨어져 나가면 일단은 다 나은 듯이 보이다가도 재발하기가 쉽다.

(2) 지간미란형

발가락 사이, 특히 넷째와 새끼발가락 사이에 자주 생긴다. 피부가 물에 불은 것처럼 허옇게 되고, 인설이 생기거나 발갛게 짓무르기도 하며, 균열이 생기고, 다음 발가락 사이로 확대 파급되기도 한다. 이런 형은 칸디다증(candidasis)과 감별이 어려울 때가 있다.

(3) 각화형

주로 발바닥, 손바닥에 생기며, 각질증식으로 인하여 피부가 두껍고 여물어지며 갈라지기도 하고, 인설현상을 보이기도 한다. 증세는 심한 가려움증을 수반하는 것이 보통이다. 무좀에 걸린 피부는 저항력이 약해지기 때문에 화농을 일으키기 쉬우므로 가렵다고 함부로 긁지 말아야 한다. 또 겨드랑이나 서혜부의 림프절이 붓고 아프며 자주 열이 난다.

그리고 발에 무좀이 있고, 손에는 무좀과 흡사하기는 하나 백선균이 증명되지 않는 백선진, 백선균 또는 그 독소가 혈행성으로 작용하여 생기는 알레르기성의 발진이 생기는 경우도 있다. 무좀이 발톱이나 손톱에 파급되면 회백색으로 탁해지면서 두꺼워지고 발톱, 손톱 끝이 미세한 조각으로 떨어져 나가는 현상을 볼 수 있으며, 이것은 조갑백선이라고 한다.

2) 진 단

수포막이나 인설을 현미경으로 조사하면 백선균이 존재한다. 더 세밀하게 균형을 결정하기 위해서는 배지(Sabouraud)로 배양하여 균의 성질을 밝힌다. 많은 종류의 치료약이 시판되고 있으나 정확한 진단 아래 사용하여야 한다. 습진, 피부염, 장척농포증, 한포, 진행성 지장각화증, 장척각화증 등 피부과의 전문의가 아니면 정확한 감별을 할 수 없는 경우가 대부분이기 때문이다.

3) 예 방

손발을 깨끗이 하도록 한다. 고온다습의 상태는 백선균의 발육에 좋은 조건이 되므로 손・발을 씻은 다음에는 잘 닦고 말려야 하며, 양말도 깨끗한 것을 신도록 유의한다. 또한 무좀이 있는 사람의 양말, 신발 등은 절대로 함께 사용해서는 안 되고, 아주 가벼운 증세일 경우는 피부과 의사의 지시를 따르는 것이 현명한 방법이다.

38. 여드름 피부와 트러블

여드름은 피지선의 과다한 피지 분비로 인해 털구멍(모공)으로 분비되어야 할 피지가 모공이 막히게 되면서 염증을 발생하는 질환이다. 사춘기가 되면서 남성 호르몬인 안드로겐이 분비되며, 이 호르몬의 영향으로 피지선이 커지게 되고, 피지의 분비되는 양도 많아진다.

이 피지가 배출되는 입구가 진한 화장, 먼지, 각질층이 두꺼워지고, 막히면 피지가 피지선 내에서 지방덩어리로 굳어진다. 여드름 균이 증식하는 과정에서 피부에 자극을 주는 독성물질들이 분비되어 염증을 일으켜 피지선이 터지고 고름, 붉은 발진 등이 나타나게 되어 여드름이 생긴다. 환자의 70～80%는 11～25세 사이의 연령에 집중되어 나타나지만 30대 초반에도 나타날 수 있다.

38.1 여드름의 원인

여드름은 여러 가지 원인에 의해 나타난다. 이 중에서 가장 큰 원인은 사춘기에 안드로겐이라는 호르몬에 의해 피지분비가 증가하여 표피의 각질층이 모공을 막게 되어 피지가 배출되지 않아 발생한다. 피지선 속에는 정상적으로 여드름 균들이 살고 있는데, 피지가 원활히 배출되지 못하면 여드름 균이 폭발적으로 증가하게 되고, 이들이 번식하면서 모공에 염증을 불러일으키면서 발생되는 것이다.

사춘기 때는 안드로겐의 자극에 의해 피지선이 성숙되면서 여드름이 시작하지만 성인이 된 후 수면 부족 등에 의해 부신피질 호르몬이 증가하면서 피지선을 자극하여 여드름이 발생한다. 그밖에 약물(결핵약, 피임약, 스테로이드 연고 등), 유전적 요인, 생리와 임신, 기후 등도 관여하는 것으로 생각된다.

38.2 과다한 피지생성 원인

체질적 요인, 과로 및 스트레스, 월경 및 임신, 모공 폐쇄 원인, 안드로겐의 영향, 자외선, 화장품, 여드름을 악화시키는 약물, 음식물(지방, 술, 담배), 과도한 세안 등을 들 수 있다.

38.3 여드름의 경과

모낭에 상주하는 여드름 균(P. acne)이 분비하는 효소에 의해 피지가 변성되고, 각질세포 생성이 증가하면서 모낭이 딱딱해지면 피지 배출이 원활하지 못해 여드름의 기본 병변인 면포가 형성된다. 계속해서 각질과 피지가 분비됨으로 해서 모낭 벽이 얇아지고 모낭 주위에 모여든 백혈구가 분비하는 효소의 작용에 의해 모낭 벽이 파열되면 모낭 내용물이 진피로 들어가게 되어 염증반응이 시작된다.

처음에는 피부 백색 면포, 즉 흰색 좁쌀 알갱이였다가 이 알갱이가 진행될수록 균이 증식해 붉게 되며, 심해지면 얼굴과 마찬가지로 낭종이라는 주머니 염증이 나타나면서 노랗게 화농성을 띠게 된다.

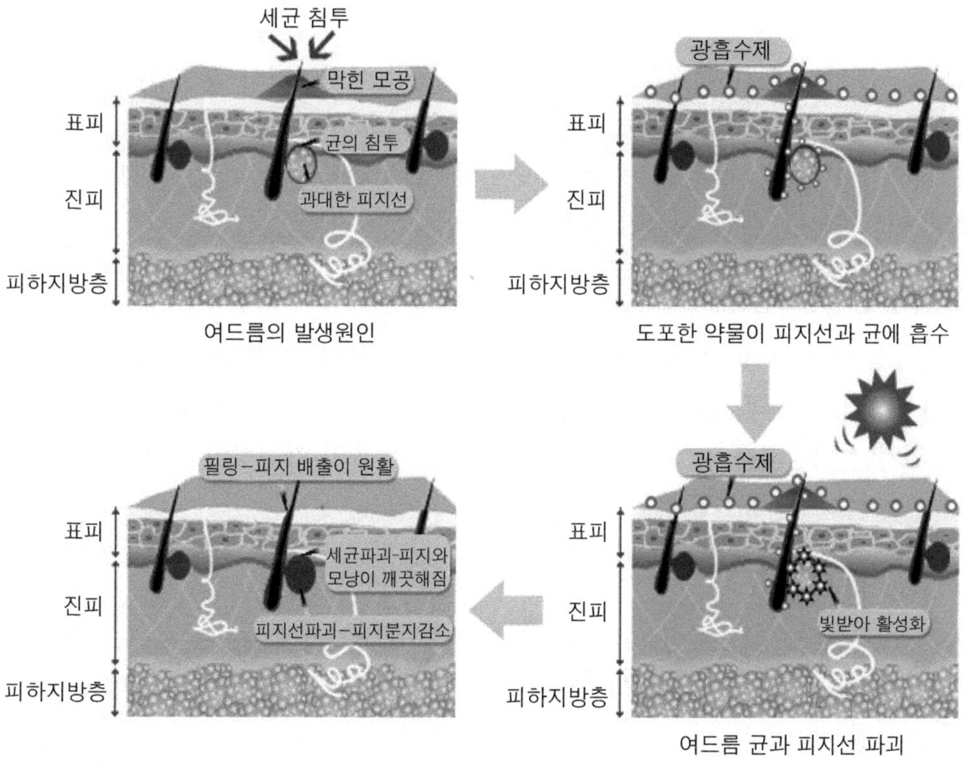

여드름의 발생원인

38.4 여드름의 종류

여드름 병변은 가장 기본적인 면포를 비롯하여 구진, 농포, 낭포, 결절, 반점 등이 있다. 기본 병변인 면포는 모낭상피의 과각화로 인하여 각질과 피지가 정체된 것으로 점차 염증에 의해서 구진, 농포, 낭포, 결절 등으로 진행한다. 심하지 않은 여드름은 면포가 주된 병변이지만 좀 더 심할 경우에는 농포와 구진이 주된 병변이며, 중증도에서는 낭포성 병변이 발생한다. 따라서 자신의 여드름 종류에 맞게 적절한 치료를 받는 것이 중요하다.

1) 보통 여드름(심상성 여드름)

우리가 보통 보는 여드름으로 가장 많은 형태의 여드름인데 대개 전형적인 면포와 여러 종류의 발진이 섞여 나타난다. 즉 면포 주위에 경미한 염증이나 2차 세균 감염으로 인한 병변이 섞여서 나타날 수 있고, 이런 것들이 터져서 딱딱한 덩어리가 생기기도 한다. 보통 얼굴이나 머리에 피지가 많이 분비되는 것을 볼 수 있으며, 대부분 10대 후반이나 20대에 가장 흔하게 발생한다.

2) 응괴성 여드름

여드름 중 가장 심한 형태로 고름 같은 분비물이 여기저기서 분출되는 큰 농양, 염증성 결절 등이 특징적으로 나타나는데, 치료가 되고 난 뒤에도 심한 흉터나 켈로이드성 흉터가 남는다. 대개 등, 목뒤, 엉덩이와 뺨 아래쪽에 잘 생기는 경향이 있으며, 보통의 여드름보다 훨씬 치료기간이 길어진다.

3) 월경전 여드름

이 경우는 여드름 환자 중 월경이 시작되기 약 1주일 전에 기존의 여드름이 심해지는 경우를 말하는데 많은 여드름 환자에서 흔히 관찰되며, 피임제를 사용하여 예방할 수 있지만 피임제를 장기간 사용할 때 다른 부작용의 가능성이 있으므로 주의해야 한다.

4) 신생아 여드름

신생아의 얼굴에 여드름이 나타나는 경우인데 태아시기에 엄마로부터 받은 호르몬 가운데 프로게스테론이 기름샘의 분비를 자극하기 때문에 발생하며, 원인이 되는 호르몬 양이 신생아의 몸 안에서 떨어지면서 여드름은 서서히 사라지는 경과를 밟는다.

5) 켈로이드성 여드름

주로 턱 근처에 생기며, 상처가 아문 뒤에 튀어나온 켈로이드를 만드는 게 특징이다. 곪는 여드름이 여기저기 계속 지속되며, 내용물이 터져 나오고 아프기도 한다. 이 여드름은 다른 경우보다 먹는 약을 오래 복용하여야 하며, 켈로이드가 생긴 부위는 냉동치료, 병변내 주사 및 레이저 치료 등을 병용하여 치료해야 한다.

6) 주사성 여드름

과거 술독이라고 잘못 알려진 경우가 있는데 '주사'라고 흔히 부르며, 얼굴 전체가 불그스레해지고 실핏줄이 나타나며, 이런 것들이 여드름 발진과 더불어 나타나기도 한다. 대개는 코와 뺨 주위에 가장 심하고 평소에도 얼굴이 붉고 코가 빨개서 술 마신 사람처럼 얼굴이 붉어서 주사라는 이름이 붙었다.

처음에는 얼굴 중심부에 불그스레한 홍조의 여드름 발진이 동반되며, 오래 방치하면 코는 점점 커져 딸기코가 되기도 한다. 그리고 주사성 여드름 환자에서는 얼굴의 모낭에 살고 있는 작은 기생충인 모낭충이 발견되기도 한다. 주사의 치료는 내복약, 바르는 약 이외에 실핏줄을 색소 레이저 등의 방법으로 제거한다.

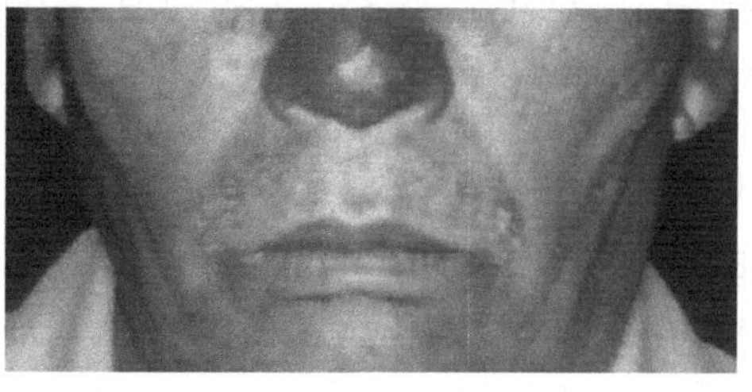

주사성 피부

7) 여드름양 발진

여드름이 어떤 부위에 급작스럽게 한꺼번에 나타나며 특히 가슴, 등 같은 곳에 잘 생기며, 원인은 스테로이드, 항진균제, 항생제 등이 섞여 있는 종합연고제에 의한 부작용으로 발생하는 것이 흔한 경우인데, 이 때 스테로이드제가 문제를 일으킨다. 또한 할로겐계통의 화합물을 접촉한 경우에도 발생할 수 있다.

8) 입 주위 여드름

여드름이 특히 입술을 중심으로 그 주위에 작은 여드름이 흩어져 있는 모양을 보인다.

38.5 여드름의 진행과정

모낭에 상주하는 여드름 균(P. acne)이 분비하는 효소에 의해 피지가 변성되고, 각질세포 생성이 증가하면서 모낭이 딱딱해지면 피지 배출이 원활하지 못해 여드름의 기본 병변인 면포가 형성된다. 계속해서 각질과 피지가 분비됨으로 해서 모낭 벽이 얇아지고, 모낭 주위에 모여든 백혈구가 분비하는 효소의 작용에 의해 모낭 벽이 파열되면 모낭 내용물이 진피로 들어가게 되어 염증반응이 시작된다.

1) 초기 여드름(흰색, 검정색)

(1) 특 징 : 모낭의 각질이 두꺼워져 피부 표면에서 모공이 막혀 피지가 밖으로 나가지 못하고 피부에 고여 있는 상태이다.

(2) 증 상 : 피부에 유분이 많아지고, 특히 T-Zone 부위인 이마와 코 주위에 여드름이 나기 시작한다.

2) 중기 여드름(붉은색 구진형)

(1) 특 징 : 초기 여드름을 방치하면 여드름 균이 증식하여 염증반응이 일어나 붉은색의 곪는 형태인 구진형 여드름으로 진행한다.

(2) 증 상 : 붉은색 여드름이 생기고 통증이 발생하며, 이때부터는 절대로 짜서는 안 된다.

3) 중 · 말기 여드름(화농성)

(1) 특 징 : 여드름이 악화되어 노랗게 곪는 상태이다. 고름이 피부 표면으로 나오지 않고 안쪽으로 들어가 조직을 파괴하는 형태이다.

(2) 증 상 : 직접 짜면 여드름의 내용물뿐만 아니라 피부도 함께 떨어져 나와 심한 흉터를 남긴다.

4) 말기 여드름(낭종형)

(1) 특 징 : 화농성 여드름이 더욱 진행되어 피부 속에서 고름이 형성되어 주머니를 형성한다.

(2) 증 상 : 고름주머니가 피부 안에서 터지면 여드름 주변에 더 많은 염증을 유발시켜 주위에 여드름을 번식시키고 흉터로 이어질 수 있다.

38.6 여드름의 악화

여드름을 악화시키는 요인으로는 여러 가지가 있다. 우선 여성의 경우 생리 전 프로게스테론이라는 호르몬 분비 증가로 피지선이 자극되어 여드름이 심해질 수 있으며, 지방성분이 포함된 화장품과 헤어스타일링 제품 등은 모공을 막아 여드름을 더 악화시키는 요인으로 작용한다. 염증을 악화시키는 술은 기존 여드름뿐만 아니라 새로운 여드름을 발생시킬 수 있으므로 피하는 것이 좋다.

이밖에도 세안을 과도하게 하거나 스트레스, 수면부족 등도 여드름을 악화시키는 요인으로 작용한다. 특히 여드름이 많은 사람은 습관적으로 이마, 뺨 등으로 손이 가고 짜게 되는 경우가 많은데, 집에서 여드름을 짜게 되면 압력에 의해서 피부가 찢어지면서 모낭 내용물이 진피로 들어가게 되어 염증이 더 심해지므로 흉터가 발생할 가능성이 많다.

1) 음식물

특정 음식물 성분이 여드름을 악화시키지는 않는다. 특히 과거에는 지방기가 있는 음식이나 단것을 먹으면 여드름이 악화된다고 생각하여 이런 음식들을 제한하였으나 섭취된 지방이 피부의 피지선으로 가는 것은 아니므로 근거가 없는 것으로 알려지고 있다. 그러나 과거에 어떤 음식물을 섭취한 후 나빠진 것이 확실하다면 그 음식물은 피하는 것이 좋다.

2) 술

알코올은 모든 염증을 악화시키므로 기존의 여드름뿐만 아니라 새로운 여드름을 발생시킬 수 있으며, 여드름이 심할 때는 단 한 번의 음주로도 갑작스럽게 얼굴이 뒤집어질 정도로 나빠질 수 있다. 따라서 과도한 음주는 피하는 것이 바람직하다.

3) 스트레스, 잠

잠을 충분히 자고 과로를 피하는 것이 피부를 쉬게 하는 것이다. 또 스트레스가 쌓이면 부신피질 호르몬이 과량 분비되어 여드름이 악화될 수 있다.

4) 생 리

생리 전에는 프로게스테론 호르몬 분비 증가로 피지선이 자극되어 여드름이 심해질 수 있다. 생리 일주일에서 열흘 전에 생식선 자극호르몬과 프로게스테론이라는 성호르몬이 증가하여 피지선의 크기나 활동을 증가시켜 피지선의 피지 분비량을 증가시킨다. 그래서 생리 전에 피부 트러블이 생기거나 여드름이 더 악화되는 경우가 많은 것이다.

5) 화 장

화장품에 포함된 지방 성분, 특히 파운데이션은 모공을 막는 주요 물질로 작용하므로 될 수 있으면 화장을 피하도록 하고, 어쩔 수 없으면 오일이 없는 파운데이션을 사용하도록 한다.

6) 머리카락, 헤어 스타일링 제품

피부 특히 이마 부위에 닿을 경우 여드름을 악화시키므로 집에서는 반드시 머리를 올리거나 뒤로 묶고 있는 것이 좋다.

7) 세 안

여드름이 많이 나는 사람의 얼굴은 대부분 지성이다. 하지만 그렇다고 해서 세안을 과도하게 하는 것은 좋지 않다. 따뜻한 물로 부드럽게 세안을 하는 것이 필요하며, 하루 2회 정도면 충분하다. 화장을 한 경우에는 클렌징을 하고, 자극이 없는 비누를 사용하여 얼굴의 유분을 제거하는 것이 바람직하다.

8) 손을 대는 습관

여드름이 많은 사람은 습관적으로 이마, 뺨 등으로 손이 가고 짜게 되는 경우가 많다. 집에서 여드름을 짜게 되면 압력에 의해서 피부가 찢어지면서 내용물이 나오고 염증이 더 심해지는 것이 보통이기 때문에 흉터가 발생할 가능성이 많다. 특히 고름이 있는 여드름이나 화농성 여드름은 약물치료와 병행하여 여드름 관리를 하여야 흉터가 발생하지 않다.

9) 피부 마사지, 유분 많은 화장품

피지 분비가 많이 되는 상황에서 기름기가 많은 화장품으로 피부 마사지를 하면 피지선에서 피지가 배출되는 것을 막게 되어 여드름을 심하게 만들 수 있다.

10) 소화기 질환

여드름과 소화기 질환은 직접적인 관련이 없다. 스트레스, 수면부족으로 부신피질 호르몬이 증가하게 되면 피지선을 성숙시키는 것 외에 장운동을 저하시켜 변비를 유발할 수 있지만 변비가 직접적으로 여드름을 악화시키지는 않는다.

38.7 여드름의 치료

여드름은 만성 재발성 피부질환으로 평소 꾸준한 관리와 치료로써 좋아질 수 있지만 잘못 관리하면 흉터나 색소침착 등이 생길 수 있다. 그 중에서 무엇보다 청결이 중요하다. 그 이유로는 털구멍을 막는 세균이나 이물질을 제거해야 모공 밖으로 피지가 배출되기 때문이다. 가장 중요한 점은 여드름은 초기에 잘 관리하고 치료해야 후유증이 적다는 것이다.

여드름 치료는 모공 속에 꽉 차 있는 피지를 제거하고 모공을 뚫어주는 것이 중요하다. 여드름 균을 죽이는 항생제나 피지를 억제해주는 비타민 A제제 약을 먹거나 바르는 약을 사용하면 효과를 볼 수 있다. 그러나 이는 일시적인 효과에 지나지 않고 지속적이지 못하다는 단점이 있다. 피부과에서의 여드름 치료는 각질을 제거해주는 스킨 스케일링과 면포 압출기로 노랗게 된 여드름을 짜내 여드름을 치료하는 메디컬 스킨케어를 번갈아 가며 병행치료를 하면 많은 효과를 볼 수 있다.

1) 복용약물의 치료

여드름 치료에 쓰이는 약은 크게 두 종류를 사용한다.

(1) 여드름 세균에 대한 살균작용이 있고, 유리지방산의 생성을 막아 염증을 줄여 주는 약제

테트라사이클린 계통의 항생제이다. 처음 치료할 때에는 하루에 두 번 복용하다가 상태가 호전되면 하루에 한 번만 복용해도 되기 때문에 편리하다. 항생제를 오래 복용하면 혹시 내성이 생기지 않을까 걱정하는 사람들이 많은데, 이런 종류는 피부질환에 많이 사용되는 항생제로서 내성이 생기지 않으며 오래 치료해도 문제가 없다.

(2) 피지조절을 위해서 피지생성을 억제하는 약제

피지 분비를 줄여주는 약은 상품명인 로아큐탄으로 알려진 이소트레티노인(isotretinoin)이라는 약물이다. 이 약물은 비타민 A를 변형시켜서 만든 약으로 피지 분비를 줄이는 데에 뛰어난 효과를 나타내기 때문에 피지조절, 나아가서는 여드름의 치료에 아주 효과적이다. 증세에 따라 하루에 한 알에서 세 알 정도를 복용하게 되는데, 양이 많아지면 피부가 건조해지는 증상이 심해지기 때문에 우리나라 사람들은 대개 하루에 한두 알 정도를 복용하는 것이 보통이다.

이 약을 오래 먹게 되면 그 약효가 축적되어서 약을 끊은 후에도 2~3년 정도 피지 분비가 조절되는 효과를 얻을 수 있다. 하지만 이 정도의 효과를 얻기 위해서는 하루에 한 알씩 복용하는 경우 거의 3년 정도 지속적으로 복용해야 하기 때문에 사실상 어려움이 있다. 따라서 대개는 증세에 따라 약을 적절히 조절하면서 복용하는 것이 보통이다. 이 약의 부작용 중 가장 문제가 되는 것은 임산부가 이 약을 복용하게 되면 기형아가 생길 수 있다는 것이다. 따라서 임신 가능성이 있는 여자들은 절대로 이 약을 복용해서는 안 되며, 약을 복용하는 중에는 철저한 피임을 해야 한다.

또 약을 끊은 후에도 최소한 2개월 정도 피임을 해야 한다. 태아에 대한 기형이 가장 심각한 부작용이라면 가장 흔히 나타나는 부작용은 피부가 건조해지는 것이다. 피지 분비가 줄어드는 정도에 그치지 않고 더 건조해져서 얼굴이 당기면서 각질이 일어나는 경우는 거의 누구나 경험하게 된다. 또한 입술이 트고 손 발바닥도 각질이 일어나서 불편할 수 있으며, 건조 피부염이 생기기도 한다. 이런 부작용이 나타날 때에는 처방을 받았던 피부과에서 적절한 보습제 또는 스테로이드 연고를 처방받아서 사용하면 좋아진다.

2) 국소 도포치료(바르는 약)

(1) 여드름 비누 혹은 세정제

유분을 제거하기 위해 세정력이 우수하면서 자극은 적은 비누나 세정제를 사용하며, 자기 피부에 맞는 산성도를 유지시킬 수 있도록 한다.

(2) 여드름 연고(벤조일 퍼록사이드)

항균작용을 하며, 유리지방산을 감소시켜 염증성 여드름에 효과가 있다. 간혹 이 약제에 알러지가 있거나 민감하게 받아들이는 피부가 있어 얼굴이 붉어지거나 따갑고 가려움증을 느낄 수 있는데 그럴 때는 사용을 중지해야 한다.

(3) 국소 항생제

여드름 균에 대한 직접적인 효과와 유리지방산이 생성되는 것을 막아서 염증을 감소시키는 효과가 있다.

(4) 피부재생 연고(트레티노인)

현재 여드름 치료에 가장 많이 사용되는 바르는 약은 비타민 A를 변형시켜서 만든 트레티노인이라는 연고이다. 이 연고는 피지 분비를 줄이는 기능이 먹는 약에 비해 떨어지지만 모공을 막고 있는 각질을 제거함으로써 피지 배출이 잘 되도록 하기 때문에 면포성 여드름을 비롯한 다양한 형태의 여드름에 효과가 있으며, 각질을 벗겨 내어 모낭의 파열을 최소화하여 염증으로 발전하는 것을 막아준다.

부작용은 자극에 의해서 각질이 일어나거나 따가운 느낌이 들 수 있다는 것이다. 하지만 자꾸 바를수록 적응되어서 점차 괜찮아지게 되며, 증세가 심할 경우 2～3일 정도 쉬었다가 다시 바를 수도 있다. 또한 세수한 후에 바로 바르는 것이 아니라 기초화장을 한 후에 바르거나 세수한 후 1～2시간 정도 지나서 바르면 이런 부작용이 나타나는 것을 줄일 수 있다. 이 연고는 발라도 모공이 커지지 않는다. 스테로이드 호르몬 연고를 장기간 사용하면 실핏줄이 늘어나거나 모공이 커질 수 있으나 이 연고는 절대로 그런 염려가 없다.

3) 여드름 압출치료

일단 생긴 여드름은 약물치료와 함께 짜주어야 빨리 치료될 수 있다. 여드름을 짠다고 흉터가 생기는 것은 아니다. 염증이 심한 부위는 흉터로 남고, 염증이 심하지 않은 부위는 흉터로 남지 않는 것이다. 그러나 함부로 짜는 것은 흉터를 남기는 지름길이므로 반드시 피부과에서 소독된 기구로 모공을 열고 짜도록 한다. 여드름을 무리하게 짜면 치료가 끝난 후 흉터를 남기게 되는 경우가 많다. 그 이유는 염증에 의해 약해진 기름샘 벽을 무리하게 짜서 파괴시키므로 염증이 더 크게 생기기 때문이다.

4) 병변 내 주사요법

낭포, 염증성 구진, 농포 등에 주사하여 병변을 빨리 소실되게 하고, 흉터 형성의 가능성을 줄여준다.

5) 도트필링

염증성 여드름이 있는 경우에는 항생제나 바르는 약을 사용한다고 해도 치료가 되려면 상당기간 시간이 걸리며, 치료 된 후에도 자국을 남기는 경우가 많다. 염증이 있는 여드름에는 특수한 약물로 도트 필링을 해서 흉터나 자국이 남지 않고 빨리 좋아지도록 하는 치료를 해야 한다.

6) 레이저 펀칭

염증이 있거나 끝이 닫혀 있는 폐쇄면포를 레이저로 뚫어 주어 아무리 심한 여드름도 빨리 좋아지게 하여 흉터나 자국을 최소화 해주는 치료이다.

7) 박피술(스킨 스케일링)

여드름이 넓게 퍼져 있는 경우에 화학박피술을 시행하면 각질이 벗겨지면서 막혀 있던 모공이 일시에 열리며 염증이 가라앉게 되고, 다른 국소 도포제의 피부 흡수를 증가시켜 약제의 효능을 높여준다. 벗겨지는 깊이에 따라 여러 종류의 박피술이 치료에 이용되는데 여드름이 심한 경우 레이저 펀치와 박피를 병행하는 레이저 스케일링이 매우 효과적이어서 3～4차례 시술로도 놀라울 정도로 깨끗해진다.

또한 표시가 별로 나지 않으면서 여드름을 치료하는 여드름 스케일링, 여드름 스케일링 후 붉어진 피부를 즉각 진정시키는 여드름 특수 관리, 여드름이 웬만큼 좋아진 후 보습 및 자극완화, 유지 차원에서 받는 프로그램으로 스킨 스케일링 또는 해초 스케일링, 여드름과 자극을 좀 더 효과적으로 치료하는 해초박피 등이 이에 속한다.

8) 메디컬 스킨케어

피부관리 프로그램을 통해 면포를 압출해 내어 신속한 치료를 도모하게 되고, 글리콜린산 피부 스케일링을 통해서 여드름이 막고 있는 각질 및 찌꺼기들이 제거되며, 이로 인해 피지가 쉽게 배출되고 피부가 매끈해지며 염증반응이 가라앉는 효과를 얻을 수 있다. 또한 아로마 치료에 쓰이는 에센셜 오일을 사용한 마사지 요법은 여드름으로 인한 염증을 줄이는 데 도움을 준다.

이상 설명한 치료방법으로 거의 모든 여드름을 치료할 수 있으며, 여드름 흉터가 생기는 것을 막을 수 있다.

38.8 여드름 자국

여드름 치료의 일차적인 목적은 당장 깨끗한 얼굴을 원하기 때문이기도 하지만 흉터가 남는 것을 예방하기 위한 것이기도 한다. 그러나 여드름 자국과 여드름 흉터를 구별 못하는 경우가 많다. 여드름 자국은 여드름이 좋아진 부위의 색깔이 변하는 상태로 피부가 붉은색으로 변하거나 갈색, 흑갈색으로 변하는 것을 말한다. 여드름을 치료하고 나면 여러 가지 후유증이 남는다.

1) 여드름 자국이 생기는 원인

피부가 붉어지거나 검어지는 여드름 자국은 피부에 심한 자극이 가해질 때 남는 것으로 여드름이 심하게 곪았을 때 잘 나타난다. 여드름이 심하게 곪는다는 것은 여드름에 의한 염증이 피부 깊숙이 번지는 것을 말하며, 이럴 때는 빨간색 자국이 남는데, 이는 표피에 있는 멜라닌 색소가 진피 내에 흡착되었기 때문이다.

심하게 곪지 않아도 여드름을 손으로 짜거나 손톱으로 잡아 뜯으면 붉은색이나 갈색, 흑갈색 자국이 잘 남는다. 이 또한 피부에 심한 자극이 가해지기 때문이다. 이 자국은 대부분 1년 이내에 자연히 없어지지만 간혹 잡티로 남는 경우도 있다.

2) 여드름 자국 예방

예방 및 치료를 위해 손으로 만지거나 짜지 않으며 여드름이 곪지 않게 초기에 치료를 받아야 되고, 피부연고를 전문의 처방 없이 함부로 바르지 않아야 한다. 또 자외선 차단제와 탈색소 연고를 사용할 수 있으며 스킨 스케일링, 전기영동치료 등을 병행하면 이 기간을 좀 더 단축시킬 수 있다.

38.9 여드름 자국 치료방법

여드름 자국은 치료하기도 비교적 쉬우며, 초기에 치료하는 것이 중요하다.

1) 미백연고

색소 세포가 색소를 형성하는 과정에서 여드름 자국 부위의 색소 세포 기능을 저하시키는 역할을 한다.

2) 미백 스케일링 혹은 스킨 스케일링

얕은 화학박피로 일상생활에 전혀 지장을 주지 않는 치료로 얼룩진 여드름 자국을 맑게 하는 동시에 현재 남아있는 여드름도 개선되는 효과를 얻을 수 있으며, 얕은 얼굴 반점, 칙칙한 피부색, 여드름 치료 후 건조한 피부 등에 사용되는 치료법이다. 또한 시술 후에는 얼룩진 피부색이 맑아지고 입과 눈 주위의 엷은 주름은 얕아지며, 여드름도 개선되는 효과를 얻을 수 있다.

시술 후 2일 안에 아주 얇은 딱지가 생기며, 4～5일이면 이 딱지가 마치 때 벗겨지듯이 벗겨지게 된다. 스킨 스케일링은 특별한 제한이 없기 때문에 누구든지 쉽게 치료받을 수 있다.

3) 반도체 레이저, 헬륨네온 레이저, 피부 초음파 치료, 전기영동 치료

여드름 자국 부위에 형성된 색소를 없애기 위한 치료로 세포의 기능을 활성화시키고 염증을 가라앉히는 효과가 있으며, 여드름 자국 부위에 형성된 색소를 빨리 없애주기 위하여 사용되는 미백연고의 흡수력을 증가시키고, 색소 세포가 활동하는 것을 막아준다.

4) IPL

색소침착이 된 경우는 위에서 언급된 방법으로 치료될 수 있지만 여드름을 앓았던 부위가 빨갛게 된 경우는 혈관을 치료하는 레이저 치료가 필요하다. 하지만 통상의 혈관치료 레이저는 여드름 후에 늘어난 혈관의 치료에 그다지 효과가 없다. 최근에 개발된 IPL은 3주 간격으로 되풀이 치료를 함으로써 이런 자국이 빨리 좋아지도록 한다. 아울러 얕게 패인 흉터도 차오르도록 하는 효과가 있어서 심한 여드름을 앓고 난 후에 생긴 후유증의 치료에 적합하다.

5) 후유증

여드름이란 원인이나 자극이 제거되면 저절로 없어지므로 가장 중요한 것은 여드름을 짜서 생기는 발효흉터가 붉은 여드름 자국 그리고 아니한 자국들이 자외선 노출로 인해 발생하는 색소침착과 같은 후유증을 예방하는 데 치료의 초점을 맞추므로 초기단계의 치료가 강조되는 이유이다.

39. 레이저 피부건강 이용법

39.1 레이저 광선과 조직의 상호작용

1) 레이저 광선(Laser Light)

원자(또는 분자)는 회전하는 전자로 둘러싸인 핵들로 구성되어 있다. 안정된 상태에서 전자는 가장 낮은 에너지 상태에 있게 된다. 광자의 형태로 에너지를 흡수하면 전자는 핵에서 더 멀리 떨어진 궤도로 이동한다. 이것은 흥분되고, 불안정한 상태를 의미하며, 원래 궤도로 되돌아가 안정 상태를 유지하려는 경향을 갖게 되는데, 여기서 나오는 광자에너지를 자발성 방출 방사선이라 한다.

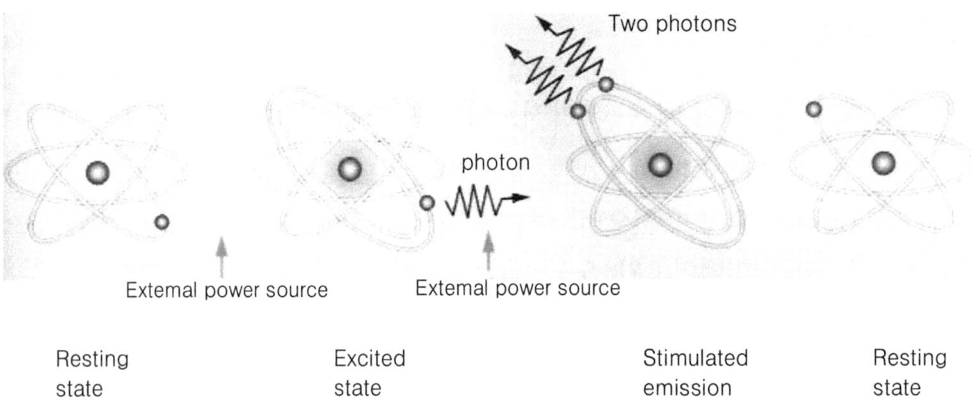

원자궤도와 포톤

2) 레이저 장치 도형

공진기(reasonator cavity) 안의 활성매질, 완전 또는 부분 반사경에 표시되어 있다. 레이저의 구성 매질에 따라 기체(아르곤, CO_2, excimer 레이저), 액체(pulsed dye 레이저), 고체(루비 레이저)로 나눌 수 있고, 레이저 매질은 광학기(혹은 공진기) 안에 있으면서 자극으로 인해 방출되는 방사선 빛의 파장을 결정한다.

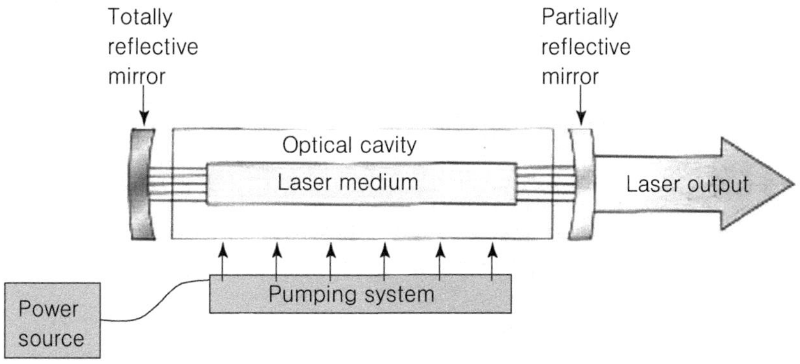

레이저의 부분반사

3) 펄스타입에 따른 표시 그래프

레이저는 광선 펄스 특성을 지속성, 펄스성, 질 변환성으로 분류한다.

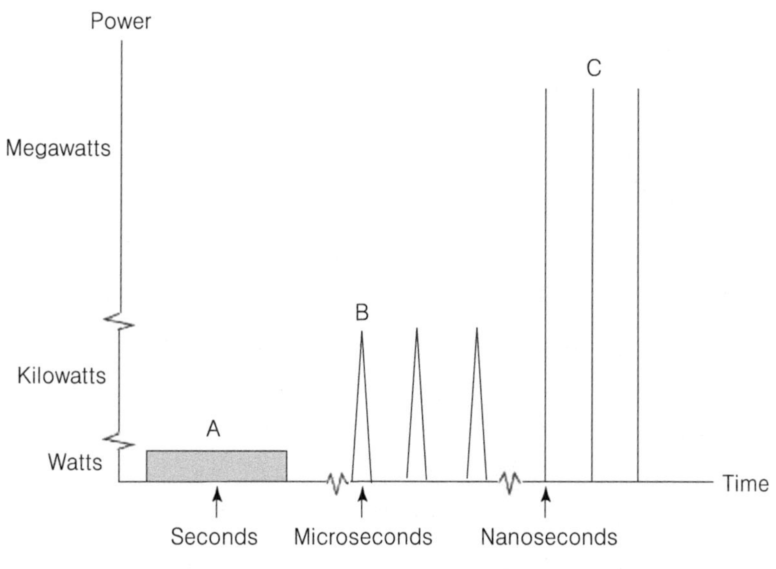

지속성 빛은 CO_2 레이저

4) 피부에 조사되는 광선

(1) 반 사: 4～6%는 각질층에서 반사

(2) 흡 수: 빛의 세기는 소실질에 따라 결정

(3) 산 란: 피부 진피층의 콜라겐에 의해 일어난다. 600～1200 nm가 피부 치료에 적당하다.

(4) 투 과: 나머지 빛은 피하조직으로 투과된다(파장이 짧은 경우 300～400 nm에서 산란된다).

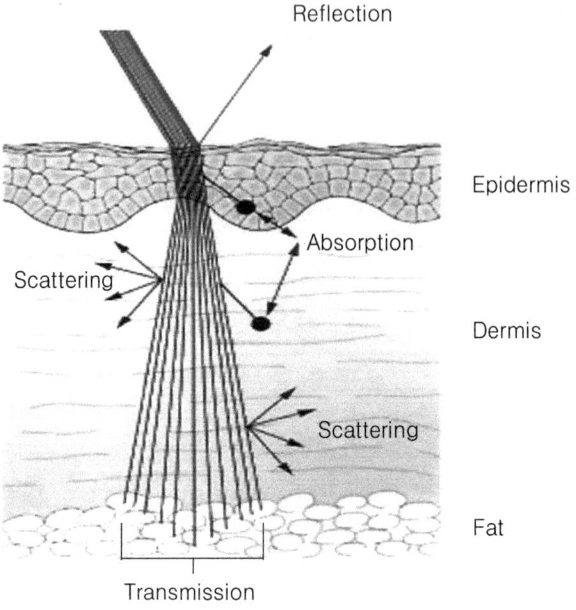

피부에 조사되는 레이저 광선

5) 중요 조직 반색단의 흡수스펙트럼

인체 내의 중요한 발색단으로는 멜라닌, 혈색소, 물, 콜라겐 등이 있다. 멜라닌은 정상적으로 피부 상피와 모낭에 존재하고, 태양광으로부터 인체를 보호하며, 자외선과 가시광선은 흡수하나 적외선 근접 광선은 흡수하지 못한다.

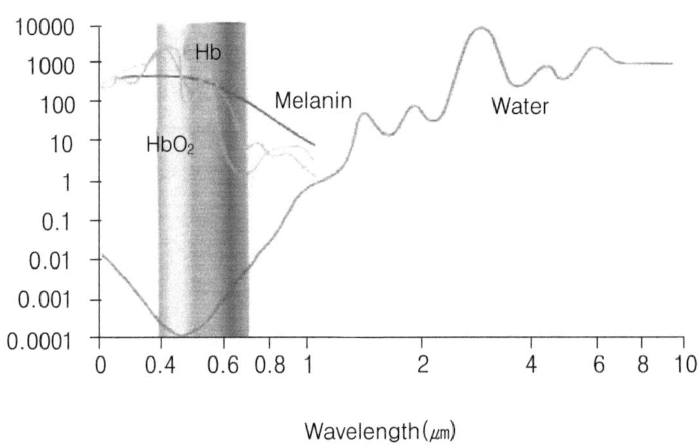

조직 반색단의 스펙트럼

6) 혈관 병변

안면 모세혈관 확장증의 병변 혈관인 안면부, 홍반, 홍조가 있는 환자들은 0.45~0.40 ms의 펄스를 갖는 Pulsed dye 레이저를 사용한다.

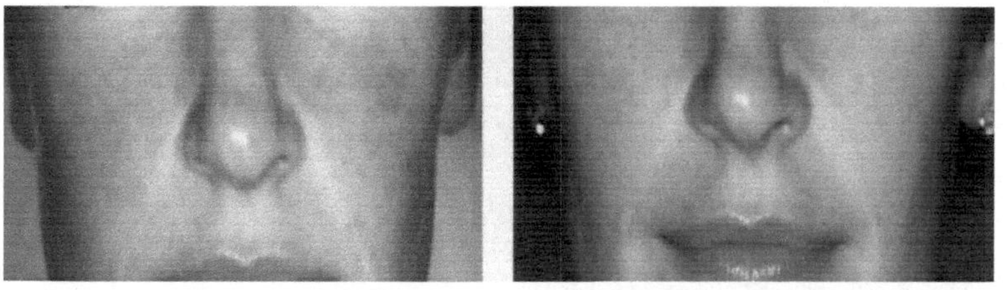

A B

안면 홍반 피질 모세 혈관 확장증 치료

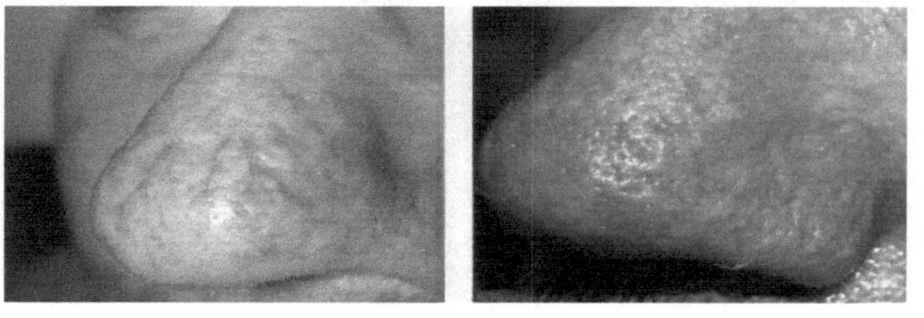

A B

안면 홍반피질 모세혈관 확장증 치료

7) 하지정맥

레이저 치료는 광열 분해원리를 기초로 한다.

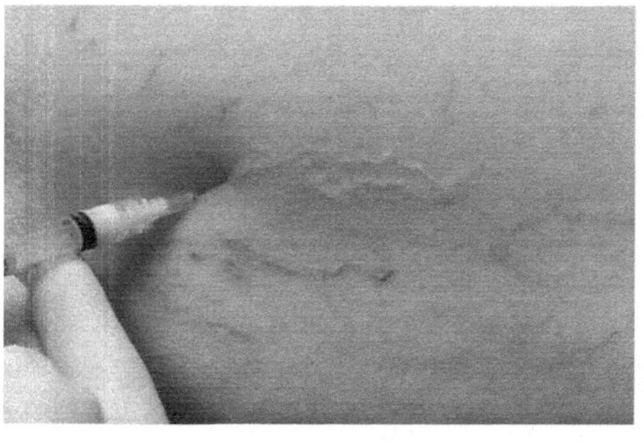

경화제 주입 직후 사진

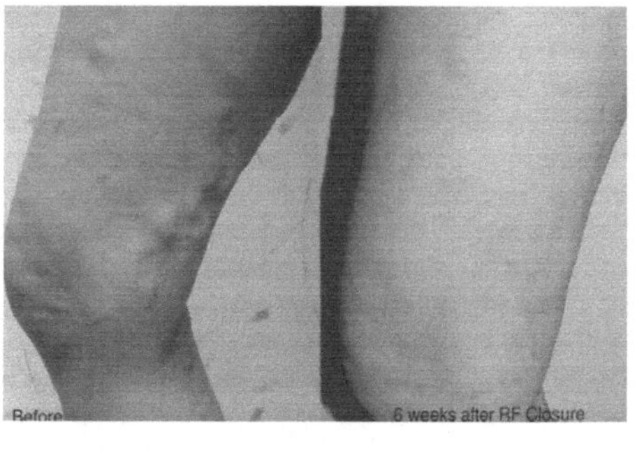

정맥내 RF ablation을 통한 치료

(고주파를 이용한 혈관 내 응고술 시술)

8) 색소 병변

흑색종이나 다른 악성 병변에 생긴 자외선에 만성적으로 노출된 이후 발생되어 완치 후 3~4년 뒤 병변 유발성 가능성이 크다.

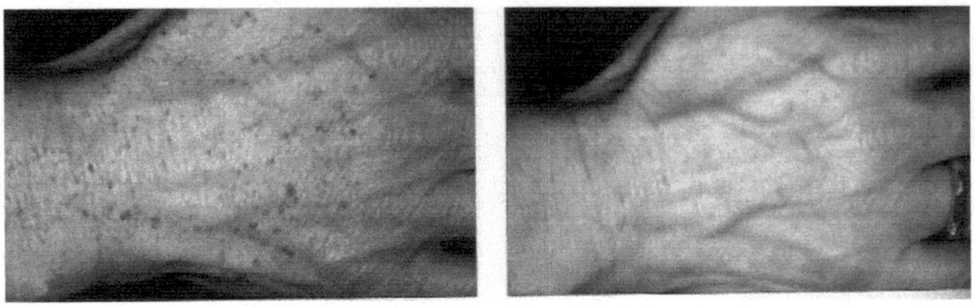

A B

갈색 흑자

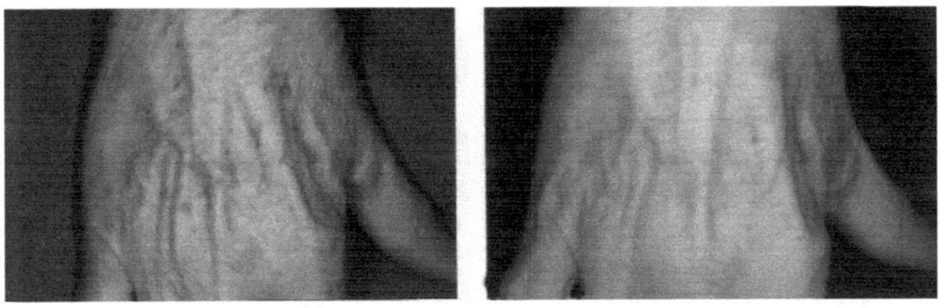

A B

색소 병변

9) 레이저 흉터 치료

Pulsed dye 레이저 사용한다. 스테로이드 주입에 의한 방법과 병행한다.

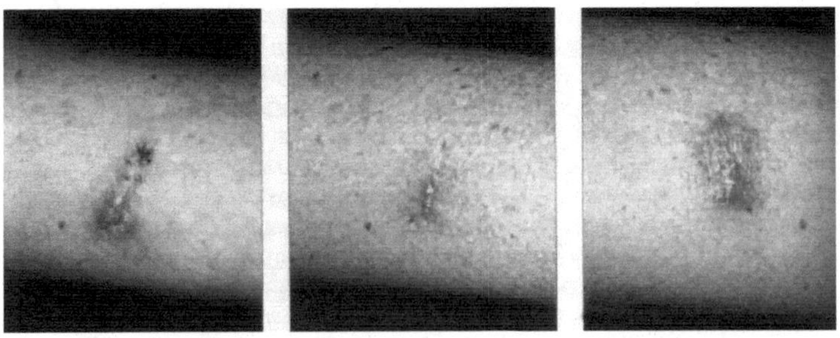

A B C

3 cm의 선상 흉터 치료

10) 여드름(레이저 치료)

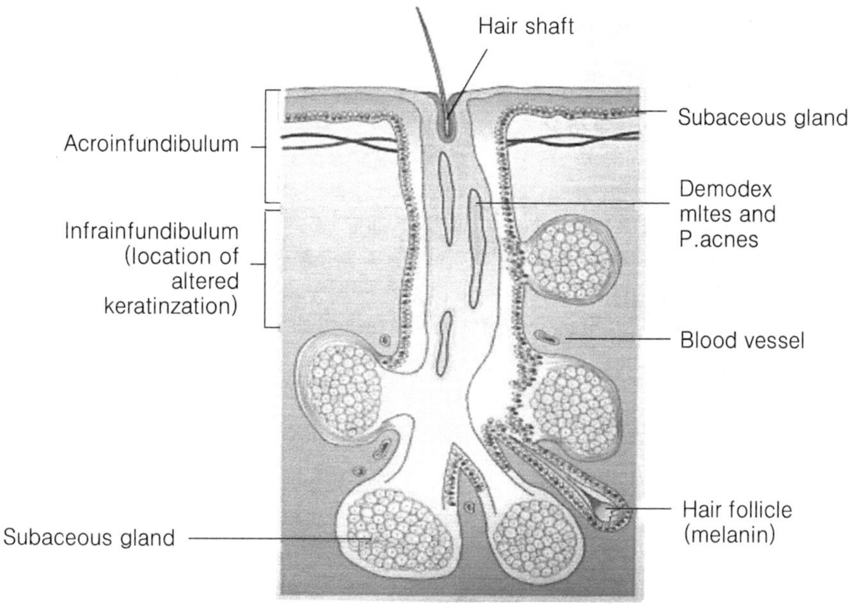

광선에 기초한 여드름 치료의 조직학적 모식도

(피지선 낭포모양의 여드름)

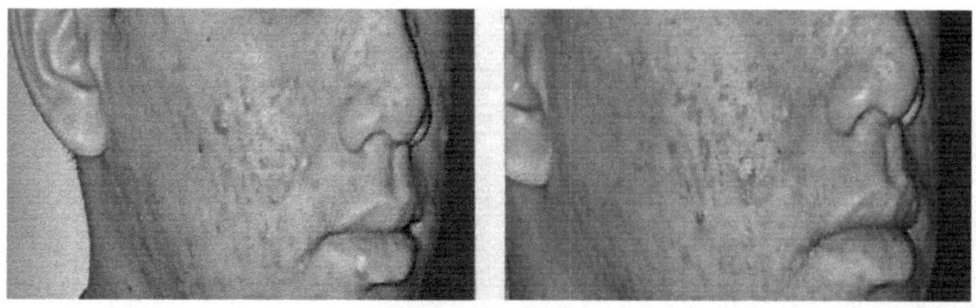

A B

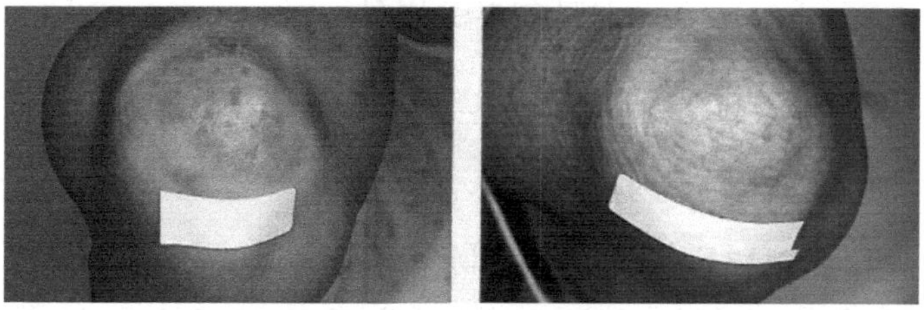

A B

IPL 사용 시술(Intense pulsed light)

(낮은 에너지를 사용하여 보라색-청색, 녹색-황색-적색 관사하는 기계사용)

39.2 레이저 피부 재생술

1) CO_2 레이저 재생술

안면 주름, 여드름 흉터, 광노화에 호전적이다. 즉 외부의 손상된 피부층을 제거하여 표피에서 새로운 콜라겐의 생성을 촉진한다.

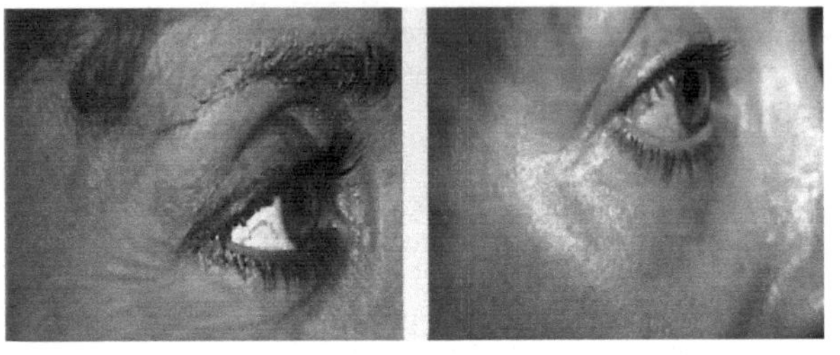

A B

눈가 주름 CO_2 재생술

2) 박피성 피부 재생술

광노화된 피부에 적절하다.

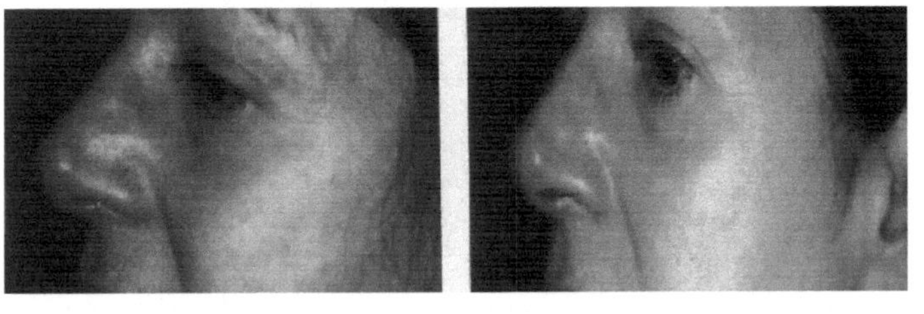

A B

사람 피부의 변화

3) 고주파를 이용한 피부 치료

에너지가 낮아 피부 표면을 개선하는 미용적 목적에 이용하고 노화, 처진 피부 개선에 효과적이다. 사람 피부의 변화는 섬유화의 증가와 콜라겐 생성의 증가는 유두 진피에서 보이고, 망상 진피에서는 잘 보이지 않는다. 표피와 유두 진피가 두꺼워지면 피지선은 줄어든다.

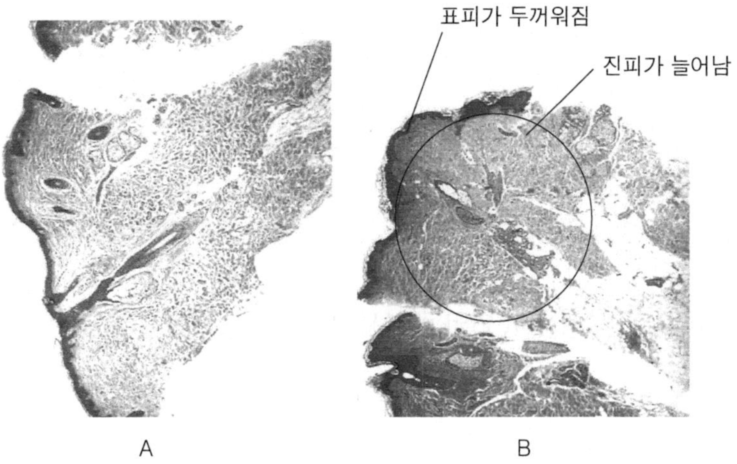

고주파 치료 후 조직의 변화

4) 레이저를 이용한 제모술

광선을 이용하여 모낭을 잠재적으로 파괴하는 방법이다.

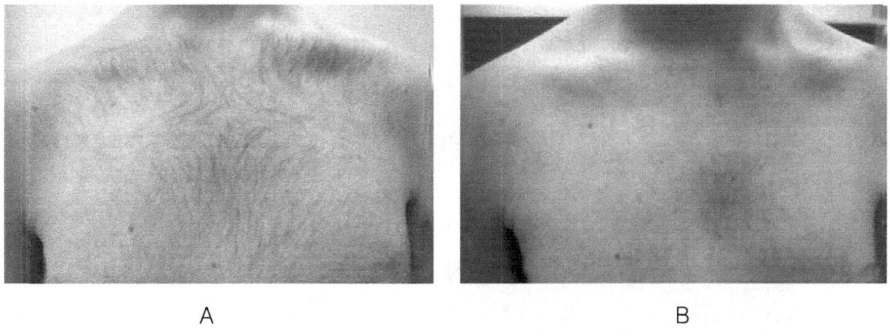

레이저 제모 치료효과

5) 레이저를 이용한 안검 미용 수술

안전한 안면 레이저 박피술로 위험성이 적다.

6) 레이저를 이용한 인종별 피부치료

Diode 레이저 chill tip에 의한 모반에 의한 화상 염려 및 색소침착 방지술을 이용한다.

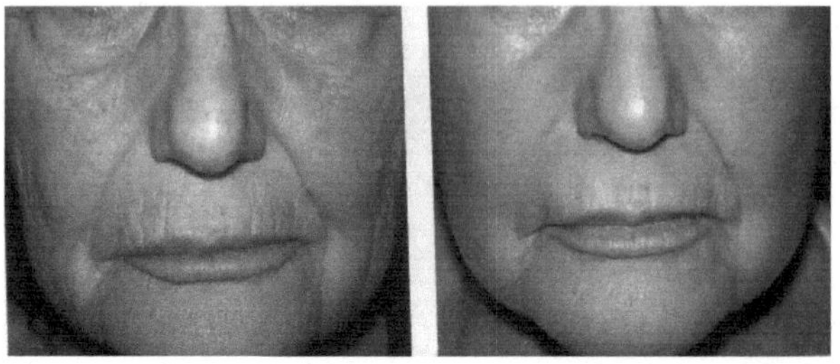

A B

Endo scopic browlitt 안면 레이저 박피술과 안검성 미용술 시술

39.3 화학 박피술

1) TCA의 병용요법

작용 기전은 산성도, 독성, 대사 간섭에 의한 약물을 이용한 박피술을 말한다. 잔주름 개선, 광노화 피부에 효과적으로 작용한다.

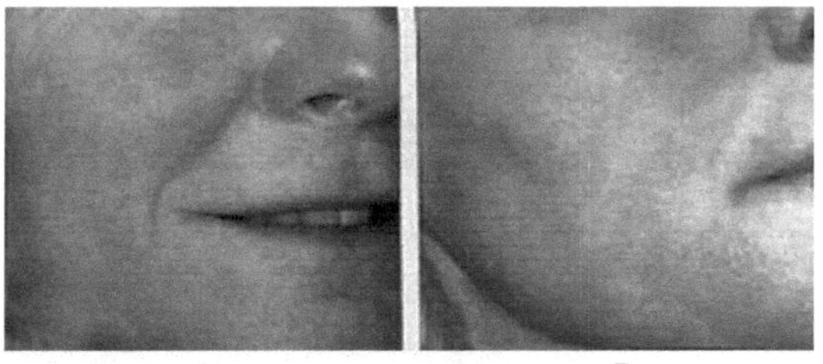

A B

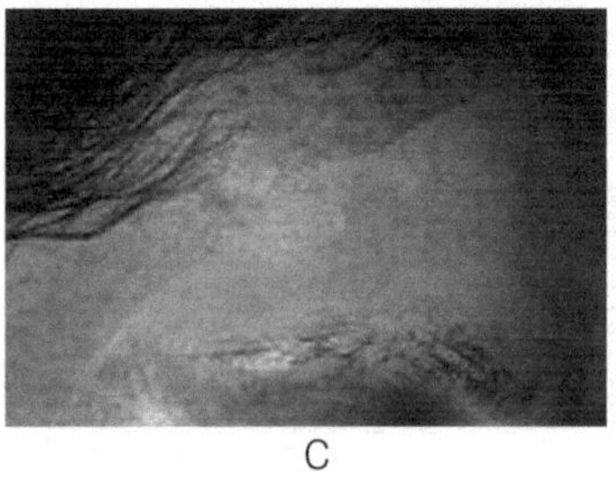

C

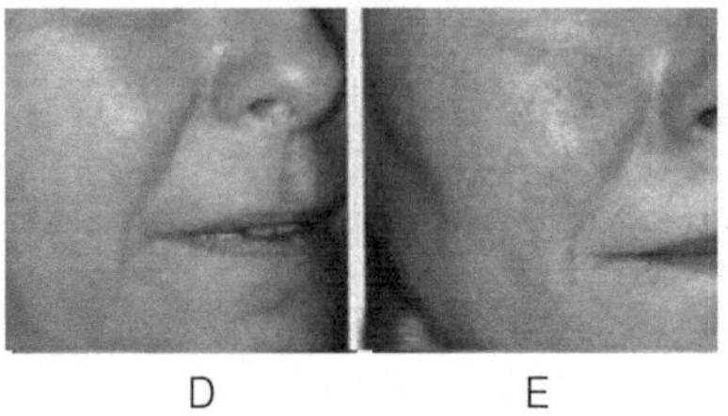

D E

70% GAP와 20% TCA의 병용요법

2) 살리실산 박피술

살리실산 결정을 나타내는 침전물이 시술 후 30초, 1분 생긴다. 서리 내림으로 피부의 백화와 혼돈해서는 안 된다. 이 현상은 단백질의 응집 때문에 일어난다.

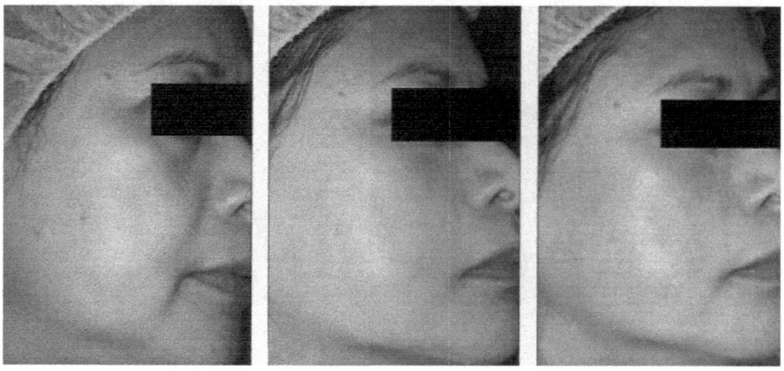

A B C

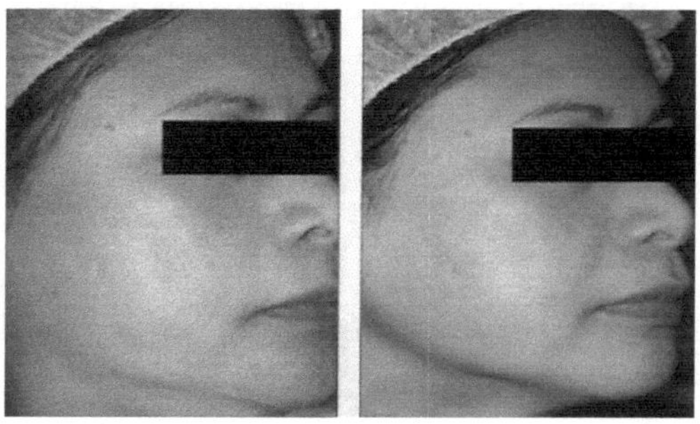

D E

살리실산에 의한 박피술 진행과정

3) 트리클로로 아세트산 박피(TCA)

광노화 분화, 각화 과다증, 이상각화증 등 얼굴의 얼룩과 패인 상처 치료에 효과적이다.

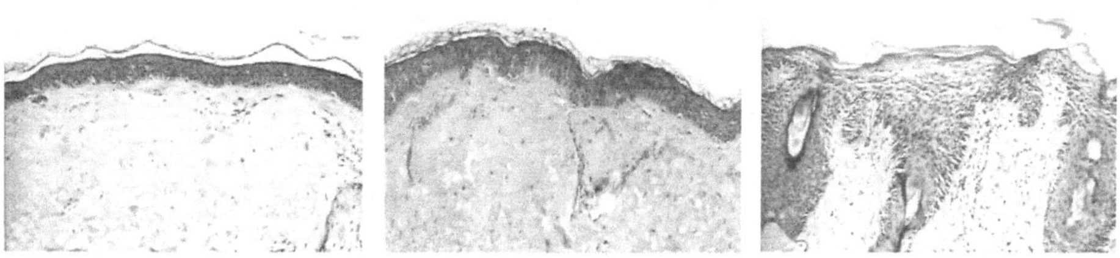

A B C

피부 조직 소견

4) 페놀 박피

과다 색소침착, 가벼운 주름, 초기 광선 각화증에 효과적이다.

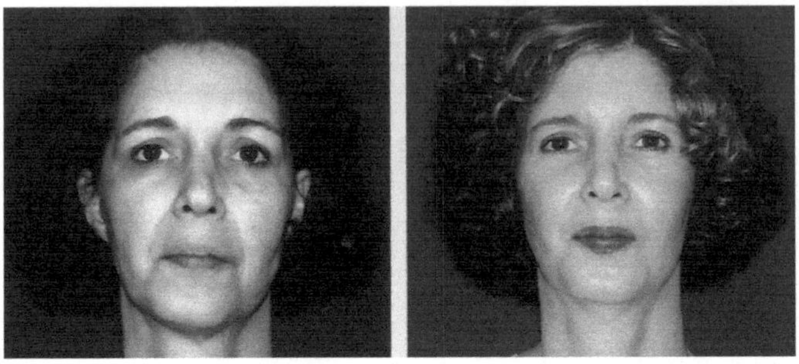

A B

페놀 박피 시술 후

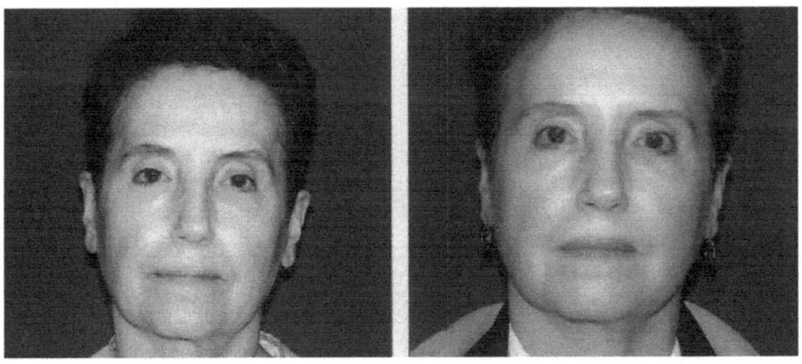

A B

중간 정도의 주름살 갖고 있는 60세 백인 타입

제 8 장

인체 기관별 건강법

1. 뼈 건강법

여성이라면 골다공증을 예방해야 하는데, 나이가 들수록 뼈세포가 약해지고, 폐경기 이후에는 에스트로겐이 급감하기 때문에 골다공증 위험이 높아질 수 있다. 한의학에서는 겨울철에 기와 혈을 많이 소모하는 시기이기 때문에 영양섭취를 잘 해주어야 뼈와 근육이 튼튼해진다고 말하고 있다. 그렇다면 뼈를 튼튼하게 해주는 칼슘을 어떻게 섭취해야 할까? 겨울철에 약해진 뼈를 튼튼하게 해줄 좋은 음식을 섭취함으로써 튼튼한 뼈를 만들 수 있다.

1.1 칼슘 함유량이 높은 식품 추천

1) 멸 치

멸치는 나트륨이 칼슘의 함유량보다 1.5배 많이 들어 있어 칼슘이 체외로 배출될 가능성이 많다. 그러므로 멸치를 물에 담구어 나트륨의 함량을 낮춘 후 섭취하는 것이 좋은데, 멸치는 국물을 내어 먹거나 멸치를 가루로 만들어 사용하는 것이 멸치의 칼슘을 섭취하는 올바른 방법이다.

2) 호상요쿠르트

호상요쿠르트는 우유에 젖산균이나 효소를 넣어 발효시킨 식품이다. 유당 알레르기가 있는 사람들은 우유보다 소화흡수가 더 용이하므로 호상요쿠르트를 그대로 먹거나 혹은 샐러드드레싱으로 먹는다.

3) 깻 잎

깻잎은 50g에 90mg 정도의 칼슘이 함유되어 있으며, 칼륨과 베타카로틴도 풍부한 식품이다. 깻잎을 그대로 쌈으로 먹거나 깻잎전, 깻잎찜과 같은 음식으로 섭취하여도 좋으며, 불고기와 함께 먹으면 고기에 부족한 영양소를 보충해 준다.

4) 우 유

칼슘을 직접적으로 섭취하기 좋은 대표적인 식품으로, 성인의 경우 하루 1컵, 어린이나 임산부의 경우는 2컵 정도를 마시는 것을 권장한다. 우유를 빵과 함께 먹거나 시리얼에 말아 먹는 방법으로 섭취한다.

5) 미꾸라지

미꾸라지는 1인분(50g)에 370mg의 칼슘이 함유되어 있으며, 비타민 D도 함께 함유하고 있어 뼈 건강에는 아주 좋은 식품이라고 할 수 있다. 추어탕으로 끓여 먹거나 튀김, 구이 등으로 섭취하면 좋다.

6) 산나물의 왕 취나물

취나물은 봄철 미각을 살려주는 대표적인 산채로서 맛과 향이 뛰어나 산나물의 왕으로 불린다. 100g당 칼슘 함량이 124mg으로 무척 높아 뼈 건강에 도움이 되며, 따뜻한 성질이 있어 혈액순환을 촉진시키고 감기, 인후염, 두통을 위한 한약재로도 쓰인다. 취나물에는 특히 비타민 A가 배추의 10배나 들어 있고, 고기가 탈 때 발생하는 발암물질(아미노산 가열분해물)을 80% 이상 억제하는 효과가 있기 때문에 고기를 구워 먹을 때 상추 대신 먹으면 좋다. 향이 강해 고기 냄새도 없앨 수 있다.

최근에는 실험용 쥐에게 곰취(취나물의 한 종류) 추출물을 인공적으로 투여한 결과, 암세포를 효과적으로 억제했다는 동물실험 결과도 나왔다. 칼륨이 많은 곰취가루를 밀가루에 섞으면 쫄깃쫄깃해져 최근에는 국수, 라면 등 가공식품으로도 생산되고 있다. 줄기와 잎은 볶음이나 국거리 찌개 등으로 먹는다. 약재로 이용할 때는 깨끗이 씻은 다음 햇볕에 말려 200mL의 물에 2～4g 정도 넣고 달여 먹는다. 취나물을 먹을 때 유의할 점 두 가지가 있다.

(1) 취나물에는 수산기가 많아 몸속 칼슘과 결합해 결석을 유발할 가능성이 있다. 하지만 수산기는 열에 약해 끓는 물에 살짝 데치기만 해도 모두 분해된다. 따라서 취나물은 생으로 먹지 말고 가급적 데쳐 먹는 것이 좋다.

(2) 농약의 위험성이다. 지난해 서울시 보건환경연구원이 시장, 마트 등에서 유통되고 있는 농산물 3,020건을 구입해 조사한 결과에 따르면, 취나물에는 25% 허용 기준량 이상의 농약이 검출됐다. 미리 받아놓은 물에 1분 정도 담갔다가 흔들어 준 다음 흐르는 물에 약 3～15초 정도 한 번 더 헹구면 농약을 효과적으로 제거할 수 있다.

취나물의 독특한 향이 싫거나 특유의 아린 맛을 제거하려면 물에 일정시간 동안 담가 두었다가 조리하면 된다. 단, 너무 오랜 시간 물에 담가두면 수용성 영양소가 파괴된다. 취나물을 데쳐 먹을 때에는 소금 1～2%를 넣으면 비타민 C의 손실을 막을 수 있다.

1.2 두부와 뼈

우리 몸에서 칼슘(Ca)은 인체에서 장기와 조직에서 가장 필요로 한다. 칼슘이 부족하면 심장기능과 근육의 수축이완 기능에 이상이 생긴다. 이밖에도 많은 생리적 장해를 초래한다. 우리 몸 구석구석에 필요한 칼슘을 공급해 주려면 혈액 내에 일정량의 칼슘을 늘 지니고 있어야 한다. 만일 혈액 중의 칼슘 농도가 정상치 아래로 떨어지면 인체는 부족한 칼슘을 뼈에서 빼어다가 충당하려고 한다.

인체에서 칼슘의 양이 떨어지는 것은 몇 가지 요소에서 비롯된다. 칼슘이 풍부한 음식을 충분히 섭취하지 않거나 운동을 하지 않고 햇볕을 가까이 하지 않아도(비타민 D 부족) 칼슘이 부족해진다. 여성의 경우 갱년기로 여성호르몬인 에스트로겐 분비가 줄어들 때도 그렇다. 따라서 칼슘이 풍부한 음식물을 섭취하고, 적당한 운동을 하고, 알맞게 햇볕을 쪼이고, 호르몬 조절을 적당히 하면 심각한 칼슘 손실로 인한 골다공증이나 뼈가 가늘어지는 다른 증상들을 예방할 수 있다.

최근 잇따라 발표되는 연구 결과에 따르면 두부를 많이 먹으면 뼈가 튼튼해진다는 보고가 있다. 우리는 살이 물렁물렁하면 '두부살'이라고 하는데, 두부를 먹으면 뼈가 딱딱해진다. 원래 콩에는 영양분이 유난히 풍부하다. 단백질이 40%나 들어 있고, 지방질도 20%나 함유하고 있다. 콩은 '밭에서 나는 고기'라 부르는 이유가 여기에 있다. 콩에 있는 기름(지방질)은 대부분 우리 몸에 좋은 불포화 지방산으로서 혈중 콜레스테롤을 낮추어 주기 때문에 동맥경화증, 심장병, 뇌졸중 같은 심혈관계 질환 예방에 좋은 식품으로 각광받고 있다.

콩 속에 들어 있는 이소플라본이라는 성분은 여성호르몬인 에스트로겐과 같은 기능을 하기 때문에 골다공증과 전립선암, 유방암 같은 암을 예방한다. 두부 한 모에는 식물성 에스트로겐인 이소플라본이 약 92mg이나 들어 있다. 두부 한 모는 콩 50알 정도에 해당하는데, 하루에 두부 한 모를 6개월간 먹으면 척추 뼈의 밀도가 2.2% 증가한다. 갱년기 여성은 2～3년 동안 뼈의 밀도가 약 2～3% 감소된다는 것을 고려하면, 두부 섭취 6개월 만에 뼈의 밀도가 2.2% 증가한다는 것은 굉장한 일이다. 두부뿐만 아니라 간장, 된장, 유부, 낫도, 두유, 콩나물 등의 형태로 콩을 즐겨 먹는 우리나라 사람들에게는 아주 자연스러운 영양분 덩어리를 섭취한다고 볼 수 있다.

1.3 덱스트린과 옥수수 유래 수용성 섬유소

덱스트린과 옥수수 유래 수용성 섬유소가 뼈의 무기질 함량을 증가시켜 뼈 건강에 도움을 준다는 연구 보고가 있다. 퍼듀대학교 코니 위버가 이끄는 연구진은 섬유소 대부분은 미네랄 이용과 관련된 몇 가지 장점을 지니고 있다고 발표하였다.

즉 저항성 전분, 덱스트린, 폴리덱스트로오즈, 이눌린, 이눌린-프럭토올리고당은 셀룰로오즈에 비해 대퇴골의 칼슘 함량을 증가시켰다고 보고했다. 또한 이눌린-프럭토올리고당 혼합물은 칼슘 흡수와 뼈로의 흡수율이 좋다고 보고하였다. 가장 효과적인 섬유소는 수용성 옥수수 섬유소와 수용성 섬유소 덱스트린이었다.

1.4 단백질 과다 섭취는 뼈에 해롭다

단백질을 많이 섭취하는 서구적 식습관을 가진 젊은 여성들은 이 같은 단백질 과다 섭취로 뼈 건강을 해칠 것을 우려할 필요가 없다. 단백질을 과다 섭취하는 것이 폐경 전인 여성에게서도 골밀도에 해를 미치지 않는 것으로 나타났다. 뼈 건강에 단백질이 미치는 영향에 대해서는 많은 논쟁이 있었으나 일반적으로는 우리가 섭취하는 동물과 식물성 식품 속에 든 단백질이 뼈를 튼튼하게 하는 데 매우 중요하다.

그러나 동물성 식품 속 단백질을 섭취하고 소화되려면 뼈 손실을 유발하는 화학물질이 생성된다. 14～40세 연령의 560명의 여성을 대상으로 하여 어느 정도 단백질을 많이 섭취해야 뼈 손실 등 건강에 미치는 해로움이 이로움 보다 큰지를 조사해 본 결과 단백질 섭취를 늘리는 것만이 골밀도에 큰 변화를 유발하지 않는 것으로 나타났다.

1.5 비타민 D 섭취가 뼈 건강에 필수적

뼈 건강 증진과 골다공증의 개선 등을 위하여 비타민 D 섭취를 증가시켜야 된다. 비타민 D 섭취는 칼슘 섭취보다 더 중요하다. 비타민 D(또는 일조량)가 충분하다면 항상성 유지를 위하여 칼슘을 덜 섭취해도 된다. 그렇지 않고 식사를 통해 칼슘 섭취를 한다면 특별히 신경을 써야 한다. 칼슘은 노년층의 골다공증 등을 예방하는 데 중요하다. 그리고 비타민 D는 인체가 칼슘을 흡수하는 데 필수적인 역할을 한다. 비타민 D는 인체가 햇빛을 받아 천연적으로 만들어 내지만, 그렇지 않으면 비타민 D 수치를 높이기 위해 보충제를 통한 복용이 필요할 것이다.

PTH의 농도가 칼슘보다는 비타민 D에 좌우된다는 사실을 발견했다. 연구 결과에 의하면, 하루 칼슘 섭취량이 800 mg에 미치지 못하더라도 비타민 D만 충분하다면 혈중 PTH가 정상적으로 유지될 수 있다. 그러나 칼슘 섭취량을 하루 1200 mg 이상으로 증가시키더라도 비타민 D가 부족하다면 혈중 PTH를 정상으로 유지할 수는 없다. 비타민 D의 하루 섭취 권장량은 300～600 IU이며, 연령에 따라 증가한다. 하루에 1,000～1,200 mg의 칼슘과 함께 1,000 IU만큼의 비타민 D를 충분히 섭취하는 사람은 극소수에 불과하다.

비타민 D는 인간이 음식물을 통하여 섭취하는 양이 매우 적은 특이한 영양소이다. 인체가 하루에 필요로 하는 비타민 D는 4,000 IU로 추산된다. 그런데 우리가 음식물을 통하여 섭취하는 양은 필요량의 10%인 400 IU에 불과하며, 나머지 90%는 햇빛을 받아 피부로부터 합성된다. 그런데 인간이 햇빛에 노출되는 양은 기후와 문화에 따라 매우 다르다. 또한 노인의 경우 충분한 비타민 D를 만들어 낼 수 없으므로 보다 많은 비타민 D 섭취가 필요하다. 비타민 D는 우리가 인식하는 것 이상으로 매우 중요할 수도 있다.

1.6 각 세대별로 알아야할 뼈 건강

1) 청소년의 뼈 건강, 바른 자세가 정답

우리 몸은 2백 개가 넘는 뼈와 그것을 연결하는 관절, 그리고 그들 기관들의 움직임을 가능하게 해주는 근육들로 이뤄져 있다. 특히 뼈는 말할 나위 없이 인체를 지지하는 가장 기본적인 구조이다. 뼈는 골수가 모이는 곳이고, 골수는 음식물의 정기가 모인 것이기 때문이다. 청소년기의 뼈 건강을 위해서는 바른 자세가 가장 중요하다. 급성장기에 있는 청소년들의 자세가 바르지 못하면 척추가 변형되고, 척추의 변형은 키 성장에도 악영향을 끼친다.

우선 책상과 의자의 높이가 중요한데, 책상의 높이는 배꼽과 명치의 중간 정도가 적당하고, 의자에 앉았을 때는 발바닥이 땅에 닿아야 한다. 의자는 바퀴가 없는 것이 좋으며, 등 정도까지 올라오는 등받이가 있는 것이 좋다. 앉을 때는 허리 아래 골반부에서 등 부위까지 등받이를 붙이고 의자를 책상에 바짝 당겨 배가 책상에 닿게 한다. 이와 함께 평소 메고 다니는 가방을 잘 살펴볼 필요가 있다. 만약 아이들이 별다른 이유 없이 허리가 아프다고 호소하면 이는 무거운 가방에 의한 것일 가능성이 높기 때문이다. 가방을 멜 때에는 자신의 체중에 10～15%를 넘지 않는 것이 좋으며, 등에 바짝 붙여 메고 허리선 아래쪽으로 10cm 이상 내려가지 않도록 해야 한다. 허리선 아래쪽으로 내려갈 경우 자세가 뒤로 젖혀질 수 있기 때문이다.

2) 30대, 골밀도가 감소하기 시작한다

골다공증이란 단백질과 칼슘이 감소해 전체적인 뼈의 골밀도가 감소, 뼈의 강도가 줄어들고 부러지기 쉬운 상태가 되는 것을 말한다. 좀 더 쉽게 설명하면 뼈에 구멍이 나고 약해져서 사소한 충격에도 뼈가 잘 부러지는 병이다. 우리는 골다공증이 흔히 중장년층 이후에만 생긴다고 생각하기 쉽다. 하지만 대한골대학회에 따르면 매년 10배 이상씩 급증했다고 한다. 특히 30대가 지나면 골 생성보다 골 밀도가 적어져 남녀 모두 골량이 감소하게 된다.

최근에는 과도한 음주와 흡연으로 남성 골다공증 환자가 크게 늘었으며, 젊은 여성들 역시 다이어트로 인해 골다공증에 많이 노출되어 있다. 그렇다면 뼈와 근육을 튼튼하게 하려면 어떻게 하면 될까. 방법은 간단하다. 우선 골밀도 측정을 권고하는 군으로, 특히 가족력이 있는 사람, 체중이 적게 나가고 월경이 불순하거나 음주와 흡연이 잦은 사람이라면 반드시 체크를 해야 한다. 만약 골밀도가 부족한 것으로 나타난다면 골다공증 치료제를 복용해야 한다. 아울러 칼슘을 충분히 섭취해야 된다.

일반적으로 균형 잡힌 식사로 충분히 섭취가 가능하지만 만약 부족할 경우 칼슘 보조제를 먹는 것도 도움이 된다. 이와 함께 비타민 D도 꾸준히 섭취해야 한다. 비타민 D는 칼슘을 더 잘 흡수되게 하고, 근력과 몸의 유연성을 높여 주기 때문이다. 카페인의 섭취도 줄이고 술, 담배는 금해야 한다. 아울러 적당히 체중이 실리는 운동을 꾸준히 해 30대에 골밀도를 최대한 높여야 나이 들어 골다공증에 걸리는 것을 방지할 수 있다.

3) 폐경기는 본격적인 골밀도 감소시기

여성의 경우 폐경이 되면 골다공증의 발생이 갑자기 증가한다. 원인은 에스트로겐이라는 여성호르몬 때문이다. 에스트로겐은 뼈를 보호하는 역할을 하는데, 폐경으로 이 호르몬 생성이 중단되기 때문이다. 특히 유난히 빨리 폐경이 된 경우나 자궁절제술 등으로 인해 에스트로겐 수치가 낮은 경우는 골다공증에 걸릴 위험성이 더 높으므로 주의해야 한다.

반면, 남성은 여성보다 최대 골량이 높을 뿐 아니라 최대 골량 획득도 더 늦게까지 일어나게 된다. 게다가 여성들과 같이 폐경 후 겪게 되는 급격한 골 소실도 없어 골다공증은 여성보다는 상대적으로 적게 발생된다. 폐경이 지난 여성들이라면 우선 호르몬치료를 권장할 필요가 있다. 호르몬 치료는 폐경 후 증상을 완화시키고, 급속히 발생하는 골 소실을 예방해 골절의 위험도도 감소시키기 때문이다.

그러나 호르몬치료를 장기간 받으면 자궁내막암의 위험이 증가하므로 프로게스테론을 함께 사용해야 한다. 여성들은 호르몬치료 후 유방암 발생을 우려하는데, 폐경기 여성이 5년 이내 단기적으로 호르몬치료를 받을 경우 에스트로겐에 의한 유방암 증가는 거의 없다고 알려져 있다.

한편, 칡은 식물성 에스트로겐이 가장 많이 든 식품으로 꼽힌다. 칡엔 식물성 에스트로겐이 콩의 열배나 들어 있고, 석류는 아예 비교대상도 되지 않는다. 따라서 중년 여성이 칡을 즐기면 폐경을 지연시키고, 골다공증을 예방하는 효과를 얻을 수 있다. 이와 함께 칼슘과 비타민 D도 꾸준히 섭취해야 한다. 하지만 가장 중요한 것은 예방이다. 골다공증은 침묵의 살인자이기 때문에 뼈가 아프기 전에 정기적으로 진단을 받아야 한다. 몸의 뼈가 얇아지고, 약해지는 골소실 현상은 매우 느리기 때문에 본인이 알게 되기까지 많은 시간이 걸리기 때문이다.

4) 노년층, 특히 골절 조심해야

골다공증이 무서운 이유는 바로 골절 때문이다. 골다공증 환자들의 주요한 골절 원인은 외상과 넘어짐이며, 특히 겨울철 빙판길은 이러한 골절을 부추긴다. 겨울철 골다공증이 있는 여성이 빙판길에 엉덩방아를 찧으면 골반과 대퇴골을 접합하는 고관절이 골절되어 사망에 이르기 쉽다. 실제로 50대 여성 100명 중 약 3명은 고관절 골절로 사망한다는 통계가 있다.

골다공증성 골절은 주로 손목, 척추, 골반 등에 발생한다. 75세 이상의 골다공증 환자가 넘어졌을 때는 척추 압박골절이 일어날 확률이 높다. 척추 압박골절은 서로 간격을 유지하며 맞물려 있어야 할 척추 뼈가 납작하게 내려앉는 것을 말한다. 노인들은 기침을 하거나 손자를 안아주다 허리를 살짝 삐끗하는 등 가벼운 충격에도 압박골절이 생길 수 있다. 겨울철 빙판길에 엉덩방아를 찧거나 사우나 폭포에서 물 맞기, 재채기 등과 같은 일상생활에서도 쉽게 발생한다. 심지어는 아무런 외상없이 발생하기도 한다.

노년층이라면 정기적인 검진과 함께 무엇보다 겨울에 외출할 시에는 미끄러운 신발을 신지 말아야 한다. 낙상 발생이 쉬운 날에는 가급적 외출을 삼가고, 보호자와 나가거나 지팡이를 이용하며, 보폭을 줄여 걷는다. 실내에서도 낙상 방지를 위해 미끄러운 곳은 고무깔판을 까는 것이 좋다. 아울러 골다공증 예방 식품을 꾸준히 섭취하는 것도 필요하다.

2. 각종 질환별 특징과 자연요법

2.1 기름진 음식은 줄이고 야채를 많이 먹자

우리 식습관이 서구화되면서 소화기 관련 암이 늘어나는 추세이다. 대부분의 소화기 질환은 예방이 가능하기 때문에 건강을 잃고 후회하는 것보다 정기적인 검사를 받는 것이 낫다. 별다른 증상이 없더라도 40대 이후가 되면 위 내시경은 1년에 한 번, 대장 내시경은 5년에 한 번 검사해 미리 병에 대처하는 것이 좋다.

2.2 잘 먹고 잘 쉬어라

소화기 질환은 식습관과 관련이 있다. 특히 서구화된 식습관과 과도한 스트레스는 소화기 건강을 해치는 주적이다. 기름기가 많은 음식은 줄이고, 육류 섭취도 적당히 줄이면서 야채 섭취를 늘려주는 것이 좋다. 담배와 술은 멀리하는 것이 소화기 건강을 지키는 지름길이다. 심신을 편안하게 하고, 스트레스를 줄이는 것 역시 소화기 건강에 큰 도움이 된다.

2.3 운동을 꾸준히 지속적으로 하라

운동 역시 소화기 건강을 챙기는 비법 중 하나다. 운동은 모든 건강을 되찾을 수 있는 가장 빠른 지름길이지만 자신에게 맞는 운동을 하는 것도 중요하다. 무리하게 운동을 하는 것은 운동을 안 하는 것보다 더 큰 역효과를 가져올 수 있으므로 명심해야 한다. 적당한 시간 동안 주기적으로 운동을 하는 것도 중요하다. 보통 가볍게 걷는 정도의 운동을 하루 30분씩 일주일에 4회 이상 하는 것이 적당하다.

3. 변비로 고생하는 아기를 위한 장 건강법

변비에 걸린 아기들의 변 모양은 매우 다양하다. 토끼똥처럼 마르고 동글동글한 경우, 어른보다 더 굵고 단단한 변, 가늘고 잘 나오지 않는 변, 무른데도 잘 나오지 않고 힘든 변 등이다. 하지만 치료가 필요한 경우는 아기가 배변을 거부할 정도로 대변 보는 것이 힘들거나, 오랫동안 변을 보지 못하면서 통증이 있고 식욕이 저하되는 아기들이다. 그러나 이와 같은 변비에도 몇 가지 유형이 있고, 그에 따라 적절한 치료를 하면 의외로 쉽게 나을 수 있다. 먼저 변비의 유형에 따른 증상과 요법을 알아보자.

3.1 속열로 인한 변비

평소 속열이 많은 아기에게서 주로 볼 수 있는 변비로서 얼굴빛이 붉은 편이고, 손발이 항시 따뜻하며, 대변이 마르고 땡글땡글하다. 땀이 많고 더운 것을 싫어하며, 입이 잘 마르고 입 냄새가 심하다. 소변의 색이 진한 것도 특징이다.

이럴 때 한방에서는 속열을 풀고, 장을 촉촉하게 적시는 효과가 있는 지황백호탕 계열의 처방을 사용하여 치료한다. 심하지 않은 경우 가정에서는 배즙, 다시마 달인 물로 좋은 효과를 볼 수 있다.

3.2 식체로 인한 변비

딱딱하고 소화되기 힘든 음식을 먹은 후 체하여 생기는 변비이다. 며칠간 대변이 나오지 않고 윗배가 빵빵하며 통증이 있다. 트림, 구토가 있고 분유나 밥을 전혀 먹지 않으려고 한다.

이런 때에는 체기를 풀어서 장의 운동이 활발해지도록 하면 빠르게 호전될 수 있다. 한방에서는 체기를 내리는 지실도체환 등의 처방을 사용한다. 가정에서는 산사차, 맥아차, 나복자(무우씨)차 등을 사용하면 체기가 내리면서 변비가 풀린다.

3.3 진액이 부족해서 오는 변비

허약성 변비의 일종으로, 몸의 물 기운이라 일컬어지는 '진액'이 부족해져서 오는 변비이다. 대변이 바짝 말라 있고, 입술과 손톱이 희고 입이 잘 마르며, 피부에 윤기가 없는 것이 특징이다. 조금 큰 아이는 어지럽다거나 가슴이 두근거린다는 표현을 하기도 한다.

이런 경우에는 보혈하고 진액을 증강시켜 대변을 통하게 하는 치료가 이루어져야 하며, 궁귀탕 등의 처방이 사용된다. 가정에서는 잣죽이나 당귀차 등을 사용하면 진액이 보강되어 대변이 풀린다. 수시로 먹어도 몸에 손상이 없으므로 장기간(1～2주) 복용해도 좋다. 꿀 관장법도 좋다.

3.4 기력이 부족해서 오는 변비

역시 허약성 변비의 일종으로서 복부와 장의 근육에 힘이 떨어져서 오는 변비이다. 수시로 대변을 보고 싶어 하지만 잘 나오지 않고, 대변이 별로 단단하지 않다. 평소 얼굴에 화색이 없고, 식은땀을 많이 흘리며, 대변을 보고 나면 더욱 힘이 빠지는 것이 특징이다.

한방에서는 비위의 기력을 증강시키고, 복근과 장근육의 힘을 강화해서 대변을 밀어내는 힘을 도와주기 위해 보중익기탕 계열의 처방을 사용한다. 가정에서는 황기죽, 황정죽, 꿀차 등을 사용하면 장의 근력이 좋아져서 변비가 풀린다. 1～2주 정도 복용해도 좋다. 단, 꿀은 1세 이전의 아기에게는 간혹 식중독을 일으키기도 하므로 다른 것으로 대체하는 것이 좋다. 역시 꿀 관장법이 도움이 된다.

3.5 내 몸 살리는 장(腸) 건강법

만성적으로 설사와 변비를 반복하는 사람들은 과민성 대장증후군 환자들이 많다. 과민성 대장증후군의 주요 증상은 세 가지다.

(1) 심한 배앓이를 하다가 배변 후 증상이 완화된다.
(2) 평상시보다 변을 보는 횟수가 줄어 복부 불편감이 생긴다(예컨대, 평균 하루 한 번 대변을 보는 사람이 사흘에 한 번 변을 본다).
(3) 변의 상태가 너무 무르거나 반대로 딱딱하다.

이 세 가지 중 하나 이상이 한 달에 3회 이상 나타나면 과민성 대장증후군 환자로 분류한다. 원인으로는 섬유질이 적고 화학물질이 많이 들어간 인스턴트식품이나 고지방식 섭취, 스트레스, 운동부족 등이 꼽힌다. 최근에는 장내 유익균의 감소가 과민성 대장증후군의 주요 원인으로 떠오르고 있다. 음식물의 소화, 흡수 등 대사작용을 돕는 유익균이 줄면 음식물, 특히 유해물질의 대사가 이뤄지지 않으며, 분해되지 않는 독성물질이 장 속을 자극해 설사와 변비를 일으킨다.

장이 자극을 받아 경련을 일으키면 장운동 속도가 빨라져 물 흡수가 적어진다. 이는 설사로 이어진다. 반대로 자극으로 운동이 지연되면 대변이 물을 덜 빨아들여 변비가 생긴다. 과민성 대장증후군을 방치하면 염증성 질환으로 발전한다. 대사되지 못한 독성물질이 장내 세포층을 자극해 염증이 발생한다. 염증반응은 자극을 받은 세포를 보호하기 위한 일시적 작용이지만 반복되면 크론병, 궤양성 대장염 등 다양한 만성 염증질환으로 변한다.

염증이 심하면 조직이 괴사한다. 심하면 결국 장을 잘라내고 인공대변주머니를 달고 다닌다. 암 발생 위험도 높아진다. 장내 유해물질이 많이 잔존할수록 암의 위험성이 커진다. 유익균은 화학물질과 바이러스, 이물질 등 독성물질을 잡아 대변을 통해 몸 밖으로 배출하는 역할을 한다. 염증성 장질환인 크론병을 가진 사람은 일반인에 비해 암 발생률이 3.2배 높아진다. 25세 이전에 크론병에 걸린 사람은 6.3배 높다.

과민성 대장증후군을 막기 위해서는 식생활습관을 개선해야 한다. 방부제, 살충제, 항생제, 화학첨가물 등은 장내 나쁜 균을 죽이기 위해 만들어졌지만 유익균도 함께 죽인다. 이런 성분이 많이 든 인스턴트식품, 화학조미료가 많이 든 외식을 자제하고 유기농 식품을 먹는 것이 좋다. 이미 장내 유익균이 많이 줄어든 상태라면 식생활 개선만으로는 해결이 어렵다. 고농도의 유익균(프로바이오틱스류)을 따로 섭취하는 것도 한 방법이다.

4. 질병을 극복하는 물 건강법

4.1 물은 각종 술독을 풀어준다

술을 마시다보면 목이 마르다. 알코올이 바로 열로 바뀌어 온몸이 후끈해지고, 이에 따라 피부 혈관이 확장되면서 그 열이 발산된다. 이때 열기를 뿜어내기 위해 눈에 보이지 않는 물인 습기와 함께 발산되고, 눈에 보이는 땀을 흘리게 되어 수분이 몸에서 빠져나가기 때문에 목이 마르게 되는 것이다.

이때 물을 마셔주면 알코올이 분해되어 열에너지로 변하는 과정을 돕는 셈이 된다. 아울러 물 부족으로 일어날 수 있는 대사부진을 막는 역할도 한다.

4.2 설사할 때 소금과 설탕을 탄 따뜻한 물을 마신다

설사에는 충분한 물이 최고의 비방이고 보약이다. 설사의 원인은 다양하지만 설사로 인해 생기는 공통점은 몸에서 많은 양의 물이 빠져 나간다는 점이다. 설사 때 가장 효과적인 치료법은 물과 무기질을 충분히 보충해 주는 일이다. 이것들이 부족하면 근육경련이 나거나 심장이상이 생길 수 있기 때문이다.

먼저 따뜻한 물에 소금과 설탕을 조금 타서 먹는 게 가장 좋다. 설사가 심해 병원에 가도 그 치료 방법은 똑같다. 이때 소금과 함께 설탕을 공급하는 이유는 설사로 인해 제대로 먹지 못한 사람에게 에너지원을 공급하는 효과와 함께 물과 무기질이 위와 장에서 보다 잘 흡수되도록 하기 위해서다.

4.3 물로 담배를 끊을 수 있다

담배를 끊을 때에 의지도 중요하지만 물 마시기도 놓치지 말아야 할 사항이다. 밥을 먹고 나면 대개 담배를 찾는 것은 담배의 성분인 니코틴의 생리적 작용에서라기보다 습관에 의해서 비롯된 것이다.

담배를 끊을 때 수시로 물을 마시면 담배를 습관화시키는 두 가지 요인의 제거에 도움이 된다. 즉, 물 잔을 입에 댐으로써 어느 정도 심리적 만족을 주게 되고, 물을 통해 니코틴의 배설이 빨라지기 때문이다.

4.4 몸이 부으면 물을 마셔라

아침에 얼굴이나 몸이 붓는다는 주부들이 많다. 몸의 부기는 물마시기로 해결할 수 있다. 몸이 붓는 이유는 물과 소금이 동시에 몸에 차 있기 때문이다. 염분을 빼내야 하는데, 이때는 소변도 잘 안 나온다. 몸에 염분이 많다고 소변에 고농도로 소금이 빠져나오는 것이 아니고, 오히려 체액 중 염분 농도를 정상으로 유지하기 위해 물을 아끼기 때문이다. 염분이 배설될 때 콩팥을 통과하는데, 이때 물을 적절히 공급해 주면 배설이 원활하게 이루어진다.

4.5 물 한잔이 위와 장을 깨어나게 한다

1) 소화기의 정상 활동을 돕는다.

모든 음식은 물에 녹은 상태에서 소화되고 흡수된다. 게다가 위와 장 등 소화기관은 적정량의 물이 있어야 정상상태를 유지할 수 있다. 따라서 물을 적절히 마시는 것은 소화기의 정상 활동 유지에 크게 도움이 된다.

2) 기상 시 시원한 물 한잔이 소화를 돕는다.

아침에 일어나자마자 시원한 물 한잔을 마시면 물이 충분히 공급되는 것과 함께 찬물이 위와 장을 부드럽게 자극하면서 모든 소화기관이 활기차게 움직이게 된다. 이때의 자극은 위와 장을 깨어나게 하는 신호로 이 상태에서 아침 식사를 하면 소화액이 충분이 분비되어 소화가 잘 될 뿐만 아니라 배설도 촉진시킨다.

3) 물은 위산을 중화시켜 쓰라림을 줄여준다.

물은 원래 중성이므로 공기 중의 산소가 약간 녹아들어가 약산성을 띠기도 한다. 따라서 위산이 희석되면 위산이 위를 자극하는 정도를 크게 줄여 주어 쓰라린 증세를 개선시키기에 충분하다.

5. 혀를 통해 알아보는 소화기 건강법

혀는 내장기관들의 기능과 밀접한 연관을 가지고 있기 때문에 내장기관들의 기능 상태를 객관적으로 잘 반영하게 된다. 혀에는 많은 핏줄들이 분포되어 있고, 혀 점막 상피는 넓고 투명하며, 유두의 변화는 매우 민감하므로 유기체의 일반 상태까지도 반영하게 된다. 혀를 보고 병을 진단할 때에는 혀의 색깔, 굳기와 혀 이끼, 혀 가시 등의 여러 가지 변화들을 두루 관찰하여야 한다.

5.1 혀의 색으로 보는 질환

1) 희유스름한 혀

희유스름한 혀는 유두가 희기 때문이다. 이때 혀를 보면 몹시 어지럽다. 이런 혀는 몸이 약한 사람들, 특히 감기나 여러 가지 병에 잘 걸리는 사람들에게서 볼 수 있다. 또한 혀가 희끄무레하면서 몸에 열이 있는 것은 주로 빈혈이 심하거나 백혈병, 종양 환자들에게서 볼 수 있다. 그밖에 영양불량증, 천식, 저혈압, 갑상선기능저하증, 혈액 순환장애, 출혈 등 때에 볼 수 있다.

2) 붉그스레한 혀

위궤양이 있으면 혀가 깨끗하고 습하면서 불그스레하다. 혀가 벌겋고 잘 마르고, 이끼가 없는 것은 화농성 감염, 높은 열, 심한 폐염, 급성 전염병이 심한 때 볼 수 있다. 이밖에 벌건 혀는 고혈압병, 당뇨병 등 때도 나타나고, 혀가 몹시 벌거면서 습기가 없고 거울과 같은 것은 땀이 심하게 나는 때이며, 혀가 약간 붉으면서 진한 붉은 반점이 있는 것은 황달이 생기려는 표현이다.

3) 청자색의 혀

보통 심한 감염증, 호흡 및 순환기 계통에 장애가 있을 때, 급성 담낭염이나 담석증 발작, 간경변증 때 보게 된다.

4) 자주빛 혀

자주빛이 나면서 혀가 붓는 것은 술중독 때 보이며, 진한 자주빛이 나는 것은 어혈이 몰렸을 때 나타나는 현상이다.

5.2 혀 증상으로 아는 소화기 질환 식별

1) 굳은 혀

혀가 굳어져서 말을 더듬거나 말이 똑똑치 않고 굳어지게 되는 것을 굳은 혀라고 말한다. 이렇게 되는 원인은 주로 중추신경계통에 병변이 생기는 것과 관련되는 것이 많으며, 높은 열에 의하여 혼수에 빠지거나 졸도, 의식장애가 와서 혀가 마비되거나 경련, 뇌진탕 등이 와서 혀를 마음대로 놀리지 못할 때 볼 수 있다. 흔히 동의학적으로는 풍으로 인하여 혀를 잘 놀리지 못하여 말이 굳어지는 것으로 보고 있다.

2) 혀가시

가시는 점 모양으로 혀끝이나 앞 모서리 또는 양쪽 옆모서리에 많이 생기는데, 색은 붉고 윤택하며 아픔을 느낀다. 이러한 때는 불면증, 심한 육체적 과로 및 높은 열이 있는 다음이나 매운 자극성 음식을 많이 먹었을 때 볼 수 있다.

3) 혀이끼

혀이끼는 흰색, 누런색, 회색, 검은색 등이 있다. 건강한 사람도 혀이끼가 새벽과 낮에 변화된다. 그것은 대체로 먹은 음식과 침이 나오는 정도와 혀에 가해지는 여러 가지 기계적 작용에 의하여 변화되는 것이다. 병세에 따라 혀이끼는 흰색으로부터 누런색으로, 누런색으로부터 흰색 또는 검은색으로 변화될 수 있으며, 흰색으로부터 연한 회색이나 연한 검은색으로 변화될 때도 있다.

흰 이끼는 몸이 약간 아프거나 폐렴, 병의 회복기에 많이 볼 수 있다. 복수, 만성 콩팥염, 기관지천식, 만성 기간지염 등과 낮은 열이 있을 때며, 심한 병을 앓다가 혀에 흰 이끼가 생기는 것은 병의 경과가 좋아진다는 것을 표현하고 있는 반가운 소식이다. 누런 이끼가 많은 경우에는 소화기 질병과 화농성 질병 등이 있을 때 나타난다. 특히 소화기 질병이 있을 때에는 누런 이끼는 마르고, 이끼 가운데에 꽃잎 같은 문양이 생긴다.

누런 밀을 혀에 발라 놓은 것 같거나 혀가 윤활해 보이는 것은 흔히 황달이 있는 환자에게서 볼 수 있는 현상이다. 검은 이끼는 일반적으로 병이 오래 계속되어 상당하게 진행되었을 때 나타난다. 이밖에 검은 이끼는 소화기질병이 심하거나 독소의 자극, 담배를 많이 피웠을 때도 보이게 된다. 혀가 마치 지도처럼 얼룩얼룩한 것은 과민성 체질이거나 어린이들의 기생충증 때 보이게 된다. 이때 지도 모양의 얼룩은 절반 앞 부위에 생긴다.

6. 소화기 질환

6.1 식도확장

음식을 넘기기가 곤란한 것이 주 증세로 가슴의 압박감, 심계항진(심장의 고동이 빠르고 세어지는 증상), 호흡곤란이 오고, 증상의 진전에 따라서 식후 구토를 한다.

처치법으로는 흉추 5, 6, 7번을 압박하여 위의 내용물을 배제하고 위액의 분비를 촉진하며, 자세를 바르게 하여 식도 점막의 안정을 꾀한다. 발작 시는 흉추 3, 4번을 두드려 식도를 확장시킨다. 일시적으로 삶은 야채를 적게 취하고 산성식품을 주며, 자연건강법으로 점차 체질을 개선시킨다.

6.2 식도협착

주된 증세는 음식 넘기기가 곤란하다. 치료는 순수한 상처로 식도가 좁아진 경우는 식도 확장의 경우와 같은 방법을 쓴다. 소화성 궤양이 원인일 때는 생수, 생식으로 궤양을 치료한다. 식도결핵, 식도매독의 요법을 함과 동시에 생즙, 수마로 국부치료를 한다.

6.3 소화성 식도궤양

보통 식도 맨 밑쪽에 생기는 드문 병이다. 구토, 출혈, 동통이 일어난다. 특이한 것은 음식 넘길 때의 아픔이다. 유동식도 못 넘길 정도로 심할 때도 있다. 이것이 오래되면 끝내는 빈혈이 되고, 천공이 되는 수도 있다. 이 병의 원인은 생수, 생야채, 염분, 비타민 C의 부족과 변비이다.

처치법으로는 생수, 생채식, 특히 3가지 이상의 채소로 엽록소를 만들어 2～3배 양의 물을 타서 하루에 여러 번 삼킨다. 수마를 먹어 변통을 잘 되게 하며, 심할 때는 단식을 하고 자연건강생활을 한다.

6.4 급성위확장

개복수술 후 또는 중한 전염병의 경과 중에 일어난다. 갑자기 심한 구토를 하고 허탈에 빠진다. 장폐색으로 오진되기 쉽다.

처치법은 단식이 좋다. 된장찜질, 수마를 대량 투여하여 변통이 잘 되게 하면 이 병은 해소된다. 생수를 1분에 1g씩 먹는다.

6.5 급성위염

폭음, 폭식, 부적당한 식사, 약물, 극약 중독 등이 원인이다. 급격한 오심, 구토, 식욕결핍, 공복감, 위의 통증, 트림, 하품, 설태가 생기고, 때로는 열이 난다. 심한 경우는 어지럽고, 맥박이 약하고 빨라지며, 얼굴이 창백해지고 허탈에 빠진다.

처치법은 음식이 아직 위속에 있을 때 자세를 바로 하고, 경추 1번의 구토 중추를 오른손바닥 아래쪽 가장자리로 두드려 구토를 시키고, 생수를 충분히 마시게 한다. 된장찜질, 관장을 시키고, 수마를 먹여서 배변을 시킨 연후에 1～3일간 단식을 한다. 극약을 먹었을 때는 빨리 이것을 중화 흡착 배설시키는 방법을 취한다. 그리고 위벽의 궤양에는 단식이 좋다. 위통에는 붕어운동을 하고 오심, 구토가 그치지 않을 때는 숙변이 정체되어 있으므로 배변조치를 취한다.

6.6 만성위염

원인은 술, 담배의 과용, 변비, 이가 나빠 습관적으로 음식을 잘 씹지 않거나 치조

농루, 또는 축농증의 콧물을 목으로 삼키는 것이 원인이다. 폐결핵, 심장병, 신장병, 급성위염 등이다. 증상은 위통, 압통, 배가 부풀어 오르는 느낌, 트림, 오심, 식욕부진, 설태, 구취 등을 들 수 있다.

처치법으로는 조식폐지, 술, 담배의 절제, 수마, 저작요법, 생수, 단식, 생식, 깨소금을 먹는다.

6.7 유문 경련

경련이란 근육이 발작적 또는 율동적으로 수축되는 현상을 말한다. 이 병은 유문부근의 궤양 또는 곪아서 문드러진 것이 원인이 되는 경우가 많으며, 또 순신경성으로 일어난다. 식후 2～8시간 후에 동통, 구토가 있다.

처치법으로는 변통이 잘 되게 하고 생채식, 생수, 염분을 보급한다. 단식도 효과가 있다.

6.8 유문협착

위의 팽만, 트림, 식욕부진, 오심, 구토, 가슴 쓰림, 위에서 물소리가 나거나 피부가 마르고, 병이 진행하면 위확장 및 위하수를 초래한다.

처치법으로는 조식폐지, 붕어운동, 생수, 생채식, 수마 등으로 변통을 좋게 한다. 깨소금을 하루에 찻숟가락으로 1～2순가락씩 취하고, 생수를 30분마다 30g씩 마신다. 한 달에 하루, 보름에 하루씩 소금이 든 음식을 먹지 않는다.

6.9 위산과다

식후 한두 시간 후에 나타난다. 가슴 쓰림, 신트림, 위의 압박 및 긴장감이 나고, 위통은 밤이나 이른 아침의 공복 시에 잘 일어난다.

처치법으로는 조식폐지는 절대로 필요하며, 생수를 30분마다 30g씩 마신다. 깨소금, 생채식, 생즙, 수마를 마시고, 붕어운동을 하여 변통이 잘 되게 한다.

6.10 위하수

위통, 복부팽만, 작업력이 감퇴하고, 두통이 오고 어지러우며, 신장부 동통이 있다. 변통이 잘 되게 하고, 물구나무서기를 한다. 깨소금을 먹는다.

6.11 위 십이지장 궤양

궤양의 원인은 자세의 불량과 발한에 의한 변비이며, 원인으로는 삶은 야채식, 즉 알칼리성 식품의 상용에 의한 알칼리 과잉증 및 유문협착 그리고 위산과다 시에 소오다 같은 알칼리 약제의 장기 복용에 있다. 위궤양이 만성으로 되면 결국 십이지장 궤양을 유발한다. 위, 십이지장 궤양이 악화되면 암으로 진행된다. 증상은 복통, 가슴쓰림, 진수음, 구토, 토혈, 변비, 압통이다.

처치법으로는 조식폐지, 또는 수마수를 30분마다 30g씩 하루에 1～1.5리터씩 마시고 생채식, 감잎차로 비타민 C를 공급한다. 토혈, 하혈하는 중환자는 2주일간의 순생채식으로 근치된 예가 많다. 변비가 중대한 원인이므로 숙변을 배제하여야 하고, 단식이 좋으나 중한 환자는 반응이 크게 나타나 위험하므로 오히려 생채식하는 것이 좋다.

식사는 산성식이 좋고 육류, 생선이 좋다. 염분 부족도 원인이므로 깨소금을 먹는 것이 좋고, 한 달에 1～2일은 무염일로 한다. 조식폐지는 모든 위장병에 절대 필요하다. 삶은 야채, 우유, 차류, 알칼리성 식품이나 음료는 궤양을 악화시킨다. 풍욕, 냉온욕을 하고, 옷을 엷게 입는 습관을 들여야 한다. 궤양에는 양배추요법이 있다. 통증이 있으면 10% 양배추즙을 마시면 아픔이 멎는다.

6.12 위경련

대개는 급성위염에서 심한 증상으로 나타나지만, 다른 여러 가지 병으로 오는 경우가 있다. 갑자기 명치 부근에 심한 경련 같은 동통이 간헐적으로 오고, 하품이나 트림이 나면 낫는 수가 많다.

처치법으로는 붕어운동, 죽염 5～6g을 오브라이트에 싸서 단번에 먹으면 낫는 수가 있다. 발작이 있는 후에는 1～2일 단식하는 것이 좋다. 단식 후는 생채식 또는 생즙부터 먹기 시작한다. 일단 이러한 조치를 취한 뒤에 원인을 찾아서 병을 고치도록 한다. 예방은 과음, 과식을 삼가고, 술 마신 후에는 3배의 물을 마신다.

6.13 충수염

원인으로는 편도선염, 변비, 기생충 등이 있다. 또 변비증이 있는 사람이 계단을 심하게 오르내리거나 뛰는 운동을 주로 하면 일어난다. 주요 증상은 복통과 발열이고, 때로는 구토가 온다.

처치법은 먼저 단식을 하고 생수나 물을 조금씩 마시며 100g 이하의 관장을 하고, 붕어운동을 하면 대개 4～5일이면 회복한다. 중증으로 발달해서 복막염이 되었을 때도 단식하고 100g 이하의 물 관장을 하면 반드시 낫는다. 붕어운동은 서서히 약하게 한다. 각탕을 하고 풍욕을 하면 좋다.

아픈 곳에 토란찜질을 하고 겨자찜질을 한다. 회충이 있을 때는 구충을 한다. 발이 약하면 편도선이 약하고, 편도선이 나쁜 사람에게는 맹장염이 잘 걸리므로 발을 튼튼하게 한다. 평소에 수마, 생수를 마시고 붕어운동, 기생충 구제를 한다. 변비가 있는 사람이 계단 뛰어오르기, 뛰기 운동 같은 것을 하면 이 병을 유발하므로 주의해야 한다. 민간요법으로는 결명자차를 진하게 다려 먹으면 중증도 수일 내에 낫는다.

6.14 이동성 맹장

산통 같은 동통이 주로 회맹부에 일어난다. 보통은 변비거나 때로는 변비와 설사가 교대로 일어난다. 평소에 아랫배의 긴장감과 압박감이 있다.

처치법으로는 생수, 생채식, 수마를 먹고, 붕어운동으로 변비를 고치고, 된장찜질을 한다.

6.15 장출혈

직장의 S자 상부에서 출혈이 되는 때는 신선한 피가 섞여 나온다. 위, 십이지장 궤양의 출혈이 변에 섞여 나올 시는 콜타르 모양의 검은 빛깔을 띤다.

처치법으로 출혈의 원인은 여러 가지로 각 원인에 따라 요법을 쓰되 생수, 생채식 및 비타민 C 공급은 빼놓을 수 없다.

6.16 장천공

장티푸스, 장결핵 등의 원인으로 장천공이 일어난다. 장티푸스의 경우는 3～4주간 구토, 복벽 긴장, 맥박 증가, 체온 상승이 있다. 장결핵의 천공은 극히 드물다. 급격한 복부의 타박이 원인이 되는 수도 있다. 궤양성 천공은 명치에서 아픔이 시작하여 배 전체에 퍼진다. 이때의 아픔은 너무 심해서 환자는 그 자리에 넘어지게 되고 한걸음도 걸을 수가 없다. 얼굴은 창백해지고, 눈은 꺼지고 쇠약해진다.

처치법으로는 단식을 하고, 미약한 붕어운동을 하며, 된장찜질을 한다. 접시에 생수를 발라서 혓바닥으로 자주 핥으며 조용히 회복을 기다린다.

6.17 급성 장 카타르

카타르는 점막의 염증을 뜻한다. 설사의 원인을 집약 분류하면 과식, 세균, 독소, 자극, 환경, 공포, 놀램, 영양실조, 하제 등 9가지로, 이 중 과식이 전체의 60%에 미치고 있다. 프토마인 중독, 소위 의사(擬似) 콜레라는 진성 콜레라처럼 허탈 때문에 심장이 나빠 죽는 일도 있다. 설사가 심하면 오줌이 줄고, 신장염이 되는 수도 있다.

어린이의 설사는 대개 열이 있고, 잘못 다루면 재발한다. 노인과 어린이는 이로 인해 목숨을 빼앗기는 수가 있으므로 특히 신중히 다루어야 한다.

처치법으로는 단식을 하고, 생수를 충분히 마시며 붕어운동을 한다. 수마수를 묽게 해서 마시면 더욱 좋다. 음식을 잘 씹어서 먹는 것도 좋다. 설사는 변비증이 있는 사람에게 잘 오므로 잠잘 때는 배를 노출시킨다. 민간요법에는 현초를 다려서 마신다. 맹장염으로 오는 복통에는 피마자기름을 먹으면 안 된다.

6.18 만성 장 카타르

급성 위장염에서 이행된다. 부적당한 식사, 과식, 변비 등이 원인으로 복통, 배가 부른 것이 뚜렷하다. 때로는 구토와 설사 또는 변비와 설사가 교대로 온다. 점점 여위어 영양불량이 된다.

처치법은 조식폐지, 밥을 1회에 50번쯤 씹어 먹는 저작요법이 좋다. 생수, 생즙, 수마, 감잎차, 단기 단식, 생채식을 하고, 어린이의 만성 장염, 소화불량, 자가 중독 등은 하루 이틀 단식 후 30배의 미음과 우유를 반반으로 섞어주고, 대변을 보아 가면서 차차 농축한다. 어린이는 농후 영양을 피해야 한다. 이 병의 예방은 변비를 막고, 생수를 충분히 마시며, 잠잘 때에 배를 내어놓고 잔다.

6.19 복 통

배가 아픈 것은 회충이 원인인 경우가 많으며 장폐색, 장염전, 담석, 맹장염, 기타 여러 가지 원인이 있다.

처치법은 원병을 찾아 고쳐야 하나 복통의 원인은 변비에 있다. 생수 마시기, 수마, 감잎차, 생야채, 기생충을 구제한다. 평소에 붕어운동을 하면 장의 내용물을 고르게 하여 장의 유착을 고치며, 척추의 좌우 신경을 가지런하게 하면 모든 복통 예방이 된다.

6.20 고 창

복부팽만 중 많은 가스가 충만 되어 있는 상황을 고창이라고 하며, 개구리 배처럼 불룩하다. 원인은 여러 가지가 있다.

처치법은 생수와 생채식 부족으로 인한 변비 때문에 온다. 수마, 생수, 생채식, 된장찜질, 관장, 붕어운동이 치료방법이다. 무릎을 세워서 하는 붕어운동을 하며, 급성인 때는 단식 또는 순생채식을 한다. 기생충으로 오는 경우도 있다.

6.21 맹장주위염

생채식을 하고, 생수를 조금씩 자주 마시고, 발열 시는 각탕을 하며, 수마를 상용하여야 한다. 근본적으로 단식, 순생채식이 좋다.

6.22 장 불통증

여러 가지 병이 원인이나 또 공복 시에 고형식의 과식, 식후에 과격한 운동, 복부의 타격 등은 장이 막히기 쉽다. 심한 복통과 구토가 있고, 대변이나 가스가 나오지 않으므로 배가 점점 불러오고 호흡곤란이 된다. 말기가 되면 배가 심히 불러 심한 호흡곤란과 잦은 구토로 대변을 토하게 되는데, 이것을 토분증이라 한다. 눈이 꺼지고 맥이 약해지며, 수족은 차지고, 결국 정신이상이 되는 일도 있다. 어린이가 배가 아프다 하고 토하면 장 불통증으로 생각해 볼 필요가 있다.

처치법은 자연건강법에서는 붕어운동을 철저히 하면 아픔은 차츰 가라앉고, 많은 통변이 있고 회복한다. 붕어운동을 할 수 없을 때는 등배운동을 해도 효과가 있다. 관장을 하고 수마 또는 생수와 생즙을 자주 마시고, 단식을 한다.

6.23 황 달

담즙이 혈액에 섞여 흐르기 때문에 전신이 누렇게 되는 증상을 말하며, 원인은 여러 가지가 있다.

1) 신생아 황달

생후 2～3일이 되어서 이마와 입 언저리 그리고 전신의 피부가 누렇게 된다. 이것을 생리적 현상으로 보아 그대로 방치해 두면 장래에 선병질, 신경질, 간장기능 장애, 위장장애를 일으키며, 결핵에 걸리는 체질을 만듦으로 빨리 치료해야 한다. 풍욕, 냉온욕, 모관운동을 시키고, 옷을 엷게 입혀 땀을 흘리지 않도록 한다.

2) 용혈성 황달

생수, 생채식, 풍욕, 냉온욕, 모관운동, 수마, 감잎차, 빈혈에는 송아지의 간장, 상치, 근대, 굴조개 등에서 구리를 공급하고, 시금치 등의 엽채류에서 철분을 공급한다. 지방, 단백질, 농후한 동물성 식품은 피한다. 생채식, 단식이 극히 유효하다.

3) 카타르성 황달

생수, 생채식, 된장찜질, 수마로 변통을 좋게 하고 감잎차, 풍욕, 냉온욕, 모관운동,

단식, 기생충 구제와 관장을 한다.

4) 담관성 황달

생수, 생채식, 수마, 감잎차, 풍욕, 냉온욕, 모관운동을 하고, 변통만 잘 되면 두통, 어지럼증, 불면, 의식불명, 헛소리를 안 한다. 기생충 구제와 단식을 한다.

6.24 급성 간위축

숙변배제가 제일 중요하므로 수마, 생수, 생채식, 감잎차, 풍욕, 냉온욕, 단식, 순생채식을 한다.

6.25 간장염(간경변)

단식, 순생채식, 생수, 감잎차, 수마, 풍욕, 냉온욕을 하고, 복수에는 된장찜질이 효과가 있으며 지방, 단백질의 동물성 농후 영양을 피한다.

6.26 복막염

(1) 대부분 속발성으로 위, 십이지장 궤양, 충수염, 장티푸스, 장결핵 등이 원인으로 심한 복통, 복벽의 긴장, 구토, 고복 및 복수가 찬다. 중증에는 혀와 입술이 마르고 두터운 설태가 낀다. 식욕은 거의 없고 목이 타며, 말기에는 똥을 토한다. 경과가 신속하여 중증은 2~6일에 사망하며, 위장 천공으로 오는 복막염은 대개 빨리 사망한다. 예후는 대개 좋지 못하며 낫는 일은 극히 드물기 때문에 현대의학으로는 되도록 빠른 시기에 수술을 한다.

처치법은 배에 된장찜질, 단식, 생수, 가벼운 붕어운동과 모관운동, 신장 미동조작을 한다. 생즙, 기생충 구제, 수마로 변통을 좋게 한다. 결핵성의 경우에는 열이 있으면 겨자찜질, 기생충 구제, 수마로 변통을 좋게 한다. 합장합척운동, 풍욕, 모관운동, 원병의 치료를 한다. 변통만 잘 되면 구토나 토분증도 없다. 천공성인 경우도 생야채즙, 생수를 조금씩 자주 마시면서 가벼운 붕어운동을 하면 흡수되어 낫고, 화농된 경우도 단식이나 순생채식을 하면 고름은 흡수되어 낫게 된다. 복수는 식욕이 있으면 야채죽을 먹인다. 복막염의 초기에는 각탕에 의해 현저히 동통이 없어지고 전치된다.

(2) 만성은 대개 결핵에서 속발하는 결핵성 복막염이다. 가끔 발열하고 동통, 구토, 전신권태, 두통, 식욕부진, 미열이 계속되며, 경과는 점진적이며 치유되어도 재발된다. 천공이 되면 예후가 좋지 않으며, 복수는 현대의학에서는 천자로 빼내지만 다시 괴게 마련이다.

처치법은 단식, 생채식, 수마로 숙변을 배제하고, 배의 염증 복수 및 이뇨를 위해 된장찜질을 하고 관장, 생수 조금씩 마시기, 냉온욕, 풍욕, 합장합척운동, 저작요법을 병용하며, 조기 각탕은 극히 유효하다. 중병의 회복기나 출산 직후에 과식하면 복막염을 일으키기 쉬우므로 특별히 조심한다.

6.27 위 암

암의 원인에 대해서는 현대의학에서는 불명으로 되어 있으나, 자연의학에서는 일산화탄소로 단정한다. 변비는 암의 중대 원인이다. 변비는 암의 선구증인 위궤양의 원인이 되고, 이로 인해 체내에는 CO가 발생한다. 식수에 마그네슘이 결핍되면 암의 원인이 된다. CO는 마그네슘에 의해 해소되기 때문이다. 요즈음은 농약을 사용하므로 농산물에 마그네슘이 많이 결핍되어 있다. 근래에 암이 많은 이유 중의 하나이다. 암의 예방과 치료상 수마의 필요성이 요청된다.

정신적 타격도 역시 암 발생의 중대한 소인이 된다. 비타민 C의 부족은 산화를 막아 암의 원인이 된다. 암의 유인은 자극이 많은 음식, 소화가 되지 않는 음식, 너무 차거나 뜨거운 음식, 편식, 과음, 과식 등을 들 수 있다. 암이 걸리는 사람은 평소에 위가 나쁜 것이 오래 되면 암이 된다.

그리고 변비증이 있고 옷을 많이 입는 사람, 삶은 채소를 좋아하는 사람, 술이나 매운 것을 좋아하는 사람, 고기 같은 영양가가 많은 것을 좋아하는 사람, 지나치게 짜고 매운 것을 즐기는 사람들이 잘 걸린다. 비타민 A의 과잉 섭취도 암을 만듦으로 간유나 버터의 상용을 피해야 한다. 위암의 증상은 식욕의 감퇴, 둔한 동통, 구토, 영양장애, 암독소로 인한 오액질로 고도의 빈혈이 오고, 얼굴이 창백해지고 몹시 여위게 된다. 때로는 발열한다. 말기가 되면 암이 간장이나 복막으로 전이되어 복수, 황달이 나타난다.

처치법으로는 CO의 해소, 피부기능의 회복, 숙변해소, 변비 해소, 혈액, 임파액의 환류 체액의 정화, 비타민 C의 보급, 자세의 교정에 중점을 둔다. 이를 위해 풍욕을 하루에 6～11회, 냉온욕, 발의 강화, 조기에 단기 단식 또는 순생채식, 감잎차, 5가지 이상의 야채 간 것, 식염 보급, 생수 마시기를 실행한다. 암은 체액으로는 알칼리화의 극이므로 식사는 산성식, 즉 쌀밥, 고기 등을 취하고 항상 야채 5종류 이상을 섭취한다. 단 십이지장의 만성 궤양은 암으로 변성되므로 빨리 고쳐야 한다.

6.28 간 암

서서히 식욕부진, 전신권태, 빈혈, 변통이 고르지 않고 오래 계속되면 차츰 쇠약해진다. 간장은 비대해지고, 항상 둔한 아픔이 있으며 아픔은 좌, 우 어깨에 영향을 끼친다. 빈혈이 있고 여위며, 내쉬는 숨은 악취가 난다. 구토, 오심을 호소한다.

처치법은 하루 풍욕 6~11회, 냉온욕, 된장찜질, 생수, 생채식, 감잎차, 수마, 발의 강화, 단기 단식, 순생채식을 규칙 있게 되풀이 한다. 단백질 지방을 피하고, 간장의 딴딴한 곳에 토란고약을 붙인다.

6.29 췌장암

초기에 식욕부진, 오심, 구토, 고창, 변비 또는 설사 외에 탈력감, 여윔, 동통, 자주 복수가 나타난다.

처치법으로는 생채식, 풍욕 1일 6회 이상, 냉온욕을 하고, 췌장에 고장을 일으키는 것은 주로 영양의 과식에 의하므로 단식이 좋다. 생수, 모관운동에 주력하고, 자연건강법 생활을 한다.

6.30 간경변증

술, 향신료 등의 자극물의 상용, 만성병인 결핵, 매독, 말라리아, 당뇨병, 통풍 등이 원인이 된다. 증상은 처음에 만성 위염 같은 증상이 나타나는데 차츰 복수가 괴고, 비장이 붓고, 배꼽 주위에 노장이 나타난다. 토혈, 하혈, 구토, 설사 등이 있다.

처치법으로는 생채식, 풍욕, 냉온욕, 수마, 감잎차, 기생충 구제, 복수에는 된장찜질, 동통에는 토란고약, 칠괘냉온 찜질이 좋다.

6.31 탈 장

숙변 정체에 의한 과장결장이 복근의 간격에서 밀려 나왔다고 본다.

처치법으로는 변비가 원인이므로 수마, 붕어운동, 모관운동, 촉수 등이 유효하다. 예방은 아이를 울리지 말고 변비가 원인이 되므로 5가지 생야채즙을 20~30g 먹인다.

6.32 담 석

평소에 생수를 잘 마시지 않으며, 생채식을 하지 않고 삶은 야채만을 먹는 사람이 많다. 산통이 발작할 시는 처음에 흉추 9번을 1~2분간 두드리고, 다음에 흉추 4, 5, 6번을 30초간 정도 두드리고, 다시 흉추 9번을 두드린다. 생수, 생채식, 감잎차, 평상, 수마 등 자연건강 생활을 한다.

6.33 췌장염

단식, 순생채식을 하여 숙변을 배제하고, 열이 나면 각탕을 한다.

6.34 장 암

변비 및 숙변을 원인으로 본다.

처치법은 생수, 생채식, 단식, 수마를 먹고, 풍욕을 하루 6회 이상 하고 냉온욕을 하며, 비타민 C의 보급이 필요하다. 만성 설사병이 오래된 것을 급히 그치게 하면 암이 된다.

6.35 급성 췌장괴사

절대 단식이 필요하다. 증상이 가라앉은 뒤에도 수일간 단식을 계속해야 한다. 그리고 회복식은 생채식에서부터 시작한다. 수마로 변통을 좋게 하고, 관장을 수차례 하여야 하고, 된장찜질, 각탕, 감잎차, 동통부에 토란고약을 붙인다.

※ 우리 몸은 모래성이 무너지듯 하루아침에 무너지지는 않는다. 큰 병에 걸리기 전에 질환과 끊임없이 싸워야 한다. 우리 몸은 건강에 문제가 생기면 몸이 평소와 다른 것을 감지하게 되고 SOS 신호를 보낸다. 눈, 혀, 손, 피부, 대·소변 등 겉으로 드러나는 이상신호를 잘 관찰하게 되면 질병을 조기에 발견할 수 있다.

7. 인체 변화에 의한 질환 판단

1) 눈꺼풀 안쪽이 새빨갛다(결막염, 스트레스에 의한 다혈증)

눈꺼풀 안쪽이 빨갛고 동시에 가렵거나 아프고, 눈곱이 끼면 결막염을 의심하지만, 이러한 증상 없이 붉기만 한 경우 다혈증(적혈구 증가)을 생각해 보는 것이 좋다.

2) 눈꺼풀이 심하게 떨린다(갑상선 기능 항진증)

눈꺼풀이 잔물결 치듯이 떨리면 갑상선 기능 항진증을 의심한다.

3) 검은자위가 뿌옇게 흐리다(백내장)

검은자위의 한 중간에는 수정체라는 것이 있는데, 거울로 봤을 때 이것이 뿌옇게 흐려 있으면 백내장일 가능성이 높다.

4) 흰자위가 선명한 황색으로 변해간다(황달)

나이가 들어 흰자위가 누렇게 탁해지는 것은 단순한 노화현상이지만, 젊은 나이에 선명한 황색으로 변하기 시작하면 황달을 의심한다.

5) 혀에 갈색 이끼 같은 태가 낀다(위염)

혀를 보았을 때 갈색의 이끼 같은 것이 있다면 위의 이상을 나타내는 신호이지만, 옅은 갈색이면 걱정할 정도는 아니다.

6) 혀 뒤쪽의 정맥이 붓는다(심부전)

7) 혀를 내밀 때 똑바로 내밀 수 없다(가벼운 뇌혈전)

뇌에 무엇인가의 장애를 일으키고 있을 가능성이 있으므로 의사의 진찰을 요한다.

8) 입에서 냄새가 난다(설태, 기관지 확장증)

일반적으로 구취는 치질환에 의해 발생하나 소화기 이상으로 혀에 하얗게 설태가 껴 냄새가 나기도 한다. 하지만 드물게 폐에 이상이 있을 때 냄새가 나며, 1년 내내 담이 나오고, 구취가 심한 경우에는 기관지 확장증을 의심한다.

9) 손톱의 흰 반달모양이 작아진다(영양불량)

손톱뿌리 부분에 반달 모양의 흰부분의 성장이 좋으면 커지고, 나쁘면 작아지며, 때로는 없어진다. 평소보다 작은 경우 건강상태가 약간 나빠진 것이다.

10) 손톱 모양이 숟가락처럼 휘었다(철 결핍성 빈혈)

11) 혈변(치질, 대장암 등 항문질환)

혈변을 볼 때는 반드시 병원을 찾는다. 치질은 보통 변에 피가 묻어나오며, 변에 섞여 나오면 대장질환을 의심한다.

12) 악취가 심한 방귀가 나온다(장내 종양)

방귀 냄새가 아주 심한 경우 조심하는 것이 좋다. 장에 종양이 있는 경우 대사작용이 안 되고, 세균에 의해 독소가 생겨 극히 고약한 냄새가 난다. 방귀의 냄새는 약할수록 건강하다.

13) 배뇨 시 요도가 아프다(요도염)

오줌을 누기 시작할 때 아픔을 느낀다면 요도의 출구에 염증을 의심한다.

14) 배뇨 시 아랫배가 아프다(방광염)

소변을 다 누고서 바로 아랫배에 통증이 있을 때 또는 배뇨 중에 따끔따끔 하는 아픔이 있을 때 방광염을 의심한다.

15) 가슴이나 얼굴에 거미모양의 반점이 생긴다(간경변, 만성 간염)

얼굴, 목덜미, 가슴부분에 작은 거미가 발을 펼치고 멈춰있는 것 같은 모양의 붉은 반점이 있으면 간경변이나 만성 간염 등 간 기능 저하를 의심한다.

16) 식사 후 트림이 자주 나온다(위염)

트림은 위장 속에 발생한 가스가 나오는 현상으로 너무 자주 트림이 나오면 위염 등을 의심한다.

17) 배가 울퉁불퉁하고 부어 보인다(간경변)

배꼽을 중심으로 복벽의 정맥이 좀 부풀어 보이는 일이 있다. 이러한 징후가 보일 때는 간 중심으로 한 혈액순환이 원활치 못한 경우로 간경변을 의심한다.

18) 음식물이 목에 잘 걸린다(식도암)

목에서 위까지 걸쳐 음식물을 먹었을 때 거부감이 있거나 음식물이 걸리는 느낌이 있으면 주의가 필요하다. 의사와 상의해 보는 것이 좋다.

19) 오른쪽 배가 아프다(맹장염)

윗배가 아프고 메슥거리다 오른쪽 배에 심한 통증이 느껴지면 충수염(맹장염)일 가능성 높다.

20) 가슴에 손을 대면 박동치는 곳이 여러 군데 있다(심신장애)

가슴, 특히 왼쪽 유방 밑 근처에서 박동을 느낄 수 있다. 그런데 움직이는 곳이 한 곳이 아니라 여기저기에서 느껴질 때는 심신장애를 의심해 볼 필요가 있다.

21) 하얀 혀가 말해 주는 건강신호

거울을 통해 혓바닥이 하얗게 변한 것은 최근에 열이 있었다는 증거다. 열이 없었다면 흡연자이거나 입으로 호흡하는 사람이라는 증거이며, 섬유질 함유가 낮은 음식을 섭취하고 있다는 경고일 수 있다.

만약 혀가 지나치게 매끄럽고 창백하다면 엽산, 비타민 B_{12}, 철분 같은 영양소가 부족한 것은 아닌지 체크해 보자. 유난히 매끄러운 혀는 신체가 영양을 제대로 흡수하지 못하는 장 관련 질환인 흡수장애증후군에 대한 경고일 수 있다.

22) 변 색깔로 숨은 질환을 찾는다

검은 변 색깔은 소화기 계통의 건강 신호이다. 소화불량인 사람이 타르같이 검은 변을 본다는 것은 십이지장에 궤양 출혈이 있다는 신호이며, 지속적으로 옅은 색 변을 본다면 담관이나 췌장에 종양이 있을 가능성이 높다.

만약 변에 기름기가 있고 악취가 난다면 평소 먹는 음식에 지방이 지나치게 많은 것은 아닌지 체크해 봐야 한다. 또 어린이의 경우 복통과 함께 콧물 같은 점액질 변에 피가 섞여 나온다면 맹장염일 가능성이 크므로 서둘러 진찰을 받아 보는 것이 안전하다.

23) 안구 돌출은 갑상선 기능 항진증의 신호

만약 태어날 때부터 안구가 돌출되어 있었다면 문제는 없으나 후천적으로 돌출된 경우라면 갑상선 기능 항진증의 심각한 신호일 수 있다. 특히 여성의 경우 남성보다 갑상선으로 인해 안구가 돌출될 확률이 5배나 높으므로 평소 안구 상태를 유심히 살펴봐야 한다.

만약 안구가 몸의 이상으로 돌출된 것인지, 그냥 튀어나온 것인지 확신이 서지 않는다면 눈의 흰 부분을 자세히 들여다보자. 단순히 눈이 튀어나온 경우라면 눈의 흰 부분이 홍채 맨 위와 윗눈꺼풀 사이로 보이지 않는다. 하지만 안구가 돌출된 경우에는 홍채 위나 아래에 있는 흰 부분이 눈에 잘 띄는 것을 확인할 수 있다.

24) 손발 저림은 다발성 말초신경병증

대부분의 사람이 손발 저림을 겪을 때 단순한 혈액순환 장애라고 생각하고 무심코 넘어간다. 하지만 중년 이후라면 이를 쉽게 넘겨서는 안 된다. 특히 당뇨병이 있다면 다발성 말초 신경병증을 의심해 볼 필요가 있다. 또한 고혈압이나 고지혈증이 있는 환자의 경우에는 말초 혈관이 막혀서 손발 저림이 생길 수도 있다. 이 경우에는 무엇보다 당뇨나 고혈압, 고지혈증 등 원인 질환부터 치료하는 것이 중요하다.

만약 뇌졸중의 위험 인자를 가졌다면 미세한 손발 저림도 반드시 체크해 봐야 한다. 뇌 질환의 전조 증상일 수 있기 때문이다. 한 연구 결과에 따르면 실제로 손발 저림 증세를 느낀 뒤 1년 내에 뇌졸중이 발병할 확률이 15∼20%에 이르는 것으로 나타났다. 그러므로 팔다리와 얼굴 등에 급작스럽게 저리는 증세가 나타나면 서둘러 전문의의 진찰을 받는 것이 여러모로 안전하다. 이밖에도 디스크나 팔목터널증후군도 손발 저림의 원인으로 알려져 있다. 이때는 근전도 검사를 통해 쉽게 진단할 수 있으며 치료도 비교적 쉽다.

25) 이유 없는 몸무게 변화는 위험신호

체중 증가도 고민거리지만 아무 이유 없이 나타나는 체중 감소 또한 그냥 지나쳐서는 안 될 보디 사인이다. 의도하지 않은 체중 감소는 몸에 심각한 이상이 있다는 중요한 신호이다. 그러므로 갑작스럽게 체중이 감소했다면 당뇨병으로부터 갑상선 기능 항진증, 심부전, 그리고 암까지 여러 질환을 동시에 의심해 봐야 한다. 만약 식사량을 늘렸는데도 체중이 준다면 당뇨병이나 갑상선 기능항진증일 가능성이 높으며, 호흡이 곤란하거나 몸이 부으면서 체중이 감소하면 심장 질환일 가능성이 높다.

이밖에 기침이나 미열이 지속되면서 체중이 줄어든다면 폐결핵을 의심해 보고, 늘 피곤함을 느끼고 피부가 누렇게 변하면서 체중이 감소한다면 간 질환을 의심해 봐야 한다. 치매의 가능성 또한 빼놓을 수 없다. 최근 한 연구 결과에 따르면 원인이 불분명한 여성의 체중 감소는 10년 후 치매가 올 수 있다는 경고 신호인 것으로 밝혀졌다.

26) 줄어드는 키는 심장, 호흡기 질환 신호

키가 줄어드는 것은 노화의 일반적인 신호지만, 때로는 심장과 호흡기 질환을 알리는 경고이기도 하다. 최근 영국의 한 연구 결과에 따르면 노인층의 경우 키가 2.5cm 이상 줄어들면 심장과 호흡기 질환으로 사망할 확률이 높아진다고 한다. 또 키가 급격히 줄어드는 것은 골다공증을 앓고 있다는 단서이기도 하다.

골다공증은 남녀 모두에게 해당하며, 골량이 감소하는 심각한 질환으로 예방이 중요하다. 특히 여성의 경우 폐경과 관련한 골량의 감소로 골다공증에 걸릴 위험이 남성보다 4배나 높다.

27) 목소리의 변화는 위, 식도역류, 역류성 후두염 신호

쉰 목소리가 2주 이상 지속된다면 반드시 정밀 검진을 받아야 한다. 서서히 쉬는 목소리는 크게 걱정할 필요는 없지만 아무 이유 없이 어느 날 갑자기 쉰 목소리가 나오면서 이 상태가 2주 이상 지속된다면 위식도 역류 질환이나 역류성 후두염일 가능성이 높다.

특히 속 쓰림과 구역질을 동반하는 목소리 변화라면 이 두 가지 질환을 모두 의심해 봐야 한다. 이밖에도 철 결핍성 빈혈, 류머티즘 관절염 등과 같은 심각한 자가 면역 질환도 쉰 목소리를 유발하는 질병이다. 따라서 특별한 이유 없이 갑작스럽게 쉰 목소리가 난다면 자가 진단보다는 전문의를 찾아가 진찰을 받는 것이 중요하다.

28) 가슴 통증은 심장질환 신호

가슴 통증은 심장 질환의 대표적인 전조 증상이다. 만일 흉통과 함께 호흡곤란 증세나 어지럼증이 동반되면 심장이나 대동맥, 폐동맥 이상을 의심해 봐야 한다. 독일 베를린 의과대학의 디르크 뮐러 박사가 미국심장학회 학술지에 발표한 논문에 따르면 급성 심장마비 환자 4백 6명 중 75%가 쓰러지기 전에 여러 전조 증상을 보였다고 한다. 물론 흉통은 심혈관 질환 외에도 발생할 수 있다.

심호흡을 하거나 기침과 재채기를 할 때 가슴이 찌르는 듯 아프고 열이 나면 늑막염일 가능성이 높다. 또 호흡곤란과 가슴 통증 그리고 열이나 오한과 함께 심한 기침을 한다면 의심해 볼 수 있다. 이밖에도 소화기 장애나 천식, 당뇨병, 폐색전증, 기흉 등도 흉통을 유발하는 질병들이다. 심장 질환은 어느 누구에게나, 그리고 언제나 치명적이다. 따라서 갑작스럽게 생긴 흉통의 경우 자가 진단보다는 전문의의 정확한 진단이 필수이다.

29) 촉촉한 귀지는 유방암 신호

별것 아닌 것처럼 보이는 귀지도 몸의 건강 상태를 파악할 수 있는 중요한 단서이다. 귀지는 촉촉한 귀지와 건조한 귀지 두 가지 유형으로 나누는데, 촉촉한 귀지를 가진 여성일수록 유방암에 걸릴 확률이 높다. 연구 결과 실제로 유럽인처럼 촉촉한 귀지를 가진 여성이 아시아형의 건조한 귀지를 가진 일본 여성보다 유방암에 걸릴 확률이 높은 것으로 나타났다. 귀지의 상태뿐 아니라 양으로도 건강 상태를 파악할 수 있다.

만약 귀지가 많다면 건강하다는 신호이고, 이는 귀가 자동적으로 청소되고 있다는 증거이기 때문이다. 하지만 귀지가 지나치게 많다면 귀를 너무 열심히 청소하는 것은 아닌지 체크해 볼 필요가 있다. 아이러니하게도 적극적인 귀 청소는 오히려 귀지를 꽉 차게 만들기 때문이다. 또 다량의 귀지로 고생하고 있다면 그것은 지나친 저지방 식사를 하고 있다는 경고 신호일 수도 있다.

30) 요통 동반한 복부통증은 내장 질환 신호

흔히 허리가 아프면 무조건 척추 질환을 의심하곤 한다. 하지만 요통이 척추 질환의 신호인 것만은 아니다. 특히 복부 통증과 함께 심한 허리 통증이 나타났다면 다른 내장 질환을 의심해 볼 필요가 있다. 위궤양, 위하수증, 장 유착, 췌장염, 담낭염, 만성위염에 의해서도 요통이 생기기 때문이다.

이런 경우의 요통은 일반적으로 식후나 공복에 심하게 나타나며, 변비가 심할 때나 배변 시 허리가 끊어질듯한 고통을 느끼기도 한다. 다행히 위궤양이나 위염 등을 치료하면 요통도 함께 사라진다. 만일 고열을 동반한 통증이 허리 바로 위 국소 부위에 나타나면 신우염일 가능성이 높으며, 혈뇨와 함께 옆구리 하복부에 통증을 동반하는 요통은 요로결석을 의심해 봐야 한다.

31) 잦은 하품은 다발성 경화증(루게릭병) 신호

우리는 다양한 이유로 하품을 한다. 졸리거나 피곤할 때도 하고, 잠에서 깼을 때도 하며, 지루해서도 하고, 옆 사람을 따라 덩달아 하기도 한다. 이처럼 하품을 하는 이유가 다양한 만큼 하품과 관련한 이론 역시 넘쳐난다. 하품을 하면 산소를 들이마시므로 주의를 환기시키는 데 도움이 된다고 주장하는 과학자들이 있는가 하면, 뇌의 감정과 관련한 화학물질의 변화 때문에 하품을 한다고 믿는 과학자들도 있다. 그런가 하면 하품이 체온을 조절하는 데 도움이 된다고 주장하는 과학자들도 있다.

이처럼 많은 과학자들이 하품에 대해 각기 다른 이론을 주장하지만 적어도 하품이 혈압과 심장 박동을 상승시킨다는 사실에는 모두 동의한다. 실제로 이러한 이론처럼 일부 운동선수들은 시합에 출전하기 전에 습관적으로 하품을 하고, 낙하선 부대원들은 뛰어내리기 전에 하품을 한다고 한다. 그러나 또 다른 과학자들은 하품이 심각한 의학적 질환에 대해 주의를 환기시키는 경종일 수 있다고 주장한다. 원인은 알려져 있지 않지만 일부 신경계 질환인 다발성 경화증, 이른바 '루게릭병' 환자들은 지나치게 하품을 많이 하는 경향이 있는 것으로 확인됐다. 흥미로운 사실은 정신분열증 환자는 다른 사람에 비해 하품을 적게 한다는 것이다.

32) 붉은 잇몸은 치은염, 치주염 신호

잇몸이 분홍빛을 띠고 있다면 건강하다는 증거이고, 반면에 잇몸 색이 붉게 변한다면 입속 건강에 적신호가 켜졌다는 뜻이다. 붉게 변한 잇몸은 치은염의 경고 신호이며, 잇몸이 붓고 민감하다면 치주염이 발생했을 가능성이 높다. 치주염은 입 안에서 치아를 지탱하는 뼈와 결합 조직을 손상시키고, 치아에까지 영향을 미치므로 서둘러 치료를 받는 것이 중요하다. 만약 치주염이 아니라면 당뇨병의 신호일 수 있다. 실제로 연구 결과 당뇨병 환자 중 1/3이 심각한 잇몸병에 시달리고 있다고 밝혀졌다. 흥미로운 사실은 잇몸병을 치료하면 혈당 수치도 조절할 수 있다는 것이다.

33) 아스피린과 와인도 치아 법랑질 마모

하루에 아스피린 한 알을 복용하면 심장병 예방에는 도움이 되겠지만, 치아에는 치명적이다. 아스피린을 곧바로 삼키지 않고 씹어 먹을 경우 치아가 부식될 수 있으며, 입 안에서 녹여 먹으면 시간이 지날수록 치아의 보호막인 법랑질이 마모된다. 와인 역시 아스피린과 마찬가지로 입에 오래 머금고 있으면 치아 법랑질이 마모된다.

34) 코의 악취는 위축성 비염(취비증)

코를 그저 냄새 맡는 기관으로만 알고 있다면 착각이다. 물론 냄새 맡는 코는 맞지만, 더러는 냄새를 풍기기도 하는 냄새 나는 코이기도 하다. 물론 자신의 코에서 나는 악취를 알아채기는 힘들다. 하지만 다른 사람들은 확실하게 알 수 있을 만큼 강력한 악취를 풍기기도 한다. 이것은 결코 불결함 때문이 아니다. 코에서 발산되는 불쾌한 냄새는 위축성 비염이라 불리는 취비증의 신호일 수 있다. 위축성 비염의 원인은 정확하게 밝혀지지는 않았지만 체질과 유전, 비타민 결핍, 세균 등에 의한 것으로 알려져 있다.

8. 소화 잘 되는 식생활 건강법

소화 장애는 병이 아니라고 생각하고 그냥 넘겨버리면 큰 병으로 발전할 수도 있다. 소화기가 약하거나 잘못된 식습관, 자극적인 음식 등 소화를 방해하는 여러 가지 요인들을 찾아 소화에 도움이 되는 올바른 생활법과 간단한 동작을 알아보자.

8.1 많은 엄마들, 아기 돌보느라 식습관 나빠진다

소화가 잘 되게 하려면 즐거운 마음으로 식사하는 것이 무엇보다 중요하다. 하지만 살림하랴, 아이 돌보랴 정신이 없다 보니 대부분의 주부들이 빨리 먹고 치우는 번개식사를 한다. 그러나 이러한 습관이 급체, 위장병, 변비의 원인이 되므로 천천히 10번 이상 꼭꼭 씹어 먹는 습관을 들인다. 음식은 입 안에 들어가면 삼키기 적당한 크기로 씹혀 침 속의 전분 분해효소와 섞이고, 음식을 잘게 씹으면 씹을수록 위와 장에서 소화액이 기능하는 면적이 넓어져 소화가 쉬워진다.

밥상머리에서 어른들이 꼭꼭 씹어서 먹으라고 하는 데는 다 그만한 이유가 있는 것이다. 씹는다는 것은 소화과정 중에서 유일하게 본인이 의식할 수 있는 행위로서 입에서 음식을 씹으면 그 자극이 위나 장으로 전달되어 소화 준비를 시작한다.

8.2 물에 말아 먹는 건 금물

밥이 잘 넘어가지 않으면 물이나 국에 밥을 말아 먹는 경우가 종종 있다. 하지만 소화의 첫 단계는 입 안에서 침과 음식물이 섞이면서 하는 치아의 저작 작용이다. 물이나 국에 밥을 말아 먹으면 빠르게 식도를 넘어가기는 하나 소화의 첫 단계인 저작 작용이 생략되어 소화에 장애를 주고, 위 속에 있는 소화액이 물에 희석되어 두 번째 단계인 위에서의 소화능력도 방해받게 된다.

물에 밥을 말아 먹으면 일시적으로는 밥이 잘 넘어가는 것처럼 느껴지나 실상은 소화를 방해하는 요인으로 작용하는 것이다. 물 올바르게 마시기는 일반적으로 1회 150 mℓ씩 시작해 150～300 mℓ씩 찬 상태로 빨리 마신다. 그래야 위와 장이 잠에서 깨어나 정상적인 운동을 되찾게 해주기 때문이다. 위 기능이 나쁠 때는 식사하기 2～3시간 전에 150 mℓ 안팎의 물을 마시고, 위 분비 기능이 항진되어 있을 때는 식사하기 1시간～1시간 30분 전에 300 mℓ 안팎의 물을 마신다. 그래야 위산이 희석되어 궤양을 예방할 수 있다.

8.3 소화불량의 원인은 식후 바로 운동

식후에는 10분간 편안히 자거나 쉬는 것이 좋다. 바로 활동을 하면 소화를 하느라 내장기관에 몰려 있는 혈액이 활동을 위해 근육으로 분산되기 때문에 소화가 제대로 안 되고 소화불량에 걸리기 쉽다. 식사 후 20분 정도가 지났다면 가벼운 산책 정도가 적당하다.

8.4 한 번 체한 적 있는 음식은 다음에 먹었을 때도 체한다

소화가 잘 안 된다는 것은 위장이 약해졌다는 것을 의미한다. 소화를 주관하고 영양분을 몸 전체에 공급하는 기능을 하는 곳이 바로 위장이기 때문이다. 동의보감에 따르면 위장은 음식으로 인해서 나빠질 수 있지만 어떤 외적 요인, 그 중에서도 정신적인 스트레스가 가장 크게 작용한다고 한다. 한 번 체한 적 있는 음식은 다음에 먹어도 체하는 원인은 심리적인 불안감 때문이라고 할 수 있다. 음식에 대한 반응은 개인에 따라 다르므로 본인이 먹어서 불편한 특정 음식이 있다면 먹지 않는 것이 좋다.

8.5 소화가 안 되는 사람들이 먹으면 좋은 식품

1) 보 리

대맥, 모맥이라고도 하는데, 동의보감에 의하면 보리가 허한 속을 보하여 기운을 돋우고 소화기 기능을 조절하며, 설사를 다스려 속을 편하게 해준다고 나와 있다. 그러므로 흰쌀밥만 먹지 말고 보리를 섞어 혼합으로 먹는 것이 소화에 도움이 된다. 한의학에서는 보리에 싹이 튼 것을 맥아(麥芽)라고 해서 소화제로 활용했다.

2) 무 즙

무는 소화를 촉진시키고, 위를 튼튼하게 해준다. 속이 메스껍고 트림이 나며 위가 거북할 때 무를 강판에 갈아 그 즙을 마시면 위가 시원해지는 것을 느낄 수 있다. 무에는 소화효소 외에 식물성 섬유가 있어 장의 노폐물을 청소해 주므로 꾸준히 먹으면 대장암도 예방할 수 있다.

3) 귤피차

신경성 소화불량을 개선하는 데 좋다. 동의보감에 따르면 실현될 수 없는 일을 지나치게 생각하면 비위장 소화기 계통이 약해져 배가 더부룩해지고 식욕이 없어진다라고 한다. 심할 경우 구토와 설사를 하며 상당히 여위게 된다. 이럴 때는 귤껍질로 차를 우려먹으면 효과를 볼 수 있다.

9. 혈액형에 따라 건강법도 다르다

엄밀히 검증된 것은 아니지만 한방에서는 건강은 체질에 의해 크게 좌우된다고 믿는 경향이 있다. 사람을 대개 태음인, 태양인, 소음인, 소양인 등 사상체질로 분류하며, 이들 체질은 나름대로의 건강상 특징을 가진다는 것이다. 반면 한의학이 없었던 서양에서는 오래 전부터 체질 대신 혈액형으로 건강을 분류하려는 시도가 이어지고 있다. A, B, AB, O형의 혈액형이 건강생활의 변수가 된다고 보는 것이다.

사람의 적혈구에는 500개 이상의 항원이 존재하며, 이들 항원에 의해 A, B, O혈액형이 결정된다. 혈액형의 빈도는 인종에 따라 차이를 보이는데 한국인의 경우 A형 34%, O형 28%, B형 27%, AB형 11% 정도이다. 혈액형을 결정하는 항원들은 적혈구 이외의 많은 조직에서도 발견된다. 백혈구 중 하나인 림프구나 혈소판에서도 비록 수는 적으나 AB항원이 있으며, 혈장이나 침 속에도 혈액형 물질이 존재한다고 한다.

의학적 연구에 따르면 A형인 사람들은 O형보다 위암이나 난소암, 침샘의 종양에 걸릴 확률이 높다. 반면 위궤양 빈도는 O형에서 다른 형보다 20% 정도 높은 것으로 집계되어 있다. 국내에서도 A형에서 위암의 빈도가 높은 것으로 나타나고 있으며, 십이지장 궤양에 관해서는 보고자에 따라 B형 혹은 O형이 발생 빈도가 높다는 주장이 있다. A형은 다른 혈액형에 비해 혈전증이나 색전증의 위험성이 높은 것으로 알려져 있다. 혈액형을 결정짓는 항원들은 생리학적으로 인체에 많은 영향을 미친다고 한다. 항원은 위험한 박테리아 같은 이물질이 침투하는 것에 대응하며, 태아의 성장에도 중요한 역할을 하고, 질환에 대한 저항력과 회복력에도 많은 영향을 미친다는 것이다. 또 질병 때문에 혈액형이 변하는 경우도 있다.

9.1 O형(이해득실 잘 따지는 현실주의자)

걸리기 쉬운 질환으로는 심장병, 파킨슨씨병, 약물 남용, 조울증, 정신분열증, 각종 궤양, 뇌졸중, 관절염, 장 염증 질환, 호흡기 알레르기, 피부암, 결핵, 콜레라 등이다. 이들에게는 건강 유지를 위해 ① 식탁에 앉아서 천천히 식사할 것, ② 체중 감량 시에는 고단백 식이요법을 시행할 것, ③ 화나거나 술 마시고 담배 피우고 싶거나 단 것을 먹고 싶으면 운동을 할 것, ④ 1주일에 최소 3회 이상 에어로빅, 웨이트 트레이닝, 달리기, 킥복싱, 자전거타기 등의 운동을 할 것, ⑤ 충동적으로 일하지 않도록 주의하며, 지루함에 빠지지 않도록 계획을 잘 세워 시간을 보낼 것, ⑥ 화를 건설적으로 처리하는 방법을 익혀둘 것, ⑦ 일이 잘 안 풀릴 때는 산책이나 가벼운 스트레칭을 할 것 등이 권장된다.

붉은 살코기를 소량으로 자주 섭취하며 생선, 과일과 야채를 많이 먹는 것이 좋다. 반면 오렌지주스나 딸기 등 산성 과일, 밀이나 밀 제품, 유제품, 차, 커피, 토마토, 팝콘, 땅콩, 베이컨, 멜론, 키위 등은 멀리 하는 것이 바람직하다. 식사는 천천히 할 것, 1주일에 최소 3회 이상 운동하기, 특히 젊은 층은 달리기, 수영, 등산, 자전거타기 등으로 매일 최소 1시간 이상 에너지를 소모할 필요가 있다.

어린이는 다른 어린이들보다 더 많은 관심과 칭찬을 필요로 하며 이들에게는 화를 잘 처리하도록 교육시킬 필요가 있다. 다른 어린이들과 어울리기를 좋아하고, 리더 역할을 하는 경향이 있으나 주의력 결핍, 과잉행동 장애를 보이기 쉽다. 장년층은 관절염 예방을 위해 충분한 단백질을 섭취해야 하며, 소화기 궤양에 취약하므로 이부프로펜 등 비스테로이드성 소염제를 피하는 것이 좋다.

9.2 A형(감정이 깊고 신중한 타입)

신장 질환, 위나 장 계통의 암, 인슐린 비의존성 당뇨병, 강박신경증, 스트레스, 골다공증 등을 주의해야 한다. 바람직한 생활습관으로는 ① 밤 11시 이전에 잠자리에 들고, 하루 8시간 이상 수면을 취할 것, ② 아침 식사에서 단백질을 충분히 섭취하되 고단백질 음식은 피할 것, ③ 식사는 소량으로 자주(하루 6끼 까지) 하고, 음식을 충분히 씹을 것, ④ 1주일에 3번 정도 요가나 태극권 등 명상운동을 할 것, 매일 두 차례 20분 이상 명상시간을 가질 것, ⑤ 화를 참지 말고 말로써 표출할 것, ⑥ 능력 이상의 일을 떠맡지 말 것 등이 권장된다.

식품으로는 고등어, 연어, 정어리, 대구, 잉어, 계란, 콩류, 견과류, 곡류, 우유, 요구르트, 치즈, 채소와 과일 섭취를 권장한다. 반면 육류, 토마토, 감자, 양배추, 고구마 등은 피하는 것이 좋다. 젊은 층은 폭력 장면을 보면 스트레스를 받기 때문에 TV와 비디오 시청을 삼가며 대신 음악 감상이나 독서, 예술 활동을 하는 것이 좋다. 심호흡을 하고 스트레칭을 자주 하도록 하며, 취침시간을 지키는 규칙적 수면이 필요하다. 쉽게 의기소침해지는 경향이 있으므로 자존심을 갖도록 격려할 필요가 있다.

어린이의 경우 자폐아의 상당수가 A형이라는 보고가 있다. A형 어린이는 귀 감염 질환 발병 확률이 50% 정도 더 높으며, 최소한 4개월 이상 모유 수유를 하는 것이 좋다. 장년층은 낮은 위산 분비를 더 낮추는 것을 방지하기 위해 탄산음료를 피할 것, 불면증의 예방, 치료를 위해 비타민 B_{12}를 복용할 것, 골다공증, 치매 예방을 위해 정신적 긴장을 이완하고 스트레칭 운동을 할 것 등이 필요하다.

9.3 B형(얽매이기 싫어하는 자기방식형)

조심해야 할 질병으로는 우울증, 인슐린 비의존성 당뇨병, 바이러스 감염, 만성피로증후군, 다발성경화증, 비만, 갑상선 기능 저하증 등이 있다. 하지만 바람직한 생활을 하는 건강한 B형은 다른 혈액형에 비해 질환에 걸릴 위험이 적다.

생활습관으로는 집중력을 필요로 하는 창의적인 활동에 하루 20분 이상 투자할 것, 골프나 테니스 격투기 자전거타기 걷기 등 자신이 좋아하는 운동을 할 것, 질병을 예방하기 위해 정신적 긴장 이완에 힘쓸 것 등이 권장된다. 식품으로는 적색 살코기류, 생선과 해산물, 계란, 우유, 요구르트, 치즈 등 유제품, 콩류, 채소 과일류 등을 권장한다. 반면 닭고기, 옥수수류, 밀류, 보리, 땅콩류, 깨소금, 토마토, 콩류, 해바라기씨 등은 삼가 하는 것이 좋다. 요가, 스트레칭, 명상으로 마음 다스리며, 창의적 활동을 권장한다.

젊은 층의 경우 자신의 일을 스스로 알아서 처리하도록 배려하며, 수면과 식사시간도 자신이 알아서 하도록 융통성을 주고, 단 음식을 피하게 할 필요가 있다. 어린이는 주의력 결핍장애의 위험이 있으므로 조용한 활동을 하도록 하고, 경쟁적인 운동은 피하게 하는 것이 좋다. 특히 닭고기, 옥수수, 땅콩 등을 피하게 하고, 밀류는 다른 곡류로 대체하는 것이 좋다. 장년층은 크로스워드 퍼즐이나 기타 정신활동으로 마음을 다스리는 것이 좋고, 매일 요가, 스트레칭, 명상을 하는 것이 권장된다.

9.4 AB형(합리적이나 우유부단한 타입)

암, 우울증, 정신분열증, 담석증, 황달, 심장질환, 신장질환 등을 조심해야 한다. 권장되는 생활방식으로는 경쟁적인 것보다는 상호 협조적인 직장생활, 자신만의 시간을 가질 것, 스스로 통제할 수 없는 일에 대한 강박감에서 벗어날 것, 매일 명상이나 요가를 하고 1주일에 두 번 이상 에어로빅이나 웨이트 트레이닝을 할 것, 차 커피 알코올류를 피할 것, 조급함과 과도한 스트레스를 피하고 금연할 것 등이 요구된다.

몸에 좋은 식품으로는 생선류, 해조류, 송아지 간이나 양고기, 된장류, 생우유가 아닌 유가공품, 채소와 과일, 계란, 땅콩과 땅콩버터 등이 있으며, 닭고기, 옥수수, 베이컨, 햄, 돼지고기, 소고기, 송어, 랍스타, 새우, 해바라기씨, 바나나 등은 피하는 것이 좋다. 젊은 층의 경우 질병에 강해지기 위해 맑은 공기와 태양이 필요하므로 야외활동을 충분히 하도록 하며, 춤 같은 활동을 즐기는 것이 좋다. 중독의 성향이 있으므로 특히 약물남용이나 흡연을 하지 않도록 주의해야 한다.

대체의학과 철학적 자연치유 건강 편

제 1 장

기공과 건강

1. 양생(건강기공)

양생이란 몸을 건강하게 가꾸어 나가는 것을 말한다. 양생기공이란 기를 매개로 하여 질병치료와 양생을 의도하는 모든 기공법으로 정의할 수 있다.

2. 기공의 역사

중국의 역사서인 『여씨춘추』에 의하면 요나라 시대(B.C 2357~2258) 초기에 중국은 육중한 구름이 해를 가리고, 구름은 비를 내리며, 광폭한 물이 강을 범람하게 만들어 사람들의 생활에 고통을 주었고, 그 고통에 의해 몸의 관절 등이 손상을 입게 되었다. 험한 자연 속에서 힘겹게 살아가는 사람들은 점차 몸을 심하게 움직이고, 소리를 지르며, 호흡을 조절하는 것을 통해 인체 기능을 개선하며, 이로 인해 굳어진 관절을 치료하기 위해 소리를 지르고, 호흡을 조절하며, 춤을 추게 되었다. 이것이 기공의 기원이 되었다.

춘추전국시대 노자는 마음을 비우고, 고요한 상태를 유지시켜 마음을 안정시키고, 정신을 집중하여 호흡은 부드럽고 가늘고 길게 해야 하며, 기는 단전으로 모으고, 의는 단전에 집중하라고 말하였다. 또한 명의인 편작은 기공수련 시에 호흡의 길이를 마음속으로 세면서 정신집중을 하여 행공할 것을 권고하기도 하였다.

진나라(B.C 221~207)와 한나라(B.C 206~A.D 220) 시대에는 의술과 함께 기공이론과 연공법이 급속히 발달하게 되었다. 동양의학의 최고 경전인 『황제내경』의 소문편 이법방의론에서는 "백성들이 아무거나 마구 먹고 일을 하지 않기 때문에 병에 걸려 춥고 열이 난다"고 쓰여져 있었다. 이를 치료하는 데는 도인은 기를 운행하는 것으로 곧 기공을 뜻하며, 안교는 마사지와 유사한 수기법으로 이해할 수 있다.

소문자법론에서는 만성 신장병 환자는 인시(3~5시)에 남쪽을 바라보고 정신을 집중하여 목을 쑥 빼고, 마치 덩어리를 목구멍으로 넘기듯이 기를 삼킨 후 숨을 일시

멈추기를 7회 해야 한다. 그리하면 혀 밑에 많은 양의 침이 고이게 되며, 이 침을 삼키는 반복동작을 수회 실시하면 치유가 가능하다 하였다.

또한, 1973년 서한왕조(B.C 206～A.D 24)에서 출토된 은색의 도인도와 은색으로 된 한 권의 책이 출토되었는데, 이 책 안에는 사람이 늑대, 원숭이, 곰, 학, 매, 독수리 등의 동작을 취하고 있는 44개의 색도와 함께 기를 운행하는 도인법이 기술되어 있었다. 따라서 중국에서는 이미 서한시대 초에 그림을 통해 기공이 전수되기 시작한 사실을 알게 되었다.

동한시대 말에는 유명한 의학자로 장중경과 화타가 기공의 발전에 기여하였다. 장중경은 금궤요략에서 "사지가 나른하고 무거워지는 느낌이 들면 즉시 도인을 행하라"고 하였다. 화타는 양생술로 노년에도 젊음을 유지하였다고 하며, 곰, 호랑이, 원숭이, 사슴, 학 등 다섯 동물들의 동작과 움직임을 보고 유명한 연공법인 「오금희」를 창안하였다.

위왕조(A.D 220～265), 진왕조(A.D 26～420) 및 남북조 시대에 이르러서는 기공이 건강유지와 질병치료를 위한 목적으로 이용되고 발전시켰다. 진왕조의 장담은 그의 저서인 양생집요에서 10가지의 기공과 관련된 연공법을 기술하였고, 남북조시대의 도홍경은 그의 저서 『양생연명록』에서 옛날부터 전해 내려오는 많은 기공 수련법과 이론에 대해 기술하였다. 수왕조 시대의 소원방은 그의 저서 『제병원후론』에서 260가지 이상의 기공치료법을 수록하였고, 손사막(A.D 581～682)은 당대에 약왕으로 불린 의가로서 그의 저서 『비급천금요방』에서 건강유지를 위한 도인 안마와 인도 브라만 마사지를 소개하였다.

송왕조(A.D 960～1279), 금왕조(A.D 1115～1234), 원왕조(A.D 1271～1368) 시대에는 도교가 번창하면서 기공이 정신적 에너지를 배양하기 위한 수단으로 발전하여 기공치료에 더욱 발전을 이루게 되었다. 원왕조의 주단계는 그의 저서 『격치여론』에서 기가 막히어 습병이 생기며, 이를 치료함에는 도인으로 한다고 하였고, 사시에 따라서 호흡으로 정신 상태를 조정하는 것이 병을 치료하는 근본이다. 라고 하여 기공으로 질병을 치료하는 사실들을 알게 되었다.

명왕조(A.D 1368～1644) 및 청왕조(A.D 1644～1911) 시대에는 기공이 더욱 발전되어 치료에 더 많이 이용되게 되었으며, 이 시대에는 기공에 관한 문헌과 자료를 다룬 의서가 매우 많았다. 이시진은 그의 저서 『기경팔맥고』에서 내부의 상태와 경맥은 내적인 통찰력을 갖고 사물을 보는 사람들만 감지할 수 있다고 단정적으로 말함으로써 곧 내적인 통찰력으로 행공하는 기공을 통해서만 경맥을 감지할 수 있음을 지적하였다. 명청대의 조원백은 그의 저서 『보생비요』에서 46종의 병의 증상을 열거하고, 그에 대응한 도인운공법을 제시하였다.

명대의 진계유는 그의 저서『양생부어』에서 정, 기, 신은 상품, 상약이다. 라고 하면서 정을 보존하고, 기를 모으고, 양신하면 장수할 수 있다고 하였다. 허병은 의로써 기를 제어하고, 심지를 굳게 하여 내공으로 보하며, 실병은 안마도인을 행하고, 외공을 통해 치료한다. 또한 열병은 토고납신(입으로 숨을 내쉬고, 코로 들이마시는 법)으로 열을 식혀주어야 하고, 냉병은 기를 모으고, 숨을 멈춘 후 몸에 더운 화의 기운을 만들어 냉기를 없앤다. 라고 하였다.

결국 1955년에는 중국의 탕산에서 기공치료 전문병원이 설립되었다. 이 시기에 내공의 배양, 건강 유지 등을 위한 기공 연공법을 소개하는 유귀진 선생의『기공요법실천』이 편찬되면서 중국 전역에 기공에 대한 연구가 더욱 활발해지게 되었다. 이 책에서 기(氣)의 의미는 인간이 호흡을 통한 의념활동을 하며, 공(功)이란 이를 바른 자세로 꾸준히 연마하는 것이라고 말하였다.

1978년 이래로 중국에서는 기공을 건강유지와 질병 예방을 위한 수단으로 널리 보급되게 된 계기가 되었다. 일부 과학자들과 기술자들은 기공을 생리적·생화학적·의학적으로 연구할 뿐만 아니라 그 효과에 대해서 물리적으로 분석하여 다각적으로 연구를 진행하였다. 이처럼 기공의 본질에 대한 연구가 진행되기 시작하면서 기공이 과학의 새로운 한 분야로서 더욱 발전을 이루게 되었으며, 기공을 연구하는 과학자와 부서 및 병원에서 기공을 연구하고, 가르치고, 이용하게 되었다.

이러한 역사로 볼 때, 기공의 연공은 질병의 예방과 치료 및 양생에 아주 효과적으로 활용될 수 있다는 점에서 선각자들의 의견이 일치하고 있음을 알 수 있다.

3. 기공과 음양오행 학설과의 관계

고대 인간은 자연현상과 인간, 인간과 인간 사이에 서로 주고받는 어떤 관계에서 자연스럽게 기(氣)의 존재가 인식되어진 것으로 보인다. 고대인들은 세상의 자연현상을 구성하고 있는 가장 기본적이고 근본적인 물질이 기(氣)이며 모든 사물은 기(氣)의 생성, 운동 및 변화에 의해 만들어진다고 생각하였다. 또한 이러한 기(氣)는 인체를 구성하고 있는 가장 기본적인 요소라고 생각하였다.

인간은 천지의 기(氣)가 합하여 이루어졌으며, 인간의 형체는 기(氣)에 바탕을 두고 있고, 기(氣)가 모이면 형체가 이루어지고, 기(氣)가 흩어지면 형체가 없어진다고 하여 인간의 생사는 기(氣)에 의해 일어난다고 생각했다. 기(氣)는 우주의 물질을 구성하는 원소들의 근원이며, 본체이다. 기(氣)는 일원설의 사상체계로 우주현상을 설명하되 음양설과 오행설을 하위체계로 운용하고 있으며, 이러한 사상체계를 양생기공에 확장 적용하게 되었다.

4. 사상체질과 양생기공

1) 태양인은 혈액형 AB형과 대략 일치한다

태양인은 금장부요, 서극인 금기는 지나치고, 동극인 목기는 모자라니 폐, 대장은 백색소를 위주로 한 혈액형이다. 이 체질의 사람은 많지 않으며, 좀처럼 병에 걸리지 않으나 한번 병에 걸리면 치명적 타격이 크다. 간, 담이 허하여 병근이 되므로 육식은 해로우며, 채식을 위주로 하고, 보약으로는 약쑥과 감초가 좋다. 폐, 대장은 크고 금기는 지나치며, 간은 작고, 목기는 모자란다고 말한다.

양생기공법으로는

(1) 익기양폐공 : 감기, 급성, 만성 기관지염, 폐기종, 호흡기계통

(2) 서간이담공 : 급성, 만성의 간, 담 병을 예방 치료한다.

(3) 자정수기합공 : 폐계의 질환, 비, 위장, 오장육부, 제질병은 매일 여가를 이용하여 10~20분간 연공을 계속하면 기혈조절은 물론 예방치료가 된다고 한다.

2) 소양인은 혈액 O형과 대략 일치한다

소양인은 화장부요, 남극인 화기는 지나치고, 북극인 수기는 모자라니 심장은 크고 신장은 작다. 심, 심포는 적색소를 위주로 한 혈액형이다. 심, 심포, 소장, 삼초는 크고, 화기는 지나치며, 신, 방광은 작고, 수기는 모자란다. 신, 방광이 허하여 병근이 되므로 보약은 녹용과 익모초가 좋다.

양생기공법으로는

(1) 서심평혈공 : 고혈압, 저혈압, 심관병, 심작과속, 심혈관계통

(2) 화위건비공 : 변비, 치질, 비, 위장, 오장육부, 제질병

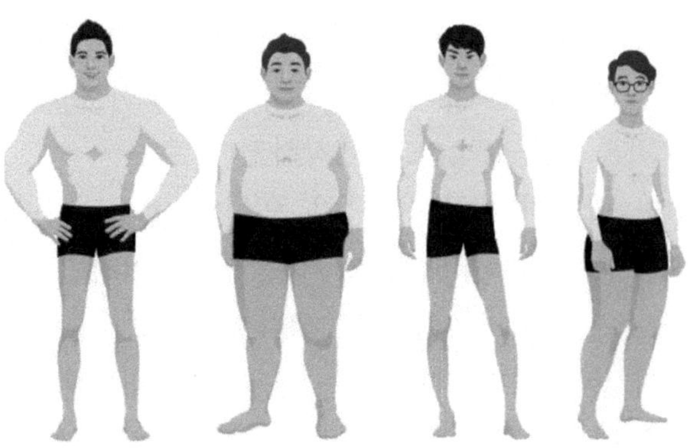

태양인 태음인 소양인 소음인

(3) 자정수기압공 : 폐계의 질환, 비, 위장, 오장육부, 제질병은 매일 여가를 이용하여 10~20분간 연공을 계속하면 기혈조절은 물론 예방치료가 된다고 한다.

3) 태음인은 혈액 A형과 대략 일치한다

태음인은 목장부요, 동극인 목기는 지나치고, 서극인 금기는 부족하니 간장은 크고, 폐장은 작다. 간, 담은 청색 소를 위주로 한 혈액형이다. 간실 폐허가 병근이 되므로 보약으로는 녹용과 약쑥이 좋다. 간, 담은 크고, 목기는 지나치며. 폐, 대장은 작고, 백기는 모자란다(간이 실한 사람은 술을 금해야 한다).

양생기공법으로는

(1) 서간이담공 : 급성·만성 간, 담병 예방치료

(2) 익기양폐공 : 감기, 급성·만성 기관지염, 폐기종, 호흡기계통

(3) 자정수기압공 : 단전호흡으로 비, 위장, 오장육부, 제질병은 매일 여가를 이용하여 10~20분간 연공을 계속하면 기혈조절은 물론 예방치료가 된다고 한다.

4) 소음인은 혈액 B형과 대략 일치한다

소음인은 수장부요, 북극인 수기는 지나치고, 남극인 화기는 모자라니 신장은 크고, 심장은 작다. 신, 방광은 크고, 수기는 지나치고, 심, 소장은 작고, 화기는 모자란다. 신, 방광은 흑색소를 위주로 한 혈액형이다. 신실, 심허가 병근이 되므로 보약으로는 인삼과 복제한 부자가 좋다고 한다.

양생기공법으로는

(1) 서심평혈공 : 고혈압, 저혈압, 심관병, 심작과속, 심혈관계통

(2) 화위건비공 : 변비, 위장병, 위궤양, 간염, 소화불량, 당뇨병

(3) 자정수기압공 : 단전호흡, 비, 위장, 오장육부, 제질병은 매일 여가를 이용하여 10~20분간 연공을 계속하면 기혈조절은 물론 예방치료가 된다고 한다.

5. 스트레스와 기공요법

겨울철에 긴장되었던 몸과 마음은 날씨가 풀리면 긴장 상태가 풀어져서 피로해지기 쉽고, 각종 질병에 걸리기 쉬운 상태에 놓이게 되고, 요즘은 스트레스 질환이 날로 늘어가고 있는 실정이다. 특히 나른한 봄철에는 스트레스와 더불어 항상 피곤하고 뒷목이 뻣뻣하며, 어깨가 무겁고, 두통이나 소화장애, 견비통, 우울증, 불안 등의 증상이 늘어난다.

현실적으로 스트레스를 피해가는 것은 불가능하므로 이를 풀어주는 방법과 이겨내는 방법을 익혀 두는 것이 필요하다. 한의학에서는 침구요법이나 한약 외에도 호흡조절법이나 명상법, 기체조법 등을 이용하여 치료에 사용한다. 그리고 소리에 민감한 사람은 음악요법을, 후각이 민감한 사람은 향기요법을, 활동적인 사람은 동공(몸을 움직이며 하는 기공법)을, 조용한 것을 좋아하는 사람은 정공(몸을 움직이지 않고 하는 명상법 등)을 치료에 응용한다.

꽉 막힌 기(氣)의 흐름을 풀어 주는 것은 일상생활에서 등산이나 여행, 영화나 음악감상 등 여러 가지가 있지만 마음을 풀어 주는 것이 기공법의 제일 요소이다. 한의학에서는 예로부터 양생이나 호흡법, 도인법에 관한 문헌들이 기술되어 있는데, 이를 이용해서 질병의 치료에 이용하는 것이 의료기공이다. 쉽게 이야기해서 호흡조절(호흡법), 의식훈련(명상법), 체조법(운동법) 등을 통해 몸과 마음의 기운을 열어 주고, 몸과 마음의 기운을 조절하여 주며, 몸과 마음의 균형을 잡아주는 방법이다.

한방 의료기공은 각종 질환에 주 치료로서 혹은 보조치료로서 폭넓게 사용할 수 있다. 순수 한자의 의미를 보면 기공(氣功)이란 기를 공하는 것이며, 공이란 힘들여 쌓는다는 말이다. 즉 기를 쌓는다는 것인데, 이는 결국 개인의 수양이나 단련을 의미하고, 자신 스스로의 단련에 의해서 몸과 마음을 바로 잡아주며, 질병을 일으키는 원인인 환경, 음식, 기거 등을 제거하여 건강 회복에 도움을 주는 것이다.

6. 기공치료의 방법

기공치료에는 누구에게나 내재되어 있는 자연 치유력을 이용하여 치료에 응용하는 자기조절법인 내기치료, 외기의 치료에 의한 외기치료, 동작에 의해 기(氣)의 원활함을 유도하는 기체조법이 있다. 그리고 보건공이라고 해서 경혈이나 경락부위를 호흡에 맞추어 두드려 주거나 문질러 주는 안마공, 박타공이 있다. 이 방법은 일상생활에서 쉽게 이용할 수 있는 장점이 있어 오늘날에는 추나요법 두드리는 기술로 혈을 자극하는 요법이 쓰이고 있다.

각종 스트레스 질환에는 전신을 이완시켜서 몸과 마음을 다 같이 편안한 상태로 유도하여 최대의 휴식효과를 노리는 방법이 있는데, 이것을 이완요법이라 한다. 또한 경혈기공이란 치료 경혈에 의수(의식을 보냄)함으로써 치료효과를 얻을 수 있는데, 주의력을 혈 위에 집중시키면 침이나 뜸처럼 자극이 그렇게 강하지는 않지만 일정한 작용을 일으키게 되는데, 이 방법을 심상기공이라고 한다.

심상기공은 한의학적인 이론과 심리치료, 이완요법과 명상, 호흡법 및 암시요법 등이 가미된 것으로 꾸준히 계속한다면 치료뿐만 아니라 정신건강 및 스트레스 해소에도 좋은 효과를 거둘 수 있다.

1) 이완법 (1)

양팔을 좌우로 추처럼 흔들어 줌으로써 온몸의 긴장을 풀어주는 방법이다. 팔 흔들기법은 기공의 수공을 응용한 것으로 전신의 긴장을 풀어주고, 혈액순환의 흐름을 빠르게 하며, 몸과 마음을 이완시켜 준다.

① 양발을 어깨 넓이로 벌리고 자연스럽게 선다. 척추는 똑바로 펴고, 무릎을 가볍게 굽혀 탄력 있게 한다.
② 손바닥이 아래로 향하도록 팔을 옆으로 들어 올린다.
③ 무게의 중심을 왼쪽 다리로 이동하면서 허리를 왼쪽으로 돌리고, 팔을 수평으로 서서히 이동시키면서 오른손 바닥은 오른 어깨로, 왼손은 손등이 등에 닿도록 한다.
④ 동작은 어깨를 움직이는 것이 아니라 허리를 축으로 하여 척추를 움직여 준다. 무리가 가지 않도록 천천히 동작을 크게 한다.
⑤ 위의 동작을 반대로 되풀이하며 30회 이상 실시한다.

2) 이완법 (2)

이 방법은 기공의 방송공 혹은 송정공이라고 해서 정신 조절법을 통해서 전신의 긴장을 풀어주는 이완법이다.

(1) 부위 이완

전신을 몇 단계로 나누어 위에서 아래로 이완시킨다.

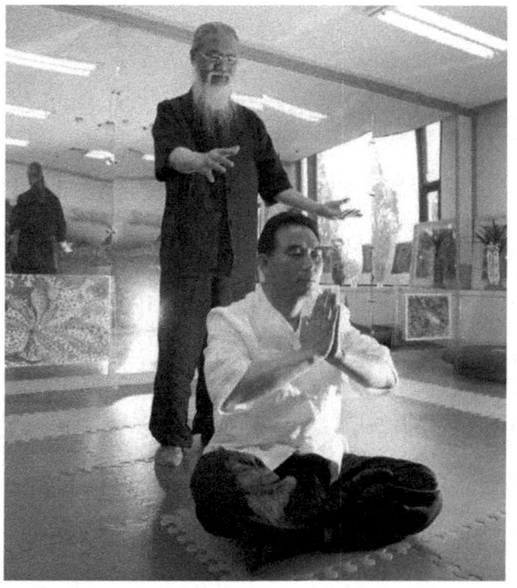

① 머리 → 양어깨, 양손 → 가슴 → 복부 → 양다리 → 양발 순으로 이완시킨다.

② 머리 → 목 → 양 상지(上肢) → 흉(胸), 복(腹), 배(背), 요(腰) → 양 대퇴(大腿) → 양 소퇴(小腿) 순으로 이완시킨다.

(2) 환부 이완

신체의 질병부위 등 어느 한 곳을 단독적으로 이완시키는 방법이다.

(3) 명상 이완

신체의 일부분을 상상으로 이완시킨다.

① 머리에서 발을 따라 물이 흐르듯이 생각하며 이완시킨다.

② 신체가 밖으로 이완된다고 상상한다.

③ 마치 위에서 아래로 물이 흐르듯이 이완된다고 상상한다.

3) 간단히 배우는 기공진단법

기공진단은 여러 가지 방법이 있는데, 우선 기운을 교환하여 상대의 병을 진단하는 것이 가장 보편적으로 쓰이는 법이다. 그러나 이 경우는 환자의 기운을 옮겨오는 수가 있기 때문에 부작용이 생기기 쉽다. 따라서 조금 더 수행이 되면 자신의 몸을 거울처럼 만들고, 몸과 마음이 거울이라고 생각해 환자를 앞에 두고 자신의 몸에 비춰 생각하면 환자의 환부가 자신의 몸에 사물이 비치듯이 느껴진다.

이것이 좀 더 잘 되면 환자를 생각만으로 눈앞에 떠올리고 그 환자의 몸이 거울처럼 환히 비친다고 생각해 몸을 관찰하면 환부가 눈에 선명히 나타나며, 그 병증을 알 수 있게 된다.

4) 기공치료법

(1) 침을 통한 요법

일반적인 한방의학의 침구요법과 같으나 기운을 이용하여 치료하는 것만 다르다.

병증에 따라 침을 놓은 후 실증인 환자에게는 왼손을 이용하여 기운을 빼주고, 환자에게는 오른손으로 기운을 넣어 주어 기운이 알맞게 들어간 후 침을 바로 뺀다. 대체적으로 기운을 넣는 시간은 30초에서 1분으로 하고, 심할 경우는 2분에서 5분 사이로 기운을 넣거나 빼주면 된다. 혹 기운이 많이 들어가 환부가 터질 것 같은 느낌이 있으면 왼손을 이용해 다시 빼주면 되며, 기운을 너무 많이 빼어 땅기고 저리고 아프면 다시 오른손을 이용해 기운을 보충해 주면 된다.

이때 주의할 것은 기운을 뺄 때 환자로부터 나온 기운이 치료자의 손등을 통하여 휘감아 나가는 것을 상념으로 잡고 있어야만 된다. 그렇지 않으면 환자의 병기가 치료하는 사람에게 옮겨올 수도 있다. 이렇게 기운을 이용하여 침으로 환자를 치료하면 치료 효과가 10배 이상 나타나며, 아프지 않고 빠른 시간 내 치료를 끝낼 수 있다.

(2) 반정법

반정법은 인체의 중추신경의 평형을 조절하여 목 디스크, 허리 디스크 등의 병과 이로 인한 후발 병종인 신장병, 정력 감퇴, 사지 무력증, 기억력 감퇴 등의 병을 중추신경을 회복함으로써 병증이 사라지게 하는 방법이다.

(3) 연공방법

① 매일 아침 기상하여 앞으로 걷지 않고 뒤로 걸어 108보를 걷는다.
② 양손을 위로 하여 공을 손바닥 위에 하나씩 관을 지어 기운으로 만들고, 49회 공을 쥔다.
③ 의자에 앉거나 서서 발꿈치를 내밀며 앞축을 108회 당긴다. 또 발 앞축을 뻗어 뒤꿈치를 49회 들어 올린다.
④ 목을 뒤로 7번 내지 21번 젖힌다. 그런 후 양손으로 가볍게 목뼈를 21회 두드린다.
⑤ 기운을 허리에 모아 뒤로 7～21회 젖힌다. 그런 후 양손으로 허리뼈를 49회 두드린다. 연공이 끝난 후 허리를 가볍게 주무른다.

(4) 기식의 교환법

① 식물과 광물과의 교환법

환자의 병과 체질에 따라 그 몸에 맞는 식물이나 광물을 택해 기운을 교환하는 법으로, 한쪽으로 기운을 보내고 한쪽으로 받아들이는 방법이다. 병증에 따라 식물이나 동물, 광물 등과 기운을 교환함으로써 음식이나 약을 섭취하지 않고도 그만큼의 효과가 있는 좋은 방법이다.

근골이 약한 사람의 예를 들면, 소나무 앞에 가서(크고 건강한 소나무, 해송, 적송 등) 한 손으로 기를 발출하여 내고, 소나무 안으로 넣고(기가 나가는 느낌이 없어도 기는 마음을 따라 움직이므로 나가고 있다) 한 손으로는 소나무를 통과한 기운을 받아들여 온몸에 한 번 돌리고, 다시 한 손으로 나와 나무로 들어간다고 생각하고 5～15분 정도 계속 시행한다. 병증에 따라 기운을 돌리는 대상이 달라지며, 하는 방법은 모두 같다.

② 사람과 사람이 교환하는 방법

환자로 하여금 온몸의 긴장을 풀도록 하여 기운이 잘 받아들여질 수 있도록 시행해 나간다. 한 손으로 좋은 기운을 환자에게 불어넣고, 한 손은 나쁜 기운을 환자로부터 뽑아내 마음으로 정화시키고, 다시 이 정화된 기운을 환자에게 불어넣는다. 역량이 부족할 경우에는 병을 환자로부터 옮아올 수도 있다.

① 중국 명나라때 이시진의 『본초학』의 연구서에 흙, 옥, 돌, 초목, 금수, 충어 등 1892종을 7목에 걸쳐 해설하였다.

② 불가기공이나 여타 다른 기공을 수행하는 자

5) 한방 의료기공

한의학에서는 옛부터 양생법이나 호흡, 도인법에 관한 자료들이 많이 있다. 한방 의료기공이란 이를 이용해서 질병의 치료에 이용하고자 하는 것이다. 즉 호흡조절(호흡법), 의식훈련(명상법), 체조법(운동법) 등을 통하여 기(氣)를 길러 보충하고, 기를 원활하게 소통시킴으로써 몸과 마음의 건강을 증진시키고, 질병의 치료에 응용하는 방법인 것이다. 한방 의료기공은 각종 질환에 탁월한 효과를 볼 수가 있다.

6) 일반적인 기수련

기공수련의 근본은 특이 능력의 개발이나 신비주의가 아닌 자기 수양과 자기 개발에 있는 것이다. 그러므로 치료의 주안점도 누구에게나 잠재되어 있는 자연 치유능력을 활성화시키는 데에 있는 것이다.

기공요법은 초창기에는 동작이나 방법들이 무술이나 운동법에 가까웠지만, 최근에 체육이나 음악, 심리학이나 정신과학 그리고 대체요법 등과 결합하여 새로운 방법들을 속속 개발해 나가고 있는 실정이며, 과학적인 접근도 다각도로 실행되고 있다. 현재에 이르러서 기공요법이란 몸과 마음을 조절할 수 있는 방법이다.

7) 치료방법(기공)

기공치료에는 내재되어 있는 자연치유력을 이용하여 치료에 응용하는 자기 조절법인 내기치료가 있으며, 외기의 주입에 의한 외기치료가 있다. 또한 동작에 의한 기(氣)의 원활함을 유도하는 체조법이 있다. 각종 스트레스 질환에는 이완공이라 하는 이완요법이 효과적이며, 이를 이용해서 심신의 이완을 유도하고, 편안함을 느끼게 해준다. 즉 전신을 이완시켜서 몸과 마음을 편안한 상태로 유도하여 휴식효과를 꾀하는 수련법이다.

안정된 자세와 호흡조절과 근육, 골격의 자연조정을 꾀하여 스트레스 질환, 만성질환에도 개선시키는 효과를 얻을 수가 있다. 마음을 조절하여 기공의 효과를 높이는 심상기공요법이다.

8) 치료의 적용

현대 복잡한 시대에는 각종 스트레스로 인한 질환이 많이 발생하고 있다. 즉 머리도 아프고, 항상 무거우며, 뒷목도 뻣뻣하고, 소화도 안 되며, 매사에 자신감도 떨어지게 되고, 어깨는 무겁고, 피곤함에 쌓이며, 삶의 의욕도 없어지고 심한 경우에는 우울증에 빠지게 된다. 이러한 경우에는 기를 살리는 한방기공법이 효과를 볼 수가 있다.

각종 스트레스 질환에서 두통, 요통, 견비통, 소화장애, 공황장애 및 각종 성인병, 만성병 등 다양하다. 치료방법으로는 한의학 이론에 근거한 장부와 심신의 질병 유무를 진단하여 그에 따라 각 개인에 맞는 프로그램을 선정하여 치료를 하게 된다. 그밖에도 비만이나 두뇌개발, 집중력 향상 등에도 기공법을 사용하게 된다.

9) 기공의 효과

① 체내의 저항력 및 면역력을 높여주어 병을 일으키는 원인들을 제거해 주는 역할을 한다.
② 경락을 소통시키고, 원기를 기르며, 기혈을 조화시키고, 긴장을 풀어준다.
③ 기초대사를 낮추고, 에너지의 예비력을 높여 준다.
④ 소화와 흡수를 도와 내장기관의 운동을 활발하게 해준다.
⑤ 사람이 갖고 있는 잠재력을 충분히 발휘시킨다.

10) 기공치료의 종류

(1) 내기공: 자기 치유력으로 내기를 키운다.
(2) 외기공: 외적인 기를 이용하여 치료한다.
(3) 기체조: 동작에 의한 기의 원활함을 유도한다.
(4) 건강기공: 보건, 건강증진, 체질개선, 질병예방 및 정서를 안정시킨다.
(5) 치료치공: 질병에 대한 치료법으로서의 의료기공
(6) 경기공: 무술기공
(7) 연기공: 건강, 치료기공
(8) 기본기공: 옛부터 전래되는 기본적인 기공법들
(9) 응용기공: 2~3가지 이상의 방법이 합쳐진 기공법으로 체육기공, 향기공, 음악기공 등이 있다.
(10) 특이기공: 특이 능력을 이용한 치료로서 ESP나 외기공이 있다.
(11) 기기기공: 기계를 이용한 기공 진단 및 치료

11) 춘곤증 이기는 기공법

날씨가 따뜻해지면서 점심 후에 식곤증과 춘곤증이 겹쳐 고생하는 사람들이 많다. 이때는 5～10분 정도 짧게 낮잠을 취하는 것이 피로 회복에 많은 도움이 된다. 사정상 낮잠 자기가 힘들거나, 자고 나서도 피로가 가시질 않는다면 지압을 해보는 것도 많은 도움이 된다. 기공의 효과는 전신에 기와 혈액이 원활하게 순환되면서 피로에서 벗어날 수 있게 도와준다.

(1) 온몸 두드리기

손바닥이나 주먹으로 온몸을 가볍게 두드려 준다.

(2) 장운동

바르게 앉거나 서서 두 손을 단전 위에 올려놓고 숨을 들이마시면서 배를 내밀고, 항문은 배 쪽으로 당겨준다는 느낌으로 조인다.

(3) 기마자세로 배에 힘을 주고 호흡하기

말 타는 자세로 숨을 크게 들이마시면서 손을 천천히 들어올려 양옆으로 뻗으며 숨을 내쉰다.

(4) 목을 감싸고 뒤로 젖혔다 숙이면서 머리 당기기

양손으로 목을 감싸고 숨을 들이마시면서 몸을 뒤로 젖혀주고 숨을 내쉬면서 앞으로 숙인다. 이때 1～2초간 멈춘 채 단전을 느끼면서 숨소리를 듣는다.

(5) 머리 목뒤관자놀이 누르기

손가락으로 정수리, 옆머리, 뒤통수, 관자놀이 부위를 눌러 준 다음 손가락을 세워 이마 눈 주위를 돌아가며 가볍게 두드린다.

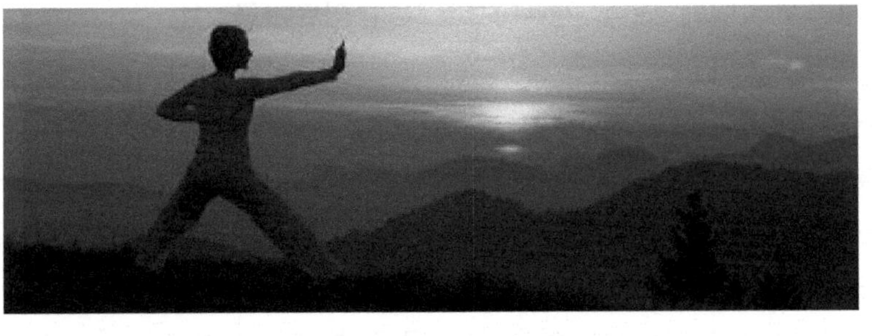

제 2 장

웃음치료 건강법

1. 웃음치료의 정의

유머치료, 정신건강 상담 및 심리치료는 최근 성장 추세이다. 신체적 또는 정서적 통증이나 스트레스를 해소하기 위해 유머를 사용한다. 심리적 혜택에 대한 유머를 사용하여 웃게 하고, 운동을 하거나 자신의 삶과 상황에 대한 해학적인 관점을 얻기 위해 노력한다.

웃음치료나 유머치료는 유머 치료사에 의해 삶의 질 향상과 스트레스와 긴장 완화에 도움을 주는 치료법이다. 웃음의 생리적 과정은 정신적으로나 육체적으로 건강 향상을 제공하고 있다. 웃음은 카타르시스이며 분노, 슬픔과 두려움과 같은 부정적 감정에 대한 릴리스 메커니즘 역할을 한다. 웃음은 인간의 연결을 강화하고, 대인 관계 긴장을 줄이는 데 유용하다.

육체적으로 건강한 사람은 더 자주 웃고, 불편한 상황을 벗어나고 싶어 유머를 사용한다. 유머는 그들을 관리하는 능력을 보유하고, 정신건강 클라이언트 역할을 가르쳐 자신의 감정 상태를 유지한다. 웃음은 그 자체가 전염성과 상황을 충분히 생산하고 재미를 주게 된다.

1) 웃음치료로 암 예방

웃음은 심장을 튼튼하게 한다. 많이 웃는 사람은 심장병 발병이 적다는 연구 결과도 있다. 우리 몸에는 내장을 지배하는 교감신경과 부교감신경 등 두 가지 자율신경이 있다. 놀람, 불안, 초조, 짜증 등은 교감신경을 예민하게 만들어 심장을 상하게 한다. 반면 웃음은 부교감신경을 자극해 심장을 천천히 뛰게 하며, 몸 상태를 편안하게 해준다. 심장병이 적게 생기는 이유다. 웃음은 스트레스와 분노, 긴장을 완화해 심장마비와 같은 돌연사도 예방해 준다.

2) 하루 15초 웃으면 이틀을 더 산다

미국 인디애나주 볼 메모리얼 병원에서 외래 환자들을 조사한 결과 하루 15초씩 웃으면 수명이 이틀 더 연장되는 것으로 나타났다는 보고도 있다. 미국 UCLA대학병원의 프리드 박사는 하루 45분 웃으면 고혈압이나 스트레스 등 현대적인 질병도 치료가 가능하다고 소개했다.

스웨덴의 노먼 커즌즈 박사는 환자가 10분간 통쾌하게 웃으면 두 시간 동안 고통 없이 편안한 잠을 잘 수 있다고 밝혔다. 미국의 존스홉킨스 병원은 환자들에게 나눠주는 정신건강이라는 책자에서 웃음은 내적 조깅(internal jogging)이라는 서양 속담을 인용해 웃음은 순환기를 깨끗하게 하고, 소화기관을 자극하며, 혈압을 내려준다고 소개했다.

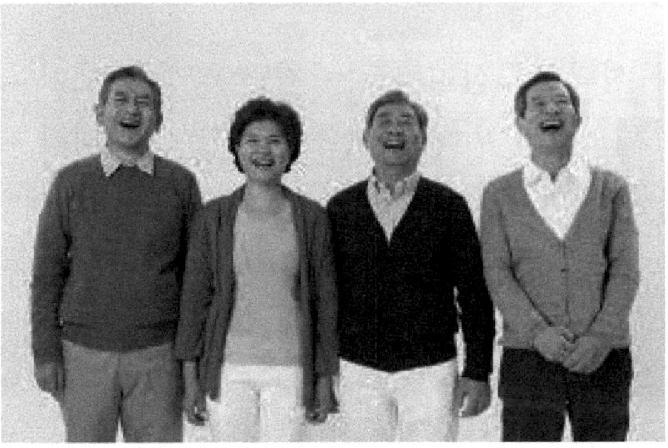

3) 웃음은 암도 물리친다

웃음은 병균을 막는 항체인 인터페론 감마의 분비를 증가시켜 바이러스에 대한 저항력을 키워주며, 세포 조직의 증식에 도움을 주는 것으로 밝혀졌다. 이는 사람이 웃을 때 통증을 진정시키는 엔돌핀이라는 호르몬이 분비되기 때문이다.

미국의 리버트 박사는 웃음을 터뜨리는 사람에게서 피를 뽑아 분석해 보면 암을 일으키는 종양세포를 공격하는 킬러세포(killer cell)가 많이 생성되어 있음을 알 수 있다고 밝혔다. 웃음이 인체의 면역력을 높여 감기와 같은 감염질환은 물론 암과 성인병을 예방해 준다는 것이다.

4) 한 번 웃음은 에어로빅 5분 효과

웃음요법 치료사들은 사람이 한 번 웃을 때의 운동 효과는 에어로빅 5분의 운동량과 같다고 주장한다. 미국 스탠포드 대학교 윌리엄 프라이 박사는 사람이 한바탕 크게 웃을 때 몸속의 650개 근육 중 231개 근육이 움직여 많은 에너지를 소모한다고 설명한다. 크게 웃으면 상체는 물론 위장, 가슴, 근육, 심장까지 움직이게 만들어 상당한 운동효과가 있다는 분석이다. 따라서 웃을 때는 배꼽을 잡고 크게 웃는 게 좋다.

5) 1분을 웃으면 10분의 운동효과가 있다.

어린이들은 하루에 대강 4백번을 웃는다고 한다. 이 숫자는 어른이 되면서 하루 6번 정도로 줄어든다. 웃음요법(Laughing therapy) 치료요법은 웃으면 복이 온다는 속설에 근거한 것인데, 심리학자인 로버트 홀덴(Robert Holden) 씨가 개발한 것으로서, 그에 따르면 웃음요법은 행복을 가져올 뿐만 아니라 건강도 가져온다고 한다.

6) 홀덴의 웃음요법

웃는 동안에는 마음이 편안하다는 것이고, 웃음은 실제로 건강에 도움이 된다. 1분 동안에 흔쾌하게 웃으면 10분 동안 에어로빅이나 조깅 혹은 자전거를 타는 것만큼 근육이 이완되고, 피가 잘 돌게 되며, 체내에서 자연적으로 분비되는 진통 성분을 가진 엔돌핀이 늘어나고, 체내의 T세포도 증가한다. 1분 웃으면 10분 동안 운동을 한 효과가 나타난다는 것을 알면서도 어른들은 잘 웃지 않는다. 세상의 풍파와 부딪치면서 웃음을 잃었기 때문이다. 인간은 누구나 태어나면서 웃음을 찾는 잠재의식의 능력을 갖고 태어난다.

웃음요법은 이런 잠재능력을 개발해서 어른의 몸 안에 감춰진 어린애의 모습을 찾아내는 치료법인 것이다. 생활 속에서 자신이 웃고 싶을 때 남을 의식하지 말고 마음껏 웃을 수 있다. 또 다른 치료는 마음속으로 행복했을 때를 생각해 보는 상기요법이다. 홀덴 씨는 자신이 행복했을 때 무엇을 하고 있었는가, 어디에 있었는가, 누구와 함께 있었는가를 기억하라고 말한다. 그리고 그런 상태를 계속 상기하면서 현재의 생활 속에서 그런 행복이 다시 찾아올 수 있다고 한다.

7) 웃음요법으로 살아남은 사람들

노만 커즌스 박사는 강직성 척추염에 걸려서 뼈 마디마디에 염증이 생기고, 손가락이 굽혀지지도 않는 극심한 고통을 겪어야만 했다. 현대의학으로는 이 병을 치료할 수 없다는 사실을 알고 부정적인 사고나 감정은 육체에 화학적 변화를 가져오며, 부신호르몬을 마르게 하여 많은 질병의 원인이 된다는 것을 깨달은 뒤에 웃음요법을 실시해 보기로 했다.

유머감각은 생존에 더할 수 없는 도움이 된다. 언뜻 보기에는 계속적인 위협 아래 있는 사람이 사치스런 유머를 갖는 것은 모순처럼 보일 것이다. 유머는 사치가 아니다. 그것은 생존을 위한 역동적인 수단이다. 위협 아래서 유머는 가장 먼저 잃어버리는 것이고, 가장 나중에 다시 찾는 특성이 있다. 유머는 현실에 대하여 무관심 하는 것이고, 상황의 심각성을 고의적으로 모른 체하며, 모든 것이 정상적이라고 생각하고 절반은 장난으로 치부하는 것이다.

8) 암을 이겨내는 법(실컷 웃어라)

암환자에게 있어 스트레스는 항암주사의 효과를 떨어뜨린다. 이탈리아 우딘대학의 소니아 조르젯은 쥐를 암에 걸리게 한 다음 항암주사의 효과를 확인했다. 암에 걸렸지만 편한 상태에서 주사를 맞은 쥐들은 치료받지 않은 쥐들보다 더 오래 살거나 완전히 치료되었다. 스트레스는 면역체계를 무너뜨리지만, 편하고 밝은 마음은 면역체계를 강하게 한다. 편하고 밝은 마음이 좋은 치료방법과 어우러지면 암도 물리칠 수 있다. 크리스틴은 미국 미네소타주 에디나에서 암클럽을 운영하면서 웃음과 유머로 암을 이겨내는 방법을 전하고 있다.

9) 웃음의 신통 철학

① 웃음은 분위기를 밝게 해준다.
② 서로가 웃으면서 대하면 한결 부드러운 사이가 된다.
③ 웃음이 있는 곳에는 자연이 많은 사람이 모인다.
④ 웃음은 마음의 여유를 가져다준다.
⑤ 부드러운 분위기는 물론 침울한 분위기도 명랑하게 만드는 사람은 항상 밝다.
⑥ 인상 좋은 웃음에는 상대방을 당기는 힘이 있다.

2. 웃음의 건강학

(1) 웃음은 면역체계와 소화기관을 안정시키는 작용을 한다.
사람이 웃을 때는 통증을 진정시키는 호르몬이 분비되기 때문이다.

(2) 웃음이 주는 효과
① 웃음은 스트레스를 진정시키고 혈압을 떨어뜨리며, 혈액순환을 개선시키는 효과가 있다.
② 배가 아플 때까지, 눈물이 나올 때까지, 숨을 쉴 때까지, 크게 웃고 난 뒤에는 기분이 좋아지고 후련해진다.
③ 웃고 나면 굳어진 어깨도 풀리고, 스트레스도 사라진다.
④ 한번 웃는 것은 에어로빅 운동을 5분 동안 하는 운동량과 같다. 20분 동안 웃는 것은 3분 동안 격렬하게 노를 젓는 운동량과 같다. (스탠퍼드 대학교 윌리엄 박사)

(3) 웃음은 천연적 진통제

① 웃으면 뇌에서 엔돌핀의 생성이 촉진되어 기분이 좋아지고 건강에도 좋다.
② 웃음은 스트레스에 대한 최고의 해소자이며, 스트레스 자체의 발생을 막아주는 예방주사이다.
③ 웃음은 체내 면역체를 강화시켜 주는 세균의 침입이나 확산을 막아주는 천연적인 진통제인 엔돌핀을 분비시켜 육체의 고통을 덜어주는 무형의 보약이다.

(4) 웃음의 생체학

① 우리 몸을 지배하는 신경에는 교감신경과 부교감신경이 있다.
② 놀람, 불안, 초조, 짜증은 교감신경을 자극시켜 심장을 상하게 하는 등 해를 끼친다.
③ 웃음, 폭소는 부교감신경을 자극시켜 심장을 진정시키고, 몸을 안정시켜 준다.
④ 폭소는 긴장을 이완시키고, 혈액순환을 도와주며, 질병에 대한 저항력도 길러준다.
⑤ 쾌활하게 웃으면 우리 몸속의 650개 근육 중 231개의 근육이 움직인다. 웃을 때의 얼굴 근육은 15개가 움직인다.

(5) 억지로 웃는 웃음의 효과

① 사람이 특정한 감정 표현을 흉내 내면 몸도 거기에 따른 생리적 유형을 따라간다. 일부러라도 웃는 것이 건강에 도움이 된다는 것이다.
② 웃는 것도 연습이 필요하다. 억지로 웃는 연습을 자꾸 하다보면 어느새 인상 찡그린 표정은 사라진다. (미국 UC샌프란시스코 대학교 폴 에크먼 박사)

(6) 웃음의 생리적 효과

① 뇌하수체에서 엔돌핀이나 엔케팔린 같은 자연 진통제가 생성된다.
② 부신에서 통증과 신경통과 같은 염증을 낫게 하는 신비한 화학물질이 나온다.
③ 동맥이 이완되었기 때문에 혈액의 순환과 혈압이 낮아진다.
④ 웃음은 신체의 전 기관에 긴장 완화를 준다.
⑤ 웃음은 혈액 내의 코티졸의 양을 줄여준다.
⑥ 스트레스와 분노, 긴장의 완화로 심장마비를 예방한다.
⑦ 웃음은 심장박동수를 높여 혈액순환을 돕고, 몸의 근육에 영향을 미친다.
⑧ 뇌졸중의 원인이 되는 순환계의 질환을 예방한다.
⑨ 암환자의 통증을 경감시킨다.

⑩ 3~4분의 웃음은 맥박을 배로 증가시키고, 혈액에 더 많은 산소를 공급한다.
⑪ 가슴과 위, 장, 어깨 주위의 상체 근육이 운동을 한 것과 같은 효과를 얻는다.

(7) 웃음에 대한 명언

① 웃는 사람은 실제적으로 웃지 않는 사람보다 더 오래 산다. 건강은 실제로 웃음의 양에 달렸다는 것을 아는 사람은 거의 없다. (제임스 월쉬)
② 웃음은 전염된다. 웃음은 감염된다. 이 둘은 당신의 건강에 좋다. (스탠포드 대학교 의대 윌리엄 프라이 교수)
③ 당신이 웃고 있는 한 위궤양은 악화되지 않는다. (패티우텐)
④ 행복하기 때문에 웃는 것이 아니고 웃기 때문에 행복하다. (윌리엄 제임스)
⑤ 나는 웃음의 능력을 보아 왔다. 웃음은 거의 참을 수 없는 슬픔을 참을 수 있는 어떤 것으로, 더 나아가 희망적인 것으로 바꾸어 줄 수 있다. (봅 호프)
⑥ 유머감각이 없는 사람은 스프링이 없는 마차와 같다. 길 위의 모든 조약돌마다 삐걱거린다. (헨리 와 드 비쳐)
⑦ 그대의 마음을 웃음과 기쁨으로 감싸라. 그러면 1천 가지 해로움을 막아주고, 생명을 연장시켜 줄 것이다. (윌리엄 세익스피어)
⑧ 웃음은 마음의 치료제일 뿐만 아니라 몸의 미용제이다. 당신은 웃을 때 가장 아름답다. (칼 조세프 쿠 쉘)
⑨ 웃는 사람에게는 많은 복이 온다.
⑩ 한 번 웃으면 한 번 젊어지고, 한 번 노하면 한 번 늙는다.

(8) 스트레스 해소방법

사람마다 고민이 없는 사람이 없고 문제가 없는 사람들이 없다. 하지만 이런 문제를 앞에 두고 우리가 어떻게 생각하느냐에 따라 인생의 색깔이 달라지는 것이다. 한 작가는 「쓸데없는 걱정」이라는 글에서 다음과 같이 걱정을 분석하고 있다.

① 절대로 발생하지 않는 사건에 대한 걱정이 40%
② 이미 일어난 사건에 대한 걱정이 30%
③ 별로 신경 쓸 일이 아닌 작은 것에 대한 걱정이 22%
④ 우리가 어떻게 바꿀 수 없는 사건에 대한 걱정이 4%
⑤ 우리들이 해결해야 할 진짜 사건에 대한 걱정이 4%

이 분석을 보면 우리들을 괴롭히는 걱정의 96%는 쓸데없는 걱정이라는 것이다. 걱정이 있으면 웃을 수 없으며, 이로 인한 스트레스는 질병은 더욱 깊어진다. 그러므로 유머감각을 개발한다는 말은 근본적인 발상의 전환을 의미한다.

3. 웃음의 신비

(1) 젊음 유지 효과

웃음과 피부노화 사이에는 연관이 커서 잘 웃으면 얼굴 전체에 활력을 주어 젊은 얼굴을 만들어 준다.

(2) 웃으면 주름살이 생긴다는 학설은 낭설

오히려 웃지 않음으로써 피부가 빨리 노화되어 주름살이 생기고, 나쁜 인상을 주어 처세에도 마이너스가 된다.

(3) 웃으면 다이어트에도 효과가 있다

1) 웃음이 건강에 좋다는 학설

① 웃음은 소화를 돕고, 노폐물의 제거를 돕는다.
② 심장을 부드럽게 안마해주어, 혈액순환을 돕는다.
③ 웃음은 통증도 완화시켜주고, 정신질환도 치유해준다.
④ 웃음은 감기를 예방케 하고, 치료도 해준다.
⑤ 웃음은 높은 혈압은 내려주고, 아토피도 치유케 해준다.
⑥ 웃음은 원만한 대인관계형성에 도움을 준다.
⑦ 웃음은 의심을 녹이며, 편견의 벽을 허물며, 사람에게 편안함을 준다.
⑧ 원만한 성품의 필수조건이다.
⑨ 웃음은 서로의 긴장을 풀어주고 친근감을 주어 많은 친구를 사귀게 도와준다.
⑩ 평균적으로 여자가 남자보다 7년 정도 수명이 길다 그이유가 바로 여자가 남자보다 더 잘 웃기 때문이다.
⑪ 웃으면 피부미용에도 도움이 되니까 웃음이 암도 예방한다.

2) 웃음은 건강을

웃으려면 마음이 긍정적이고 낙천적이어야 하며 너그러워야 하는데, 세상살이가 꼭 그렇게 할 수만은 없기 때문에 우리는 나이가 들수록 웃음을 잃어가고 있다. 미국의 심장전문의의 견해에 의하면 어른과 어린아이의 웃음 회수를 비교한 결과 어린아이는 하루 평균 4백번 웃는데 비해 어른은 불과 15번 웃는 것으로 밝혀졌다고 한다. 만일 어린아이가 어른처럼 잘 웃지 않는다면 성장도 늦을 뿐 아니라 각종 질병 이환율도 훨씬 높을지 모른다.

웃음은 맥박, 호흡을 안정시키는 효과를 갖고 있으며, 웃음으로 진통제나 마약 중독을 감소시킬 수 있다. 그래서 웃음이 실제 치료의 중요한 수단으로 사용이 되고 있기도 한다. 웃음과 호르몬의 관계에 관한 한 연구에 의하면 웃음 프로그램에 참여한 사람들은 참여하지 않은 사람들보다 '에피네프린'의 과다 분비가 적었다고 한다. 이 호르몬은 혈관을 수축시키고, 혈압을 높이며, 맥박을 빠르게 하여 분비가 많은 경우 고혈압과 가슴이 두근거리는 증상을 일으킨다. 또 웃음은 '코티솔'이라는 호르몬의 과다 분비를 막는다고 하는데, 이 호르몬의 분비가 많아지면 면역체 형성을 억제하여 질병에 잘 걸리게 된다.

크게 소리 내어 웃으면 스트레스가 해소되고, 세포가 활성화되어 신체의 면역력이 증진된다. 즉 웃으면 얼굴의 근육이 움직여 뇌가 적당한 자극을 받아 긴장이 풀리기 때문이다. 또한 큰 소리를 내어 웃는 것은 산소의 섭취량을 증가, 심호흡과 같은 효과를 가져와 세포를 활성화시킨다. 하하하……

웃음은 우리 몸 안에 강력한 엔돌핀을 만들어내 스트레스를 없애고, 두통을 가시게 하는 등 건강상 여러 가지 유익한 작용을 한다. 웃음은 신이 인간에게만 내린 축복이다. 과학자들은 수천 년 전부터 웃음이 왜 생기며, 건강에 어떤 영향을 주는지에 대해 연구해 왔다. 그러나 웃음의 건강효과에 대해 밝혀진 과학적 지식은 아직 미미하다. 인간은 생존 과정에서 스트레스를 많이 경험한다. 그것을 해소할 수 있는 적절한 감정표현 능력이 없다면 아마도 세상은 더없이 삭막할 것이며, 모두가 정신병자가 되어 있을지도 모른다. 그래서 많이 웃고 살 수 있어야 한다.

3) 웃음의 뇌

웃음보는 왼쪽 대뇌의 사지통제 신경조직 바로 앞에 있는 표면적 $4cm^2$ 즉, 왼쪽 이마엽(전두엽)의 아래와 뇌 중간 윗부분이 겹치는 영역이다. 이 부분은 이성적 판단을 주관하는 이마엽과 감정을 맡는 변연계가 만나는 "A10 영역"이라 불리며, 도파민이라고 하는 신경전달 물질이 많은 신경세포들로 가득 차 있는 것으로 밝혀졌다.

4) 웃음과 주름

① 웃을 때의 주름: 긴장과 근육을 풀어주고 얕은 주름이 생긴다.

② 화낼 때의 주름: 깊고 딱딱하고 강하다.

5) 웃음이 주는 효과

웃음은 스트레스를 진정시키고, 혈압을 떨어뜨리며, 혈액순환을 개선시키는 효과가 있다. 배가 아플 때까지, 눈물이 나올 때까지, 숨을 쉴 때까지 크게 웃고 난 뒤에는 기분이 좋아지고 후련해진다. 웃고 나면 굳어진 어깨도 풀리고, 스트레스도 사라진다.

① 뇌하수체에서 엔돌핀이나 엔케팔린 같은 자연 진통제가 생성된다.
② 부신에서 통증과 신경통과 같은 염증을 낮게 하는 신비한 화학물질이 나온다.
③ 동맥이 이완되었기 때문에 혈액순환과 혈압이 낮아진다.
④ 웃음은 신체의 전 기관에 긴장완화를 준다.
⑤ 웃음은 혈액 내의 코티졸의 양을 줄여준다.
⑥ 스트레스와 분노, 긴장완화로 심장마비를 예방한다.
⑦ 웃음은 심장 박동수를 높여 혈액순환을 돕고, 몸의 근육에 영향을 미친다.
⑧ 뇌졸중의 원인이 되는 순환계의 질환을 예방한다.
⑨ 암환자의 통증을 경감시킨다.
⑩ 3~4분의 웃음은 맥박을 배로 증가시키고, 혈액에 더 많은 산소를 공급한다.
⑪ 가슴과 위장, 어깨 주위의 상체 근육이 운동을 한 것과 같은 효과를 얻는다.

4. 스트레스와 웃음건강

신경성 위염, 신경성 두통에서 암까지 우리를 힘들게 하는 여러 질병의 원인들 중에 빠지지 않는 것이 긴장과 스트레스이다. 스트레스는 내 몸을 긴장상태로 유지하는데, 이때 나오는 호르몬이 교감신경 호르몬인 아드레날린이나 부신피질 호르몬인 코티졸 등이다. 위급한 상황에서 내 몸을 지키는 호르몬이지만, 이것이 스트레스로 인해 평소에도 계속된다면 몸에 이상을 일으킨다.

우선 심장혈관계 질환을 일으킨다. 교감신경 호르몬은 혈관을 수축시키고, 심장박동을 빠르게 해서 고혈압을 일으킨다. 또 협심증이나 심장마비, 부정맥, 뇌졸중을 일으킬 수 있다. 소화기계에서는 소화기능을 떨어뜨리고, 위궤양이나 위경련, 기능성 복통, 설사, 과민성 대장증후군 등을 일으킬 수 있다. 비뇨생식기계에도 영향을 미쳐 소변을 자주 보거나 불감증, 발기부전 등이 올 수 있다.

스트레스는 또 면역력 결핍이나 자가 면역질환 등의 원인이 된다. 과로하거나 스트레스가 쌓였을 때 감기에 잘 걸린다거나 입술에 포진이 생기는 것, 방광염이 생기는 것도 면역력이 떨어졌다는 표시이다. 암도 마찬가지다. 예전에는 우리가 먹는 음식들에서 암의 원인을 많이 찾았다. 물론 지금도 나쁜 식습관과 건전하지 못한 생활습관이 암의 중요한 원인이긴 하다.

그런데 여기에 스트레스 상황이 주어지면 면역결핍으로 인한 암 발생의 기폭제가 되는 것이다. 내 몸에 생기는 암 세포들을 공격하는 자연 살상세포(NK cell)가 스트레스 상황에서 그 수도 적어질 뿐 아니라 제 기능을 못하기 때문이다. 내분비계 이상으로 제2형 당뇨가 생길 수 있고, 무월경처럼 성호르몬 균형이 깨질 수 있다.

스트레스는 뇌신경에 영향은 미친다. 뇌의 섭식중추를 자극해서 계속 먹게 만들고, 비만의 원인이 된다. 섭식중추가 자극되면 쾌감중추가 억제되어 행복감이 줄어들고 우울해진다. 항상 피곤하고, 잠을 못 이루는 불면증이 생기고 두통, 우울함, 불안증세 따위가 생긴다. 스트레스는 습진, 건선, 피부염 같은 피부질환도 일으킨다. 웃음은 이러한 스트레스성 질환을 치료 가능하게 한다.

1) 웃음은 자연 진통제이다.

우리가 웃는 동안 나오는 20여 가지의 호르몬 중에 엔도르핀이나 엔케팔린은 마약성 진통제인 모르핀보다 진통효과가 200～300배나 강하다고 한다. 엔도르핀(endorphine)은 우리 몸 안에서 생기는(endo) 모르핀(morphine)이라는 뜻이다. 자연 진통제인 것이다.

2) 웃음은 소화제, 위장약이다.

웃으면 침 분비가 많아지고, 침 속에 소화효소가 증가하여 장운동이 촉진되고 위, 장으로 혈액공급이 많아진다. 소화가 잘 되고, 위나 장의 염증 치유에 도움이 된다.

3) 웃음은 면역증강제, 천연항생제, 항암제이다.

무엇보다 웃음은 우리 몸의 면역기능을 높여준다. 침 속에 면역글로불린 에이(IgA)가 많아지면서 외부에서 들어오는 세균이나 바이러스에 대한 1차 방어기능이 강화된다. 몸속에서도 항체가 많이 생긴다. 항체란 특정 병원체에 대항하는 면역체이다. 여러 가지 실험 결과, 사람이 웃고 난 후 항체가 많이 만들어지고, 암세포를 죽이는 자연살상세포도 증가하게 된다.

4) 웃음은 심장약, 혈압강하제이다.

웃음은 심장, 혈관에 도움이 된다. 스트레스와는 반대로 웃음은 우리 몸의 긴장을 풀어주면서 혈관도 이완시킨다. 그러면 전신에 피를 펌프질해야 하는 심장 부담이 그만큼 줄어들고, 각종 심장병이나 혈관질환 예방효과를 가진다. 긴장 스트레스로 인한 혈압상승을 막아 오히려 혈압을 낮추는 효과가 있다.

5) 웃음은 호흡기 약이다.

웃음은 기관지, 폐에 도움이 된다. 소리 내어 하하하 웃으면 신선한 공기가 폐 속 깊은 곳까지 공급된다. 뿐만 아니라 소리를 크게 지르며 웃으면 가슴이 후련해짐을 느낄 수 있는데, 스트레스가 쉽게 해소될 수 있는 한 방법이기도 하다.

6) 웃음은 관절과 근육에 좋다.

박장대소와 요절복통으로 한번 크게 웃으면 온몸이 요동친다. 이렇게 15초만 웃어도 100m를 전력으로 달린 것과 같은 운동효과를 얻을 수 있게 된다. 어깨결림과 허리통증도 많이 완화되고, 근육의 수축과 이완으로 스트레칭 효과가 있으며, 오십견 예방에도 좋다. 쾌활하게 웃고 나면 관절의 유연성에도 좋아진다.

7) 웃음은 수면제, 항우울제이다.

웃을 때 뇌에서 많이 나오는 호르몬이 세로토닌, 도파민 등으로 항우울제의 성분들이다. 웃다 보면 이 호르몬들 덕분에 행복해진다. 또 웃고 나면 뇌세포의 움직임이 활발해져 수면파에도 변화가 온다.

8) 웃음은 혈당강하제이다.

어떤 기전으로 웃음이 혈당을 조절하는지는 밝혀지지 않았지만 웃음 자체가 운동이 되고, 식욕이 억제되기 때문에 공복감을 이기지 못하는 당뇨환자에게 도움이 된다.

9) 웃음은 비만치료제이다.

웃음은 스트레스를 줄이고, 우리 뇌에서 행복감을 느끼는 쾌감중추를 활성화시키면서 섭식중추를 억제한다. 또 쾌감중추가 활성화 되어 있을 때는 지방을 합성하는 호르몬보다 지방을 분해하는 호르몬이 많이 분비된다.

10) 웃음은 항산화제이다.

웃으면 노화를 억제하는 호르몬이 많이 나온다고 한다. 노화의 한 가지 원인인 활성산소를 억제하는 항산화제 역할을 한다는 것이다. 성장호르몬도 촉진되고, 근육량도 많아지는데, 노화를 막아주는 근거가 된다.

11) 웃음은 종합영양제이다.

스트레스 상황에서는 비타민 C나 마그네슘 같은 영양소들이 많이 소모된다. 이런 영양소들이 모자란 상태에서는 우리 몸의 신진대사가 원활하지 않은데, 웃음은 우리 몸에서 에너지를 만들고, 저장하고 운반하는 이런 대사과정이 원활하게 한다. 그래서 웃음은 또한 피로회복제가 된다.

5. 웃음의 효능 (정신적 측면)

미국 오하이오 주립대의 낸시 렉커(Nancy Recker) 교수는 웃음의 효능을 이렇게 말하고 있다.

(1) 웃음은 힘을 준다.
(2) 웃음은 극복할 능력을 준다.
(3) 웃음은 상호간에 대화와 마음의 통로를 열어준다.
(4) 웃음은 긴장감을 완화한다.
(5) 웃음은 분노를 몰아내고 공격성을 죽인다.
(6) 웃음은 학습효과를 높여주고 기억력을 증진시킨다.

1) 웃음의 부정적 환자

웃음치료가 오히려 몸에 부담을 주는 경우도 있다. 중증 고혈압환자, 폐질환자, 천식이 심한 환자, 복부튜브나 신체 내 보조물을 삽입한 환자, 수술 후 항암제나 방사선 치료를 받고 있거나 1달이 지나지 않은 사람, 조울증 환자, 영양이 극도로 쇠약한 환자, 안압이 높은 사람, 탈장환자, 중증 우울증환자 등은 의사의 진단 하에 웃음치료를 받는 것이 좋다.

웃음 호르몬 중 하나인 옥시토신은 자궁을 수축하기 때문에 출산을 앞둔 만삭의 임신부들에게 웃음치료는 적당하지 않다.

2) 웃는 방법 (이렇게 웃자)

① 입이 '찢어질 만큼' 크게 웃는다. 크게 웃어야 얼굴 근육과 신경을 자극해 쾌감 호르몬의 분비를 촉진한다. 크게 웃으면 주위 사람에게도 웃음 건강을 전할 수 있다.

② 날숨으로 15초 이상 길게 웃는다. 처음엔 5초 이상을 웃기도 벅차지만, 연습을 반복하다 보면 점차 웃는 시간도 늘어난다. 웃음은 호흡의 일종이기 때문에 길게 웃으면 자연스레 복식호흡이 일어난다. 복식호흡은 산소를 깊이 들이 마실 수 있고, 호흡노폐물(이산화탄소 등)을 충분히 배출할 수 있게 해서 우리 몸의 세포 하나하나를 건강하게 만든다.

③ 배가 출렁일 만큼 손뼉을 치고 발을 구르며 온몸으로 웃는다. 따라서 혈액순환이 촉진되고, 숙변 제거와 다이어트에도 도움을 준다. 억지로라도 웃기 시작하면 마음도 밝아지고, 또 웃을 일이 생긴다. 얼굴에 있는 표정 근육은 많이 웃을

수록 발달된다. 표정 근육은 뇌를 둘러싸고 있는 근육들과 연결되어 입꼬리를 올리고, 눈가에 하회탈의 주름을 만들며, 눈 아래 볼이 볼록하게 되도록 웃으면 뇌에 영향이 간다는 것이다.

3) 웃음 스트레칭

(1) 하루 5분, 웃음 스트레칭

하루 5분만 짬을 내서 웃음 스트레칭을 해보자. 기분 전환도 되고, 웃는 모습도 예뻐진다.

(2) 입 주변 두드리기

얼굴의 긴장을 풀고 '아 ~' 상태의 표정을 짓는다. 다섯 손가락 끝으로 가볍게 입 주변을 15회 정도 두드린다.

(3) 볼 풍선 만들기

볼 풍선을 만든 뒤 15초간 숨을 멈춘다. 15초가 지나면 가볍게 손으로 입 주변을 두드리며 볼 풍선을 터뜨린다. 이 동작을 3～5회 반복한다. 웃음치료사가 있어 전문적으로 웃음치료를 받는 것도 좋지만 평소 생활에서 웃음을 잃지 않고 밝게 산다면 더욱 건강한 삶을 살 수 있을 것이다.

현대의학이 발달하면서 평균 수명도 늘고, 옛날에 비해 질병 관리도 잘 되고 있다. 그러나 지나친 경쟁과 물질적인 부를 추구하는 현대인의 삶이 정신적 · 사회적 · 영적인 건강을 어렵게 하는 것도 사실이다. 억지로라도 웃기 시작하면 웃을 일이 또 생기고, 몸도 건강해지고, 마음의 여유도 생기게 되어 만병통치약으로 웃음이 작용한다.

제 3 장

요가 건강법

1. 요가에 대한 정의

요가의 고향인 동양뿐만 아니라 최첨단 과학을 자랑하는 서양에서까지 요가에 대한 관심이 끊임없이 커지고 있는데, 이 현상은 요가는 인류 수천 년의 지혜가 녹아 있는 삶의 철학이자 과학이기 때문이다.

요가는 '유즈(YUJ)'라는 범어에서 나온 말로서 조화・균형・통일・균형이라는 뜻이다. 운동법, 호흡법, 명상으로 이어지는 심기신 수련을 통해 마음의 근본적 동요를 제거하는 것이 요가의 궁극적인 목적이다. 따라서 요가는 우주・자연과의 하나됨으로 나아가는 구체적인 수련과 수도의 과정이다.

1) 요가 운동법

평소에 잘 사용하지 않는 신체기능과 근육, 신경, 호르몬 등을 자극하여 인체 내부의 면역성과 세포의 자생력을 높여 준다. 따라서 만성피로, 위장장애, 요통, 고혈압, 당뇨 등의 만성질환과 각종 여성 질환, 비만 등에 뛰어난 효과가 있으며, 예방의학적인 면에서도 아주 좋다.

2) 요가 호흡법

신경체계를 정화시키고, 정서를 안정시켜 정신적 스트레스와 불면증 등 여러 가지 신경계통의 문제 해결에 큰 도움을 준다.

3) 요가 명상

기억력・집중력・창의력・판단력 등 정신력을 향상시킴은 물론 참나(我)를 되찾아 영적으로 더욱 풍요롭고 성숙한 삶을 열어준다. 수련체계가 삼위일체로 조화와 균형, 통일로 이루어진다.

〈파타잘리 8단계〉

(1) 삼 가 : 사회적 윤리로써 삼가야 할 5가지 덕목
(2) 권 함 : 수행자로서 좀 더 적극적으로 지켜야 할 도덕적 윤리의 5가지 덕목
(3) 자 세 : 요가의 다양한 운동법으로서 넓은 의미로는 바르게 움직이기
(4) 호흡조절 및 통제 : 넓은 의미로서는 바르게 숨쉬기
(5) 감각의 통제
(6) 집 중 : 정신통일, 몰입의 단계
(7) 명 상 : 깊은 사색, 정려(靜慮), 선정(禪靜)
(8) 초 월 : 삼매, 무아지경

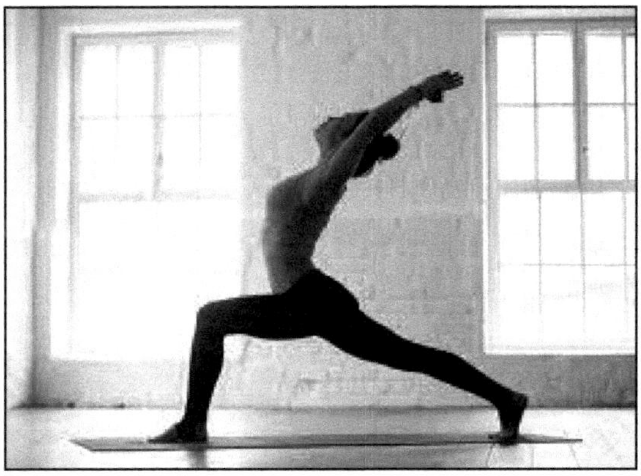

2. 요가의 종류

고대로부터 내려오는 요가의 학파와 종류는 매우 다양하다. 전통적인 다섯 갈래의 요가는 ① 음양-요가(hat.ha-yoga), ② 라자-요가(raja-yoga), ③ 즈나나-요가(jnana-yoga), ④ 카르마-요가(karma-yoga), ⑤ 박티-요가(bhakti-yoga)이다. 이 외에도 탄트라-요가(tantra-yoga), 만트라-요가(mantra-yoga) 등이 있다.

다섯 갈래 요가는 삼키야(Samkhya) 철학의 존재론에서 나왔다. 삼키야 철학에서는 존재의 범주를 대체로 24개(또는 25개)로 구분하는데, 가장 중요한 두 개의 범주는 초월적 자아인 푸루사(purusa)와 자연의 본성인 프라크르티(prakrti)이다. 나머지는 자연의 본성을 드러낸 것에 속한다. 사람의 발생은 초월적 자아와 자연의 본성이 결합하면서 자아, 마음, 몸의 각 기관이 구축된다. 즉 마음이 있어야 행동하고, 행동하려면 몸을 움직여야 한다.

마음(라자)이 있어야 알고(즈나나), 알아야 몸을 움직이고(카르마), 행동할 수 있는 (음양) 요가이다. 그리고 완성된 몸을 신에게 바친다(박티). 아는 것은 보고(시각), 듣고(청각), 맛보고(미각), 느끼고(촉각), 냄새 맡는(후각) 오감을 통한다. 행동하기 위한 도구로 쓰는 몸의 기관은 보는 눈, 듣는 귀, 맛보는 입, 느끼는 피부, 냄새 맡는 코의 오관이 있다.

1) 라 자

라자는 '왕의', '왕실의' 란 뜻이다. 일반적으로 라자-요가는 더 높은 정신적 수련을 대표한다. 「요가 쉬카 우파니샤드(Yoga Shikha Upanisad) I-137」에는 라자-요가를 라자스(rajas)와 레타스(retas), 다시 말해서 창조의 원리로서 남성과 여성의 통일(요가)라고 설명한다.

라자-요가 = 라자스 + 레타스
통 일 = 남성 + 여성

2) 즈나나

즈나나는 '지혜', '지식'이란 뜻으로 첫째는 세속적인 의미의 학문적이고 개념적인 지식과, 둘째는 더 높고 직관적인 통찰력과 신의 지혜를 상징한다. 때로는 궁극적인 실체 그 자체와도 같다. 「바가바드 기타(Bhagavad Gita)」에서는 사물의 본성을 구성하는 세 가지 요소에 근거하여 즈나나를 세 유형으로 구분한다.

(1) 사트비카-즈나나(sattvika-jnana) : 모든 사물의 때 묻지 않은 실체를 아는 것
(2) 라자사-즈나나(rajasa-jnana) : 한 사물을 구성하고 있는 본성은 알지만 그 밑에 흐르는 통일성은 알지 못하는 것
(3) 타마사-즈나나(tamasa-jnana) : 실체와는 무관하게 그것이 전체인 것처럼 한 사물을 보는 비합리적인 편향

때때로 즈나나는 구체적인 실천이라는 의미의 요가와 대조되기도 한다. 「트리 쉬키 브라마나 우파니샤드(Tri Shikhi Brahmana Upanis.ad) II-19」에서는 "요가는 지혜를 가져오고, 지혜는 요가를 발전시킨다."라고 하여 즈나나와 요가와의 관계를 비유하였다. 즈나나-요가는 불변하는 것과 변화하는 것, 실체와 비실체, 비자아(非自我)와 자아를 구분하는 수련을 끊임없이 해야 하는데, 이 수련 방법은 명상과 사색이다. 그것은 명상으로 단순하게 된 내적 환경이 실제와 비실제를 구분하는 데 가장 효율적이라고 생각하기 때문이다.

3) 카르마 – 요가(Karma – yoga)

카르마라는 말은 일반적으로 '행동'을 뜻한다. 좁게는 '의식적인 행동'이며, 좀 더 구체적이며 넓은 의미로는 '한 사람의 의도, 생각, 행위의 도덕적 힘'을 말한다. 이런 의미에서 카르마는 과거의 삶과 현재의 삶에서 자기 존재의 질에 의해 결정되는 운명에 해당한다. 그 밑에 깔린 사상은 존재의 도덕적 차원과 인과적으로 결정되어진다는 것이다.

(1) 산치타 – 카르마(Sancita-karma) : 결실을 기다리는 카르마로서 비유적인 예를 들자면 신탁금의 총 누계 주식 같은 것이다.

(2) 프라라브다 – 카르마(Prarabdha-karma) : 이번 삶에서 결실을 맺는 것. 예를 들어 체질이 여기에 해당된다.

(3) 바르타마나(또는 아가미) – 카르마(Vartamana / agami-karma) : 현재의 삶에서 얻어진 카르마가 미래에 결실을 보게 된다는 것이다.

카르마는 조건 지워진 존재 그 자체에 의해 유지되는 메커니즘이다. 그러므로 선하건 악하건 간에 모든 카르마는 묶여진다. 반면에 이런 생각은 어떻게 하면 이 도덕적 연쇄고리에서 벗어날 수 있는가라는 질문이 주위를 맴돌게 하였다. 이런 생각은 도덕적인 응보의 법칙(현대 물리학은 '자연법칙'이라 부른다)을 초월할 수 있다는 가정에서 출발한다.

카르마 법칙의 허를 찌르기 위해서는 마음과 몸, 그리고 그 결과를 발생시키는 의식을 초월해야만 한다. 끊임없이 자아를 초월하려는 성향을 기르면 카르마의 법칙에서 벗어날 수 있다. 이것이 카르마–요가의 가르침이다. '자아 – 초월적인 행동의 요가'이며, 적극적이고 능동적인 삶을 권한다.

4) 박티 – 요가(Bhakti – yoga)

박티는 '헌신', '봉사', '사랑'이라는 뜻인데, 이 말은 '참여하다'라는 뜻의 동사 브라즈(bhaj)에서 파생되어 나왔다. 이 말이 처음 나타난 것은 신성과 스승에 대한 헌신을 요구하고 있다. 「바가바드 기타」에서는 박티를 인간애(purusa-artha)의 다섯 번째 목표라고 말한다. 그러므로 '헌신의 요가'라 할 수 있으며, 박티운동은 종교의 배타성을 신에 대한 절대적인 사랑과 명상으로 승화시켰다.

5) 삼키야 – 요가(Samkhya – yoga)

요가학파와 마찬가지로 삼키야 전통의 정확한 시작은 알 수 없으나 적어도 5세기에서 BC 2세기 사이에 초기 삼키야의 전통이 수립된 듯하다. 두 학파는 공통의 목적을 두고 그 길을 가는 방법을 달리하는 사이라고 볼 수 있다.

삼키야(Samkhya)는 '구별', '식별'이라는 뜻과 함께 '통찰력'이라는 뜻을 가지고 있다. 이 말은 '수'를 의미하는 삼키야(samkhya)에서 나왔다. 세속적인 존재와 초월적 자아의 본성에 대한 통찰이 그 기본적인 정신적 접근이다. 삼키야-요가는 초월(무한성에의 몰입, 삼매, samadhi)과 완전한 지식(jnana)을 통하여 깨달음을 얻는 방법을 추구한다.

3. 요가 건강법

사람과 자연은 하나이다. 우리의 몸과 마음은 하나이다. 요가를 수련하는 것은 이러한 하나됨의 지혜를 몸으로 알아가는 과정이다. 건강하고 아름다운 몸과 마음, 자연스럽고 조화로운 삶을 아름답게 만들 수 있다.

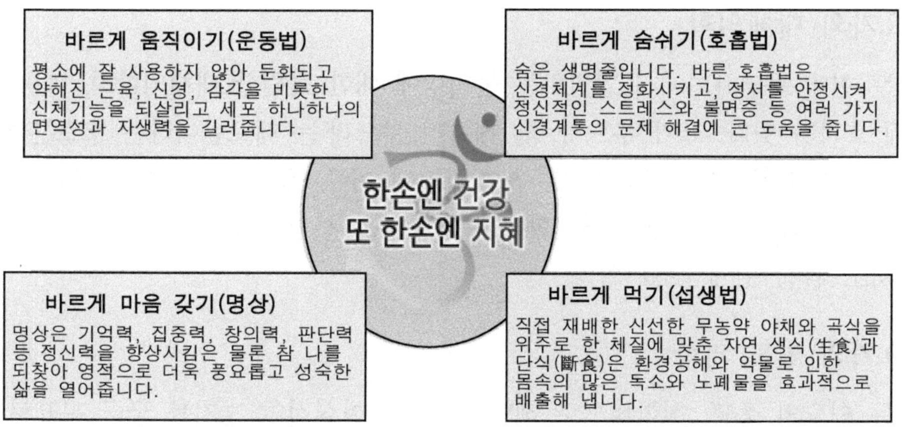

1) 요가가 주는 혜택

요가는 인위적이며, 인공적인 방법이 아닌 자연적인 방법으로 건강을 지키고자 남녀노소 누구나 즐길 수 있다. 요가는 몸과 내면과의 대화를 할 수 있다.

(1) 직장인

과중한 업무와 스트레스, 잦은 술, 담배로 인해 무너져가는 건강에 대책을 마련함은 물론 잃었던 자신감을 회복한다.

(2) 임산부

체력의 소모는 최소한으로 하면서도 체내 활동은 최대한 효율적으로 만들어 주어 아기의 성장과 발달을 도와주며, 무통분만을 가능하게 하고, 산후의 빠른 회복을 돕는다.

(3) 젊은 여성

여성이라면 누구나 원하는 탄력 있고 생생한 피부, 균형 있고 날씬한 몸매, 생명력 넘치는 활기를 요가수련으로 얻을 수 있다.

(4) 청소년

사춘기로 인한 심리적인 불안정을 해소하여 자아를 키워나감으로써 몸과 마음의 균형있는 성장발달을 돕는다. 또한 집중력, 기억력 향상에도 도움을 준다.

(5) 중・장년층

몸의 재생능력을 놀랄 만큼 빠른 속도로 회복시켜 건강에 활력을 준다.

2) 요가와 대체의학

요가는 현대 문명사회에서 발병하는 불치병에 대한 탁월한 대체의학적, 예방의학적인 면에 효과가 있다. 요가 무드라 중 '게차리 무드라'는 페로틴이라는 호르몬 성분이 침과 같이 분비되는데, 이 호르몬은 노화방지에 아주 좋은 호르몬이다. 이런 경우처럼 요가는 인체의 면역체계와 생리활성화 호르몬을 신체 스스로 생성하게 하는데, 의학계에서도 관심 있게 보고 있다.

3) 요가와 인도 의학

요가는 인도의 종교, 철학적으로 해탈이라는 초현실적인 경지를 궁극 목표로 한다. 즉, 해탈은 요가의 이상이다. 요가는 누구나 쉽게 도달할 수 없는 경지이고, 요가를 수행하는 자들이 모두가 추구하는 바도 아니다. 현재 요가를 수행하는 대부분의 사람들이 그러하듯이 고대 인도에서도 요가를 수행하는 많은 사람들이 질병치료나 불로장생과 같은 보다 현실적인 목적으로 요가를 수행한다. 요가의 유파 중에서 특히 하타-요가는 이러한 현실적인 목적으로 수행되는 경우가 많다.

이러한 요가수행의 이론적 바탕이 되는 것은 순수 형이상학이라기보다는 의학에 의해서 형성된 인간관을 철학적으로 체계화한 것이다. 인도의 토착적인 의학을 종합한 의학서는 Ayur-Veda(생명의 과학)이다. 이 베다서의 의학에는 자연요법적이고 예방학적인 의학이다. 인도에서 이 고대 의학은 서구 의학이 들어온 현대까지도 그

지위를 유지하고 있다. 특히 건강과 장수를 추구하는 대부분의 인도인은 이 의학이론에 따라서 실천하고 있다.

아유르베다의 의학체계는 8부로 나뉘어져 있다.

(1부) 체내의 이물질, 죽은 태아, 화농을 적출하는 외과학, (2부) 이비인후와 안과학, (3부) 전신치료의 일반의학, (4부) 소아의 질병과 육아학, (5부) 귀신에 의한 정신질환학, (6부) 독극물의 해독제학, (7부) 강장제와 회춘학, (8부) 최음제와 성교학. 이러한 아유르베다는 그 개념이나 기술에서 요가와 공통점이 많다.

아유르베다도 요가처럼 육체와 정신을 분리되지 않은 하나의 유기체적인 관계로 본다. 육체적인 질병은 정신에 악영향을 미치고, 정신의 불균형은 모든 질병을 일으킨다고 보기 때문에 아유르베다에서 건강이라는 개념에는 심신의 건강은 물론이거니와 정신적인 행복과 도덕적인 선까지 포함시킨다. 그래서 인간이 궁극적으로 추구하는 행복한 삶에 갖추어야 할 조건이 심신의 건강과 활력, 도덕적인 선, 현명한 지혜를 말한다.

이러한 의학적 이상으로서의 건강과 윤리적인 행위와 행복의 관계 등은 또한 요가의 원리이다. 아유르베다의 이론이나 실천에는 요가적인 마음의 평정과 자아실현이 포함되어 있다. 즉, 생명의 원리를 기라고 하고, 이것이 인체를 순환하는 길을 기도(nad)라고 하는 생리학이다. 또한 이 둘은 인체의 체액을 3(vta, pitta, kapha)으로 나누고, 이것의 불균형이 질병을 일으킨다는 관점이다.

육체의 건강은 하타-요가의 필요불가결한 직접적인 목표이다. 그러나 정신에 중점을 둔 라자-요가 사상인 요가수트라에서도 "육체의 완전함이란 아름다움, 우아함, 강건함, 금강석 같은 견고함" 이라고 하며, 질병이 요가의 장애라고 한다. 어떻게 보면 두 사상이 일치하나 요가에서는 의학과 달리 주로 호흡수행에 의해서 이 기의 원활한 소통과 체액을 조정하는 것이 다르다.

이밖에도 많은 요가의 문헌들에서 질병의 치료와 예방을 위해서 다양한 의학적 수행법들이 소개되고 있으며, 요가가 추구하는 목적에 건강이라는 보다 현실적인 목적이 있으며, 그에 따라서 의학과 밀접한 관계가 있다는 것을 알 수 있다. 아유르베다와 요가의 보다 밀접한 관계는 중세에 북인도에서 활발했던 연금술(ras yana)적인 초능력(siddha)의 전통에 잘 나타난다.

이 사상의 추종자들은 육체의 성취라는 복잡한 심리, 생리학적 기술을 통한 육체의 불멸을 추구한다. 외견상으로는 예방의학처럼 보이나 일부의 의학서에는 이것을 Yoga-ataka(요가)라고도 한다.

중세에 들어서는 아유르베다의 의학과 요가 사상이 분리할 수 없을 정도의 밀접한 관계를 맺고 있다는 것을 알 수 있다. 의학에서 진단과 치료방법은 점성술, 주문, 약을 사용하나, 북인도처럼 요가의 체위와 호흡을 의학적으로 이용한다는 것이다. 이러한 인도 전통의학과 요가의 밀접한 관계의 예는 무수히 많다.

이들은 한결같이 육체와 정신은 상호 영향을 미치는 밀접한 관계로 본다. 그래서 육체적인 질병의 치료에 정신적인 요가의 명상법을 적용하며, 정신적인 질병의 치료에 약에 의한 치료는 물론이고 육체적인 체위나 호흡법을 적용한다. 더구나 이러한 의학과 요가체계에는 불로장생을 위한 연금술적인 기술을 필요로 하기 때문에 결국은 중국의 신선도와 같은 신비성과 비밀리 전수될 수밖에 없는 밀교적인 요소를 갖기에 이른다.

인도에서는 요가를 통해서 심신의 건강을 증진시키고, 질병을 치료하려는 '요가 병원'이라는 새로운 형식의 요가 수련장들도 운영하고 있다. 이들은 인도 전통의학으로 이해됐던 요가의 수행과 그것에 의한 심신의 변화를 서구의학으로 설명하려고 노력하고 있다. 이처럼 요가를 치료의학으로 적용하려는 시도는 서구의학에서도 활기를 띠는듯하다. 요가는 예방이나 치료의학으로 적용될 수 있으나, 그 효과를 지나치게 서구의학의 견해로 가시적인 통계에만 의존할 때에는 요가의 효과를 떨어뜨릴 수도 있다는 점이다.

제 4 장

명상과 건강

명상은 특정한 영역에 자신의 주의를 100% 기울이도록 하는 예술이라고도 표현할 수 있다. 명상을 잘하게 되면 집중력도 생기고, 걱정이나 근심도 줄어들며, 행복감을 많이 느낄 수 있는 것으로 알려져 있다. 그렇지만 실제로 명상을 자기 생활의 일부로 시도하는 사람은 그리 많지 않다. 그 이유는 환경도 있고, 생각보다 명상이라는 것이 기술이 필요한 것이라는 측면도 있다.

(1) 제대로 연습하라. 매일 주기적인 시간을 두고 하지 않는다면 명상을 할 수 없다. 하루 2차례 정도 무조건 시간을 배정하는 것이 제일 좋지만, 그보다 적더라도 규칙화를 해야 한다.

(2) 호흡법을 먼저 연습한다. 심호흡을 하게 되면 심박수가 떨어지고, 근육의 긴장이 풀리며, 무언가에 집중하기 좋은 환경이 조성된다.

(3) 스트레칭을 한다. 스트레칭은 근육과 건을 느슨하게 만들어 편하게 앉거나 눕게 만들어 주며, 몸의 집중력도 높여 준다.

(4) 목적을 가지고 명상을 한다. 초심자들은 반드시 명상이 적극적인 과정이라는 것을 이해해야 한다. 무언가를 쳐다보거나, 집중할 방법과 대상을 적극적으로 찾아서 시작하는 것이 처음에는 좋다. 촛불과 먼산을 바라보는 것도 그 중의 한 방법이다.

(5) 잡생각이 떠오르면 물리쳐 준다. 초심자들에게 명상을 시작해도 잡생각이 떠오르는 것은 당연하다. 이런 경우 심호흡을 다시하고 처음부터 마음을 다잡고 집중하는 것이 중요하다.

(6) 다양한 실험을 한다. 보리수나무 아래에서 가부좌를 틀고 요가를 하듯이 명상을 하는 것이 실제로 명상에 도움이 될 수 있다. 그렇지만 다른 사람들도 이와 유사하게 자신만의 명상의 방법과 환경을 찾을 수 있다. 앉아도 보고, 누워도 보고, 눈을 떠도/감아도 보고 여러 가지 자신에게 맞는 방법을 찾아낸다.

(7) 자신의 몸을 느껴라. 명상의 좋은 연습방법 중 하나는 자신의 몸의 일부에 집

중하는 것이다. 마음이 평안해지면 발부터 시작해서 머리끝까지, 심지어는 자신의 내장기관이 보내오는 신호를 탐지하려고 노력한다. 자가 몸의 이상과 집중력을 기르는 데에도 도움이 된다.

(8) 집에 명상의 장소를 마련한다. 아무래도 직장보다는 집에서 명상을 하면 도움이 된다. 일을 하는 자리보다는 명상을 위한 특별한 자리를 마련하고, 촛불이나 조명을 할 수 있다면 더욱 좋다.

(9) 명상에 대한 책을 본다. 대가들의 경험으로 쓰여진 명상을 잘하는 사람들이 쓴 책을 통해 방법을 터득한다.

(10) 조급하지 않고 길게 바라본다. 명상은 평생 지속해야 하는 습관으로 만드는 것이 좋다.

(11) 하루 중 가장 좋은 시간을 찾아내라. 하루 중에서 자신에게 가장 잘 맞는 시간대를 찾아내는 것도 매우 중요하다. 이른 아침이나 잠자리에 들기 전이 좋다.

(12) 방해받지 않을 환경을 찾아라. 다른 사람이 명상을 방해하지 않는 환경을 만들어야 한다. 초심자들이 가장 잘못하는 것 중의 하나가 그런 환경이 아닌 곳에서 명상을 하려고 시작하는 것이다. 컴퓨터나 휴대폰 등의 소리가 들리지 않는 곳에 있어야 한다.

(13) 작은 변화를 느껴라. 초심자들은 작은 물리적 변화에도 큰 영향을 받을 수 있다. 경험을 통해 긍정적인 변화를 적극적으로 받아들인다.

(14) 촛불을 사용한다. 초심자들은 눈을 감고 명상을 하는 것이 쉽지 않다. 촛불을 바라보는 것이 처음에는 가장 쉽게 적응을 할 수 있는 방법이다.

(15) 스트레스를 받지 않는다. 명상이 잘 안된다고 스트레스를 받지 말아야 한다.

(16) 여러 사람이 같이 한다. 한 명보다는 두 명이, 두 명 보다는 세 명 같이 명상을 하는 사람들이 있으면 큰 도움이 된다.

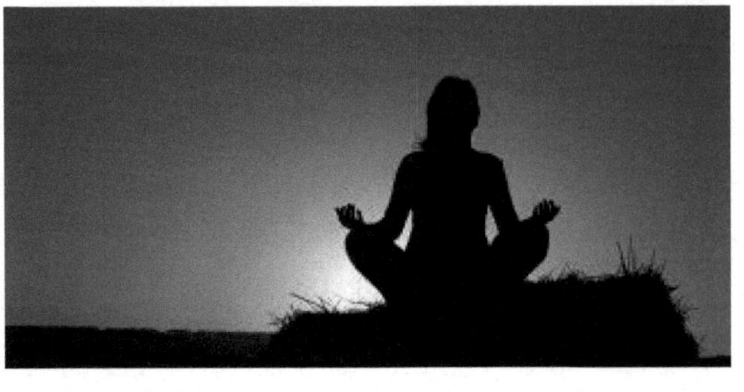

1. 명상과 장생보법

(1) 분노를 다스리고, 스트레스를 해소한다.
(2) 관찰력이 높아지고, 치유력을 증대시킨다.
(3) 수다 보다는 사색과 침묵의 시간을 갖는다.
(4) 어디서나 할 수 있는 동적인 명상법을 선택한다.
(5) 발바닥 주요 혈 자리와 발가락 자극을 주기도 한다.
(6) 의식적으로 꾸준히 걷기 자세를 교정한다.

최근 걷기 붐이 일면서 걷기가 신체적 건강만은 위한 것이 아닌 '정신 수양'을 위한 명상을 겸한 건강법으로 각광받고 있다. 걸으면서 자연과 하나가 되고, 삶을 돌이켜 볼 수 있다. 걸음을 통해 분노를 다스리고, 스트레스를 해소해 마음을 치유할 수 있다는 '걷기 명상'이 인기를 끌면서 이에 대한 학문적 연구도 활발히 진행되고 있다.

걷기 명상 훈련을 받은 사람이 자기 통제력이 향상되기도 하고, 유치원생을 대상으로 걷기 명상을 해보니 주변 사물에 대한 관찰력이나 생각하는 힘이 좋아졌다는 보고도 있다. 일상생활에서 쉽게 할 수 있는 '걷기 명상'을 통해 자기 내면을 깊고 맑게 바라보는 시간을 가지면서 자기실현, 자율성, 주의력을 집중할 수 있는 효과를 거둘 수 있다. 틱낫한 스님은 발걸음마다 깨어있고, 아름다운 대지에 발을 딛는다는 사실을 안다는 것 자체가 이미 깨달음을 얻은 것이라며 '걷기 명상'의 중요성을 말한다.

걷기를 통해 육체적 건강뿐 아니라 내적인 성숙을 이룰 수 있는 걷기 명상에 대한 관심이 커지면서 이를 배우려는 사람들도 늘고 있다. 사실 많은 이들이 걷고 있지만 운동을 한다는 부담감과 지겨움 때문에 수다를 떨거나 걷기에 마음을 집중하지 못하는 경우가 많다. 걷기는 침묵을 통해 나는 어디서 왔는가, 나는 어디로 가는가, 나는 누군가에 대한 근원적 물음에 직면하고 고민할 수 있다고 말한다. 그렇다면 무작정 걸으면서 생각에 잠기는 것, 걸으면서 명상에 잠긴다는 추상적인 행동은 쉬운듯하면서도 어려운 일이다.

2. 용천을 자극하는 힘찬 발걸음 '장생보법'

1) 장생보법의 기본자세

틱낫한 스님은 짧은 명상과 마음 챙김 스트레칭, 마음 챙김 느린 걷기로 하루를 시작하는 게 좋다고 권한다. 느린 걷기 명상을 연습할 때는 우선 실내에서 맨발로 의식적으로 호흡을 하면서 천천히 한 걸음씩 내딛어야 한다.

걸으면서 호흡법에 맞는 말을 하면서 천천히 걷는 연습을 해야 한다. 틱낫한 스님은 무엇인가 결정해야 할 일이 있다면 걷는 것이 가장 쉬운 해결법이라고 말한다. 조용한 숲이나 바닷가, 실내가 아닌 아파트빌딩 숲에서도 걷기 명상이 가능하다는 것이다. 편안한 속도로 호흡과 걸음을 조절하면서 마음속으로 '이완', '평화'를 반복하면서 느리게 걷다 보면 진정한 평화와 고요함을 만끽할 수 있다.

호흡을 의식적으로 하기보다는 걸음걸이에 집중하다 보면 자연스럽게 단전호흡을 하게 되고, 명상의 세계에 빠져든다는 것이다. 장생보법은 발바닥의 주요 혈 자리인 용천과 발가락을 자극하며 걷는 것이다. 일반 걸음과 달리 발 앞쪽에 무게 중심을 둠으로써 틀어진 골격을 바로잡고, 아랫배 단전에 자연스럽게 기운이 쌓이는 각도를 만들어 준다. 장생보법은 '앉아서 집중하는 명상이 정적이라면 걷기 명상은 동적인 명상법'이라며, '구두를 신고서도 가방을 메고도 언제 어디서나 할 수 있는 현대인의 실생활 명상법이 걷기'라고 설명했다.

장생보법 방법은 아주 간단하다. 우선 어깨에 힘을 빼고 편안하게 서서, 발바닥 중심에서 1도 정도 앞으로 힘을 준다. 그러면 자연스럽게 몸의 무게가 용천에 실린다. 용천은 발바닥을 안쪽으로 구부렸을 때 안쪽으로 움푹 들어간 곳이다. 이어 발가락으로 땅을 움켜쥔다는 느낌으로 힘을 주고 꼬리뼈를 말아 올려 항문을 조이면 자연스럽게 무릎과 아랫배에 힘이 들어가면서 단전에 중심이 잡힌다. 두 발은 11자가 되도록 놓고 무릎과 무릎이 스치듯이 움직여 준다.

장생보법을 활용한 명상법은 몸의 긴장을 풀고 용천을 의식하면서 한발 한발 내디딜 때마다 3초 동안 지그시 발바닥을 누르는데 집중한다. 그러면서 땅의 에너지를 몸으로 받아들인다고 상상하며 천천히 걷는 것이다. 근육의 움직임에 집중하다 보면 머릿속에 다른 생각이 떠오르지 않는 명상의 세계에 접어들게 된다. 걷기가 막바지에 이르면 걸음을 멈추고 가볍게 몸을 풀어주면 된다.

사실 걸음걸이를 바꾸는 일은 어렵다. 그런 만큼 장생보법을 제대로 배우려면 하루 20분 이상, 3주 정도는 의식적으로 걸어야 한다. 시선은 정면을 바라보고 턱은 살짝 당겨 고개를 들고 당당하게 걷고, 팔은 자연스럽게 흔든다. 걸으면서 '용천지압'을 외치면 발끝에 정신을 집중할 수 있어 효과적이다.

3. 명상의 효과

두 눈을 감고 생각을 하나로 모은 후 만들어내는 평화와 안정의 세계, 아마도 사람들이 명상을 하면서 얻고자 하는 느낌일 것이다. 명상은 의식세계를 확장시키고, 영적인 성장을 도모하는 정신훈련 요법으로, 단순한 스트레스를 푸는 정도가 아니라 안정된 자아를 실현할 수 있는 방법이기도 하다. 명상은 오랫동안 여러 문화권에서 다양한 방법으로 행해져 왔으며, 기독교의 묵상이나 기도, 불교의 화두나 참선, 염불, 요가 외에도 경전 암송이나 춤, 노래, 집단의식 등이 모두 여기에 해당된다.

명상이 뇌의 이완상태를 유도한다는 것은 이미 여러 연구에서 밝혀지고 있다. 명상을 하기 전과 명상을 하고 난 후 인체의 생리 변화가 뚜렷이 나타난다. 명상을 하고 난 후에는 심장박동이 줄어들고, 몸의 산소 소비량이 감소되었으며, 혈압 또한 떨어지고, 체온과 알파 파장은 증가하였다. 알파 파장은 정신적으로 안정되어 있을 때 증가되어 나타나는 뇌파이다.

그러한 알파 파장 상태는 명상을 수행하는 사람들이 경험하는 의식 상태와 매우 유사하다고 보고되고 있는데, 향기요법으로도 가장 빠르고 쉽게 알파 파장을 이끌어낼 수 있음이 실험적으로 입증되고 있다. 따라서 아로마 에센셜 오일을 흡입법이나 램프 확산법을 통해 확산시키면서 명상을 하게 되면 매우 효과적인 결과를 얻을 수 있을 것이다. 이러한 명상을 일상화함으로써 스스로 스트레스를 극복하고, 정신세계를 확장시켜 나가는 것이야말로 진정 의미 있고 행복한 일이 아닌가 싶다.

우선 명상은 만병의 원인인 스트레스와 긴장을 덜어준다. 혈압을 낮추어 치료약물의 사용을 줄여줄 뿐 아니라 알코올, 담배 양을 감소시키며 나쁜 습관을 바꿔준다. 명상은 기본적으로 기존의 의식 상태를 변화시켜 자아를 성찰하게 한다. 더 나아가 타인과 자연에 대해 일치감을 갖게 하고, 삶을 능동적으로 받아들이게 한다. 무엇보다도 명상을 하면 신체가 이완되고, 정서가 안정됨에 따라 몸의 면역체계가 강화되고, 생리적인 대사가 균형을 이루어 에너지 효율이 높아진다.

명상에는 촛불을 응시하는 것, 주문을 외우는 것, 호흡을 맞추는 것, 빗방울 소리를 상상하는 것, 마음에 드는 글의 한 구절을 큰소리로 외우는 것, 생각의 흐름을 관찰하는 것, 춤을 추며 빙빙 도는 것 등 다양한 방법이 있다. 아로마 에센셜 오일은 그 자체만으로도 스트레스와 각종 질병, 심리적 변화들을 조절, 치료하는 놀라운 효과가 있다. 코를 통해 아로마 향이 느껴지면 두뇌는 평안함과 평화, 안정감 등으로 생각이 모아지고, 신체적 반응 역시 자연스럽게 일어나게 된다.

이처럼 마사지, 호흡, 명상을 통한 마음의 수련, 즉 오감을 이용한 치료법이 가능할 수 있는 것은 양자 역학적 진동 효과 때문이다. 아로마 에센셜 오일을 생물 화학적인 관점에서만 보지 말고 양자 진동적인 특성을 가지고 있는 물질로 보는 것이다. 양자 진동학은 이미 공학, 물리학, 약학, 농학, 공업 분야에서 많이 활용하고 있고, 의학에서도 진단과 치료 부분에 일부 활용하고 있다.

아로마 향이 발향되는 조용한 공간에서 하루에 꾸준히 10～20분 정도 하면 충분한 효과를 볼 수 있다. 스트레스 해소를 위한 명상은 정신에 초점을 맞추는 것이 아니므로 잡념을 없애려고 억지로 애쓰지 말고 잡념을 떠올리고 있는 자기를 고요히 바라보도록 한다.

한편, 창조적 영상요법은 상상력을 이용하여 원하는 것을 창조해 내는 하나의 치료기술로, 이루고자 하는 소망이나 목적, 기분, 상태를 머릿속으로 떠올리거나 외우면서 부정적인 자아관과 생각들을 몰아내는 것이다. 즉 근육 인식 훈련이나 호흡법으로 몸을 이완시킨 상태에서 좋은 감정이나 기억 또는 쾌적한 자연환경을 떠올리다 보면 긍정적인 기운들이 온몸으로 전달되는데, 이 원리를 이용한 것이다.

대부분의 병은 내면의 갈등이나 불안, 불협화음으로 인해 생기게 마련이고, 몸과 마음이 대화를 단절시켰을 때 일어난다. 병이 발생하는 것은 자기 내부의 소리에 귀를 기울여 달라는 일종의 메시지인 셈인데, 자기 내면과 규칙적으로 만나는 훈련을 하다 보면 병은 더 이상 머물지 못하고 떠나버리게 된다. 나을 수 있다는 강한 신념으로 건강에 집중한다면 우주적 치료 에너지가 몸 안으로 흘러 들어오기 시작한다. 다음은 창조적 영상요법을 통해 스트레스를 푸는 방법이다.

1) 명상 향기법

(1) 아로마 향이 풍기는 공간에서 식물, 꽃, 과일 등 보기 좋은 자연 풍물을 선택하여 테이블 위에 놓고 60～120cm 떨어진 곳에 앉아 편안하게 그것을 바라본다. 자신이 그것을 응시한다는 생각을 하지 말고 그저 바라만 본다.

(2) 7～10초 정도 풍물이 눈 안으로 들어가게 하다가 초점을 더 먼 곳으로 던져본다. 몇 초 후 다시 원래의 물건으로 돌아와서 응시하기를 5분 정도 반복한다. 그리고 1분 정도 눈을 감은 뒤 조용히 앉아 있다가 마무리를 한다.

명상의 효과를 높이는 아로마에는 유향, 클라리 세이지, 몰약, 장미, 샌들우드, 제라늄 등이 있다. 보다 효과적인 명상을 위해 클라리 세이지 5방울과 제라늄 2방울을 혼합한 배합 오일을 1～2방울 램프에 떨어뜨려 공기 중에 아로마 향이 퍼지도록 해본다. 은은하게 풍기는 아로마 향이 온몸으로 퍼지는 것을 느끼며 생각을 하나로 모으면 몸과 마음이 진정으로 원하는 평화의 세계를 경험하게 될 것이다.

2) 명상과 기

전통적으로 인간은 몸・마음・정신으로 이루어져 있다고 보고 있다. 이 가운데에서도 현상적으로 드러나는 몸에 대한 수련을 통해 심과 신을 다스리려고 하는 관점이 최근의 동향이라고 할 수 있을 것이다. 기공이라고 할 때는 동적인 의미가 강하고, 명상이라고 할 때에는 정적인 의미가 강하다고 하는 차이가 있을 뿐이다. 그러나 양자가 모두 인간 자신을 위한 수련행위임에는 틀림없는 사실이다. 따라서 어떻게 하면 이러한 수련을 잘 해나갈 것인가 하는 점이 중요시 된다.

이를 위해 동서양을 막론하고 수많은 수련법이 창안되어졌으나, 그 가운데에서도 가장 대표적이라고 할 수 있는 것이 바로 기공명상 수련이라고 할 것이다. 기공을 통한 명상, 명상을 통한 기공을 기공명상이라 하여 이는 건전한 몸과 마음을 다스림으로써 올바른 기(氣)를 키워나갈 수 있고, 더 나아가서는 신을 맑고 밝게 할 수 있을 것이다.

몸을 상・중・하의 삼단으로 나누어 볼 때, 하단전에서 기(氣)를 만들고, 중단전에서 심기를 만들어내며, 상단전에서 신명을 만들어낸다. 정이 충만하고, 기(氣)가 강해지면 신이 밝아져 명상이란 구극의 마음이 만들어지는 것이다. 기공명상은 심신을 안정시켜 신체는 진기가 쌓이고, 사기는 물러나가 건강을 좋게 한다. 신경계와 내분비계가 강화되어 면역계가 활발해져 심신을 건강하게 한다.

기공명상에 있어서 처음 의식의 세계는 현재 의식으로 외부 의식이 주도하게 된다. 그러나 차츰 무의식의 세계가 나오면서 잠재의식인 내부 의식이 주도하게 된다. 현재의식이 표면의식이라면 잠재의식은 심층의식이다. 이 심층의식이 열려 인간의 본연의 심성이 각성되면 이제 잠재의식은 서서히 무의식의 초월의식으로 들어간다. 이러한 무의식의 초월의식을 이른바 최고조의 명상이라 할 수 있다.

몸과 마음을 동시에 갈고 닦아 정신적・육체적으로 부족함이 없게 함이다. 여기서 몸은 명으로 기공 3조의 조식・조신에 해당되고, 마음은 성으로 기공 3조의 조심에 해당된다. 결국 기공명상은 조식, 조신과 조심의 관계라 할 수 있다. 기공명상을 하면 조식과 조신에 의해 건강한 육체를 보유할 수 있고, 조심에 의해 마음과 정신을 닦아 신명을 얻을 수 있는데, 이때 잠재의식이 개발되어 높은 기억력과 창의성을 가질 수 있는 것이다. 이러한 잠재의식(명상)의 개발이야말로 현대사회에서 가장 먼저 받아들여야 할 필수 조건이라 할 수 있다.

기공명상에서 조식은 호흡의 기를 통해서 육체를 돕는 것이고, 조신은 신체의 기(운동)를 통해서 육체를 돕는 것이다. 그러나 조심은 마음의 기를 통해서 정신을 돕는 것이다. 조식의 깊은 호흡은 아랫배에서 의식을 전달시켜 온 몸을 기로 촉촉이 적셔주고, 조신의 신체운동은 몸 구석구석을 틀고 맞추어 근육과 뼈를 기로 활성화시켜 주는 것을 말한다. 그리고 조심의 의념은 심기를 통해 마음(정신)을 갈고 닦아 현재의식으로부터 잠재의식을 깨우치는 것을 말한다.

고차원의 기공명상은 육체는 있으나 있는 듯 없는 듯하고, 동시에 육체는 조용히 앉아 있으나 붕 떠 있는 듯하고, 고요하게 미동도 하지 않고 고요히 앉아 있으나 내면의 새로운 또 하나의 무한세계, 즉 잠재의식은 깨여나 확연한 새로운 현상계를 맛보게 되는 것이다. 명상은 눈을 감고 고요히 생각하는 것에 그치지 않고 생각(현재의식)을 끊을 때까지 심화시켜 그 이상의 경지를 얻는 것을 말한다. 이때 잠재의식의 구현인 초월의식에까지 도달하게 된다. 기공명상에 의한 잠재의식의 발현은 인생의 목표에 있어서 중요한 전환점을 가져다주고 타심통, 투시력, 예언력 등을 갖게 해준다.

기공명상의 목적은 자신의 자아 속에 내재한 참된 본성을 고행의 속박으로부터 벗어나 참된 경지를 얻는 데 있다. 즉, 첫째 자기를 완성시키고자 하는 실천, 둘째 타인을 행복으로 인도하는 봉사, 셋째 너와 내가 공존공영의 복락을 함께 누리는 것이다. 따라서 기공명상은 자신만 아는 이기주의, 희생을 강요하는 이타주의, 공존공생을 모르는 공멸주의를 배격하여 자기 자신의 자아완성, 타인의 행복 기원과 봉사, 자신과 타인과의 공생공영(symbiosis)을 모색하는 것이라 할 수 있다.

결국 기공명상을 하게 되면 인체의 호흡이 평화로워지고, 근육과 뼈가 튼튼해지며, 오장육부가 조화를 찾아 새롭게 인체가 생성・변화・발전된다. 그리고 신경계와 면역계가 강화되어 심신을 건강 체질로 변화시키고, 한없는 즐거움을 제공한다. 또한 머리는 맑고 밝아져 기억력, 집중력, 창의력, 잠재력이 무한히 개발되어 늘 깨어 있게 된다. 즉, 현재의식과 명상의식에 의해서 심신이 건강하게 변화되는 것이다. 현대사회는 경쟁사회로서 정보 산업사회의 경쟁력은 이러한 명상의 기억력, 창의력, 잠재능력을 보다 더 많이 요구하고 있기 때문에 앞으로 본격적인 명상수련의 시스템을 개발하여 이용하면 개인의 참자아 구현은 물론 국가사회에 많은 기여와 안정을 가져다 줄 것이라 기대된다.

제 5 장

인체 대체의학

1. 대체의학이란?

미국에서는 서양의학을 제외한 모든 치유방법을 통칭하는 분야를 일반적으로 대체의학(Alternative Medicine)이라고 한다. 대체의학은 침술(Acupuncture)을 비롯하여 향요법(Aromatherapy), 카이로프랙틱(Chiropractic), 수치유법(Hydrotherapy), 식이요법, 동종요법(Homeopathy), 인도의 전통 의술인 아유르베다까지 약 50여 가지의 수술이나 약을 사용하지 않는 모든 치유방법을 포괄한다. 엄밀하게 말하면, 동양의학인 한방도 대체의학의 한 분야에 속하는 것이다.

그러나 우리나라에서는 한방이 제도권 안에서 보호받고 있는 특수한 상황이므로 한방과 현대의학을 제외한 제3 의학을 대체의학이라고 할 수 있을 것이다. 대체의학은 기존의 질병관, 즉 병, 증상, 약이라는 도식에서 탈피하고 있다. 대체의학은 질병에 걸린 사람(인생)을 보고 왜 병에 걸렸을까 라는 의문을 가지고 방법을 찾아간다. 즉, 병이란 그 사람의 인생의 결과물이므로 병에 걸리게 한 인생을 바꾸어야 병이 치유된다고 본다. 따라서 의료인은 인생의 상담자가 되어 그 사람의 인생을 바꿔줌을 통해 병을 치유하고자 한다.

방법에 있어서도 서양의학은 약이나 수술 등을 위주로 증상과 고통의 즉각적인 개선에 목표를 두고 있다. 하지만 대체의학은 식이요법, 요가, 향기, 마사지, 침, 약초, 운동 등의 요법을 통한 만성질환의 원인 제거에 초점을 맞추어 인체가 원래 지닌 생체항상성(Homeostasis)의 활성화에 초점을 맞추어 치유한다.

2. 중요한 대체의학의 분야

1) 식이요법(Diet Therapy)

우리 인체는 고도로 지적인 세포들로 구성되어 있다. 식이요법은 각 세포가 필요로 하는 올바른 음식물을 섭취하여 전신 건강을 도모하는 대체요법의 가장 중심된 건강법이다. 무농약, 유기농법으로 재배한 생식은 살아있는 효소, 비타민, 미네랄 기타 생명물질이 풍부하여 인체가 가지고 있는 자연치유력을 극대화 시켜 질병의 예방 및 개선에 뛰어난 효과를 보인다.

2) 해독요법(Detoxification Therapy)

현대인은 전 세대보다 훨씬 더 많은 화학물질에 노출되어 있다. 예를 들어 스모그, 납이 함유된 드링크류, 3천 가지의 화학물질이 첨가된 음식들, 그리고 용매나 유화제, 방부제의 형태로 된 1,000여 가지의 화학물질들이 체내에 몇 년씩 그대로 축적되어 있다. 해독요법은 이러한 신체로부터 화학물질과 오염물질들을 제거하고, 건강을 회복하는 데 도움을 준다.

3) 수치유법(Hydrotherapy)

수치유는 역사상 가장 오래 되고 또한 값이 싸며, 안전하게 여러 가지 질병의 치유에 응용할 수 있는 치유법이다. 오늘날 많은 대체요법가들이 온천욕, 좌욕, 각탕법, 관주법, 풀(수영장) 치유, 분무법, 온냉습포, 온냉찜질 등의 방법을 이용하고 있다.

4) 방향요법(Aromatherapy)

방향요법은 여러 가지 식물들의 나뭇잎, 나무껍질, 뿌리, 씨, 송진 그리고 추출된 정제유를 사용해서 마음과 정서에 큰 효능을 발휘할 뿐만 아니라 많은 질병들을 치유하기도 한다.

5) 약초요법(Herbal Medicine)

약초를 이용한 치유법은 몸의 균형을 바로 잡고 정화하여 몸 자체의 자연적인 치유능력을 자극해 주는 것이다.

6) 동종요법(Homeopathy)

18세기 독일에서 시작된 특수요법으로 식물, 광물 또는 기타 자연물질을 최대한 희석시켜 그 미세한 원자적 물질상태로 질병 치유에 사용하는 방법으로, 비슷한 성질을 가진 성분이 그와 비슷한 성질을 가진 병을 낫게 한다는 원리를 이용한 요법이다.

7) 척추교정요법(Chiropractic)

질병의 원인이 왜곡되거나 어긋난 척추가 척수신경을 압박하고, 몸 전체를 통과하는 에너지의 흐름을 방해한다고 본다. 따라서 이 요법은 관절의 역학적 이상, 특히 척추관절의 이상을 치유하는 데 목적이 있다.

8) 효소요법(Enzyme Therapy)

식물에서 유래한 효소를 이용해서 필수영양소의 소화와 흡수를 회복시켜 주는 방법이다. 통곡식을 먹는 식이요법과 함께 병용한다.

9) 단식요법(Fasting)

단식은 음식물을 소화해야 하는 부담감을 덜어줌으로써 체내에서 독소를 제거하는데 도움을 주는 요법이다. 고혈압, 두통, 알러지, 관절염 등에 아주 효과적이다.

10) 바디워크(Bodywork)

마사지 등을 통해 통증을 감소시키고, 다친 근육을 부드럽게 하고, 혈액과 임파액의 순환을 도와주고, 근육이완을 촉진시키기 위해서 행하는 모든 요법이다.

11) 대체의학의 특징

(1) The healing power of nature : 자연의 치유력을 이용하는 것이다.
(2) Treat the cause rather than the effect : 결과보다 원인을 중요시 한다.
(3) First, do not harm : 무엇보다 인체에 해가 없어야 한다.
(4) Treat the whole person : 질병보다 질병에 걸린 사람을 본다.
(5) The physician is a teacher : 의사는 다만 치유의 조력자다.
(6) Prevention is the best cure : 예방이 최선의 치유법이다.

3. 항산화 식품

1) 심장을 지켜주고 콜레스테롤을 조절하는 콩

7개국 중년 남성을 대상으로 25년간 진행된 식생활연구에서 콩을 일주일에 4회 이상 먹은 사람은 그렇지 않은 사람에 비해 심장질환의 위험이 22%나 낮았다. 뿐만 아니라 혈당, 혈압, 콜레스테롤 수치 역시 대단히 건강한 모습을 보였다. 콩은 저지방 단백질의 보고라고 할 만큼 풍부한 영양소를 포함하고 있으며, 콩에 들어 있는 수용성 식이섬유는 혈당을 낮추고 비만을 예방하는데 큰 도움이 된다.

어떤 종류의 콩이든 주변에서 가장 쉽게 구할 수 있는 콩을 골라 일주일에 4회 이상 꾸준히 먹을 경우 튼튼한 심장을 가질 수 있다. 특히 콩 중에서도 두부의 원료가 되는 대두는 그 효과가 좋은데, 콜레스테롤을 저하시키는 효과가 있어 미국 FDA도 그 효능을 공식적으로 인정하고, 대두제품에 기능성 표시를 할 수 있도록 허용한 바 있다. 또 대두에는 식물스테롤, 사포닌, 석탄산, 피탄산, 이소플라본 등 여러 항암효과를 가진 성분이 함유되어 있어 유방암이나 전립선암과 같은 호르몬 의존성 암을 예방하는 데 효과를 보이는 것으로 알려지고 있다. 따라서 두부나 된장, 두유 등을 통해 대두를 섭취하면 건강증진에 효과를 볼 수 있다.

2) 귀리와 보리

혈당을 낮추고, 소화를 돕는 귀리와 보리는 콜레스테롤 저하기능으로 각광받던 곡식이라고 알려져 있었으나 콜레스테롤 조절기능이 생각보다는 높지는 않다는 것이 밝혀졌다. 그러나 칼로리가 낮고 섬유질과 단백질이 풍부해 영양만점인 식품이다. 또 마그네슘, 포타슘, 아연 등의 미네랄과 티아민, 판토텐산 등의 비타민도 풍부하게 함유하고 있다. 귀리 특유의 수용성 섬유질은 특히 혈당수치를 낮추는 데 큰 도움을 준다.

귀리와 보리에 포함된 수용성 섬유질, 베타글루칸은 특히 II형 당뇨환자에게 도움이 된다. 배아와 기울에 포함된 카페인산, 페눌릭산 등은 결장암을 예방하는 효과도 있다는 사실이 동물실험으로 밝혀졌다. 귀리와 보리에 많이 함유한 베타글루칸의 식물섬유는 면역기능을 활성화시키는 효능이 있어 항산화 기능을 갖고 있으며, 메타놀에 섞인 phenolic도 항산화 기능을 갖고 있다.

3) 카로티노이드의 보고 호박

호박은 진정한 영양의 슈퍼스타로 불릴만한 식품이다. 호박에 들어 있는 영양소 중 섬유질은 물론 포타슘, 판토텐산, 마그네슘, 비타민 C, 비타민 E 등이 풍부하고, 특히 카로티노이드의 양은 모든 식품 중 가장 풍부하다고 보면 무방하다. 카로티노이드는 유해산소로부터 항산화 효과가 풍부하여 면역을 증강시키며, 해독작용을 한다. 또 자외선으로 인한 피부, 안구의 손상도 방지한다. 카로티노이드가 풍부한 호박을 많이 먹을 경우 폐암, 결장암, 방광암, 자궁경부암 등 각종 암의 위험을 낮출 수 있다.

4) 눈을 밝게 하는 시금치

시금치를 먹고 힘이 세지는 뽀빠이를 생각한다. 시금치의 철분이 뽀빠이를 강하게 만든다고 생각했지만 시금치에는 철분 이외에도 무수한 영양소가 들어 있다. 시금치에는 루테인, 지아잔틴, 베타카로틴, 글루타치온, 알파리포산, 각종 비타민, CoQ10, 클로로필, 폴리페놀, 식물성 오메가-3 지방산 등 다양한 종류의 영양성분이 들어 있다. 시금치는 특히 눈 건강에 많은 도움을 주는 것으로 알려져 있다. 특히 루테인과 지아잔틴을 풍부하게 함유하고 있기 때문에 노인성 황반변성을 예방하는 데 효과적이다. 이밖에도 시금치의 항산화 능력과 암 예방 능력은 흥미있게 연구할 만한 분야로 꼽힌다.

5) 항암식품은 역시 브로콜리

브로콜리에는 강력한 항암능력을 가진 성분을 함유하고 있다. 실제로 존스홉킨스 대학의 연구 결과 브로콜리에 들어있는 화합물이 종양의 성장을 60% 예방했을 뿐 아니라 이미 성장한 종양의 크기도 75% 감소시키는 것으로 나타났다. 브로콜리는 항암 작용만으로도 슈퍼푸드의 상위를 차지할 수 있는 식품이다.

비타민 C는 오렌지의 2배, 줄기에는 활성산소를 제거하는 베타칼로틴을 생성하는 역할을 한다. 이외에도 면역 강화, 백내장 예방, 심혈관 건강 유지, 뼈 건강 유지 등 여러 가지로 유용한 효능을 갖고 있다.

6) 영원한 젊음 베리

아로니아, 블루베리, 아사이베리, 블랙베리, 그리고 딸기와 산딸기는 영양소로 똘똘 뭉친 식품으로 무엇보다 강력한 항산화 효과를 가진다. 베리류의 뛰어난 항산화 능력은 노화를 방지하고, 심혈관 질환을 예방하며, 암의 발병 위험까지도 막아준다. 또 건강한 피부를 유지하는 데도 큰 도움이 된다. 항산화 능력이 뛰어나다는 것은 노화로 인한 퇴행성 질환에 탁월한 효능이 있다는 것을 뜻한다.

블루베리를 섭취한 사람은 혈중 항산화 성분 수치가 높아졌으며, 이는 심혈관 질환, 당뇨, 노화, 암, 황반변성, 백내장, 등의 예방에 중요한 역할을 한다. 특히 최근에는 브라질 등에서 많이 자라는 아사이베리와 폴란드 등에서 많이 재배되는 아로니아(블랙초크베리)가 항산화 음료로서 주목을 받고 있다.

7) 비타민 C가 농축된 오렌지

오렌지는 오랫동안 비타민 C의 최고 공급원으로 각광받아 왔다. 오렌지 1개에 들어 있는 비타민 C의 양은 80mg 정도인 것으로 알려져 있는데, 이 정도로도 1일 권장량의 대부분을 채울 수 있다. 그러나 전문가들은 하루 300mg 정도의 비타민 C를 권장하는 데는 오렌지 3～4개가 필요하다. 비타민 C 섭취가 부족할 경우 암과 심혈관 질환을 증가시킨다는 연구 결과가 있으므로 비타민 C가 부족하지 않게 꾸준히 섭취하기를 바란다.

8) 피부를 보호하는 토마토

토마토는 다양한 카로티노이드 성분을 포함한 영양 만점의 식품으로 강력한 항산화 성분인 라이코펜을 함유하고 있다. 라이코펜은 암을 완화시켜 줄 뿐만 아니라 뛰어난 항산화 기능이 있다. 또 햇빛으로부터 피부를 보호하는 역할도 한다. 토마토를 섭취한 남성의 경우 전립선암 발생 위험이 줄었고, 암이 진행 중인 경우에도 감소했다고 한다.

전립선에 가장 많이 분포한 카로티노이드가 라이코펜이라는 사실을 생각하면 흥미있는 연구가 아닐 수 없다. 토마토를 섭취하는 것만으로도 전립선암 위험을 줄일 수 있으며, 심혈관 건강을 유지시키고, 혈중 콜레스테롤을 낮추는 효과가 있다.

9) 심장을 튼튼하게 하는 호두

호두와 같은 견과류는 섬유질, 비타민 E, 엽산, 구리, 마그네슘과 같은 영양소를 다량 함유하고 있다. 또 라스베라트롤 등의 플라보노이드도 들어 있다. 이러한 영양소를 꾸준히 섭취하면 남부럽지 않게 튼튼한 심장을 가질 수 있을 뿐만 아니라 당뇨를 예방하고, 노화를 방지하는 등 놀라운 효과를 기대할 수 있다.

견과류에 포함된 케르세틴과 캠프페놀은 항산화 물질로 암 성장을 억제하는 것으로 알려져 있다. 또 엘라직산은 암의 진행과 촉진을 방해한다. 또한 항산화 효과가 있는 비타민 E가 풍부하여 노화억제 및 항암효과를 갖는다.

10) 심심을 안정시키는 차

차는 긴장을 풀어주고 기분을 좋게 만드는 대표적인 웰빙 식품이다. 녹차에 카테킨 성분은 비타민 C보다 20배나 높은 항산화 효과가 있다. 차에는 다양한 플라보노이드 성분이 함유되어 있으며, 특히 카테킨 성분은 세포 돌연변이를 예방하고 발암물질을 제거한다. 이 때문에 차를 마시면 위암, 전립선암, 유방암, 췌장암, 직장암, 식도암, 방광암, 폐암 등이 감소한다는 보고가 있다.

녹차의 카테킨 성분은 비타민 C보다 20배 높은 항산화 효과를 갖고 있으며, 수많은 항산화 슈퍼푸드 중에서 특히 대표적인 항산화 슈퍼푸드로 분류하고 있다. 대부분의 채소와 과일은 좋은 슈퍼푸드이다. 또 견과류, 콩, 허브와 향신료도 슈퍼푸드로서의 기능성이 있으며, 슈퍼푸드라고 해도 만병통치약은 아니다. 하지만 적절한 의사의 진단과 치료와 함께 자신이 좋아하는 슈퍼푸드들을 규칙적으로 섭취한다면 인체에 훌륭한 에너지원으로 작용할 것이다.

11) 항산화 식품의 기대효과

(1) 암을 예방, 치유해 준다.

(2) 혈압을 안정시켜 주고, 심장병을 예방해 준다.

(3) 신진대사를 원활하게 해주고, 비만을 억제해 준다.
(4) 몸의 콜레스테롤 수치를 조절해 주고, 당뇨를 예방한다.
(5) 소화와 배설이 원활하게 되도록 도와준다.
(6) 몸의 염증과 알레르기를 감소시켜 준다.
(7) 피부의 노화를 예방하고, 건강하게 해준다.

4. 수정(광석) 건강법

맑고 투명한 에너지는 마음의 안정을 도모하여 집중력을 높이고, 잠재력을 개발시키며, 영성을 높여 명상에 도움을 준다. 그리고 주위의 나쁜 기를 흡수 정화하여 좋은 기를 증폭시켜 방출하기 때문에 건강을 증진시키고 재앙, 재난, 사고 등으로부터 보호되고 행운을 가져다준다. 또한 생체리듬의 흐트러짐을 바로잡아 인체를 정확한 리듬 및 건강한 상태로 되돌리며, 수정이 지닌 서늘한 기운은 압력과 열을 받기 쉬운 복잡한 모세혈관들에 열기를 식혀주어 고혈압, 저혈압, 신경질환, 우울증 등의 다양한 질환에 효과가 있다.

근래에 와서는 통신기기, 정밀기계, 광학용 렌즈 등은 물론 건강의료 보조기 등의 산업기기의 사용이 폭증하고 있으며, 원적외선 방출 방사선(감마, X-Ray)의 반사 및 방향전환을 통한 전자파의 무해화 등으로 건강에 기여하고 있다. 실제로 수정은 몸에 지니면 유해파(전자파, 수맥파 등)에 흔들린 몸의 생체리듬이 규칙적인 파동 전류를 가진 인체의 생체전기에 작용하여 생체리듬을 조율하여 건강에 큰 도움을 준다고 한다.

5. 약석 건강법(지압)

서양의학이나 동양의학이나 의학의 대상은 사람이고, 의학의 목적은 건강한 신체로 행복한 삶을 영위하는 것이다. 인체에 질병이 발생했을 경우 동양, 서양의학이 접근하는 방법의 차이가 지역과 환경에 따라서 조금 다를 뿐 목적은 같다고 본다. 서양의학은 질병의 원인을 외부로부터 찾아내어 분석하여 약물이나 외과적인 수술을 통하여 치료하는 방법으로 발전되었던 것에 비해 동양의학은 질병에 대한 체내의 저항력(자연치유력)을 강화시키는 방법으로 발전되었다고 볼 수 있다.

간단히 말하면, 치료와 치유의 방법으로 질병을 연구해 왔던 것이다. 치유라는 것은 말 그대로 인체가 질병에 대항하는 본능적인 능력을 가지고 있다는 것을 전제로 하는 것이고, 따라서 그 능력을 강화시켜 자연적으로 병을 낫게 하는 데 도움이 되는 여러 가지 방법이 동양의학에서 연구, 발전되어 왔다.

대체의학이라는 용어는 현대의학이라고 불리는 서양의학의 한계성을 인정하고, 동양의학에서 바라보는 우리 몸과 질병에 대한 접근 방법의 다양성을 수용하여 서양의학의 인체의 질병과 치료에 대한 절대적이고 우위적인 시각을 바꾸어야 한다는 점에서 대체의학이라는 새로운 용어가 만들어졌다. 따라서 새롭게 만들어진 의학이 아니고 의미론적인 면에서 본다면 옛날부터 전 세계 여러 곳에서 연구, 발전 계승되어 왔다고 볼 수 있는데, 그 이유는 각 나라마다 전통의학이라든지 민간요법 또는 자연요법으로 불리며 인간이 태어날 때부터 가지고 있는 자연치유력을 이용하여 수많은 질병과 싸워 건강을 회복하고 환경을 극복하며 생활해 왔기 때문이다.

『황제내경』은 책의 이름에서도 알 수 있듯이 황제와 신하 간의 문답형식으로 생리학, 병리학, 진단학을 기초로 한 질병의 예방과, 치료를 언급한 책이다. 그런데 놀라지 않을 수 없는 것은 『황제내경』 속에 약석건강법의 기원이라 할 수 있는 「관지법」이 기록되어 있다는 사실이다. 「관지법」이란 일종의 반사요법으로 인체 내의 조직, 기관, 선(腺) 등에 각각 일치하는 어떤 상응하는 지점, 또는 반사점이 손과 발에 분포해 있다는 원리에 기초한 것인데, 침술요법과 거의 같은 시기에 발생했다고 보는 것이 일반적인 시각이다.

대만에서 선교활동을 하고 있던 스위스인 약석 신부는(본명 Fr, Josef Eugster) 오랫동안 류마티즘으로 고생하였는데, 스위스 간호사의 책에 소개되어 있는 「발의 반사부위 치료법」으로 치료하여 효과를 보았기에 이를 널리 알린 결과 1982년 대만 전국에 큰 센세이션을 불러일으키면서 '약석건강법'이라 붙여진 것이다.

동양의학은 위장이나 심장 등 각 장기에 질병이 발생되면 그 장기에 한정하여 질병의 증상을 치료하는 것이 아닌 몸 전체의 자연치유 시스템 자체에 이상이 발생되었다고 보는 것이다. 따라서 동양의학의 치유의 개념으로 설명될 수 있는 발 건강법도 어떤 장기에 이상이 발생하면 발의 모든 반사구를 자극하여 태어날 때부터 가지고 있는 자연치유력이 면역능력을 강화시켜 전체가 부분을 치유하는 방법으로 건강을 회복하는 것이다.

6. 효소건강

효소욕이란 쌀겨, 약초, 쑥, 녹차, 톱밥 등에 미생물 배양액을 넣어서 발생하는 열을 이용한 온열요법으로서 독소배출 및 혈행순환 개선에 도움을 준다.

1) 피로회복

혈액순환을 원활하게 신진대사를 높여 주며, 근육을 적당하게 자극하여 피로를 풀어준다.

2) 운동부족의 해소

심폐기능을 항진하여 운동의 효과를 내며, 체내의 불순한 땀과 노폐물을 배출하여 몸의 컨디션을 향상시키고 체력을 증진한다.

3) 어깨 결림, 요통의 해소

근육의 긴장을 풀어주어 경직된 근육을 이완시켜 주고, 근육통을 감소시켜 줍니다.

4) 비만의 해소

기초대사량을 증진시켜 체지방의 소모를 촉진하고, 지방분해효소에 의해 체지방을 직접 분해한다.

5) 동맥경화, 고지혈증, 고혈압 등 심혈관계 질환 예방

혈액의 흐름을 방해하는 혈전을 직접 분해하여 혈액의 흐름을 원활하게 도와준다.

6) 노화방지 및 항암효과

세포의 활성을 조절하여 특이적 유기체(암세포)의 증식을 억제하고, 세포의 재생능력을 활성화시켜 노화를 방지하는 효과가 있다.

7. 여름 극복 치유(활인심방법)

(1) 여름은 더운 시기로 정신이 산만해지며, 심장의 기능은 왕성하나 신장이 쇠하니 노소 불문하고 더운 음식을 먹어야 가을에 토사곽란의 염려가 없다.

(2) 뱃속은 늘 따뜻해야 좋은데, 그러면 배에 병이 나지 않고 혈기가 왕성해진다.

(3) 한여름 더운 때라 하여 찬 물로 씻으면 오장이 메마르고 진액이 적어지며, 찬 것을 많이 먹으면 시력을 상하고, 냉한 채소는 기를 다스리기는 하나 눈이나 귀의 기능을 떨어뜨린다.

(4) 여름에는 아침 일찍 일어나는 게 좋으며, 길을 가다가 갑자기 부는 바람이나 번개, 천둥을 만나거나 날이 어두워지면 집안으로 피해 들어가야 한다. 그렇지 않으면 심신을 상하게 되니 당시는 몰라도 오래 되면 병을 얻게 된다.

(5) 찬바람을 조심하라는 얘기도 나오는데, 앉은 자리나 누운 자리에 바람이 통하

면 그냥 견디고 있으면 안 된다. 특히 노인은 몸이 약하고 속히 허해서 풍이 들기 쉽고, 처음에는 못 느끼나 결국 몸을 해치게 되니 덥다 하여 바람맞이에서 몸을 식히거나, 취했을 때 부채질을 하는 것은 좋지 않다고 전하고 있다.

(6) 무엇보다 몸가짐을 바로 하라는 내용이 눈길을 끄는데 「초여름에서 가을에 이르기 전까지 군자는 일상생활에서 몸을 다스려 조급함이 없도록 하고, 말과 태도는 조용히 하며, 크게 성내지 말고 식사는 검소하게 하며, 욕망을 절제하고 심기를 안정시켜야 한다.

활인심방법은 더운 여름에도 몸을 너무 냉하게 지낼 것이 아니라 인체를 따뜻하게 유지해야 된다는 것으로, 이열치열의 방식을 고수해야 건강을 지키는 비결이다.

8. 식이요법(암)

암 치료에 대해서 거의 지식이 없는 환자나 보호자가 병원에서 권하는 치료방법 이외로 선택할 수 있는 가장 효과적이고 손쉽게 할 수 있는 방법이 식이요법이다.

(1) 식이요법은 암을 이기는 방법 중의 한 가지로서 많은 분들이 활용하고 있으며, 권장할 만한 방법 중의 하나이다. 대부분의 질병이 잘못된 음식습관과 오염된 농작물, 식수, 공기 등이 주요 요인으로 보고 있으며, 이것을 개선했을 때에 치료효과가 있는 것은 당연하다 할 것이다.

(2) 암이라는 판정을 받으면 환자와 가족은 병원치료만 할 것인지, 면역요법이나 식이요법만 할 것인지, 병원 치료와 식이요법을 병행할 것인지, 수술을 할 것인지 말 것인지, 환자에게 알릴 것인지 말 것인지 등등의 복잡하고도 매우 중요한 결정을 해야 한다.

(3) 식이요법을 실행하기에 앞서서도 분명한 결정과 그리고 결정된 부분에 대해서는 흔들림 없이 일관적으로 실행되어야 완전한 효과를 볼 수 있다. 또한 식이요법의 효능은 서서히 나타나기 때문에 꾸준히 해야 효과를 볼 수 있다.

(4) 병원에서는 식이요법에 대해 비과학적이라는 점과 알 수 없는 약제나 약초를 복용하여 치료는 고사하고 부작용이 있을 것으로 먼저 염려를 한다. 그러나 침, 뜸 등의 대체의학적인 방법을 병행 치료가 행해지고 있음에도 의사들은 부정적인 시각을 나타낸다. 그러나 선진 외국 병원의 의사는 양·한방 치료를 병행하는 실정으로, 우리나라 의사는 동떨어진 밥그릇 싸움으로 눈독을 들이는 모습이 안타깝다.

(5) 병원에서의 치료가 매우 중요하고, 대부분의 환자가 여기에 의존하고, 현실에서 식이요법이 대두되고 있는 이유는 현재 병원에서 이루어지고 있는 암 치료가 매우 폭력적인 방법이어서 부작용이 크기 때문이다. 특히 항암제 투여는 몸속의 정상세포에 까지도 영향을 끼쳐 부작용이 심하다는 것이다. 즉 암환자의 식단에 너무 지나친 절제 방법 등이 오히려 해를 끼치고 있다.

(6) 병원에서의 치료방법과는 달리 식이요법의 원리는 여러 가지 방법에 따라 차이가 있겠지만, 대개의 경우 암이 좋아하는 음식물을 섭취하지 않으므로 암의 영양분 공급을 차단해서 암을 굶겨 죽이거나 인체의 면역체계를 강화시켜 암을 고사시키는 것이다. 암 식이요법은 선택적 투여보다는 건강을 유지하며 싸울 수 있는 잠재력을 키워주어야 된다.

(7) 현실적으로 볼 때 우리 주위에서도 이러한 식이요법을 통하여 병원에서 선고받은 것보다 훨씬 오래 살거나 완치된 경우는 상당히 많이 있으며, 우리나라 뿐만 아니라 세계 도처에도 사례가 비일비재하다.

(8) 또 한 가지 중요한 것은 보호자의 역할이다. 암환자에게 있어 보호자의 역할은 생명과 직결된다 하여도 과언이 아닐 것이다. 특히 젊은 분들은 주먹구구식으로 할 것이 아니라 좀 더 체계적으로 간병할 수 있어야 하며, 체계적으로 한다는 것은 각종 서적과 인터넷을 이용하는 것이 주된 자료가 될 수 있다.

(9) 특히 각종 전문서적 속에는 이전에 몰랐던 식이요법의 방법들, 민간요법의 약제나 외국의 약제를 구입하여 적극적인 자연치유 면역력을 기르는 방법을 권장한다.

(10) 식이요법을 실행함에 있어 보호자의 역할, 나아가서 가족의 역할은 매우 힘든 부분이 있다. 그러나 환자가 식이요법을 확실히 실행할 수 있게 하기 위해서는 일반 가족식에 면역력이 강하고, 고단백질 섭취로 암과 투쟁할 수 있는 절제있는 식이요법의 첨가를 권장한다.

(11) 식이요법 중에서도 약차는 어떤 장기에도 부작용이 적고 흡수가 빨라서 효과를 극대화 시킬 수 있다.

9. 약차 건강

약차는 감잎차, 아카시아차, 국화차 등 여러 종류가 있다

1) 생 식

생식은 현대 식생활의 문제점인 과다한 열량 섭취, 인스턴트식품의 부작용, 섬유질 부족, 과다한 육식이나 고단백 식사, 과산화지질, 조리 시 영양소 파괴 등의 문제를 일시에 해결해 준다. 한마디로 살아있는 식사로 최고의 생명식이다. 생식과 화식은 살아있는 것과 죽어 있는 것의 차이만큼 차이가 크다. 생식은 영양가 파괴 없이 음식을 섭취하게 됨에 따라 건강해지는 것은 물론 질병도 치유되고, 변비도 없어지며, 피부에도 좋다.

2) 자연식

오곡밥이나 현미밥(+콩)이 적절하다. 반찬은 자연 채식으로 짜거나 맵지 않게 조리하면 된다. 과일이나 야채를 충분히 공급하여 전체적인 균형과 밸런스를 맞추고, 단백질이나 열량의 공급이 필요한 경우 콩이나 땅콩, 호두 등을 간식으로 활용할 수 있다. 육식은 ① 쇠고기 사골국물, ② 생선류, ③ 기름제거 한 육식 등을 적절하게 선택하여 섭취한다.

4) 소 식

과식은 건강의 최대 적이며, 비만은 질환의 동반자나 다름없다. 생식이나 자연식을 하면 식사량을 파격적으로 줄일 수 있다. 식사는 꼭꼭 씹어서 먹으면 충분히 포만감이 생긴다.

5) 금 식

암환자에게서 금식은 특별한 경우가 아니면 허용될 수 없다. 특히 표준 체중 이하로 체중 감소의 우려가 있는 경우 절대 금지이다. 완전 금식보다는 과일이나 야채즙을 이용한 반금식이 바람직하다. 특별한 상황이 아니면 치료효과의 면에서도 생식이 금식보다 낫다.

6) 생수요법

물을 많이 마실수록 좋다는 것은 상식이다. 물을 생명력의 본질이며, 우리 몸의 70% 정도를 차지하고 있고 신진대사의 속도를 좌우하므로 암의 예방과 치료의 과정에서 충분한 양이 공급되어야 한다. 특히 항암제를 맞는 기간에는 더욱 많은 양의 물이 필요하다. 가능하면 충분한 미네랄이 포함된 생수나 약수가 좋다. 물은 혈액순환을 원활하게 하고, 스트레스를 해소시켜 주며, 노폐물 제거에 있어서 신장의 부담을 덜어준다. 물의 양은 하루에 2리터 이상이 권장량이다.

10. 암을 예방하는 식생활 지침

(1) 영양 면에서 균형을 맞춘 올바른 식생활로 바꾼다.

(2) 자연식 위주의 식사를 하도록 한다. 자연식이란 정제·가공한 음식물을 먹지 말고 가능한 최소한의 조리를 통해 거의 자연 상태로 먹되 주식은 현미에 잡곡을 3~4종 섞어서 밥(5곡밥)을 지어 먹고, 부식(반찬)은 동물성 식품 30%, 신선한 야채 30%, 해조류 30%, 과일 10%의 비율로 하여 먹는 식사법이다.

(3) 5백식품(흰쌀, 흰밀가루, 흰설탕, 흰소금, 흰조미료)을 먹지 않는다. 식초도 빙초산을 사용하지 말고 사과식초, 현미식초 등을 이용한다.

(4) 짜고, 맵고, 차갑고, 뜨겁게 먹지 말고, 식품재료 자체의 고유의 향과 맛을 느낄 수 있도록 조리한다.

(5) 발암물질이 있는 수입 농산물, 훈연식품, 염분이 많은 식품, 저장식품, 염장식품, 탄 음식, 인스턴트식품, 정제·가공식품, 합성 착색료·항곰팡이제·항산화제·호르몬제가 첨가된 식품의 섭취는 피한다.

(6) 동물성 단백질과 지방의 과잉섭취는 피한다.

(7) 과일과 녹황색 채소의 섭취를 증가시키고, 유기농산물을 선택한다.

(8) 식품조리 시 암 예방에 도움이 되는 조리법을 이용하고, 탄 음식은 먹지 않도록 한다.

(9) 섬유소가 많은 해조류, 채소류, 정제하지 않거나 도정하지 않은 곡류를 섭취한다.

(10) 커피와 알코올음료의 섭취를 줄인다.

(11) 생수를 많이 마신다. 하루에 2,000cc 정도를 여러 번 나누어 조금씩 자주 마신다.

(12) 소식하는 것이 좋다, 반드시 천천히 잘 씹어 먹도록 한다.

(13) 항암, 항산화 효과가 있는 버섯류와 해조류를 매끼 식사 때 섭취한다.

(14) 전통 발효식품인 된장, 청국장을 매일 섭취하여 항암작용을 강하게 한다.

(15) 항암성분이 들어있는 것으로 확인된 건강보조식품을 최대한 이용하여 암세포를 소실시키고, 재발을 최대한 억제하도록 한다. 인삼, 매실, 마늘, 당근, 보리,

다시마, 대추, 각종 효소식품, 버섯류(표고, 영지, 운지, 상황, 아가리쿠스 등 버섯에는 균사체가 많고, 베타글루칸 등이 항암작용을 강하게 한다)를 매일 섭취한다.

11. 니시 건강요법

니시요법은 몸에 나타나는 이상 증세를 병으로 보지 않고 몸이 정상으로 돌아가기 위한 자연 치유의 과정으로 본다. 예를 들어서 독극물을 먹었을 경우 토를 하거나 설사를 하게 되는데, 이것은 독극물을 몸 밖으로 내보내기 위한 일종의 자연치유력의 현상이다.

현대의학에서는 이런 증상에 대해서 해열제, 지혈제, 식은땀을 멈추게 하는 약제 등을 써서 증상을 멈추게 하는 것이 치유법이라고 생각한다. 병의 증상은 생체를 구하려는 자연 치유력의 작용이지 절대로 소동을 일으킬 일이 아니라는 것이 니시요법의 시각이다.

1) 니시 건강수칙

(1) 자세를 항상 바르게 한다.
(2) 생수를 충분히 마신다.
(3) 음식은 한 입에 30회 이상 씹는다.
(4) 붕어운동과 모관운동을 꾸준히 한다.
(5) 평소 '만사가 잘 된다.' '좋아진다.' '건강해진다.' 라고 생각한다.
(6) 평상과 경침을 사용한다.
(7) 매일 감잎차 생야채 등 천연 비타민 C를 섭취한다.
(8) 깨소금을 어른은 하루 6g, 어린이는 3g 가량 섭취한다.
(9) 다시마, 미역 등 해조류를 하루 평균 11g 정도 섭취한다.
(10) 미식은 귀인의 심정으로, 조식은 서민의 기분으로 먹는다.
(11) 화장실에서 나올 때나 밖에서 돌아오면 반드시 손・발을 씻는다.

숙변 제거와 독소 제거를 위하여 식이요법으로 생야채즙, 유기농 야채를 섭취한다는 식이요법을 병행한다.

첫째, 단식에 의해 체내 노폐물을 배설한다.

둘째, 생야채, 해조류, 생과일, 감잎차(비타민 C가 많다), 생수, 현미 오곡밥을 섭취한다.

셋째, 둥글고 낮은 나무베개를 베고, 딱딱한 침대생활을 통하여 굽은 몸을 바로 잡는다.

넷째, 혈액순환을 돕는 모관운동, 장의 연동운동을 돕는 붕어운동, 부인병에 적합한 개구리운동 등을 바르게 하는 등배운동 등을 실천한다.

다섯째, 옷을 얇게 입고, 음식은 가능한 한 신선한 생채식을 하고, 자연의 비타민과 생수를 일정하게 복용한다.

2) 니시가 주장하는 발암 원인

니시의학에서는 암에 걸리는 원인을 자연과 멀어진 현대문명의 생활에서 찾는데, 암에 걸리는 원인은 다음과 같다.

(1) 인간의 몸속에 생기는 일산화탄소의 증가와 그로 인해 유발되는 산소 결핍에 의한 것이다.

이러한 현상은 주로 옷을 너무 두껍게 입어서 피부가 호흡작용을 충분히 하지 못하기 때문에 일어난다. 체내의 산소 부족은 일산화탄소라는 유해가스의 발생을 가져오는데, 이것이 무서운 암의 원인이다. 체내에 일산화탄소가 불어난 상태에서 거듭해서 자극받는 기관의 상피조직이 이상증식 한 것이 암이라고 정의했다.

(2) 비타민 C의 결핍이다.

인간은 화식을 하고 옷을 입기 때문에 피부호흡이 불완전하여 체내에서 산화가 완전히 이루어지기 어렵다. 이로 인해 체내에 발생하게 되는 일산화탄소는 비타민 C와 결합하지 못할 경우 암의 발생을 초래하게 된다. 암이 인간에게만 발생하는 병이라는 점에서도 비타민 C의 결핍이 암 발생에 영향을 미친다는 것을 알 수 있다.

비타민 C의 결핍은 필연적으로 몸에 피하출혈을 일으킨다. 여기에 어떤 종류의 자극이 가세하면 암이 발생한다. 비타민 C의 중요성은 대사요법이나 거슨요법 등 대체의학에서 항상 공통적으로 나오는 중요 항목이다.

(3) 변비로 인한 것이다.

변비가 되는 것은 한마디로 말하면 흉추 제5번 부탈구에 의한 유문의 확대 때문이다. 유문이 열린 채 그대로 있으므로 위산이 장으로 흘러들어가 알칼리성을 중화시킴으로써 장의 활동을 무력하게 만들어 변비가 된다. 이 때문에 체내에서 일산화탄소가 발생하게 된다.

(4) 응유효소 결핍과 일산화탄소 때문이다.

프랑스의 탄네라는 학자의 설에 의하면, 암에 걸린 사람을 조사해 보니 세포의 주위를 둘러싸고 있는 응유효소의 막이 결핍되어 찢어져 있었다고 한다. 이 응유효소는 레닌이라고도 하는데, 젖먹이 유아가 암에 걸리지 않는 이유도 세포가 이 막에 싸여 있기 때문이라는 것이다. 그러나 나이를 먹음에 따라 이것이 차츰 결핍되어 갖가지 질환, 특히 암에 걸리게 되는 것이다.

(5) 체내의 마그네슘 결핍 또한 일산화탄소의 증가를 가져와 암을 유발시키는 요인이 된다.

마그네슘은 일산화탄소를 체내에서 제거하는 중요한 역할을 하고 있기 때문이다. 당분이나 알코올의 과잉 섭취도 일산화탄소의 발생을 촉진하여 암을 유발시킨다.

니시요법의 암 발생요인은 평소에 옷을 두껍게 입는 버릇이 있는 사람, 생채식을 하지 않는 사람, 자주 변비가 되는 사람, 폭주가, 단 것을 많이 먹는 사람, 담배를 많이 피우는 사람, 향신료, 산류(초밥을 즐겨 먹는 사람), 동물성 단백질과 지방 등 농후식품을 즐겨 먹는 사람은 암에 걸리기 쉽다고 정의하고 있다.

12. 발 건강법

최근 발에 대한 관심이 지대해지고 있다. 건강에 조금이라도 관심이 있는 사람이라면 발이 '제2의 심장'이라는 말이 그다지 낯설지 않을 것이다. 인간의 대부분의 질병은 혈액의 흐름이 정체되거나 막히는 것에서부터 시작된다고 한다. 따라서 현대인의 건강에 대한 최고의 이슈는 원활한 혈액순환에 있다고 볼 수 있다.

순환기 계통의 둔화는 각종 질병을 유발하며, 생명 그 자체라고 할 수 있는 혈액을 온몸 구석구석까지 공급하는데 무리를 가져오게 되는 것이다. 따라서 우리는 발 관리를 철저히 함으로써 혈액순환을 원활하게 하여 각자의 건강을 지켜야 한다.

1) 발을 씻은 다음에는 물기를 깨끗하게 닦아내야 한다

항상 발을 청결히 하고, 샤워 후나 발을 씻은 후에는 발가락 사이까지 꼼꼼히 물기를 닦아준다. 최소한 15분 이상은 자연통풍을 시켜줘야 하며, 헤어드라이어를 사용하는 것도 효과적이다. 발가락 사이사이도 깨끗이 말려준다.

2) 발은 자주 만져줄수록 좋다

발을 마사지하는 것이 귀찮거나 어렵다고 생각할 필요는 없다. TV를 보거나 앉아 있을 때 잠깐씩 발을 만져주는 것만으로도 충분히 효과를 볼 수 있다. 연필이나 펜의 부드러운 부분으로 발바닥을 눌러주는 것도 좋다.

3) 걷는 습관이 발 건강을 좌우한다

발의 손상은 대부분 잘못된 걸음걸이와 여성들의 하이힐과 같은 불편한 신발에서 야기된다. 대부분의 사람들은 발뒤꿈치가 땅에 닿는 순간이 아주 짧고, 발바닥이 땅에 닿는 시간이 긴 평발보행을 한다. 그러나 이러한 평발 보행은 발에 통증과 피로를 불러올 뿐만 아니라 체중이 발바닥으로만 전달되어 발바닥의 움푹 들어간 아치부분이 주저앉아 평발이 될 수 있다.

정상적인 걸음걸이는 발뒤꿈치, 발바닥, 발끝순서로 걷는 것이다. 이런 방법으로 걷는 습관을 몸에 익힌다면 발이 상하는 것도 방지할 수 있을 뿐만 아니라 피로감이 눈에 띄게 줄어드는 것을 느낄 수 있을 것이다. 단, 굽이 높은 신발을 신음으로 해서 생기는 피로는 꼭 발 목욕으로 풀어주는 것이 좋다.

4) 지압용 슬리퍼를 신는다

흔히 구할 수 있는 지압용 발판이나 슬리퍼를 이용하면 따로 지압을 하지 않아도 쉽게 지압효과를 얻을 수 있다. 이런 제품을 구할 수 없다면 발바닥의 지압점이 골고루 자극될 수 있도록 문지방을 밟아주는 방법도 있다.

5) 외출한 후에는 발 목욕을 하는 것이 좋다

특별히 많이 걸은 날이나 발에 무리를 줬다고 생각되는 날에는 발 목욕을 하는 것이 좋다. 뜨거운 물에 발을 담근 채 마사지를 하면 발 관리뿐만 아니라 피로회복과 숙면에도 도움을 준다. 발을 충분히 주물러서 혈액순환이 잘 되도록 하는 것이 좋다.

단, 발 냄새가 심하거나 무좀이 있는 사람은 찬물을 이용하는 것이 좋다. 과망산칼륨, 샐비어, 타닌산, 로즈마리 등을 사용하여 발 목욕을 하면 땀이 많이 나고 냄새가 나는 발의 경우 땀 분비를 조절하는 데 도움이 된다. 세이지, 타임, 로즈마리 등은 살균, 소독효과가 뛰어나므로 무좀이 있는 발에 좋다.

13. 발반사요법

발을 적절하게 자극하여 인체기관에 좋은 영향을 주고, 건강한 생활을 할 수 있게 하는 대체요법이다.

1) 발반사요법의 목적

손이나 봉으로 발의 구석구석을 자극하여 혈액순환을 촉진시키고, 신진대사를 원활히 함으로써 인체의 자연치유력을 높이는 것이다.

2) 발반사요법의 효과

발에 있는 62개의 반사구를 자극하여 몸속의 기관에 즉시적인 자연치유 효과를 볼 수 있으며, 잘못 자극해도 부작용이 없다.

3) 발반사요법의 특징

의학적인 지식을 요구하지 않으며, 해보겠다는 마음만 있으면 누구나 쉽게 배울 수 있다. 부작용이 없기 때문에 안전하고, 자극하면 반드시 효과가 있다.

4) 발반사요법의 미래

병원을 찾아도 병명이 확실하지 않고, 효과가 없다면 발건강법을 활용해 보는 것도 좋은 방법이다.

〈발사랑은 곧 만족의 시작〉

(1) 만족(滿足) : '찰'만(滿), '발'족(足)이란 의미로 발이 꽉 찬다, 발을 편하게 한다는 의미이다.

(2) 만족(滿足) : 발을 편하게 한다, 발을 사랑한다, 발을 못살게 구는 것을 말한다.

(3) 발 사랑법

① 발을 깨끗이 씻고 물기가 없도록 깨끗이 닦는 것
② 발을 골고루 만지고 주무르고 누르며, 두드리고 당기며 못살게 구는 것
③ 결혼 첫날 신랑 발바닥을 때리던 풍습은 발을 이용한 만족한 성생활을 할 수 있도록 발바닥을 자극한다.

〈깨끗이 씻는 습관〉

(1) 발을 건강하게 관리하는 습관

첫째 : 아침과 저녁에 발을 깨끗이 씻는 습관을 갖는다.
둘째 : 발을 깨끗이 닦는 습관을 갖는다.
셋째 : 때와 장소를 가리지 않고 발을 골고루 주무르는 습관을 갖는다.

(2) 발 관리로 몸을 건강하게 관리하는 법

첫째: 항상 사랑과 봉사의 마음을 갖는다.
둘째: 발을 골고루 자극하는 기술을 익혀 정성을 다해 실천한다.

(3) 발 관리의 효험

처 음: 견디기 어려울 만큼 발이 아파 통증을 호소한다.
중 반: 통증이 점점 약해져 참을 만하며, 몸의 증세가 호전된다.
징 후: 멍이 들거나 약간 붓기도 하며, 각가지 징후가 표출된다.
후 반: 10회 발 관리 후 몸의 건강 유지 및 자연치유력 향상, 뼈와 근육 및 피부에 이상을 가하지 않는 한 부작용이 없기 때문에 발과 인체에서 나타나는 반응만 면밀히 관찰, 기록해 두면 효험 정도를 쉽게 파악할 수 있다.

〈발 자체의 질환을 제거한다〉

(1) 발 자체의 질환 없애기
(2) 버퍼작업: 굳은살, 티눈, 압박종 등이 있으면 해당부위를 1분 정도 버퍼로 매일 조금씩 갈아서 제거한다.
(3) 족욕작업: 더운물에 10분 정도 발을 담구어서 발을 이완시킨다(무좀이 있을 경우는 소금과 식초를 한 스푼 넣어서 담그기).

〈발 건강의 기본 원칙〉

(1) 가능한 한 걸음을 빠른 속보로 걷는다.
(2) 굽이 낮고 편안한 신발을 신는다.
(3) 실내에서는 가급적이면 맨발로 다닌다(땀이 적게 나서 발이 갈라지는 경우는 양말을 신고 있도록 함).
(4) 부종이 있을 때는 잠잘 때 발을 높게 한다.
(5) 본격적인 발반사요법 실시, 스크럽마사지를 통해 발과 다리 피로풀기(정맥 혹은 임파마사지 포함), 발반사요법 실시로 건강을 관리한다.

〈걷는 습관으로 건강 찾기〉

(1) 히포크라테스는 걷는 운동은 뇌를 활성화시킨다고 하였다.
(2) 걷는 운동을 많이 하면 뇌세포를 긴장시켜 뇌에 혈액 유입량을 증가시킨다.
(3) 젊음과 건강을 유지하기 위해 하루에 일정량 이상 걷는 습관이 중요하다(매일 1만보 걷기 도전: 7 km 내외).

〈발 구조〉

(1) 발 뼈: 한발에 26개씩, 양발에 52개로 인체 골격(206개)의 1/4에 해당한다.

(2) 구 조: 발에는 60개의 관절, 214개의 인대와 38개의 근육으로 이루어졌다.

(3) 순 환: 발에는 중요 경혈과 경락이 집중되어 있고, 말초신경이 7,200여 개 존재한다.

(4) 면 적: 발바닥의 면적은 몸 전체의 2%에 불과하지만 몸 지탱에 중요한 역할을 한다.

(5) 역 할: 말초까지 내려온 혈액을 심장으로 되돌아가게 하는 제2의 심장 역할을 한다.

〈발 구조와 인체 대응시키기〉

(1) 양 발바닥은 인간이 앉아 있는 형상으로 서로 대칭된다.
(2) 양 발바닥 발가락 부위: 인체의 목 위 부분의 머리와 같다.
(3) 양 발바닥 위 불룩한 부위: 인체의 흉부에 해당한다.
(4) 양 발바닥 족궁 부위: 인체의 복부에 해당된다.
(5) 양 발바닥 뒤꿈치 부위: 인체의 하복부에 해당한다.
(6) 엄지발가락 쪽의 내측면: 인체의 척추와 같다.
(7) 새끼발가락 쪽의 외측면: 어깨와 팔꿈치 및 무릎관절과 같다.
(8) 발등 부위: 가슴과 흉부임파선, 상하반신 임파선 등과 같다.
(9) 발목 부위: 고관절에 해당한다.
(10) 발뒤축 아킬레스건 하단 부위: 생식기와 생식선에 해당한다.
(11) 무릎아래 하지 부위: 좌골신경과 대퇴신경 및 비골신경에 해당한다.

〈발 자체 질환 보기〉

(1) 발의 피부와 근육 이상: 굳은살, 압박종, 티눈, 무좀, 족저건막염 등이 있다.
(2) 발뼈와 인대 및 신경 이상: 외반모지, 망치족, 뼈탈출, 평발, 통풍 등이 있다.

〈발에 나타나는 인체의 이상신호〉

(1) 발이 전체적으로 부어있는 발, 발바닥이 전체적으로 더러운 발이 된다.

(2) 발바닥이 끈적끈적한 발, 발바닥에 굳은살이나 무좀, 발가락 끝에 변형이 일어난다.

(3) 신발형태나 걷는 자세는 발의 변형과 밀접한 관계가 있다.

① 무좀이나 티눈, 굳은살 등: 잘못된 신발이나 걷는 자세를 교정해야 된다.
② 외반모지 또는 발가락 변형 및 평발: 발에 안 맞는 꽉 끼는 신발을 신지 않아야 된다.
③ 신발이 너무 작거나 굽 높은 신발: 2지와 3지 발가락이 굽어 변형을 유발한다.

〈무좀 없는 발 만들기〉

(1) 무 좀: 백선균이라 불리는 곰팡이균이다.

(2) 섭 생: 습기도 많고 피부온도도 비교적 높은 발가락 사이나 발바닥에 생긴다.

(3) 발 병: 머리털을 침범해서 기계충 유발, 음낭 및 사타구니 양측 습한 피부에 침범하면 완선, 손톱이나 발톱을 침범하면 조갑백선, 털이 적은 피부에 도장부스럼 같은 피부병들을 유발한다.

(4) 무좀균: 피부에 곰팡이가 침범하여 피부의 제일 바깥 각질층에 살고 있으며, 각질층 내의 케라틴이라는 단백질을 곰팡이의 효소작용에 의해 소화시키는 과정에서 각가지 형태의 무좀을 유발한다.

(5) 무좀치료: 직접 바르는 연고제를 주로 사용하고, 완치하는 것이 중요하다.

(6) 무좀예방: 손발을 항상 깨끗이 씻고 잘 말리는 생활습관이 중요하며, 면양말을 신고 통풍이 잘 되는 신발을 신는 습관이 중요하다.

(7) 민간요법: 매일 따뜻한 물에 소금 한 스푼과 일반 식초 두 스푼을 넣어 10분 정도 발목까지 담근다(부작용이 심하게 나타나면 즉시 중지하고, 병원 전문의를 찾는 것이 좋음).

〈발을 건강하게 운동시키기〉

(1) 발 운동: 발 피로를 풀고 항상 튼튼하게 해준다. 물론 혈액순환 및 신진대사를 원활히 하여 자연치유력이 증강된다.

(2) 실내에서 서있는 자세: 발등 밟기, 발뒤꿈치 들고 내리기, 발뒤꿈치로 걷기자세를 취한다.

(3) 바닥에 앉은 자세: 발가락 움직이기 운동(위 아래로 구부리고 펴는 운동, 옆으로 벌렸다 오므리는 운동, 발가락 가위・바위・보 운동, 발가락으로 물건 집어 옮기는 운동)을 한다.

(4) 바닥에 누운 상태: 다리 들고 발 털어주기 등을 종종 한다.

(5) 바닥이나 의자에 앉은 자세 : 다리를 쭉 편 상태에서 발가락 움직이기, 발목 돌리기, 발가락을 몸 쪽으로 당기고 밀기, 발을 좌우로 비틀며 힘주기, 땅바닥에 발뒤꿈치 치기, 양발의 내측면 부딪히기, 발뒤꿈치를 발가락 사이에 넣고 힘주기 등의 운동을 한다.

〈발 진단을 통한 여러 가지 증상 보기〉

(1) 발의 여러 가지 증상을 보고 건강 예측, 진단이 가능하다.
(2) 굽 높은 신발을 신으면 발목이나 무릎관절에 이상이 생긴다.
(3) 다리를 꼬고 앉는 자세는 골반을 휘게 하거나 압박을 주고 다른 장기에도 나쁜 영향을 준다.
(4) 발가락 2지와 3지가 뒤틀리거나 통증이 있으면 위장장애 전조 현상이다.
(5) 발이 찬 경우는 신체가 허약하고 면역력이 떨어졌다.
(6) 손과 발이 가렵고 열이 나는 경우는 간 기능에 이상이 있을 수도 있다.
(7) 발뒤꿈치나 엄지발가락의 이상은 당뇨병의 전조증상일 수도 있다.
(8) 발가락이 누렇거나 붓는 것은 혈액 속의 여러 가지 독소가 잔존하기 때문이다.
(9) 발이 저린 경우는 혈액순환이 원활하지 못하기 때문이다.

〈간단한 발 건강 진단법〉

(1) 발의 모양을 보고 진단하는 시진, 감촉으로 진단하는 촉진, 물어보고 판단하는 문진이 있다.

(2) 시 진 : 발의 색상, 굴곡형태, 발 자체의 질환을 통해 판단한다.

① 색상이 자연스러워야 건강하나, 푸르스름하면 간 기능의 저하를 의심해 본다.
② 너무 붉은 빛을 띠면 심장기능, 검은 빛을 감돌면 신장 기능, 하얗게 힘이 없어 보이면 폐와 기관지 이상의 원인이 될 수도 있다.
③ 누렇게 보이면 비위기능의 이상을 의심한다.
④ 족궁의 아치가 너무 높으면 요족형태로 허리가 약하거나 경추의 이상, 아치가 거의 없으면 편평족을 의심한다.
⑤ 발의 형태로 소화기계통이나 신장계통의 기능 저하를 판단한다.
⑥ 똑바로 누운 상태에서 양발을 보았을 때 많이 기울어진 쪽의 골반이 돌아간 경우가 많다.
⑦ 발 전체에 굳은살이 많이 낀 쪽의 발이 더 크고 몸을 지탱하는 발이라 생각하면 된다.

⑧ 발 자체의 질환으로는 피부와 근육 이상으로 인해 생기는 굳은살, 압박종, 티눈, 무좀, 족저근막염 등이 있으며, 뼈와 인대 및 신경 등의 이상으로는 외반모지, 망치족, 뼈탈출, 평발, 통풍 등이 있다.
⑨ 촉진은 발의 피부와 근육을 손으로 느끼는 촉감에 의해 이물감의 정도를 파악하고 상태를 판단한다.
⑩ 발의 특정 부위가 볼록한 느낌을 주면 해당 인체기관의 기능 저하를 의심한다.
⑪ 발의 특정 부위가 물방울, 좁쌀 같은 느낌을 주면 해당 인체기관에 초기 염증 이상을 의심한다.
⑫ 발의 특정 부위가 딱딱한 덩어리나 줄기같이 느껴지면 해당기관 만성염증을 의심한다.
⑬ 발의 특정 부위가 유리조각 같이 느껴지면 해당기관 암적 상태로 의심한다.

(3) 문 진 : 질환에 관한 주요 질문을 통해 상태 판단한다.

① 인체의 특정 기관을 수술한 적이 있는가를 묻고 상태를 짐작한다.
② 특정 질환 때문에 일시적으로 병원에 입원한 경력을 묻고 상태를 짐작한다.
③ 가족병력과 현재의 몸 상태를 묻고 종합적으로 상태를 판단한다.
④ 특정 질환이 명확한 경우에는 가장 먼저 병원의 진료와 처치를 권유하는 것이 바람직하다.
⑤ 발반사요법은 건강의 보완적인 수법의 하나일 뿐 완전한 치유는 할 수 없다.

〈발반사요법 실시하기〉

(1) 발 진단으로 여러 증상을 체크한 후 발반사요법

① 발반사요법의 처음과 끝은 기본 반사구(신장, 수뇨관, 방광, 요도) 부분을 자극한다.
② 특정 질환이 있을 경우에는 질환에 해당하는 발반사구를 직접 반사구로 집중 자극한다.
③ 발반사요법이 끝난 후에는 따뜻한 물을 500cc 정도 마시고 노폐물을 배출한다.

(2) 일반적인 질환에 대한 발반사요법 실시

① 일반적인 질환은 기본 반사구와 함께 질환에 해당하는 직접 반사구를 충실히 관리한다.

② 신진대사가 원활하지 않을 경우는 기본 반사구에 간과 심장 반사구를 함께 자극한다(고혈압과 동맥경화도 마찬가지로 내분비계통 반사구를 함께 자극).
③ 스트레스에는 기본 반사구에 신경계통과 내분비계통을 집중적으로 자극한다(스트레스에 민감한 위와 복강 신경통 반사구도 자극).
④ 감기에는 기본 반사구에 호흡기, 내분비와 임파선계통 반사구를 집중적으로 관리한다.
⑤ 만성피로에는 간과 소장 반사구, 생식기계 반사구를 집중적으로 자극한다.

(3) 현대 성인병이나 여성관련 질환의 발반사요법

① 현대 성인병에 해당하는 각종 질환을 예방하기 위해서는 기본 반사구와 함께 내분비계통 반사구 자극은 필수적으로 이루어져야 한다(특정 질환에 해당하는 직접 반사구도 집중 자극하면 좋음).
② 당뇨병은 기본 반사구와 함께 직접 반사구인 췌장 반사구, 내분비계통 반사구를 집중 자극한다.
③ 비만의 경우는 기본 반사구와 함께 갑상선, 비장, 소장 반사구를 집중 관리한다(내분비계통 반사구를 추가 자극하며, 본인이 의지를 가지고 식이요법과 운동요법 병행 필요).
④ 생리불순이나 생리통의 경우는 기본 반사구와 함께 생식기와 생식선 반사구를 집중 관리한다(남성의 정력 관련 질환들도 마찬가지이며, 내분비계통 반사구를 함께 자극하면 더욱 효과적).

(4) 발의 형태와 색깔, 피부, 변형 정도 등이 사람에 따라 다양한 양상을 나타내듯이 발 진단 및 발반사요법의 실시도 상황에 따라 서로 다르게 자극한다.

(5) 발반사요법은 건강의 훌륭한 보완적인 도구가 될 수 있기 때문에 자신의 건강은 물론 가족의 건강을 지키는 건강지킴이로 익혀두면 좋다.

14. 순환기 질환 자연치유법

1) 심장항진

심장의 고동이 몹시 빠르고 세어지므로 심히 불쾌하고 고민・불안이 따른다. 근원이 되는 병이 있으면 이것을 고치도록 하고, 발작 시는 심장 운전을 행한다. 생수, 생채식, 감잎차, 모관운동에 주력하고, 변비는 정신장애의 원인이므로 숙변을 위해 수마, 단식, 생채식을 한다. 심장항진은 그 자체가 요법이므로 적당히 가슴이 두근거리게 하다가 좀 쉬었다가 또 가슴이 두근거리게 한다. 이를 위해 계단을 오르내리는 계단요법이 좋다.

2) 찌아노오제(Zyanose)

찌아노오제란 피가 맺혀 피부가 검푸르게 보이는 것으로 뺨·코·입술·손톱 등 사지의 말단부분에 나타난다. 원인은 현대의학에서는 핏속의 산소가 감소하여 탄산이 증가하기 때문이지만, 「니시」의학에 있어서는 옷을 많이 입어서 체표면의 산화가 잘 안 됨과 또 숙변으로 CO(일산화탄소)가 발생되어 이것이 체내의 암모니아와 화합하여 청산을 만들기 때문이라고 본다. 즉 청산을 만드는 것은 일산화탄소, 암모니아, 청산, 물의 화학식에 의한다.

$$CO + NH_3 = HCN + H_20$$

찌아노오제를 일으킨 입술의 피를 뽑아 검사를 해보면 청산을 검출할 수 있다. 각탕으로 발한시키고 생수, 감잎차, 생식, 풍욕을 하고, 숙변 배제를 위해 마·된장찜질을 하고 마를 먹여서 CO를 해소시킨다. 빈혈에는 송아지의 간장, 굴, 조개의 조건반사 섭취법을 행한다.

3) 협심증

발작적으로 오는 심장부의 격심한 동통과 쥐어짜는듯한 현상이 있어 극도의 불안감이 따른다. 주된 원인은 관상동맥의 경화 또는 매독성 병변에 의한 관상동맥의 기능 부전에 기인한다. 생수, 생채식, 감잎차와 모관운동에 주력하고 발을 고친다. 풍욕, 냉온욕, 마, 단식, 순생식을 한다. 또 모관운동을 한 뒤에 발목의 발작을 해소한다. 자연건강법을 생활화하면 재발이 없다.

4) 심장비대 및 확대.

자세가 바르지 못한 사람은 우심실이 확대되고, 노동자, 운동가 등은 좌심실이 확대된다. 증상은 동계, 숨이 참, 어지러움, 귀울음, 가슴이 답답함, 피로하기 쉽고 전신이 쇠약하다. 우심방이 확대하면 목의 동맥이 나른해진다. 평상, 경침, 모관운동에 주력하고 생수, 생채식, 감잎차, 마로 숙변을 배제하여 혈액을 정화시키고, 근육 내에 정체된 요산과 수산을 제거할 필요가 있다.

5) 고혈압

대체로 혈압이 160mmHg 이상 되는 것을 고혈압이라 할 수 있다. 자연의학에 있어서는 정상 혈압은 다음 식으로 구한다.

최대 혈압 = 115 + 연령 − 20 / 2

최소 혈압 = 최대 혈압 × 7 / 11

남자 표준 혈압표(여자는 남자보다 5mmHg 낮다)

고혈압은 초기에는 자각증상이 없으나 진행되면 동계가 심하고 가슴이 답답하며, 혀가 굳어지고 비틀거리며, 어깨가 빼근하고 잠을 잘 잘 수가 없다. 혈압은 보통 150에서 200 이상 올라가며, 최대와 최소의 혈압비가 11 : 8을 넘게 된다. 두통, 사지냉증, 어지러움 등이 오래 지속되면 뇌출혈의 전조현상이므로 속히 치료를 요한다. 자연의학에서는 다음과 같은 방법으로 완전히 치료될 수 있다.

단식, 생채식, 마로 숙변을 배제하고 변비를 고친다. 조식 폐지, 동물성 단백질, 지방을 피하고 식사는 되도록 적게 그리고 담백한 것을 섭취하고 영양을 줄인다. 고혈압은 혈액이 농후하고, 다리가 굳어져서 혈액이 상체로 집중한다. 과음・과식을 피하고, 변비를 없애며 적당한 운동이 필요하다.

6) 저혈압

저혈압이란 혈압 공식의 수치보다 낮은 것을 말한다. 저혈압의 원인은 급성심장쇠약・허탈・쇼크・당뇨병・기타 만성질환에 의하며, 요컨대 혈액의 오탁(더러워짐)으로 모세관이 확대된 때문이다. 증상은 혈압이 낮은 이외에 아무렇지도 않는 이도 있고, 저혈압으로 피로하기 쉽고, 두통・어지러움・권태・심계항진・수면장애・위장장애・성기능 부전・과민・침울 등의 정신증상・가슴 압박감・호흡곤란 등이 온다. 혈압이 70mmHg 이하로 내려가고, 혈압의 동요성이 적은 것이 이 병의 특징이다.

혈액이 오탁되어 있으므로 피를 맑게 함과 동시에 빈혈을 치료한다. 숙변을 제거하고, 생수와 생채식이 이 목적에 적합하다. 모관운동, 풍욕, 냉온욕, 기타 자연건강법이 가장 좋은 방법이다.

7) 순환부전

원인은 심장쇠약, 심장마비, 심장기능 부전으로 호흡곤란, 압박감, 심장항진, 기타 많은 증상을 나타낸다. 생수・생채식・감잎차・마, 모관운동, 발의 강화, 풍욕・냉온욕, 보행, 계단 오르내림으로 적당히 동계나 숨가쁨의 훈련을 쌓으면 순화부전은 쉽게 낫는다.

8) 심장내막염

단식・순생식이 절대적으로 효과적이며, 열이 있으면 각탕, 생수・마・감잎차, 모관운동에 주력하고 풍욕・냉온욕을 하며, 조기 치료하면 회복된다.

9) 심장판막증

심장병의 40%는 이 병이 차지한다. 원인은 자세, 심장비대, 확대, 정맥염 등이다. 자세를 바르게 하고, 생채식・감잎차・생수・마, 조식 폐지, 모관운동, 풍욕・냉온욕 혹은 계단요법이 좋다.

10) 심근염

항상 위중하여 예후도 좋지 않다. 조기에 단식 또는 순생식, 생수를 30분에 30g씩 마시는 것을 엄수한다. 모관운동, 평상・경침 사용은 필수적이고, 풍욕・냉온욕, 마・감잎차를 이용하여야 한다. 심장병은 안정하면 절대로 낫지 않으므로 규칙 있게 계단운동을 하여 동계(증상즉요법)를 유도해야 한다. 약간의 고통은 참아야 한다.

11) 관상동맥경화증

발작 시는 발목의 심장운전 또는 동물성 지방, 단백질을 줄이고, 생채식・감잎차・마를 쓰며, 풍욕・냉온욕으로 발을 고치고, 단식・순생식을 한다. 동물성 지방과 단백질의 과식, 생수・생야채 부족으로 피가 농축・변성된 것이 원인이며, 설탕・술・담배의 섭취가 요인이 된다.

12) 지방심

심장에 지방이 침착된 것으로 비만자에게 온다. 원인은 동물성 단백질과 지방의 과식, 과음・과식, 숙변 정체, 운동부족 등이다. 치료는 단식・순생식・마로 숙변을 배제하고, 자연건강 생활을 한다.

13) 심낭염

순생식・단식을 하고, 기초 질환이 있는 환자는 그 치료부터 한다. 자연건강법을 생활화하며, 사망률은 50%가 된다고 한다.

14) 동맥경화증

가벼운 운동을 해도 숨이 차고 피로하며, 어깨가 뻐근하고 쑤시며, 늘 머리에 바구니를 쓴 것 같은 기분이다. 걸음이 비틀거리며, 불면・변비・땀이 많고, 단기로 항상 기분이 초조하다. 단식, 순생식이 제일 좋다. 이것도 기간을 짧게 하여 정기적으로 여러 번 되풀이하여 숙변을 제거하면 고혈압, 동맥경화는 완화된다. 기타 마, 감잎차, 자연건강법을 생활화한다.

15) 정맥염

발한에 의한 수분・염분・비타민 C의 결핍, 설탕 과다 섭취에 의한 칼슘 결핍으로 정맥관이 이완되므로 울혈되어 세균이 번식된다. 옷을 많이 입는 것도 정맥을 노장화 시키므로 이것도 그 원인이 된다. 모관운동・각반요법이 좋고, 풍욕・냉온욕으로 정맥에 수축력을 준다. 생수・생채식・감잎차・마를 이용하고, 설탕을 금하고 칼슘을 보급하며, 발한의 올바른 조치, 자연건강법의 생활화, 마사지는 가급적 금한다.

15. 침

침의 작용이 무엇인가 하는 것에 대해서는 많은 학자들 사이에 의견이 분분하였다. 현재 침구인들 사이에 퍼져있는 학설은 자극요법이란 것이다. 이는 침이 어느 특정 분야를 자극하여 그곳에 반응을 일으켜 자율신경계에 일련의 작업을 명령하고, 그 작업들에 의해 침의 치료 등의 효과를 볼 수 있다는 것이다. 물론 핵심에서 벗어난 학설은 아니지만 몇 가지 침의 효과를 설명하지 못하는 부분들이 있어 깊게 연구를 하다 보면 의문이 나는 부분이 많다.

그 동안 많은 학자들이 이런 부분에 대한 원론적인 문제를 연구해 왔지만 다른 많은 동양학문들처럼 이 부분도 깊이 숨겨져 있어 학문의 깊이가 되기 전에는 그 해답을 쉽게 찾을 수가 없다. 침을 놓으면 치료가 된다는 것도 알고, 특정한 부위의 자극이 특정한 작용을 한다는 것도 알고 있다. 하지만 그것이 생각처럼 쉽게 답이 나오는 문제가 아니다. 현대의학에서는 건강한 신체와 병든 신체를 비교하여 어느 부분이 틀린가를 확인하고, 틀린 부분에 부족한 물질을 넣어 주거나 남는 부분을 수술로 제거하여 정상적인 신체와 비슷하게 만들어 주는 것이 주요 치료 요건이다.

많은 석학들이 이러한 이론을 기초로 침을 연구하고 있는 것도 사실이다. 하지만 침은 수술처럼 부족한 부분을 제거하는 것도 아니고, 침에 특정한 약품이나 물질을 묻혀 신체 속에 넣어주는 것도 아니다. 단지 스테인리스로 만든 바늘을 특정한 자리에 꽂아 넣는 것이다. 이는 의학의 입장에서 보면 아주 상반된 치료방법인 것이다. 탕약 같은 것도 어떤 물질을 섭취하여 치료에 도움이 된다는 관점에서 연구할 수도 있다. 그러나 침은 단순한 금속에 불과하고, 인체에 서양의학에서 찾고 있는 어떤 치료방식을 이용한 것이 아니다.

따라서 침의 치료가 왜 일어나는가는 아주 원론적이면서도 중요한 문제이므로 침을 배우기 이전에 그 차이를 알아야 한다. 침은 자석의 플라스와 마이너스처럼 극이 있어서 두 개의 침을 꽂으면 기의 평형이 이루어져서 치료가 되는 것이라고 하였다. 과연 침은 인체에 어떤 작용이 있는가. 그러면 동양철학에서 의학이 보는 침의 성질은 어떤 것일까? 동양철학에서는 침을 음양을 조절하는 한 도구의 일종으로 본다. 즉 침을 자침하면 어떤 특정한 기를 운용하여 음양이 조정될 수 있다는 것이다.

그러면 음양을 조정하면 된다는데, 교통사로로 부러진 뼈도 음양으로 조정이 될까? 물론 부러진 뼈는 수술을 하여 잘 맞추어야 하겠지만, 통증을 없애는 것이나 치료의 속도를 높이는 것 등은 침으로 할 수 있는 부분이 많다. 물론 침이 전부란 것이 아니고 침의 작용은 이런 것이 있다는 것이다. 기의 작용은 인체사진에 기가 흐르는 부분에 흰 선이 나타나고, 경혈부위에 흰점이 나타난다는 것이다. 이렇게 인체에는 기가 흐르는 경맥이란 것이 있고, 각기 이 경맥에는 그 특성이 있으며, 경맥을 흐르는 기가 경혈부위에서 바깥 외기와 연결되는 통로가 있다는 것이다.

침은 이 경혈부위에 자극을 주어 특정한 반응을 유발시킨다. 그런데 그 반응은 경혈부위를 열어 주거나 닫아 주어 기의 흐름을 조정하는 것이다. 이것이 침이 치료를 하는 근본적인 작용이다. 그런데 기의 흐름을 조정하는 것은 여러 가지 변수가 작용된다는 사실이다. 먼저 수기의 차이로서 기를 운용하고, 또한 정신적인 방법도 작용하여 그 기의 흐름을 조정하는데 이것을 '보사'라고 한다. 보사의 방법으로 침을 조작하면 침이 기의 흐름을 조정하여 음양을 조정할 수 있는 것이다. 기에는 다음과 같은 성질이 있다.

기는 정신적인 작용과 물질적인 작용을 함께 한다. 이는 물질과 정신의 매개체로도 생각할 수도 있어 물질로 정신을 조율한다든지 또는 정신으로 물질현상을 조정한다든지 하는 일들을 할 수 있다. 정신과 물질은 본디 떨어진 것이 아니고 함께 있으면서 다른 성질에 의하여 다르게 보여지는 것이다. 정신은 물질을 기본으로 하는 것이기 때문에 물질 없는 정신은 존재할 수 없고, 또한 모든 물질에는 나름대로의 정신과 결부가 되어 있어 모든 물질들이 그 성질을 나타내고 있는 것이다.

먼저 진동자를 가지고 실험을 해보면 내 생각의 기가 진동자의 물리적 현상을 조정한다는 것을 알 수 있다. 이는 정신이 기를 조정하여 물리적 현상인 움직임을 만들어 낼 수 있다는 것이다. 이것이 기의 실체이다. 기를 조정하는 데 가장 효과를 발휘하는 것은 침이다. 침은 작은 것이지만 그 효과는 아주 크다. 이것은 침이 스스로의 작용이 아니라 기의 운용을 좌우하기 때문에 인체의 음양을 맞추는 데 큰 역할을 한다. 그런데 기의 운용은 물질과 정신이 하기 때문에 정신도 역시 많은 작용을 한다. 그러기 때문에 침을 놓는 사람은 침으로써 도를 행한다는 마음을 갖고 의사의 마음을 가져야 침이 제 효과를 발휘한다는 것이다.

그러므로 침을 놓기 전에 의사로서의 마음가짐을 갖추어야 제대로 된 의술을 시술할 수 있다. 침을 놓을 때 사심이 들거나 욕심을 부리기 시작하면 이는 기를 흩트려 버려 바른 자리에 바른 수기로 자침을 하여도 욕심이나 사심이 치료를 방해하여 올바른 치료가 되지 않는다. 결론을 이야기 하자면 침은 기의 흐름을 제어하여 인체의 음양을 조화롭게 하여 치료를 하는 것인데, 정신적인 부분도 영향을 미치므로 침을 놓을 때는 바른 마음을 갖고서 치료를 해야 한다는 것이다.

제 6 장

산소 건강법

1. 산소 건강법으로 집중력을 키운다

두뇌는 신체 중 가장 많은 산소를 필요로 하는 곳으로, 산소를 통해 뇌세포의 원활한 활동을 촉진시켜 줌으로써 스트레스를 풀어주고, 집중력을 향상시킬 수 있다. 무더위와 이중으로 싸우고 있는 수험생 자녀들에겐 무엇보다 신선한 산소공급이 중요하다.

1) 집중력을 키우는 산소

대부분의 질병과 감염이 세포의 산소결핍에 의해 발생된다는 의학계의 보고는 이미 알려진 지 오래다. 즉, 우리 인체의 기본을 이루는 세포는 여러 가지 원인에 의해 균형이 깨지면서 산소 보충을 필요로 하는데, 이때 세포에 깨끗한 산소를 공급해 주지 않으면 몸의 기능이 제 역할을 다해주지 못해 노화진행이 빨라지는 것은 물론 암을 비롯한 각종 질병에 걸릴 위험이 크다는 것이다. 혈액 안에 산소를 샘솟게 해주는 특수 콜로이드 무기질로 구성되어 있는 '셀푸드 비타민 C'는 각종 질환에 효과가 있다.

스트레스와 만성피로는 체내 산소부족으로 세포들이 정상적인 호흡을 하지 못하기 때문에 일어나는 현상이다. 특히 두뇌는 신체 중 산소를 가장 많이 필요로 하는 곳이므로 셀푸드 비타민 C를 통해 원활한 산소공급이 이루어지면 머리가 개운해지는 것을 바로 경험하게 된다는 것이다. 따라서 체내에 맑은 산소를 만들어 주는 셀푸드 비타민 C는 유산소운동이나 산림욕 등 깨끗한 산소를 공급받아 긴장과 스트레스 해소에 효과적이다.

프리라디컬이 다량 생성될 경우 두통뿐 아니라 몸의 기능력 저하에도 큰 영향을 미치게 되어 결국 각종 질환이나 암을 일으키는 원인이 된다는 점에서 프리라디컬 제거물질은 의학계에서도 중요한 관심사항이 되고 있다. 성장기 어린이에게도 올바른 식생활과 함께 '셀푸드 비타민 C'를 복용한다면 뇌세포의 활성화에 큰 도움이 될 것이다. 생수 외에 이온음료나 오렌지 주스에 섞어 마셔도 된다.

셀푸드를 보관할 때는 직사광선을 피하고 건냉한 실온에 밀봉하여 보관해야 한다. 특히 열린 용기에 보관하면 셀푸드 비타민 C에 포함된 용매가 주변으로부터 습기를 빨아들여 결국 용매를 희석시키는 결과가 되므로 뚜껑을 연 후 2～3시간 이내에 밀봉하는 것이 좋다.

2) 영양공급을 도와 지친 몸에 활력

우리는 흔히 비타민 필요성을 절실히 느끼는데 반해 무기질에 대한 상식은 매우 적은 편이다. 무기질은 인체에 활력을 주는 열쇠로서 우리가 먹는 음식물과 보충제재의 소화와 흡수를 도와주는 역할을 한다. 또한 비타민이 인체 내에서 제 기능을 발휘하도록 돕는 효소를 만들어내어 비타민의 효과를 사실상 4～5배 높인다는 점에서 무기질에 대한 중요성은 아무리 강조해도 지나치지 않는다.

반면 우리의 몸에 무기질이 부족하면 인체가 흡수하는 영양의 생화학적인 활동이 둔화되고, 비타민은 제 기능을 하지 못하게 되어 인체시스템에 적신호가 켜지게 된다. 우리 몸은 야채와 과일을 섭취함으로써 무기질을 얻고 있다. 흡수가 잘된 무기질이 비타민의 효율을 높여 인체에 영양분 공급을 수월하게 하고, 몸의 밸런스를 정상적으로 회복시킴으로써 무기력한 몸에 활력을 주게 된다.

3) 산소공급은 몸의 밸런스 유지에 필수요소

산소공급은 몸의 밸런스 유지에 필수요소로 음식물을 소화해내는 우리 몸의 소화기관은 가장 근본적인 건강의 열쇠라고 해도 과언이 아니다. 공부를 하는 자녀들이 늘 시간에 쫓겨 불규칙하게 식사를 하거나 제때 끼니를 챙겨먹지 않을 경우 소화장애를 비롯해 두뇌세포를 자극하는 독소가 발생된다. 이때 두뇌세포가 정상적인 기능을 발휘하지 못해 기억력이 감퇴되고, 집중력이 떨어지는 현상이 일어나게 되는데, 비타민 C를 통해 산소화합 작용과 환원작용이 원활히 이루어진다면 뇌세포 호흡이 강화되어 자연적으로 독소도 제거된다.

또한 비타민과 무기질 등 각종 영양소의 효과를 높여 주므로 소화기능이 활성화되어 몸의 정상적인 밸런스를 유지하게 될 것이다. 생활 속에서의 올바른 음식섭취와 적절한 운동을 통한 건강유지가 가장 중요하지만 이러한 환경이 주어지지 않는다면 산소를 통한 체내의 생화학적인 활동을 향상시켜 주는 것도 효과적인 방법 중 하나라 생각된다.

2. 암 세포가 싫어하는 산소 건강법

1) 암 세포가 싫어하는 산소 건강법

암이 증가하고, 암은 불치병이 아니지만 난치병이다. 치료가 어려운 만큼 각계에서 암을 정복하려는 다양한 시도가 이루어지고 있다. 그 중에서도 인간이 생명을 존속하는 데 가장 필수적인 산소에서 암을 정복하고자 하는 움직임도 있다.

2) 돌연변이는 산소가 없을 때 일어난다

인간의 생명을 유지하는 데 산소는 중요한 요소가 된다. 우리는 당장 밥과 물 없이 하루를 버틸 수 있지만 산소 없이는 버틸 수 없다. 생명의 생성과 유지과정에서 가장 기본적인 요소인 단백질, 탄수화물, 물이다. 에너지를 형성하는 데 공통적으로 들어가는 원소가 산소인 것이다. 독일의 생화학자이자 노벨상 수상자이기도 한 바르부르그 박사는 암이 발생하는 원인이 체내의 산소부족 때문이라고 주장했다.

체내의 모든 기관이 정상적으로 기능을 발휘하는 건강한 상태일 때 정상세포의 유전자는 손상을 입지 않고, 손상을 입더라도 스스로 치유하는 능력이 있으므로 정상 복귀가 가능하다. 하지만 외부로부터 발암물질이 체내에 많이 들어오거나 체내에서 지나치게 많이 생성되면 인체는 이를 분해하고 해독하는 능력의 한계를 느끼고, 유전자가 손상을 입어 암이 발생하는 원인을 제공한다.

산소가 부족한 원인은 산소가 적게 유입되어 몸속에서 산소가 적거나 혹은 인체의 각 기관에서 산소를 잘 이용하지 못하는 경우인데, 어느 경우이든지 체내의 산소부족이 암은 물론 모든 질병의 원인이 된다고 보는 것이 산소 부족설의 요지이다. 산소가 부족하면 세포는 당분을 완전히 분해하지 못하고 중간 단계인 피루브산($2C_3H_40_3$)과 락트산($2C_3H_60_3$) 수준으로만 분해하기 때문에 분해되지 않은 지방산들이 몸속에 쌓이게 된다. 이때 암뿐 아니라 모든 질병의 원인이 되는 독성물질인 수소이온이 다량으로 분비된다.

우리 인체에서 수소이온을 가장 많이 만들어 내는 것은 락트산과 피루브산이며, 이들은 산소가 부족할수록 더욱 많이 발생한다. 하지만 락트산과 피루브산은 산소만 충분히 공급되면 물과 이산화탄소로 완전히 분해되므로 당은 노폐물이나 찌꺼기를 남기지 않고 에너지를 만들어 낸다. 또한 물은 체액으로 이용되다가 소변, 땀, 대변, 내쉬는 숨 등을 통해 배출되고, 이산화탄소 역시 폐를 통해 배출된다. 인체의 저항력과 면역력은 세포가 당을 완전히 분해하여 얻어지는 에너지가 바탕이 되므로 인체에 산소가 충분히 공급되는 것은 중요한 문제이다.

암을 예방하기 위해서도 마찬가지이다. 암세포는 산소를 싫어하는 특성이 있다. 산소를 싫어하는 저산소 세포인 암세포는 자신이 살 수 있는 생활조건을 만들기 위해서 산성의 독성물질을 분비해 체액과 혈액을 산성화 시키는데, 이를 악성 물질이라고 한다. 또한 암세포는 포도당을 불완전하게 분해하여 많은 포도당을 필요로 하고, 분해과정이 불완전하기 때문에 신진대사 과정에서 산성 독성물질을 계속 축적해 인간의 몸을 점점 산성화 시킨다. 체내의 혈액이나 체액이 산성화 되면 정상세포는 살 터전을 잃고 자신의 기능을 상실하게 되는 악순환을 반복하게 된다.

3) 산소 부족

우리가 들이마실 수 있는 공기 중의 산소는 충분한 것 같은데 산소부족은 어디서 생기는가? 우선 흡연, 가공식품의 섭취 등으로 인한 체질의 산성화 및 환경오염 등에서 찾아볼 수 있다. 혈액의 산과 알칼리의 정상 균형은 pH 7.4(그 이상이면 알칼리성, 그 이하이면 산성)이다. 하지만 현대인의 몸은 가공식품이나 설탕과다 섭취와 같은 식단의 불균형(산성식품 과다섭취) 및 만성적인 스트레스, 부정적인 감정 등으로 인해 산성화로 기울어져 있다.

또한 환경오염으로 양질의 공기(환경오염으로 인해 공기 중의 산성 포화도가 낮다)를 얻기 어려워지고 있다. 따라서 양질의 공기를 듬뿍 들여 마시고, 산성화된 몸을 제자리로 돌려놓으려면 인간은 이기심과 자만심을 버리고 자연환경을 되살리되 우리의 식단에서 산성식품보다 알칼리성 식품의 섭취를 더 늘려야 한다.

4) 10대 국민 암 예방 수칙

(1) 담배를 피우지 말고, 남이 피우는 담배 연기도 피하라.
(2) 채소와 과일을 충분하게 먹고, 다채로운 식단으로 균형 잡힌 식사하기.
(3) 음식을 짜지 않게 먹고, 단 음식을 먹지 않기.
(4) 술은 하루 2잔 이내로만 마시기.
(5) 주 5회 이상, 하루 30분 이상 땀이 날 정도로 걷거나 운동하기.
(6) 자신의 체격에 맞는 건강 체중 유지하기.
(7) 예방접종 지침에 따라 B형 간염 예방접종 받기.
(8) 성 매개 감염병에 걸리지 않도록 안전한 성생활 하기.
(9) 발암성 물질에 노출되지 않도록 작업장에서 안전보건 수칙 지키기.
(10) 암 초기 검진 지침에 따라 검진을 빠짐없이 받기.

이 중 절반 이상의 공통점은 체내 산소량을 늘리는 방법이다.

5) 규칙적인 운동 암 예방과 치료방법

걷기, 등산, 자전거, 수영, 테니스 등의 운동을 함으로써 신선한 산소를 많이 마셔 체내의 산소 공급이 원활하면 저산소 세포인 암세포는 저항을 받게 되고, 우리 몸은 땀을 통해 노폐물을 배출시킬 수 있다. 좋은 산소, 양질의 산소를 맛보려면 숲이 우거진 곳에서 산림욕을 하는 것도 방법이다. 뿐만 아니라 인스턴트 가공식품 섭취를 줄이고 산소강화 식품인 버섯 종류, 마늘, 인삼, 녹황색 야채, 율무, 김, 미역, 다시마 등의 섭취를 늘려 산성화된 체질을 개선해야 한다.

6) 알칼리성 식품과 산성식품

(1) 알칼리성 식품 : 칼륨, 마그네슘 등 미네랄이 풍부한 야채류 등이 대표적인 알칼리성 음식이다. 신선한 과일과 야채, 발아한 콩류, 발아한 씨앗류, 메밀, 생우유, 살아있는 유산균 발효유, 허브티, 신선한 과일주스 등이다.

(2) 산성식품 : 탄수화물, 고기 등이 대표적인 산성 음식이다. 말린 과일, 콩류, 설탕과 같은 정제 당분, 옥수수, 호밀, 밀, 가공한 유제품, 육류, 생선, 알코올, 홍차, 커피, 식품첨가물, 가공된 주스, 청량음료, 가금류, 콩류, 약물 등이 있다. 이외에 식품은 아니지만 화를 잘 내고 불행해 하며, 부정적인 사람은 몸을 산성으로 만들기 쉽다.

3. 유산소 체질

1) 공 기

지구를 둘러싸고 있는 대기권의 가장 하층 부분인 공기는 무색·무취의 투명한 물질로 지구상에 가장 많다. 산소 20.99%, 질소 78.03%로 질소와 산소가 공기의 대부분을 구성하고 있으며, 아르곤, 이산화탄소, 수소, 네온, 헬륨 등등의 소량 원소들이 있다. 공기는 신선한 산소와 인체에 유익한 음이온, 방향성 물질을 비롯한 여러 가지 물질을 함유하고 있다.

한마디로 공기가 없다면 인간은 한순간도 살 수 없다. 생물체는 공기를 통해 호흡한 산소를 이용하여 영양소를 산화시키고, 이 과정에서 생기는 에너지에 의해 생명활동을 영위한다. 또 산소가 부족하면 체내의 가스 교환이 이루어지지 않아 호흡곤란과 쇼크를 일으키게 된다. 산소는 체내에 정체된 독가스, 즉 일산화탄소를 이산화탄소로 만들어 체외로 발산시키기 때문이다.

공기 이온은 플러스 혹은 마이너스로 대전된 공기 입자를 말한다. 땅과 대기의 방사선이나 우주선 등 다른 이온화 인자들의 작용으로 공기 분자에서 튀어나간 전자들이 다른 분자에 붙어 음이온을 만든다. 공기 이온은 기온이 높고, 바람이 세며, 기압이 낮을 때 많아지므로 여름철에 많고, 이른 아침에 많다. 보통 초원이나 수풀, 강, 호수, 폭포 등지에 많다.

맑고 깨끗한 공기 속에 들어 있는 가벼운 공기 이온은 건강에 필수적이다. 가벼운 공기 이온은 공기 청정도의 지표가 되기도 한다. 공기 음이온은 교감신경을 억제하고, 부교감신경을 긴장시키는 작용을 한다. 그 결과 세동맥과 모세혈관을 넓히고, 심장박동을 느리게 하여 심장을 쉬게 해준다. 또 인체가 쉽게 피곤하지 않게 한다. 양이온은 부교감신경, 즉 미주신경을 억제하는 작용을 하므로 양이온이 많은 곳에 있으면 상쾌감을 얻을 수 있다. 공기를 이용한 치료법에는 해풍욕, 산림욕, 풍욕 등이 있다.

2) 산 소

우리는 직접 공기를 통해서 산소를 흡수하기도 하고, 물을 통해서 산소를 받아들이기도 한다. 생물체는 공기를 통해 흡입한 산소로 영양소를 산화시키고, 이 과정에서 생기는 에너지로 살아간다. 산소가 부족하면 영양소의 산화가 불가능하므로 당연히 에너지 생산도 불가능해 살아갈 수가 없다. 우리가 섭취하는 음식물, 특히 고기나 가공식품이 소화, 흡수, 분해되는 과정에서 많은 양의 일산화탄소가 발생한다. 인체에 산소가 풍부하면 음식을 통해 발생한 일산화탄소는 산소와 결합해 이산화탄소가 되어 피부호흡을 통하거나 대소변, 방귀, 트림 등의 형태로 체외에 배설된다.

그러나 산소가 부족하면 일산화탄소는 그대로 독가스의 형태로 체내에 축적된다. 이 일산화탄소가 인체의 어느 부위에서나 과잉된 지방과 단백질 덩어리와 함께 화학적으로 결합해 생긴 종양이 바로 암이라는 사실을 명심해야 한다. 우리가 '암'을 '무산소 증식세포'라고 부르는 이유도 바로 여기에 있다. 그러므로 악성 종양을 퇴치하기 위해서는 산소를 체내에 충분히 받아들여 일산화탄소를 이산화탄소로 만듦과 동시에 과잉된 지방과 단백질을 녹여내지 않으면 안 된다. 풍욕은 바로 피부를 통한 산소 호흡을 의미하며, 뜸을 비롯한 열요법은 지방과 단백질 덩어리를 녹여내는 방법이다.

밀폐된 가옥에서는 통풍이 잘 되게 해주고, 추운 겨울철이나 밤에도 창문을 약간 열어놓고 산소를 받아드리는 것이 좋다. 집밖에 나갈 때에는 멀지 않는 곳은 걸어서 다니고, 가까운 산을 찾아 등산하는 것은 최고의 건강법 중 하나이다. 또한 옷을 얇게 입어 피부를 통해 산소를 충분히 공급받고, 냉온욕, 풍욕 등으로 산소를 받아들이며, 신선한 물을 마심으로써 직접 산소를 공급받는 일은 물, 소금, 비타민 C의 적절한 보급과 함께 건강을 지키는 중요한 점이라 할 수 있다.

3) 훈련을 더욱 알차게 하는 심장건강법 24가지

인간생명의 근원이자 온갖 감정이 태동하는 곳이 심장이다. 심장이 뛸 때 산소가 몸 전체에 보내진다. 기쁨, 슬픔, 사랑, 증오 역시 심장을 통해 느낀다. 다행인 것은 운동으로 심장병이 악화되는 것을 막을 수 있다는 것이다. 심장이 건강해지면 운동능력이 향상된다. 그렇기 때문에 훈련을 자주 하는 선수들의 심박수는 보통 사람들보다 안정적이다.

선수들은 규칙적으로 운동을 하기 때문에 일반인보다 더 튼튼한 심장을 갖고 있으므로 느린 심박수로도 같은 양의 혈액을 뿜어낼 수 있다. 그러나 모든 운동이 다 같은 효과를 내는 것은 아니고, 심장을 건강하게 하는 운동은 심폐운동(유산소 운동)이다. 유산소 운동은 산소를 운반하고 사용하는 능력을 향상시켜 준다. 달리기(조깅), 걷기, 수영, 자전거 등이 대표적이다. 자신의 취향에 맞는 것 한 가지를 골라 천천히 그리고 꾸준히 실천하면 심장은 튼튼해진다.

(1) 유산소 운동이란 걷기나 조깅을 하는 동안 심장과 폐에서 산소를 생산해낸다. 심폐기능을 통해 근육에 산소를 꾸준히 공급하기 때문에 유산소 운동을 원활히 수행할 수 있다.

(2) 유산소 운동이 가능한 최대 지점을 넘어설 때 무산소 영역으로 진입하게 된다. 무산소 구간에서 심폐는 산소 요구량을 충족시킬 수 없다. 빠른 속도로 전력질주 하는 것이 이것이다. 산소를 이용하지 않고 근육세포에 저장된 글루코오스와 지방을 소모한다. 이런 종류의 에너지는 오래 지속되지 않는다. 때문에 무산소 운동은 단시간에 이루어진다.

(3) 우수한 선수들은 심폐 지구력과 경기능력을 향상시키기 위해 무산소 운동을 이용한다. 평소 익숙한 수준에 머물지 말고 운동 강도를 높여야 건강과 운동능력이 호전된다. 심폐기능을 최대한으로 활용하여 유산소 운동을 할 때 무산소 운동이 간헐적으로 나타난다. 이처럼 틈틈이 일어나는 무산소 운동은 유산소 능력을 증대시킨다. 운동을 하면 할수록 처음보다 체력이 강해진다는 느낌이 드는 것은 이 때문이다. 또한 지방연소를 증가시킨다.

(4) 유산소 운동은 심장을 보호하는 특효약이다. 건강은행에 1주일에 3~4회 30분씩 저금한다고 생각하면 아깝지 않을 것이다. 투자한 양에 비해 수익 또한 엄청나게 얻을 수 있다. 유산소 운동이라고 특별한 것을 해야 하는 것이 아니다. 집안일을 하면 하루 총 30분 운동을 마친 셈이다.

(5) 유산소 운동을 할 때 반드시 땀을 흘려야 하는 것은 아니다.

(6) 근육을 만드는 보디빌더 역시 심폐운동을 해야 된다. 또한 근육의 손실을 막기 위해 영양도 고려해야 한다. 탄수화물과 단백질을 많이 섭취하면 유산소 운동 중 발생하는 근육 연소를 막을 수 있다.

(7) 운동으로 나타나는 효과는 동맥에도 근육이 있어 수축과 이완을 반복하면서 혈액을 보다 필요한 곳으로 보낸다. 유산소 운동이 이런 능력을 개선시켜 혈액 순환을 돕는 역할을 한다.

(8) 심장에 부정적인 영향을 미치는 요인을 찾아낸다. 니코틴, 타르, 탄소 등의 물질이 심박수를 상승시키고 대동맥을 압박한다. 또한 심장박동까지 불규칙해진다. 결국 이 물질들은 심장을 혹사시켜 질병을 일으키는 것이다.

(9) 포화지방산은 콜레스테롤 수치를 상승시키고, 심장병을 일으키므로 포화지방산 함유량이 낮은 음식을 권장한다.

(10) 규칙적으로 운동을 하면 심장병을 막을 수 있고, 칼로리 소모, 콜레스테롤 수치와 혈압 조절, 당뇨병 예방에 좋다.

(11) 운동으로 일주일에 500~3,500칼로리를 소모하는 사람의 수명이 텔레비전 앞에만 앉아있는 사람보다 길다.

(12) 심장과 함께 중요한 것이 혈관이다. 혈관은 몸 전체에 혈액과 산소를 실어 나르는 역할을 한다.

(13) 목표 심박수에 맞춰 운동해야 효과를 극대화할 수 있다. 오른손 집게손가락 끝과 중지 끝을 왼쪽 손목 위(손바닥을 위로 했을 때, 엄지손가락 편 손목뼈와 건 사이)에 놓는다. 시계의 초침이 12를 가리키는 지점부터 측정을 시작한다. 10초간 박동수를 세고 6을 곱한다.

(14) 심폐운동을 과하게 하는 사람들도 있다. 호흡이 곤란하거나 흉부에 통증이 느껴지면 운동을 멈춰야 한다. 운동하는 동안 가슴이 강하게 조여드는 느낌이 들 수도 있다. 그럴 때는 의사의 진단을 받아야 된다.

(15) 운동은 꾸준히 그리고 규칙적으로 하는 것이 가장 좋다. 갑자기 강도를 높이거나 며칠씩 쉰 후 몰아서 하면 심장에 부담을 준다.

(16) 개인적으로 흥미로운 운동을 선택하여 천천히 강도를 높여 나간다. 몸의 반응에 귀 기울이고 그것에 따라 훈련강도를 조절하면 된다.

(17) 체지방이 많으면 심장병에 걸릴 확률이 높다.

(18) 심장병에 걸릴 확률이 어느 정도인지 확인하는 방법도 있다. 남성의 경우 허리와 엉덩이 둘레의 비율이 1.0 이상 넘지 않아야 한다. 즉, 허리둘레가 엉덩이보다 작아야 한다. 여성의 허리와 엉덩이 둘레의 비율은 0.8 이하가 되어야 한다.

(19) 심장병은 곧 동맥이 좁아지는 것을 의미한다. 그래서 협심증과 심장마비가 주로 나타난다.

(20) 협심증은 가슴에 통증을 유발하는 심장병이다. 돌발행위를 하거나 감정적으로 흥분할 때 일어날 수 있다.

(21) 심장은 평균 하루에 100,000회 뛰고, 약 8,000리터의 혈액을 뿜어낸다.

(22) 심장은 피를 뿜어내기 위해 전기자극으로 심실근육을 수축시켜야 한다. 전기자극은 심장 위쪽 두 개의 방 중 오른쪽에 해당하는 우심방에서 시작된다. 감정과 호르몬이 전기자극에 영향을 미친다.

(23) 과식은 심장병을 유발할 수 있다. 음식을 소화시키는 동안 분비되는 호르몬이 심박수와 혈압을 상승시켜 심장에 부담을 준다.

(24) 미국심장협회는 적당한 강도의 운동이 심폐건강을 지키는 데 가장 효과적이라고 설명한다.

제 7 장

피톤치드 건강(향기요법)

1. 음이온 건강법

1) 음이온

이온은 전기를 띠는 원자나 원자단을 말한다. 양극으로 향하는 마이너스 전기를 띤 원자를 음이온, 음극으로 향하는 것을 양이온이라 한다. 우리 몸속에는 이온상태로 존재하는 무기질이 많으며, 이들 성분은 균형을 이뤄 생리작용이 원활하게 진행된다. 따라서 양이온과 음이온의 균형이 깨져 어느 한 쪽이 많아질 때는 부작용이 유발되는데, 이를 '이온 길항작용'이라 한다. 특히 양이온인 나트륨과 음이온인 칼륨의 작용이 대표적인 것이다. 이 두 이온은 절묘하게 균형을 이뤄 심장의 박동과 신경전달 체계를 조절한다.

음이온이 신체에 미치는 영향으로는 심장과 근육 등 자율신경을 진정시키는 한편 신진대사와 세포, 장기의 기능을 강화시켜 준다. 즉 음이온은 혈액 정화, 세포의 활성화, 저항력 증진, 자율신경계 조절 등의 기능을 한다. 이처럼 건강과 밀접한 관계가 있는 이온은 우리 몸속에서 생성되기도 하지만, 일부는 허파나 피부호흡을 통해 몸속으로 들어온다. 따라서 음이온을 많이 섭취할수록 건강에는 그만큼 보약이 된다. 쾌적한 자연 상태를 기준으로 숲속과 폭포, 해안지역의 공기에 특히 음이온의 분포량이 많다.

2) 음이온을 이용한 산림욕

양이온이 많으면 신경전달 물질의 일종인 세로토닌의 분비가 촉진된다. 이 물질은 신경장애를 일으켜 자극에 대한 반응을 무디게 만들며, 과도한 자극을 막기 위해 온몸에 퍼진다. 따라서 신체에서 보내는 여러 가지 정보를 제대로 감지하지 못하게 되고 결국에는 질병에 걸리게 된다. 세로토닌의 생성을 막기 위해서 음이온을 충분히 섭취해야 한다. 이런 점에서 산림욕은 음이온을 효과적으로 흡수할 수 있는 최선의 방법이다.

음이온은 폭포수와 계곡, 분수 등 물 분자가 격렬히 부닥치는 곳에 많기 때문이다. 특히 숲은 음이온의 집산지로 음이온 건강법에 제격이다. 일반적으로 숲에서는 자유전자가 배출되며, 이는 자장을 일으켜 음이온 상태가 된다. 이는 물질의 부패(산화)를 억제해 생명체에 생명력을 유지시켜 준다. 아울러 세포 속 미토콘드리아의 세포벽 전압을 높게 유지시켜 노폐물 배출도 촉진시킨다.

3) 피톤치드와 테르펜

산림욕이 건강에 좋은 이유는 음이온을 습득할 수 있을 뿐만 아니라 피톤치드와 테르펜이라는 항균물질을 접할 수 있기 때문이다. 이 중 피톤치드는 식물이 분비하는 살균물질이라는 뜻으로 식물이 내는 항균성 물질의 총칭이다. 여기에는 테르펜과 페놀화합물, 알칼로이드 성분 등이 있다. 피톤치드는 병원균을 단시간에 죽이는 항생물질처럼 강력한 것이 아니라 일종의 예방적 차원의 억균작용을 한다.

이와 함께 테르펜은 피톤치드처럼 항균작용을 하면서 신체의 활성을 높이는 복합적인 작용을 한다. 따라서 식물이 만들어 내는 테르펜을 인체에 흡수하면 피부를 자극해서 신체의 활성을 높이고 피를 잘 돌게 하며, 심리가 안정되는 것으로 알려져 있다. 특히 우울증 등 정신적 장애를 향기로 취유하는 향기요법에서도 테르펜계 물질이 쓰이고 있다.

2. 산림욕 건강법

1) 산림욕

산림욕이란 숲이 가진 여러 가지 보건적・휴양적 기능을 살려 질병 치료에 적극적으로 활용하는 요법을 말한다. 숲이란 원래 수풀이 무성한 곳을 뜻하지만, 숲이 가진 약리작용이 밝혀지면서 치료와 건강을 위해 찾는 곳이라는 이미지로 변신되었다. 산림욕은 단지 등산이나 산책을 의미하지 않고, 적극적인 의지를 갖고 숲이 가지는 치료효과를 이용하는 것이 산림욕이다.

목욕은 물기가 있는 것이 보통인데, 어째서 산림욕일까. '욕'은 동양에서 자주 사용되는 말로서 물에 담근다는 뜻 외에 쏘인다, 정화한다는 의미도 있다. 일광욕이 대표적 표현이다. 숲에서 맑은 공기를 쏘인다는 뜻에서 산림욕이라 하였다. 결국 산림욕은 숲이 내뿜는 향기물질을 쏘여서 몸과 마음을 정화하고 건강을 도모한다는 뜻이다.

2) 산림욕의 어원

산이 많은 곳에 살았던 한국인들은 늘 산림욕을 하면서 살아온 셈이다. 집이 숲 자락에 있었고, 일상생활이 숲과 관련되어 있었다. 삼복중에는 계곡이나 산간의 약수터를 찾아 더위를 피하고 건강을 증진했다. 이것도 일종의 산림욕이라고 볼 수 있다.

동아시아 사상의 3대 지주라고 하면 유교, 불교, 도교가 될 것이다. 이 가운데 도가사상은 우리나라의 수려한 자연환경과 맞물려 많은 사람들로 하여금 자연 속에서 유유자적한 삶을 동경하게 했다. 이것은 인간의 본성이기도 하다. 몸이 아프거나 늙고 병들면 누구든 고향의 자연으로 돌아가고 싶어 하고, 속세에서 다툼을 하는 사람들을 보면 이런 생각은 더 간절하다. 여기에 편승해서 신선처럼 살고 싶은 사람들도 숲으로 들어갔다.

마음을 비운 상태에서 자연에서 생활하는 것이 건강에 도움이 되지 않을 리 없다. 현대인의 3대 원인이라 하는 잘못된 생활습관, 스트레스, 과식은 숲속생활에서는 생길 수 없다. 산림욕을 하면서 깨끗한 물을 마시는 것은 자연요법의 제1의 필수요건이다. 자연에 가까이 귀양 간 사람들이 더 건강하고 풍성한 삶을 살았다는 것은 송강, 고산, 다산의 사상과 작품이 증명해 준다.

자연에서의 삶을 택한 선인들은 단지 은둔한 것이 아니다. 그들은 피톤치드나 테르펜은 몰랐어도 숲속 생활이 심신의 건강에 도움을 준다는 것과 그런 삶이 진정한 삶이라는 것은 알고 있었다. 우리나라에서 산림욕이란 말이 처음 등장한 것은 1983년도였다. 그 뒤 1989년 광릉수목원에 산림욕장을 개장하면서 일반인들에게 친근해졌고, 자연 휴양림에서 산림욕장을 하나의 필수 시설로 갖추면서 요즈음은 일부러 산림욕장을 즐기러 가는 사람들도 생겨났다.

3) 파 동

숲은 음이온뿐만 아니라 우리 몸에 좋은 강력한 파동을 발산한다. 모든 자연물은 고유의 파동을 낸다. 이것은 한 물체를 통해 다른 물체에도 전해진다. 나무를 오른손으로 문지를 때 사람의 뇌에서는 이 느낌을 좋게 인식하는 a-2파를 발생이 증가된다고 한다. 예수가 맨손으로 사람의 병을 고쳤다든지, 어머니가 쓰다듬으면 아픈 데가 진정되는 것도 '파동 이론'으로 설명되고 있다.

어깨가 결리거나 목이 뻐근할 때 두 손을 비빈 뒤 통증 부위에 얹으면 통증이 완화된다고 한다. 기를 발산하는 능력, 즉 인위적으로 강한 파동을 낼 줄 아는 사람은 환자의 아픈 부위에 손을 얹어 그것을 치유하기도 한다. 인간은 스트레스와 정서적 불안으로 마이너스 작용을 하는 파동이 몸속에 생긴다. 이때 플러스 파동을 계속해서 쪼이면 마이너스 파동이 사라진다. 숲은 강력한 파동을 가지고 있어 나쁜 마이너스 파동을 중화시켜 준다. 결국 인체의 자연치유력을 높이는 역할을 하는 것이다. 지금은 여러 약물작용, 음식물의 폐해, 심리적 장애로 자연치유력이 약화되었다.

서양의학에서 말하는 면역기능 약화와 한방에서 말하는 기가 허해지는 현상이다. 지금까지 이것을 물질로 치유했으나, 앞으로는 파동으로 치료하려는 방법이 사용될 것으로 보인다. 큰 병원에서 사용하고 있는 엠알에이(MRA)라고 하는 기계는 마이너스 10부터 플러스 10까지 반응을 읽을 수 있는데, 이것으로 인체에 나쁜 작용을 하는 마이너스 파장을 읽을 수 있다. 이것을 화상으로 표시하면 인체의 어느 부위가 나쁘고, 어디가 회복되고 있는지를 알 수 있다. 예를 들어 육류는 마이너스치가 굉장히 높다. 앞으로 우리가 먹는 모든 음식에 적용하게 될 것이다.

3. 산림욕은 솔숲이 좋다

모든 숲이 동일한 테르펜 함유량을 갖는 것은 아니며, 테르펜을 많이 생성하는 나무, 즉 침엽수의 비율이 높을 때 테르펜 농도가 높아진다. 다른 식물도 테르펜을 함유하지만 침엽수가 더 많이 분비하기 때문에 침엽수림이 산림욕이 좋다. 소나무보다 테르펜 발산량이 높은 나무는 많으나, 남한에서는 다른 침엽수들이 독자적으로 순림을 이루는 경우가 드물고, 소나무만이 지역과 지형에 관계없이 널리 분포한다.

따라서 소나무만으로 숲을 이루는 경우가 많으므로 솔숲의 전체적인 테르펜 함량이 그만큼 높다고 할 수 있다. 우리나라 수종 중에서는 구상나무가 테르펜 발산량이 단연 으뜸이지만, 구상나무 산림욕을 하려면 지리산, 덕유산, 한라산 꼭대기까지 올라가야 한다. 그래서 소나무는 우리 민족과 친근하므로 사람들에게 심리적 안정감도 동시에 준다.

국내산 침엽수 잎의 정유 함량(단위 : ml/100g)

- 잣나무는 겨울에는 2.9이고, 여름에는 3.3이다.
- 구상나무는 겨울에는 3.9고, 여름에는 4.8이다.
- 소나무는 겨울에는 1.7이고, 여름에는 1.3이다.
- 잣나무는 겨울에는 1.6이고, 여름에는 2.1이다.
- 리기다소나무는 겨울에는 0.7이고, 여름에는 0.8이다.

- 삼나무는 겨울에는 3.6이고, 겨울에는 4.0이다.
- 편백은 겨울에는 5.2이고, 겨울에는 5.5이다.
- 화백은 겨울에는 3.1이고, 여름에는 3.3이다.
- 향나무는 겨울에는 1.8이고, 겨울에는 1.4이다.
- 측백나무는 겨울에는 1.0이고, 여름에는 1.3이다.

4. 산림욕 하는 방법

1) 산림욕을 한다는 적극적인 인식

별로 효과가 없는 약(placebo)을 먹고도 낫는다는 의지가 있으면 병이 낫는데, 실제로 치료 효과가 있는 산림욕을 하면서 적극적인 의지를 갖는다면 그 효과는 훨씬 커지는 것이다. 따라서 숲에 있는 동안 산림욕이 건강에 좋다는 확신을 갖는 것이 필요하다.

2) 자주 산을 찾는다

등산도 자연요법과 같이 가끔 하는 것보다 짧은 시간이라도 자주 하는 것이 좋다. 가끔 가는 것도 활력의 재충전이라는 점에서는 좋지만, 한 번의 온천욕으로 치료 효과를 기대할 수 없듯이 산림욕도 자주 할 때에 효과를 볼 수 있다. 농촌에 살더라도 자주 산에 오르지 않으면 산림욕을 할 수 없다. 집 근처의 약수터라도 자주 찾는 것이 중요하다. 요즈음에는 도시의 숲에도 간단한 운동시설과 산책로가 조성되어 있어 쾌적한 환경 속에서 산책을 즐길 수 있다.

도시 주변에도 솔숲이 많으므로 좋은 장소를 물색해 둔다. 산을 자주 오르면 근력이 강화되고 폐활량이 커지며, 땀을 흘리게 되므로 몸 안의 노폐물이 제거된다. 또 비만도 예방할 수 있다. 성인병에는 산림욕만큼 좋은 치료법이 없다. 장년이 될수록 엉덩이는 쳐지고 허벅지는 가늘어지며, 배가 나와 몸매가 많이 흐트러지는데, 이때 등산을 하면 체형이 교정된다.

우리가 산을 오르는 동안 맥박과 호흡이 빨라진다. 그만큼 많은 공기를 호흡하게 되는데, 이 때 솔숲에 있다면 상대적으로 많은 테르펜을 흡입하게 된다. 따라서 솔숲에 있을 때 간단한 운동을 하면 테르펜 흡입에는 도움이 되나, 산림욕의 목적이 꼭 테르펜을 마시기 위한 것만은 아니므로 안정을 취하면서 명상을 하는 것도 좋은 방법이다. 솔숲에서 쉴 때는 목욕하듯이 피부를 손으로 마찰하며, 솔잎이 떨어진 솔숲을 맨발로 걷거나 제자리에 서서 체조를 하면 향기 성분이 몸속에 스미고, 지압 효과가 있어 각종 질병 퇴치와 예방에 좋다.

발바닥에는 왕성한 생명력이 솟아나는 샘이라는 뜻으로 '용천'이라는 것이 있다. 발바닥 중심 선상의 앞에서 3분의 1 정도의 위치를 손으로 눌러보면 말랑말랑하고 쑥 들어가는 부분이 바로 용천이다. 이것의 작용은 마음과 정신을 편안하게 하고, 인체의 '9규(두 눈, 두 콧구멍, 입, 두 귀, 항문, 비뇨기)'의 통로를 열게 한다. 따라서 발바닥을 자극하면 전신의 혈액 순환을 촉진하고, 피로를 풀어 주고 마음이 안정된다.

평소 고혈압이나 신장질환이 있는 사람은 솔밭을 맨발로 걸어서 발바닥을 자극하면 효과가 좋다.

3) 산림욕은 계곡이 가장 좋다

습도가 높고 움푹 패인 곳에서는 테르펜이 바로 날아가지 않고 오랫동안 머무른다. 계곡에서 짙은 솔향을 맡을 수 있는 것도 이 때문이다. 계곡에는 음이온이 많고, 물 흐르는 소리는 체액을 활성화시키고 심리를 안정시키는 기능을 가지고 있다. 농촌에는 이런 곳이 많으나 도시인들은 이런 곳을 좀처럼 찾기가 어렵다. 그러므로 평일에는 집 주변의 산을 찾고, 주말에는 이런 장소를 찾아 산림욕을 하는 것도 좋은 방법이다.

우리의 체액은 자연의 액체 유동과 밀접한 관계를 가지고 있다. 인간의 몸은 70% 이상이 수분으로 이루어져, 그 수분이 유동하는 것을 '바이오타이드(Biotide)'라고 한다. 체내의 수분은 바닷물의 성분과 비슷하며 바다의 밀물, 썰물과 몸속에 흐르는 수분이 일치해서 움직인다고 한다. 그래서 게가 껍질을 갈고, 고래가 수정을 하고, 해마다 산호가 산란하는 것은 초승달이 뜰 때이며, 보름날에는 신생아가 많이 태어나고 각종 사건, 사고도 많이 일어난다고 하는 외국의 통계가 있다.

이것을 응용해서 그 사람의 태어난 날을 참조해 생체리듬을 계산한 바이오 시계나 월령 진단표라는 것들이 나오고 있다. 반면에 계곡의 물 흐름은 중력의 작용, 즉 태양에 의한 것이다. 따라서 등산으로 빨라진 맥박을 계곡에서 안정시키면 효과적이다. 맥박의 진정이 느린 고혈압 환자들도 이내 정상으로 돌아올 수 있다.

4) 산림욕은 한낮에 하는 것이 좋다

테르펜은 식물의 광합성이 활발한 시기와 시간대에 가장 많이 발산된다. 따라서 봄과 여름, 정오경이 가장 산림욕을 하기에 적당하다고 할 수 있다. 지형으로 보면, 바람이 상한 강기슭이나 산꼭대기보다는 산 중턱이 좋고, 바람이 몰리는 계곡이 가장 유리하다. 바쁜 도시인들은 한낮에 숲에 가기가 어렵다. 따라서 새벽에 주로 산에 올라야 하는데, 날이 밝으면서 테르펜의 분비가 시작되므로 이른 아침에도 무방하다.

산림욕은 계절과 무관하나 5∼6월 침엽수의 생장 개시기와 온도와 습도가 가장 높은 한여름이 가장 유리하다. 겨울철에는 생장기보다는 테르펜의 발산량이 약간 떨어지지만 여전히 호흡을 통해 테르펜을 뿜어내기 때문에 산림욕은 가능하다. 따라서 산림욕은 우리가 목욕을 하듯이 계절과 장소에 관계없이 자주 하는 것이 가장 좋은 방법이다.

5) 솔잎요법과 병행한다

솔잎차나 솔잎 녹즙을 마신 뒤 산림욕을 하면 몸 안팎 모두 산림욕을 하는 것이 된다. 신체가 소나무를 인식하고 있을 때 솔향이 몸으로 들어오면 그만큼 효과가 높다. 우리가 피부병을 치료할 때 약을 먹기도 하고, 바르기도 하는 것과 마찬가지다. 현재 솔잎요법을 쓰고 있는 모든 분들은 직접 산에 올라 산림욕을 하면 그만큼 효과를 극대화 될 수 있다.

6) 산림욕은 나체로 하는 것이 좋다

산림욕은 허파호흡과 함께 피부호흡도 한다. 옷을 입으면 테르펜이 직접 몸에 닿는 부위가 줄어들어 효과가 떨어진다. 우리가 해변에서 옷을 입은 채 일광욕을 하지 않는 것처럼 산림욕도 남의 시선을 고려해 알몸으로 할 수 없지만 될 수 있으면 노출 부위가 많게 하는 것이 좋다. 옷은 품이 커서 통풍이 잘 되는 것일수록 좋다. 순면 옷이 가장 좋으며, 색상과 모양이 모두 단순한 것을 입는다.

등산을 할 때 녹색 계열이나 밤색 계열의 옷이 좋다. 향수나 향이 강한 화장품을 사용하면 벌이 몰려들어 쏘일 수도 있으며, 다른 동물들은 이 냄새를 아주 싫어한다. 조용히 걷는 것도 아주 중요하다.

7) 소나무와 대화한다

소나무와의 자연감응을 일으키기 위한 방법이다. 식물도 '초감각적인 지각(extra-sen-sory perception, 약칭 ESP)'을 가지고 있어 일단 어떤 특정인과 유대 관계를 갖게 되면, 그가 어디 있건 아무리 많은 인파 속에 있건 그 사람과 계속 유대를 갖는다고 한다. 우리가 친구를 대하듯 아주 다정한 감정을 그 식물에다 불어넣을 때에도 감응이 분명하게 나타난다고 한다.

물론 이것은 특수한 능력 또는 훈련을 오랫동안 받은 사람들이 특수한 장치로 감지할 수 있는 것이기는 하나, 식물과 사람이 서로 감응할 수 있다는 것은 이미 많은 과학자들이 비공식적으로 인정하고 있는 사실이다. 식물생체 계측시스템이라 하여 이미 농업에 활용하고 있다.

따라서 우리가 소나무와의 대화 능력을 갖지는 못했을지라도 그들을 하나의 생명체로 대해줄 때 그도 나에게 감응을 베푸는 것이다. 그럴 때마다 그 소나무들은 내게 호의를 베풀어 더 양질의 테르펜을 선사할 것이다. 한 그루의 소나무와 지속적인 유대관계를 갖는 것이 가장 좋은 방법이다.

5. 향기요법

자연 건강식, 산림욕, 온천욕과 함께 자연요법의 하나인 향기요법(Aromatherphy)은 식물이 가진 독특한 향의 약리작용을 이용해서 정신적·정서적 장애를 완화하고, 이를 통해 이차적인 신체활성을 꾀하는 요법이다.

향기요법은 자연의학의 한 부분으로 1970년에 등장하기 시작해 조금씩 응용되다가 피넨 화학과 향료산업의 발달에 힘입어 1990년대에 각광받기 시작했으며, 최근에는 하나의 치료법으로 자리 잡았다. 우리나라에서는 1996년에 한의사들이 주축이 된 자연요법학회가 설립되었고, 1997년에는 양의들이 중심이 된 자연치료의학회가 설립되어 하나의 자연요법으로 향기요법을 채택하고 있다.

산림욕이 광범위한 요법이라면, 향기요법은 약재를 쓰듯이 식물향을 각각의 질병에 맞도록 처방하는 요법이다. 이 또한 고대의 민간요법에 기초를 둔 것으로, 식물이 가지고 있는 본래의 약리작용을 많이 참조하였다. 이들 식물향의 대부분은 옛날부터 사용되어 온 세계적인 향료들이다. 향료의 역사를 더듬어 보면 우리가 현재 쓰고 있는 향수와 향료, 향신료, 향기요법이다.

1) 향료의 역사

이슬람교의 교조 모하메드(Muhammad)는 가장 좋은 것은 여자와 향료라고 말했을 정도로 향료는 인류의 마음을 사로잡았다. 향료의 독점을 두고 포르투갈인과 네덜란드인들이 무력 대결을 편 것을 두고, 16세기 로저스(Thorold Rogers)라는 사람은 왕조간의 전쟁보다도 향료 때문에 많은 피를 흘렸다라고 말할 정도였다. 현재 향료는 세속적인 목적으로 쓰이지만 향료(perfume)의 어원은 'per(통하다)'와 'fume(연기)'의 합성어, 종교 제례에서 쓰이는 분향료에 기원을 두고 있다.

향료를 최초로 사용한 사람들은 네안데르탈인이다. 이들은 죽은 사람의 몸을 온통 꽃으로 장식하는 매장의식을 가지고 있었다. 고대 이집트인들도 관 속에 향을 넣어 시체의 부패를 막았고, 각종 향을 사용해 미라를 만들었다. 향료는 아시아에서 가장 발달했다. 아라비아산 유향과 몰약, 그리고 인도산 침향을 대표적으로 꼽을 수 있다. 아기 예수가 탄생할 때 하나님, 구세주, 현세의 왕을 각각 상징하는 유향, 몰약, 황금이 동방박사에 의해 바쳐졌다고 마태복음에도 씌어 있다. 유향과 몰약은 지금도 향기치료제로 사용된다.

우리는 향기치료제로 향료만 생각하기 쉬운데, 향료보다는 마늘, 양파, 계피, 후추, 정향과 같은 향신료와 레몬, 귤, 오렌지 같은 과일향을 더 많이 쓴다. 지리상의 발견이 시작된 것도 유럽인들이 귀하게 여기는 후추를 찾아 동양으로 향했다가 항로를 잘못 잡았기 때문이다.

대부분의 향료는 동남아시아에서 나오지만 월계수, 레몬, 오렌지, 베르가못(박하의 일종), 로즈메리, 장미, 클레리세이지(샐비어의 일종), 페퍼민트(서양박하) 등의 여러 향료는 유럽에 기원을 두고 있다. 이것들 또한 향기요법에 자주 사용된다. 십자군전쟁 때 유럽의 병사들은 고향의 향수를 달래기 위해 향수를 지참했다고 한다. 인도는 고대부터 향료 왕국으로 유명했다. 인도하면 떠오르는 이미지는 향이며, 이들은 세상에서 가장 많은 향신료를 이용하는 민족이다.

한 가지 예로서, 우리도 잘 먹는 커리(curry)를 들 수 있다. 커리에는 주재료인 강황(Indian saffron) 말고도, 소두구(cardamom), 육두구(nutmeg), 생강, 정향(clove), 고수(coriander), 후추, 인도 육계(indan cassia 계피의 일종), 고추(capsicum, 중남미 원산), 커민(cumin, 지중해 원산), 베이럼(bay rum, 베네수엘라 원산) 등 세계적인 향신료가 모두 첨가되어 인도의 향료문화가 얼마나 발달했는지 보여준다. 고대 인도에서는 많은 향료를 재배, 교역해 왔으며, 오늘날 인류의 향신료 및 음식문화 발달에 기여했다. 이 향료 가운데 상당수가 향기요법에 쓰인다.

우리가 흔히 계피라고 부르는 육계(cinnamom)는 가장 오래 되고 귀중한 향신료로서 후추, 고추와 함께 세계 3대 향신료의 하나로 꼽는다. 육계의 사용은 고대 이집트, 성경, 고대 그리스와 로마, 중국의 문헌에도 기록되어 있다. 초기 탐험가들이 찾던 주요 향료 가운데 하나인 실론육계나무(학명, Cinnamum zeylacicum)는 인도와 스리랑카가 원산지이다. 반면에 우리가 많이 먹는 계피(학명, cassia)는 동남아시아가 원산지인 육계나무(학명, Cinnamum cassia)에서 나온다.

우리나라의 남쪽 해안에 자라는 생달나무나 후박나무에서도 계피가 채취된다. 우리나라에서도 수정과, 호떡과 계피떡, 계피차, 빵 등에 사용하고 있다. 계피는 중추신경계의 흥분을 진정시키고, 수분대사를 조절하는 작용이 있어 한방에서는 건위, 발한, 해열 진통제로 쓰인다. 불안, 우울증을 해소하는 향기치료제로 널리 쓰인다.

2) 향기치료의 대명사, 정향

세계적인 향료의 하나이자 향기 치료제로 널리 쓰이는 정향은 인도네시아 몰루카 제도가 원산지인 정향(학명, Syzygium aromaticum)으로부터 나온다. 정향은 늘 푸른 큰키나무로 분홍꽃이 피는데, 이 꽃이 정향의 원료이다. 꽃이 피기 바로 직전에 따서 햇볕이나 불을 지펴 말린다. 말린 꽃봉오리가 마치 못을 닮았다고 해서 '정향'이라 하며, 영어 이름인 클로브(clove) 역시 클루(clou, 못)에서 유래된다. 꽃을 딸 때는 봉오리만 딴다. 일단 봉오리가 벌어지면 향신료로서의 가치가 없기 때문이다.

말린 꽃봉오리는 그대로 또는 가루형태로 팔리는데 디저트, 음료, 고기, 피클, 우스타, 소스, 육즙에 사용된다. 정향은 향기가 좋을 뿐만 아니라 부패 방지와 살균력이 뛰어나다. 추출된 휘발성 정향유는 약제, 항균제(특히 치과용), 현미경 렌즈 세척제, 구충제, 양치질 약, 치약 연마제, 비누, 향수, 머릿기름으로 다양하게 이용된다.

이처럼 쓰임새가 많다 보니 합성되기도 하는데, 최근에는 보건상의 이유로 다시 천연 정향기름으로 대체되고 있다. 우리나라에서도 정향은 비위가 허하고 배가 차고 아프며, 토하거나 설사하고 입맛이 없을 때, 딸꾹질, 소화장애, 무릎과 허리가 시리고 아플 때, 회충증 등에 쓰인다.

3) 우리 고유의 향료 개발과 이용

우리나라에서 현재 쓰고 있는 화장수, 그리고 향기제들은 거의 대부분 외국에서 수입한 원료를 사용한다. 하지만 우리나라에는 프랑스보다 더 많은 식물자원이 있다는 것을 아는 사람은 드물다. 우리나라 특산 식물인 구상나무는 테르펜의 함유량이 높고, 향도 매우 독특하다. 이것을 이용하면 세계에 자랑할 수 있는 고급 산림향을 만들어 낼 수 있다.

최근 임업연구원에서는 일본의 원산 수종인 편백의 향을 상업화하는 데 성공했다. 각종 공산품에 향료로 쓰이는 라일락과 우리나라 특산 식물인 꽃개회나무, 수수꽃다리는 정향나무와 같은 속의 식물이다. 이 식물들은 비교적 쉽게 양묘할 수 있고, 몇 년 안에 고급 정향유를 증류에 의해 쉽게 채취할 수 있다. 바닷가에서 흔히 볼 수 있는 해당화(학명, Rosa rugosa)는 장미과에 딸린 수목으로, 한방에서는 말린 꽃을 혈압증과 불면증 치료에 사용한다.

해당화 향정유에는 몰식자산이 들어 있고, 수렴효과가 있으므로 식욕 촉진용 향기치료제로 쓸 수 있으며, 불면증 치료에 어느 식물보다도 탁월한 효과를 거둘 수 있다. 생강나무 기름은 은은한 생강이 가지고 있는 향기치료 효과를 거둘 수 있으며, 동백기름은 올리브기름에 준해 의약용 및 화장품용으로 사용할 수 있다. 최근 관상수로 애용되고 있는 명자나무의 열매도 아주 상쾌하고 달콤한 냄새를 가지고 있어 향기제로 널리 쓰이며, 모과에 버금가는 향정유를 만들 수 있다.

너무 향이 강한 것은 두통과 구토를 유발할 수 있으므로 피하고, 은은한 과일향을 사용하면 좋다. 모과나 솔잎을 천연 향기제로 그대로 사용하고 있으나 향이 다소 약하고, 오래가지 못하는 단점이 있다. 모과나 레몬 또는 원하는 재료를 입욕 전에 욕탕에 10~15분간 우려낸 뒤 그물로 목욕을 하는 방법도 있다. 꽃이나 식물을 집안에서 기르는 것도 좋은 방법이다. 이때는 식물을 후각적으로 느끼는 것이 필요하다.

향기요법은 도시생활로 인한 심신장애가 나타나는 여성들에게 정서적 · 심리적 장애를 줄일 수 있는 좋은 방법이다. 유명 제품이 아니더라도 자신에게 맞는 성분이 분명한 단일 식물향을 치료 목적에 맞게 골라 사용하는 것이 좋다. 대부분의 향수들은 향의 지속시간을 연장하기 위해 과일향(톱 노트), 꽃향(미들 노트), 산림향 또는 동물향(베이스 노트)을 섞는다. 따라서 향기 면에서는 좋으나 효능 면에서는 떨어진다.

6. 한증요법

1) 솔잎땀

솔잎향은 전통 치료법으로 신경통, 류마티스 관절염, 산후 요통에 탁월한 효과가 있다. 급성 질환에 쓰는 방법으로 집에서 하는 진한 산림욕이라고 할 수 있다. 솔잎 포를 환부에 붙이는 솔잎 찜질도 이 방법을 응용한 것이다. 최근에는 현대화 된 찜질방에서나 솔잎땀을 할 수 있고, 일반 보일러 주택에 사우나 시설을 설치하여 방안에서 사우나를 즐길 수 있는 간이 사우나 기계도 시판되어 도시에서도 솔잎땀이 가능해졌다.

솔잎땀의 원리는 아주 간단하다. 온돌방에 목화솜 요나 비닐을 깔고 삶은 솔잎과 솔가지를 깐 다음 소금을 뿌려 진액이 잘 배어 나오게 한 뒤, 두꺼운 솜이불을 덮고 그 속에서 땀을 빼는 것이다. 이때 두꺼운 솜요를 덮으면 공기 중으로 정유가 휘발되는 것을 막아 피부에 테르펜이 직접 닿게 할 수 있다. 더운 열기로 해서 몸 안의 노폐물이 빠져 나오고, 혈액 순환도 빨라져 정유가 온 몸으로 신속히 퍼지게 되므로 매우 과학적인 치료법이다.

2) 솔잎 목욕

솔잎을 삼베 주머니에 담아 욕탕에 넣고 그 안에서 온천을 하는 것이다. 솔잎 목욕은 회춘 불로장수의 비방으로 알려져 왔으나 꾸준히 하려면 솔잎이 많이 필요하므로 환경파괴의 우려가 있어 너무 사치스럽다. 녹즙이나 솔잎 달임물을 만들고 난 솔잎을 재활용하면 좋다. 부인과 질환에 좌욕으로서 솔잎목욕을 하면 약간의 솔잎으로도 가능하다. 이때 솔잎 달임물을 사용해도 좋다.

3) 솔잎 사우나

대중탕의 사우나 시설이나 증기탕에서 기존의 쑥과 함께 솔가지를 걸어 휘산되는 솔향으로 전신 호흡을 하는 것이다. 테르펜의 흡수 효과가 매우 높다. 질병의 예방과 노화방지 및 건강 유지를 위해 쓰는 방법으로서 꾸준히 하면 좋은 결과를 기대할 수 있다. 심장병이나 고혈압증이 있는 사람은 피하는 것이 좋다. 우리나라에서는 성행하고 있지 않으나 사람들이 많이 찾는 온천 사우나실에서 활용하면 좋을 것 같다. 최근에 보급되고 있는 가내 사우나를 이용할 경우, 솔잎 한 줌 정도를 기계에 넣고 사우나를 하면 증기와 함께 향기물질이 휘산되어 각종 질병에 탁월한 효과를 나타낸다.

4) 온천욕

자연적인 지열과 물 안에 함유된 무기질의 성분을 이용해 치료효과를 얻는다. 따라서 온천수의 성분에 따라 목욕의 효과가 달라진다. 유황 성분이 있는 유황천(도고 온천)은 만성 피부병, 관절염, 신경통, 동맥경화증에 효과가 있다. 라듐, 게르마늄 등의 방사능천은 진정작용이 있어 신경통, 류마티스성 관절염, 고혈압증에 좋고(해운대 온천, 유성 온천), 탄산천은 위장병에, 식염천은 손발이 찬 사람과 외상의 후유증에 좋고(경남 마금산 온천, 석정 온천), 중탄산 토류천 및 중조천(중탄산 소다천)은 간장병, 약물 중독, 통풍에 탁월하다고 한다(해운대 온천).

우리나라에 많은 알칼리성의 단순천 물은 노인, 여성, 어린이 회복기의 환자에게 적합하며, 신경통, 류머티즘에 효과가 있다. 온천을 하면서 온천물을 마시는 것도 효과를 높일 수 있으나 부작용이 있으므로 급성 질환에 걸린 사람, 신경질환, 노이로제 환자, 암 환자 등은 온천욕을 하지 말아야 한다.

치료 목적으로 온천요법을 할 때에는 3～4주일간 정도가 좋으며, 한 달 이상은 무의미하다고 한다. 시간 경과에 따라 온천 성분의 체내 흡수력이 떨어지기 때문이다. 이 경우에도 하루 한 차례, 1회 30분을 초과하지 않도록 한다. 오랜 시간 온천을 하는 것은 오히려 신체 피로를 가져오기 쉽다. 온천만이 좋은 것은 아니고 계곡물에 좌욕하는 것도 신체 활성을 높이며, 신경통에 탁월한 효과가 있다.

물은 흐르는 물이 가장 좋다. 각종 미네랄과 몸에 좋은 플러스파가 풍부하고, 테르펜과 음이온을 호흡할 수 있으며, 물소리는 정신을 안정시켜 준다. 물속에 오래 있지 말고, 쉴 때는 냉증과 허리 디스크를 유발할 수 있으므로 바위에 눕지 않도록 한다. 비누나 샴푸를 사용하지 않는 자연요법의 원칙을 준수한다.

7. 목조주택과 건강

콘크리트 주택에 살면 9년 일찍 죽는다는 말이 있다. 인간은 나무에 대해 느끼는 감정은 일상을 통한 인식과 경험을 토대로 몸에 깊이 내재되어 있다. 따라서 목재를 우리의 보금자리를 만드는 주요 소재로 삼을 때, 만족감과 안정감을 찾을 수 있고, 인체에도 좋은 영향을 미친다. 바쁜 현대인들은 대부분의 휴식시간을 실내에서 보내기 때문에 생활환경 중에서 가장 먼저 개선해야 될 부분이 주거 환경이다.

현재 많이 사용되고 있는 시멘트는 서구 대리석 문명의 모조품이자 불량품이라고 할 수 있다. 우리의 전통 주택은 나무와 황토, 짚 등의 자연물을 재료로 했다. 이것을 되살리는 것이 전통문화의 계승을 위해서나 우리의 건강을 위해서 좋은 일이며, 썩으면 그대로 자연으로 돌아가니 지구환경 보호에도 일조를 하는 일이다. 아직까지 목조주택은 일부 부유층의 전원주택이나 고급 음식점, 산장 정도에만 활용되고 있다. 나무는 대부분 비싼 외국 원목을 사들여 쓰고 있는 실정이다.

1) 목조주택이 인체에 미치는 영향

(1) 질병 예방 및 치료 효과

목조주택은 인간에게 최적의 주거공간을 제공한다. 목조주택의 주거환경은 모든 면에서 콘크리트 주택보다 우수한 것으로 평가되고 있으며 만족도가 높다. 목재, 콘크리트, 알루미늄으로 만든 상자에 쥐를 각각 사육한 결과, 목재 상자의 경우에만 쥐의 성장과 번식이 정상적으로 진행되었고, 다른 두 상자에서는 모두 이상이 관찰되었다고 한다. 목재의 향기성분에는 생리활성 물질과 억균물질들이 포함되어 있다. 이 효과를 얻기 위해 산림욕을 하는 것이기 때문에 목조주택은 주거 공간 내에서 산림욕의 효과를 누릴 수 있다.

목재의 추출 성분은 신진대사를 촉진하고, 혈액순환을 좋게 하며, 맥박과 혈압을 진정시키는 효능을 지니고 있다. 그래서 곰팡이나 세균의 번식을 억제하여 질병 예방과 치료에 효과가 있다. 목조주택은 보행감이 좋고, 충격흡수도 탁월해서 신체에 무리가 따르지 않는다. 장시간 가사노동에 종사하는 주부들과 관절염 등을 가진 노약자들에게는 더 없이 좋은 주택이다. 다른 건축 재료에 비해 유해 자외선을 잘 흡수하고, 빛을 잘 반사하지 않으므로 눈의 피로도 줄여 준다.

목조주택이나 내장재로 목재를 많이 사용한 주택은 콘크리트 주택에서 흔히 문제가 되는 라돈 발생량을 낮출 수 있다. 이 방사선은 암 발생의 원인이 되기도 하는데, 황토방 아파트나 전통흙집도 목조주택에 비하면 다량의 방사선을 방출한다. 특히 콘크리트 주택은 다량의 시멘트계 재료, 스티로폼, 석면 등을 사용해 건강에 유해하고, 신경이나 정신적인 불안정을 초래하기도 한다. 콘크리트 주택은 시멘트 독을 방출하는데, 시멘트는 굳는 과정에서 강한 알칼리성을 띠며, 이것은 20년 이상 지속된다. 정말로 건강하게 장수하려는 사람들은 보양제를 먹기보다는 현재의 주거환경을 개선할지에 눈을 돌려야 할 것이다.

(2) 쾌적한 실내 환경 제공

쾌적한 실내 환경이 되려면 온도와 습도의 변화가 적고 알맞아야 한다. 목조주택은 콘크리트나 벽돌집에 비하여 여름에는 시원하고 겨울에는 따뜻하다. 한 연구 결과에 따르면, 목조주택은 다른 주택에 비해 에너지 효율이 높고, 벽돌집에 비해서 연평균 약 26%의 에너지 절감 효과가 있는 것으로 조사되었다. 실내 습도가 너무 낮으면 각종 호흡기 질환의 원인이 되고, 너무 높으면 감염성 질환이 우려되고 불쾌지수도 높아진다. 따라서 실내의 습도는 쾌적한 생활과 신체의 질병, 그리고 위생면에서 대단히 중요한 요소가 된다.

목재는 대기 중의 습도에 따라서 수분을 흡수하거나 방출하는 성질을 갖고 있어 습도가 비교적 일정하게 유지되는 장점이 있다. 최근에는 주택의 단열화와 기밀화로 인하여 주택 내부에서 일상생활을 통해 발생되는 수분의 배출이 어려워짐에 따라 목제 등 내장재에 의한 습도 조절이 더욱 필요해졌다. 실내의 습도 조절을 위해서는 가능한 한 많은 목재와 목질재료를 사용하고 수시로 환기시켜 주어야 한다.

목재는 흡음률이 높으므로 실내에 음이 울리지 않고, 빠른 시간 내에 감쇠되어 잔향시간이 짧고 울림이 적다. 실내에서도 풍부한 자연의 초음파음을 들을 수 있어 주택의 소음환경에 대한 만족도가 콘크리트 주택에 비하여 높게 나타난다.

(3) 만족감과 자신감의 충족

목재는 눈, 귀, 코, 인체의 촉감을 모두 만족시킨다. 목재는 보는 사람으로 하여금 따사롭고 부드러운 느낌을 갖게 한다. 이러한 느낌은 주황색 계열의 목재의 색상과 부드럽고 자연스러운 목재의 무늬결, 그리고 경험을 통한 좋은 인상 등에 기인한다. 목재는 눈에 해로운 자외선을 대부분 흡수함으로써 눈에 자극을 줄이며, 모서리의 평행하면서도 자연스러운 변화는 안정되고 편안한 느낌을 준다.

목재의 무늬결은 인공적으로 표현할 수 있으나, 그 자연스러운 질감과 은은하고 깊은 맛은 결코 모방할 수 없다. 목재의 무늬결이 인체의 생리작용에 미치는 영향도 연구되고 있다. 이렇듯 인간에게 좋은 느낌과 인상을 주는 무늬결은 주택은 물론 여러 실내공간에서도 이용되어야 할 것이다.

목재는 시각적으로만이 아니라 촉감도 따뜻하고 매끄러우며, 부드러운 느낌을 준다. 목재는 열전도율이 낮고, 온도의 변화가 적기 때문에 우수한 접촉감을 준다. 목재는 특별히 인체와 접촉할 때 전달되는 느낌이 우수한 특성을 지니고 있다. 우리가 목조주택에서 얻은 만족감은 일상생활과 업무에 그대로 반영되어 매사에 자신감을 갖게 만든다.

2) 노동과 교육환경에 미치는 영향

우리나라의 공공시설이나 집단 수용시설은 한결같이 콘크리트를 사용한다. 학교,

군대, 공장, 교도소, 심지어 병원도 모두 콘크리트 건물 일색이다. 차갑고 딱딱한 느낌을 주는 한편, 많은 유해물질을 발생해 질병과 심리적 불안정을 초래할 수 있다. 성격과 가치관이 다른 사람들이 모이는 장소일수록 마찰과 스트레스가 커질 수밖에 없다. 이때 목재로 쾌적한 실내외 환경을 조성하면 갈등 해소에도 큰 도움이 되고, 노동 생산성과 학습효과 면에서도 높은 성과를 올릴 수 있다.

(1) 목재와 노동환경

현대는 과학문명의 발달과 더불어 노동환경도 변화되고 있다. 반복적이고 지루한 노동과 함께 각종 전자제품과 온갖 화학적 자극으로 눈의 피로도가 늘고 있다. 목재를 많이 사용한 실내 환경은 자외선이나 빛의 자극에 의한 피로가 적다. 또한 목재의 향기성분은 동물의 운동량을 증가시키는 효과가 있어 실내에 목재를 사용하면 작업자의 활동성이 증가되어 노동 생산성 향상을 가져올 것이다.

(2) 목재와 교육환경

목재는 부드럽고 따스한 느낌을 주며, 심신을 안정시키는 효과를 가지고 있다. 학생들의 교육환경에 목재를 많이 도입하면 마음을 안정시키고, 욕구불만을 자연스럽게 해소시킴으로써 청소년들의 정서를 부드럽게 유도하는 데 도움이 될 것이다. 실제로 목재의 향기성분은 정서안정과 피로회복에 상당한 효과를 가지고 있다.

8. 추출법에 따른 피톤치드의 종류

1) 피톤치드(phytoncide)가 만들어지는 기구

수목을 형성하고 있는 주요 성분은 cellulose, hemicellulose, lignin이 있고, 수목 자신의 생리작용에 관여하는 미량 성분(추출 성분)으로 피톤치드(phytoncide) 등이 있다. 목재의 주요 성분은 수종에 따라 차이는 거의 없지만 피톤치드의 종류와 함유량은 수종에 따라 크게 다르다. 성분에 따라서는 특정 수목 외에는 함유되어 있지 않는 것도 있다. 이처럼 미량 성분으로서의 피톤치드(phytoncide)는 수종에 따라 큰 차이가 있다.

2) 다양한 피톤치드

피톤치드(phytoncide)는 산림욕 효과를 갖는 산림이나 나무의 향으로 소개되어 있는 경우가 많기 때문에 일반적으로 phytoncide, 산림욕, 산림의 공기, 나무의 향, 휘발성 성분, terpene류 등으로 생각할 수 있다. 그러나 휘발성 물질 만이 피톤치드가 아니라는 것이다. 또 수목에만 한정되어 있지 않고 향초(香草, 향이 있는 풀)나 약초, Herb나 한방약 등의 성분도 피톤치드 일종이라고 생각할 수 있다. 결국 피톤치드는 생물활성을 갖는 식물의 2차 대사성분의 총칭이고, 그 종류는 많으며, 작용도 실로 다양하다.

식물의 2차 대사성분 생물활성 물질

① 약리작용

② 식물생장작용

③ 동물행동제어

④ 항균물질

피톤치드(phytoncide)라는 단어는 식물이 대사하는 생물활성 물질의 총칭이고, 협의로는 수목이 발산하는 휘발성 물질(terpene류)를 의미한다.

3) 생태계를 파악할 수 있는 실마리로서의 피톤치드

피톤치드는 다른 식물의 생장 저해작용을 비롯해 곤충이나 동물에게 잎이나 줄기를 먹을 수 없게 하는 섭취 저해작용, 곤충이나 미생물을 기피 또는 유인한다든지 병충이나 세균에 오염되지 않도록 살충, 살균을 하는 등 그 작용은 실로 다채롭다. 나무가 경고물질을 발산하는 것으로 상호 대화를 하는 데 있어 공통어가 피톤치드이다.

피톤치드는 수목들에 있어 자기 방어를 위한 비밀무기이면서 생태계를 파악할 수 있는 실마리 역할을 담당하고 있다. 다양한 생물집단으로 구성된 생태계에서는 심한 생존경쟁 외에도 상호 여러 가지 교류가 빈번이 이루어지고 있다. 그 때 교류수단이 allelopathy(타감작용) 물질인 피톤치드라고 생각하고 있다. Allelopathy(타감작용)란 생물이 만드는 화학물질에 의한 상호작용인 것이다.

4) 정유로서 이용되는 피톤치드

옛날, 조상들은 피톤치드가 갖는 효능을 여러 가지 형태로 활용해 왔다. 예를 들면 나뭇잎으로 식품을 포장하는가 하면 약초나 한방약처럼 끓여 먹든지, 향신료로서 사용하는 등 오래 전부터 전해 내려오는 주된 이용방법이었다. 그 외 주택이나 가재도구 등에 목재를 사용하는 것도 피톤치드를 이용하고 있는 것이라고 할 수 있겠다. 또 식물로부터 정유를 추출하는 형태로도 활발히 이용하고 있다.

채취한 정유는 식품에 사용하는 향료를 비롯해 방향제, 입욕제, 비누, 화장품, 육모제, 구강내 소독제 등의 생활용품 또는 의약부외품으로 이용되는 것 이외 소취제나 산화 방지제로도 사용되고 있다. 또 소염제, 거담제, 건위정장제 등의 의약품 원료로서 사용되기도 한다. 정유는 식물의 잎, 꽃, 뿌리, 가지 등의 부분에서 채취한 것이기 때문에 천연물로서 소량밖에 얻을 수 없다.

분비나무, 삼나무, 편백나무에는 정유가 많이 함유되어 있다. 상수리나무, 모밀잣밤나무, 떡갈나무에는 거의 함유되어 있지 않다. 일반적으로 침엽수가 정유를 많이 함유하고 있다고 한다.

5) 피톤치드(정유) 채취

(1) 정유의 채취법

① 증류법 : 수증기 증류법, 열수 증류법이 있다.

② 추출법 : 유지흡착 추출법(온침법), 유지흡착 추출법(냉침법), 유기용제 추출법 초임계유체 추출법(액화가스 추출법)이 있다.

③ 압착법 : 해면법, 에큐엘법, Roller법, 기기압착법 등이 있다.

④ 건조 회수법이 있다.

㉠ 증류법은 가장 간편하고 경제적인 방법이기 때문에 널리 이용되고 있다. 증류법으로 추출한 대부분의 정유는 물에 대해 불용성이고, 정유 성분의 비점(150~350℃) 보다 낮은 온도에서 추출하기 때문에 성분이 변질될 걱정은 없다. 그러나 반대로 수용성 성분이 많거나 열에 대해 불안정한 것은 적합하지 않다. 또 Head space(초기향 부분으로 분자량이 적고, 휘발성이 큰 물질)로 채취할 수 없는 경우도 있다.

㉡ 수증기 증류법은 정유 추출에 가장 많이 이용되는 방법이다. 추출 대상물(원료)에 수증기를 불어넣으면 정유 성분이 수증기와 함께 나오기 때문에 이것을 냉각함으로써 정유를 얻을 수 있다.

㉢ 열수 증류법은 추출 대상물(원료)을 물에 넣고 가열해 나오는 수증기와 정유 성분을 냉각해 정유를 얻는다. 수증기 증류법에 비해 고비점 화합물을 많이 얻을 수 있다.

㉣ 추출법은 수용성 성분이 많은 것이나 열에 불안정한 것을 채취할 때 이용되는 방법이다.

㉤ 유지흡착 추출법은 지방이 향기 성분을 흡수하는 성질을 이용한 것이다. 꽃에서 채취하는 정유는 이 방법이 사용된다. 정제하여 완전히 무취인 유지류가 이용된다. 소 또는 돼지의 기름, 올리브유 등을 얻는 데 사용한다.

ⓗ 온침법은 유지류에 꽃 등을 침지하고 60～70℃로 가온해 향을 흡착시킨다.

ⓢ 냉침법은 실온상태에서 향을 흡착시킨다. 온침법 보다도 이상적인 추출방법이지만 조작이 번잡한 것이 단점이다. 유지흡착에 의해 얻어진 것을 pomade(향지)라고 부르고 있다. 더욱이 이 pomade에 고순도 alcohol을 첨가해 향기 성분을 추출한 것이다. 그리고 이 추출한 것을 알콜을 증발시켜 얻은 것이 absolute(절대 꽃정유)라고 불리어지고 있는 것이다.

ⓞ 유기용제 추출법은 석유 에테르를 비롯해 hexane, benzene, ether, chloroform, methanol, ethanol 등의 용제에 의해 향기 성분을 채취한다. 대량의 원료에서 추출하는 것이 적합한 방법이다. 용제의 종류에 따라 추출되는 것이 다르다. 휘발성 성분뿐만 아니라 비휘발성 성분도 동시에 추출하게 된다. 꽃정유 추출에 이용되는 방법이다. 구체적으로는 실온에서 용제 중에 꽃 등을 침지하고, 성분을 용제에 침출시킨다.

ⓙ 초임계유체 추출법(액화가스 추출법)은 초임계유체의 액화 이산화탄소, 액화 propane이나 butane 등의 임계유체를 이용해 추출하는 방법이다. 이 방법은 특수 장치를 필요로 하여 추출경비가 많다는 결점이 있지만, 그것을 상회하는 이점도 있어 주목받고 있는 채취 방법이다. 저온에서의 추출이 가능하기 때문에 열에 불안정한 성분의 추출이 가능하다. 그래서 자연에 보다 가까운 향을 채취할 수 있다. 유기용제를 사용하지 않는 채취방법이다.

ⓒ 압착법은 쥐어짜낸다는 것이다. 주로 감귤류의 과피로부터 정유를 채취할 때에 이용되는 방법이다.

ⓚ 해면법은 냉수에 침지한 후에 과피를 손으로 압착하고, 침출하는 과즙(정유)을 다른 손에 잡은 해면에 흡착시킨다. 완전 수작업이다.

ⓣ 에큐엘법은 금속제 여두 내면에 침을 붙이고, 이 침에 과피를 눌러 붙여 회전시키면서 채취한다. Roller법이나 기계압착법은 압착을 기계화한 방법이다.

향료 전문가 사이에서 정유(essential oil)라고 말 할 경우 그것은 증류법과 압착법으로 얻어진 것만을 의미한다. 추출법에 의해 얻어진 것은 absolute라고 부르고, 정유와는 구분되는 것이다. 또 absolute가 얻어지기 전의 것은 pomade와 concrete라고 부른다. 또 압착법으로 얻어진 것은 essence라고 불러 정유와 구별하는 경우도 있다.

(2) 채취방법

① 증류법: 수증기 또는 열수를 이용해 채취한 정유이다.
② 압착법: 과피 등을 압착해 채취한 정유(essence)이다.
③ 유지흡착 추출법: pomade → extract → 향기 성분을 추출한다.
④ 유기용제 추출법: 유기용제 → concrete → 향기 성분을 추출한다.
⑤ 초임계유체 추출법: 액화가스 → concrete → 향기 성분을 추출한다.
⑥ 유기용제 추출법: 수지, 종자 등에서 유기용제로 추출한다.
⑦ 유기용제 추출법: 수지, 종자 등에서 ethanol로 침출, 추출한다.

건조 회수법에서는 목재의 건조가 필수이다. 목재를 건조시키는 방법으로서는 천연건조, 인공건조가 있다. 건조와 동시에 정유가 얻어지는 것이므로 아주 효율적인 방법이라고 할 수 있다. 대부분의 정유는 수증기 증류법에 의해 채취된다.

6) 산림의 냄새를 채취하는 구조

① 소나무나 편백나무의 가지나 잎을 삶는다.
② 수증기에 섞어 내보낸다.
③ 물로 냉각한다.
④ 물과 분리하는데, 물보다 가볍기 때문에 물에 뜬다.

정유와 분리한 물은 유출수라고 한다. 이 유출수에도 정유 성분의 일부 등이 용출되기 때문에 여러 용도에 사용하고 있다. 원료를 물로 가열하는 것이 아니라 원료에 수증기를 불어넣는 것이 다르다.

7) 편백나무 피톤치드 효능(편백정유 테르펜)

편백나무 피톤치드의 효능은 편백정유의 독성평가 결과 무독성 물질로 입증된 것을 토대로 편백나무 피톤치드가 피부에 아무런 자극도 주지 않으며, 이를 먹거나 마시거나 흡입하여도 인체에 어떤 악영향을 주지 않는다는 것을 전제로 하고 있다.

(1) 스트레스 완화작용

현대의 모든 병은 스트레스가 직·간접적인 영향을 미치고 있다. 특히 과도한 스트레스는 암과 같은 치명적인 질병을 일으키는 주범이다. 운동, 여행, 명상 등의 다른 활동을 통해 스트레스를 극복하는 방법이 있을 것이다. 일상 활동을 그대로 유지하면서 스트레스를 감소시킬 수 있는 길은 피톤치드가 그 대안이 될 수 있다. 피톤치드는 심리적인 안정을 주고, 말초혈관을 단련시키며, 심폐기능을 강화시키고, 기관지 천식과 폐결핵 치료, 심장강화에도 도움이 된다.

(2) 진정작용과 쾌적 효과

숲속에 들어가면 누구나 마음이 진정되고 쾌적한 기분이 든다. 피톤치드의 성분인 테르펜류가 심신을 상쾌하게 만들기 때문이다. 숲이 주는 진정작용과 쾌적기능은 굳이 실험실에서 증명할 필요가 없는 경험적 사실이다. 피톤치드가 뇌의 알파파를 증가시킨다는 것은 이미 널리 알려진 사실이다.

알파파란 의식이 가장 높은 상태에서 몸과 마음이 조화를 이룰 때 발생되는 뇌파로서, 명상파라고도 한다. 이 상태에서는 심신이 안정되어 집중력이 향상되고, 기억력도 증가하는 것으로 알려져 있다. 사람의 마음이 편안하여 심신이 안정되면 행동이 느긋해지고, 잠을 푹 잘 수 있다. 또 혈관에 흐르는 피도 급격하게 요동치지 않는다.

(3) 강력한 항균작용

인류를 위협하는 대표적인 질환은 감염병이다. 에이즈와 사스가 이미 그 위력을 보여줬고, 앞으로도 어떤 종류의 괴질들이 등장할지 아무도 알지 못한다. 치료제가 개발되는 동안 또 다른 정체불명의 괴질이 나타나곤 한다. 이런 점에서 편백나무 피톤치드는 중요한 가능성을 시사하고 있다.

현재 병원에서 주로 사용되는 60여 종류의 항생제를 강력한 순서대로 순위를 정할 때 편백정유의 항균효과는 상위 10위 안에 속할 정도로 강력하다. 이처럼 편백정유가 강력한 항균작용을 하면서도 기존의 항생제와 달리 내성이 없다는 점이다. 항생제 남용이 급기야 우리의 몸을 병균 앞에 더욱 더 취약하게 만든다는 사실을 감안할 때, 안전한 자연물질인 피톤치드를 통해 얻을 수 있는 자연치유적 효과는 매우 주목된다고 하겠다.

(4) 알레르기 및 피부질환 개선

집먼지 진드기는 각종 질병을 유발시키는 원인으로 지목되고 있다. 대표적인 것이 아토피성 피부염이다. 아토피성 피부염 증상을 가진 사람의 혈액 중에 집먼지 진드기에 대한 면역 globulin E에 속하는 항체를 보일 때가 많다. 또 알레르기의 원인 중에는 진드기의 배설물, 박테리아, 곰팡이, 씨앗, 동물의 털, 꽃가루 등의 다양한 알레르겐(항원)이 있는데, 가장 해롭고 치명적인 것이 집먼지 진드기의 배설물이다. 집먼지 진드기는 기관지 천식과 비염에도 상당한 원인을 제공하고 있는 것으로 알려져 있다.

최근 집먼지 진드기가 실내에 많이 번식하는 이유는 주택구조 변화에 의한 영향이 크다. 밀폐성이 높고, 고온다습한 주택은 집먼지 진드기에게 천국이나 다름없는 생육환경이다. 소파와 카페트 침대는 집먼지 진드기의 소굴이라고 할 수 있을 정도이다. 집먼지 진드기는 먼지 1g당 수천마리가 발견될 정도로 그 개체수가 많다.

집먼지 진드기는 어차피 인간이 살아가는 곳에서 공존하는 존재이다. 화학성분의 강력한 살충제는 인간에게도 해롭기 때문에 친환경적인 방식으로 집먼지 진드기를 억제하는 방법을 고려해야 한다. 실험에 의하면, 편백이나 삼나무 목분 안에서 집먼지 진드기를 사육하면 번식이 억제되지만, 정유를 추출한 뒤의 목분에서는 효과가 없는 것으로 밝혀졌다. 또 집먼지 진드기로 고민하는 가정의 마루를 카페트에서 참나무류 마루로 개조한 결과, 집먼지 진드기 수가 감소하고, 가려움 증상이 없어진다.

이런 점에서 집먼지 진드기에 대해 뛰어난 번식 억제효과를 갖고 있는 편백 피톤치드에 대해 주목한다. 일부 화학자와 생리학자들 사이에서는 편백정유에 아토피 피부질환을 획기적으로 개선할 수 있는 물질이 다량 함유되어 있는 것으로 판단하여 이 물질을 추출하기 위해 많은 노력을 기울이고 있다. 피톤치드는 아토피나 알레르기를 치료하고 집먼지 진드기의 번식을 억제한다.

편백정유는 아토피, 알레르기 등 각종 피부질환의 원인이 되는 집먼지 진드기의 생육억제에 탁월한 효과가 있을 뿐만 아니라, 이들 피부질환에서 가장 괴로운 증상인 가려움증을 크게 경감시켜 준다. 출생 후 아토피성 피부염을 앓은 어린이는 시골생활을 하게 되면 아토피, 알레르기가 없어지기 때문에 산으로 전원생활도 필요할 것이다.

(5) 소취작용 및 유해물질 중화

숲에는 동물들의 사체가 썩어가고, 배설물들이 많이 있는데도 악취가 나지 않는다. 바로 피톤치드의 소취작용 때문이다. 숲속에 풍부한 피톤치드는 동물의 사체뿐만 아니라 부패하는 모든 냄새의 원인과 결합하여 악취의 원인을 원천적으로 분해하고, 이를 나무에게 이로운 물질로 변환시킨다. 악취 성분인 아민류에 피톤치드를 결합시켰을 때 냄새가 제거되는데, 그 화학식에는 피톤치드의 소취작용에 담긴 비밀이 있다. 화학식을 생략하고 단순화하여 표현하면 아래와 같다.

A(악취 성분) + B(피톤치드) = C

A와 B가 반응하여 악취가 제거된 C라는 물질이 되는데, 놀라운 점은 C가 아미노산 구조를 하고 있다는 점이다. 아미노산은 생존에 불가결한 단백질을 구성하는 중요한 요소이다. 이런 사실은 수목이 피톤치드를 통해 동물의 배설물이나 사체에서 나오는 악취를 자기에게 필요한 영양분으로 변환하고 있다는 것을 말해준다.

일반적으로 악취를 제거하는 방법에는 여러 가지가 있다. 흡착성이 높은 활성탄 등으로 냄새를 흡수하는 방법, 더욱 강한 향을 발산시켜 냄새를 숨기는 마스킹 방법, 오존으로 악취 성분을 산화 분해하는 방법, 미생물을 이용한 분해, 화학적인 중화, 그리고 연소나 세척 등의 방법이 있다.

우리가 시중에서 흔히 보는 인공 방향제는 원인이 되는 냄새보다 더욱 강한 향을 분사시켜 냄새를 덮어버리는 방식이다. 소취방법 중에서 피톤치드의 소취작용은 화학적 중화에 의한 방법이다. 냄새의 원인을 분해하는 것이기 때문에 안전하다. 피톤치드를 통한 소취의 결과는 바로 숲속에서 느끼는 상쾌함이다.

피톤치드가 발휘하는 특별한 소취작용은 우리의 생활 건강에 매우 요긴하게 활용될 수 있다. 신축 아파트는 독가스실이라고 까지 불리어지고 있다. 실내 공기 중에 피톤치드 성분을 지속적으로 함유할 수 있게 한다면 좋은 효과를 가져 올 수 있을 것이다.

(6) 면역기능 증대

면역기구는 우리 몸의 생명을 유지하는 방어시스템이다. 우리 몸에는 평소에 무수히 많은 균과 바이러스가 있다. 또 스트레스, 흡연, 유해물질, 자외선, 부정적인 사고, 피로 등 여러 가지 요인들이 면역력을 약화시킨다. 이런 중에도 우리가 쉽게 병에 걸리지 않는 것은 면역기구가 정상적으로 작동하여 발병 요인들을 제거하기 때문이다. 균이 침입하면 항체를 만들어 임파구를 증가시킴으로써 질병을 예방하는 것이다. 그 균형이 무너져 면역기구가 약화될 때 병이 발병한다.

면역기능을 강화시키는 요소는 매우 다양하다. 마사지, 영양가 높은 음식물, 애정, 비타민 C, 아연, 긍정적이고 개방적인 사고, 반사요법 등 여러 가지가 있다. 피톤치드는 인체의 면역력을 강화시킨다. 산림욕의 일반적인 효과로서 피톤치드가 몸과 마음을 회복시켜 자연 치유력을 높인다는 사실, 피톤치드가 가진 강력한 항균작용, 그리고 피톤치드가 스트레스 완화에 큰 효과가 있다는 실험 결과에서 보듯이 피톤치드가 면역기구 강화에 상당한 역할을 한다.

인체의 면역기구는 매우 복잡하고 정밀하기 때문에 피톤치드가 미치는 역할을 단정적으로 말하기는 어렵다. 골수에서 형성된 임파구는 체내로 침입하는 모든 항원에 대해 항체를 만드는 역할을 하는데, 피톤치드가 이들의 기능을 돕는 것으로 추정된다. 실제로, 피톤치드를 사용해 보면 면역기구의 강화를 기할 수 있다. 예컨데, 인후에 감염증이 생긴 징후를 느끼면 향균력이 강한 피톤치드를 순수한 물에 타서 구강을 세척해 주면 많은 도움이 되는 것을 확인한다. 방향욕의 방식으로 피톤치드를 반복해서 피부에 공급하면 피부 자체에 좋은 것은 물론, 인체의 면역기구를 강화하는 데 많은 도움이 된다. 피톤치드는 모든 병에 작용하는 약이 아니다.

제 8 장

침뜸 건강법

1. 침 뜸

침뜸은 모든 병에 유효하다. 그러나 수술이 가능한 암이나 급성맹장염과 같이 외과 수술이 더 좋은 질환은 그 쪽을 권한다. 하지만 암이라도 말기여서 수술을 할 수도 없는 경우라면 침뜸을 해볼 만하다. 특히 뜸은 말기 암환자의 진통효과에 어떤 치료법보다도 효과적이다. 또 수술 후유증이나 약물 부작용인 경우에도 침뜸이 좋다.

만성 질환은 체질을 개선하지 않으면 언제까지도 낫지 않는다. 알레르기성 비염이라든가 편두통, 만성 위염, 간염, 당뇨병 등이 그러하다. 이들 질환은 식사요법이라든가 운동요법 등으로도 개선되기는 하지만 침뜸치료를 하면 무엇보다도 빠르게 효과를 본다. 이것은 침뜸치료가 증상만을 없애는 대증요법이 아닌 병의 뿌리를 찾아 치료하는 근본요법이고 근치요법이기 때문이다.

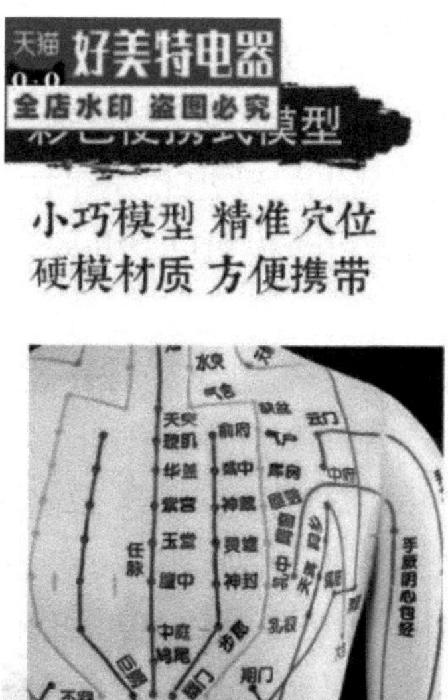

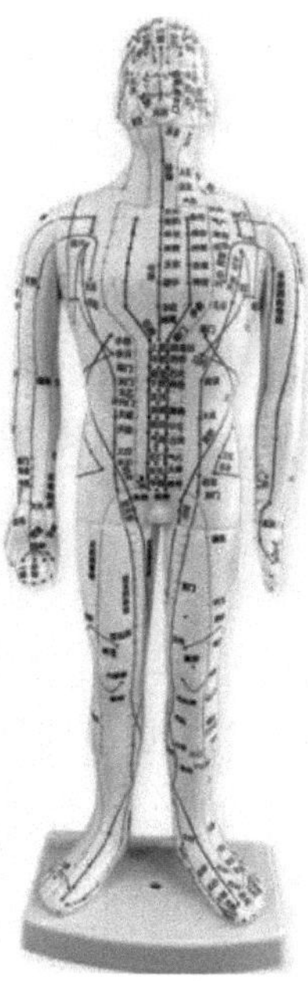

현대의학에서 만성이라고 하는 질병은 고치지 못하고 체질이 변하여 낫기를 기다리는 것을 의미한다. 그러나 침뜸치료는 처음부터 체질을 개선해 근본을 치료하는 의료이므로 이러한 만성질환에 좋다. 다만 한두 번 치료한다고 낫는 것은 아니고 만성이란 이름이 붙게 된 만큼 길게 해야 한다. 개인차가 있지만 수주면 되기도 하고, 1~2년이 걸리기도 한다. 뜸은 근본을 치료하기 때문에 재발이 거의 없으며, 기타 부수적인 증상도 없어진다.

예로부터 동양에서는 병에 걸리기 전에 손을 써서 병나지 않게 하는 것을 최고의 의술로 보았다. 이는 침뜸에 꼭 맞는 말이다. 침뜸은 병이 났을 때도 효험을 발휘하지만 병들기 전의 예방과 건강 유지에도 절대적인 위력을 발휘한다. 우리는 여기서 침뜸의 우수한 점을 발견할 수 있다. 이것을 알고 침뜸의 특성을 체득해 본 사람들은 건강할 때에도 침뜸을 하게 된다.

경혈이란 말은 일상용어로 사용될 정도로 잘 알려져 있다. 얼굴의 경혈을 눌러주면 얼굴이 작아진다고 하고, 발이 피곤할 땐 발바닥의 경혈을 누르면 발이 시원해진다고 한다. 경혈은 한 마디로 '몸 가운데 급소'라고 할 수 있다. 몸의 상태가 안 좋을 때 경혈을 누르면 '악' 소리 날 정도로 아프거나 혹은 시원해진다. 경혈은 인체의 오장육부와 경락의 기가 모여 출입하는 곳으로 문밖에서 누르는 초인종과 같은 역할을 한다. 몸 밖에서 경혈이란 초인종을 누르면 몸 안의 내장기관은 각각의 기능에 이상이 있는지 없는지를 알려준다. 침뜸은 이러한 몸의 급소인 경혈을 찌르고, 뜸을 떠 아픔을 없애고 내장활동을 좋게 한다.

인간의 몸은 어딘가 상태가 안 좋게 되면 몸 겉으로 반응이 나타난다는 사실을 알아차린 것이다. 그리고는 변화를 바로 잡을 수 있는 경혈을 자극하거나 따뜻하게 해서 '몸에 나타난 이상'을 바로 잡을 수 있게 하였다. 침뜸의학에서는 몸을 오장육부로 나누는데 오장은 간장, 심장, 비장, 폐장, 신장을 말한다. 육부는 대장, 소장, 담, 위, 방광, 삼초를 말한다. 특수한 에너지를 '기혈'이라고 한다. 이 특수한 에너지가 다니는 통로가 바로 경락이다.

기혈이 경락이라는 길을 통해서 오장 육부, 즉 인간의 몸을 움직이게 한다. 이 기혈의 많음과 부족함에 따라 몸의 상태가 좋아지거나 나빠진다. 경혈은 서로 연결되어 하나의 그룹을 만든다. 이 그룹을 '경락'이라고 부른다. 병은 그 선로의 흐름이 고르지 못한 상태이다. 즉 경혈에 침 치료로 기운이 잘 가게 하여 병을 치료하는 것이다. 이와 같이 에너지의 통로인 경락상에 위치한 경혈을 자극하면 멈춰 있는 기운이 잘 돌아 몸이 정상적으로 움직일 수 있게 되는 것이다. 침뜸을 할 때는 환자들의 증상을 확실하게 파악하여서 치료에 적절한 경혈을 찾아 쓰는 것이 가장 중요하기 때문이다.

2. 침뜸의 역사

원래 모든 생명체는 스스로 자신의 건강과 생명을 지키고자 한다. 자연환경에 적응해 나가고 상처가 나거나 병이 들면 스스로 치유할 수 있는 기능을 갖추고 있다. 침뜸의학은 이러한 생명체의 자기 존립을 위한 생물학적인 특성을 바탕으로 하여 생겨난 가장 원시적인 자연의술이다. 가려울 때 긁어서 시원하게 하는 것, 아픈 곳을 누르고 도구를 이용하여 자극하는 행위에서 시작된 것이다. 돌침, 뼈침 등을 만들어 스스로 병을 치료하고 건강을 지키고자 했던 것이다.

뜸은 불을 쬐면서 생겨난 원시 자연의술이다. 모든 사람은 자신의 생명과 건강을 지키기 위하여 식생활과 자연치유법을 배워 익히고 생활에 활용해 왔다. 이렇듯 침과 뜸은 동북아 지역에서 발전해온 대표적인 자연치유법이다. 체하여 답답하고 머리가 아플 때 손가락에 바늘로 찔러 사혈하는 것은 모르는 사람이 거의 없으며, 수지침을 사용하기도 한다. 체했을 때 손가락을 바늘로 따서 사혈을 하는 민간의술은 그것만으로도 충분히 '침시술'이라 할 수 있다.

삼음교라는 혈자리에다 가느다란 피내침을 살짝 꽂아 두기만 해도 생리통 정도는 쉽게 가라앉는다. 족삼리에다 쌀알 반 만하게 작은 뜸을 해도 피로가 풀어지고, 노인들은 다리에 기운이 돌아온다. 상투를 하거나 쪽을 찌고 다니던 시절에 남자들은 동곳(상투 풀어지지 않게 고정하는 물건), 여성들은 귀잠(귀이지개)이나 잠(비녀) 등 뾰족한 물건을 장식물을 겸해서 하고 다니다가 응급상황에는 이를 바로 침으로 이용하기도 했다.

대표적으로 남녀 교합 시 복상사를 하거나 질 경련을 일으키면 머리에 꽂고 있던 장식물을 빼서 회음혈을 찔러 소생을 시키고 위급한 상황을 넘겼다. 침뜸은 이렇듯 원시의학으로써 문자가 생기기 이전부터 있어온 전통적인 민간의술이다. 근육통 등을 치료하던 가느다란 침은 남방에서 왔고, 뜸은 불을 가까이 하던 북방에서 개발됐다. 침뜸술이 중국 본토보다는 동방과 남방과 북방지역에서 발전하였고, 문자로 기록되면서 중국 본토의학으로 발전되었다.

동북아지역의 전통의술로 자리를 잡은 침과 뜸은 현대의학이 밀려들기 전까지 질병을 치료하는 핵심적인 의술로 백성들의 생활 깊숙이 자리를 잡아갔다. 즉 침과 뜸이 동북아지역에서는 '대체의학'이 아니라 '정통의학'인 것이다. 침뜸은 고려시대부터 점차 전문 업종으로 발전하기 시작하다가 조선시대에는 침구의 제도가 마련되었다. 세종은 침뜸전문생을 매년 3명씩 선발하여 전의감, 혜민국, 제생원의 삼의사에 한 명씩 배속시켰다.

침구전문의제도가 완성된 것은 성종 대에 이르러서다. 성종 3년(1472), 성종은 의학권장 10조를 정하는 중에 침구전문의를 따로 설치할 것을 명하였다. 그리고 성종 16년(1485), 약 1세기에 걸쳐 완성한 조선 최고의 법전『경국대전』의 의과취재(의과고시 또는 의과시험에 관한 것)에 침구분야와 약제분야의 취재를 분리한다고 기록하면서 침구를 분리, 독립할 것을 법으로 규정하기에 이르렀다. 전통의료가 전문과로 발전하여 약의와 침구의로 전문화 되어 있었다는 것은 역사적 사실이다.

1900년(광무 4년)에 내부병원을 광제원으로 개정한 뒤에도 본원의 직제에 의사 7인 가운데 대방의와 별도로 침의 1인을 두고 있다. 이같이 침뜸의와 약의를 구분한 제도는 일제시대에도 마찬가지로 되어 침구의는 침구사로, 약의는 의생으로 하여 제도를 운영했다. 해방 후 국민의료법에는 침구를 '의료유사업'으로 하여 침사와 구사를 양성하는 것으로 하였고, 일제시대의 의생과 한약종상에 종사하는 약의를 한방의료를 담당하는 한의사로 하여 배출해 왔다. 한의사의 법통적인 맥은 약의인 것이다.

원시 침술의 발상지는 조선을 비롯한 동방지역이다. 원시 뜸술은 불을 가까이 하던 북방에서 개발됐다. 허준이 약과 침뜸을 동시에 하는 사람으로 알려져 있으나, 이는 역사적 사실과는 완전히 다르다. 허준은 대의학자로서 주로 약으로 병을 치료한 어의였고, 침의는 허임이라는 걸출한 의원이 또 있었다. 이처럼 조선시대 침뜸 전문과 약전문이 구분되어 있었다.

그럼에도 오늘날 우리나라 한의사들의 집단 이기주의 때문에 침을 모른다는 허준이 침놓는 사람으로 되고, 전문침의는 없었던 것처럼 하여 역사까지 왜곡되고 있는 것이다. 동북아지역 전통의약은 침구와 한약처방이 분리되어 전문과로 발전하여 왔다. 중국에서는 진나라 시대부터 구비되어 오던 의관제도가 수당시대부터 완비되면서 침구는 전문과로 정비되었다.「침구사」를 두기 시작한 것이다.

3. 침뜸의학의 발전

일본에서는 침뜸에 대한 현대의학적인 검증 노력이 꾸준히 이루어졌다. 의사들이 침구학을 배우는 것은 필수적이고, 면허시험과목에 동양의학개론, 경락경혈학, 침구학 등의 과목이 필수적으로 포함되어 있다. 동시에 침구사들도 교육과정에서부터 현대의학에 대해 충분한 학습을 하도록 하여 침뜸을 현대적 의료에 활용할 수 있도록 한다.

고대 이후 침구술이 꽃피었던 한국, 중국, 일본에서 한결같이 침뜸을 약제처방과 분리하여 발전시켜온 것은 침구술 고유의 특성 때문이다. 침 몇 자루와 뜸쑥, 그리고 시술자만 있으면 환자를 돌볼 수 있는 침구술은 비용이 매우 저렴한 반면 효과는 대단히 탁월하다. 환자와 국민보건, 국가 재정에 있어서는 대단히 유익하고 더없이 경제적인 치료법이다. 침구의학은 치료수단에서 밀려나거나 한약 판매의 보조수단으로 전락할 수밖에 없다. 침뜸을 발전시키기 위해서는 서민생활 의술로서의 전통을 살려 나가는 한편, 하나의 독립된 전문 의료로 발전시켜 나가면서 현대의술을 비롯한 다른 의술과 결합시키는 정책이 필수적이다.

첫째, 민간 침구인들이 제도권으로 수렴되는 과정이 한 차례도 없이 핍박만을 당해 왔기 때문이다. 둘째, 한약을 중심으로 하는 한의사에게 침구를 독점시켜 침구를 한약 판매의 보조수단으로 전락시켰기 때문이다. 셋째, 전통의술과 현대의학 사이에 서로 넘어가지 못하게 철조망을 쌓아놓아 전통의학의 핵심인 침뜸을 현대적 의학으로 발전시키지 못하게 만들었기 때문이다.

전통 의술은 대부분 민간에서 광범위하게 전승되어 오는 의술이다. 우리의 전통 의술은 일침이구삼약으로 요약된다. 우리 정부가 제정한 최초의 의료관계법은 1951년 공포된 국민의료법이다. 이 법률은 의사·치과의사·한의사 등을 의료업자로 규정하고, 접골·침술·구술·안마술업자 등은 의료유사업자로 정했다. 1962년 박정희 정권이 등장한 직후 갑자기 침구사 양성제도 자체를 폐지해 버린 것이다. 이것이 우리나라 전통 침뜸의술의 맥을 끊는 의료쿠데타 과정이다.

이와는 대조적으로 첩약(약제)의료에 종사하던 사람을 위해서는 1952년부터 매년 검정시험을 실시하여 한의사가 될 수 있는 기회를 부여했다. 침사, 구사 등의 양성과 배출에 관한 규정을 삭제하면서 이 업무를 누가 대신할 것인지에 대해서는 법률에 전혀 명시하지 않았다. 첩약전문이었던 의생들이 하나뿐인 한약전문학원을 운영하다 1960년대 중반 재정난으로 경희대로 넘어가 의대가 되고, 경희의대 내에 4년제 한의과가 생긴 것이 한의대의 뿌리이다.

침과 뜸은 이 땅의 역사가 기록되던 그때부터 백성들의 삶과 함께 해온 탁월한 우리의 전통 민간의술이다. 백성들의 삶 속에 뿌리를 내린 생활의술은 쉽게 없앨 수 없다. 처음부터 민간의술로 백성들 사이에서 활용되어온 침뜸은 들풀 같은 생명력을 가지고 있다. 침술은 그 방법이 간단하고 효과가 빠르기 때문에 언제 어디서든지 아픈 사람에게 손쉽게 시술해 줄 수 있다. 한의사들은 민간 침구인들을 끊임없이 고발하였다. 수지침의 경우도 한의사들의 단골 고발 종목이었다. 그런데 최근 대법원에서 수지침은 민간의술이라는 판례가 나와 일단락 됐다.

침뜸교육의 경우도 한의사들은 눈에 가시처럼 여긴다. 침뜸을 가르치는 행위조차 불법으로 치부되어 한의사들의 고발이 끊임없이 이어졌다. 1995년 모든 강습행위는 원칙적으로 등록을 하지 않아도 된다는 국민고충처리위원회의 결정이 있고 나서야 침뜸교육이 각 사회교육기관에서 대대적으로 활성화되기에 이르렀다.

4. 세계 각국의 침뜸

젊은이들 사이에서도 어깨 결림, 요통 등 각종 이상을 호소하는 사람이 늘어나 크게 주목을 받고 있다. 일본의 침구사 국가시험 주관기관인 동양요법시험연수재단의 설립취지문에서는 고령화에 대한 대책을 동양요법에서 찾고 있다. 일본에서 동양요법이라고 하면 침과 뜸 그리고 안마, 마사지, 지압을 말한다. 한방은 동양요법 안에 들어 있는 것으로 보지 않는다.

1999년에 일본에서는 침구사 양성시설에 관한 사항을 개정하면서 침구사를 수적으로 크게 확산시키는 계기를 마련한다. 고령화와 질병구조의 변화에 따른 질 높은 의료서비스를 광범위하게 제공하도록 해야 한다는 국민들의 요구에 따라 침구사 양성기관의 수와 정원을 대폭 늘리는 정책을 발표한 것이다. 이 같은 정책이 발표된 이후 일본의 침구사 수는 급속히 늘어나고 있다.

동양요법 시험연수재단 관계자들은 "의사들이 침구를 공부하고, 의사시험에도 침구학이 들어있어 침구학을 배우지 않으면 의사가 될 수 없다"고 밝히고 있다. 명치침구대학에서는 침구학을 치료의학, 예방의학, 건강의학, 노년의학 등으로 나누고, 침구의학이 단순한 전통 의학에 머물지 않고 인간의 자연치유력으로 병을 치료하는 비약물요법으로 더욱 발전시키려는 수준 높은 노력을 기울이고 있다. 침구대학 안내 자료에는 MRI와 침구, 아토피와 침구, 치과침구, 스포츠침구 등의 제목들이 소개되어 있어 침뜸의학이 새로운 분야를 개척해 나가고 있음을 실감할 수 있다. 특히 비만, 혈압, 당뇨, 스트레스 등 난치병이나 고질병에 대한 침구치료도 활발히 전개하고 있다.

일본에서는 현재 침구진료의 대상 영역을 신경운동기계, 내과계통, 치과, 산부인과 등 각 과 통증클리닉, 스포츠의학, 정신보건, 노인보건, 재활, 산업보건, 터미널 케어(말기환자 돕기) 등으로 개척해 나가고 있다. 침뜸의학을 각 부분별로 전문화된 치료가 가능한 첨단의학으로 발전시켜 나가고 있는 것이다. 중국은 전통의학과 교육 분야를 포함한 보건의료 분야에서 광범위한 개방을 요구하고 있다. 중국의 중의사는 한국의 한의사와 약 1/3 정도만 같고, 2/3는 다르다고 할 수 있다. 그 이유는 첫째가 중국의 중의사는 전통 의학적인 방법뿐 아니라 현대적 의료장비의 사용과 현대의학적인 시술을 마음대로 할 수 있기 때문이다. 그리고 중의사는 교육과정이나 진료현장에서 중의전공과 침구전공으로 전문화 되어 있다.

중의학과에서는 약제처방을 중심으로 한 중의를 위주로 배우고, 침구학과에서는 침구학을 중심으로 배운다. 중국에는 서의의원, 중의의원, 중서의결합의원으로 나뉜다. 서의병원에도 침구과, 중의과를 두고 있고, 중의의원에도 수술실을 갖추고 있다. 침술을 배우러 중국으로 온 서양의사들을 중국은 민간의술을 광범위하게 제도권으로 수렴하여 이를 바탕으로 한 전통 침술을 전 세계로 수출하여 외화를 벌어들이고 있다. 의과대학에 중의과를 두고 있는 경우도 있고, 현대의학 교과과정에도 중의학이 들어 있어 서의 전공자도 중의의 기본 소양을 익히게 되어 있다. 그리고 서의도 진료과정에서 침구를 시술할 수 있고, 침구의사도 서의적인 치료방법이 허용되어 있다.

침술에 대해 환자에게 쇠꼬챙이로 찌르는 고문의 일종으로 간주하던 미국인들이 이제 부작용 없는 탁월한 의술임을 확인하고 침시술에도 익숙해지고 있다. 미국 대부분 주에서 침 시술자격자에 대한 공식 명칭은 라이센스 아큐펑처리스트(Licensed Acupuncturist)이며, 미주와 유럽에서는 침사가 새로운 직업 명칭으로 떠올라 그 수가 나날이 늘어나고 있다.

미국인들은 동양철학에 기반을 둔 침술이 약물치료, 수술치료 등에 비해 부작용이 거의 없고, 그 치료효과가 탁월한 데에 매료된다. 거기다 간편한 시술도구, 현대의학과는 비교도 안 될 정도의 저렴한 의료비로 침구의술을 고령화 사회와 현대인을 위한 의료 대안으로 보고 있다. 의사들의 적극적인 관심과 지원에 힘입어 침술은 대중 속으로 빠르게 확산되어 가고 있는 추세이다.

프랑스 과학자들도 침의 진통효과가 뛰어남을 입증했으며, 침술 치료가 현대의학에서 해결하지 못하는 질병의 후유증이나 불쾌감을 해결해 줄 수 있음을 증명하였다. 더불어 현대의학으로 해결하지 못한 질병들을 침술로 치료한 사례가 널리 알려지면서 침술에 대한 프랑스인의 믿음은 더욱 증대되었다. 독일은 프랑스에 비해 침술의 발전이 더딘 편이었다. 30~40% 정도의 대형병원이 침술을 행하고 있다. 독일에서는 의사뿐 아니라 간호사도 침을 놓을 수 있다. 의사의 감독 아래 조산원이 침술을 행하는 곳도 있다. 독일어로 된 경락, 경혈 학습서적들에서는 정확성을 기한 흔적이 돋보인다.

영국의 정책기조는 기본적으로 모든 사람이 모든 의료행위를 할 수 있다는 것이다. 물론 이 경우 환자가 충분한 정보를 듣고 동의하는 과정(informed consent)이 있어야 하며, 성병, 암, 분만 등 일부 질환은 제외된다. 그러나 원칙적으로 의사 명칭이나 자격을 사칭하지 않는 한 모든 의료행위가 허용된다는 것은 영국 의료제도의 큰 특징이다. 따라서 대체의학에 대한 정책관리는 대부분 전문직 단체에 의해 자율적으로 이루어진다. 러시아는 1970년대 중국의 침 마취 사건을 계기로 일어난 침술의 세계적 붐은 소련도 예외가 아니었다.

소련 정부는 우주비행사들에게 보건훈련의 하나로 기초적인 침 치료법을 가르쳤다. 이 시도는 우주공간에서 비행사들이 생리기능의 형평을 유지하는 데 매우 효과적이었음이 증명되었다. 지금 러시아에서는 통증 치료, 천식, 비만, 금연, 금주 등에 침술 치료가 활발하게 응용되고 있다.

북한은 의료정책의 주요 목표에서부터 전통의학을 '고려의학'이라고 하여 '주체의학'으로 존중하고 장려한다. 그 존중하는 정도는 국가과학원 산하에 민생과 직접 관련이 있는 학문연구기관인 농업과학연구원, 수산과학연구원, 의학과학연구원과 별도로 고려의학과학원을 두고 있는데서 드러난다. 이 고려의학과학원은 각 도 단위의 고려의학병원의 중앙병원으로 기능을 하고 있다.

북에서는 보건의료 체계 속에서 침뜸이 가장 큰 비중을 차지하고 있다. 전체 환자의 60% 이상을 침이나 뜸으로 진료한다고 알려져 있다. 또한 유명한 한의학자로 명성을 떨친 북한의 김봉환 선생은 오늘날 DNA 기술을 한의학에서 발전시킨 세계 최초의 학자를 배출하기도 했으나 아쉽게 그 명성에도 불구하고 김일성에 의해 사살되었다. 북에서는 신의사(양의사)들도 대부분 침을 놓고 있다. 침을 배우지 못한 신의사들도 시간을 내어 배우고 있으며, 의사가 침을 시술할 줄 모르면 사람들의 비난을 받고 신망을 잃게 된다.

5. 침뜸의 기본 관점

'침뜸의술'은 환자 각자의 정기의 상태에 따라 예방하고 체질을 개선해 나가면서 치료하는 것이 근본 취지이지만, 서양의술은 이식과 절개의 과정으로 치료하는 경우가 있다. 동양의술과 서양의술의 장단점은 중요하지만, 어느 한 의술이 절대적인 관점은 아니다. 급한 병은 서양의술로서 다스리고, 서서히 침과 뜸으로 자신의 원기와 체질에 맞추어서 개선해 나가는 것이 이상적이다.

요즘 교통사고 환자의 통증을 치료하는 데는 서양의술보다 침이 효험이 있어 한방병원에 많은 환자가 치료를 받고 있다. 침뜸의학의 가장 큰 장점은 수술실이나 치료실이 특별히 필요하지 않다는 점과 치료경비 절감도 무시할 수 없다. 침과 뜸으로 자신의 건강을 관리하는 동양의학의 장점을 최대한 잘 살려서 국민건강에 이바지 할 수 있는 침과 뜸을 발전시켜야 한다.

1) 뜸의 원리

뜸은 쑥을 살 위에 올려놓고 태워 일정한 자극을 가함으로써 경혈을 자극하고 신체 내부에서 발생하는 특수 물질의 자생 치유능력을 활용하는 치료원리이다. 뜸은 사람 몸에 있는 경락과 혈자리에 쑥뜸을 떠 자극을 주는 요법으로 쑥의 기운을 몸속 깊이 침투시켜 사람의 몸에 기를 불어넣는 방법으로 혈액순환을 원활히 하여 질병의 예방 및 치료를 하는 옛날 우리 선조들의 오래된 민간요법이다. 사람의 몸은 기와 혈의 흐름이 원활할 때 건강하며 그렇지 못할 때 병이 오는 것인데, 이를 보충하여 주는 것이 뜸 요법인 것이다.

오늘날에 와서 여러 나라 학자들이 연구에서 증명된 바에 의하면 뜸은(백혈구, 적혈구)을 현저하게 불려주고, 혈액순환을 왕성하게 한다는 사실이 밝혀졌다. 이 사실은 세계보건기구(WHO)에서도 인정되어 뜸의 효능을 뒷받침하고 있다. 저자 또한 22가지의 한약 재료들을 이용한 난치성 암 등에 효험이 있는 현대인에 맞게 뜸을 개발한 일종의 온열 뜸으로 시술 중으로 연구를 거듭하고 있다.

2) 뜸이 인체에 미치는 영향

면역력을 높여 주고, 곡지와 족삼리에 뜸을 뜨면 소화기계통이 튼튼해지고, 기초체력이 강화되어 면역력이 높아진다고 한다. 특히 곡지는 '장수의 명혈'로서, 이곳에 뜸을 뜨면 대장 기능이 활성화 되어 숙변이 없어진다.

장이 건강해야 뇌도 건강한 법. 족삼리에 뜸을 뜨면 허약해진 소화기를 좋게 하고, 하루 종일 책상에 앉아 있는 아이들의 다리를 튼튼하게 해 준다. 소화불량 및 식욕부진, 위경련, 변비치료 및 소아 성인병 예방 등 뜸은 일종의 온열자극이다. 즉, 피부를 열로 자극해 원하는 효과를 얻어 내려는 행위인 것이다.

3) 쑥뜸과 인체 내 효과

(1) 경락을 따뜻하게 하여 찬 기운을 없애 주므로 기혈을 잘 돌게 만든다.

뜸의 따뜻한 기운이 표피 속을 뚫고 들어가 경락을 데워 기를 움직이게 하는 것이다. 뜸을 뜨는 재료는 애융(말린 쑥잎을 갈아 이물질을 없애고 섬유모양의 물질로 만든 것)으로, 애융은 원기와 양기를 강하게 해 주며, 기혈을 움직이게 하고, 여러 경락을 통하게 해 차갑고 습한 기운을 쫓아내 준다. 따라서 한사와 허한증, 즉 허하고 몸이 차서 오는 질병에는 뜸을 많이 사용했다.

(2) 양기를 북돋아 주는 효과

인체의 양기는 생명의 근본이다. 양기가 잘 통하면 오래 살고, 잘 운행되지 않으면 일찍 죽는 것은 분명한 이치다. 양기가 쇠약해지고 음기가 왕성해지면 몸이 차가운 증세가 나타나며, 심하면 음양기혈이 대량으로 손실되어 생명이 위급해질 수 있다.

(3) 병을 예방하는 보건요법

뜸 치료법은 병을 미리 막고, 신체를 건강하게 만들어 주는 효과를 낸다. 따라서 침술인이나 옛 선비들은 뜸의 이런 효능을 높이 사 뜸뜨는 일을 게을리 하지 않았다.

6. 부항 뜨는 법

부항법은 항아리나 죽관, 컵 등의 부항단지를 피부 표면에 대고 흡력을 발생시켜 피부가 빨려 올라오게 하는 치료방법인데, 이는 혈맥을 확장시켜 국부의 증상을 개선하고, 인체의 기능을 조절하는 작용이 있다. 오늘날은 부항컵을 붙이고 공기를 빼내는 방법을 주로 쓰지만, 옛날에는 열을 이용하여 부항단지 내의 공기가 부풀게 한 후 피부에 대 공기온도가 내려가면서 생기는 압력을 많이 이용하였다. 오늘날 운동선수들을 보면 가끔 부항자국이 보인다. 이것은 서양의학으로 안된 통증을 다스리는 효과가 극대화되기 때문이라고 생각한다.

「침구경험방」에 언급되고 있는 '부항구'란 뜸법을 말하는 것이 아니고, 쑥을 태워서 생긴 음압으로 부항을 붙이는 '화관법'을 의미하는 것으로 생각된다. 아울러 허임은 단순 부항법보다는 부항을 댈 부위에 먼저 삼릉침으로 찌른 후 부항을 붙여 피를 빼내는 '자락부항법'을 많이 활용하였다. 몸체가 긴 부항을 쓰되 부항구는 세 손가락이 들어갈 정도가 되어야 능히 독을 빨아낼 수 있다. 현대에도 주로 자락부항법(허임)을 사용하고 있다.

1) 나쁜 피를 빼는 법

침을 찔러 피를 빼내주는 방법인데, 일명 사혈법 또는 방혈법이라고도 한다. 의학사적으로는 유완소(1110～1200)나 장종정(1156～1228) 등이 열성질환에 많이 이용하였는데, 이는 출혈이 열을 내리는 작용을 한다고 보았기 때문이다. 「침구경험방」에서도 여러 병증에 이 침법을 처방하는데, 허임 역시 주로 열이 있는 병증에 사용하고 있다.

2) 출혈법을 사용할 사람

(1) 두면부에 열이 극렬하여 내려가지 않은 사람은 명주끈으로 목을 살짝 묶어 태양과 당양의 혈락이 돋아나게 하고, 삼릉침으로 그 혈락을 관자하여 피를 빼준다.

(2) 머리와 눈이 옹종하고 흉협이 지만한데 팔꿈치 안쪽의 혈락 및 함곡혈에 출혈을 많이 시키면 곧 낫는다.

(3) 두면부에 풍단이 발작하여 붉게 부어 불이 붙은 듯 할 때 삼릉침으로 난자하여 나쁜 피를 많이 빼내주면 얼마 안 가서 좋아진다.

(4) 풍목광란에는 태양, 당양, 척택에 모두 침을 놓아 피를 빼내주면 신효가 있다.

(5) 심흉통이 있으면서 땀이 날 때 간사, 신문, 열결, 대돈을 찔러 출혈시킨다.
(6) 풍단 및 화단독에 삼릉침으로 난자하여 나쁜 피를 많이 빼낸다.
(7) 다음 날에도 붉은 기운이 있는 곳은 피를 빼내준다.
(8) 용창에 용천, 위중을 찔러 출혈하면 곧 효과가 있다.
(9) 열병에 열이 심하며, 두통이 있고 물을 찾는데 척택혈 상하의 푸른 혈관을 관자하여 출혈시키면 신효가 있다.
(10) 하마온에 삼릉침으로 당양과 태양의 혈락을 관자하여 나쁜 피를 많이 빼내주고, 척택과 위중의 혈락을 침자하여 피를 조금 빼준다.

3) 침과 뜸은 함께 사용할수록 치유 효과가 크다

침을 놓을 때는 침만 놓고, 뜸을 뜰 때는 뜸만 떠야 한다. 침을 놓고 나서는 뜸을 뜨지 말고, 뜸을 뜬 다음에는 침을 놓지 말아야 한다. 침과 뜸을 한 혈자리에 동시에 사용해서는 안 된다. 이후 『신응경』『의학강목』『의학입문』 등의 책에서 『신응경』에서는 배에 있는 혈자리의 경우는 침을 놓고 뜸을 떠서 그 침혈을 고정시킨다는 예외를 두고 있다. 침과 뜸을 한 혈자리에 동시에 사용할 수 없는 이유에 대해 두 치료법을 동시에 사용하면 기력의 소모가 너무 크기 때문이라는 추측도 있다.

산기가 위로 치밀어 심복에 급통이 있으면서 숨까지 막힐 때, 갑근혈에 침 1푼 놓고, 뜸 3장 뜬다고 하여 침과 뜸의 동시 시술에 대해 효험이 극대화시킬 수 있어 한방병원에서는 사혈 후 부항과 뜸과 침을 사용한 방법을 이용하여 빠른 치유 효과를 보이고 있다.

4) 계절과 날씨와 시간에 따른 침뜸치료

역대 의서에서는 천지자연의 기운에 합일하는 것을 중시하여 계절과 날씨 또는 년, 월, 일, 시에 따라 때에 맞게 침을 놓아야 한다.

(1) 계절에 따른 침 깊이의 차이

「난경」에서는 봄과 여름에는 침을 얕게 놓고, 가을과 겨울에는 깊이 놓는다고 말하고 있는데, 이는 사람의 양기가 봄과 여름에는 겉에 있고, 가을과 겨울에는 깊이 있기 때문이라고 한다.

(2) 날씨와 달 모양의 변화에 따른 침치료

「내경」에서는 날씨가 차면 침을 놓지 말고, 따뜻하면 의심하지 말고 침을 놓으며, 달이 둥그레지기 시작할 때에는 사하지 말고, 달이 다 둥그레졌을 때에는 보하지 말며, 달이 다 줄어들었을 때에는 치료하지 말아야 한다고 말한다.

(3) 침뜸치료에 좋은 날과 하지 말아야 할 날

침이나 뜸을 놓을 때 좋은 날을 택해서 하고, 나쁜 날은 피해야 한다는 이론이다. 여러 침구서에는 인신이 때에 따라 각 부를 순행하는데, 그 인신이 머무는 부위에는 침뜸을 금하여 인신을 상하지 않게 해야 한다고 하였다.

『왕조실록』을 보면, 「오늘은 천의일로 침가들이 가장 길일로 여기는 날이다. 내일은 상현일(上弦日)이어서 침가에서 꺼리는 날이다 길일 하루 전날에 혈단자를 입계하는 것이 예이다」라는 등의 언급을 빈번히 볼 수 있는데, 이는 당시 왕실에서 침뜸치료를 하는데, 이러한 시간적 금기사항을 많이 따졌음을 말해준다. 그러나 한편으로 급한 병일 때에는 여기에 구애되지 말고 속히 치료해야 한다는 의견 또한 '천금방' 이래로 '자생경' 등에서 볼 수 있는데, 허임 역시 사리에 깊이 통달한 사람은 이러한 인신금기에 얽매이지 않는다는 이들의 의견에 동조하고 있다.

7. 건강하게 살기 위한 방법

예로부터 인간의 몸을 소우주라 하였다. 우리 인간의 능력으로 우주의 모든 것을 알 수 없듯이 아무리 현대의학이 발달했어도 어느 누구도 우리 몸을 정확히 진단하고 치료하기는 불가능하다. 몸이 건강하기 위해선 우리 몸에 있는 물의 흐름이 원활하게 순환되면 된다. 흐르는 계곡물은 썩지 않는다. 또한 바닷물도 썩지 않는다. 바닷물은 계속 흐르기도 하고, 일정 정도의 염분(염도 약 2.8%)을 함유하고 있기 때문이다.

우리 몸도 똑 같은 이치로 생각하면 쉽다. 질병의 유전적 소인을 갖고 태어난 사람도 있지만 그것 또한 우리 몸의 면역체계가 약화되어 발병되는 것이며, 대부분의 사람은 오랫동안 잘못된 생활을 하여 누적된 결과인 것이다. 건강을 지키는 가장 쉬운 방법은 꾸준하게 운동하는 것이다. 우리 몸의 노폐물은 대소변으로 배출하고, 나머지는 땀구멍을 통해서 몸 밖으로 배출된다. 자신의 몸에 맞는 적당한 운동을 통해서 땀을 흘리면 자연히 우리 몸에 있는 물의 흐름은 원활해질 것이고, 육체적으로 건강하게 삶을 살 수 있는 것이다.

8. 쑥의 효능(뜸 재료)

쑥은 국화과에 속하는 다년생 식물이다. 쑥의 종류에는 30여 종이 있는데, 식용만 하는 쑥과 약용으로만 쓰는 쑥, 그리고 식·약용을 하는 쑥이 있다. 이러한 생명력이 강한 쑥을 우리 조상들은 질병 치료에 여러 가지 용도로 사용하였다.

예를 들어, 부인병에 쑥을 달여 먹었으며, 땀띠가 나면 쑥을 달인 물로 그 부위를 씻었고, 쑥을 달여 신경통이 심한 부위를 찜질하였다. 더위를 먹었을 때 생쑥을 즙을 내어 마셨다. 명의 허준이 쓴 『동의보감』에 보면 「쑥의 성질은 따뜻하고 독이 없으며, 맛은 쓰다」고 적혀 있다. 쑥은 오래된 여러 가지 질병과 부인의 하혈을 낫게 하며, 안태를 시키며, 복통을 멎게 하고, 적리와 백리를 낫게 한다. 오장치루로 피를 쏟는 것을 낫게 하며, 살을 살아나게 하고, 풍한을 헤치며 임신을 하게 한다」고 하였다.

이밖에도 쑥의 효능은 음기를 북돋아주며, 곽란을 멈추게 하고, 피부에 윤기와 활력을 주며, 혈색을 좋게 하고, 여성의 자궁에 스며들어 찬 기운과 습한 기운을 몰아내 생리불순을 고치며, 피를 맑게 하여 간 기능을 좋게 하는 등 문헌에 나타난 효능은 참으로 다양하다.

1) 쑥뜸의 효과

옛날부터 '만성병은 뜸으로 고쳐야 한다'고 했다. 또 병을 앓지 않는 사람이라도 몇 군데 경혈자리에 뜸을 뜨면 우선 피로를 모르고, 면역력이 강화되어 질병 예방에도 큰 효과가 있다. 침뜸의학은 우리 몸의 자연치유력을 회복시키는 치료방법이다. 그 중에서 쑥뜸은 누구나가 쉽게 할 수 있으며, 비용도 적게 들고, 시간과 장소, 날씨에 크게 영향을 받지도 않으며 부작용도 거의 없다.

(1) 피부, 근육, 뼈, 신경, 혈관 등 인체 조직의 기본적인 단위이며, 생명유지에 중요한 역할을 하는 세포의 움직임을 활성화시켜 우리 몸의 신진대사가 원활해지도록 한다.

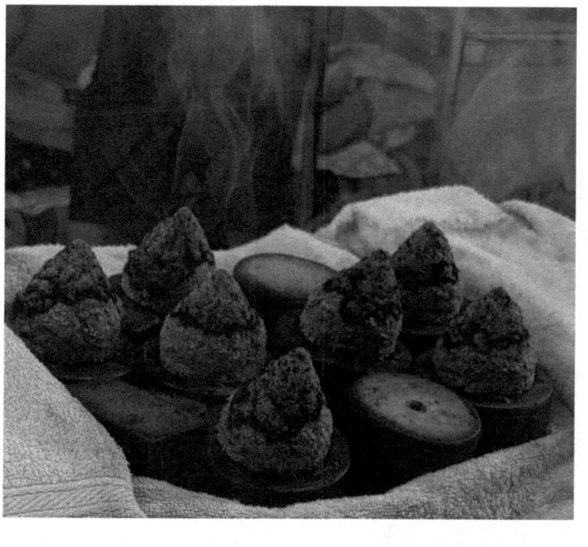

(2) 우리 몸에서 통증이 있는 부위는 그렇지 않은 부위보다 많이 긴장되어 있는데, 뜸을 뜨면 긴장이 완화되면서 통증이 가라앉는 진통작용(통증을 진정시키는 작용)에 탁월한 효과가 있다. 또한 근육의 피로는 활성산소와 젖산 때문인데, 쑥뜸을 뜨면 젖산을 흡수하는 효과가 있어 예로부터 먼 길을 떠날 때는 '족삼리'에 뜸을 뜨곤 했다.

(3) 뜸을 뜨면 「마음이 안정 된다」, 「손발 찬 것이 좋아진다」, 「소화가 잘 된다」고 하는 것은 모두 자율신경계의 기능이 원활해져서 나타난 결과인데, 피부에는 내장기관의 움직임을 관할하는 신경이 분포되어 있어 쑥뜸을 해당되는 경혈자리에 뜨게 되면 신경기능과 내장기능이 조절된다.

(4) 뜸은 혈액순환이 좋지 않아서 생기는 수족냉증, 어지럼증, 불면증, 하지부종 등에 큰 효능이 있는데, 이것은 심장근육의 수축력을 높여서 혈액의 흐름을 힘차게 해주어 우리 몸의 순환기계통의 흐름을 촉진시키기 때문입니다. 간혹 티눈 등과 같이 피부가 각질화 되어 딱딱하게 굳어지는 경우가 있는데, 뜸은 이런 티눈을 근본적으로 제거하는 데도 효과가 좋다.

(5) 혈액 속에는 산소를 운반하는 적혈구, 식균작용을 하는 백혈구, 지혈작용을 하는 혈소판과 혈장이 있는데, 뜸을 뜨면 이러한 혈액 성분을 적정 수치로 조절해 주며, 혈액의 산성화를 방지해 준다. 결과적으로 혈액 내 산소 함량이 늘어나 혈액이 신선하고 깨끗해지며, 우리 몸의 면역력이 향상되어 각종 염증성 질환은 물론 감기, 알레르기 등 면역성 질환까지도 예방할 수 있다.

(6) 혈액은 폐를 통해 들어온 산소와 장에서 흡수한 영양소를 세포에 전달하며, 세포에서 쓰고 난 노폐물과 이산화탄소를 배설기관과 폐로 운반한다. 결국 혈액순환이 원활하지 못하면 공급과 배출이 순조롭지 못해 인체는 병들게 되는데, 이러한 노폐물과 염증제거에 효과가 있다.

(7) 우리 몸에는 아주 작은 양으로 인체에 중대한 영향을 끼치는 물질이 있는데, 이것이 바로 호르몬이다. 호르몬의 역할은 성장, 생식, 소화, 대소변의 조절, 혈압조절 등 다 열거할 수 없을 만큼 다양하다. 호르몬 분비의 불균형은 우리 몸을 질병으로 유도한다. 당뇨병(소갈)이 그렇고 갑상선 질환이 그렇다. 뜸을 뜨면 호르몬 분비량은 저절로 조절되면서 각종 내분비계 질환이 치유된다.

(8) 쑥뜸의 전조작용으로 만성두통, 허약체질, 만성불면증, 월경불순, 월경통, 우울증 등 뜸을 오래 뜨게 되면 면역기능을 강화시켜 우리 몸의 체질을 전체적으로 개선시켜 주는 효과가 있다.

2) 뜸으로 치료되는 질병

(1) 소화기 계통의 병: 급만성 위염, 위산과다, 위궤양, 위하수, 복통, 설사, 변비, 간염, 황달, 담석증, 당뇨병(소갈증) 등

(2) 비뇨기 계통의 병: 급만성 신우염, 급만성 신염, 신장결석, 부종, 요실금, 방광염, 혈뇨 등

(3) 순환기 계통의 병: 협심증, 심장성 천식, 심근경색, 동맥경화증, 고혈압, 저혈압 등

(4) 호흡기 계통의 병: 감기, 해수, 천식, 기관지 확장증, 급만성 기관지염, 늑막염, 폐기종 갑상선기능항진증, 저하증, 폐결핵 등

(5) 신경계통의 병: 뇌빈혈, 뇌출혈, 간질, 반신불수, 척수염, 신경쇠약(히스테리), 불면증, 두통, 안면신경마비, 삼차신경통, 좌골신경통, 요통, 늑간신경통 등

(6) 운동기 계통의 병: 관절염, 슬관절염, 관절 류마티스 등

(7) 외과 계통의 병: 타박상, 피부소양증(가려움증), 습진, 두드러기, 티눈, 원형탈모증, 동상, 치질, 탈항, 독충자상 등

(8) 생식기 계통의 병: 고환염, 전립선비대증, 음위, 유정, 무정자증 등

(9) 부인과 계통의 병: 생리불순(생리량 과다, 과소 등), 폐경, 생리통, 자궁후굴, 자궁근종, 냉대하증, 불감증, 갱년기 장애, 불임증, 임신오조, 유집부족 등

(10) 소아과 계통의 병: 허약체질, 소아천식, 습관성 구토증 등

(11) 안과 계통의 병: 안검하수, 안검경련, 백내장, 야맹증, 비루관폐쇄증, 노안 등

(12) 이비인후과/치과 계통의 병: 중이염, 이명, 만성비염, 축농증, 알레르기성 비염, 편도선염, 인후염, 치통 등

세계보건기구(WHO)에서 발표했듯이 모두 열거할 수 없을 만큼 많은 병을 치유하는 데 침뜸의학이 이용되고 있다.

3) 무극보양뜸

뜸은 구자(오랠 구)와 화(불 화)자가 만난 글자(灸)로서, 불로 오랫동안 자극한다는 의미이며, 그 재료는 쑥이 가장 좋은 것으로 알려져 있다(동의보감, 강화도에서 나는 '싸주아리쑥'이 가장 좋다고 한다.) 뜸을 뜨는 방법은 쑥(3년 이상 묵은 쑥)을 살갗 위에 직접 놓고 태워 우리 몸에 가벼운 화상(약 60~70℃)을 입혀 경혈을 자극시켜 신체 내부에서 발생하는 특수한 물질(히스토톡신: 이종단백체)을 작용하게 하

는 치료법이다. 침은 전문적인 지식과 기술이 필요하나, 뜸은 처음에 뜸자리를 잡을 때만 전문가의 도움을 받고 이후에는 정해진 뜸자리에 스스로 뜰 수 있어서 너무나 쉽고 부작용도 거의 없다. 따라서 누구라도 뜰 수 있는 것이며, 놀라운 치료효과를 경험할 수 있다.

무극보양뜸은 8개의 경혈 12자리(여성은 13자리)에 쌀알 반톨 크기로 매일 한 자리에 3～5장씩 뜸을 뜨는 직접구로 병이 있고 없고를 떠나 누구나 사용할 수 있는 생활양생법이다. 몸의 중심을 튼튼하게 유지하는 것은 잘 먹고 잘 소화시키는 것에 있다. 중완, 곡지, 족삼리는 모두 비위를 보양하는 혈자리이다. 생명과 생식의 근원인 신장기능을 강화하는 기해, 관원, 호흡기의 기능을 강화하는데 폐유, 심장의 기능을 강화하고, 몸 속 깊은 병을 치료하는 고황, 심신의 기능을 강화시키는 백회, 또한 여성의 경우 기해와 관원 대신 수도와 자궁기능에 관계된 중극을 사용한다. 무극보양뜸에는 음양오행사상이 그대로 녹아 있다.

하늘은 양이면 땅은 음이요, 남자가 양이고 여자는 음이요, 몸통은 음이요 팔은 양이라면 다리는 음이요, 복부가 음이라면 등쪽은 양이요, 좌측이 양이면 우측은 음이다. 무극보양뜸은 이러한 이치로 상하, 좌우, 전후로 서로 경혈을 배합하여 음양의 평형을 이루고자 한 것이다. 침을 놓는 사람은 많으나 쑥뜸을 사용하는 사람은 많지 않고, 침술을 활용하는 나라는 많으나 우리나라처럼 좋은 기운을 가진 쑥이 나는 나라는 별로 없다. 그 점에서 쑥뜸은 가히 민족의술을 세계적으로 빛낼 가장 훌륭한 소재인 것이다.

제 9 장

운동 건강법

1. 발목펌프운동 건강법

발목펌프운동이란 사람이 누운 자세 또는 앉은 자세로 양다리를 번갈아 들었다가 떨어뜨리면서 아킬레스건과 종아리부에 가까운 부위(발목)를 타격하는 과정을 반복함으로써 발목에 집중되어 있던 정맥의 혈액을 심장 쪽으로 이송시켜 혈액 순환을 원활하게 하는 운동으로 쾌식, 쾌면, 쾌변을 잘하게 되며 자연 치유력을 높여주는 운동이다.

심장에서 나가는 동맥의 혈액(아래로 내려가는 혈액)과 심장으로 돌아오는 정맥의 혈액(위로 올라가는 혈액)이 밸런스가 맞아야 비로소 전신의 혈액 순환이 좋아지며, 한개 한개의 세포가 건강하게 된다는 것이다. 심장에서 밀려나간 혈액은 발끝까지 오면 이미 힘이 없어져서 그대로 중력을 거슬리고 심장까지 되돌아갈 힘이 없다고 한다. 바람에 떨리는 나뭇잎처럼 사람도 발을 상하로 움직이면 전신의 혈액 순환이 바로 좋게 되어 병이 없어지게 된다.

1) 발목의 상하운동 방법

(1) 발목 상하운동은 다리정맥의 펌프작용을 촉진하므로 정맥혈을 잘 돌게 한다. 이렇게 되면 정맥혈과 함께 떠돌던 노폐물의 배설이 잘 되어 각종 순환기계 질환을 막거나 낫게 된다. 발목 상하운동은 처음에는 상당히 고통이 따르지만 습관이 되면 시원함을 느끼며, 몸속에 잠들어 있던 자연 치유력이 깨어나므로 간경변이나 당뇨, 신장병 등 각종 난치병이 낫게 된다.

(2) 발목 상하운동에 쓰이는 기구는 만들어 쓸 수도 있지만, 알맞게 만들기가 쉽지 않으므로 만들어진 것을 사서 쓰는 것이 좋다. 바닥에 놓고 쓰는 수동형 발목펌프 건강기와 발목만 얹어 놓으면 저절로 두들겨 주는 자동형 발목펌프 건강기가 있다. 특히 발목이 약한 환우들이나 당뇨가 심한 분들은 수동형을 잘못 이용할 경우 발목이 부러지거나 금이 갈 수 있으므로 속도조절 및 강도조절이 자유

로운 '키커'를 이용하면 안전하고 편리하게 발목 상하운동을 할 수 있다.

(3) 수동형 발목펌프 건강기를 이용하여 발목 상하운동을 하는 방법은 다음과 같다. 먼저 방바닥에 건강기를 반듯하게 놓고, 그 위에 발목이 편하게 걸치도록 하고 눕는다. 이때 눕는 자세는 바로 누워도 되고, 기대앉아도 되지만, 가급적 정맥혈이 잘 돌게 하기 위해서는 발목이 심장보다 높은 곳에서 떨어지는 것이 좋다. 아침에 일어나서 한 번하고, 잠들기 전에 한 번 하는 것이 좋지만 힘들 때는 하루에 한 번이라도 꼭 해주는 것이 좋다.

2) 손목의 상하운동 방법

(1) 이 운동법은 발목의 상하운동법으로 고안된 것이지만, 손목도 같은 방법으로 할 수 있다. 손을 많이 쓰는 직장인들은 손목이 신 경우가 많다. 이런 사람은 발목 상하운동 때 손목도 같이 해주면 좋다. 발목의 상하운동을 할 수 없을 경우와 몸의 상반신에 나쁜 증상이 있을 때도 해주면 좋은 운동으로, 방법은 발목의 상하운동을 하는 것과 비슷하다. 천식이나 화분증 등으로 고생하는 사람도 발목의 상하운동과 함께 하면 좋다.

(2) 손목의 상하운동 방법은 손바닥을 아래를 보게 한 다음 손목용 펌프건강기 위에 편하게 손목이 걸치도록 한 자세에서 손목을 들어 올렸다가 힘을 빼고 손목을 건강기 위에 툭 떨어뜨린다. 발목을 할 때와 마찬가지로 오른손 10번, 왼손 10번씩 교대로 떨어뜨린다. 양손을 합해서 500～600번 정도씩 하루에 2～3회 정도 한다.

3) 발목 상하 운동법의 효능

발목 상하 운동법(발목펌프 건강법)의 효능은 거의 만병에 효능을 나타내지만, 몇 가지를 간추려 보면 만성피로, 당뇨, 고혈압, 무릎통증, 어깨 결림, 요통, 발의 부종, 냉증, 무좀, 치질, 시력감퇴, 눈의 피로, 불면증, 두통, 좌골신경통, 아토피성 피부염, 간장 질환, 백내장, 정맥류, 신경마비, 전립선비대증, 통풍, 천식 등을 들 수 있다.

(1) 다리의 부종 : 발목 상하운동을 하면 전신의 혈액순환이 좋아지기 때문에 발목의 부종이 바로 빠진다. 발목을 두들기면서 손목을 흔들흔들 굴리면 변이 나오고, 다리의 부종이 없어져서 다리가 가볍게 된다.

(2) 변비로 인한 고혈압과 탁한 피부 : 고혈압과 변비가 심하여 약을 계속적으로 먹지 않으면 안 되는 상태의 환우가 있었는데, 변비 때문에 피부가 어둡고 매우

탁했다. 원인은 변비와 숙변 및 혈액순환 장애라는 판단 아래 발목 상하운동을 시켰다. 그 결과 변비가 해소되면서 머리가 맑아지고 몸도 가벼워졌다. 이 건강법은 뱃속의 근육을 적절히 자극하기 때문에 장의 운동을 촉진시켜 변비가 사라지게 된다. 장의 운동이 활성화 되면 활성산소를 없애는 효소의 활동이 높아지게 된다.

(3) 무 좀 : 변비와 함께 편두통이 있던 환우의 경우 발목 상하운동을 실행하여 변비가 사라지면서 5년 정도 된 편두통이 낫게 되었으며, 25년이나 따라 다니던 무좀도 완전히 나았다. 이나가키 선생의 건강 원리는 장내의 변의 흐름과 혈액의 흐름을 '최소의 힘으로 최대의 흐름을 일으키는 건강법'이어야 한다는 원리에서 출발한다. 그래서 발목 상하 건강법을 실천하면 장 속의 흐름과 혈액의 흐름을 원활히 함으로써 변비와 편두통이 사라지고, 혈액순환이 좋아지므로 혈액 속의 무좀균의 먹이가 되었던 노폐물이 빠져나가 무좀균을 아사상태로 몰아가는 한편 혈액을 타고 흘러 들어온 면역세포의 왕성한 활동에 의해 무좀도 없어지는 것이다.

(4) 발목의 건초염 : 산책 도중 발목을 삐어 건초염이 되었는데, 잠들기 전에 20~30분 정도 발목 상하운동을 하여 통증이 차츰 없어지더니 결국 완전히 낫게 되었다. 발목 상하운동을 통하여 정맥혈을 적극적으로 끌어올리게 되면 발목의 근육의 건에 생기는 염증도 빨리 낫게 된다. 염증이라는 것은 피의 흐름과 관련이 깊어서 피가 더럽거나 흐름이 더디면 염증이 급속히 확산되지만, 피가 맑아져서 염증의 원료가 줄어들고, 피의 흐름이 좋아져서 고름을 재빨리 끌어내 버리면 각종 염증성 질환의 치유가 빨라질 것이다.

(5) 원인불명의 심장발작 : 어렸을 때부터 앓아오던 심장발작이 발목 상하운동을 한 달 만에 낫게 되었다. 그 이후에는 심장발작으로 고생하는 일이 없었다고 한다. 심장발작이야말로 혈액 순환과 관련이 깊다. 발목을 상하면 심장이나 신장이 곧바로 손상을 입는데, 특히 왼쪽 발목이 상하면 심장의 손상이 더 빠르다. 따라서 심장을 다스려 주기 위해서는 발과 발목을 잘 다스려 주어야 한다. 각탕과 함께 발목 상하운동을 열심히 하면 놀라운 효과를 볼 수 있다.

(6) 백내장 : 발목 상하 건강법으로 효소의 활동이 활성화 되면 백내장이 낫거나 시력이 좋아진다.

(7) 장내 독소 배출 : 발목 상하운동의 기본 원리는 장 속의 흐름과 혈액의 흐름을

원활히 하는 것으로써 세포 내의 장과 세포 속의 독소나 노폐물을 신속히 배출시켜 질병의 원인물질을 제거함으로써 몸을 건강하게 하는 데 있다.

(8) 발목 상하운동은 자연의 법칙 : 이나가키 선생의 '자연의 법칙'은 상대적 관계에서 설정되어 있다. 음과 양이 있고, 낮과 밤이 있듯이 인체도 정맥혈을 끌어올려야 동맥혈이 흐를 수 있다는 원리이다. 만일 정맥혈을 끌어올리지 못하게 되면 다리나 팔에 정맥혈이 뭉쳐져서 순환이 안 되게 된다. 이렇게 되면 산소가 부족하게 되고, 어떤 곳에서는 부종이 생겨 나쁜 균들이 번식하게 되므로 질병이 생길 것이다.

(9) 숙변의 정체와 혈액의 정체 : 질병의 원인에 대해 여러 가지 이유를 들 수 있겠지만, 그 가운데 대표적인 것으로 자연의학에서는 숙변의 정체와 혈액순환의 장애를 들고 있다. 이나가끼 선생도 숙변과 혈액순환 장애를 질병의 가장 큰 원인으로 보았는데, 이에 대한 처방으로 백설탕이나 인공감미료 등 불량 당질을 피하고 피를 더럽히는 동물성 식품이나 가공식품을 먹지 않을 것을 권하는 한편, 섬유질이 많은 식품과 생야채를 적당히 먹을 것을 권하고 있다. 이와 함께 발목 상하운동과 손목 상하운동을 하면 건강을 되찾을 수 있다는 것을 체험을 통해 가르치고 있다.

(10) 피를 돌리는 것은 심장만으로는 역부족 : 지금으로부터 300여 년 전인 1628년에 발표된 윌리엄 하베의 「심장 원동력설」을 그대로 따르는 것이 현대의학과 제도권 교육의 현실이다. 그러나 자연의학에서는 심장의 힘으로 11만 2천 km에 이르는 방대한 혈관을 22.5초 만에 돌리는 것은 물리적으로나 현실적으로 불가능하다는 가정 하에 「모세혈관 원동력설」을 취하고 있다. 다시 말해, 우리 몸의 피를 돌려주는 것은 모세혈관의 힘에 의한 것이며, 심장은 단지 보조적인 역할을 한다는 것이다. 따라서 고혈압이나 동맥경화, 당뇨병 등 각종 혈액순환장애를 다스리기 위해서는 강심제나 혈관 이완제 등의 약물을 쓸 것이 아니라 모세혈관을 깨끗하게 해주는 산야초 발효효소나 함초 등 각종 자연건강식품을 먹는 것과 함께 모세혈관을 강화시키는 모관운동이나 발목 상하운동, 손목 상하운동을 해주어야 한다.

(11) 변 비 : 식생활이 자연으로부터 멀어지면서 문명생활을 하는 현대인들의 대부분이 변비로 고생하고 있다. 여성의 경우 십중팔구는 변비로 고생을 하고 있다고 하니 참 큰일이 아닐 수 없다. 의학이 발전하면 할수록 병은 더 진보하고 있다. 그것은 병을 병으로 보지 않고, 병이 아닌 것을 병으로 보는 어처구니없

는 일이 많은 것도 하나의 원인일 것이다. 우리는 당뇨나 고혈압처럼 병이 아닌 단순한 현상을 병으로 보고 진짜 병으로 만들어 버리는가 하면, 변비나 비만 등 심각한 질병을 병으로 보지 않고 단순한 현상으로 보아서 만병을 불러들이는 어리석음을 범하며 살아가고 있다.

(12) 무좀 / 치질 : 발목 상하운동을 통하여 당뇨나 고혈압, 신장병, 심장병 등 난치병을 고쳤다는 사람들이 참 많다. 그런데 그 가운데는 무좀이나 치질을 고쳤다는 사람들도 자주 만날 수 있다. 그 이유는 무좀을 일으키는 원인균인 백선균의 먹이가 되어야 할 노폐물이 발목 상하운동으로 없어지므로 굶어서 기진맥진한데다가 백선균을 잡아먹을 식균세포의 이동이 활발해지니 백선균이 살아남기 힘들 수밖에 없는 것이다. 치질도 정맥혈이 항문 부근에서 뭉치면서 치핵이 된 것이 원인이므로 혈액순환이 잘 되면 자연스럽게 해결된다.

2. 운동하기 싫은 사람들을 위한 건강법

《1분 셀프 마사지와 스트레칭 방법》

1) 제대로 숨쉬기「복식호흡」

무거운 물건을 들 때 숨을 내쉬면서 들어보면 한결 쉬운 것을 느끼게 된다. 스트레칭을 할 때도 마찬가지다. 숨을 들이쉴 때는 공기를 밀어 넣는 기분으로 배를 부풀려야 한다. 팔을 들어 올리면서 배를 뒤로 젖혀 몸에 공기를 가득 채운다. 반대로 내쉴 때는 복근을 조여 공기를 최대한 많이 내뿜는다. 이 방법이「복식호흡」으로서 체내 장기가 자극을 받아 폐활량이 증가되는 효과를 볼 수 있고, 집중력이 높아지며, 복근이 단련되어 좋은 컨디션을 유지하게 된다.

(1) 한 손을 배꼽에 대고 다른 손은 등 뒤에 댄다. 숨을 들이쉴 때 배가 나오는 것을 느낀다.

(2) 숨을 내쉬면 복부가 들어가면서 양손이 가까워지는 것을 느낄 수 있다.

2) 컴퓨터 증후군 해소법「양손 하늘로 뻗기」

장시간의 컴퓨터 작업이나 운전으로 스트레스 받은 몸을 풀어주는 방법으로는 양손을 하늘로 뻗어보면 상체의 근육과 힘줄, 인대 등의 탄력이 좋아진다.

(1) 차려 자세로 똑바로 선다.

(2) 숨을 들이쉬면서 왼발을 앞으로 내밀고 팔을 위로 쭉 뻗는다.

(3) 숨을 내쉬면서 허리에 움직임이 느껴질 때까지 몸을 쭉 편다.
(4) 숨을 들이쉬면서 맨 처음 자세로 돌아간다.

3) 폐와 장에 효험「어깨 스트레칭」

폐를 확장시키는 방법으로서, 폐를 살며시 자극하여 공기가 전부 몸 밖으로 나가도록 상체를 앞으로 쭉 내밀어 본다. 이렇게 하면 어깨 주변에 있는 부드러운 조직이 모두 스트레칭 되면서 복부에도 영향을 미친다.

(1) 손을 등 뒤에 놓고 엄지손가락을 엇갈리게 낀다.
(2) 상체를 앞으로 구부리면서 양팔을 등 뒤로 밀어 올린다.
(3) 6초 동안 같은 자세를 유지한 다음 숨을 내쉰다.
(4) 맨 처음 자세로 돌아와서 숨을 들이쉰다.
(5) 상체를 뒤로 젖히면서 양쪽 손끝이 바닥에 닿도록 하면서 숨을 내쉬고 자세를 6초 동안 유지한다.
(6) 맨 처음 자세로 돌아와서 숨을 들이쉰다.

4) 온몸을 따뜻하게「삼초경락」

삼초경락을 자극하면 몸이 따뜻해지는 효과가 있다. 양팔의 바깥쪽을 세게 문지르면 효과가 가장 좋은데, 손바닥이 뜨거워지도록 아주 세게 눌러야 한다. 어깨 윗부분과 손등도 함께 문질러 준다. 1분 정도 지나면 전신에 온기가 흐를 것이다. 이 경락의 기 순행이 개선되면 가벼운 쾌감이 생긴다.

5) 두통 완화「담랑경락」

'풍지혈'이라 불리는 이 경혈을 누르면 두통이 완화되는데, 처음에는 찾기가 힘들다. 머리를 앞으로 살짝 숙이고 두개골 위를 손가락으로 잡으면 지압하기가 쉽다. 머리카락이 끝나는 부위 중에서 귓불과 평행선상에서 만나는 약간 우묵한 부분이 바로 지압할 곳이다. 뒤통수에 있는 뼈 아랫부분을 숨을 내쉬며 엄지손가락으로 누른다.

6) 변비 해소「복부 마사지」

누워서 무릎을 올리면 복부가 이완되어 작은 압력에도 뱃속 깊숙이 자극이 전해져서 마사지하기가 더 쉬워진다. 시계방향으로 마사지 하면 변비 해소에 효과가 있다.

(1) 등을 대고 누워서 무릎을 올린다.
(2) 복부를 세게 누르면서 시계방향으로 문지른다.
(3) 대장을 누르면서 복부 주변에 있는 경혈을 자극한다.

(4) 대장 안쪽에 있는 소장의 위치를 생각하면서 배꼽 주변에 있는 경혈도를 눌러 준다.

7) 생리통, 요통 「신장경락」

태계혈을 눌러 주면 여성들에게는 공포스럽기만 한 생리통과 요통이 완화된다. 발목 안쪽을 볼 수 있도록 발을 다른 다리 위에 얹는다. 아킬레스건과 뼈 사이에 움푹 들어간 부분을 찾을 때까지 안쪽 복사뼈 뒤쪽 주변을 만지면서 정확한 부분을 찾는다. 이 경혈을 누르기 쉽도록 손가락으로 다리의 바깥쪽을 잡고 따뜻해질 때까지 자극한다.

3. 노화방지 유연성 운동 및 척추운동(겨울)

겨울철에 온도가 떨어지면 우리 몸도 민감하게 반응하고, 근육이 수축할 위험성이 높아진다. 근육 수축은 혈액순환 저하, 뇌졸중, 심장병, 근육통, 요통 발생의 요인이 되고, 척추 경직과 함께 면역력 저하와 노화를 초래한다. ① 척추를 둘러싼 근육경직, ② 척추 유연성 저하, ③ 추간판(디스크) 압력을 통한 신경 압박, ④ 혈액순환 저하, ⑤ 통증, ⑥ 노화 등이 이어진다.

1) 신체 균형 스트레칭

■ 운동 1

(1) 팔을 머리 위로 뻗어 이완시킨 상태에서 손바닥을 반대로 합쳐 팔을 위쪽으로 스트레칭 한다.
(2) 위로 뻗으면서 호흡을 내쉬며 20초 정도 스트레칭 한다. 근육 긴장 및 이완이 필요한 때 몸의 컨디션 조절에 좋다.

■ 운동 2

(1) 한쪽 팔을 펴 들고 양다리를 어깨너비만큼 벌린다.
(2) 무릎은 조금 돌린 상태에서 한쪽 손을 허리에 대고 몸을 유지한다.
(3) 다른 쪽에 손을 뻗쳐 머리 위에 올린다.
(4) 천천히 허리를 받친 손의 방향으로 체간을 신전시킨다.
(5) 20초 동안 스트레칭 한다.

■ 운동 3

(1) 상체를 숙여 좌측 손으로 우측 다리를 잡는다.
(2) 우측 손은 균형을 잡기 위해 우측에 놓고 대퇴골근 등의 스트레칭을 실시하며, 견갑골 밑에서 둔부까지 스트레칭 한다.
(3) 머리 위에 뻗치고 옆으로 굽혀 반대쪽 다리를 잡는다.
(4) 한 팔은 몸 앞에 붙여 이완시킨다. 몸 쪽과 반대쪽 다리를 신전시키며 20초간 좌우 반복하며 무리하지 않는다.

2) 척추 자극 운동법

사람은 척추가 바르고 유연해야 건강하다. 척추운동을 열심히 하면 척추가 중추신경의 자극을 받아 조혈작용이 왕성해지고, 자율신경과 미주신경이 원활하여 내장기능이 좋아지고, 혈액순환이 잘 된다.

■ 운동 1

(1) 양손을 깍지를 끼고 머리 뒷부분 후두골에 밀착시킨다.
(2) 고개를 숙이면서 손으로 뒷목에 연결된 승모근과 척추 기립근을 통한 경추와 흉추가 벌어지듯이 신전시켜 준다.
(3) 호흡을 내쉬며 20초 정도로 3회 이상 반복한다.
(4) 경추와 흉추, 요추까지 긴장된 근육을 이완시켜 주며, 중추신경 자극을 준다.

■ 운동 2

(1) 굽어진 등을 베개를 이용해 척추를 유연하게 만든다.
(2) 양손은 하늘을 향하고 몸에 힘을 뺀다.
(3) 척추 어느 곳이든 좋지 않다고 느껴지는 곳에 받치고 전후로 벌려 주고, 좌우로 틀어 주고 상하로 늘려 줘서 척추관절에 침착된 노폐물을 스케일링해 줌으로써 건강한 척추를 만든다.

■ 운동 3

(1) 누운 상태에서 골반을 상체로 올려 두 무릎을 머리 사이로 넣어 무릎이 바닥에 닿게 한다.
(2) 양손은 허리 또는 골반을 지지해 주면서 골반의 움직임을 고정시켜 준다.
(3) 숨을 내쉬며 15초 3회 이상 반복한다. 굳어 있는 척추를 자극하여 젊었을 때의 척추로 되돌려 준다. 척추가 굳어 있을 경우 근육통이나 인대가 늘어날 수 있으므로 과 신전에 주의한다.

4. 딱 맞는 게으른 건강법

(1) 하루 20개 팔굽혀 펴기

팔굽혀 펴기는 아주 익숙한 운동이다 보니 별거 아니라고 생각할 수 있는데 막상 맘먹고 하려고 하면 쉽지 않은 운동이다. 우선 45° 이상의 각도를 유지하고, 20개 정도만 한다. 이렇게 하루에 서너 번만 해도 가슴이 땅기는 게 느껴지면서 확실한 운동이 된다.

(2) TV를 보면서 다리 올리기

게으른 사람들이 좋아하는 TV를 보면서 하는 운동이라는 장점이 있다. 일단 다리를 펴고 똑바로 눕는다. 팔꿈치로 상반신을 받치고 다리를 번갈아 가며 들어올린다. 절대 무리하지 말고 아침에 약간 뻐근할 정도로만 한다.

(3) 매일 2리터짜리 생수 한 병으로 병을 모르고 장수할 수 있다.

물은 하루 2리터씩 의식적으로 마시는 게 좋고, 씹어 먹듯이 천천히 마시는 게 좋다. 이렇게 마시면 흡수율도 높아진다.

(4) 매일 3분 빨대 불기

5cm 정도로 빨대를 잘라서 한쪽 끝을 스카치테이프로 반쯤 막는다. 그리고 불면 끝이다. 하루에 3분만 하면 된다.

(5) 섹스를 즐기면 각종 성인병이 예방된다.

섹스는 몸에 좋은 운동이다. 아마 격하게 섹스를 하고 난 다음 날, 뱃가죽이 땅기거나 다리가 아픈 것을 느낀 적이 있을 것이다. 웬만한 운동으로 이 정도 효과를 보기는 힘들다. 이렇게 운동한다는 생각도 없이 자신도 모르게 근육운동이 되고, 급격하게 심장이 뛰면서 유산소 운동도 된다.

5. 호보건강법

하루 5분, 호랑이처럼 어슬렁어슬렁 네 발로 기는 「호보건강법」이 있다. 하루 200m만 네 발로 걸으면 어지간한 고질병은 고칠 수 있다고 한다.

1) 직립자세가 병을 만든다

사람은 두 발로 땅을 딛고 꼿꼿이 서서 걷는다. 직립보행의 자세는 사람에게서만 찾아볼 수 있다. 사람의 걸어다니는 자세가 사람만의 병을 만든다고 「호보건강법」 애호가들은 주장한다. 잠자는 시간만 빼놓고는 대부분의 시간을 내장이 밑으로 처진 상태에서 지내게 됨으로써 인간의 장기는 피곤함을 느끼게 되고, 따라서 위장장애나 혈액순환 장애 등을 초래하게 되는 것이다.

목이나 허리 디스크가 생기게 되는 원인도 직립보행과 밀접한 관계가 있다. 하루 종일 서 있다 보면 무거운 머리를 목뼈가 받치고 있어야 하고, 머리와 상반신의 무게를 허리가 받치고 있어야 하므로 척추뼈에 무리가 생긴다. 온몸의 체중을 떠받치고 있어야 하므로 몸무게가 조금만 불어나도 무릎이나 발목이 시큰거리고, 마침내 관절염 등으로 탈이 나게 되는 것이다.

2) 호보운동법은 이렇게 만들어졌다

남들처럼 점잖게 산행을 하거나 간단한 체조를 하는 것이 아니라 짐승처럼 네 발로 엉금엉금 기어다닌다.

3) 호보운동은 호흡운동을 겸한 자연운동이자 완전운동

(1) 운동은 크게 자연운동과 인공운동으로 나눌 수 있다.

자연운동은 말 그대로 몸을 이용해서 하는 운동이다. 기구를 사용하지 않는다. 뛰고, 걷고, 물구나무서고, 호흡하는 등의 운동이 이에 속한다. 대부분 유산소 운동이다. 인공운동은 특정한 장소에서 특정한 기구를 갖고서야 할 수 있는 운동을 말한다. 테니스나 골프, 헬스 등이 이에 속한다. 대부분의 기구운동을 일컫는다. 이렇게 본다면 호보운동은 자연운동에 속한다.

(2) 운동을 다시 나누면 부분운동과 완전운동, 즉 전체 운동으로 나눌 수 있다.

부분운동은 신체의 어느 한 부분을 집중적으로 사용하는 운동이다. 완전운동이란 부분운동과는 달리 체중이 온몸으로 분산이 되어 온몸 구석구석을 모두 사용하는 운동을 말한다. 부분운동은 신체의 특정 부위만을 집중적으로 자극하기 때문에 다른 부위가 상대적으로 자극을 덜 받게 된다. 부분운동보다는 완전운동이 낫고, 완전운동보다는 호흡을 겸한 완전운동이 좋다고 한다.

결론적으로 말하자면, 호보운동은 호흡운동을 겸한 자연운동이자 완전운동이다. 네 발로 걸으면 체중이 사방으로 분산되어 머리끝부터 발끝까지 어느 한 부분으로 체중이 쏠리지 않아 균형을 유지할 수 있다. 속근은 강하고 빠른 행동을 할 때 사용하는 근육이다. 몸을 잽싸게 돌릴 때나 달릴 때 등의 행동에서 주로 사용된다. 중간근은 걷거나 앉거나 일하는 등 일상적인 행동을 할 때 주로 사용되는 근육이다.

지근에는 내장근육이나 뒤로 걸을 때 사용하는 다리 근육, 팔을 뒤로 돌릴 때 사용되는 근육 등이 포함된다. 요가의 기본 원리는 평소에 안 쓰던 근육을 사용하게 하는 것이다. 팔을 뒤로 돌려 잡고, 다리를 옆으로 길게 뻗는 등의 자세는 평소에 우리가 사용하지 않는 근육을 단련시킴으로써 신체의 균형을 이룬다.

4) 운동하기 좋은 때

이른 아침에 운동하는 것이 건강에 좋다고 대부분 사람들은 생각한다. 그러나 잘못된 생각이다. 겨울 아침에 운동을 하다가 심장마비나 뇌졸중 등을 일으키는 노인들이 간혹 있는데, 원인은 굳은 근육으로 무리하게 운동을 했기 때문이다. 따라서 호보를 하기에 가장 좋은 시간은 온몸의 근육이 충분하게 풀린 오후 시간이 좋다.

직장인은 점심시간이나 퇴근 후가 적당하다. 노인들은 관절염이나 뇌졸중, 고혈압, 치매 등의 예방이나 치료 효과가 좋고, 성장기 아이들은 온몸의 스트레칭 효과가 있어서 키가 쑥쑥 크고, 비만을 방지하는 효과를 얻을 수 있다.

6. 효과 만점 자연건강법 운동

1) 혈액순환에 「모관운동」

모관운동은 손발을 모두 위로 들고 열심히 흔들어주는 운동으로 정맥의 피가 쉽게 내려와 혈액순환이 매우 원활해진다. 우리 몸을 이루고 있는 세포 하나하나에 충분한 양의 혈액이 공급되어 활력을 찾게 된다. 전신의 혈액순환이 좋아지면 혈관 속에 정체되어 있던 울혈이 없어지는 것은 물론 독소가 빨리 배출되어 질병을 예방하는 데 많은 도움이 된다. 혈압을 조절하는 효과도 기대된다. 또 모세혈관을 자극함으로써 말초신경, 중추신경이 제 기능을 다해 심리적으로도 활력을 느낀다.

■ 운동 요령 : 바로 누워서 베개를 베고 손발을 곧게 뻗어 되도록 수직으로 올린다. 다리를 들기 어려울 때는 끈으로 위쪽에 발목을 걸어서 올리고 떨어도 좋다.

2) 척추를 바르게 만드는 「붕어운동」

척추가 좌우로 어긋난 것을 교정할 수 있다. 붕어운동으로 장의 기능이 좋아지면 변비나 복통 등이 사라지고, 두뇌도 원활하게 움직인다.

■ 운동 요령 : 평상처럼 딱딱한 곳에 베개를 베지 않고 바로 누워서 발끝을 무릎쪽으로 젖힌다. 두 손을 깍지 끼워 목 뒤 가운데 붙인 다음 붕어가 헤엄치듯 허리를 중심으로 몸을 좌우로 재빠르게 흔든다.

3) 몸의 균형을 바로잡는 「합장, 합척운동」

손바닥과 발바닥을 모두 붙이고 정지 상태에 있음으로써 사지의 근육, 신경을 고루 자극해 신체 좌우의 균형을 되찾는 데 도움이 되는 자연건강법 운동이다. 특히 여성들이 꾸준히 하면 자궁후굴이나 생리불순 등이 언제 그랬냐는 듯이 좋아진다. 몸의 좌우가 꼭 맞게 균형을 유지해줄 뿐만 아니라 교감신경과 부교감신경이 쉽게 길항상태를 유지할 수 있도록 도와준다.

■ 운동 요령 : 평상처럼 딱딱한 바닥에 베개를 베고 바로 눕는다. 다리를 쭉 펴서 발목을 무릎 쪽으로 젖힌다. 양손을 합장하기 전에 가슴 위에서 손가락 끝을 서로 대고 밀었다 놓았다를 몇 번 한다. 그런 다음 손가락 끝을 붙인 채로 앞으로 돌렸다, 뒤로 돌렸다 제자리로 돌이키는 운동을 한다. 가슴 위에서 합장하며 동시에 두 다리도 안으로 굽혀서 합척한다. 합장한 손과 합척한 발을 떼지 말고 머리 쪽과 다리 쪽으로 폈다 오므렸다 반복한다.

7. 앉고 서기 운동

1) 앉고 서기 건강법의 원리

(1) 앉고 서기의 원리

의자에 앉은 자세처럼 편하게 뒷일을 보는 서양인들과 비교하면 우리네 선조들은 참으로 불편하고 무식하게 쪼그려 앉아 뒷일을 보는 것으로 생각하기 쉽다. 쪼그림은 신조차도 감탄해 마지않는 건강과학이 숨겨져 있기 때문이다. 즉, 쪼그려 뒷일을 보는 자세는 하체 근육을 최대한 당겨주는 역할을 하기 때문이다. 왼쪽 사람의 하체 근육을 보면 다른 동물과 구별되는 강건하고 무수한 근육들을 볼 수 있다. 이것은 직립보행에 있어서 매우 중요한 것으로, 건강한 신체를 유지하는 데 가장 큰 의미를 부여할 수 있다.

배설의 고통에도 불구하고 쪼그려 앉아있을 때의 근육의 아픔을 더하여 아픈 만큼 성숙해진다는 삶의 철학을 몸소 실천하면서 하체 근육의 연성을 키워갔던 것이다. 반힘줄 모양근 등과 같은 하체의 모든 근육을 최대한 당겨 놓음으로써 근육의 연성을 강화시켜 하체의 혈류를 원활하게 해 준다.

수 시간의 길을 걷거나 축구 등 심한 운동을 한다 하여도 하체 전체의 근육의 연성을 강화하기는 힘이 든다. 그러나 쪼그려 앉기를 계속하면 하체의 모든 근육을 최대한 당겨내는 효과로 평소 부실한 근육의 연성이나 막힌 혈류에서 생겨난 관절염과 같은 질병을 예방할 수 있는 것이다. 또한 앉고 서기를 반복하면 몸통의 혈류를 개선해 주면서 척추를 바르게 만들어 준다. 즉, 소화기와 배설기관의 혈류를 개선해 주면서 오장육부의 기혈을 흐름을 좋게 하여 신진대사를 원활하게 해 준다.

(2) 팔가짐의 원리

새 생명을 출산하는 산고의 아픔은 이루 말로 헤아리지 못할 것이다. 사람의 활동 중 이보다도 더 큰 힘과 에너지를 소모하는 몸짓은 없을 것이다. 출산을 '몸을 푼다'로 이해한 우리네 산모들이 왜 팔을 위로 향하여 아기를 낳았을까? 여기에도 신비한 인체과학이 숨겨져 있다. 팔을 수평으로 벌린 후 팔목을 수직으로 세운 자세는 몸통의 기혈의 흐름을 극대화 하여 주기 때문이다. 따라서 본 근육의 연성을 통한 건강찾기의 팔 자세는 산모의 출산 자세에서 출발되어진다.

이 자세는 몸속의 300여 개나 되는 각종 근육의 연성을 극대화시켜 신진대사를 원활하게 한다. 그로 하여금 산모의 산고의 고통을 덜어 순산할 수 있는 것이다. 팔을 수평으로 하고, 팔뚝을 수직으로 세운 후 주먹을 쥐는 자세는 골격근이나 순환기근, 소화기근, 호흡기근, 장기근 등 상체의 모든 근육을 연성 있게 만들 수 있는 자세이다. 그러므로 가급적 배는 내밀고, 가슴과 팔은 활짝 젖힐수록 상체의 모든 근육을 늘어나게 할 수 있다.

2) 앉고 서기 운동

(1) 서기의 자세

우선 발을 어깨너비만큼 벌리고 발을 사진과 같이 11자형을 취한다. 배를 내밀고 가슴을 활짝 편다. 배를 내밀면 소화기관이 확장되고, 가슴을 뒤로 젖히면 폐활량이 증대된다. 팔은 가슴을 젖힌 상태에서 등쪽으로 최대한 젖힌다. 이것은 허파나 위장, 심장 등과 연결된 근육의 연성을 강화시켜 신진대사를 원활하게 한다. 특히 대흉근과 앞톱니근, 삼각형근, 등모세근 등의 연성을 뛰어나게 만들어 머리와 연결된 척수의 전 기능들을 개선하는 역할을 한다.

(2) 앉기의 자세

발을 어깨너비만큼 벌린 11자형을 취한 상태에서 숨을 내쉬면서 그대로 앉는다. 이때 발이 움직여서는 안 된다. 발뒤꿈치는 바닥 면에 밀착된 상태로 앉는다. 이때 뒤꿈치는 절대로 지면에서 떨어져서는 안 된다. 발뒤꿈치근과 아킬레스근, 가자미근, 긴비골근, 장단지근 대퇴곧은근 등을 연성 있게 만들어 무릎과 발목에 관계된 장애를 고쳐주는 것이다.

이때 무릎이나 발목에서 “뚜닥뚜닥” 하는 소리가 날 수도 있는데, 잘못되어져 있는 연골과 근육을 제대로 잡아주는 것이므로 염려할 필요는 없다. 배를 내밀고 가슴을 활짝 편 상태에서 상체가 수직으로 내려와야 한다.

팔을 수평으로 한 후 팔꿈치가 90° 각도를 유지하게 하고 힘 있게 주먹을 쥔 상태에서 그대로 앉아야 한다. 팔은 가슴을 젖힌 상태에서 등쪽으로 최대한 젖힌 상태를 그대로 유지하여 당겨진 하체 근육에서 허파나 위장, 심장 등과 연결된 근육의 연성을 더욱 강화시켜 간다.

(3) 앉기와 서기에서의 호흡법

호흡은 잠시도 멈출 수 없는 생명유지의 근본 활동이다. 따라서 운동이나 움직임에는 호흡방법이 절대적인 것이므로 다음을 숙지하여 호흡기관의 근육을 연성 있게 만들어 폐활량을 증대시킨다. 서기의 자세는 허파가 최대한 부풀어져 팽창된 상태이므로 공기를 최대한 흡입하여 폐활량이 최대가 되도록 해야 한다. 이 때 폐활량이 많아지면 폐기관을 움직이는 근육을 더욱더 늘여주는 연성을 갖게 하므로 심장이나 허파의 기능이 개선된다. 일어설 때 팔을 등 뒤로 최대한 젖히면서 팔목을 최대한 뒤로 가게하고 가슴은 앞으로 내민다.

앉기의 자세는 소화기관과 같은 내장이 허파를 밀치게 되므로 흡입한 공기가 완전히 빠져 나가도록 서서히 숨을 충분히 내쉬어 횡경막을 위로 최대한 올라가게 한다. 이때에는 횡경막이 올라가고, 수축된 폐기관에 의해 생겨난 여유 공간은 내장기관의 팽창 효과로 소화기관의 혈류가 개선되면서 몸속의 가스가 배출되는 등 소화기능을 개선하게 되는 것이다.

(4) 초보자나 자세가 잡히지 않을 때 방법

양변기 문화에 젖어든 사람처럼 쪼그려 앉기를 수년간 해 보지 않은 사람은 단순한 앉고 서기가 매우 힘이 든다. 방문과 같은 매끈한 벽면에 서서 뒤꿈치를 벽에서 15～20cm 정도 띄우고 머리와 팔, 엉덩이를 벽에 붙인 채 살며시 앉으며 숨을 내쉰다. 서기의 자세도 발을 고정한 채 머리와 팔, 엉덩이를 벽에 붙인 채 살며시 선 후 숨을 들이쉬면서 가슴을 최대한 내민다.

(5) 앉고 서기

‘쪼그려 앉기 서기 운동법’은 그 근본 원리는 앉을 때와 설 때의 상체와 하체가 반대 현상이 생긴다. 즉, 앉을 때는 하체 근육을 최대한 이완・팽창시켜 연성을 키우고, 상체는 몸통 근육을 수축을 시켜 혈류와 신경계를 정상화하는 운동법이므로 처음부터 무리해서는 안 된다. 반면, 설 때는 하체 근육을 최대한 수축시키고 상체와 몸통 근육을 이완・팽창시키게 된다.

초보인 경우에는 몹시 힘이 들지만 꾸준하게 체형을 교정한다는 자세로 임하면 자신의 근육의 연성과 수축성이 자리를 찾아가게 되는 것이다. 만약 다리에 통증이나 쥐가 내릴 때에는 매일 10회 정도씩 이틀 정도만 하면 온몸이 개운하고, 원기가 솟음을 느낄 수 있다. 앉기와 서기의 자세가 정확히 잡힌 후에는 이틀에 5～10회만 앉고 서기를 하여도 근육의 연성 작용이 지속되므로 건강한 생활을 지속할 수 있다.

3) 운동 후의 신체 통증

통증은 치료의 과정이다. 초보자 또는 골격이나 근육 이상자는 다음의 통증과 소리가 날 수 있다. 그러나 통증이나 소리들은 골격과 근육이 제 위치를 찾거나 신체의 이상 부위가 정상화되는 과정임을 숙지하고 더욱 더 분발하여 건강을 찾아보는 노력을 아끼지 말아야 한다.

(1) "뚜두둑" 소리가 난다.

다리나 발목, 허리, 목 등과 같은 관절 부위에서 "뚜두둑" 또는 "뚝뚝" 등의 소리가 날 수 있다. 이것은 골격근이 연성을 잃고 있다가 '앉고 서기' 자세에서 뼈에 연결된 골격근이 최대한 당겨지고 수축되는 과정에서 사용되지 못한 연골이 움직이면서 생기는 현상이다.

허리에 이상이 있는 사람은 허리에서 소리가 나고, 무릎이 잘못된 사람은 무릎에서 소리가 나는 등, 잘못된 신체 부위에서 소리가 난다. 신체의 여러 부위가 뻐근하거나 아픈 통증을 느낀다는 것은 근육이 연성을 잃어 혈류가 막혀 있는 것이므로 앉고 서기를 통해 혈류가 개선되고, 근육의 연성이 생기면서 모세혈관이 뚫리는 현상이므로 계속적인 앉고 서기를 생활화 하는 것이 좋다.

(2) 어깨가 뻐근하거나 통증을 느낀다.

사람은 스트레스를 받았거나 목덜미가 뻣뻣한 사람에게 나타나는 현상으로 등모세근의 상단이 매우 단단할 경우에 생기는 현상이다. 이것은 대뇌와 척수로 연결된 혈류와 신경조직이 장애가 생겨 뭉쳐있던 것이 제대로 풀려가는 현상이다.

(3) 방귀가 나오거나 트림을 한다.

위장과 같은 소화기관에 이상이 있는 경우에는 그 효력을 즉시 발휘한다. 앉고 서기는 내장기관의 근육을 잘 풀어준다. 만성 소화 불량자는 식사 후 5～10회를 하고 나면 즉시 음식과 위산이 만나 정상적인 산화과정이 이루어지지 않은 부패된 위장 또는 대장 속의 가스를 몸 밖으로 배출시켜 주면서 위장의 혈류가 개선되는 과정이다. 또한 아랫배가 아프거나 변비와 같은 질병을 가진 사람도 앉고 서기 운동을 보름 정도 계속하면 대장이나 소장의 근육 기능을 개선시켜 건강한 생활을 할 수 있게 해 준다.

(4) 등모세근 사이의 등이 뻐근하다.

흉추 3～5번에 이르는 부위의 혈류가 막혀 생기는 것으로, 소화기관과 연결된 척수가 있는 부위이다. 만성 위장병 증세가 있는 사람에게 흔히 나타나는 현상으로, 속이 거북하거나 더부룩한 사람은 본 운동으로 이러한 증세를 호전시켜 갈 수 있다.

(5) 엉덩이 주위나 요추 부위가 아프다.

머리와 연결된 동맥과 정맥의 혈류가 문제되거나 소화기관 장애자, 하체의 근육에 탄성이 생긴 사람에게 나타나는 현상이다. 이런 사람은 본 운동을 수십 회 하고 나면 다리의 경련이나 쥐가 내리기 쉽다. 요추가 아픈 사람은 대부분 팔자걸음이나 다리가 부실한 사람에게 흔히 나타난다.

(6) 겨드랑이가 아프다.

겨드랑이에 땀이 많은 사람이나 심장과 연결된 근육에 이상이 생긴 사람, 겨드랑이 림프구의 혈류 장애자에게 나타나는 현상이다. 심장근에 무리를 주지 않는 가볍게 앉고 서기를 하면 겨드랑이에 땀이 서서히 줄어들거나 심장기능이 개선된다.

(7) 가슴이 당기거나 뻐근하다.

가슴에 땀이 나거나 폐기관에 연결된 근육이 문제될 때 생기는 현상이다. 이런 사람은 폐질환을 앓았거나 심폐기능이 저하된 것에서 나타나는 것이므로 꾸준하게 본 운동을 하면 그러한 현상은 사라진다.

(8) 기타 현상

머리가 띵하다, 가슴이 콩닥콩닥 뛴다, 허벅지가 아프다, 팔목이 아프다 등의 다양한 증상이 나타날 수 있는데, 이것들은 그러한 부위의 근육 장애가 개선되는 것이므로 꾸준한 앉고 서기를 생활화 하여 건강을 스스로 찾아가기 바란다.

8. 공을 이용한 건강법

1) 허리의 요통과 만성피로에 효과

운동을 하거나 자세를 유지할 때 또는 정신을 긴장시킬 때에도 근육은 늘 신경으로부터 지시를 받고, 포도당을 탄산가스와 물로 분해시켜서 에너지를 얻고 있다. 근육 긴장이 없고 순환이 순조롭게 진행되고 있을 때에는 피로물질이 쉽게 배출된다. 그러나 자세불량이나 지나친 운동으로 근육에 대한 자극이 과도해져 있을 때에는 피로물질이 축적되어 체내에 머무르게 된다.

근육이 긴장되면 림프의 흐름 자체가 정체되어 체내 여기저기에 산성 물질이 축적된다. 이것이 심해지면 '뻐근하다'든가 '아프다'라고 느끼게 된다. 등이 굽거나 다리를 꼬고 앉는 자세를 취하게 되면 복근이 약해지고, 척추기립근이 쉽게 피로해진다. 불량 자세를 갖고 있는 사람은 제아무리 몸에 좋은 약을 먹어도 소용이 없다. 약이란 것은 체내 흡수가 되고 배설이 되어 약효가 사라지게 마련이다. 그러면 다시 근육긴장에 의한 피로와 통증이 나타난다. 공에 허리를 받쳐 굴리는 자세는 긴장된 근육을 풀어주고, 허리와 복근을 동시에 강화시켜 준다.

2) 심장과 요통에는 최고의 운동법이다

3분 정도 공을 굴리게 되면 몸이 가뿐해진다. 이렇게 척추에 대한 자극을 주게 되면 비만인 사람은 살이 빠지고, 여윈 사람은 오히려 적당히 살이 붙고 강해진다.

■ 방 법

(1) 공을 엉덩이 밑에 두고 깔고 앉아 무릎을 세운다.
(2) 서서히 공을 허리 아래로 오게 하여 다리로 중심을 잡는다.
(3) 엉덩이를 지면에 닿지 않도록 하고 체중을 허리에 싣는다.
(4) 양팔은 몸과 수평 되게 들어 올려 균형을 잡고 넘어질 때를 대비한다.
(5) 이 상태에서 위·아래로 공을 굴린다.

3) 어깨의 신경피로와 기육조절에 효과

어깨가 뻐근한 원인

(1) 자세불량으로 오는 증상이다.
(2) 무거운 것을 지거나 익숙하지 않은 운동을 했을 때에 생기는 증상이다.
(3) 신경이 예민해서 근육을 굳어지게 한 결과 생기는 정신적인 현상이다.

(4) 빈혈이나 저혈압, 고혈압, 담낭증, 위궤양, 치질, 암, 당뇨병, 심장병, 신장병 등의 병이 있을 때에 생기는 증상 등이다.

팔을 올리는 운동과 회전시키는 운동에는 어깨의 삼각근, 승모근, 견갑근, 능형근, 광배근, 대흉근, 소흉근 등 많은 근육이 연결되어 있는데, 이 중 어느 한 곳이 긴장되어도 근육끼리의 수축에 격차가 있기 때문에 팔이 올라가지 않고 어깨가 뻐근해진다. 내과적인 질병이 있는 경우에는 이상 유무를 전하는 신경이 어깨의 신경과 같은 높이에 있기 때문에 어깨가 결리는 수도 있다.

특히 간이나 심장과는 밀접한 관계가 있다. 공에 어깨를 받쳐 굴리는 자세는 어깨의 삼각근, 승모근, 광배근 등 일련의 근육에 대한 카이로프랙틱 효과를 직접 느껴볼 수 있다. 공을 흉추 위·아래로 혹은 좌우로 굴리게 되면 뭉쳐있는 근육과 비뚤어진 흉추가 동시에 잡힌다.

■ 방 법

(1) 공을 어깨 밑에 두고 반듯이 눕는다.
(2) 그 자세에서 무릎을 세운다.
(3) 발바닥으로 중심을 잡고 공에 체중을 지탱한다.
(4) 어깨에 체중이 전부 실리는 느낌으로 허리를 치켜들어 몸이 거의 수평이 되게 한다.
(5) 전후, 좌우로 조금씩 공을 굴린다.

4) 복부 변비와 소화증진에 효과

양말을 선 채로 신지 못하거나 구두끈을 앉지 않고 맬 수 없다면 복부에 지방이 있어 살이 찐 것이다.

(1) 내부 장기를 기계적인 쇼크로부터 지키기 위해서이다.
(2) 차가워지는 장기를 지키기 위해서이다.

비만이 무서운 것은 지방이 체표면에 붙을 뿐만이 아니라 혈관, 대장, 근육과 근육 사이에 달라붙기 때문이다. 그리고 계단을 오르면 숨이 차다든가, 가끔 가슴이 꽉 조이는 듯 아프다든가 하는 상태가 올 수 있다. 이것은 심장의 위험신호이다. 엎드려 배로 공굴리는 자세는 복부비만을 없애는 최고의 방법이다. 공으로 복근을 단련하는 운동은 만성 위장병에도 효과적이며, 식욕부진과 스트레스 및 운동부족 등의 해소와 기분 전환 효과도 볼 수 있다.

■ 방 법

(1) 공을 배 바로 밑에 두고 엎드린다.
(2) 다리를 어깨넓이로 벌리고 쭉 펴서 발끝을 세우고, 팔도 안정적으로 벌려 손바닥으로 지탱한다.
(3) 팔꿈치를 구부리고, 체중을 골고루 분산시킨 상태로 시계방향이나 위·아래로 공을 굴린다.

5) 엉덩이와 허벅지 좌골신경통에 효과

나이가 들면 남자는 배로, 여자는 엉덩이로 지방이 많이 모인다. 특히 여자들의 경우에는 처진 엉덩이를 올리고, 굵은 다리를 날씬하게 하기 위해서 여러 가지 수단을 동원한다. 엉덩이와 허벅지로 공 굴리는 자세는 여성분들의 오랜 소망을 충족시켜 줄 수 있는 좋은 방법이다. 이외에도 엉덩이 전체 근육과 좌골신경통으로 다리가 당기거나 아픈 사람들의 긴장을 해소시켜 준다.

■ 방 법

(1) 공을 깔고 앉는다.
(2) 양 손으로 바닥을 짚고 균형을 유지한다.
(3) 원하는 부위 아래에 공을 두고 무릎을 쭉 편다.
(4) 엉덩이 부위는 공을 굴리고 다리는 왕복운동을 하면서 자극을 준다.

9. 승마건강법

1) 승마의 운동효과

승마의 1시간 운동량은 2,700~3,000칼로리로 성인 여성이 하루 음식을 통해 섭취하는 2,300칼로리보다 많다. 두 달 동안 한 번에 45분씩 하루 두 번 타면 허리 살 2~3인치가 쉽게 빠진다. 온몸운동으로 특히 사타구니 골반 등 평소 사용하지 않는 부분을 강화시키는 데 좋다. 또 말을 타면 궁둥이와 안장이 마찰되면서 괄약근이 운동되어 남성은 정력이 강화되고, 여성은 성감이 좋아지며 자세교정, 관절염 예방, 소화기관 강화 등의 효과가 나타난다.

2) 승마를 통해 환자도 치료

승마치료는 1953년 노르웨이의 한 물리치료사가 소아마비 환자를 치료하기 위해

도입했다. 치료 대상자는 정신질환자, 척추장애자, 다운신드롬 자폐증 등 선천성 장애인, 교통사고 환자 등 광범위하다.

제 10 장

자연 대체요법

1. 서양의학

일반적으로 서양의학은 질병의 원인을 나쁜 병균의 활동으로 보고 그 병균을 죽이거나 활동력을 정지시킴으로써 병을 치료하는 기본적인 개념이다. 병균을 죽이려고 병균보다 더 강한 약물을 투여하기 때문에 오히려 다른 후유증과 합병증이 발생되는 경우가 생기게 된다.

2. 자연 대체의학

대체의학이란 일반적으로 식이요법이나 민간요법, 약초를 사용하는 허브요법 등 기존 합성 의약품이나 화학적 치료가 아닌 방법으로 치료하는 모든 자연요법을 말한다. 기존의 질병관, 즉 증상, 병, 약이라는 관념에서 벗어나 본질적인 문제를 파악해 질병의 근본적인 치유를 목표로 한다. 병이란 그 사람이 살아온 습관에 의한 결과물이므로 병에 걸리게 한 습관과 삶의 방법을 바꾸어야 병이 치유된다고 본다. 사람의 습관과 삶을 바꿔줌을 통해 병을 치유하고자 하는 방법이다.

대체의학은 침술(Acupuncture)을 비롯하여 침지요법(Precipitationtherapy), 흡출팩요법(Suctionpagtherapy), 습포요법(Poulticetherapy), 분말접착요법(Powderadhesivetherapy), 분말압착요법(Powderruptherapy), 백발영양요법(Whitehairtonictherapy), 향요법(Aromatherapy), 카이로프랙틱(Chiropractic), 수치료법(Hydrotherapy), 식이요법(Diet Therapy), 동종요법(Homeopathy), 약초요법(Herbal Medicine), 인도의 전통 의술인 아유 르베다까지 약 50여 가지의 수술이나 약을 사용하지 않는 모든 자연 치료방법을 포함한다.

서양의학은 약이나 수술 등을 위주로 증상과 고통의 즉각적인 개선이 목표이지만, 대체의학은 식이요법, 요가, 향기, 마사지, 침, 침전, 습포. 흡출, 접착, 압찰, 영양, 약초, 운동 등의 요법 등을 통한 만성질환의 근본적인 원인 제거에 초점을 맞추므로 인체가 원래 지닌 생체항상성(Homeostasis)의 활성화와 국부의 물질분자 농도의 과부족을 조절하는 데에 초점을 둔다.

3. 중요한 자연 대체요법

1) 침지요법(Precipitation therapy)

침지요법은 다한 또는 각종 무좀이나 각질에 감염된 손이나 발을 30분~60분가량 용액 속에 담구어 주는 방법으로서, 영양용액의 피부 흡수율을 대폭적으로 높여준다. 국부의 과·부족의 물질분자 농도를 조절하여 기울어진 손발 체질을 정상으로 바꿔줌으로써 손발의 다한이나 무좀 등 각종 질환을 낫게 하는 원리이다.

2) 습포요법(Poultice therapy)

면으로 된 가제 수건에 약 액을 적신 헝겊을 환부 위에 밀착시켜 주어 약 액을 피부 속으로 깊숙이 흡수시켜 주는 요법이다. 손·발 이외의 체부 백선(어깨나 가슴에 생기는 도장부스럼), 두부백선(머리에 생기는 기계충), 안면백선(얼굴에 생기는 버짐), 어루러기(등에 생김), 수발백선(수염, 겨드랑이 털에 생김), 고부백선(사타구니에 생기는 완선) 등에는 습포방법이 가장 효과적인 방법이다. 다한의 경우도 손, 발 이외의 겨드랑이, 얼굴, 두피, 가슴 등에는 습포요법이 가장 좋은 방법이다.

습포요법은 환부에 해당 약 액을 다량 흡수시키는 데에 목적이 있다. 저자가 개발한 한방 습포요법은 암환자를 대상으로 무화과 반죽으로 23종류의 한방 약재를 사용하여 암 발생 부위에 습포하면 암세포가 열에 약하므로 암세포를 죽일 수 있었다. 그러나 화상을 입게 되어 실용화를 중지중에 있으나 많은 암환자를 치료하고 완치한 경험이 있다.

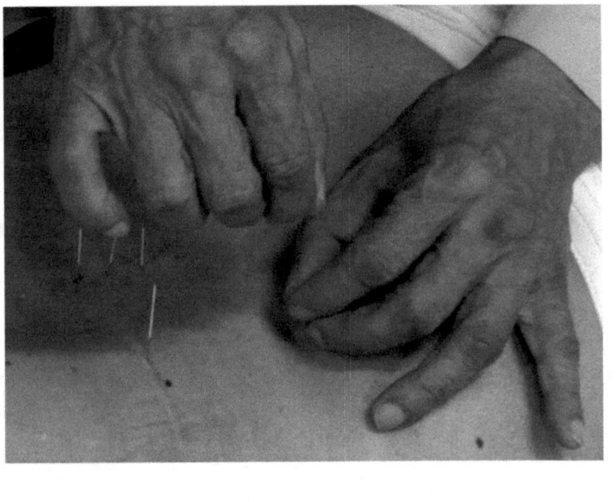

3) 흡출팩 요법(Suction pag therapy)

흡출팩 요법은 통증이나 통증부위 넓이에 따라 팩 분말 1~2스푼 정도의 양에 깨끗한 물을 소량 넣어 약간 돼직하게(국수반죽 정도로) 반죽한 다음 환부보다 약간 넓은 부직포 위에 약 5mm 정도로 골고루 손에 물을 바르면서 넓게 펴 발라 동통 부위 위에 부착시켜 잘 눌러준다. 그 위에 탄력붕대 등으로 감싸 매어 고정시켜 줌으로써 유효성분을 환부까지 깊숙이까지 침투시키는 한편 몸속의 유해물질이나 동통 원인물질을 피지선이나 모공, 땀구멍을 통해 몸 밖으로 빨아냄으로 동통의 감소 및 해소와 원인질환의 치료를 도와주는 요법이다.

각종 급만성 질환, 부인병 질환 일절, 자궁암 수술 후의 격통, 방광 카타르(밖으로 스미어 나오는 염증), 만성복막염, 늑막염, 복수, 신장병, 신우염(허리에 붙임), 맹장염의 후기 (초기에는 절대로 덥게 하지 말 것), 간장병, 편도선염, 목병, 척추카리에스(만성의 골염으로 뼈가 썩어서 파괴되는 질환), 늑골통증(갈비뼈 골반 카리에스). 장폐쇄(腸閉鎖), 급만성 위장병(출혈성 위궤양에는 덥게 하지 말 것), 치질, 설사, 이질, 신경통, 류마티스, 빨갛게 붓고 통증이 있는 경우 덥지도 차지도 않은 물로 반죽하여 환부 위에 눌러 붙여준다. 이 방법 또한 화상에 주의해야 한다.

4) 분말 접착요법(Powder adhesive therapy)

분말 접착요법은 식물성과 광물성 복합 조성물의 분말 1스푼 정도를 양말 속에 투입하고 양말을 신은 후 운동이나 활동을 함으로써 장시간 발 피부에 밀착 및 접촉된다. 따라서 신체의 축소판인 발에 유효 성분들이 흡수되어 신진대사를 원활하게 하여 기력 향상을 촉진하고, 피로회복과 최상의 컨디션을 나타내며, 발의 통증을 감소시키는 요법이다.

5) 분말 압찰요법(Powder rup therapy)

분말 압찰요법은 굳은살처럼 딱딱하게 굳은 티눈 위에 콩알만큼의 소량의 식물성과 광물성으로 혼합 조성된 분말을 올려놓고 엄지로 세게 눌러 문질러 줌으로써 티눈이 근육과 분리되어 표피 밖으로 빠져 나오게 하여 낫게 하는 방법이다.

6) 모발의 백발 영양요법(White hair tonic therapy)

인체의 머리카락 모발은 모공에서 인체의 섬세하게 연관된 혈액과 관련기관으로부터 필요 영양소를 공급받아 정상적인 생장과 건강한 검은머리의 모발을 유지하게 된다. 모발 건강과 백발에 대한 영양요법은 모발의 모공이 혈을 통해 필수영양소를 효과적으로 공급해줌으로써 건강한 모발로 생장촉진, 백발예방, 백발을 흑발로 변화시켜주는 효과를 나타낸다.

7) 식이요법(Diet therapy)

식이요법은 각 세포가 필요로 하는 올바른 음식물을 섭취하여 전신 건강을 도모하는 가장 중심이 된 건강법이다. 무농약, 유기농법으로 재배한 생식은 살아있는 효소, 비타민, 미네랄, 기타 생명물질이 풍부하여 인체가 가지고 있는 자연 치유력을 극대화시켜 질병의 예방 및 개선에 뛰어난 효과를 보인다.

8) 해독요법(Detoxification therapy)

현대인은 전 세대보다 훨씬 더 많은 화학물질에 노출되어 있다. 해독요법은 화학물질, 잔류 농약, 방부제 등을 신체로부터 제거하고 건강을 회복하는 데 도움을 준다.

9) 수치료법(Hydrotherapy)

안전하게 여러 가지 질병의 치료에 응용할 수 있는 치료법이다. 오늘날 많은 대체요법들이 온천욕, 좌욕, 각탕법, 관주법, 풀(수영장) 치료, 분무법, 온・냉습포, 온・냉찜질 등의 방법을 이용하고 있다.

10) 방향요법(Aromatherapy)

방향요법은 여러 가지 식물들의 나뭇잎, 나무껍질, 뿌리, 씨, 송진 그리고 추출된 정제유를 사용해서 마음과 정서에 큰 효능을 발휘한다.

11) 약초요법(Herbal Medicine)

약초를 이용한 치료법은 몸의 균형을 바로 잡고 정화하여 몸 자체의 자연적인 치료 능력을 자생시킨다.

12) 동종요법(Homeopathy)

식물, 광물 또는 기타 자연물질을 최대한 희석시켜 그 미세한 원자적 물질 상태로 질병 치료에 사용하는 방법으로서, 비슷한 성질을 가진 성분이 그와 비슷한 성질을 가진 병을 낫게 한다는 원리를 이용한 요법이다.

13) 효소요법(Enzymetherapy)

식물에서 유래한 효소와 췌장효소를 이용해서 필수 영양소의 소화와 흡수를 회복시켜 주는 방법이다. 통곡식을 먹는 식이요법과 함께 병용한다.

14) 단식요법(Fasting)

단식은 음식물을 소화해야 하는 부담감을 덜어줌으로써 체내에서 독소를 제거하는 데 도움을 주는 요법이다. 고혈압, 두통, 알러지, 관절염 등에 아주 효과적이다.

15) 바디워크(Bodywork)

마사지 등을 통해 통증을 감소시키고, 다친 근육을 부드럽게 하고, 혈액과 임파액의 순환을 도와주고, 근육의 이완을 촉진시키기 위해서 행하는 모든 요법이다.

4. 대체의학의 근본 및 연구 실태

(1) 몸과 국부의 과・부족조절에 초점을 맞춘다.
(2) The healing power of nature : 자연의 치유력을 이용하는 것이다.
(3) Treat the cause rather than the effect : 결과보다 원인을 중요시 한다.
(4) First, do not harm : 무엇보다 인체에 해가 없어야 한다.
(5) Treatthe whole person : 질병보다 질병에 걸린 사람을 본다.
(6) Thephysician is a teacher : 의사는 다만 치유의 조력자다.
(7) Prevention is the best cure : 예방이 최선의 치료법이다.

미국은 막대한 연구비를 투자하여 암을 비롯한 성인병, 만성, 퇴행성 각종 질환 치료에 상당한 성과를 보이면서 질병의 각 분야로 영역을 확산하고 있다. 치료효과도 검증을 받고 있다. 대체의학 연구가 가장 활발한 국가는 미국과 독일이다. 미국은 현재 대부분의 의과대학에서 대체의학이 정규 과목으로 채택된 상태이다. 독일은 퇴행성 질환 치료 및 각종 질환 대체의학 수준이 정규 의학에 버금갈 정도로 많은 성과를 이루고 있다.

5. 건강(동양의학)

세계보건기구(WHO)에서는 건강이란 육체적으로나 정신적으로 모두 완전한 상태 즉, 동양의학에서는 '건강'이란 음과 양이 잘 조화된 상태라고 본다. 여기에서의 음은 육체적인 것을 뜻하고, 양은 정신적인 것을 뜻하는 것으로서, 이러한 건강의 개념은 결과적으로 동양의학, 서양의학을 막론하고 인체 국부의 물질분자 농도의 과・부족의 밸런스(balance), 즉 균형과 조화를 기본으로 삼는 것이 공통적인 특징이다.

몸에 아무 탈이 없이 튼튼한 육체와 사고나 사상 등이 건전하여 육체와 정신적 밸런스를 잘 이루고 있을 때 비로소 건강한 상태라고 할 수 있는 것이다.

1) 질병의 발생원인

우리 인체의 모든 기관과 장기는 영양 결핍과 과다에 의해 각종 질병이 발생되게 된다. 일례로 콜레스테롤(cholesterol)은 인체에 꼭 필요한 물질로서 이것이 결핍되면 뇌, 신경조직, 장기 등에 제 기능을 유지할 수 없는 이상이 올 수 있으며, 이것이 과다하여 혈중 콜레스테롤 양이 늘어나면 혈액순환 장애, 동맥경화 등 각종 질병을 유발시키는 원인이 된다. 그러므로 과·부족은 둘 다 위험한 질병의 발생 원인이 되므로 균형과 조화가 대단히 중요하다.

2) 질병의 진행단계

① 결핍이나 과다 섭취, ② 조화와 균형의 불균형, ③ 불균형적인 건강상태의 지속, ④ 각종 질병의 발생, ⑤ 발생 질병의 지속, ⑥ 타 질병으로의 합병증 등으로 진행된다.

3) 질병의 예방은 몸의 밸런스 유지

질병은 이미 상당히 진행된 이후나 중증에 이른 다음에서야 질병에 걸린 사실을 몸의 불편함이나 통증을 통해 알게 되는 수가 많다. 치료방법으로는 불편한 곳 통증 부위를 집중 치료하는 경우가 대부분이다. 그러나 그보다 더 중요한 것은 그 질병의 원인을 찾아내어 단계적으로 치료해 나아가는 것이 보다 근원적인 방법이며, 재발 또한 막을 수가 있다. 인체의 불균형과 밸런스가 깨어짐으로써 나타나는 결과가 곧 질병인 것이다.

6. 결핵성 관절염의 진단

16세 소년이 왼쪽어깨의 결핵성 관절염으로 진단이 나와 3년 이상 심한 통증과 함께 고통을 받아오면서 독한 결핵치료제 유파스 G의 2년 이상 넘는 장기 복용과 함께 스트렙토마이신 주사를 500회 이상 맞으면서 약 1주일 정도는 다소 호전되는듯하다가 치료효과는 더 이상 볼 수 없었고, 관절염은 더욱 악화되었다. 그리하여 1일 약 30cc 정도의 고름을 대형주사기로 1개월 이상 뽑아내는 상황에 이르렀다. 그 무렵 양의학의 내과와 외과에서는 왼쪽 팔을 절단하는 방법 외엔 다른 치료방법이 없다는 결론을 내렸다.

결핵성 관절염의 염증의 원인은 감기몸살로 인한 고열증이 체외로 배출되지 못하고 왼쪽어깨 부위에 뭉치고 자리잡아 염증으로 진행된다는 진단으로 결핵성 관절염을 감기몸살 약을 복용시킨 것이다.

1) 발병 원인과 완치 과정

(1) 영양이 결핍되어 몸의 전반적인 저항력이 떨어져 인체 불균형 상태가 유지되었다.
(2) 웬만하면 그냥 스쳐지나 갈 수도 있는 감기 바이러스로 코가 막히고, 열이 나며, 두통이 있었다.
(3) 체외로 배출되는 통리 계통의 기능저하로 열이 몸의 약한 곳 어깨에 뭉쳐 심한 염증으로 진행된 상태
(4) 양의학의 결핵성 관절염 진단으로 장기간 다량의 마이신제 투여 효과가 없다.
(5) 대체의학의 1차 감기치료 약물 1개월 복용 후, 2차 뭉친 열증과 천연성분 소염제류 1개월 복용 후 완치되었다.

2) 치료의 원리

자연물질은 인체에 적용했을 때에 나타나는 그 원리는 현대 과학으로도 아직 다 밝혀낼 수 없고, 오묘한 자연물질의 깊은 이치는 오직 조물주의 섭리라고 할 수 있을 것이다. 그러나 저자는 세상에 존재한 어떠한 약초와 식물로 모든 질환은 치유된다는 사고로 기초 의학에 접목시키고 있다.

7. 현대인의 자연의학

의(醫)는 넓은 의미에서 예술이고, 좁은 의미에서 치유예술(healing art)이다. 이 치유예술 또는 인술을 이론적으로 이해하고 치료행위에 접근하는 수단으로 어떤 시기에는 무속(shamanism or witchcraft)을 이용하였고, 어떤 때는 종교(religion)를 이용하였고, 또 어떤 때는 형이상학과 철학(metaphysics and philosophy)을 이용하였으며, 현대에 이르러서는 과학과 기술(science and technology)을 이용하고 있다.

최근에는 전 세계적으로 보완의학(Complementary Medicine)이니 대체의학(Alternative Medicine)이니 하는 말을 흔히 쓰고 있다. 미국에서는 동양의학의 일부인 침술이 의학계와 일반인들에게 특별한 관심을 불러일으키면서 미국적 붐을 일으켰고, 이것이 세계적 붐을 자극하였다. 서양의학자들은 서양의학 외의 모든 의학적 지식과 기술들을 담는 그릇을 따로 만들어 놓고, 이를 대체의학(Alternative Medicine)이라

부르기로 했다. 우리의 전통의학인 한의학도 대체의학에 포함시킨다. 그러나 우리나라 현실은 서양의사들은 한방의학을 신용하지 않고 서양의사와 한의사 간의 밥그릇 싸움의 장이 되고 있다. 우리나라에서는 의료제도가 법적으로 이원화되어 있지만 추상적인 의술싸움에 몰두하고 있는 실정이다.

1) 동양의학과 서양의학의 차이

의학은 사람을 괴롭히는 질병을 퇴치하고 그들의 건강을 지킨다는 궁극적 목표는 같다. 건강이라는 것은 어떤 상태를 말하며, 질병은 왜 생기며, 어떻게 하면 건강을 되찾는지에 대한 이해방법과 진단과 치료를 위한 접근방법으로 동양의학과 서양의학 사이에는 그 경계가 불분명한 경우가 많다.

(1) 지식체계의 바탕이 동양의학은 자연 철학적이고, 서양의학은 기술적이다.
(2) 동양의학은 주관적인 면이, 서양의학에선 객관적인 면이 강조되어 있다.
(3) 동양의학은 총체적인 이해, 서양의학은 분석적인 관찰이 강조되어 있다.
(4) 치료 면에 있어서 상대적으로 동양의학은 방어적이고, 서양의학은 공격적이다.
(5) 동양의학은 경험적이고, 서양의학은 실험적인 면을 강조한다.
(6) 동양의학은 적당성을 강조하고, 서양의학은 정확성을 강조한다.
(7) 동양의학은 역할(기능) 위주이고, 서양의학은 해부학 위주이다.
(8) 동양의학은 건강 중심이고, 서양의학은 병 중심이다.

동양의학의 치료법은 생약요법, 운동요법, 자극요법 등이 포함되며, 자극요법은 뜸, 지압, 부항으로 세분된다. 서양의학의 치료법을 대별하면 광범위한 의미에서 화학적 요법(chemical therapy, physical therapy), 수술적 요법(surgical therapy), 심리적 요법(psychological therapy)을 들 수 있다.

동양의학의 생약요법(herbology)과 서양의학의 화학적 요법은 둘 다 약물(drug) 요법이라는 점에서 공통점을 찾아 볼 수 있다.동양의학의 자극요법과 운동요법에서는 서양의학의 물리적 요법과 많은 유사점을 발견할 수 있다. 가장 현격한 차이를 보이는 분야가 있다면 수술적 요법에 있어 서양의학이 우세하다는 것이다.

2) 보완의학

지금까지 보완의학이다 또는 대체의학이다 하면서 논의되고 시술되어 온 의학이나 의술을 열거하면 다음과 같다.

3) 서양의학과 밀접한 보완의학

(1) 정골의학(Osteopathic Medicine)

(2) 족부의학(Podiatric Medicine)
(3) 척주교정의학(Chiropractic Medicine)
(4) 중금속 제거요법(Chelation Therapy)
(5) 해독요법(Detoxification Therapy)
(6) 최면요법(Hypnotherapy)
(7) 심신의학(Body-Mind Therapy)
(8) 에너지 의학(Energy Medicine)
(9) 영양요법(Nutritional Supplement)
(10) 분자정형의학(Orthomolecular Medicine)
(11) 엔자임 요법(Enzyme Therapy)
(12) 환경의학(Environemental Medicine)
(13) 산소요법(Oxygen Therapy)
(14) 자장요법(Magnetic Field Therapy)
(15) 응용운동학(Applied Kinesiology)
(16) 웍 요법(Bodywork)
(17) 롤핑 요법(롤핑)
(18) 꿈 치료법(Dream Therapy)
(19) 오락치료(Recreation Therapy)
(20) 마술요법(Magic Therapy)
(21) 신경치료(Neural Therapy)
(22) 재건요법(Reconstructive Therapy)
(23) 세포치료법(Cell Therapy)
(24) 두개천골자극요법(Craniosacral Therapy)
(25) 홍채진료법(Iridology)
(26) 자발요법(Autogenic Therapy)
(27) 라이히안 요법(Reichian Therapy)
(28) 신경언어학적 프로그램 요법(Neuro-Linguistic Programming)
(29) 도인 상상요법(Guided Imagery)
(30) 생체 되먹이요법(Biofeedback Therapy)
(31) 무도요법(Dance Therapy)
(32) 생물학적 치과치료법(Biological Dentistry)

4) 동양의학에 밀접한 보완의학

(1) 아유르베다 의학(Ayurvedic Medicine)
(2) 자연의학(Naturopathic Medicine)
(3) 명상요법(Transcendental Meditation)
(4) 요가(Yoga)
(5) 기공치료(Qigong Therapy)
(6) 생약요법(Herbal Medicine)
(7) 꽃요법(Flower Remedies)
(8) 향기요법(Aromatherapy)
(9) 소리요법(Sound Therapy)
(10) 원예요법(Horticulture Therapy)
(11) 반사요법(Reflexolgy)
(12) 봉침요법(Bee Venom Therapy)
(13) 접촉요법(Touch)
(14) 심령치료법(Psychic Healing)

5) 동서의학 접목형의 보완의학

(1) 동종요법(Homeopathic Medicine)
(2) 식이요법(Diet Therapy)
(3) 절식요법(Fasting)
(4) 쥬스 요법(Juice Therapy)
(5) 장요법(Colon Therapy)
(6) 광선요법(Light Therapy)
(7) 수치료(Hydrotherapy)
(8) 고열요법(Hyperthermia)
(9) 양자의학(Quantum Medicine)
(10) 뇨요법(Urine Therapy)

보완의학을 연구하는 일부 학자들이 염려하고 경고하는 사항으로는 다음과 같다.

① 대체의학이 서양의학과 동양의학의 한계점을 뛰어넘어 해결사 역할을 하는 우수한 의학은 아니다.
② 대체의학이 만병통치의 요법이라고 착각하는 시술자가 있다.
③ 환자에게 정통의학(正統醫學, conventional medicine)을 경시하는 마음을 조장시킬 수 있다.

④ 대체의학이 비윤리적 상술에 악용될 수 있다.
⑤ 수혜자에게 부작용 등의 피해를 입힐 수 있다.

어떠한 형태의 의학이던 과학과 기술(science and technology)을 도구로 삼아 연구하고 개발할 때에만 진정한 보완의학의 일부로 정착할 수 있을 것이다.

8. 올바른 질병관

건강유지를 위해서는 해야 할 일을 제대로 해야 한다. 즉 ① 제대로 먹는 것, ② 제대로 숨 쉬는 것, ③ 제대로 잠자는 것, ④ 제대로 움직이는 것, ⑤ 제대로 마음 쓰는 것을 건강의 오정법이라 한다.

1) 정식(定食)

어떤 음식이건 제대로 먹으면 약이 되지만, 잘못 먹으면 독이 될 수도 있다. 우리가 먹고 마시는 것은 다 음식이요, 동시에 다 약이라 할 수 있다. 다시 말해서 음식은 맛이 있는 약이요, 약은 맛이 없는 음식인 셈이다.

(1) 골고루 먹어야 한다.
(2) 소식(小食) 해야 한다.
(3) 규칙적으로 먹어야 한다.
(4) 천천히 먹어야 한다.

2) 정식(正息)

(1) 오염된 공기를 피해야 한다.
(2) 담배를 피지 말아야 한다.
(3) 호흡운동을 한다.

3) 정면(正眠)

(1) 잠을 충분히 자야 한다.
(2) 꿈잠을 자야 한다.

4) 정동(正動)

(1) 관절운동을 해야 한다.
(2) 근육 강화운동을 한다.
(3) 심폐기능 강화운동을 한다.
(4) 운동습관을 생활화해야 한다.

5) 정심(正心)

마음 씀씀이가 올바르어야 한다는 뜻이다. 오정(五正) 중에서 정심(正心)이 가장 중요하다면 의료인이 의대 정원 확대 문제로 환자를 멀리 하는 현상은 다시 한 번 의료인의 정심을 예측하는 브레인인가라고 생각해볼 필요가 있다.

(1) 스트레스(stress)를 잘 관리해야 한다.

(2) 긍정적인 사고가 보약이다.

(3) 마음이 가난한 자가 되어야 한다.

대체의학은 의학자들에겐 연구의 대상으로 각광을 받고 있고, 정통적 의학에 한계를 느낀 환자들에겐 확실한 실패보다는 불확실한 희망에 의존해 보려는 마음 때문에 각광을 받고 있다. 서양에서는 서양의학을 제외한 모든 의학(동양의학을 포함한)을 대체의학이라 하고, 우리나라에서는 서양의학과 동양의학을 제외한 모든 다른 의학을 대체의학이라 하는 셈이다. 이런 의미에서 세계의학을 본다면 서양의학의 대체의학이 동양의학이요, 동양의학의 대체의학이 서양의학이 되어야 타당할 것이다.

대체의학은 보완의학(Complementary Medicine)이라는 표현이 더 타당하다고 본다. 대체의학을 연구하는 일부 학자들이 염려하고 경고하는 사항은 다음과 같다.

(1) 대체의학이 서양의학과 동양의학의 한계점을 뛰어넘어 해결사 역할을 하는 우수한 의학은 아니다.

(2) 대체의학이 만병통치의 요법이라고 착각하는 시술자가 있다.

(3) 환자에게 정통의학(conventional medicine)을 경시하는 마음 조장시킬 수 있다.

(4) 대체의학이 비윤리적 상술에 악용될 수도 있다.

(5) 잘못 사용하면 수혜자에게 피해를 입힐 수 있다.

현재는 동양의학과 대체의학의 가치를 인정하고 진지한 마음으로 이를 과학적 방법으로 검증 확인하려고 노력하는 한편, 철저히 과학에 의존하는 서양의학을 철학적 방법으로 이해하려고 노력하는 참된 의과학자들의 출현이 절실히 요구된다.

9. 보충의학

(1) 본초의학(Herbalism)은 인류 역사가 시작된 이래 가장 오래된 의학이라 할 수 있다. 각 식물의 특성을 발견하여 질병을 치료하는 데 사용한 것이다. 이것은 반대요법과 지지요법으로 나눌 수 있는데, 예를 들어 소염, 항균, 진경, 진통작

용이 있는가 하면 원기회복, 저항력 증진, 강장효과, 생식증대를 촉진시키는 지지요법이 있다. 추출물이나, 차의 형태로 마시거나, 향유 형태로 코로 들이마시거나, 연고를 만들어 바르거나 그 사용방법은 다양하다.

(2) 자연요법(Naturopathy)은 아메리칸 인디언, 인도, 중국을 비롯한 아시아 국가에서 전해 내려오는 방법으로서, 몸이란 선천적으로 타고난 본인이 자가 치료 기능이 있으므로 육체와 환경, 그리고 영, 혼, 감정을 잘 조화시켜 건강을 유지한다는 것이다. 식이요법과 정신수양 등이 포함된다.

(3) 정골요법(Osteopathy)은 몸의 역학적, 기계적 구조는 몸의 각 기능과 건강유지의 기초석이기 때문에 구조적 근간을 이루는 뼈와 근육을 잘 조화시켜야 한다는 이론에 초점을 두고 있다.

(4) 인도의학(Ayurvedic Medicine)은 BC 1,200년으로 거슬러 올라가는데, 종교와 철학을 의료에 적용한 예라 할 수 있다. 영, 혼, 육의 균형과 조화가 건강의 비결이라 생각하는데, 그 조화 자체는 각자의 체질에 따라 다르며, 이런 조화는 식이요법, 본초요법, 마사지, 요가, 명상, 호흡조절 등을 통해서 이루어진다고 믿고 있다.

(5) 식이요법(Dietary therapies)은 적당량의 음식 섭취와 균형 있는 영양 공급으로 건강을 유지한다는 것인데, 주로 채식, 장수식이 여기에 속한다. 소위 장수식이라는 것은 지역이나 민족 간의 생활습관과 체질 특성과도 관계가 있다

(6) 유사 동독요법(Homeopathy)은 환자에게 선정된 특수한 무독성의 물질(약물)을 소량 투입하는데, 그것은 과량을 사용하게 되면 질병을 앓고 있는 사람의 증상과 똑같은 병세가 건강한 사람에게서도 일어난다는 이열치열이라고나 할까, 이독제독으로 표현이 가능하다.

(7) 중의학의 한가운데에는 기(氣)가 있는데, 경락을 통해서 막힘이 없이 잘 흐를 때에 건강하다고 생각한다. 또 하나 중요한 것은 음양의 조화이다. 달과 해, 땅과 하늘, 서와 동, 우측과 좌측, 안과 밖, 습과 건 등등. 이 같은 음양이 소우주로 비유되는 인간의 몸속에서 조화를 이룰 때 건강한 것이며, 이 조화가 깨지면 질병이 생긴다고 보는 것이다. 음양의 조화나 원활한 기의 흐름은 본초요법, 침술, 식이요법, 기공 같은 특수운동을 통해서 얻어질 수 있다고 보는 것이다.

이와 같이 건강을 지키는 여러 가지 방법이 있지만, 요즘 TV나 지면을 통해서 접하는 과대광고 내지는 허위광고를 보면 대부분 식이요법이나 영양보충에 해당하는 것들을 약물로 둔갑시키어 만병 통치약인양 선전하는 것을 볼 수 있는데, 조금만 신

경을 써서 겉봉에 적혀 있는 성분을 조사해 보면 별것 아님을 쉽게 알 수 있는 경우가 대부분이다.

10. 보완의학과 건강

1) 만성피로의 자연의학적 치료

만성피로는 많은 현대인이 고생하면서도 특별한 원인을 알 수 없는 증상의 하나이다. 더구나 점진적으로 피로의 정도가 심해져서 휴식을 취해도 풀리지 않고 만성통증, 우울증 등을 동반하기도 한다.

2) 산만한 어린이를 위한 미술치료의 효과

미술치료는 생리적 · 심리적 발달의 원인으로 인해 언어를 통한 의사소통이 어려운 사람들을 위해 시작되었다. 미술의 특징인 창의력이나 상상력, 내면의 표현 및 구체화 등이 치료적 효과가 있음이 증명되었다. 일반적으로 미술치료는 정서적 · 심리적인 면에서 효과를 많이 볼 수 있는데 놀이능력, 집중력, 상호작용의 증대, 분노의 조절, 경험 및 사고의 확장 등을 꾀할 수 있으며, 작은 근육조절, 지각 능력의 향상 등의 효과를 기대할 수 있다.

특히 미술치료는 인격의 성숙, 자아성찰, 사고 또는 행동 양식의 변화를 필요로 하는 삶에 지친 성인이나 고민이 많은 청소년 등 보통 성인이나 발달장애, 주의력 결핍과잉행동장애 등 소아, 암 등 만성질환으로 인한 우울증, 재활, 치매 등 노인성 질환에 많은 도움을 줄 수 있다.

3) 봉독약침요법

봉독약침요법(Bee Venom Acupuncture Therapy)은 신경학적 · 경락학적 진찰 후 봉독으로 적절한 혈 위를 자극함으로써 인체 전신과 경락의 기능 활동을 조절하는 전문적 경락치료 침구의학이다. 서구의 봉독요법과 민간의 벌침, 봉침과 달리 침구의학으로서 더욱 발전한 형태이다. 임상에서 하복부의 양기를 보하거나 만성피로를 치료하고, 염증 동통성 질환을 치료하는 데에 많이 응용되고 있다.

4) 소아건강과 동종요법

동종요법은 질병을 가지고 있지 않는 정상 사람이 복용하였을 때 특정 증상을 나타나는 극미량의 생약을 사용하여 이 생약이 나타내는 증상과 비슷한 증상을 일으키는 질병에 투여함으로써 질병을 치료하는 요법이다.

동종요법은 환자가 호소하는 증상뿐만 아니라 그 사람의 성격, 취미, 정서적인 상태와 더불어 생활습관 및 체질적인 특징 등을 면밀하게 고려하여 선택되어진다. 이렇게 선택된 동종요법 약제는 환자가 나타내는 에너지 시스템의 불균형을 교정함으로써 질병을 치료하게 된다. 잦은 감기, 배앓이, 주의력 결핍, 과잉행동, 틱장애 등과 같은 소아에서 발견되는 다양한 질환에 대한 동종요법의 효과가 있다.

5) 남성 갱년기

중년 이후의 남성들은 성욕이 저하되고 근력이 약해지며, 쉽게 피로를 느끼는 갱년기 증상이 개선 또는 치료될 수 있다는 생각을 하지 못하며, 당연히 일어나는 노화현상이라고 인식하기 쉽다. 하지만, 남성 호르몬(테스토스테론)이 정상 수치 이하로 떨어져서 생겨나는 갱년기 증상은 남성호르몬 보충요법을 통해 남성 호르몬(테스토스테론) 수치를 정상으로 회복시켜 주면 치료할 수 있다.

6) 임신부의 태교 기공요법

아기를 가져서 태교를 잘 하면 아기를 키우는 것이 쉽고, 아기가 남다르다고 한다. 그래서 현명한 분들은 태교를 위한 다양한 노력 또한 아끼지 않았다. 임신부의 여러 가지 불편감을 줄이고, 건강하고 총명한 아기를 순산할 수 있도록 하고자 기태교 청정공이 보급되어졌고, 현재는 전국적으로 활발히 알려져 시행되고 있다.

7) 목과 어깨통증 및 두통

고령화 사회에 들어서면서 인간에게 있어서 통증이란 질병의 개념이 아닌 같이 살아갈 동반자로써의 개념이 강해지고 있다. 그러나 동반자라고 하기에 통증은 개개인이 감당하기에는 너무나 힘겨운 상대이다. 이런 상황에서 아픈 사람들을 더욱 힘들게 하는 것은 의료인들의 진단과 치료가 너무나 다르고, 검증되지 않은 치료법들이 난무하기 때문에 시간과 경제적으로 환자들을 힘들게 한다는 것이다.

11. 21세기 환경 보완의학

질병은 세균에 의한 것이 아니다. 생체환경(terrain)의 문제이다. 또한 인체에 나타나는 각종 증상들은 내부 환경의 변화를 스스로 정화하고자 하는 표현이다. 이에 따르면 염증반응 및 각종 증상들을 완화하기 위한 화학약물들은 인체가 스스로를 정화하기 위한 발열, 설사 등의 과정을 억누르고 독성물질이 배설되지 못하게 하기 때문에 일시적으로 몸은 편하더라도 장기적으로 그러한 독소는 세포를 퇴행시킨다

(Homotoxicity). 감염성 질환을 해결하는 데 있어서 먼저 생체환경에서의 변화를 확인하고 해결해야 한다.

근본적인 생체환경을 개선하기 위해서 먼저 체내 산도를 교정하고 식습관 및 생활습관을 개선함으로써 인체의 조절능력을 증진한다. 그리고 약제를 지속적으로 바꾸어 투여함으로써 미생물들은 초기의 비병리적인 상태로 환원된다. 그 과정에서 세균의 에너지 정보가 인체의 면역계를 자극하여 면역력이 증강되고, 백혈구들은 남아 있는 세균을 효과적으로 제거한다.

체내의 독소, 병원체들이 역전되고 배출되면서 세포의 신진대사 기능이 최적화되고, 생체환경은 항상성(균형)을 회복한다. 그에 비해 동종요법과 Isopathy 치료는 상세한 체질 상담과 부작용이 없는 에너지 제제를 통해 생체환경을 교정하고, 감염 및 독성 문제를 해결함으로써 몸과 마음의 조화, 자연법에 따르는 인간과 미생물간의 최적의 공생 균형을 도모하는 뛰어난 치료방법이다

제 11 장

산약초 효소 만들기

1. 효소와 식초의 다른 점

효소는 식물성 재료에 당이라는 미생물의 에너지원을 공급하여 발효시킨 건강음료이다. 미생물은 재료를 발효하여 인체가 소화흡수하기 쉬운 상태로 성분을 잘게 쪼개주고, 열에 약한 비타민 등 생리활성물질 성분을 추출하여 건강에 도움을 준다.

① 효소에는 소량의 알코올과 식초성분도 있고, 당성분이 많이 있다.

② 효소를 많이 마실 때에는 탄수화물의 섭취량을 줄이지 않으면 체질에 따라 비만을 불러 올 수도 있다.

③ 식초는 초산균이 알코올을 발효한 산물이다.

④ 식초는 구연산과 함께 칼슘의 섭취를 돕는 작용이 있고, 인체가 적정량의 칼슘을 섭취하면 골밀도가 높아지면서 비만을 방지하는 효과가 있다

⑤ 다이어트를 위한다면 식초가 약간 더 유리하다.

2. 딸기효소 만드는 법

(1) 주재료는 딸기 1kg, 설탕 1kg, 식초 약간이 필요하다.

(2) 요리과정

① 식초를 희석한 물에 딸기를 넣고 깨끗이 닦은 다음 흐르는 물에 헹군다.

② 세척한 딸기는 꼭지를 딴다.

③ 미리 소독해둔 병에 손질한 딸기와 설탕을 켜켜이 담는다.

④ 마지막으로 두텁게 설탕을 부어 공기와의 접촉을 차단한다.

⑤ 입구를 한지나 천으로 막은 다음 통풍이 잘 되며 그늘지고 서늘한 곳에 두고 일주일가량 1차 발효시킨다. 발효기간 동안 매일 한 번씩 저어서 가라앉은 설탕을 순환시킨다.

⑥ 일주일 뒤 망을 이용해 딸기를 걸러내고 맑은 액을 받아 미리 소독해둔 유리병에 담는다. 이때 액체의 양이 유리병의 2/3지점을 넘지 않도록 한다.
⑦ 입구를 한지나 천으로 막은 다음 2~5일가량 2차 발효시킨다. 수시로 살펴보아 발효 시 발생하는 거품과 찌꺼기를 망으로 걸러낸다.
⑧ 2차 발효 후 서늘하고 그늘진 곳에서 3~6개월가량 숙성시킨다.

(3) 보관법은 밀봉하여 서늘한 곳에 둔다.

3. 백년초 효소 만드는 법

(1) 주재료는 백년초 1kg, 설탕 1kg, 식초 약간이 필요하다.

(2) 요리과정

① 식초를 희석한 물에 백년초를 넣고 깨끗이 닦은 다음 흐르는 물에 헹군다.
② 세척한 백년초는 반으로 가른다.
③ 미리 소독해둔 병에 손질한 백년초와 설탕을 켜켜이 담는다.
④ 마지막으로 두텁게 설탕을 부어 공기와의 접촉을 차단한다.
⑤ 입구를 한지나 천으로 막은 다음 통풍이 잘 되며 그늘지고 서늘한 곳에 두고 일주일가량 1차 발효시킨다. 발효기간 동안 매일 한 번씩 저어서 가라앉은 설탕을 순환시킨다.
⑥ 일주일 뒤 망을 이용해 백년초를 걸러내고 맑은 액체를 받아 미리 소독해둔 유리병에 담는다. 이때 액체의 양이 유리병의 2/3지점을 넘지 않도록 한다.
⑦ 입구를 한지나 천으로 막은 다음 2~5일가량 2차 발효시킨다. 수시로 살펴보아 발효 시 발생하는 거품과 찌꺼기를 망으로 걸러낸다.
⑧ 2차 발효 후 서늘하고 그늘진 곳에서 3~6개월가량 숙성시킨다.

(3) 보관법은 밀봉하여 서늘한 곳에 둔다.

4. 산야초(만들기 및 효능)

산야초 효소는 여러 가지 야생풀이나 약초들을 한 데 모아 5년 이상 발효 숙성을 거치는 효소를 말한다.

1) 산야초 효소 효능

(1) 다이어트에 좋다.

비타민이나 미네랄은 지방을 분해하기 위한 필수적인 요소로서 비만은 많이 먹고 적게 움직이는 게 원인이지만, 비타민과 미네랄이 부족하면 지방을 분해할 수 있는 조건이 생성되지 않기 때문에 비만이 나타날 수도 있다. 따라서 산야초에는 각종 미네랄과 비타민이 풍부하기 때문에 생활 속에서 꾸준히 복용하면 비타민과 미네랄도 함께 복용할 수 있고, 살도 뺄 수 있다.

(2) 노화방지에 좋다.

노화는 나이가 들면서 일어나는 현상이지만 칼슘, 칼륨, 규소가 부족하면 뼈가 약해지고, 세포의 재생이 느려져 노화가 빨라지기도 한다. 산야초에는 미네랄과 칼슘, 칼륨, 규소가 풍부하기 때문에 부족한 체내 미네랄을 보충시켜 노화를 방지하는 효과도 있다.

(3) 신진대사를 원활히 해준다.

산야초 효소에 들어있는 여러 가지 약초들은 정정작용과 독을 빼주는 해독작용의 기능이 있다. 체내 혈관과 혈액 조직들을 튼튼하고 깨끗하게 해주며, 노폐물을 배출하는 데 도움을 주고, 신진대사를 원활히 한다.

(4) 영양분 흡수를 돕는다.

산야초 효소의 마지막 기능은 세포가 혈액에 있는 영양분과 산소를 잘 받아드릴 수 있도록 환경을 조성한다. 또 세포가 운동을 하도록 도우며, 노폐물 배출도 원활이 한다.

(5) 말린 산야초 이용하기

① 건재를 깨끗이 씻고 어느 정도 수분을 제거한다.
② 항아리나 독에 건재 된 산야초를 넣고 그 위에 나뭇가지를 얹힌 다음 무거운 돌을 위에 올려서 건재를 눌러준다.
③ 물과 황설탕을 1 : 1 비율로 만들어 식힌 다음 건재 된 산야초가 충분히 잠길 때까지 부어준다(건재 된 산야초는 설탕 시럽을 빨아들이기 때문에 설탕 시럽을 넉넉하게).
④ 약 200일 이후에 안에 있는 건더기들을 빼어내고 엑기스를 숙성시킨다.

(6) 생 산야초 이용하기

① 채취한 지 얼마 되지 않은 산야초를 끼끗이 씻고 어느 정도 수분을 제거한다.
② 산야초를 얇게 잘라 준다.
③ 얇게 자른 산야초를 항아리나 독에 넣고 무거운 돌을 올려놓는다.

④ 물과 황설탕을 3 : 7 비율로 만들어 산야초 윗부분까지 부어준다.

⑤ 약 4～6개월 숙성시키면 된다.

2) 산야초 효소 만들기

산야초 효소는 5월부터 10월 사이에 산과 들에서 나는 초목들에서 뿌리, 잎, 껍질, 열매 등을 채취하여 발효시킨 것을 말한다.

① 각종 잎과 뿌리 그리고 부드러운 순을 적어도 30여 가지 이상 채취하여 물에 깨끗이 씻은 다음 물기를 완전히 제거한다(100가지 이상의 산야초와 과일 등으로 만든 효소를 '백초효소'라고 한다). 100여 가지 산야초를 단독으로 사용하여도 된다.

② 항아리에 산야초 한 두름, 벌꿀 또는 노란 설탕(1 : 1)을 같은 양만큼 넣고 차곡차곡 눌러 담는다. 그리고 공기가 약간 통할 수 있게 항아리를 밀봉하여 그늘에 보관한다.

③ 1개월 후 거꾸로 한 번 뒤집어 준다. 보통 3개월 정도 지나면 발효가 된다. 3개월 후에 발효된 찌꺼기를 걸러서 짜낸 후 그 원액을 약 9개월 정도 숙성시키면 산야초 효소가 된다.

④ 숙성이 덜된 효소를 병에 담았다가 뚜껑을 열면 샴페인처럼 '펑' 하고 효소 액이 솟아오르는 경우는 완전히 숙성되지 않은 것이므로 좀 더 숙성시키면 터지지 않게 된다.

⑤ 찌꺼기를 걸러내고 숙성을 시킬 때 숯(참숯을 물에 팔팔 끓여 햇볕에 잘 말린 것)을 넣고 발효시키면 좋다. 이른 봄부터 가을까지 시기별로 채취한 산야초를 각각 다른 항아리에 따로따로 담아 두었다가 마지막에 혼합하여 숙성시켜도 된다. 단일 식물만으로 만들기도 한다.

(1) 재 료

오디, 뽕잎, 뽕나무 뿌리, 솔방울, 솔잎, 칡뿌리, 칡순, 천마, 산마, 더덕, 잔대, 산수유 열매, 누릅나무, 산싸리꽃, 아카시아꽃, 너삼, 사삼, 오미자 열매, 구기자 열매, 오가피 씨앗, 매실, 포도, 살구, 모과, 귤, 산딸기(복분자), 익모초, 생강, 양파, 마늘, 토마토, 두릅, 취나물, 머위, 돌미나리, 돌나물, 취나물, 고들빼기, 씀바귀, 신선초, 들깻잎, 치커리, 케일, 양배추, 호박, 아주까리잎, 질경이, 민들레, 쑥, 바랭이, 쇠비름, 명아주, 박하잎, 삼백초잎 등 가축이 먹을 수 있는 것은 모두 재료가 될 수 있다.

한약재상이나 식품 매장에서도 구입할 수가 있지만 산과 들로 나가 직접 본인이 채취하는 것이 더 좋을 것이다. 꿀이 좋지만 가격이 비싸므로 흑설탕을 쓴다. 황설탕이나 백설탕은 쓰지 않는 것이 좋다.

(2) 효소 만들기

① 채취한 산야초(잎, 줄기, 뿌리, 열매)를 깨끗하게 씻는다.
② 물방울이 떨어지지 않을 정도로 그늘에서 물기를 말린다(시들게까지 말리지 말 것).
③ 물기를 제거한 산야초를 3～5cm 길이로 자른다.
④ 매실, 살구 등 씨앗이 큰 과일은 반으로 잘라서 씨를 빼내고 과육(果肉)만 이용한다.
⑤ 3～5cm로 자른 산야초(500g)와 흑설탕(500g)을 1 : 1로 계량한다(소형저울 사용).
⑥ 계량한 산야초(500g)와 흑설탕(500g)을 큰 용기에서 버무린다(이때 물은 넣지 말 것).
⑦ 버무린 재료를 꿀 병에 꾹꾹 눌러 담은 후 벌레가 침입하지 않도록 뚜껑을 꽉 잠근다.

3) 효소 발효하기

① 뒤뜰의 그늘진 곳이나 지하실의 서늘한 곳에 3개월 이상 둔다(땅에 묻으면 더 좋다).
② 2～3일 후에는 산야초의 수액과 흑설탕이 혼합되면서 꿀과 같은 액체가 만들어진다.
③ 이때 바닥에 가라앉은 설탕은 흔들어 섞어주고, 산야초는 한번 뒤집어서 꾹꾹 눌러준다.
④ 특히 여름철에 뒤집기를 잘못하거나 뚜껑을 꽉 잠그지 않으면 곰팡이가 필 염려가 있다. 흰곰팡이는 먹어도 되지만, 검은곰팡이는 독이므로 먹으면 안 된다.

4) 효소 숙성하기

① 3개월 정도 지나면 발효가 끝나고 숙성을 하기 시작한다.
② 숙성 후 1달이 지나면 음용을 해도 되지만, 6개월～1년 정도 더 숙성을 하는 것이 좋다.
③ 숙성이 끝난 꿀 병을 개봉하여 건더기는 베보자기로 짜낸 후 버린다.
④ 보자기로 짠 효소 원액은 냉장실에 보관하여 그때그때 필요한 양만큼만 덜어서 쓴다.

5. 개복숭아 효소 만들기

개복숭아 효소 담그는 법은 매실주나 인삼주를 담그는 방법과 매우 흡사하다.

① 굵은소금과 소다를 이용해서 복숭아에 있는 털을 모두 제거한다.
② 큰 바가지에 털을 제거한 개복숭아를 1시간 30분 정도 담군 후 수분을 모두 제거한다.
③ 수분을 제거한 개복숭아를 통에 넣은 후 설탕을 넣어준다.
④ 일주일 뒤에 통 안에 가라앉아 있는 설탕을 저어준다(물을 약간 더 넣어도 된다).
⑤ 설탕을 약간 더 부은 후 공기가 들어가지 않도록 하고 뚜껑을 닫는다.

6. EM을 활용한 유산균 종균 만들기

재료는 EM원액, 전지분유, 그릇이 필요하다.

1) 유산균 종균 만들기

① 전지분유를 아기에게 우유 타서 먹이는 방법으로 끓여 준비한다.
② 미지근할 정도로 식으면 한 컵 정도에 EM을 약 1cc 정도 넣고 잘 저어준다.
③ 밀폐해야 하기 때문에 공기가 들어가지 않게 뚜껑을 꼭 닫는다.
④ 12시간~24시간 정도 경과 후 연두부 같은 상태가 되면 종균 만들기가 완성된다.

2) 유산균 만들기

① 종균 약 10%, 우유 90%를 혼합하여 잘 저어준다.
② 여름철엔 5시간 정도, 겨울철엔 12시간 정도면 연두부처럼 발효가 된다.
③ 발효가 되면 과발효를 방지하기 위하여 냉장고에 보관한다.
④ 10%를 종균으로 남기고 계속 위와 같은 방법으로 만들어 먹는다.

3) 주의사항

① 물이 유입되면 균이 세균에 감염되어 죽거나 변질되어 악취가 난다.
② 정상 발효가 지나면 과발효가 되므로 제조에 익숙해질 때까지 자주 보살펴 주어야 한다.

③ 발효 후 저어주거나 흔들면 꼬모 같은 형태에서 불가리스처럼 변한다.

4) 기타 사항

① 과발효가 된 것도 먹을 수 있다. 균수가 많아진 것뿐이다.

② 기호에 따라 당분이나 과일을 첨가하여 먹으면 좋다.

③ 과발효된 것을 먹으면 사람에 따라 처음에는 배 안 아픈 설사를 한다.

찾아보기

◈ 저자 소개 ◈

천병수 박사

- 영국 그란필드대학 생화학연구소 연수
- 미국 앤더슨 암연구소 박사 후 과정
- 카톨릭대학교 임상의학센타 암연구소 연구교수
- 카이스트대학 의과학연구소 연구교수
- 연세대학교 의과대학 임상의학센타 교수
- 미국 하버드대학 교환교수 역임
- 미국 스탠톤대학 한의학과 교수
- 세계 사이언티스트 200인에 선정(1998년)
- 작가(등단) 겸 칼럼리스트. 500여 편의 논문
- 번역서 10여 권 및 저서 30여 권

건강기초의학대람 I

2025년 6월 20일 초판 인쇄
2025년 6월 25일 초판 발행

저 자 : 천병수
펴낸이 : 천승배
펴낸곳 : 도서출판 유한문화사

주소 : 경기도 고양시 덕양구 지도로124번길 8-35
전화 : 2668-2055
팩스 : 2668-2565
http://www.yuhansa.com
E-mail : yuhansa@hanmail.net

등록 : 제 5-31호. 1979. 3. 6.

값 65,000 원

ISBN : 978-89-7722-965-5 93590